Der Autor

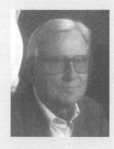

- 1939–1944 Medizinstudium in Köln, Jena, Düsseldorf und Tübingen
- 1944 bis 1948 truppenärztlicher Dienst und klinische Tätigkeit in einem sowjetischen Militärlazarett – das mit allen notwendigen Fachabteilungen (Röntgen/Klinisches Labor) ausgestattet war
- 1948–1952 internistische Krankenhaustätigkeit in Duisburg
- 1952–1958 Facharztausbildung an der Orthopädischen Landesklinik in Viersen. In dieser Zeit auch Absolvierung von Kursen der Forschungs- und Arbeitsgemeinschaft für Chiropraktik (FAC)
- 1960–1990 Leiter der Weiterbildungskurse dieser Gesellschaft, später auch Vorsitzender des Seminars und Aufbau eines Lehrgebäudes aus dem orthopädischen Fachwissen und den damaligen Veröffentlichungen der Chiropraktik sowie der parietalen Osteopathie
- Zulassung von Krankengymnasten (Physiotherapeuten) zu den Weiterbildungskursen der FAC
- 1986 Verleihung der Ernst-von-Bergmann-Plakette für Verdienste in der ärztlichen Fortbildung
- Zusammenarbeit mit der norwegischen (Kaltenborn/Evjenth) Physiotherapeutengruppe für Manuelle Medizin und der tschechischen Ärztegruppe (Lewit/Janda), später auch mit der österreichischen (Tilscher/Eder) Ärztegesellschaft für Manuelle Medizin. Gastlehrer in Chirotherapiekursen in Holland, Belgien und Österreich
- Fachliche Mitarbeit bei den Veröffentlichungen: »Manuelle Therapie der Extremitätengelenke« und »Test segments mobilis« von F. Kaltenborn (Norwegen)

Eigene Veröffentlichungen des Autors

Nach Neuordnung der Ausbildungsgänge in Manueller Therapie Herstellung von kursbegleitenden Arbeitsheften mit dem Redaktionsteam: H. Frisch, R. Gustavsen, J. Roex, R. Streek im Springer Verlag.

- Kongressband zum 30 jährigen Bestehen der FAC »Manuelle Medizin heute«, 1985, Springer Verlag
- »Systematic Musculoskeletal Examination«, 1994, Springer Verlag
- »Programmierte Untersuchung des Bewegungsapparates«, 1. Aufl. 1983, Springer Verlag
- »Programmierte Therapie am Bewegungsapparat«, mit J. Roex und R. Gustavsen (1. Auflage 1995), 4. Aufl. 2003, Springer Verlag
- Bearbeitung der deutschen Ausgabe: Marc De Coster/Annemie Pollaris »Viszerale Osteopathie«, 1995, Hippokrates Verlag
- Mit Jacques Roex »Einführung in die Technik der Manuellen Therapie«, 1997, Enke Verlag

Fremdsprachige Lizenzausgaben:

- Polnische Lizenzausgabe: »Terapia Manualna, Nydawnictwo Lekarski«, Pzwl, 2001, Warszawa
- Spanische Lizenzausgabe: »Diagnostico através de la terapia manual«, 2005, Editorial Paidotribo

Herbert Frisch

Programmierte Untersuchung des Bewegungsapparates

Chirotherapie und Osteopathie im Vergleich

9., überarbeitete und erweiterte Auflage

Ausgezeichnet mit dem Carl-Rabl-Preis
der Vereinigung Süddeutscher Orthopäden

Herbert Frisch

Programmierte Untersuchung des Bewegungsapparates

Chirotherapie und Osteopathie im Vergleich

9., überarbeitete und erweiterte Auflage
Mit 470 Abbildungen in 1116 Einzeldarstellungen

Ausgezeichnet mit dem
Carl-Rabl-Preis der
Vereinigung Süddeutscher Orthopäden

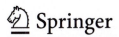

Dr. med. Herbert Frisch
Facharzt für Orthopädie und Innere Medizin
Langjähriger Vorsitzender des Ärzteseminars Hamm (FAC)
der Deutschen Gesellschaft für Manuelle Medizin (DGMM)
Rheinstr. 30
41226 Duisburg

ISBN-13   978-3-540-72854-2   9. Auflage Springer Medizin Verlag Heidelberg

Bibliografische Information der Deutschen Nationalbibliothek
Die Deutsche Bibliothek verzeichnet diese Publikation in der Deutschen Nationalbibliografie; detaillierte bibliografische Daten sind im Internet über http://dnb.d-nb.de abrufbar.

Dieses Werk ist urheberrechtlich geschützt. Die dadurch begründeten Rechte, insbesondere die der Übersetzung, des Nachdrucks, des Vortrags, der Entnahme von Abbildungen und Tabellen, der Funksendung, der Mikroverfilmung oder der Vervielfältigung auf anderen Wegen und der Speicherung in Datenverarbeitungsanlagen, bleiben, auch, bei nur auszugsweiser Verwertung, vorbehalten. Eine Vervielfältigung dieses Werkes oder von Teilen dieses Werkes ist auch im Einzelfall nur in den Grenzen der gesetzlichen Bestimmungen des Urheberrechtsgesetzes der Bundesrepublik Deutschland vom 9. September 1965 in der jeweils geltenden Fassung zulässig. Sie ist grundsätzlich vergütungspflichtig. Zuwiderhandlungen unterliegen den Strafbestimmungen des Urheberrechtsgesetzes.

Springer Medizin Verlag.

springer.de

© Springer Medizin Verlag Heidelberg 1983, 1987, 1989, 1991, 1993, 1995, 1998, 2001, 2009

Printed in Germany

Die Wiedergabe von Gebrauchsnamen, Handelsnamen Warenbezeichnungen usw. in diesem Werk berechtigt auch ohne besondere Kennzeichnung nicht zu der Annahme, dass solche Namen im Sinne der Warenzeichen- und Markenschutz-Gesetzgebung als frei zu betrachten wären und daher von jedermann benutzt werden dürften. Produkthaftung: Für Angaben über Dosierungsanweisungen und Applikationsformen kann vom Verlag keine Gewähr übernommen werden. Derartige Angaben müssen vom jeweiligen Anwender im Einzelfall anhand anderer Literaturstellen auf ihre Richtigkeit überprüft werden.

Planung: Marga Botsch, Heidelberg
Projektmanagement: Claudia Bauer, Heidelberg
Lektorat: Dr. Angelika Koggenhorst-Heilig
Satz: medionet Publishing Services Ltd., Berlin
Layout und Umschlaggestaltung: deblik Berlin

SPIN 10827909

Gedruckt auf säurefreiem Papier   22/2122/cb – 5 4 3 2 1 0

Vorwort zur 9. Auflage

In der Tat sind es jetzt bereits insgesamt 13 Auflagen, in denen seit 1983 die Diagnostik (9 Auflagen) und die Therapie (4 Auflagen) am Bewegungsapparat auf der Basis der orthopädischen und der funktionellen Tests aus der parietalen Osteopathie und der Chiropraktik beschrieben wurden. Auf der Grundlage der Veröffentlichungen von Mitchell jr., Menell, Stoddard, Lewit, Cyriax, Peper und Kaltenborn wurde ein rationelles Untersuchungs- und Therapieprogramm vorgestellt und analysiert. Ein Vergleich der unterschiedlichen Entstehung und der Programme der Chirotherapie und der verschiedenen Osteopathieverfahren (vor allem auch der kraniosakralen Osteopathie) wurde bereits in der 4. Auflage der Programmierten Therapie vorgenommen (S. 681–724). Diese Gegenüberstellung wurde überarbeitet und ergänzt. Informationen aus der inzwischen erschienenen Literatur der letzten 5 Jahre über die viszerale Osteopathie nach Barral und anderen Autoren komplettieren **in dieser Auflage das Gesamtbild der osteopathischen Verfahren**.

Der diagnostische **Griffstandard der Chirotherapie** blieb auch in dieser Auflage unverändert, da er bereits eine langjährig erprobte Auswahl darstellt, **aus der der Therapeut seinen individuellen Untersuchungsgang zusammenstellen kann**. Jede Erweiterung durch technische Variationen würde die persönliche Auswahl des Nutzers nur erschweren. »Kochbücher« mit reichlich uncharakteristischen Variationen und Vorschlägen gibt es genug. Aber auch die in Buchrezensionen vorgeschlagene »Auswahl von bewährten Techniken des Standards« würde zum »Kochbuch« führen und die vom Autor beabsichtigte lexikalische Orientierungsmöglichkeit einengen.

Bei den medizinischen Angaben wurden nur dann Korrekturen oder Ergänzungen vorgenommen, wenn **Neuerscheinungen in der Literatur das erforderlich machten**. Der kaum noch zu übersehende Zugang von angeblich neuen Erkenntnissen, technischen Verfahren (natürlich mit reichlich Fortbildungsangeboten) und immer neuen Fachzeitschriften machen dem um Verbesserung seiner Diagnostik und Therapie bemühten Therapeuten die Auswahl schwer. Die Untersuchung von Details wird hinter dem Schleier der »neuen« ganzheitlichen Betrachtung eher unkonturiert. Der Patient hat in der verkürzten Therapeutensprache heute ja nur noch »ein Problem!« Aber welches der durch Erfolgsberichte empfohlenen Verfahren löst das jeweilige Problem?

Ein Raster ist wohl noch erforderlich. Das könnte die bisher wohl überwiegend als »Gütesiegel« verwendete »Evidenzbasierte Medizin (EbM)« sein, wenn deren Kriterien denn richtig verwendet werden, besonders bei der Beurteilung der angeblich vielen »neuen« Verfahren.

Der informierte Patient unserer Tage kann in den Sendungen des Fernsehens, in Illustrierten und deren medizinischen Sonderausgaben, in Wartezimmer- und Apothekenzeitschriften alle Verfahren wenigstens oberflächlich kennen lernen und seine Erwartungen und Wünsche seinem Therapeuten formulieren.

Aber wie **komplettiert der Therapeut** angesichts dieser Situation sein therapeutisches Angebot? Muss er in Kursen (eventuell auch nur Kurzkursen) seine Kenntnisse und Erfahrungen laufend erweitern, um beruflich kompetent zu bleiben?

Ist es gar erforderlich, eine »neue Medizin« zu erlernen oder an spezialisierten Fachschulen, vielleicht sogar im Ausland, neue Titel oder akademische Graduierungen durch »wissenschaftliche« Arbeiten zu erwerben, anstatt seine persönlichen Erfahrungen mit dem erlernten Grundwissen seines Berufes zu erweitern?

Der für den Patienten effektivere Weg dürfte sein, die Gemeinsamkeiten ähnlicher Verfahren zu erforschen, statt deren Verschiedenheit an den Ausbildungsinstitutionen weiter zu entwickeln.

Neu ist in dieser Auflage das im März 2006 endlich erschienene **(Muster-) Kursbuch der DGMM mit den theoretischen Grundlagen für die Kurse zur Zusatzbezeichnung Chirotherapie**, wodurch in den Kursen selbst dann mehr Zeit für die Praxis bleibt.

Ein anderes Anliegen dieser Auflage ist es, die noch vorhandenen **Unterschiede zur Chirotherapie bei den Techniken der kraniosakralen und viszeralen Osteopathie** deutlich zu machen. Das ist in dem Überangebot an verschiedenen Neuerungen,

Ergänzungen und Fortbildungskursen für den nicht vorinformierten Interessenten nur schwer erkennbar.

So bleibt zu hoffen, dass die beiden Teile (Untersuchung und Therapie) auch in Zukunft, wie in den vergangen fast 25 Jahren, ihren **Zweck als Informations- und Nachschlagewerk** erfüllen werden.

Den Mitarbeitern des Springer-Verlages möchte ich für die umfangreichen Arbeiten bei der Neugestaltung des Buches meinen besonderen Dank sagen.

Duisburg, im Dezember 2008
Herbert Frisch

Vorwort zur 1. Auflage

Dieses Buch hat eine lange Vorgeschichte.

Es entstand aus einer ersten, unveröffentlichten Zusammenfassung der aussagefähigen und zuverlässigsten Untersuchungs- und Behandlungstechniken aus der Manuellen Therapie für die Kurse des Ärzteseminars Hamm der Deutschen Gesellschaft für Manuelle Medizin.

Bald ergab sich aus den Erfahrungen dieser Kurse die Notwendigkeit, die neuen Untersuchungsmethoden so in die bisher angewandten orthopädischen und neurologischen Untersuchungsverfahren einzureihen, daß sie auch in der täglichen Praxis verwendet werden konnten. Es zeigte sich dabei, daß die expansive Fülle der neuen und alten Untersuchungsmethoden die Diagnostik zwar exakter, aber auch zeitlich aufwendiger macht und daher in der Praxis nur dann zu verwenden ist, wenn sie in einem rationellen Untersuchungsgang vereinigt ist. Die Reihenfolge der Tests mußte außerdem eine funktionelle Analyse der kausalen Störungsfaktoren des jeweiligen Beschwerdebildes ermöglichen, da diese Strukturanalyse bei Beschwerden am Bewegungsapparat die Grundvoraussetzung für eine optimale Therapie, besonders aber für einen gezielten Einsatz der Manuellen Therapie, der Krankengymnastik oder physikalischer Anwendungen ist.

So entstand aus den 3 Grundkategorien: Inspektion, Bewegungsprüfung, Palpation, den Neurologischen und Angiologischen Tests und Technischen Zusatzuntersuchungen mit je 5 Untergruppen (5/5Schema) das vorliegende Untersuchungsprogramm, das nach den praktischen Erfahrungen eine genaue und doch zeitsparende Untersuchung erlaubt.

Eine solche Zusammenstellung, vor allem auch neuer Untersuchungsmethoden kann sich jedoch nicht nur auf die Erfahrung eines einzelnen gründen. So waren auch an der kritischen Durchsicht dieses Manuskriptes sowie der Herstellung des umfangreichen Bildmaterials eine Reihe Mitarbeiter des Ärzteseminars Hamm beteiligt.

Mein Dank gilt allen, die dabei mitgeholfen haben, ganz besonders den Kollegen: Jürgen Schott, Nürnberg, und Rolf Geiger, Offenburg, ferner: Dozent Hans Tilscher, Wien, Friedel Gutmann, Bad Sassendorf, Franz Mildenberger, Stockholm, Jacques Roex, Genk (Belgien), Alex Stevens, Löwen (Belgien), Peter Wolff, Hamburg.

Die Fotographien entstanden weitgehend unter der Mitarbeit von: Freddy Kaltenborn, Scheidegg/Allgäu, und mit Hilfe der Krankengymnastinnen: Marlies Buchholz, Münster, und Traudi Baldauf-Kaltenborn, Scheidegg/Allgäu.

Die Zeichnungen gestaltete Herr Adrian Cornford mit Geduld und viel Einfühlungsvermögen. Die kritische Mitarbeit im Springer-Verlag hat ganz wesentlich zu einer optimalen Gestaltung des Buches beigetragen. Einen besonderen Dank möchte ich auch meiner Frau Christel sagen, ohne deren Verständnis und engagierte Mitarbeit bei der Abfassung des Manuskriptes dieses Buch nie entstanden wäre.

Duisburg, im Juni 1983
Herbert Frisch

Inhaltsverzeichnis

A Untersuchungsprogramm

1 Einführung 3
1.1 Der Untersuchungsgang nach dem 5/5-Schema 4

2 Der Aufbau des Programms 7
2.1 Programmierte Anamnese. 8
2.2 Untersuchungsblock 8
2.3 Neurologische und angiologische Zusatzuntersuchungen. 16
2.4 Technisch-apparative Zusatzuntersuchungen 17
2.5 Diagnose. 18
2.6 Untersuchungspositionen des Patienten 18
2.7 Untersuchungsregionen des Programms 18
2.8 Krankheitsgruppen am Bewegungsapparat 19

3 Schmerz- und Funktionsanalyse durch spezifische Untersuchung der Gelenkstrukturen im Untersuchungsprogramm 21
3.1 Schmerzanalyse durch die Anamnese .. 22
3.2 Schmerzanalyse durch Anamnesefragen 23
3.3 Normale und pathologische strukturspezifische Befunde am Arthron. 27
3.4 Spezielle pathologische neurologische Befunde im Rahmen des Untersuchungsblocks. 48
3.5 Differenzialdiagnose der Nervenläsionen nach Läsionsorten. 51
3.6 Wie funktioniert das Steuerungs- und Warnsystem? 55
3.7 Irritationszonendiagnostik (Literaturübersicht) 59

4 Programmierte Anamnese 67
4.1 Anamnesebefunde 68

5 Programmierte Untersuchung: Der Untersuchungsblock und Checklisten. 73
5.1 Die Checklisten: Technik der Gelenkuntersuchung und Technik der Muskeluntersuchung. 75

6 Dokumentation von Befunden mit Befundsymbolen 77

B Basisuntersuchungen

7 LBH-Region (Lendenwirbelsäule, Becken-, Hüftgelenke), Knie-, Fuß- und Zehengelenke 85
7.1 Gesamtinspektion des Körpers im Stehen 87
7.2 Untersuchung der LBH-Region im Stehen 101
7.3 Funktionsuntersuchung der Beine aus dem Stand 120
7.4 Untersuchung der LBH-Region im Sitzen . 124
7.5 Untersuchung der LBH-Region in Bauchlage 140
7.6 Untersuchung der LBH-Region in Seitenlage 171
7.7 Untersuchung der LBH-Region in Rückenlage 178
7.8 Differenzialdiagnostische Untersuchung der Beine in Rückenlage, Hüftgelenk ... 205
7.9 Untersuchung von Kniegelenk, Ober- und Unterschenkel 207
7.10 Untersuchung der Fuß- und Zehengelenke 241

8 Thorax (BWS und Rippen) 275
8.1 Thoraxuntersuchung (BWS und Rippen) im Sitzen 276
8.2 Thoraxuntersuchung (BWS und Rippen) in Bauchlage 291
8.3 Thoraxuntersuchung (BWS und Rippen) in Seitenlage 299
8.4 Thoraxuntersuchung (Rippen) in Rückenlage 304

9 Halswirbelsäule, Kopf und kraniomandibuläres System (CMS) ... 311
9.1 Untersuchung der HWS im Sitzen 312
9.2 Untersuchung der HWS in Rückenlage . 338
9.3 Untersuchung des Kopfes (Sinnesorgane) im Sitzen 351
9.4 Untersuchung der Kiefergelenke (kraniomandibuläres System) (CMS) im Sitzen 354

10 HSA-Region (Halswirbelsäule, Schulter, Arm), Hand- und Fingergelenke 365
10.1 Untersuchung des Schultergelenks und der Arme im Sitzen 366
10.2 Untersuchung der Schultergürtelgelenke 388
10.3 Untersuchung von Ellenbogengelenk, Ober- und Unterarm 406
10.4 Untersuchung der Hand- und Fingergelenke 425

C Zusatzuntersuchungen

11 Neurologische Untersuchungen 467
1 Reflexe und Kennmuskeln 469
2 Sensibilität. 479
3 Motorik. 484
4 Koordination 527
5 Hirnnerven 542

12 Elektrountersuchungen bei neurologischen Störungen. 547

13 Angiologische Untersuchungen 551

D Technisch-apparative Untersuchungen

14 Röntgenuntersuchungen und andere bildgebende Verfahren 571

15 Laboruntersuchungen 643

16 Feingewebliche Untersuchungen ... 659

17 Organuntersuchungen 661

E Chirotherapie und Osteopathie im Vergleich

18 Was ist Osteopathie?. 667

19 Kraniosakrale Osteopathie 693

20 Viszerale Osteopathie 715

F Anhang

21 Musterkursbuch Manuelle Medizin/Chirotherapie der DGMM ... 741
21.1 Weiterbildung im Kurssystem. 742
21.2 Kursdurchführung. 744
21.3 Inhaltliche Schwerpunkte 745
21.4 Diagnostische und therapeutische Prinzipien 745
21.5 Kursaufbau 745
     Literatur 746

Literatur 747

Sachverzeichnis. 753

Untersuchungsprogramm

1 **Einführung** – 3

2 **Der Aufbau des Programms** – 7

3 **Schmerz- und Funktionsanalyse durch spezifische Untersuchung der Gelenkstrukturen im Untersuchungsprogramm** – 21

4 **Programmierte Anamnese** – 67

5 **Programmierte Untersuchung: Der Untersuchungsblock und Checklisten** – 73

6 **Befunddokumentation mit Befundsymbolen** – 77

# Einführung

1.1 Der Untersuchungsgang nach dem 5/5-Schema – 4

Der **Bewegungsapparat,** Wirbelsäule und Extremitätengelenke, besteht aus den
- **Bewegungsstellen:** Gelenke, Bandscheiben, Schamfuge (Materie);
- **bewegenden Strukturen:** Muskeln und Sehnen (Kraft);
- **bewegungsauslösenden Strukturen:** peripheres und zentrales Nervensystem (Steuerung).

Diese Funktionseinheit aus Materie, Kraft und Steuerung, das »Arthron« (Gesamtgelenk), ist in allen seinen Anteilen mehr oder weniger **störanfällig.** Die Störungen können Form oder Funktion betreffen. Es bedarf daher einer genauen Analyse, welcher Teil des Arthrons als kausaler Faktor der Störung anzusehen ist. Außerdem muss ermittelt werden, welcher Art die Störung ist, ob sie mit einer pathologisch-anatomischen (makroskopischen oder mikroskopischen) Formänderung verbunden ist oder ob es sich um eine reine (reversible) Funktionsstörung handelt.

Die Behinderung kann angeboren oder erworben sein, sie kann traumatische, degenerative, metabolische, hormonale, entzündliche oder tumoröse Ursachen haben.

Für die Diagnose ergeben sich aus diesem Sachverhalt 3 Fragen:
1. Welcher Teil des Arthrons ist betroffen?
   Anatomisches Gelenk, Muskel-Sehnen-Apparat, Gleitlager (Schleimbeutel, Sehnenscheiden), Nervenbahnen, Blutgefäße, Zentralnervensystem?
2. Welcher Art ist die Störung?
   Traumatisch, degenerativ, entzündlich, metabolisch, hormonal, tumorös?
3. Welchem klinischen Krankheitsbild ist die Funktionsstörung zuzuordnen?

Zur Beantwortung dieser Fragen ist u. U. eine Vielzahl von **Einzeluntersuchungen** an den Strukturen des Arthrons erforderlich. Diese lassen sich routinemäßig und rationell nur **in einem standardisierten Untersuchungsprogramm** durchführen.

Ein Untersuchungsprogramm für den Bewegungsapparat lässt sich aber unter verschiedenen Gesichtspunkten erstellen. Es kann sich entweder vornehmlich am Patienten orientieren oder aber an den diagnostischen Hilfsmitteln des Untersuchers.

Am Patienten orientierte Gesichtspunkte

Die **Schilderung der Beschwerden** stellt die einfachste und häufig benutzte Leitlinie dar, um mit Hilfe der ärztlichen Erfahrung und der Symptomatik der verschiedenen Krankheitsbilder eine Diagnose zu stellen.

Beschwerden des Patienten sind:
- Schmerz,
- Formstörung,
- Funktionsstörung.

Eine etwas genauere Methode besteht darin, diese Beschwerden mit Hilfe einer allgemeinen **Inspektion und Palpation zu ergänzen** und den **anatomischen Strukturen** zuzuordnen.

Noch exakter ist es, die **Funktion der Strukturen** durch Bewegungsprüfung zu **analysieren**.

Die anatomischen Strukturen sind:
- Haut,
- Muskel-Sehnen-Apparat,
- Sehnengleitlager und Schleimbeutel,
- Gelenke,
- Gefäß-Nerven-Straßen.

Ein weiterer Gesichtspunkt bei der Erstellung eines Untersuchungsprogramms ist die erforderliche **Mit-**

arbeit des Patienten bei der Untersuchung. Diese soll rationell, begrenzt, klar definiert und für den Patienten leicht fassbar sein.

Am Untersucher orientierte Gesichtspunkte

Die diagnostischen Hilfsmittel des Untersuchers sind seine Sinnesorgane. Er sammelt Befundinformationen durch:
- Hören,
- Sehen,
- Fühlen.

Meist werden diese Informationsmöglichkeiten während des Untersuchungsgangs gleichzeitig benutzt.

Hören. Das Gespräch zwischen Arzt und Patient bei der Anamnese und während der Untersuchung (Schmerzäußerungen des Patienten) stellt für Patient wie Untersucher eine subjektive Interpretation der objektiven Gegebenheiten dar.

Sehen. Die Inspektion ist demgegenüber schon objektiver, da sie nur noch vom Untersucher subjektiv interpretiert werden kann.

Fühlen. Die gleiche Bewertung gilt für die Palpation der sichbaren und der nicht mehr sichtbaren Form- und Funktionsänderungen.

Die Anzahl der vorgenommenen Untersuchungen soll nur so groß sein, dass sie dem Untersucher eine exakte Diagnosestellung ermöglicht. **Eine rationelle Beschränkung ist durch die synoptische Auswertung der einzelnen Tests und durch die Reihenfolge der Untersuchungen möglich.** Diese soll möglichst allen bisher genannten Kriterien Rechnung tragen, leicht erlernbar sein und organisch in den gewohnten Ablauf einer ärztlichen Untersuchung passen.

Unter diesen Gesichtspunkten entstand der folgende Untersuchungsgang, das 5/5-Schema.

1.1 Der Untersuchungsgang nach dem 5/5-Schema (Abb. 1.1)

1) **Programmierte Anamnese**
   Sie führt zur Vorprogrammierung des nachfolgenden Untersuchungsblocks.
2) **Untersuchungsblock** der körperlichen Basisuntersuchung
   Dieser besteht aus den nichtapparativen Untersuchungen: Inspektion, aktive und passive Bewegungsprüfung, Palpation, Gelenk- und Muskeltests.
3) **Neurologische und/oder angiologische Tests**
   Sie sind als Ergänzungsuntersuchung dann erforderlich, wenn die Anamnese oder die Basisuntersuchung Hinweise für eine Erkrankung der Nervenbahn oder der Blutgefäße ergab.
4) **Technische Zusatzuntersuchungen**
   Art und Umfang technischer Zusatzuntersuchungen werden durch die Ergebnisse der bisherigen Untersuchungsstufen bestimmt.
5) **Diagnose**
   Die vorläufige Diagnose wird nach Durchführung einer Probebehandlung und evtl. weiterer Untersuchungen zur endgültigen Diagnose.

1.1 Der Untersuchungsgang nach dem 5/5-Schema

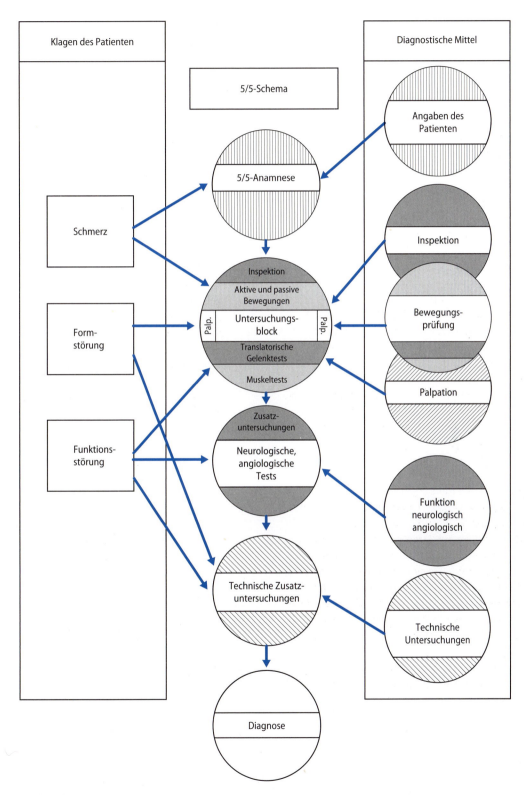

Abb. 1.1. **Untersuchungsgang** nach dem **5/5-Schema**

Der Aufbau des Programms

2.1   Programmierte Anamnese   – 8

2.2   Der Untersuchungsblock   – 8
      Inspektion   – 9
      Palpation   – 10
      Bewegungsprüfung   – 14

2.3   Neurologische und angiologische Zusatzuntersuchungen   – 16
      Neurologische Zusatzuntersuchungen   – 16
      Angiologische Zusatzuntersuchungen   – 17

2.4   Technisch-apparative Zusatzuntersuchungen   – 17

2.5   Diagnose   – 18

2.6   Untersuchungsregionen des Programms   – 18

2.7   Krankheitsgruppen am Bewegungsapparat   – 19

2.1 Programmierte Anamnese

Die programmierte Anamnese besteht aus folgenden 5 Fragekomplexen, von denen wiederum jeder 5 Fragen beinhaltet.

1) Jetzige Beschwerden ⎫
2) Bisheriger Verlauf   ⎬ **Fallanamnese**
3) Soziale Entwicklung ⎫
4) Gesundheitliche Entwicklung ⎬ **Eigenanamnese**
5) Familienanamnese

Die beiden ersten Fragekomplexe liefern das **Minimum an anamnestischen Daten**, das als **Leitlinie bei der nachfolgenden Basisuntersuchung** von Wirbelsäule und Extremitätengelenken benötigt wird. Auch für die Zwischenanamnese bei chronischen Erkrankungen und bei Nachuntersuchungen eines Patienten nach einem längeren Zeitraum sollten diese wenigen Fragen für die dann erforderliche **Aktualitätsdiagnose** (Gutmann) benutzt werden.

2.2 Der Untersuchungsblock

Der Untersuchungsblock ist das rationelle **Grundschema für eine körperliche Basisuntersuchung der Funktion von Wirbelsäule und Extremitäten.**

Im Untersuchungsblock werden Funktionsstörungen und Erkrankungen des Arthrons (Gesamtgelenk) **stufenweise analysiert.** Als Arthron wird die gesamte Funktionseinheit Gelenk bezeichnet.

Zum Arthron gehören somit das anatomische Gelenk mit den knöchernen Gelenkpartnern, Binnenstrukturen (Menisken, Disci), Gelenkkapsel und Verstärkungsbändern, der Muskel-Sehnen-Apparat, einschließlich Sehnenscheiden und Schleimbeuteln, die nervale Steuerung von den peripheren Nerven bis zum Großhirn, einschließlich der Psyche, sowie das arterielle, venöse und lymphatische Gefäßsystem. Diese Basisuntersuchung erfolgt im **Untersuchungsblock** mit Hilfe einer **Kombination aus Inspektion, Palpation und Bewegungsprüfung.**

Bestandteile des Untersuchungsblocks

5 Untersuchungskomplexe
1) Inspektion
2) Aktive und passive Bewegungsprüfung
3) Palpation
4) Translatorische Gelenktests
5) Muskeltests (Widerstandstests)

Jeder Untersuchungskomplex setzt sich aus mehreren Einzeluntersuchungen zusammen, wodurch die **Beschwerden des Patienten** (Schmerz, Formstörung, Funktionsstörung) **stufenweise analysiert werden.** Dabei geht die **Bewegungsprüfung vom komplexen Bewegungsmuster** kombinierter Bewegungen über die definierten anatomischen Gelenkbewegungen **schrittweise zur partiellen (translatorischen) Gelenkbeweglichkeit und zur Muskelanspannung ohne Gelenkbewegung** über, und zwar in der Reihenfolge: sichtbare, sicht- **und** tastbare und **nur** tastbare Befunde.

Die **wichtigste Informationsquelle** des Untersuchungsblocks **ist die Palpation:**

Ein **allgemeiner, noch undifferenzierter Palpationseindruck** wie Hautwärme, Feuchtigkeit, oberflächliche Strukturveränderungen, wird praktisch bei jeder Berührung des Patienten, z. B. auch an der fixierenden Hand bei der passiven Bewegungsprüfung wahrgenommen.

Die **gezielte Palpation mit der Hand** oder Fingerkuppe geht **systematisch von den oberflächlich gelegenen Strukturen zu den tiefer gelegenen** über und versucht dabei, Haut, Unterhaut, Muskeln, Sehnen, Gleitlager, Gelenke sowie Nerven und Gefäße nicht nur voneinander zu differenzieren, sondern auch **pathologische Gewebsveränderungen** zu erfassen. Augen und Ohren des Untersuchers ergänzen die Palpationsinformation der Hand durch Aufnahme der sicht- und hörbaren Reaktionen des Patienten.

Die translatorischen Gelenktests und die Muskelwiderstandstests werden mit Hilfe der Tiefensensibilität des Untersuchers erfasst.

Die **Reihenfolge der Untersuchungen** im Untersuchungsblock wird durch folgende Prinzipien bestimmt:
- **Stufenweise Untersuchung** einer immer kleineren Bewegungsstrecke.
- Die **Inspektion erfolgt vor der Palpation.**

2.2 Der Untersuchungsblock: Inspektion

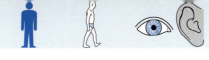

- **Inspektion und Palpation** werden immer **erst in Ruhe, dann bei Bewegung** des Patienten vorgenommen.
- Unter Palpation werden alle **gezielten** Tastbefunde zusammengefasst, zu deren Registrierung Hand oder Fingerspitzen benötigt werden, so auch die palpierten Gelenkbewegungen, z. B. an den Wirbelbogengelenken.

Unter diesen Gesichtspunkten bedeutet im Untersuchungsblock:

1) **Inspektion**
   Ruheinspektion (mit Ausnahme der kombinierten Alltagsbewegungen bei Beginn der Untersuchung).
2) **Aktive Bewegungsprüfung**
   Generelle **Bewegungsinspektion**.
   Passive Bewegungsprüfung
   Generelle **Bewegungspalpation** definierter Gelenkbewegungen in den 3 Bewegungsebenen.
3) **Palpation**
   Fingerspitzenpalpation von Details der tastbaren Haut-, Unterhaut-, Gelenk-, Muskel-, Gefäß- und Nervenstrukturen in Ruhe und Bewegung. (Sie erfolgt mit Hilfe der Oberflächensensibilität des Untersuchers.)
4) **Translatorische Gelenktests**
   Tiefenpalpation von Gelenkbewegungen (Joint play/Gelenkspiel).
5) **Muskeltests** (Widerstandstests)
   Tiefenpalpation des Muskel-Sehnen-Apparates.

Inspektion (Abb. 2.1)

Registrierung der **sichtbaren Formstörungen in Ruhe** und der **Funktionsstörungen bei Bewegungen**

I_1 **Alltagsbewegungen**
   Individuelles Bewegungsstereotyp beim Gehen, Hinsetzen und Aufstehen, An- und Auskleiden usw.
I_2 **Haltung (Stellung)**
   Haltungsstereotyp der Wirbelsäule **bzw. Stellung der Extremitätengelenke**. Schonhaltung bzw. Fehlstellung von Gelenken

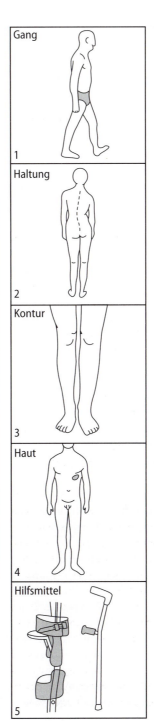

Abb. 2.1. Inspektion

I₃ **Körperform (Konturen)**
Angeborene oder erworbene Veränderungen der Körperkonturen, Hypertrophie, Schwellung, Erguss, Atrophie, Deformierung

I₄ **Haut**
Farbe, Durchblutungsstörungen, Narben, Schwielen, Ekzeme, Nävi

I₅ **Hilfsmittel**
Korsett, Stützapparat, Prothese, Bandage, Orthese, Gehstock

Untersuchungsablauf

Die Inspektion der Alltagsbewegungen wurde vor die eigentliche Ruheinspektion gestellt, weil sich das durch den Untersuchungsgang zwangsläufig ergibt.

Die Inspektion beginnt mit dem Eintreten des Patienten (I₁), geht weiter beim Anamnesegespräch (I₂) und Entkleiden zur Untersuchung (I₁). Körperformen, Haut und orthopädische Hilfsmittel (I₃–I₅) sowie z. T. auch die Haltungsabweichungen werden nach Entkleidung des Patienten im Einzelnen inspiziert.

Palpation (Abb. 2.2)

Registrierung der Gewebequalität und der Druckschmerzhaftigkeit **tastbarer Formstörungen in Ruhe und der Funktionsstörungen bei Bewegungen**

P₁ **Haut und Unterhaut**
Temperatur, Durchblutung, Schweißsekretion, Narbenverschieblichkeit, Kibler-Test (Konsistenz der Kibler-Hautfalte)

P₂ **Muskel-Sehnen-Apparat**
Muskeltonus in Ruhe und bei Anspannung, Hartspann, Myogelosen, Verschieblichkeit der Muskelschichten, Schmerzhaftigkeit der Sehnenansätze

P₃ **Sehnengleitlager und Schleimbeutel**
Schmerz, Schwellung, Krepitation, Verschieblichkeit, Faszien

P₄ **Knochen und Gelenke**
Gelenkspalt, Knochenstrukturen, Fehlstellungen, Gelenkkapselansätze, Ligamente, Menisken, translatorische Gelenkbeweglichkeit (Gelenkspiel)

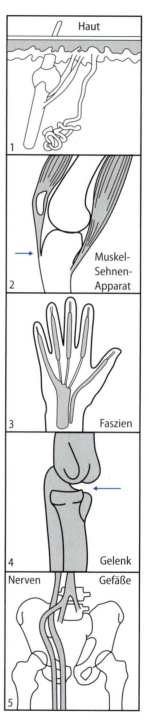

Abb. 2.2. Palpation

P₅ Nerven und Gefäße
Druckschmerzhaftigkeit der Nerven- und Gefäßverläufe, Gewebeverhärtungen, Pulse
Man kann **5 Arten von Palpation** unterscheiden:

1. Tastpalpation in Ruhe (Palpationskreise)

Der Patient befindet sich in entspannter Ruhelage. Der Untersucher legt **die Hand oder die Kuppe des Tastfingers ganz leicht auf die Palpationsstelle.** Für die tieferen Gewebeschichten wird nur so viel Druck auf die oberflächlichen Schichten ausgeübt, wie nötig ist, um mit den tiefer gelegenen Gewebepunkten gerade eben Kontakt zu bekommen. Ein zu starker Druck löst u. U. Schmerz aus (Schmerzpalpation) und macht außerdem die Rezeptoren des Tastfingers unempfindlich für die Aufnahme von Tastinformationen, z. B. über Gewebeveränderungen.

Die Tastpalpation kann ausgeführt werden als:
Passive Ruhepalpation, bei der die aufgelegte Palpationshand oder der **Palpationsfinger, ohne sich zu bewegen**, schichtweise von der Oberfläche zu tiefer gelegenen Schichten wie oben beschrieben durchtastet. Untersucht wird dabei die Konsistenz der einzelnen Gewebeschichten.

Aktive Ruhepalpation, bei der der Tastfinger sich in der palpierten Gewebeschicht **gleitend bewegt**, um Details im Gewebe zu ermitteln, z. B. die Ansätze der Weichteile am Knochen (Gelenkkapsel, Ligamente, Sehnen).

2. Bewegungspalpation (aktive, passive und segmentweise Bewegungsprüfung, translatorische Beweglichkeit, Widerstandstests)

Hierbei tastet entweder die **flächig aufgelegte Palpationshand** des Untersuchers **aktive Bewegungen des Patienten**, z. B. die atemsynchrone Rippenbewegung oder das »Vorlaufphänomen« an den oberen Rippen (scheinbar vermehrte Beweglichkeit einer freien gegenüber einer blockierten Rippe der anderen Thoraxhälfte), Muskelkontraktionen und -beweglichkeit, Gleitlager (Sehnenscheiden und Schleimbeutel), oder der **Palpationsfinger untersucht kleinere Bezirke** bei aktiven oder passiven Bewegungen des Patienten, z. B.:
– Vorlaufphänomen an den Iliosakralgelenken,
– aktive, passive oder translatorische Beweglichkeit der Wirbelsegmente,
– translatorische Beweglichkeit (Gelenkspiel) von Extremitätengelenken.

3. Schmerzpalpation (Druck- bzw. Stoßpalpation, Klopfschmerz)

Hierbei kommt es darauf an, sowohl **lokale Gewebeveränderungen** durch vermehrte Ruhespannung eines Muskels (Muskelverspannung/Hypertonus) zu tasten, wie auch die **Schmerzhaftigkeit von Geweben** zu ermitteln (sie werden als Triggerpunkte, Maximalpunkte, segmentale Irritationspunkte bezeichnet).

Die Schmerzpalpation gehört zu den Provokationstests. Sie kann als **senkrechte Kompressionsbewegung oder als Scherbewegung** unter Druck (parallel zur Oberfläche) ausgeführt werden. Die Palpationspunkte sind größtenteils dieselben wie bei der Tastpalpation.

Bei der Druck- bzw. Stoßpalpation im Wirbelsegment wird ein Bewegungsimpuls (Kompression oder Distraktion) im Wirbelbogengelenk erzeugt, v. a. bei hypermobilen Segmenten. Diese **Provokationstests sind in der Wirbelsäule häufig aussagefähiger als die translatorischen Bewegungstests.**

4. Kibler-Hautfalte (Pincerrouler (hyperalgetische Hautzone) (Abb. 7.36, S. 157)

Daumen und Zeigefinger beider Hände heben eine Hautfalte mit den subkutanen Gewebeschichten von der Unterlage ab und rollen sie senkrecht zum Verlauf der Dermatome am Rumpf (parallel zur Wirbelsäule) oder auch an den Extremitäten ab. Registriert werden: 1) Dicke und Konsistenz der Hautfalte, 2) Widerstand beim Abheben und Abrollen, 3) Schmerzhaftigkeit.

In hyperalgetischen Zonen ist die Falte verdickt und von derber und teigiger Konsistenz. Sie ist auf leichten Druck meist schon schmerzhaft und lässt sich schlechter abheben und rollen. Dabei entsteht oft auch eine grobporige Apfelsinenhaut.

> Von verschiedenen Autoren wird der schmerzhaften Hautfalte an der Augenbraue und am Kieferwinkel, an der seitlichen Halspartie und auf der seitlichen Kopfhaut eine Abhängigkeit von Störungen in den Zervikalsegmenten C_2–C_4 zugeschrieben.

5. Bindegewebsteststrich nach Leube und Dicke
(Abb. 7.37, S. 157)

Durch diese Palpation wird ebenfalls das subkutane Bindegewebe und seine Verschieblichkeit untersucht. Mit Mittel- und Ringfinger wird eine kleine Hautfalte erzeugt und auf der Unterlage (Faszie) durchgezogen. Auch hier wird der Widerstand im Unterhautgewebe registriert wie bei der Kibler-Falte.

Der **Bindegewebsteststrich** eignet sich allerdings nicht nur **für die Segmentdiagnostik**, sondern kann **auch Reaktionen des Bindegewebes durch Toxine oder Stoffwechselstörungen** und Erkrankungen des Bindegewebes selbst, z. B. bei Rheumatikern oder Kollagenerkrankungen, feststellen.

Diese Palpation (und die Bindegewebsmassage) wird vornehmlich am sitzenden Patienten durchgeführt.

Segmentale Irritationspunkte nach Sell
(Abb. 7.35 a–c, S. 156)

Zur Kategorie der sog. **Triggerpunkte oder Maximalpunkte** in der Muskulatur gehören auch die segmentalen Irritationspunkte nach **Sell**.

Sell versteht darunter **reflektorische Gewebsirritationen** von myalgischem Schmerzcharakter, **die von blockierten Segmenten ausgehen** und als Druckdolenzen und Myogelosen tastbar sind. Sie entstehen immer dann, **wenn es durch Nozizeptorenreizung** aus den verschiedenen Strukturen des Bewegungssegments **zum Hypertonus** der kurzen, tiefen, autochthonen Rückenmuskeln kommt.

Die segmentalen Irritationspunkte befinden sich meist **in der Nähe des Austritts des segmentalen Spinalnervs**. Im HWS-Bereich sind sie entweder zwischen der dorsalen Begrenzung des Sternokleidomastoideus und der lateralen Begrenzung des Nackenwulstes oder an der Hinterhauptschuppe an der Linea nuchae gelegen. Sie werden in Neutralhaltung der HWS getastet.

Die **Irritationspunkte verschwinden nach** (therapeutischer) Beseitigung der Gelenkblockierung und verstärken sich bei einem fehlerhaften therapeutischen Impuls in die falsche Richtung (Irritationszonendiagnostik).

> Die **Tastpalpation** ist eine Untersuchungsmethode **für alle Gewebestrukturen,** während mit **Kibler-Falte und Bindegewebsteststrich nur das subkutane Bindegewebe**, v. a. in den Segmentzonen, palpiert wird. **Bewegungs- und Druckpalpation** eignen sich besonders **zur Untersuchung von Gelenken und Muskeln** sowie segmentalen Irritationszonen und Schmerz.

Die Palpation ist die schwierigste Untersuchungsmethode am Bewegungsapparat, die viel Übung und Erfahrung erfordert.

Nach Beal sind 3 besondere Voraussetzungen erforderlich:
- Die Wahrnehmung, d. h. das Fühlen Können von Tasteindrücken, wozu eine geschulte Hand notwendig ist;
- die Übermittlung der Tasteindrücke durch eine ungestörte Propriozeption des Untersuchers (Entspannung);
- die Interpretation der palpierten Information, die Aufmerksamkeit, Objektivität und Erfahrung vorausgesetzt, zumal die Palpation durch andere Sinneseindrücke beeinflusst werden kann (»Man fühlt, was man fühlen möchte!«).

Palpation: Untersuchungsablauf und Befunde

Haut und Unterhaut (P_1)

Die Palpation von Haut und Unterhaut beginnt bereits mit Auflegen der Fixationshand bei der passiven Bewegungsprüfung. Eine gezielte Palpation ist dann notwendig, wenn die Inspektion entzündliche Veränderungen oder Verletzungsfolgen (Narben, Veränderungen des Muskelreliefs) erkennen lässt oder Durchblutungsstörungen zu vermuten sind.

Folgende **Befunde** können erhoben werden:

Hauttemperatur
Warm – kalt (Durchblutungsstörung, Arteriosklerose) – heiß (Entzündung).

Schweißsekretion
Feucht (vegetative Labilität) – trocken (periphere Nervenläsion, endokrine Störung).

> Störungen und **Defekte der Schweißsekretion** entstehen meist bei Läsionen des Nervenplexus und des peripheren Nervs. Ausfall der Schweißsekretion bei normaler Sensibilität spricht für einen Prozess im Truncus sympathicus.

Anhidrose der Fußsohle mit Sensibilitätsstörungen und Lähmung der Unterschenkel- und Fußmuskeln ist nie radikulär bedingt, sondern meist Folge eines Spritzenschadens im Glutaneus maximus.

Trophik
- Weich – hart (Narben, Schwielen, Hyperkeratosen).
- Dick – dünn (z. B. nach lokalen Kortisoninjektionen).
- Rauh – glatt.

Unterhaut
- Verschieblich – nicht oder schwer verschieblich (Bindegewebszonen, Segmentzonen entsprechend Kibler-Falte).

Muskel-Sehnen-Apparat (P_2)
Die Muskulatur des Patienten muss entspannt sein (Lagerung). Die **Muskeln werden** möglichst vom Ursprung bis zum Ansatz, und zwar **quer zum Faserverlauf palpiert.**

Die gleichzeitige Palpation der Muskelursprünge oder -ansätze bei Muskelfunktionsprüfungen ermöglicht oft erst die genaue Bestimmung, welcher Muskel- oder Sehnenansatz einer Synergie der muskulären Funktionsstörung zuzuordnen ist. Das gleiche gilt für die Palpation von Schleimbeuteln und Sehnenscheiden. Die **Sehnenansätze werden im Faserverlauf palpiert.**

Befunde
- Fest – hart (reflektorischer Hartspann, Irritationszonen, lokale Myogelosen) – schlaff und weich (Hypotonie, Paresen).
- Elastisch – starr (Rigor).
- Verschieblich – nicht verschieblich (Tumore, Entzündungen).

Sehnenscheiden und Schleimbeutel (P_3)
Sehnenscheiden und Schleimbeutel sind **auf Schwellung und Krepitation zu untersuchen.**

Knochen und Gelenke (P_4)
Befunde
Der Knochen kann glatt oder rauh (Exostosen, Periostitis, Frakturfolgen) sein. Die Gelenke sind auf die Weite des Gelenkspalts, auf die Konsistenz der Gelenkkapsel (verdickt, druckempfindlich) und auf **Druckschmerz der Verstärkungsbänder und Sehnenansätze** zu untersuchen. Nach der Palpation der Gelenkstrukturen in Ruhe (Palpationskreise) folgt im Rahmen der Funktionsprüfung die Palpation in Bewegung. So dient die **Gelenkpalpation** mit wenigen Ausnahmen **nicht zur Stellungs-, sondern zur Bewegungsdiagnostik** bei allen Gelenken, die nicht von einem zu dicken Weichteilmantel bedeckt sind (wie Schulter-, Hüft- und die meisten Wirbelbogengelenke).

Klopfschmerz von Wirbelkörpern
Außer Tast- und Schmerzpalpation kann in einigen Fällen die Prüfung der Klopfschmerzhaftigkeit von Wirbelkörpern erforderlich sein.

▶ Pathologische Befunde
Mäßiger Klopfschmerz findet sich bei:
- Segmentlockerungen,
- Scheuermann,
- degenerativen Segmentveränderungen.

Starker Klopfschmerz kommt vor bei:
- Frakturen,
- Osteoporosen,
- Bechterew,
- Hämangiom.

Sehr starker Klopfschmerz besteht in der Regel bei:
- Bandscheibenvorfällen,
- Spondylitis,
- Tumoren.

Nerven und Gefäße (P_5)

Die Palpation von Nerven und Gefäßen ist dann erforderlich, wenn die vorhergehenden Untersuchungen die Störungsursache nicht dem anatomischen Gelenk oder dem Muskel-Sehnen-Apparat einschließlich der Gleitlager zuordnen konnten. Da periphere Nerven und Gefäße im wesentlichen in gemeinsamen Bahnen verlaufen, empfiehlt es sich, die »**neurologischen Schmerzpunkte**«, z. B. die anatomischen **Engpässe für Nerven und Gefäße**, nicht nur regional im Rahmen der Detailpalpation der Palpationskreise, sondern auch noch systematisch von proximal nach distal, d. h. von zentral nach peripher zu überprüfen (s. S. 487, ◘ Abb. 11.23; S. 504, ◘ Abb. 11.36; S. 505, ◘ Abb. 11.37).

Bei den **Blutgefäßen** muss getastet werden, ob die **Gefäßwand elastisch oder starr** (Sklerose) ist und ob die **Pulse seitengleich** zu fühlen sind.

Bewegungsprüfung (◘ Abb. 2.3)

Es erfolgt stufenweise eine **Analyse des betroffenen Gelenkanteils bei Gelenkfunktionsstörungen.**

Die Untersuchungskategorien der Bewegungsprüfung sind ebenfalls Inspektion und Palpation.

Bei der Bewegungsprüfung werden folgende Strukturen getestet:

B_1 **Aktive Bewegungen** (Funktionsbewegungen)
 Alle Strukturen des Arthrons (kontraktile und nichtkontraktile Strukturen): anatomisches Gelenk, Muskel-Sehnen-Apparat, Gleitlager, Nervensystem inkl. der Psyche
B_2 **Passive Bewegungen** (Beweglichkeit)
 Alle Strukturen ohne die motorische Nervenbahn
B_3 **Distraktion und Kompression des Gelenks**
 Distraktion (bei den Testbeschreibungen kurz als »Traktion« bezeichnet) bzw. Kompression der **Gelenkpartner ohne Muskelaktivität** (translatorische Gelenktests für Gelenkflächen, Binnenstrukturen, Gelenkkapsel und Bänder)
B_4 **Gleitbewegung im Gelenk**
 Paralleles Gleiten der **Gelenkpartner ohne Muskelaktivität** (translatorische Gelenktests für dieselben Gelenkanteile wie bei B_3, v. a. die Gleitflächen)
B_5 **Muskelwiderstandstests**
 Prüfung des **Muskel-Sehnen-Apparats** auf Schmerz und Kraft **ohne Gelenkbewegung**

Bewegungsprüfung: Untersuchungsablauf

> Wenn aktive und passive Bewegung (B_1, B_2) schmerzfrei und ohne Einschränkung möglich sind, kann die Bewegungsprüfung damit beendet werden.

Findet sich aber eine schmerzhafte oder auch schmerzlose Abweichung im Sinne einer Hypo- oder Hypermobilität, so muss das **Endgefühl beim absoluten Stopp, d. h. am Ende der passiven Bewegung analysiert werden.** Die unterschiedlichen Elastizitäten beim Endgefühl geben Hinweise darauf, ob der vorzeitige Bewegungsstopp (Hypomobilität) von kontraktilen (Muskulatur) oder nichtkontraktilen Strukturen (Knochen, Kapsel, Ligamente) verursacht wird.

Nach der passiven Bewegungsprüfung erfolgt, falls erforderlich, eine weitere Differenzierung durch: **Distraktion des Gelenks** (B_3) senkrecht zur Gelenkfläche. Durch Lösen der Gelenkfläche voneinander wird meist **Schmerzlinderung infolge Minderung des intraartikulären Druckes** erzielt, die Kompression bewirkt das Gegenteil. Durch **Gleitbewegungen im Gelenk** (B_4) parallel zur Gelenkfläche wird weiter **differenziert, welche Bewegungsrichtung gestört ist**, ob die Gleitflächen und **welche Kapselanteile und Ligamente** vornehmlich betroffen sind.

Findet sich bei B_3 und B_4 kein pathologischer Befund, dann schließt die **funktionelle Prüfung des Muskel-Sehnen-Apparates** die Untersuchung ab. Sie besteht aus: Widerstandstests (B_5) der **Muskelsynergien in Mittelstellung** (Seitenvergleich) und/oder der differenzialdiagnostischen **Prüfung von Einzelmuskeln in Mittelstellung und in Dehnstellung des Muskels**, bei der die Sehnenansätze mehr belastet werden. (Die Bedeutung der einzelnen Untersuchungsschritte bei der Bewegungsprüfung ist in der obigen Abbildung beschrieben.)

2.2 Der Untersuchungsblock

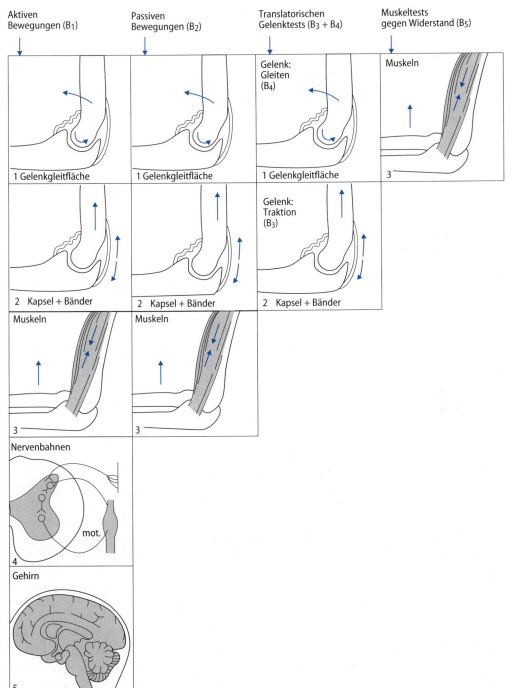

Abb. 2.3. Bewegungsprüfung

2.3 Neurologische und angiologische Zusatzuntersuchungen

Funktionsuntersuchungen bei Verdacht auf Schädigung der Nervenbahn oder der Blutgefäße

Neurologische Zusatzuntersuchungen (Abb. 2.4)

- N_1 **Reflexe und Kennmuskeln** (Segment)
- N_2 **Sensibilitätsprüfung** (Oberflächen- und Tiefensensibilität)
- N_3 **Motorik** (peripherer Nerv)
- N_4 **Koordination und vegetative Regulationen**
- N_5 **Hirnnervenuntersuchung**

Untersuchungsablauf

Da bei der Inspektion der alltäglichen Bewegungsabläufe und bei den Bewegungsprüfungen, ergänzt durch die Palpation der Nervenbahnen, schon eine vororientierende Untersuchung des Nervensystems mit erfolgt, ist die **Durchführung dieses Untersuchungskomplexes nur dann erforderlich, wenn keine genügende Klarheit über Art und Umfang der Störung erbracht werden konnte** oder bestimmte Krankheitsbilder grundsätzlich eine zusätzliche neurologische Exploration notwendig machen, wie z. B. die Reflexprüfung (N_1) und Prüfung auf Sensibilitätsstörungen (N_2) bei den ca. 3–4 % Krankheitsbildern mit echten radikulären Störungen verschiedenster Genese. Die gesonderte Untersuchung der Motorik (N_3) ist bei allen posttraumatischen Zuständen mit Verletzung peripherer Nerven erforderlich.

Die **Untersuchungen der Koordination** (N_4) **und der Hirnnerven** (N_5) sollen klären, ob es sich um eine **zentrale neurogene Läsion** oder eine Störung der Sinnesorgane handelt, die in die Hände des Neurologen oder des entsprechenden Organfacharztes gehört.

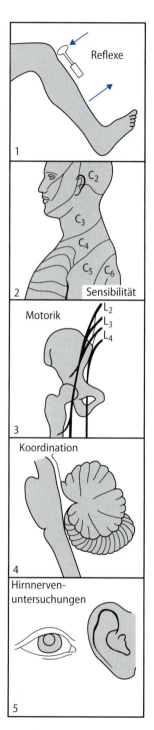

Abb. 2.4. Neurologische Zusatzuntersuchungen (N_1–N_5)

Angiologische Zusatzuntersuchungen

Hinweise für die Notwendigkeit einer angiologischen Untersuchung ergeben sich ebenfalls bei der Anamnese, Inspektion und Palpation.
- **Anamnese:**
  - Gefäßspezifischer **Schmerz**.
  - Eingeschränkte **Gehstrecke** (Claudicatio intermittens).
  - **Risikofaktoren**: Höheres Alter, Rauchen, Übergewicht, Stoffwechselerkrankungen, Bewegungsarmut, andere Gefäßerkrankungen (Herz, Nieren), familiäre Belastung.
- **Inspektion**:
  - Veränderung der Hautfarbe und der Struktur der oberflächlichen Gefäße, Ödeme.
  - Eingeschränkte Gehstrecke.
- **Palpation**:
  - Hauttemperatur,
  - Gewebsturgor,
  - Druckschmerzpunkte,
  - Pulsstatus (s. Palpationskreise und S. 559).

2.4 Technisch-apparative Zusatzuntersuchungen (◘ Abb. 2.5)

T_1 **Röntgenuntersuchung**
Morphologische Basisdiagnostik, Röntgenfunktionsdiagnostik, Tomographie, Kontrastdarstellungen, Computertomographie, Kernspintomographie, Szintigraphie, Isotopendiagnostik, Sonographie, Osteodensitometrie sind keine Routineuntersuchungen, sondern **Techniken für den Ausnahmefall mit fester Indikation**

T_2 **Laboruntersuchungen**
Basisuntersuchung bei Erkrankungen des Bewegungsapparates

T_3 **Feingewebliche Untersuchungen**
Punktionen, Biopsien, Probeexzisionen, Arthroskopien, Arthrotomien

T_4 **Elektrountersuchungen**
Periphere Elektrodiagnostik, Chronaxiemetrie, Elektromyographie (EMG), Elektroenzephalographie (EEG)

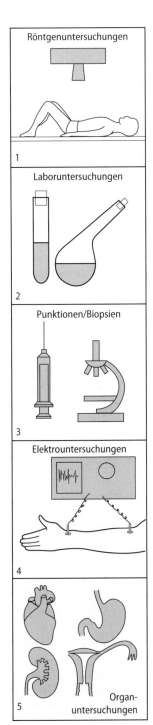

◘ Abb. 2.5. Zusatzuntersuchungen

T₅ **Organuntersuchungen**
Internistische, gynäkologische, neurologische, angiologische, ophthalmologische Erkrankungen, HNO-Erkrankungen

2.5 Diagnose

Die aufgrund der Befundinformationen aufgestellte Diagnose muss so lange als **vorläufige Diagnose** angesehen werden, **bis sie durch eine entsprechende Therapie als richtig bestätigt** wurde. Für die Gelenkfunktionsstörungen besteht diese **Probebehandlung** meist in Gelenkdistraktionen. Erst wenn sich die Probebehandlung als erfolgreich erwiesen hat, kann man die Diagnose als **endgültige Diagnose** ansehen.

Untersuchungspositionen des Patienten

Die **Mitarbeit des Patienten** bei der Untersuchung wird dadurch rationalisiert, dass **möglichst wenig zeitraubende Stellungsänderungen** vorgenommen werden.

In jeder Position werden jeweils diejenigen Wirbelsäulenabschnitte und Extremitätengelenke untersucht, die funktionell zusammengehören. **Sie werden zusammengefasst zu Untersuchungsregionen.**

2.6 Untersuchungsregionen des Programms

Regionaler Untersuchungsplan:
I   Beine: Untersuchung in **allen** Positionen
II LBH-Region: Untersuchung in **allen** Positionen
III Thorax, BWS: Untersuchung im **Sitzen**, in **Bauch-, Seiten-** und **Rückenlage**
IV HSA-Region: Untersuchung im **Sitzen** (einige Tests auch in Bauch- und Rückenlage)
V   HWS/Kopf: Untersuchung im **Sitzen** und in **Rückenlage**

Die bei der Anamnese und Befunderhebung gefundenen Daten müssen nun noch bestimmten Krankheitsbildern zugeordnet werden. Dazu eignet sich

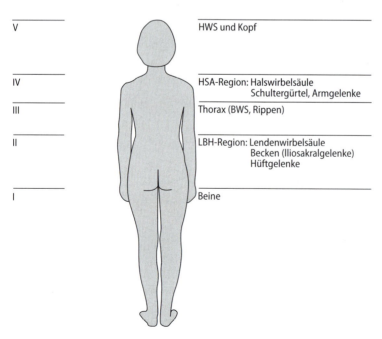

Abb. 2.6. Untersuchungsregionen

die Einteilung der Krankheitsgruppen im sog. »Rheumatischen Formenkreis« (Toronto 1957) nach Ansicht des Verfassers nicht.

Es wird daher die in ▶ Abschn. 2.9 aufgeführte **Einteilung von Krankheitsgruppen** vorgeschlagen.

2.7 Krankheitsgruppen am Bewegungsapparat

- **Gruppe 1: Funktionsstörungen ohne objektivierbare pathologisch-anatomische Veränderungen**
- **Gruppe 2: Traumen**
- **Gruppe 3: Degenerative Prozesse (»-osis«, »-pathie«)**
  Arthrosen, Ligamentosen, Myosen, Tendopathien, Periostosen, Neuropathien, Venopathien.
- **Gruppe 4: Symptomatische Prozesse**
  Der **Gelenkprozess ist nur Symptom einer außerhalb des Gelenkes liegenden Erkrankung.** Diese Prozesse treten am Gelenk teils als degenerative, teils als entzündliche Krankheitsbilder auf.
- **Gruppe 5: Entzündliche Prozesse (»-itis«)**
  Arthritis (auch aktivierte Arthrose!), Myositis, Tendinitis, Periostitis, Neuritis, Phlebitis.
- **Gruppe 6: Tumoren**
  Cave: Die Erstmanifestation erfolgt häufig durch generalisierte Weichteilsymptome oder unter dem Bild eine entzündlichen Gelenkprozesses.

Diese vereinfachende Einteilung wurde v. a. aus therapeutischen Gründen vorgenommen.

Immer wieder wird eine medikamentöse »antirheumatische« Therapie eingesetzt, obwohl Schmerz und Funktionsstörungen aufgrund traumatischer, degenerativer oder symptomatischer Gelenkprozesse verschiedenster Genese gefahrlos (ohne Nebenwirkungen) durch andere Behandlungsverfahren beseitigt oder gebessert werden könnten.

Bei den 6 Krankheitsgruppen verläuft die differenzialdiagnostisch wichtige »Laborlinie« mitten durch die Gruppe 4 (Gelenkbeteiligungen bei Erkrankungen anderer Organsysteme). Pathologische Laborbefunde werden daher nur bei einem Teil dieser Krankheitsgruppe, bei den entzündlichen Prozessen und den Tumoren, zu erheben sein.

Die »Laborlinie« ist gleichzeitig in der Regel auch Indikationsgrenze für die Chirotherapie, krankengymnastische oder physikalische Behandlungsverfahren, d. h. hier bedürfen auch die relativen Indikationen, z. B. bei den echten rheumatischen Erkrankungen, einer besonders kritischen Überprüfung. Die Programmierung des Therapieplans wird durch diese Einteilung der Erkrankungen des Bewegungsapparates bedeutend erleichtert.

Die Einteilung wurde auch bei den klinischen Hinweisen zur speziellen Untersuchung der einzelnen Gelenke und der Wirbelsäule beibehalten.

# Schmerz- und Funktionsanalyse durch spezifische Untersuchung der Gelenkstrukturen im Untersuchungsprogramm

3.1 Schmerzanalyse durch die Anamnese – 22

3.2 Schmerzanalyse durch Anamnesefragen – 23

3.3 Normale und pathologische strukturspezifische
Befunde am Arthron – 27
Gelenkuntersuchung – 27
Wirbelsäulenuntersuchung – 37
Muskeluntersuchung – 39
Nervenuntersuchung – 48

3.4 Spezielle pathologische neurologische Befunde
im Rahmen des Untersuchungsblocks – 48

3.5 Differenzialdiagnose der Nervenläsionen
nach Läsionsorten – 51

3.6 Wie funktioniert das Steuerungs- und Warnsystem? – 55

3.7 Irritationszonendiagnostik (Literaturübersicht) – 59

Schmerz ist keine Reaktion auf spezifische Umweltreize, wie Sehen oder Hören, sondern **kann bei entsprechend starker Reizintensität von allen Nozizeptoren des Körpers ausgehen.**

Die **Nozizeption ist unspezifisch.** Die Stärke eines Schmerzes korreliert auch nicht mit dem Grad der Gewebsreizung oder -schädigung. Der Ort der Schmerzempfindung entspricht häufig nicht dem Ort der Schmerzentstehung, z. B. beim sog. »referred pain«.

Außerdem besteht eine starke Verflechtung zwischen Schmerzempfindung und Schmerzverarbeitung, d. h. der affektiven Reaktion auf den Schmerz. Schmerz steht unter diesen Gesichtspunkten eher den Allgemeinempfindungen wie Hunger, Durst, Müdigkeit und Angst nahe, die eben nicht exakt einer bestimmten Körperstruktur zugeordnet werden können.

Trotzdem muss das klinische Phänomen **Schmerz als Alarmsymptom** einer Erkrankung bzw. einer Gewebsschädigung, ungeachtet seiner oft ungenauen Konturierung durch die verfälschende Interpretation einer subjektiven Schmerzverarbeitung, auf seine Kausalität hin analysiert werden.

31.1 Schmerzanalyse durch die Anamnese

Die möglichst genaue räumliche Eingrenzung von Schmerzen bzw. Missempfindungen ist eine der Leitlinien zum Ort der Schmerzentstehung (Gewebsirritation). Sie programmiert den nachfolgenden Untersuchungsgang.

Folgende Schmerzarten (Missempfindungen) müssen unterschieden werden (modifiziert nach Janzen):

Örtlicher Rezeptorenschmerz (Dolor localisatus). Er tritt bei Irritation der Körperoberfläche auf. Irritationsort und Schmerzort sind identisch.

Übertragener Rezeptorenschmerz (Dolor translatus). Er wird nicht am Ort der Entstehung empfunden, sondern als übertragener Schmerz (»referred pain«). Er entsteht durch Nozizeptorenreizung **bei Gewebsirritationen im Körperinnern** (Gelenke, Muskeln, innere Organe usw.), aber auch durch rein funktionelle Störungen, ohne nachweisbares pathologisch-anatomisches Substrat.

Irritationsort und Schmerzort stimmen nicht überein. Für die Entstehung des Rezeptorenschmerzes ist die Rezeptorendichte und deren Reizschwelle entscheidend. Neben dem Schmerz entsteht die somatische Nozireaktion (motorische und vegetative Reaktion; H. D. Wolff). Der **Rezeptorenschmerz** ist mit einer **Verstärkung der Empfindungen** (Hyperästhesie, Hyperalgesie), nie aber mit einer Abschwächung (Hypästhesie, Analgesie), eindeutigen motorischen oder Reflexausfällen verbunden. Das Gros der vertebralen und spondylogenen Schmerzen sind Rezeptorenschmerzen.

Es gibt **2 Arten von Nozizeptoren:**
1) Nozizeptoren mit dünnen, myelinisierten Fasern, den **A-δ-Fasern**, die einen **hellen, scharfen, schneidenden oder stechenden**, gut lokalisierbaren **Schmerz** auslösen, der schnell nach dem Reiz auftritt und »**Erstschmerz**« genannt wird. Diese Nozizeptoren finden sich vornehmlich in der Haut.
2) Nozizeptoren mit dünnen marklosen Fasern, den **C-Fasern**, die einen **dumpfen, brennend ziehenden oder bohrenden Schmerz**, den langsamer eintretenden und langsamer abklingenden sog. »**Zweitschmerz**« erzeugen. Diese befinden sich v. a. in den Gelenken (Gelenkkapseln, Ligamenten), Sehnen und inneren Organen.

Projizierter neuralgischer Schmerz (Dolor projectus). Hier erfolgt durch **Irritation einer Schmerzbahn** (peripherer Nerv, hintere Wurzel) des zugehörigen Ganglions oder der Schaltstellen im Rückenmark eine Schmerzprojektion in das zugehörige Hautareal.

Der Irritationsort lässt sich aus dem Ausbreitungsgebiet des Schmerzes folgern.

Schmerz in umschriebenen Glieder- und Körperabschnitten (Meralgie) in Verbindung mit neurozirkulatorischen oder neurodystrophischen Störungen. Der **Irritationsort** liegt im **Bereich von Nerven, die Sympathikusfasern führen** (Plexus, N. medianus, N. tibialis, Wurzel C6–C8), **oder der großen Gefäße** mit perivaskulären Geflechten von vegetativen Fasern. Die vegetativen Störungen erlauben eine Seitendiagnostik bezüglich des Irritationsortes. Ein Halbseitenschmerz, der sich nicht an ein bestimmtes Nervenareal hält, ist ein zentraler Schmerz (Thalamus).

Für eine **Irritation im peripheren Nerv** oder im Plexus spricht auch eine **verzögerte Nervenleitgeschwindigkeit**.

Meralgien (und Merodysästhesien) sind von rhythmischen Vorgängen abhängig wie Tagesrhythmus, einseitigen beruflichen Belastungen, Menstruationszyklus, episodischen Vorgängen (Gravidität, Wochenbett), Stoffwechselstörungen.

Doppelseitige Schmerzen und/oder Missempfindungen. Hierbei spielen neben dem **Irritationsort** noch **Allgemeinfaktoren eine Rolle.** Dabei ist zu denken an:
- Entzündungen,
- hämatologische Erkrankungen,
- Stoffwechselerkrankungen,
- Intoxikationen,
- Tumore.

Grundprinzipien bei Schmerzanalyse
1) **Keine vorschnelle Einordnung** »typischer Symptomenbilder« **nach der Häufigkeitsregel** (»Häufiges ist häufig und Seltenes ist selten«) ohne systematische Exploration der Beschwerden und eingehende Befunderhebung.

Die Häufigkeitsregel gilt für die Suche nach Krankheitsprozessen, nicht aber bei der Deutung von Phänomenen (Janzen).
2) Jede Verstärkung oder Veränderung eines Schmerzes (oder Missempfindung) kann eine Verschlimmerung des Prozesses bedeuten.
3) Jede plötzliche und unerwartete »Besserung« der Beschwerden kann ebenfalls eine Verschlimmerung (Gewebsuntergang nach Reizzustand) anzeigen.

3.2 Schmerzanalyse durch Anamnesefragen

Die Schmerzanalyse erfolgt mit Hilfe der **5 Anamnesefragen**:
- **Was** schmerzt (Lokalisation)?
- **Wann, wie, wodurch** werden Schmerzen bzw. Funktionsstörungen hervorgerufen und verändert?
- **Womit** sind die Schmerzen verbunden (Begleiterscheinungen)?

Schmerzmuster und Schmerzverhalten. Aus der Schmerzanamnese ergeben sich am Bewegungsapparat folgende 7 Schmerzmuster, die als Faustregel für die wahrscheinliche strukturelle Zugehörigkeit der geklagten Beschwerden gelten können. Sie müssen durch entsprechende Befunde bei der nachfolgenden Untersuchung ergänzt und bestätigt werden.

Gelenkschmerzen

Rezeptorenschmerz aus der Gelenkkapsel, möglicherweise auch subchondralen Schichten der Gelenkfläche, Periost, Ligamenten und Kapselgefäßen. Bogduk (1978) und Wyke (1987) fanden keine Nozizeptoren in der Synovialmembran oder im Gelenkknorpel, ebenso Kuslich (1991).

Man kann degenerative und entzündliche Gelenkschmerzen unterscheiden.

Degenerative Gelenkschmerzen
Was
Gelenk- oder WS-Schmerzen mit **Ausstrahlung** in die zum Gelenk gehörenden Weichteilstrukturen (Muskeln, Bänder, Sehnen).

Wann
Anlaufschmerz nach längerer Ruhestellung (Morgenschmerz); **Belastungs- und Ermüdungsschmerz; später** oft auch Ruhe- oder Nachtschmerz.

Wie
Dumpf, ziehend, bohrend (Muskelschmerz); akuter scharfer Schmerz bei Einklemmung (Meniskus, Gelenkmaus, synoviale Kapseleinstülpungen (McFadden et al. 1990); allmählich zunehmender Schmerz bei Überlastung.

Wodurch
Mechanische Faktoren wie Fehl- oder Überbelastung, Traumatisierung, Ermüdung; Witterung (Feuchtigkeit), Temperatur; Abklingen in Ruhe.

Womit
Inspektion: Schwellung (bei aktivierter Arthrose), Entlastungsstellung.

Funktion: Bewegungsschmerz, später Bewegungsbehinderung; Kraftlosigkeit, Muskelschwäche, Gangstörungen.

Palpation: Lokaler Druckschmerz.

Keine Allgemeinerscheinungen.

Entzündliche Gelenkschmerzen
Was
Gelenk- oder WS-Schmerzen mit diffuser Ausstrahlung in die Umgebung. Bei Knochenprozessen ist der Schmerz nicht ausstrahlend, sondern auf die Knochen beschränkt (Periost, Markraum).

Wann
Heftiger **Dauerschmerz, als Ruhe- und v. a. als Nachtschmerz** mit Verschlimmerung am Morgen (mit Morgensteifigkeit).

Wie
Heftiger, scharfer, hitziger, auch bohrender oder pulsierender (Erguss) **Schmerz.** Bei Knochenprozessen dumpfer Schmerz, bei Beteiligung des Periosts scharfer Entzündungsschmerz.

Wodurch

Entzündliche Veränderungen der Membrana synovialis, Gelenkergüsse, entzündliche Knochenerkrankungen und Tumore.

Womit

Inspektion: Schwellung, Entlastungsstellung (Ruhestellung), evtl. Deformierung.

Funktion: Frühzeitige, stark schmerzhafte Bewegungsbehinderung.

Palpation: Überwärmung, starker lokaler Druckschmerz.

Allgemeinerscheinungen: Krankheitsgefühl, Müdigkeit, Temperaturen, Gewichtsverlust.

In den Spätstadien degenerativer oder entzündlicher Prozesse kann die Differenzierung von Gelenkschmerzen (aus Gelenkkapsel und Ligamenten) und Knochenschmerzen (aus Periost und Markraum) durch Übergreifen der Prozesse auf die jeweils benachbarten Strukturen erschwert sein.

Muskelschmerzen

Rezeptorenschmerz aus Muskelfasern und Sehnenansätzen.

Was

Schmerz in Einzelmuskeln oder Synergien meist in funktionellem Zusammenhang mit Gelenken oder Segmenten (Kettentendomyosen).

Wann

Anlaufschmerz nach längerer Ruhigstellung (z. B. Morgenschmerz) oder nach längerer einförmiger Haltung oder Belastung (Beruf).

Wie

Diffuser, dumpfer, ziehender, bohrender oder reißender **Schmerz.** Der Myogelosenschmerz bei Palpation kann **auch hell oder schneidend** sein.

Wodurch

Lokale Myalgien: Muskelhartspann bei Gelenkblockierungen. Dehnung verkürzter oder kontrakter Muskeln bei pathologischen Muskelstereotypien (reflektorisch erhöhter Ruhetonus). Fehl- und Überbelastung (»Muskelkater«). Besserung durch Wärme (außer bei entzündlicher Ursache) und Bewegung.

Allgemeine Myalgien: bei Viruserkrankungen (Grippe), bei bakteriellen Infektionen und Kollagenerkrankungen (erhöhte BKS, Leukozytose), besonders bei Polymyalgia rheumatica. Keine Auslösung durch Husten, Niesen oder Pressen.

Womit

Funktion: Muskelsteifigkeit (Rigor, Zahnradphänomen), schnelle Ermüdbarkeit, Bedürfnis nach Stellungs- bzw. Haltungswechsel bei Muskelinsuffizienz und Hypermobilität. **Kein Schmerz bei translatorischen Gelenkbewegungen (!)**

Palpation: Lokaler Druckschmerz und **Hartspann** der Muskeln, evtl. auch lokale Muskelhärten, die als knoten- oder strangartig (Trigger-, Maximal-, segmentale **Irritationspunkte, Myogelosen**) bezeichnet werden.

Neurologische Symptome: Keine radikulären Symptome, evtl. Dysästhesien.

Bänderschmerzen

Rezeptorenschmerz aus Sehnen- und Bandansätzen.

Was

Lokale Schmerzen an den **Insertionsstellen von Sehnen und Bändern,** oft mit Ausstrahlung in die zugehörige Muskulatur.

Wann

Nach länger dauernder einförmiger Haltung, v. a. bei insuffizienter Muskulatur. Im Segment bei beginnender Bandscheibendegeneration (Störung des diskoligamentären Spannungsausgleichs).

Wie

Schmerzcharakter wie bei Muskelschmerzen.

Wodurch

Überbelastung, Dehnung, Druck und Zug. Akute Besserung durch Entlastung und Ruhigstellung; dauerhafte Besserung durch Muskeltraining. Endgradiger Schmerz bei passiver Bewegung hypermobiler Gelenke.

Womit

Dysästhesie, Hyperalgesie; Druckschmerz der Bandansätze, oft mit vermehrter passiver und translatorischer Gelenkbeweglichkeit (Hypermobilität).

Gleitlagerschmerzen (Bursitiden, Tendovaginitiden)

Rezeptorenschmerz.
Was
Lokale Schmerzen über **Schleimbeuteln oder Sehnenscheiden**.

Wann
Meist nach **Überlastung oder einförmiger Arbeit**.

Wie
Ziehend, reißend.

Wodurch
Einmalige stumpfe oder wiederholte Mikrotraumen, rheumatische und Stoffwechselerkrankungen (Gicht), Störungen des Hormon- und Vitaminhaushaltes (Vitamin E). **Besserung durch Ruhe, Verschlimmerung durch Druck oder Bewegung**.

Nervenschmerzen
Direkte Reizung der Nervenbahn.

Neuralgischer Schmerz
Was
Dolor localisatus oder Dolor projectus, oberflächlicher, **scharf begrenzter Schmerz** im Ausbreitungsgebiet eines peripheren Nervs oder einer Nervenwurzel.

Wie
Heller stechender oder schneidender Schmerz, kribbelnd, blitzartig einschießend. Keine Neigung zur Ausbreitung außerhalb des Nervenareals.

Wodurch
Durch örtliche mechanische Einwirkung am Irritationsort: **Druck oder Dehnung des Nervs oder der Nervenwurzel** (Lasègue-Zeichen), z. B. durch Husten, Niesen, Pressen, bei latenter Bandscheibenprotrusion; bei **Engpasssyndromen peripherer Nerven** (s. S. 468 und 485; radikulärer Dauerschmerz durch **Bandscheibenprolaps** (Hernie); Traumen.

Womit
Reflexstörungen, Sensibilitätsstörungen (Hypästhesie, Hypalgesie, Parästhesie) im Dermatom oder im Areal des peripheren Nervs, motorische **Ausfälle der segmental zugehörigen Muskeln (Kennmuskeln)** oder der Muskulatur des peripheren Nervs, Störungen der Schweißsekretion nur bei Läsion peripherer Nerven.

In der WS: Entlastungshaltung, eingeschränkte Beweglichkeit, verspannte Muskulatur.

Keine Allgemeinerscheinungen.

Vegetativer Schmerz
Direkte Reizung vegetativer Nervenfasern bzw. Rezeptorenschmerz aus dem Körperinneren.

Was
Dolor translatus (»referred pain«) oder Meralgie: **Schwer lokalisierbarer,** nicht scharf begrenzter Schmerz auf der Körperoberfläche mit Neigung zur diffusen Ausbreitung.

Wann
Dauerschmerz, oft auch wellenförmig. Der Schmerz überdauert den Schmerzreiz!

Wie
Dumpf, glühend, brennend, krampfartig.

Wodurch
Reizung peripherer Nerven mit reichlich vegetativen Fasern (z. B. N. medianus, N. tibialis). Nozizeptoren aus dem Körperinneren (Head-Zonen, Mackenzie-Zonen) und/oder den Gelenken.

Womit
Verbunden mit **vegetativen Störungen**: Kältegefühl, Schwellungsgefühl, Schweißsekretion, **Durchblutungsstörungen**, trophische Störungen. Störung des Allgemeinbefindens.

Gefäßschmerzen
Was
Schmerzen in der **Umgebung des Gefäßverlaufs**

Wann
Belastungsschmerz (Stadium II) und Dauerschmerz (Stadium III, IV) bei arteriellen Gefäßverschlüssen.

Belastungsschmerz auch bei akuter Thrombophlebitis.

Wie

Plötzlicher peitschenschlagartiger Schmerz, distal vom Ort der Gefäßläsion **(arterieller Schmerz)**, auch Kältegefühl.

Allmählich zunehmendes Druck-, Spannungs- und Schweregefühl, Wadenschmerzen **(venöser Schmerz)**.

Wodurch

Verschlimmerung durch Gehen einer bestimmten Strecke (Claudicatio intermittens) sowie durch Wärme und Kälte ist **arteriell bedingt**, Verschlimmerung **durch Stehen** (ca. 20–30 min) ist **venös bedingt**.

Besserung durch Tieflagerung bei arterieller Läsion, durch Hochlagerung und Gehen bei venöser Läsion.

Womit

Hautveränderungen bei arteriellen und venösen Läsionen: Blässe und Kälte (arteriell), bläuliche Verfärbung und Wärme (venös).

Gestörtes Allgemeinbefinden bei Thrombophlebitis.

Vertebragene Schmerzen

Sie können in **2 Formen** auftreten, die sich manchmal schwer differenzieren lassen, weil sie auch kombiniert vorkommen:

- **Direkte Irritation der Nervenbahn (radikulärer Schmerz)**, Schmerzmuster s. auch S. 25 »Neuralgischer Schmerz«.
- **Rezeptorenschmerz aus dem Wirbelsegment (pseudoradikulärer Schmerz nach Brügger)**. Dieser kommt aus dem dorsalen Teil des Anulus fibrosus, dem hinteren Längsband und/oder der Kapsel des Wirbelbogengelenks über den R. meningicus sowie möglicherweise aus subchondralen Schichten der Gelenkfläche und der segmentalen Muskulatur über den R. dorsalis der Spinalnerven.

Durch den funktionellen Zusammenhang aller genannten Strukturen entstehen folgende Schmerzmuster an der Wirbelsäule, die sich mischen und überlagern können.

Radikulärer Schmerz

Was

Lokaler oder ausstrahlender **scharfer Nervenschmerz**.

Wann

Plötzlich anfallsweise nach Trauma (Mikrotraumen!) oder mechanischer Überbelastung.

Wie

Starker stechender, schneidender Schmerz im Dermatom.

Wodurch

Irritation der Nervenwurzel im Foramen intervertebrale durch **Kompression**. Ursachen: Bandscheibenprotrusion oder -prolaps, Wirbelfehlstellung, Kapselschwellung an den Wirbelbogengelenken, meist in Verbindung mit degenerativen Wirbel- und Gelenkveränderungen (Randwulstbildungen), Durchblutungsstörung oder Ödembildung sowie Tumoren im Bereich der Nervenwurzel.

Auslösung und Verschlimmerung besonders **durch Bewegung** (Husten, Niesen, Pressen) und Traumen.

Womit

Inspektion: Schmerzhafte Fehlhaltung (Entlastungsskoliose, antalgische Haltung).

Funktion: Hochgradig eingeschränkte Beweglichkeit des Wirbelsegments in mehreren Richtungen und meist auch des gesamten Wirbelabschnitts.

Palpation: Lokaler Druckschmerz, einseitig verspannte Muskulatur.

Neurologische Symptome: Nervendehnungsschmerz (Lasègue-Zeichen), Reflexausfälle (später), Sensibilitätsausfälle (Parästhesien im Dermatom, Hypästhesie, Hypalgesie), motorische Ausfälle (nur in schweren Fällen).

Rezeptorenschmerz aus dem Wirbelsegment – pseudoradikulärer Schmerz (nach Brügger)

Was

Lokaler oder ausstrahlender Muskelkettenschmerz mit oder ohne vegetative Symptome.

3.3 Strukturspezifische Befunde

Wann
Meist **allmählicher Beginn** nach Traumen (Mikrotraumen), Fehl- oder Überbelastung.

Wie
Diffus, dumpf, bohrend, ziehend, reißend (myalgischer Schmerz).

Wodurch
Rezeptorenreizung in den verschiedenen Strukturen des Wirbelsegments, v. a. der Wirbelbogengelenke, durch Störung des diskoligamentären Spannungsausgleichs in Form einer hypomobilen Funktionsstörung (Blockierung) oder einer hypermobilen Funktionsstörung (allgemeine oder lokale Hypermobilität) nach Traumatisierung, Fehl- und/ oder Überbelastung.

Womit
Inspektion: Meist keine oder **nur geringe Schmerzskoliose.**

Funktion: Verminderte (Blockierung) oder vermehrte (Hypermobilität) Beweglichkeit von WS-Abschnitten oder Segmenten. Bändertests dann oft positiv.

Palpation: Schmerzpalpation im Segment positiv, **verspannte Muskulatur** (Blockierung), teilweise auch abgeschwächte Muskelgruppen, verquollenes Unterhautzellgewebe (Kibler-Falte).

Keine neurologischen Ausfallerscheinungen.

3.3 Normale und pathologische strukturspezifische Befunde am Arthron

Gelenkuntersuchung

Im synoptischen Untersuchungsgang wird neben anderen Strukturen v. a. das anatomische Gelenk getestet.
Dabei können folgende Gelenkbefunde erhoben werden:

Übersicht: Gelenkbefundung

Inspektion: Angeborene und erworbene **Deformierungen.**
Aktive und passive Bewegungsprüfung: Eingeschränkte oder vermehrte Beweglichkeit und **verändertes Endgefühl** bei der Bewegung.
Palpation: Veränderte Gelenkspaltbreite und druckempfindlicher Kapselansatz, Fehlstellungen.
Translatorische Gelenktests: Fehlendes, **eingeschränktes oder auch vermehrtes Joint play.**
Zusatzuntersuchungen:
- **Röntgen:** Morphologie der knöchernen Gelenkanteile, pathologische Veränderungen des Weichteilmantels. Funktionsuntersuchungen: Aufnahmen in Bewegungsendstellung, gehaltene Aufnahmen.
- **Labor:** Synovialflüssigkeit, Blutuntersuchungen.
- **Biopsie:** Synovia, Knochen.

Inspektion
Die Inspektion gibt Hinweise auf sichtbare **angeborene** (Dysplasien, Aplasien) **und erworbene Formveränderungen** (Traumen, Entzündungen, Tumoren).

Aktive und passive Bewegungsprüfung (Osteokinematik) (Abb. 3.1 und 3.2)
Bei den aktiven Bewegungen (Funktionsbewegungen) werden **alle** Strukturen des **Arthrons zusammen getestet.** Ist die **aktive Bewegung** schmerzfrei und nicht eingeschränkt, so sind zusätzlich noch am Ende des aktiven Bewegungsraums (relativer Stopp) die passive Endbeweglichkeit und das **Endgefühl beim absoluten Bewegungsstopp** zu prüfen (Abb. 3.1). Finden sich auch hierbei keine Schmerzen oder Bewegungseinschränkung, dann ist die Untersuchung des Gelenks bereits beendet.
Die **passive Beweglichkeitsprüfung** gibt durch Testung des Endgefühls (Abb. 3.2) Hinweise, ob die Funktionsstörung wahrscheinlich im anatomischen Gelenk oder im Muskel-Sehnen-Apparat zu suchen ist. Dazu muss man wissen, ob ein

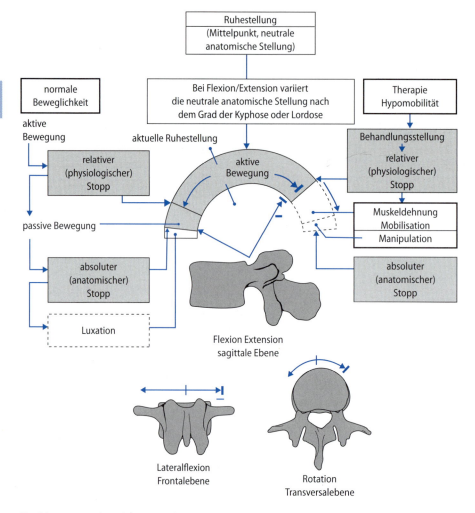

Abb. 3.1. Normale und pathologische Wirbelbeweglichkeit

knöcherner oder ein **Weichteilstopp** (muskulär, ligamentär) dem anatomischen Bau des Gelenks nach zu erwarten ist. Federndes Endgefühl findet sich bei Einklemmungen, z. B. eines Meniskus oder einer Gelenkmaus. Ferner ist festzustellen, ob eine Hypo- oder Hypermobilität besteht. Diese **artikulären Dysfunktionen im Sinne einer Hypo- oder Hypermobilität** können vom Gelenk selbst oder aber reflektorisch von anderen Teilen des Arthrons ausgehen. Die vom Gelenk selbst ausgehende **Hypomobilität** wird auch als **Blockierung** bezeichnet. Für ihre Pathogenese gibt es eine Reihe von Theorien, die aber alle bisher nicht bewiesen sind. Bei Bewegungseinschränkung gilt die **Faustregel,** dass Schmerz und Bewegungseinschränkung bei aktiver und passiver Bewegung **in der gleichen Bewegungsrichtung** durch eine **arthrogene Ursache, in entgegengesetzter Richtung** durch eine **myogene Ursache** hervorgerufen werden.

Das Vorliegen einer Bewegungseinschränkung in nur einer oder zwei Bewegungsrichtungen spricht für Schrumpfung der Gelenkkapsel (Kapselmuster nach Cyriax).

Bei **Hypermobilität** ist das Gelenk als weniger stabil anzusehen. Die Schmerzhaftigkeit am Ende der Gleitbewegungen bei Hypermobilität ist dann ligamentär bedingt.

Die Untersuchung des anatomischen Gelenks erfolgt weiter durch die Palpation.

3.3 Strukturspezifische Befunde

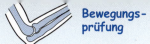

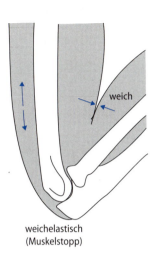 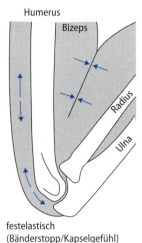 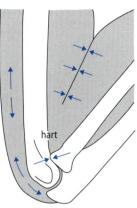

weichelastisch (Muskelstopp) — festelastisch (Bänderstopp/Kapselgefühl) — hartelastisch (Knochenstopp)

Abb. 3.2. Endgefühlqualitäten

Die artikuläre Dysfunktion und/oder ihre reflektorischen Auswirkungen werden auch als:
- nozizeptiver somatomotorischer Blockierungseffekt (Brügger),
- spondylogenes Reflexsyndrom (Sutter),
- »dérangement intervertebrale mineur« (Maigne),
- »somatic dysfunction« bezeichnet.

Palpation

Gelenkspaltbreite. Sie kann bei Degeneration des Gelenkknorpels oder Kontraktur des umgebenden Weichteilmantels vermindert sein (z. B. bei Epikondylopathie am Radiohumeralgelenk), aber auch durch Gelenkergüsse vergrößert sein. Ferner wird die Druckempfindlichkeit der Knorpelränder oder der Menisken (Kniegelenk) untersucht.

Kapselansatz. Schmerzhaftigkeit und Verdickung kommen häufig bei chronischen Reizzuständen des Gelenks vor. Ligamente und Muskelansätze können dann ebenfalls druckschmerzhaft sein. Bei Synovitis ist die Konsistenz der Kapsel weich, schwammig fluktuierend.

Fehlstellungen der Gelenkpartner lassen sich manchmal bei traumatisch bedingter oder funktioneller Relationsstörung ertasten.

Translatorische Gelenktests (Arthrokinematik) (Joint play = Gelenkspiel) (Abb. 3.3–3.13)

Bei der weiteren **Analyse der** aktiven und passiven Funktionsbewegungen ist eine Untersuchung der Teilkomponenten **der Bewegungen** erforderlich. Das geschieht durch **Prüfung des Gelenkspiels (Joint play).**

Unter Joint play versteht man die Beweglichkeit des Gelenks bei Abheben eines Gelenkpartners (Distraktion) oder die gradlinige Parallelverschiebung eines Gelenkpartners auf dem fixierten anderen Gelenkpartner entlang einer der möglichen Achsen mit Beurteilung des strukturabhängigen Endgefühls.

Alle aktiven und passiven Gelenkbewegungen bestehen aus den beiden Komponenten **Rollen** und **Gleiten,** und zwar bei stark inkongruenten Gelenkflächen (z. B. Kniegelenk) mehr Rollen und bei eher kongruenten Gelenkflächen (z. B. Wirbelbogengelenk) mehr Gleiten (Abb. 3.3).

Beim **Rollen** z. B. eines Rades auf einer Unterlage nehmen immer andere Punkte der gekrümmten rollenden Fläche mit jeweils anderen Punkten der gegenüberliegenden Fläche, auf der die Rollbewegung stattfindet, Kontakt auf. Der Mittelpunkt des

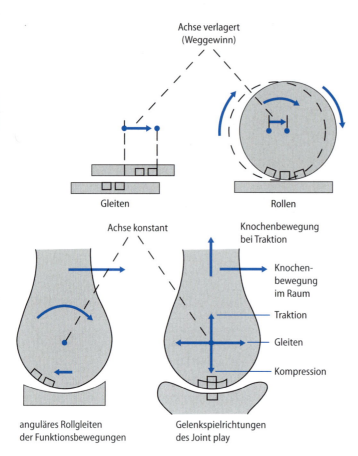

Abb. 3.3. Komponenten der Funktionsbewegungen

Rades, d. h. die Achse des beweglichen Körpers, verlagert sich dabei von ihrem Ausgangspunkt in Richtung der Rollbewegung (**Weggewinn der Achse**). Beim **Gleiten** kommt ein und derselbe Punkt der gleitenden Fläche mit immer neuen Punkten der gegenüberliegenden Fläche in Berührung. Auch hierbei wandert (bei geraden oder fast geraden Flächen) der Mittelpunkt des bewegten Körpers in Richtung der Gleitbewegung, solange die geradlinige Bewegung andauert (**Weggewinn durch Gleiten**).

Diese verschiedenartige Kontaktnahme bei Roll- und Gleitbewegungen spielt möglicherweise eine Rolle bei der propriozeptiven bzw. nozizeptiven Steuerung der Muskulatur aus dem Gelenk.

Bei Gelenkbewegungen kommt es mechanisch darauf an, den **Mittelpunkt**, um den die Bewegung stattfindet (Drehachse), möglichst **konstant** zu halten, da sich sonst die Gelenkpartner im Verlauf der Bewegung im Sinne einer Luxation voneinander entfernen würden, wie die Beispiele einer Rollbewegung im Schulter- oder Kniegelenk zeigen (Abb. 3.4). Um diese Luxationstendenz zu vermeiden, muss **gleichzeitig mit der Rollbewegung auch eine Gleitbewegung des bewegten Gelenkpartners** erfolgen, um den Abstand der Gelenkflächen und andererseits ihre Haftung aneinander konstant zu halten, was für eine einwandfreie Gelenkfunktion unabdingbar ist (Abb. 3.6). Das Rollgleiten vermeidet dadurch sowohl Distraktionen wie auch traumatisierende Kompressionen im Bereich der Gelenkkontaktfläche (Abb. 3.5).

Das **anguläre Rollgleiten** der aktiven und passiven Gelenkbewegungen (Abb. 3.6) muss grundsätzlich vom **geradlinigen translatorischen Gleiten** (Abb. 3.7) unterschieden werden.

Das **translatorische Gleiten** ist v. a. in der **Ruhestellung** jedes Gelenks, d. h. in der Mittelstellung einer physiologischen Bewegungsbahn und **bei weitgehender Entspannung des Weichteilmantels,** insbesondere des Kapsel-Band-Apparats und **geringer Rezeptorenaktivität,** möglich, weil die

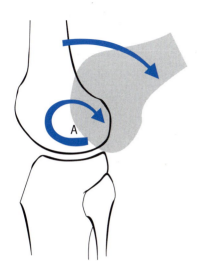
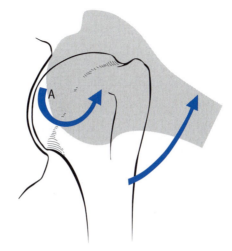

Abb. 3.4. **Luxationstendenz** bei (angulärer) **Rollbewegung ohne Gleiten** am Beispiel des Knie- und Schultergelenks

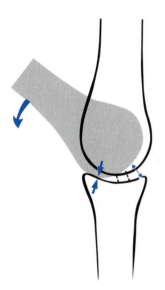
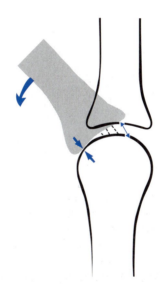

Abb. 3.5. Ungleichmäßiger Abstand (und Haftung) im Gelenk bei angulärem **Rollen ohne Gleiten** führt zur Kompression im Gelenk

Gelenkpartner dann weniger festen Kontakt miteinander haben. Dieses **translatorische Gleiten,** das wie bereits definiert **als Joint play bezeichnet** wird, ist die fundamentale Partialfunktion des Gelenks. Selbst bei stark eingeschränkter Gelenkbeweglichkeit ist zwischen den verbliebenen Bewegungsgrenzen im Bereich der verlagerten (aktuellen) Ruhestellung (Abb. 3.1) immer noch ein translatorisches Gleiten möglich, wenn auch meist in vermindertem Umfang.

Die **translatorischen Gleitbewegungen** erfolgen bei bewegter konvexer Gelenkfläche in entgegengesetzter Richtung zur Rollbewegung, bei bewegter konkaver Gelenkfläche in der gleichen Richtung wie die Rollbewegung, da die **Umdrehungsachse immer im Mittelpunkt** des Gelenkpartners mit **der konvexen Gelenkfläche** liegt. Da **alle** Gelenkpartner des Körpers eine (mehr oder minder) konkave oder konvexe Gelenkfläche haben und mit einem entsprechend geformten Gelenkpartner Kontakt

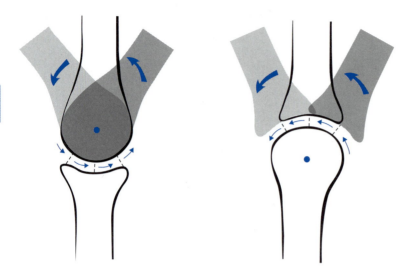

Abb. 3.6. Gleichmäßiger Abstand und Haftung beim (angulären) Rollgleiten der aktiven und passiven Bewegungen vermeidet Kompressionen im Gelenk

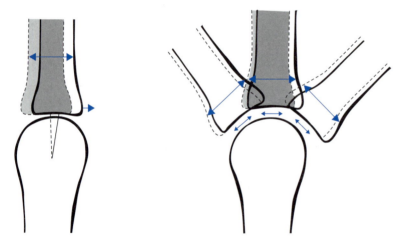

Abb. 3.7. Gleichmäßiger Abstand und Haftung beim passiven translatorischen (gradlinigen) Gleiten, dem spezifischen Bewegungstest in der manuellen Medizin

haben, gilt die Regel der entgegengesetzten Gleitbewegung bei konvexem und der gleichgerichteten Gleitbewegung bei konkavem bewegtem Gelenkpartner für alle Gelenke des Körpers.

Die »**Konvex-konkav-Regel**« (**Kaltenborn**) ist das mechanische Grundprinzip (◘ Abb. 3.9).

Mit Hilfe der translatorischen Gelenktests werden nun die **Partialfunktionen des Gelenks** untersucht. **Distraktion und Kompression** werden senkrecht zur Tangenzialebene, **translatorische Gleitbewegungen** parallel zur Tangenzialebene in der Gelenkkontaktebene durchgeführt. Die Tangenzial- oder Behandlungsebene verläuft durch die äußersten distalen Begrenzungen der konkav geformten Gelenkfläche. Die Ebene verändert sich daher mit jeder Stellungsänderung eines Knochens mit konkaver Gelenkfläche (◘ Abb. 3.8).

Traktion und Kompression. Traktion – im folgenden immer gleichbedeutend mit **Distraktion** – bewirkt

3.3 Strukturspezifische Befunde: Gelenke

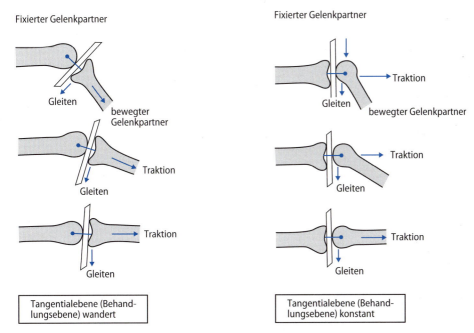

Abb. 3.8. Richtungsänderungen bei Distraktion (Traktion) und Gleiten in der tangenzialen Gleitebene (Behandlungsebene) sind abhängig von der Form der Gelenkfläche des bewegten Gelenkpartners

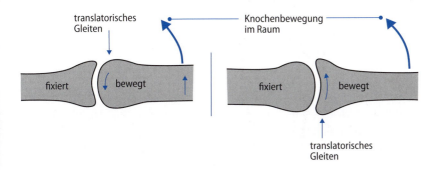

Abb. 3.9. Konvex-konkav-Regel

die Entfernung der Gelenkpartner voneinander, was zu einer **Druckverminderung im Gelenk** führt (Abb. 3.10). Hierdurch wird eine **Schmerzerleichterung** bei entzündlichen oder degenerativen Veränderungen der Gleitflächen oder einer anderen Läsion der Binnenstrukturen (Einklemmungen) erreicht. Auch bei einer Schrumpfung der Gelenkkapsel wird der erhöhte intraartikuläre Druck durch die Traktion zeitweise vermindert und Schmerzerleichterung erzielt (Probebehandlung).

Kompression bewirkt dagegen durch die Druckerhöhung im Bereich der Gelenkkontaktfläche in der Regel eine **Schmerzverstärkung,** wenn das Gelenk durch traumatische entzündliche oder durch Dauerbelastung bei degenerativen Prozessen sensibilisiert ist. Ebenso bei Ergüssen, oder wenn Binnenstrukturen (wie z. B. die Menisken am Kniegelenk) pathologisch verändert sind. Alle sog. **Meniskustests** am Kniegelenk sind z. B. anguläre Gleitbewegungen unter Kompression. Überhaupt scheint der wechselnde Druck im Bereich

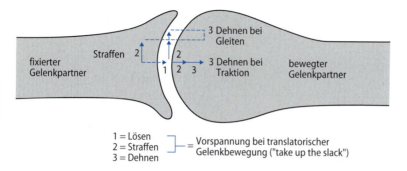

Abb. 3.10. Dehnungsstufen der Gelenkkapsel bei translatorischen Gelenkbewegungen

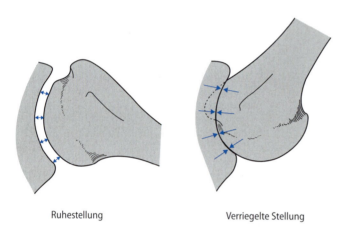

Abb. 3.11. Abstand und Haftung bei Ruhestellung und verriegelter Stellung, die bei chirotherapeutischen Mobilisationen entscheidende Faktoren sind

des jeweiligen Kontaktareals der beiden Gelenkflächen eine wesentliche Rolle in der propriozeptiven bzw. nozizeptiven Steuerung des Gelenks zu spielen, wobei bis heute nicht geklärt ist, an welcher Stelle die Gelenksensoren diesen erhöhten Gelenkdruck aufnehmen.

Translatorische Gleitbewegung (paralleles Gleiten). Translatorische Gleitbewegungen sind im Gegensatz zum angulären Rollgleiten der aktiven und passiven Gelenkbewegungen **kleine geradlinige** Parallelverschiebungen des bewegten Gelenkpartners gegen den fixierten anderen Gelenkpartner in der Gelenkkontaktebene entlang einer der möglichen Achsen, soweit das die Krümmung der Gelenkfläche und die Weite der Gelenkkapsel aus der jeweiligen Stellung des bewegten Gelenkpartners heraus erlauben (Abb. 3.7). Der benachbarte Abschnitt der angulären Roll-Gleitfläche kann erst nach Veränderung der Stellung (Gelenkwinkel) des bewegten Gelenkpartners mit der gleichen Parallelverschiebung untersucht werden. Daraus ergibt sich, dass die translatorische Gleitstrecke ein **Teil** der angulären Gleitbahn ist, bzw. diese aus einer ganzen Reihe kleiner geradliniger Bewegungsabschnitte besteht.

Die translatorische Gleitbewegung ist die wichtigste Komponente der Gelenkbeweglichkeit. Sie kann nicht selektiv aktiv ausgeführt werden.

Bei den Bewegungen der Knochenelemente spielt aber auch der **Weichteilmantel des Gelenks** (Gelenkkapsel und Verstärkungsbänder) eine wesentliche Rolle, da der Bandapparat neben den Kohäsionskräften der Gelenkflächen mit **für die Haftung**

3.3 Strukturspezifische Befunde: Gelenke

der Gelenkflächen aufeinander verantwortlich ist. Gelenkschluss und Bewegungsführung übernehmen meist die Kollateralbänder der Gelenke. **Eine Lockerung dieser Führungsbänder ergibt eine verminderte Gelenkhaftung.** Das führt zur Instabilität des Gelenks, zu fehlerhafter Belastung und damit zu vorzeitigem Gelenkverschleiß (Schlottergelenk/ Arthrosen). Andererseits können **Schrumpfungen im Kapselbandapparat** wie auch u. U. Muskelverkürzungen durch Veränderung des gleichmäßigen Abstandes der Gelenkflächen zur Behinderung der Gleitbewegung im Gelenk und damit zur **Hypomobilität bzw. Blockierung** führen (Abb. 3.13). Durch die Schrumpfung von Teilen des Kapselbandapparats wird die **Drehachse für die Gleitbewegung zur Seite der verkürzten bzw. geschrumpften Strukturen verlagert.** Es kann kein achsengerechtes anguläres Rollgleiten mehr ausgeführt werden, weil das parallele Gleiten durch die Verlagerung der Bewegungsachse und die dazu nichtadäquate Länge des Bandapparates behindert oder aufgehoben ist. Die **gleitunfähig** gewordene **Kontaktfläche wird jetzt zur neuen Umdrehungsachse.** Bei Weiterführung der zerebral programmierten angulären Bewegung kommt es zur **Störung von Abstand und Haftung der Gelenkflächen.** Im Bereich des bewegungsunfähigen Kontaktareals kommt es dadurch zu einer **unphysiologischen Drucksteigerung** und auf der bewegungsabgewandten Seite zu einer abrupten Überdehnung der Gelenkkapsel und damit zum »Blockierungsschmerz« und Muskelhartspann.

Gelenk mit normaler Funktion

Bestand primär eine degenerative oder entzündliche Veränderung der Gleitfläche selber, dann muss diese Schrumpfung im Kapselbandapparat und die damit verbundene Bewegungseinschränkung als nozizeptive Anpassung an die Veränderung der Gleitfläche angesehen werden, wodurch sich infolge des sich weiter erhöhenden Gelenkdrucks ein Circulus vitiosus entwickeln kann.

Gelenkblockierung

In allen diesen Fällen ist die **Wiederherstellung der translatorischen Gleitbewegung** im Gelenk und damit des angulären Rollgleitens **zur Normalisierung der Gelenkfunktion** die Therapie der Wahl, d. h. die translatorischen **Traktions- und Gleitbewegungen werden auch therapeutisch** genutzt. Das geschieht sowohl bei der Traktion, wie auch beim parallelen Gleiten durch: 1) Lösen der Gelenkflächen, 2) Straffen der Gelenkkapsel und ihrer Verstärkungsbänder und 3) Dehnen der geschrumpften Anteile des Kapselbandapparats des hypomobilen Gelenks (Abb. 3.10). Der Ausgangspunkt für die Behandlung ist hierbei allerdings nicht die Ruhestellung

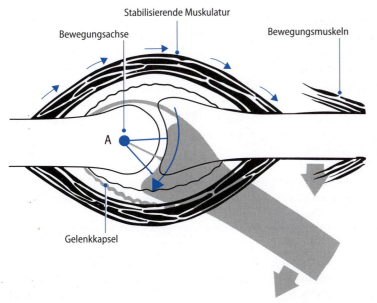

Abb. 3.12. Mechanik der normalen Gelenkfunktion (Rollgleiten)

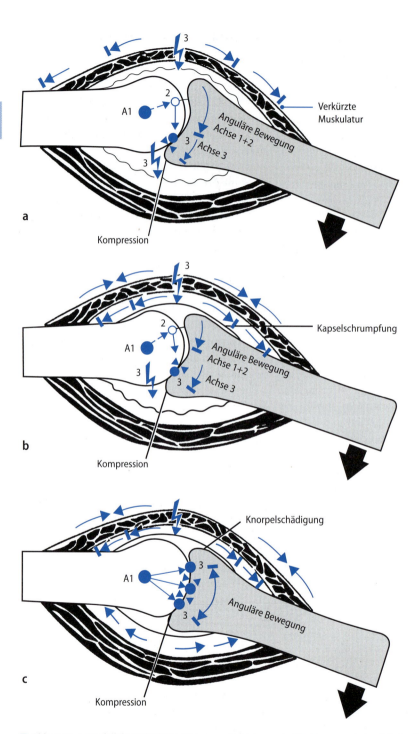

Abb. 3.13a–c. Modell der Gelenkblockierungen. Entstehung der Blockierung: **a** bei verkürzter Muskulatur, **b** bei Schrumpfung der Gelenkkapsel, **c** bei Schädigung der Gelenkfläche
Zeichenerklärung: A 1 normale Bewegungsachse, **2** Achsenverlagerung zur Seite einer Muskelverkürzung oder Kapselschrumpfung, **3** Blockierungsachse infolge Gelenkflächenkompression bei aufgehobenen Joint play, →ꟷ Bewegungseinschränkung durch Muskelverkürzung oder Kapselschrumpfung, → ← Muskelhartspann, ⚡3 »Blockierungsschmerz« durch die Gelenkflächenkompression und/oder den Hartspann der Muskulatur

3.3 Strukturspezifische Befunde: Wirbelsäule

oder die aktuelle Ruhestellung in einem eingeschränkten Bewegungsraum, da in diesem Bereich die Gleitbewegung nicht behindert ist. Die Erweiterung des in der (aktuellen) Ruhestellung immer noch nachweisbaren Gelenkspiels ergibt, wie die Erfahrung zeigt, keine genügend effektive Behandlung. Vielmehr muss vom Endpunkt der verbliebenen **aktiven Beweglichkeit** ausgegangen und die eingeschränkte **translatorische Gleitbewegung** erweitert werden. Diesen Ausgangspunkt möchten wir als **Behandlungsstellung** bezeichnen.

Ausführung der translatorischen Gelenktests

Um die geringen Bewegungsausschläge überhaupt tasten zu können, ist es grundsätzlich erforderlich, **einen Gelenkpartner manuell und funktionell** durch seine Nachbargelenke zu **fixieren**.

Dazu ist es oft, wie auch bei der Behandlung, notwendig, das Nachbargelenk ebenfalls in eine fixierte Position zu bringen, um Mitbewegungen in diesem Gelenk zu vermeiden. Das gilt besonders für die eng beieinanderstehenden Wirbelbogengelenke. Diese Immobilisierung eines Gelenks wird als **verriegelte Gelenkstellung** bezeichnet (Abb. 3.11). Dabei haben die Gelenke den **größtmöglichen Gelenkflächenkontakt** und stehen unter erhöhtem Druck aufeinander.

Das kann man dadurch erreichen, dass man die Gelenkkapsel und die Verstärkungsbänder in eine Stellung bringt, in der sie straff gespannt sind, damit sie das Gelenk stabilisieren und seine **Beweglichkeit** in der Behandlungsrichtung **maximal einschränken**.

In der Wirbelsäule verriegelt man durch Umkehrung der physiologischen Gelenkmechanik, d. h. der physiologischen Begleitrotation zur Seitneigung. Erfordert die Beweglichkeit zwischen 2 Wirbeln in einem WS-Abschnitt z. B. zur Seitneigung eine gleichsinnige Begleitrotation, so erreicht man in diesem Fall mit einer **entgegengesetzten** Rotation einen Gelenkschluss, d. h. die gewünschte Verriegelung.

Ergeben die translatorischen Gelenktests keinen pathologischen Befund, so muss die funktionell zum Gelenk gehörende Muskulatur genauer untersucht werden (s. S. 39).

Wirbelsäulenuntersuchung

Die Untersuchung der Wirbelsäule unterscheidet sich von der Gelenkuntersuchung an den Extremitäten dadurch, dass neben den beiden Wirbelbogengelenken ein drittes Bewegungselement, die Bandscheibe, Mechanik und Störanfälligkeit des Bewegungssegments (Junghanns) beeinflusst.

Inspektion

Angeborene Formabweichungen wie kongenitale Kyphosen und Skoliosen; **erworbene Formabweichungen** aufgrund einer Deformierung durch Wachstumsstörungen, metabolische oder entzündliche Prozesse. Akute Formveränderung durch antalgische Haltung.

Bewegungsprüfung (Abb. 3.14)

Aktive Bewegungsprüfung. Die gesamte Wirbelsäule wird in den 3 anatomischen Ebenen auf Bewegungseinschränkung und Richtungabweichung in einer oder mehreren Bewegungsrichtungen geprüft.

Passive Bewegungsprüfung. Etagenweise Beweglichkeitsprüfung in allen Bewegungsrichtungen.

Palpation
In Ruhe

Oberflächliche Palpation (Tastpalpation). **Dermatomveränderungen** bei Hinweisen auf eine neurologische Störung (Kibler-Falte) (s. S. 11 und Abb. 7.36, S. 157).

Tiefe Palpation (Druckschmerzpalpation). **Muskelverspannungen** der autochthonen Muskulatur und der langen Rückenstrecker; **Insertionstendopathien** an den Dornfortsätzen; **Fehlstellungen** einzelner Wirbel. Druckschmerzhaftigkeit von Wirbelbogen- und Rippen-Wirbel-Gelenken.

In Bewegung

Segmentweise Palpation der Bewegungsausschläge des Einzelwirbels in allen Bewegungsrichtungen bei passiv geführten Bewegungen (Abb. 3.14). **Bei Dorsalflexion** schieben sich die Gelenkfacetten der Wirbelbogengelenke maximal zusammen, die Dornfortsätze nähern sich einander (**Konvergenzbewegung**). Es kommt zu zunehmendem Gelenkflächenkontakt.

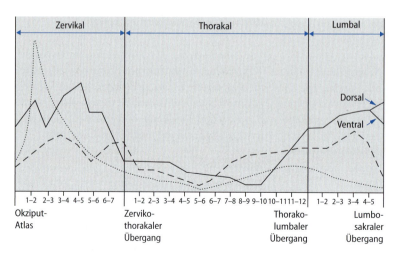

Abb. 3.14. Segmentale Bewegungsausschläge bei Ventral- und Dorsalflexion, bei Lateralflexion und Rotation. Vor- und Rückneigen: —; Seitneigen: ----; Rotation: ....

Bei **Ventralflexion** gleiten die Gelenkfacetten auseinander, die palpierten Dornfortsätze entfernen sich voneinander **(Divergenzbewegung)**. Abnahme des Gelenkflächenkontaktes.

Beim Seitneigen machen die Wirbelbogengelenke der Neigungsseite eine Konvergenz-, die der anderen Seite eine Divergenzbewegung. **Simultan zur Seitneigung erfolgt eine Wirbelrotation,** und zwar bei Ventralflexion zur Neigungsseite, bei Dorsalflexion zur Gegenseite (sog. Begleitrotation). Das Ausmaß der Begleitrotation ist abhängig von der Stellung der Gleitebene im Wirbelbogengelenk. **Palpiert wird bei der Seitneigung immer die Begleitrotation.** Der Ausfall der Begleitrotation ist der Beweis für eine segmentale Funktionsstörung.

Translatorische Gelenktests (Joint play = Gelenkspiel) (◘ Abb. 3.15 a, b)
Traktion und Kompression Diskus (◘ Abb. 3.15 b)

Traktion. Etagenweise oder segmentweise **Entlastung der Bandscheiben** bei gleichzeitiger Divergenzbewegung in den Wirbelbogengelenken. Durch die auseinandergleitenden Gelenkflächen wird der kraniokaudale Durchmesser der Foramina intervertebralia erweitert, was zu einer Entlastung der Nervenwurzeln führen kann.

Kompression. Belastung von Bandscheiben und Nervenaustrittsstellen durch Ineinandergleiten der Wirbelbogengelenke, was zu einer vermehrten Druckbelastung der Bandscheiben und zu einer Einengung des Foramen intervertebrale führt.

Translatorische Gelenkbewegungen in den Wirbelbogengelenken (◘ Abb. 3.15 a, b)

Distraktion in beiden Wirbelbogengelenken erfolgt in der HWS und BWS durch Dorsalbewegung und einseitig wie auch in der LWS durch Rotationsbewegungen des **kranialen** Partnerwirbels gegen den fixierten kaudalen Nachbarwirbel nach dorsal.

Gleitbewegungen in der HWS und BWS entstehen durch Kranial-kaudal-Verschiebung **(Divergenz-Konvergenz-Bewegung)** bei Flexions-/Extensionsbewegungen oder einseitig bei Lateralflexion. Die **bei Lateralflexion simultan** entstehende **Begleitrotation** kann an der Seitwärtsverschiebung des kranialen Processus spinosus gegen den fixierten kaudalen Partner erkannt werden (◘ Abb. 3.15 a). In der LWS entsteht die translatorische Gleitbewegung durch Ventralbewegung des **kaudalen** Wirbels gegen den fixierten kranialen Nachbarwirbel.

Mit der segmentweisen und der translatorischen Testung der Beweglichkeit in den einzelnen Segmenten sollen **Wirbelblockierungen** (d. h. Hypomobilität und fehlendes Joint play bzw. Hypermobilität) festgestellt werden. Es ist aber die Frage, ob es eine primär mechanisch bedingte Blockierung in Gelenken mit Ausnahme der Einklemmung von Menisken oder freien Gelenkkörpern in den Extremitätengelenken überhaupt gibt. Zumindest haben sich für die Blockierung im Wirbelbogengelenk

3.3 Strukturspezifische Befunde: Muskeln

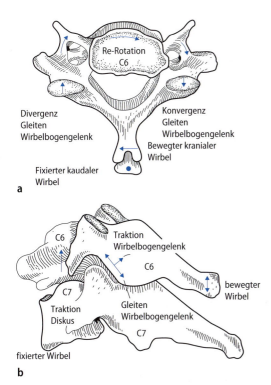

Abb. 3.15a,b. Translatorische Gelenkbewegungen im Wirbelsegment

derartige Analogien bis heute nicht beweisen lassen. Das bei der Blockierung eines Wirbelsegments festzustellende **Bewegungsdefizit dürfte von der segmentalen Muskulatur als Reaktion auf** die aus dem Wirbelsegment einströmenden **nozizeptiven Afferenzen verursacht** sein. Dabei müssen diese nozizeptiven Afferenzen aber nicht zwangsläufig aus dem Wirbelbogengelenk selber stammen. Sie können auch aus anderen Anteilen des Segments, etwa durch Bandscheibenprotrusionen, die häufig nicht sicher von reinen Wirbelbogengelenkstörungen differenziert werden können, ausgehen. In anderen Fällen ist die Minderbeweglichkeit im Wirbelbogengelenk als Folge einer irgendwo anders entstandenen nozizeptiven Afferenz (z. B. aus dem Körperinneren) anzusehen.

H. D. Wolff, der sich besonders mit den neurophysiologischen Aspekten der Blockierung beschäftigt hat, sieht in der Wirbelblockierung eine spinale und supraspinale Reaktion auf einen **nozizeptiven Afferenzstrom**, bei dessen Umschaltung auf das 2. Neuron im Hinterhornkomplex **motorische**, sensorische und vegetative Reaktionen ausgelöst werden.

Die motorischen Reaktionen bestehen in einer Erhöhung des muskulären Grundtonus durch **Beeinflussung der γ-Schleife** (der muskeleigenen Steuerungseinrichtung zur Veränderung der Reizschwelle für den Muskeltonus). Daraus entstehen **Myalgien** (Absenkung der muskulären Schmerzschwelle), **Hartspann** und **Myogelosen**. Die vegetativen Folgen durch Verknüpfung von Hinterhorn und Seitenhorn im Rückenmark beziehen sich auf die Vasomotoren, glatte Muskulatur und Schweißdrüsen. Die **Schmerzempfindungen** werden wie auch bei anderer Entstehung (z. B. in den inneren Organen) in die segmental zugehörigen Hautzonen (**Head-Zonen**) oder die subkutanen Gewebe (**Kibler-Zonen**) übertragen.

Muskeluntersuchung

Die Muskeluntersuchung ist an sich von der Untersuchung der Gelenke und des Nervensystems schlecht zu trennen, da der Muskel einerseits periphere Rezeptoren der afferenten Nervenbahn enthält und andererseits einer der Endpunkte der efferenten Nervenbahn ist. Die Muskeln reagieren bei allen funktionellen und strukturellen Störungen von Gelenken und der zentralen Steuerung. Die motorische Reaktion auf eine Gelenkstörung besteht vor allem in einer Erhöhung des Grundtonus der Muskulatur durch Einwirkung auf die γ-Schleife. Es stellt sich daher bei der Untersuchung jeweils die **Frage, ob eine Störung der Muskelfunktion primär myogen oder neurogen ist**. Die Muskeluntersuchung gibt Auskunft über den Zustand
— des Muskels selbst,
— der Sehnenansätze,
— der Nervenbahn.

Muskelgruppen

Wir unterscheiden **unter mechanischen Gesichtspunkten** in jeder Bewegungsrichtung eines Gelenks die folgenden Muskelgruppen (nach **Janda**):

Agonisten (Hauptmuskeln). Sie bewirken hauptsächlich die getestete Bewegung, haben aber neben ihrer Hauptbewegungsrichtung meist auch noch andere Bewegungsrichtungen als Hilfsmuskeln.

Synergisten (Hilfsmuskeln). Sie führen die getestete Bewegung nicht aus, haben aber als Nebenfunktion dieselbe Bewegungsrichtung wie die Hauptmuskeln. Die Hauptfunktion dieser Muskeln geht in eine andere Richtung. Sie sind zeitlich mit dem Hauptmuskel koordiniert, aber ohne anatomischen Zusammenhang. Sie unterstützen den Hauptmuskel und können ihn teilweise ersetzen.

Antagonisten. Sie haben eine den Agonisten entgegengesetzte Wirkung. Bei deren Tätigkeit werden sie angespannt und gedehnt, ohne das normale Bewegungsausmaß einzuschränken. Eine Behinderung erfolgt erst, wenn ein reflektorischer Hartspann (nozizeptive Kokontraktion) oder eine Muskelverkürzung vorliegt.

Stabilisationsmuskeln. Diese sind nicht an der getesteten Bewegung beteiligt. Sie fixieren den getesteten Körperabschnitt in günstiger Arbeitsstellung. Schlechte Stabilisationsmuskeln können **Paresen der Agonisten** vortäuschen. Daher ist bei Muskeltests proximal des getesteten Gelenks eine Fixation (Stabilisation) des untersuchten Körperteils erforderlich, die vom Untersucher vorgenommen wird, um die Stabilisationsmuskeln möglichst auszuschalten. Als **Regel** gilt: **Unbedingt Fixation durch den Untersucher** bei mehrgelenkigen Muskeln, bei schwacher Muskulatur und bei Kindern.

Neutralisationsmuskeln. Es sind Muskeln, die die Nebenfunktion des Hauptmuskels aufheben (neutralisieren), aber oft die getestete Bewegung des Hauptmuskels unterstützen. Während sich die Hauptbewegungen addieren, heben sich die Hilfsbewegungen gegenseitig auf. Durch die **Hilfsfunktion** der **Synergisten** ist auch eine **Differenzierung** der verschiedenen **Muskeln** einer Synergie möglich. Ein Muskel kann gleichzeitig Hilfs- und Neutralisationsmuskel sein. Alle diese Muskeln arbeiten in einem funktionellen Zusammenhang, der als motorisches Stereotyp (»movement pattern«) bezeichnet wird.

Motorische Stereotypien entstehen durch die Verknüpfung von bedingten und nicht bedingten Reflexen. Sie entwickeln sich im Laufe der Ontogenese. Alle sich wiederholenden Bewegungsabläufe des Alltags gehören dazu. Da sie weitgehend für jeden Menschen charakteristische, individuelle Bewegungsabläufe sind, kann man von einem **Individualstereotyp** sprechen. Dieser bildet sich allmählich aus der kurz nach der Geburt vorhandenen Innervation des Einzelmuskels und wird zunächst vom **Kortex**, später **subkortikal** gesteuert. Die Erlernung von Stereotypien ist eine schwere körperliche Belastung, die die schnelle Ermüdbarkeit bei Säuglingen und Kleinkindern erklärt. Auch im späteren Leben ist der Erwerb **neuer Stereotypien bei Arbeit und Sport** zunächst ermüdend, bis der neue Bewegungsablauf zur Routine geworden ist und dann mit weniger Anstrengung ausgeführt werden kann (Trainingseffekt). Häufig müssen durch Umweltbedingungen entstandene fehlerhafte Stereotype umgebaut werden. Die Schnelligkeit und Geschicklichkeit, mit der neue Stereotypien aufgebaut oder fehlerhafte Stereotypien umgebaut werden, hängen von der Lernfähigkeit des Gehirns ab.

Das **ideale Stereotyp**, in dem rationell nur die Muskelgruppen aktiviert werden, die eine auszuführende Bewegung mit einem **Minimum an Kraft bewerkstelligen**, kommt praktisch nicht vor. Vorherrschend sind vielmehr die **fehlerhaften Stereotypien**, die sich aus einer **Dysbalance antagonistischer Muskeln** ergeben. Das Entstehen von Dysbalancen wird durch die Tatsache begünstigt, dass wir funktionell 2 quergestreifte **Muskelarten** unterscheiden können.

1) **Posturale tonische »langsam reagierende« Muskeln, die überwiegend statische, d. h. Haltefunktion haben.** Die neurophysiologische Steuerung erfordert für diese Muskeln einen gleichbleibenden Sollwert für Länge und Spannung des Muskels auch bei wechselnden äußeren Krafteinwirkungen.
2) **Phasische »schnell reagierende« Muskeln, die für differenzierte Alltagsbewegungen** benötigt werden. Hier müssen Länge und Spannung des Muskels von übergeordneten Zentren her, bei wechselnden Anforderungen an die Muskulatur, schnell verändert werden können.

Alle Muskeln haben eine posturale (tonische) und eine phasische Komponente. Das Mischungsverhältnis ist dann ausschlaggebend für die endgültige Funktion in der Stereotypie. **Jede motorische**

3.3 Strukturspezifische Befunde: Muskeln

Stereotypie ist aber im Laufe des Lebens veränderbar durch Reifung und Veränderung der Beanspruchung.

Die posturalen »roten« Muskeln (Abb. 3.16 a, b) sind phylogenetisch älter, haben eine bessere Blutversorgung bei kleinerem O_2-Bedarf, **neigen zur Verkürzung und Kontraktur**, sind weniger ermüdbar, haben eine niedrigere Reizschwelle, atrophieren langsamer.

Zu den **posturalen Muskeln** gehören v. a. die Flexoren im Körper:
- Plantarflexoren: Triceps surae, Gastroknemius, Soleus;
- Knieflexoren: Ischiokrurale Muskelgruppe (Biceps femoris, Semitendinosus, Semimembranosus);
- Hüftflexoren: Psoas, Rectus femoris, Tensor fasciae latae;
- Hüftadduktoren: Pektineus; Adductor longus, brevis, magnus; Grazilis;
- Hüftaußenrotator: Piriformis;
- Wirbelsäulenstrecker: Erector spinae (Longissimus dorsi, Multifidi, Rotatores);
- Schultergürtelheber: Trapezius, oberer Teil; Levator scapulae, Sternokleidomastoideus;
- außerdem:
- Pectoralis major (sternale Portion) und Quadratus lumborum.

Muskelverkürzungen sind im Gegensatz zu Kontrakturen reversibel, da es sich nur um eine Veränderung der Elastizität handelt.

Die phasischen »weißen« Muskeln sind phylogenetisch jünger, **neigen zur Abschwächung**, sind schnell ermüdbar, haben eine höhere Reizschwelle **und atrophieren schneller** als tonische Muskeln.

Zu den **phasischen Muskeln** gehören:
- Fußheber: Tibialis anterior, Peronaei;
- Kniestrecker: Vastus medialis und lateralis;
- Hüftstrecker: Glutaeus maximus, medius, minimus;
- Bauchmuskeln: Rectus abdominis, Obliquus externus und internus;
- Untere Schulterblattstabilisatoren: Serratus anterior, Trapezius (mittlere und untere Portion) Rhomboidei;
- Oberflächliche und tiefe Halsbeuger: Skaleni;
- außerdem:
  – Pectoralis major (untere Portion).

 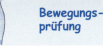

Bewegungsprüfung 3

Die **muskuläre Dysbalance** ist eine Relationsstörung verschieden wirkender Muskeln bezüglich Spannung, Aktivierung und Kraft.

Dysbalancen der beiden Muskelgruppen entstehen dadurch, dass die zur Verkürzung neigenden posturalen Muskeln auf Spinalebene die phasischen Antagonisten inhibieren, d. h. abschwächen (bis Stufe 4 oder 3 der Muskeltests), wodurch eine Gelenkfehlstellung entstehen kann, die wiederum durch propriozeptives Feedback die Dysbalance weiter verstärken kann und somit einen Circulus vitiosus in Gang setzt. Ferner werden oft vermehrt Synergisten für den abgeschwächten Muskel eingesetzt, was die fehlerhafte Stereotypie ebenfalls noch verstärkt.

Eine Stellungsänderung von wenigen Graden in einem Gelenk fazilitiert, d. h. stimuliert bereits die zur Verkürzung neigenden Muskeln, die funktionell zu diesem Gelenk gehören, und inhibiert, d. h. schwächt die antagonistischen Muskeln.

Eine Überforderung der Muskulatur durch statische Belastungen beschleunigt die Entwicklung von Dysbalancen. Jede Störung zieht weitere Muskelstörungen nach sich. Es kann zur Ausbildung pathologischer Muskelmuster kommen, wie das
1) **gekreuzte Beckensyndrom** (Abb. 3.16 c):
   mit reversiblen strukturellen Verkürzungen (RSV) der lumbalen Rückenstrecker und des Psoas mit gleichzeitiger Abschwächung von Bauchmuskeln und Glutäen
2) **obere gekreuzte Syndrom** (HWS/Schulter) (Abb. 3.16 d):
   mit Verkürzung (RSV) des Trapezius descendens und des Pectoralis major und Abschwächung der tiefen Halsbeuger und der unteren Schulterblattfixatoren

Durch weitere nozizeptive Afferenzen kann es **zu vertikalen Verkettungssyndromen, d. h. zu einer vertikalen Generalisation** kommen und zur zentralen Fehlsteuerung.

Für die **Untersuchung von Stereotypien** kann man sich folgende Reflexmechanismen merken:
Vom Gelenk ausgehende Reflexwirkungen:
- Eine veränderte Gelenkstellung fazilitiert posturale Muskeln und inhibiert die phasischen Muskeln.

Vom Muskel ausgehende Reflexwirkungen:

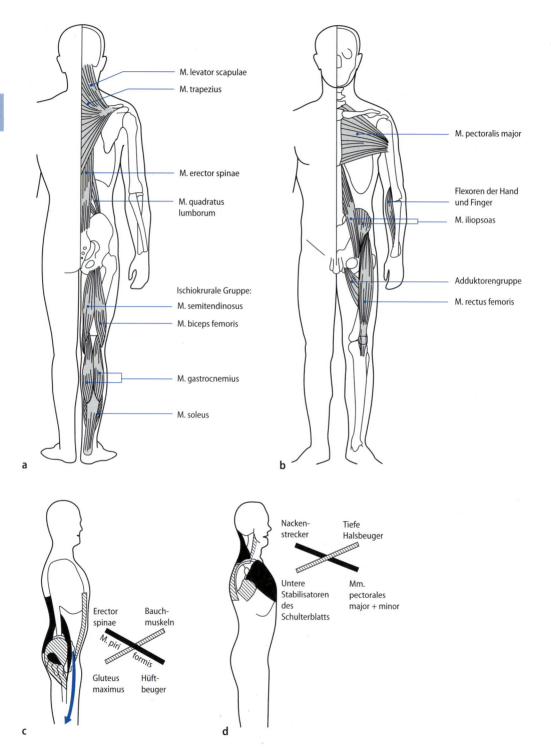

Abb. 3.16. **a,b** Häufig verkürzte tonische Muskeln **c** Muskelmuster »unteres gekreuztes (Becken-) Syndrom«. **D** Muskelmuster »oberes gekreuztes Syndrom«

- Posturale Muskeln inhibieren die phasischen Muskeln.
- Agonisten inhibieren die Antagonisten und diese wiederum fazilitieren die Agonisten.
- Rasche Aktivierung eines Muskels fazilitiert als Schutzmechanismus den Antagonisten (Kokontraktion).
- Maximale Aktivierung (Anspannung) eines Muskels bewirkt eine sehr kurze dauernde Postfazilitationsinhibition (= Entspannung), die therapeutisch genutzt werden kann.
- Im Muskel: Die Muskelspindel fazilitiert, wenn sie gedehnt wird, den eigenen Muskel zur Kontraktion und inhibiert gleichzeitig den Antagonisten.

Der Golgi-Apparat im Sehnenansatz hemmt (inhibiert), wenn er durch Dehnung gereizt wird, den eigenen Muskel (Relaxation) und fazilitiert gleichzeitig den Antagonisten.

An dieser **Muskelfunktionssteuerung** sind 2 **Strukturen beteiligt:**

Die **Muskelspindeln,** welche die Längenänderungen des Muskels überwachen, da sie parallel zu den Fasern der Arbeitsmuskulatur angeordnet sind und somit jeden Zug an einem Muskel registrieren und darauf reagieren können. Die von den Muskelspindeln ausgehende propriozeptive Afferenz bewirkt auf spinaler Ebene einen **Reiz auf die α-Motoneuronen** im Vorderhorn, die zu einer **Kontraktion des Muskels** führt, bis die Längenänderung der Muskelspindel behoben ist und die entsprechende propriozeptive Meldung entfällt, wodurch auch die Kontraktionsauslösung der α-Motoneuronen am Arbeitsmuskel beendet ist.

Die **Golgi-Sehnenkörperchen** haben dazu die komplementäre Aufgabe. Bei zu groß werdender Spannung im Muskel üben sie einen **hemmenden Einfluss auf die α-Motoneuronen** aus und bewirken damit eine **Entspannung des Muskels.** Hierdurch dürfte z. B. auch der muskelentspannende Effekt von Vibrationsmassagen am Sehnenansatz (etwa die bipolare Vibrationsmassage) zu erklären sein.

Um diesem Steuerungssystem die Starre, d. h. die mangelnde Anpassungsfähigkeit an höhere oder niedrigere Anforderungen zu nehmen, ist eine Verstellung der Reizschwelle im System möglich.

Durch die sog. γ-Schleife kann bei einströmenden nozizeptiven Afferenzen ein **erhöhter muskulärer Grundtonus** eingestellt werden, der solange bestehen bleibt, wie nozizeptive Afferenzen einströmen. Es entsteht ein Hartspann bzw. bei längerem Bestehen des Hartspanns eine sog. Myogelose.

Das **γ-System** kann außerdem **durch psychische und vegetative Einwirkungen beeinflusst** werden, so dass auf diesem Wege manche psychosomatischen Phänomene erklärbar werden.

Untersuchung der Muskulatur im Untersuchungsblock

Inspektion. Motorisches Individualstereotyp bei Alltagsbewegungen (Gang, Haltung, Arbeitsstellungen); Konturänderungen des Muskelreliefs durch Atrophie, Hypertrophie, Verletzungen (Muskelriss).

Aktive Bewegungsprüfung. Paresen s. »Isometrische Widerstandstests«, S. 46. Koordinationsstörungen s. »Neurologische Untersuchung«, S. 468. Eine ausgeprägte allgemeine muskuläre Hypotonie bei Säuglingen und Kleinkindern ist ein Frühzeichen bei neuromuskulären Erkrankungen (»floppy infant«).

Passive Bewegungsprüfung. Tonusveränderungen, Muskelverkürzungen, Kontrakturen. **Palpation.** Tastpalpation: Tonusveränderungen. Druckpalpation: Schmerzhaftigkeit der Muskeln und der Sehnenansätze = Maximalpunkte (s. Palpationstabellen), **Hartspann, Myogelosen.**

Widerstandstests. Prüfung von **Schmerz** (Sehnenansätze) **und Kraft** durch isometrische Widerstandstests, Prüfung der Kraft (abgeschwächte Muskulatur, echte Paresen) durch isotonische Widerstandstests.

Zusatzuntersuchungen:
- **Röntgen:** Sklerosierungen der Sehnenansätze, Kalkablagerungen.
- **Labor:** Kreatin, Kreatinin, Enzyme (CPK, Aldolase, LDH, GOT, GPT).
- **Elektrodiagnostik:** Periphere Elektrodiagnostik, Elektromyographie (EMG).
- **Muskelbiopsie:** s. »Technische Zusatzuntersuchungen«.

Inspektion
Konturveränderungen des Muskelreliefs
Konturveränderungen des Muskelreliefs sind im Seitenvergleich zu erkennen. Die Differenz des Muskelvolumens wird durch Umfangmessungen festgestellt.

Atrophie
Diskrete Muskelatrophien sind besser in seitlichem Licht zu erkennen. Atrophien sind fast immer Folge von Paresen des peripheren Neurons und müssen bezüglich des Ortes der Läsion (Radix, Plexus, Nerv) abgeklärt werden. Muskelatrophien können durch Überlagerung mit subkutanem Fettgewebe verdeckt sein. Auch Ödeme und Krampfadern können den Seitenvergleich des Muskelumfangs erschweren.

Vorkommen:
- **Generalisierte Atrophie** bei konsumierenden Erkrankungen, alimentärer, seniler und Tumorkachexie.
- **Lokale Atrophie** bei Prozessen an peripheren Nerven oder Nervenwurzeln durch Traumen, degenerative WS-Prozesse, Neuritis, Poliomyelitis, Tumoren.
- Als **Inaktivitätsatrophie** nach längerer Ruhigstellung, manchmal nach Injektionen.
- **Neurogene Muskelatrophien treten nie bei zentralen Lähmungen** auf. Muskelatrophien bei **Myopathien** (= Muskelschwund bei intaktem Reflexbogen) treten ohne andere neurologische Symptome auf, z. B. bei progressiver Muskeldystrophie, Myositis, endokrinen Myopathien.
- **Angeborene Muskeldefekte** sind an Pektoralis, Serratus lateralis, Trapezius, Infraspinatus, Sternokleidomastoideus, Palmaris, Psoas, Quadriceps femoris, Tibialis anterior, Peronaeus brevis beschrieben worden.

Hypertrophie
Die echte Hypertrophie, z. B. bei Sportlern, hat feste Konsistenz bei der Palpation, während die Pseudohypertrophie schlaff ist.

Vorkommen:
- **Generalisierte Hypertrophie:** Physiologisch bei Sportlern, pathologisch bei der Myotonia congenita.
- **Lokale Hypertrophien** finden sich im Bereich der Waden (»Gnomenwaden«), des Quadriceps femoris, Pektoralis, Deltoideus, Brachioradialis, Extensor digitorum brevis bei progressiver Muskeldystrophie und spinaler Muskelatrophie.

Bewegungsprüfung
Aktive Bewegungsprüfung
Paresen. Siehe »Isometrische Widerstandstests«, S. 46.

Koordinationsstörungen. Dabei handelt es sich um Störungen in der motorischen Steuerung in Bezug auf die Kraft und die zeitliche Reihenfolge der Muskelaktivierung.

Bei der Hüftextension in Bauchlage (Stufe 1 des 3-Phasentests, S. 143) wird z. B. folgende Aktivierungsreihenfolge erwartet:
- Glutaeus maximus und
- Ischiokruralmuskeln der getesteten Seite,
- Kontralaterale lumbale Rückenstrecker,
- homolaterale lumbale Rückenstrecker,
- Kontralaterale thorakolumbale Rückenstrecker,
- homolaterale thorakolumbale Rückenstrecker,
- Kontralaterale Schultermuskeln.

Eine frühe homolaterale lumbale Stabilisierung zeigt eine Koordinationsstörung an.
Inkoordination gibt es:
- beim Einzelmuskel,
- in der Synergie,
- zwischen Antagonisten,
- in völlig unabhängigen Muskelgruppen.

Durch **unkoordinierte Bewegungen** entstehen:
- **verminderte Leistung,**
- **vorzeitige Ermüdung,**
- **fehlerhafte (vermehrte Gelenkbelastung).**

Passive Bewegungsprüfung (auf Muskelverkürzungen)
Die passive Bewegungsprüfung wird meist gleich an die Endphase der aktiven Bewegung angeschlossen.

3.3 Strukturspezifische Befunde: Muskeln

Ist keine weiterführende **passive Bewegung im Gelenk möglich,** so ist, wie bereits früher ausgeführt, zu klären, ob die Ursache im Gelenk selbst (durch **Kapselschrumpfung** oder Blockierung der Gleitbewegung) zu suchen ist oder ob ein **Hartspann bzw. eine Muskelverkürzung** die Behinderung der endgradigen passiven (und aktiven Bewegung) verursacht.

Wenn die Gelenkfunktion intakt ist, so kann es sich in der Regel nur um eine verkürzte Muskulatur in einem fehlerhaften motorischen Stereotyp handeln. Dann müssen alle in Frage kommenden, zur Verkürzung neigenden Muskeln untersucht werden. Die Muskeln wurden bereits auf S. 42 genannt. Leitmuskeln sind am Beckengürtel der Psoas, am Schultergürtel der Pectoralis major.

Muskeldehnungstests

Sie werden bei den posturalen, zur Verkürzung neigenden Muskeln durchgeführt. Der Muskel wird durch die passive Dehnung unter zunehmender innerer Spannung verlängert.

Bei der Dehnung des Muskels wird die Grenze der Elastizität geprüft, ohne diese zu überschreiten. Das **Endgefühl** bei einem gesunden Muskel ist **weich elastisch.** Ist das Bewegungsausmaß eingeschränkt, ohne dass gelenkbedingte oder zentralnervöse (Spastik) Faktoren als Ursache anzusehen sind, so liegt eine Muskelverkürzung vor. Diese wird weder durch aktive Muskelkontraktion noch durch erhöhte Aktivität des Nervensystems ausgelöst (keine erhöhte EMG-Aktivität), sie entsteht auch nicht durch reflektorischen Hartspann.

Eine Tendenz zur Verkürzung haben, wie bereits erwähnt, besonders diejenigen Muskeln, die eine bedeutende Funktion in der aufrechten Körperhaltung haben (posturale Muskeln), z. B. die für den Einbeinstand benötigten Beinmuskeln (85% der Schrittphase entsprechen belastungsmäßig einem Einbeinstand), ferner die zum Greifen benötigten Muskeln am Arm.

Für die Ausführung der Tests gelten im Prinzip die gleichen Regeln wie für die unten genannten isotonischen Widerstandstests.

Palpation

Die Palpation erfolgt mit flach aufgesetzten Fingern bei völlig entspanntem Muskel. Die oberflächlichen Schichten (Haut und Bindegewebe) werden weich durchtastet. Der Muskel soll im ganzen Verlauf, die Sehnenpartien im Faserverlauf, der Muskelbauch quer zum Faserverlauf palpiert werden.

Tonus

Der **Tonus kann vermehrt oder vermindert sein.** Eine **Vergleichspalpation** wird beim angespannten Muskel (beim **Widerstandstest**) vorgenommen.

Verminderter Tonus findet sich bei abgeschwächten, paretischen Muskeln.

Vermehrter Dauertonus ist als **Hartspann** zu tasten. Dabei handelt es sich um reflektorische Muskelverhärtungen durch zunehmende Muskelspannungen z. B. bei Störungen im zugehörigen Gelenk bzw. Wirbelsegment. Der Hartspann ist bei der Palpation meist stark schmerzhaft.

Myotendinosen sind umschriebene Verhärtungen parallel zum Verlauf der Muskelfasern, die nach einer bestimmten Zeit **aus dem Hartspann** entstehen. Sie finden sich besonders in den schlecht durchbluteten Gebieten im Bereich von Ursprung und Ansatz des Muskels. Sie entstehen wahrscheinlich durch Anreicherung des Muskels mit Ermüdungsstoffen (Milchsäure) nach Überanstrengungen. Myotendinosen sind weniger schmerzhaft als der Hartspann. Die pathologischen Spannungserhöhungen **Hartspann und Myotendinosen** gehen mit einer Senkung der lokalen Schmerzschwelle einher und sind daher auch bei Belastung spontan schmerzhaft.

Janda hat 5 Typen einer funktionellen Spannungserhöhung beschrieben:

Typ 1: Spannungserhöhung durch **Dysfunktion des limbischen Systems.**
Typ 2: Spannungserhöhung durch **Dysfunktion der segmentalen Interneurone.**
Typ 3: Spannungserhöhung durch **unkoordinierte Kontraktion** der Fasern eines Muskels. Die Störung erfolgt wahrscheinlich auf der Rückenmarksebene.
Typ 4: Spannungserhöhung als **reflektorische Reaktion auf Nozizeption.**
Typ 5: Spannungserhöhung durch **chronische Dauerbelastung bei generalisierter Muskeldysbalance.**

Maximalpunkte, Triggerpunkte (meist im Bereich der Sehnenansätze) finden sich besonders in folgenden Muskeln (zit. nach Lewit):

- **Adduktoren** bei Störungen im Hüftgelenk und Iliosakralgelenk (Symphysenbereich).
- **Psoas** bei Hüftgelenkstörungen (Trochanter minor) und bei Blockierungen in der unteren BWS. Kubis sieht ihn als Kennmuskel für BWS-Blockierungen an.
- **Iliakus** bei Läsion der Iliosakralgelenke (Beckenverwringung) und lumbosakralen Blockierungen.
- **Piriformis** bei Blockierungen im Segment L4/L5.
- Segmentale Muskulatur des **Erector spinae** bei Wirbelblockierungen (segmentale Irritationspunkte).
- **Pektoralis** und **Interskapularmuskulatur** bei Störungen der oberen Kostotransversalgelenke.
- **Deltoideus** bei Störungen im Schultergelenk (Tuberositas deltoidea).

> Bei der **Myositis ossificans** handelt es sich um Muskelverknöcherungen durch erneute Traumatisierung noch nicht verheilter Muskelverletzungen in der Heilungsphase, z. B. durch Massagen. Besonders anfällige Muskeln sind der Quadriceps femoris und die Adduktoren (z. B. bei Reitern, Fußball- und Eishockeyspielern).

Widerstandstests

Die Muskelfunktion, die bereits bei der aktiven (Muskelstereotyp) und passiven Bewegungsprüfung (Muskelverkürzungen) untersucht wurde, muss noch spezifisch auf Kraft und Schmerz getestet werden.

Zu unterscheiden sind (nach Krejci und Koch) bei der Untersuchung der Muskelkraft:

Maximalkraft: höchstmögliche Kraft zur Überwindung eines Widerstands ohne Beachtung der Ausführungsgeschwindigkeit. Sie wird besonders durch isometrische Übungen gesteigert.

Schnellkraft: Überwindung von Widerständen mit hoher Geschwindigkeit. Sie wird durch isotonisches Trainieren verbessert.

Kraftausdauer: Zeitraum bis zur Ermüdung bei länger dauerndem Einsatz der Kraft.

Kraft, Schnelligkeit und Ausdauer stehen in einem gegenseitigen Abhängigkeitsverhältnis.

Isometrische Widerstandstests auf Schmerzhaftigkeit und Kraft

Die Widerstandstests (»resisted movement« nach Cyriax) geben Auskunft über die Muskelkraft und die Schmerzhaftigkeit der Sehnenansätze infolge traumatischer, degenerativer oder entzündlicher Prozesse. Die Sehnenansätze können beim Widerstandstest gleichzeitig palpiert werden. Die **Testung der Synergie** erfolgt zunächst gegen maximalen Widerstand, entweder aus der **Mittelstellung (günstige Arbeitsstellung)** oder aus der **maximalen Dehnung (ungünstige Arbeitsstellung)**, wobei durch intraartikuläre Druckerhöhung evtl. auch Schmerzen auftreten können. Schmerzen können bezüglich ihrer Zugehörigkeit zu einem bestimmten Muskel der Synergie durch Testung anderer Synergien, in denen der untersuchte Muskel ebenfalls als Agonist oder Synergist tätig ist, differenziert werden.

Bei der **Testung eines Einzelmuskels** darf nur ein sehr geringer Widerstand gegeben werden, um ein Anspringen der gesamten Synergie zu verhindern. Durch den Widerstand wird eine Verkürzung des Muskels mit Bewegungseffekt unmöglich. Es kommt zu einer vermehrten Dehnung des (elastischen) Sehnenanteils und erhöhtem Zug an der Sehneninsertion am Knochen.

Dabei kann man die Ergebnisse nach folgender **Regel** interpretieren:

> **Normalbefund**
> Die Muskelanspannung ist schmerzlos und kraftvoll.

❯ Pathologische Befunde

1) Schmerzhaft und viel Kraft = kleiner Muskel-Sehnen-Schaden.
2) Schmerzhaft und wenig Kraft = großer Muskel-Sehnen-Schaden.
3) Schmerzlos und wenig Kraft = neurologische Läsion (Parese).

3.3 Strukturspezifische Befunde: Muskulatur

Isotonische Muskeltests auf Kraft

Bei diesen Tests kommt es durch die kontraktionsbedingte Verkürzung des Muskels zum Bewegungseffekt. Die Sehne wird ebenfalls gedehnt, bleibt aber immer in einer gleichbleibenden Spannung. Die **Untersuchung der Kraft abgeschwächter oder paretischer Muskeln** erfolgt nach folgenden Regeln (Janda):

Der Patient soll die Bewegung zunächst ohne Korrektur ausführen (Individualstereotyp). Danach werden die Muskeltests durchgeführt.

> **Testregeln**
> 1) **Ganzes Bewegungsausmaß** (so weit wie möglich) langsam mit gleichbleibender Geschwindigkeit testen.
> 2) **Widerstand** gegen die Bewegungsrichtung, während der ganzen Bewegung mit gleichbleibender Stärke. Widerstand nicht über 2 Gelenke geben.
> 3) **Bewegung** soll nur in einem Gelenk erfolgen.
> 4) **Proximalen Gelenkpartner** gut fixieren.
> 5) **Sehne oder Muskelbauch nicht drücken** (Fazilitierung).
>
> **Die Untersuchung erfolgt möglichst gegen maximalen Widerstand.**

Testergebnisse

Die Ergebnisse werden in folgende Stufen eingeteilt:

Stufe 5	(100%)	Bewegung gegen maximalen Widerstand möglich.
Stufe 4	(75%)	Bewegung noch gegen starken Widerstand möglich.
Stufe 3	(50%)	Bewegung gegen die Schwerkraft möglich.
Stufe 2	(25%)	Bewegung unter Ausschluss der Schwerkraft möglich.
Stufe 1	(10%)	Keine Bewegung, nur Muskelanspannung.
Stufe 0	(%)	Keinerlei Kontraktion.

Zur weiteren Differenzierung können die einzelnen Stufen (besonders Stufe 4) mit + oder − unterteilt werden.

Die durch spinale Hemmung abgeschwächten Antagonisten posturaler Muskeln erreichen meist nur die Stufe 4 oder (selten) die Stufe 3. Noch stärkere Paresen sind in der Regel neurogen bedingt.

Nicht beurteilt werden kann beim Test die Ermüdbarkeit bei Dauerleistung. Grobe Anhaltswerte ohne die obige Stufeneinteilung sind durch reinen Seitenvergleich des gleichen Tests möglich.

Die Muskeltests sind ungeeignet bei zentralen (spastischen) Lähmungen und primären Muskelerkrankungen (Myopathie). Die mimische Muskulatur kann nur im Seitenvergleich getestet werden.

Die Beschreibung der einzelnen Tests erfolgt jeweils an der entsprechenden Stelle des Untersuchungsschemas.

▶ Pathologische Muskelbefunde

Eine **Einschränkung des vollen Bewegungsausmaßes bei der Muskeltestung** kann daher durch folgende pathologische Befunde bedingt sein:

1) **Vermehrte Ruhespannung (Muskelverspannung, Hypertonus):**
   - lokalisiert-umschrieben:
     - Triggerpunkt,
     - muskulärer Maximalpunkt,
     - segmentaler Irritationspunkt,
     - Myose;
   - Spannungserhöhung eines ganzen Muskels oder einer Muskelgruppe;
   - generalisierte Muskelverspannung (z. B. Fibromyalgie).
2) **Muskelverkürzung:**
   - reflektorische Verkürzung,
   - reversible strukturelle Verkürzung,
   - irreversible strukturelle Verkürzung (Kontraktur).
3) **Verminderte Ruhespannung (Hypotonus):**
   - reflektorische Hypotonus (Hemmung),
   - periphere Parese.
4) **Gestörte Muskelaktivierung:**
   - gestörter Stereotyp (Bewegungsmuster),
   - Parese.
5) **Kraftminderung:**
   - reflektorisch (Hemmung),
   - dehnungsbedingt (?),
   - strukturell neurogen myogen,
   - gestörter Stereotyp.

Die **muskuläre Dysbalance** ist eine Relationsstörung verschieden wirkender Muskeln bezüglich Spannung, Aktivierung und Kraft.

3.4 Nervenuntersuchung

Während die Störungen der Gelenkbeweglichkeit (Materie) überwiegend durch beginnende oder manifeste morphologische Veränderungen verursacht werden, muss man Störungen an der Muskulatur (Energie) meist als reflektorische Folge dieser Gelenkveränderungen ansehen. Sie können aber auch Folgen einer primären Störung der Nervenbahn (Steuerung) sein, da die **Funktionsstörungen von Muskulatur und Nervensystem** eine weitgehend identische Symptomatik haben. Bei den rein funktionellen Störungen an Gelenk und Muskulatur ist es daher wichtig, den **Entstehungsort der nozizeptiven Afferenz** und die **(morphologische) Ursache der Irritation** zu ermitteln, um eine kausale Therapie einleiten zu können.

Diese Ortung der Irritationsstelle gelingt in der Regel mit Hilfe der für die einzelnen Läsionsorte charakteristischen Symptomenkomplexe. Sie werden bei der Differenzialdiagnose der Nervenläsionen erörtert (s. S. 55).

Bei einer synoptischen Interpretation der Untersuchung von Wirbelsäule und Gelenken erfolgt eine **allgemeine Untersuchung des Nervensystems** bereits **durch die Tests des Untersuchungsblocks**, und zwar werden untersucht:

Inspektion
- **Körperform** (Konturen): Muskelatrophien, Muskelhypertrophien (s. Muskeluntersuchung).
- **Komplexe Bewegungsabläufe,** Alltagsbewegungen (Gang usw.), Innervation, Koordination.
- **Spontane Muskelkontraktionen** (v. a. bei Schädigungen des zentralen Neurons und der subkortikalen Zentren) (s. S. 49).
- **Trophische Hautstörungen** (s. S. 50).

Aktive und passive Bewegungsprüfung
Aktiv: Die gesamte Nervenbahn (Innervation, Koordination).

Passiv: Nervendehnungsempfindlichkeit. Muskeltonus (s. auch Muskeluntersuchung).

Palpation
Vegetative Nervenstörungen (gestörte Durchblutung und Schweißsekretion).
Nervendruckpunkte (Valleix-Druckpunkte, Irritationspunkte, s. Palpationskreise).

Muskeltests
Motorische Störungen von Muskelsynergien oder Einzelmuskeln bei Widerstandstests.

Die **neurologische Funktionsuntersuchung** ist immer dann erforderlich, wenn sich im Untersuchungsblock Anhaltspunkte für eine primäre Störung der Nervenbahn fanden.

In diesem Fall werden mit den **neurologischen Zusatzuntersuchungen** (N) die Reflexe und Kennmuskeln (N_1), Sensibilität (Oberflächen- und Tiefensensibilität; N_2), Motorik (Radix, Plexus, peripherer Nerv; N_3), Koordination (N_4) und Hirnnerven (N_5) getestet (s. S. 468).

Gegebenenfalls müssen auch einzelne **technische Zusatzuntersuchungen** (Z) durch den Neurologen und Röntgenologen durchgeführt werden:
Z_1 Neuroradiologische Spezialuntersuchungen
Z_2 Labor: Liquoruntersuchung
Z_3 Hirnangiographie
Z_4 Elektrodiagnostik: Periphere Elektrodiagnostik, Elektromyographie (EMG), Nervenleitungsgeschwindigkeit (NLG), Elektroenzephalogramm (EEG), Echoenzephalographie
Z_5 Spezielle Untersuchungen der Sinnesorgane (fachärztliche Untersuchungen)

3.4 Spezielle pathologische neurologische Befunde im Rahmen des Untersuchungsblocks

Die hier beschriebenen neurologischen Befunde wurden im Rahmen der regionalen Untersuchungsblocks nur dann aufgeführt, wenn es sich um häufiger vorkommende Befunde handelt und diese typisch für ein Gelenk bzw. für eine bestimmte Körperregion sind.

3.4 Spezielle pathologische Befunde: Nerven

Inspektion
Komplexe Bewegungsabläufe (Alltagsbewegungen)
Gang
Normalbefund (s. S. 88), pathologische Befunde (s. S. 89 und 90).

Alltagsbewegungen
- Hinsetzen – Aufstehen
- Auskleiden – Ankleiden
- Hinlegen – Aufsetzen

▶ Pathologische Befunde
Schlaffe Paresen und Koordinationsstörungen.

Spontane Muskelkontraktionen
Auch bei Gesunden können Muskelkontraktionen in den Waden und den kleinen Handmuskeln vorkommen.

▶ Pathologische Muskelkontraktionen
Mit Bewegungsunfähigkeit
Krampi (Muskelkrämpfe): Schmerzhafte Muskelkontraktion mit ebenfalls schmerzhafter Bewegungsstörung. Meist an den Beinen. Oft nachts bei mechanischer oder Kälteeinwirkung.

Tetanische Muskelkrämpfe an Händen und Füßen (Karpopedalspasmen) oder im Bereich der mimischen Muskulatur (Tetaniegesicht).

Geburtshelferstellung, Pfötchenstellung – Test durch Hyperventilation oder Staubinde am Oberarm (3–5 min) = Trousseau-Zeichen. Fußpronation bei Beklopfen des N. fibularis am Wadenbeinköpfchen = Fibulariszeichen.

Ohne Bewegungseffekt
Fibrilläre und faszikuläre Zuckungen: Blitzartige Kontraktionen einzelner Muskelfasern oder Faserbündel bei Vorderhornläsionen, Radix- oder Nervschädigungen; bei Gesunden durch Kälteeinwirkung.

Myokymie: Langsamere, wogende, unregelmäßige Kontraktionen großer Muskelpartien. Nach Abkühlung, selten auch bei Polyneuropathie.

Mit Bewegungseffekt
Tic: Blitzartige Muskelzuckungen in einer bestimmten Region (z. B. Fazialis) bei organischer Hirnschädigung (z. B. postenzephalitisch) und psychogen.

Myoklonie: Einzelne oder wiederholte ruckartige Muskelkontraktionen mit wechselnder Lokalisation bei zerebraler Gefäßsklerose sowie postenzephalitisch (Läsion von Mittelhirnstrukturen).

Als rhythmisch alternierende Bewegungen
Tremor tritt v. a. an den distalen Extremitätenanteilen oder am Kopf (Ja- oder Neinsagertremor) auf.

Folgende Tremorformen können unterschieden werden:
1) **Ruhetremor,** der bei psychischer Belastung verstärkt wird und bei Willkürbewegungen abnimmt.
   Feinschlägig bei Labilen und Hyperthyreose, mittelschlägig bei Ermüdung und Kälte, grobschlägig als essenzieller Tremor bei Intoxikationen (Alkohol, Medikamente).
2) **Intentionstremor:** Grobe ruckartige Bewegungen, die sich bei Zielbewegungen verstärken. Vorkommen bei Kleinhirnläsionen.
3) **Psychogener Tremor:** Grobschlägiger Tremor der proximalen Extremitätenanteile, der bei Ablenkung oder unbeobachtet verschwindet.

Schlaf und Narkose lassen alle Tremorformen abklingen!

Myorhythmien: Sehr schnelle, feinschlägige Vibrationen, meist an der mimischen Muskulatur, auch am Gaumensegel.

Vorkommen: **bei Hirnstammläsionen.**

Schlaf und Narkose unterbrechen die Myorhythmien nicht.

Jackson-Anfälle: Grobe, langsamere rhythmische Zuckungen (Kloni), die sich nach umschriebenem Beginn auf Teile oder den ganzen Körper ausbreiten können (Jackson-Epilepsie); **bei kortexnahen Großhirnherden** (traumatisch, Gefäßstörungen, Entzündungen, Tumoren).

Als unkoordinierte Bewegungen
- **Torsionsdystonie:** Langsame Schraubenbewegung an Kopf, Hals und Rumpf. Der meist in maximal rotierter Stellung stehende Kopf kann nicht willkürlich, wohl aber gegen einen Druck

in Rotationsrichtung zurückgedreht werden, wenn **eine extrapyramidale Störung** vorliegt, nicht aber bei einer psychogenen Störung. Ätiologie meist unklar.

- **Athetosen:** Langsame, wurmförmige Bewegungen durch starke Antagonistenanspannung. Übermäßige Flexion oder Extension an den Extremitäten (Finger, Zehen), weniger an Rumpf, Hals und Gesicht. Bajonettartige Fingerstellung.
  Vorkommen: **Bei frühkindlichen Hirnschäden** und bei Hirnstammsyndromen.
- **Chorea:** Schnelle, kurzdauernde, arrhythmische, unkoordinierte Bewegung von wechselnder Intensität und Lokalisation an Extremitäten, Rumpf, Gesicht (Grimassieren, Veitstanz). Zunahme bei psychischer Belastung.
  Vorkommen: **Bei Chorea minor** (Rheuma) **und** anderen **organischen Hirnschädigungen** (Striatum).
- **Hemiballismus:** Rasche, kraftvolle halbseitige Schleuderbewegungen von Arm oder Bein bei **Schädigungen des Thalamus** und des Nucleus subthalamicus. Hemiballismus wird durch Außenreize verschlimmert und verschwindet im Schlaf.

Trophische Störungen (v. a. an den Akren der Extremitäten)

- **Gestörte Vasomotorik:** Anfangs Hyperämie und Rötung, später Zyanose und verminderte Hauttemperatur.
- **Gestörte Sudomotorik.**
- **Hautatrophie:** Dünne, glatte Haut mit abgeflachten Papillarleisten der Fingerbeeren.
- **Hyperkeratosen.**
- Anomalien der **Behaarung.**
- **Nagelveränderungen:** Verstärkte Vorwölbung der Nägel, Querwülste oder weißliche Nagelbänder (Mees-Streifen), leistenartig verdickte Haut unter dem Nagelende (Nagelbettzeichen von Alföldi).

Aktive Bewegungsprüfung

Getestet wird die gesamte Nervenbahn, einschließlich des **Zentralnervensystems** und der **psychischen Bereitwilligkeit** des Patienten.

> **Normalbefund**
> Schmerzfreie, kräftige und koordinierte Bewegungen.

Pathologische Befunde

1) Schmerzhafte aktive und passive Bewegungseinschränkung (radikuläre Reizungen, nozizeptiver somatomotorischer Blockierungseffekt [Brügger 1962]).
2) Schmerzfreie Bewegungseinschränkung (Paresen, Paralysen).
3) Koordinationsstörungen.

Passive Bewegungsprüfung

Bei der passiven Bewegungsprüfung werden die **Dehnungsempfindlichkeit der Nervenstämme und der Muskeltonus** getestet.

> **Normalbefund**
> Kein Nervendehnungsschmerz im Bereich der physiologischen Gelenkbeweglichkeit. Keine Tonusstörungen.

Pathologische Befunde
Nervendehnungsschmerz

1) Der **Nervendehnungsschmerz** ist ein neuralgischer, d. h. **scharfer stechender oder reißender** Schmerz, der in das Versorgungsgebiet des Nervs oder der Nervenwurzel (Dermatom) ausstrahlt. Er wird als oberflächlich gelegen und gut lokalisierbar empfunden.
2) Der **Muskeldehnungsschmerz** wird als dumpfer oder ziehender, schwer lokalisierbarer, mehr in der Tiefe gelegener Schmerz empfunden, der mit zunehmender Muskeldehnung stärker wird.

Tonusstörungen

Wenn bei den passiven Gelenkbewegungen Hinweise für Tonusstörungen, Hypo- oder Hypertonie gefunden wurden, können diese durch **spezielle Tonusprüfungen** kontrolliert werden. Hierzu eignen sich z. B. schnelle, passive Rumpfdrehungen durch passives Drehen des Schultergürtels, passive

3.5 Differenzialdiagnose: Nerven

Schüttelbewegungen des Unterarms und der Hand (Handgelenkmuskeln).
1) **Hypotonie** (d. h. kein Widerstand). Die distalen Extremitätenanteile sind wie »Hampelmannglieder«. Sie kommt vor bei Läsionen der peripheren Nerven, der Pyramidenbahn (akutes Stadium), bei Kleinhirnschäden, extrapyramidalen Erkrankungen, Myopathien.
2) **Hypertonie** kommt in 2 Erscheinungsformen vor:
   Spastik: Federnder Widerstand bei normalen und schnellen passiven Bewegungen, der in Ruhe vermindert ist.
   Vorkommen: Bei zerebralen oder spinalen **Läsionen im Pyramidenbahnsystem. Rigor:**
   Zäher wächserner Widerstand bei passiven Bewegungen, der in Ruhe unverändert ist. Häufig als »Zahnradphänomen« (unterbrochener, stufenweiser Rigor).
   Vorkommen: **Bei extrapyramidalen Erkrankungen.**
3) **Poikilotonie:** Wechsel zwischen Hypotonie und arrhythmischem Rigor verschiedener Intensität und Dauer bei Chorea Huntington und Athetose.

Palpation
Vegetative Nervenstörungen
Bei der Palpation der Haut werden auch die vegetativen Nervenstörungen in Form von Veränderungen der Durchblutung (Wärme, Kälte) und der Schweißsekretion registriert.

> **Normalbefund**
> Feuchtwarme, rosafarbene Haut ohne nennenswerte sicht- oder tastbare Schweißsekretion in Ruhe und bei normaler Körpertemperatur. Keine Verdickung oder Palpationsempfindlichkeit der tastbaren Nervenbahnen.

▶ Pathologische Befunde
Die trockene Haut (anhidrotischer Bezirk) ist durch Bestreichen der Haut mit der Fingerkuppe oder besser mit dem Handrücken festzustellen. **Anhidrose** findet sich **bei Läsion der peripheren Nerven** oder des Nervenplexus für **alle** Formen der Schweißsekretion, d. h. die thermoregulatorische und die Schweißsekretion auf pharmakologische Reize = **periphere Schweißsekretionsstörung**. Bei präganglionärer Läsion (proximal vom Grenzstrang) entsteht nur eine Störung des zentrogenen (thermoregulatorischen) Schwitzens, während die Schweißsekretion auf pharmakologische Reize (z. B. Pilocarpin) erhalten bleibt = **zentrale Schweißsekretionsstörung**. Diese entsteht bei intramedullären Prozessen und intraspinalen **Kompressionsschäden von Nervenwurzeln durch Bandscheibenprolapse oder -tumoren**. Oberhalb Th2/Th3 und unterhalb L3 können keine **Schweißsekretionsstörungen** entstehen, da efferente Schweißfasern fehlen (zit. nach Mumenthaler, Schliack).

Nervendruckpunkte (s. Palpationskreise)
Diffuse Nervenklopfempfindlichkeit (kribbelnde Paraesthesien) finden sich distal von Nervenverletzungen (Hoffmann-Tinel-Zeichen) als Zeichen der Nervenregeneration.

Verdickung von Nervenstämmen
Diffuse Verdickung peripherer Nerven bei »hypertrophischer Neuritis«, einer Sonderform der neuralen Muskelatrophie.
Knotenförmige Verdickungen bei Neurofibromatose (v. Recklinghausen) und Lepra.

Muskeltests
Motorische Störungen von Muskelsynergien oder Einzelmuskeln sind meist schon bei der aktiven und passiven Bewegungsprüfung eines Gelenks erkennbar. Durch die Widerstands- und Verkürzungstests wird weiter abgeklärt, ob es sich um fehlerhafte motorische Stereotypien oder um echte Nervenlähmungen handelt.

3.5 Differenzialdiagnose der Nervenläsionen nach Läsionsorten

Beschwerden und Ausfallerscheinungen sind je nach Sitz der Läsion sehr verschiedenartig. Entscheidend für das klinische Bild sind Ort und Ausdehnungsgrad der Schädigung.

Bei den **Nervenlähmungen** werden unterschieden:

Nach der **Lokalisation**:
- **Tetraparesen** oder -plegien = Teillähmung oder Lähmung aller 4 Extremitäten,
- **Paraparesen** oder -plegien = Teillähmung oder Lähmung beider Arme oder Beine,
- **Hemiparesen** oder -plegien = Teillähmung oder Lähmung einer Körperhälfte,
- **Monoparesen** oder -plegien = Teillähmung oder Lähmung einer Extremität.

Nach dem **Ausprägungsgrad**:
- **Plegien** (oder Paralysen) = komplette Lähmungen,
- **Paresen** = inkomplette Lähmungen.

Nach dem Sitz der **Schädigung**:
- **Periphere Lähmungen** (peripheres Neuron),
- **zentrale Lähmungen** (zentrales Neuron).

Je nach Sitz der Läsion ergibt sich ein charakteristischer Befund und häufig auch ein charakteristisches Beschwerdebild: Die Läsionen des peripheren Neurons von peripher nach zentral und nach der Häufigkeit ihres Vorkommens.

Unterscheidung von peripheren und zentralen Lähmungen		
	Peripheres Neuron (ab motorischer Vorderhornzelle)	**Zentrales Neuron** (im Gehirn oder Rückenmark)
1) Inspektion	Muskelatrophie	Keine Muskelatrophie
2) Aktive Bewegungen	Paresen bzw. Paralysen	Keine Paresen oder Paralysen
3) Passive Bewegungen	Hypotonus	Hypertonus
4) Reflexe	Hypo- bzw. Areflexie, keine pathologischen Reflexe	Hyperreflexie, pathologische Reflexe
5) Zusatzuntersuchung: Elektrodiagnostik	Entartungsreaktion (EAR) Verlängerung der Chronaxie, Anstieg der Rheobase	Keine Entartungsreaktion

1. Muskuläre nozizeptive Symptome (Nozireaktion nach Wolff)

Entstehung
- **Reflektorisch durch Reizung der Nozizeptoren der Gelenke** infolge mechanischer (erhöhter Gelenkdruck) oder entzündlicher Veränderungen im Gelenk (Gelenkflächen und/oder des Kapselbandapparats). Sitz und Funktion der Propriozeptoren und Nozizeptoren im Gelenk sind aus ◘ Tab. 3.1 ersichtlich. Zusätzlich muss man wahrscheinlich an propriozeptive und v. a. an nozizeptive Afferenzen durch Veränderungen des Gelenkdrucks im Bereich der subchondralen Schichten des aktuellen Kontaktareals der Gelenkflächen denken.
- **Durch Muskelfehlsteuerung** (fehlerhaftes Muskelstereotyp).

Beschwerden: Myalgische Schmerzen: dumpf, bohrend, reißend, brennend; bewegungsabhängige Schmerzen.

Inspektion: Eventuell faszikuläre Zuckungen bis zur Kontraktur.

Aktive Bewegungen:
- Bewegungseinschränkung (endgradig) der Gelenke.
- Schnellere Ermüdbarkeit bis Paresen der segmentabhängigen Muskeln.

Passive Beweglichkeit: Rigorartiger Hypertonus (oft mit Zahnradphänomen) bis zur Blockierung der schmerzhaften Bewegungsrichtung (nozizeptiver somatomotorischer Blockierungseffekt nach Brügger).

3.5 Differenzialdiagnose: Nervenläsionen

Tab. 3.1. Funktion der Gelenkrezeptoren (nach Wyke). 4 Typen: Mechanorezeptoren, Typ I–III: (Propriozeptoren); Typ IV: Nozizeptoren

Typ	Sitz	Funktion	Reiz-schwelle	Adaptation
I	**Äußere Schicht der Gelenkkapsel** Leitgeschwindigkeit: 30–70 m/s	**Gelenkstellung** Meldung Spannung der Gelenkkapsel, Hemmung der Nozizeption, Reflekt. tonischer Einfluss auf die Muskulatur (γ-System)	niedrig	langsam
II	**Innere Schicht der Gelenkkapsel** Leitgeschwindigkeit: 60–100 m/s	**Gelenkbewegung** Bei kurzen Spannungsänderungen u. Reizen kurzfristige Hemmung der Nozizeptoren. Reflektorisch phasischer Einfluss auf die Muskulatur (γ-System)	niedrig	schnell
III	**Bänder und Sehnenansätze** Leitgeschwindigkeit: 130 m/s	**Alarm-, Stresssituationen** (Dehnungsrezeptoren) Hemmung der Motoneurone	hoch	sehr langsam
IV	**Gesamte Gelenkkapsel u. Bänder (Nozizeptoren)** (Leitgeschwindigkeit: 1 m/s) unimodale Nozizeptoren (mechan.) polymodale Nozizeptoren (chem.)	**Schadensmeldung/Schmerz** Reflekt.-ton. Einfluss auf die Muskulatur (γ-System) WS u. Extr. Schmerzauslösung Reflekt.-ton. Einfluss auf Atem- und Kreislaufsystem	hoch	keine

Rezeptor: Organ, das einen mechanischen oder chemischen Reiz in elektrische Impulse umsetzt und diese in der Nervenbahn weiterleitet
Reizschwelle: Minimalreiz, der eine Reaktion im Rezeptor hervorruft
Adaptation: Geschwindigkeit der Anpassung eines Rezeptors an einen Reiz, wodurch bei konstant bleibendem Reiz die Reaktion

Palpation: Myogelosen, Triggerpunkte an den Sehnenansätzen, segmentale Irritationszonen.

Vegetative Störungen: Gestörte Trophik (Durchblutung) kommt vor.

Neurologische Ausfälle: Keine.

2. Symptome bei Läsion peripherer Nerven

Entstehung: Durch **exogene Druckeinwirkungen** infolge von **Traumen** (auch Abrisse) oder **entzündlichen Veränderungen** (z. B. Herpes zoster oder Neuritiden), **Intoxikationen**, Tumore (Engpasssyndrome).
Polyneuropathien entstehen meist durch Stoffwechselstörungen (z. B. Diabetes).

Beschwerden: Lokale Schmerzen mit Ausstrahlung nach distal und proximal entsprechend dem Nervenverlauf.

Inspektion: Atrophien (Spätsymptom).

Sensibilität: Hypo- bis Anästhesie, Parästhesien.

Motorik: Paresen mit entsprechenden EMG-Befunden.

Vegetative Störungen: Herabsetzung der Schweißsekretion.

3. Radikuläre Symptome

Entstehung: Im Bereich der Spinalwurzel zu 90% durch **Bandscheibenprolapse sowie Irritationen durch Osteochondrosen und Spondylosen** (Randwulstbildungen).

Beschwerden: Neuralgische Schmerzausstrahlung in die entsprechenden Dermatome.

Symptomatik der Diskushernien

Inspektion: Schmerzhafte Haltungsanomalie.

Aktive und passive Bewegungsprüfung: Hochgradige schmerzhafte Bewegungseinschränkung.

Palpation: Hartspann der paravertebralen Muskulatur.

Translatorische Gelenktests: Schmerzverstärkung durch Kompression (Stauchung, Husten, Niesen).

Neurologische Tests: Neurologische radikuläre Ausfälle nach Stunden bis Tagen. Diese müssen von Irritationen des peripheren Nervs differenziert werden.

Reflexe: Die Muskeldehnungsreflexe passen nicht zu den Symptomen bei Läsion eines peripheren Nervs.

Sensibilität: Praktisch nur Störung der Algesie, da die Überlappung für die Schmerzzonen geringer ist als für die anderen Sensibilitätsqualitäten.

Motorik: Bei monoradikulären Ausfällen Parese der entsprechenden Kennmuskeln, bei polyradikulären Ausfällen ebenfalls keine Korrelation zum Ausfall eines peripheren Nervs.

Vegetative Störungen: Keine Ausfälle der Sudomotorik, Vasomotorik oder Piloarrektion, da die vegetative Innervation über den Grenzstrang des Sympathikus läuft (Th2/Th3 bis L2/L3). Bei Läsion mehrerer benachbarter Wurzeln evtl. Reizerscheinungen, die aber nicht den analgetischen Arealen entsprechen.

Symptomatik der Kaudaläsion

Entstehung durch **mediale Massenprolapse (akut) oder durch Tumoren (allmählich)**.

Schmerz: Therapieresistente »Ischias«.

Reflexe: Ausfall von PSR, ASR und Adduktorenreflex.

Sensibilität: »Reithosenanästhesie«.

Motorik: Paresen beider Triceps surae und der kleinen Fußmuskeln;
    Blasen- und Mastdarmlähmung.

4. Symptome bei Plexusschädigung

Entstehung: Durch Traumen oder Tumore. Lumbal sind Plexusschädigungen wegen der geschützten Lage des Plexus selten; Engpasssyndrome fehlen lumbal völlig. Zervikal sind Schädigungen in Engpässen möglich (s. S. 485).

Motorik: Parese bzw. Paralyse ganzer Muskelgruppen. Schnelle Atrophie der betroffenen Muskeln.

Sensibilität: Sensibilitätsstörungen im Bereich der geschädigten Plexusanteile.

Reflexe: Reflexausfälle entsprechend der Schädigung.

Vegetative Störungen: Horner-Syndrom (zervikal) und andere vegetative Zeichen (Entartungsreaktion).

5. Symptome bei Störungen am neuromuskulären Übergang oder an der Muskelfaser

Myasthenie

Inspektion: Keine Atrophien oder faszikuläre Zuckungen (bei Myopathien: auch Atrophie).

Motorik: Diffuse Lähmungen von stark wechselnder Intensität, in Abhängigkeit von der Beanspruchung.
    Abnorme Ermüdbarkeit.

Sensibilität: Intakt.

Vorkommen bei echten Muskelerkrankungen:
- Progressive Muskeldystrophie (fortschreitende Degeneration der Muskelfasern).
- Myotonien (erhöhte Erregbarkeit der quergestreiften Muskeln).
- Myositiden (entzündliche Muskelerkrankungen).
- Myopathien (durch Stoffwechselstörungen, endokrine Störungen und kongenital).

6. Symptome bei Läsion des zentralen Neurons (Symptome bei zentralen Lähmungen)

Motorik: Die Paresen sind spastisch und betreffen eine ganze Extremität oder Körperseite oder beide Extremitäten (Paraparese). Erhöhter Muskeltonus.

Reflexe: gesteigert. Pyramidenbahnzeichen.

Zentrale Koordinationsstörungen

Die praktische Bedeutung der funktionellen Strukturanalyse

Der Verbund der Materie (Gelenke) mit den Energieträgern (Muskulatur) durch das Steuerungssystem (Nervenbahnen) zur Funktionseinheit Gelenk-Muskel ist nicht nur die Grundlage für das reibungslose Zusammenspiel der Gelenke des Bewegungsapparates, sondern auch zugleich ein zuverlässiges System für die Meldung von Funktionsstörungen und Strukturschäden.

3.6 Wie funktioniert das Steuerungs- und Warnsystem?

Propriozeption

Sie dient der **Steuerung von Haltung und Bewegung** und der **Orientierung des Körpers im Raum**. Sie besteht aus **Afferenzen von den Mechanorezeptoren**, die als sensible Endorgane des Steuerungssystems Informationen über Position und Zustandsänderungen im Bewegungs- und Halteapparat melden. Diese Informationen dienen der Erhaltung des Schwerpunktes im Bereich der Unterstützungsfläche (**Statik**) und der Durchführung koordinierter Bewegungen (**Dynamik**). **Propriozeptive Afferenzen** kommen aus der gesamten Funktionseinheit Gelenk-Muskel und der Körperdecke (Haut und Unterhautgewebe). Sie befinden sich in der **Gelenkkapsel** (Typ I und II), dem Kapsel-Band-Apparat (Typ III) und möglicherweise in den subchondralen Schichten der Gelenkflächen. Alle 3 Typen haben reflektorischen (tonisch oder phasischen) Einfluss auf die Motoneurone der Wirbelsäule und Extremitäten (▫ Tab. 3.1: Funktion der Gelenkrezeptoren, S. 53).

Weitere Afferenzen kommen aus den **Muskelspindeln** bei Längenänderungen des Muskels. Da die Muskelspindeln parallel zu den Fasern der Arbeitsmuskulatur verlaufen, reagieren sie auf jegliche Dehnung des Muskels – je nach Einstellung der Reizschwelle – mit einer **Kontraktion der Arbeitsmuskulatur (α-Motoneurone)**. Gleichzeitig erfolgt eine Anpassung der Muskelspindel an die Verkürzung der Arbeitsmuskulatur über die langsamer leitenden γ-Motoneurone. Diese Adaptation kann aber auch durch zentralnervöse Einflüsse bewirkt werden. Die **Afferenzen** aus den Muskelspindeln **aktivieren** außer dem eigenen Muskel die **Synergisten** und **hemmen** die **Antagonisten**.

Die **Golgi-Sehnenkörperchen** registrieren die **Spannung des Muskels.** Wird die Spannung zu hoch, so kann ein **hemmender Einfluss auf die Arbeitsmuskulatur** des eigenen Muskels und der Synergisten sowie ein aktivierender Einfluss auf die Antagonisten erfolgen.

Die **Hautrezeptoren** bewirken eine Erhöhung des Muskeltonus (der zugehörigen Segmente) und hemmen den Tonus der jeweiligen Antagonisten.

Die **Propriozeptoren der Gelenkkapsel** und der Ligamente haben – wie bereits erwähnt – Steuerungsaufgaben durch die **Orientierung über Gelenkstellung, Gelenkdruck und Gelenkbewegungen.** Daraus ergibt sich dann der neurophysiologische **Verlauf der Steuerung** aus der Gelenkkapsel und der Gelenkkontaktfläche.

Gelenkkapsel und Ligamente, die das Gelenk umgeben, werden je nach Bewegungsrichtung von einer bestimmten Stellung an gespannt oder entspannt.

Die Informationen, die aus den Kapselspannungen kommen, werden durch die **Mechanorezeptoren für die Gelenkstellung (Typ I), die Spannungsänderung durch Bewegung (Typ II), die Gefahr der Überspannung (Typ III) und eine erfolgte Überspannung (Nozizeption, Typ IV)** geliefert. Diese Informationen der Mechanorezeptoren werden von den sensiblen Nerven in das Hinterhorn des Rückenmarks weitergeleitet und dort verteilt. Auf der spinalen Ebene entstehen dann die erforderlichen motorischen **Reflexe für die Koordination von Stabilität und Bewegung.** Am Interneuron wird außerdem durch Freisetzung von Endorphinen die Schmerzweiterleitung unterdrückt. Die Spinothalamischen Nervenbahnen informieren danach die höheren Ebenen, und schließlich entsteht auch im autonomen Nervensystem eine Reaktion und evtl. ein **Bewusstwerden der Nozizeption (Schmerz)**.

Die **Gelenkkapsel und die Ligamente** haben aber außerdem auch eine passive mechanische **(stabilisierende) Funktion**, wobei sie u. a. dafür sorgen, dass die Umdrehungsachsen der Gelenke innerhalb bestimmter Grenzen verbleiben.

> **Die praktische Bedeutung der propriozeptiven Informationsquellen**
>
> 1) **Die Haut:**
>   Jeder Kontakt auf der Haut, v. a. an Händen und Füßen, gibt uns **Informationen durch den Druck an den Berührungsstellen über die Position der Extremität.** Wir benutzen diese Informationsquelle auch, wenn wir dem Patienten einen Gehstock geben oder eine elastische Binde am Gelenk anlegen. Andere Beispiele hierfür sind: Mieder, Halskragen, Taping.
> 2) **Muskel und Sehnen:**
>   Diese Strukturen **registrieren Spannung und Länge der Muskeln.** Die Werte (Spannung und Länge) müssen dauernd kontrolliert und nachgestellt werden, um das Gleichgewicht (Statik), die Bewegungen (Dynamik) und die Stabilität in den Gelenken zu gewährleisten.
> 3) **Kapsel und Ligamente:**
>   Die Mechanorezeptoren in den Kapseln und Ligamenten **informieren über Stellung und Bewegung in den Gelenken.** Das Rollgleiten wird durch kontinuierlich sich ändernde Muskelspannungen ermöglicht. Diese Spannungen werden reflektorisch von den Mechanorezeptoren in den Kapseln und Ligamenten und – vieles spricht dafür – auch aus den wechselnden Gelenkkontaktflächen mitgesteuert.
>
> **Andere Informationsquellen** sind die Sinnesorgane, die Augen und das otovestibuläre System.

Stabilität

Die durch Muskeln und Kapsel-Band-Apparat bewirkte Gelenkstabilität sorgt dafür, dass der Druck am Berührungspunkt der beiden Gelenkflächen immer optimal ist. D. h. der **Druck auf der Gelenkfläche** soll möglichst gering bleiben, um keine Schädigung der Gleitfläche zu verursachen. Außerdem soll die Umdrehungsachse bei den Bewegungen immer so sein, dass in dem Berührungspunkt der Gleitflächen nur **ein Parallelgleiten** stattfindet. Die dazu notwendige Feinsteuerung der Muskelspannung von Agonisten und Antagonisten kann von der belasteten Gelenkfläche selber natürlich am exaktesten erfolgen.

Die Stabilität ist also ein aktiver dynamischer Faktor, da sich die Muskelspannung v. a. der kleinen gelenknahen Muskeln dauernd an die Bewegung, an die Belastung und an das Bewegungsziel anpassen muss, um ein optimales Funktionieren des Rollgleitens im Gelenk zu gewährleisten. Der **Kapsel-Band-Apparat** ist dabei sowohl Organ der passiven **mechanischen Stabilität,** indem er bei unkontrollierten Bewegungsabläufen, wie z. B. bei Traumen, eine Verrenkung verhindert, als auch Organ der **propriozeptiven Steuerung der stabilisierenden Muskeln.** Ein Beweis dafür ist die unbefriedigende Stabilität der Gelenke bei Operationen, bei denen Kunststoffe als Ersatz von gerissenen Gelenkbändern verwendet werden. Die für die Propriozeption wichtigen Mechanorezeptoren können nicht von einer Prothese ersetzt werden. Nur indirekt ist durch Übungstherapie eine gewisse Kompensation möglich. Das gilt auch für den Verlust von Steuerungsafferenzen bei Verlust der biologischen Gelenkflächen, z. B. bei Endoprothesen.

Koordination

Die Koordination des geordneten Zusammenspiels der verschiedenen Muskeln erhält also die **Stabilität in den Gelenken** und gewährleistet einen geordneten harmonischen Bewegungsablauf.

Bei der Koordination gibt es verschiedene Ebenen.

Auf der Ebene der Gelenke soll der **Tonus der kleinen gelenknahen Muskeln** die beiden Gelenkpartner so zusammenhalten, dass diese bei jeder Bewegung und **bei jeder Belastung** aus den verschiedensten Ursachen immer in einer Position sind, in der **ein Gleiten der Gelenkflächen ohne pathologische Kompression** erfolgen kann.

In etwas größerer Entfernung vom Gelenk muss die Spannung der Agonisten und Antagonisten so gesteuert werden, dass die Gelenkbelastung und Bewegung optimal sind. In noch größerer Entfernung vom Gelenk sollen auch die Muskeln, die ein Gelenk überspringen, die Harmonie der Bewegung und das Zusammenspiel verschiedener Gelenke gewährleisten. Im gesamten Körper schließlich müssen die Bewegungen der einzelnen Gelenke so koordiniert werden, dass das Gleichgewicht erhalten wird, ein optimales, harmonisches Bewegungsspiel erreicht wird sowie Schmerzen vermieden werden. Diese **Koordination** erfolgt hauptsächlich im **Gehirn** und in den **oberen Halswirbelsegmenten**.

Nozizeption

Durch die beschriebenen sensomotorischen Mechanismen werden so die koordinierten Gelenkbewegungen ermöglicht. Unter pathologischen Bedingungen kann es aber auch zu schweren Störungen des Bewegungsablaufes kommen. Die auslösenden **Meldeeinrichtungen sind die Nozizeptoren** (Typ IV nach Wyke). Sie befinden sich **in allen Teilen des Bewegungsapparates:**

Knochen,	Schleimbeuteln,
Gelenken,	Nerven,
Muskeln,	Gefäßen,
Sehnen	Haut und Unterhaut.
(Sehnenscheiden)	

Nozizeptoren sind außerdem **in der glatten Muskulatur der inneren Organe** zu finden.

Jede von den Nozizeptoren gemeldete Störung führt zu einer reflektorischen Veränderung des Bewegungsablaufes. Dabei können **alle Muskeln**, deren Tätigkeit **die Störung verschlimmern** würde, **bis zur Lähmung gehemmt** werden, während **Muskeln, die einen Störungsherd** (durch Immobilisation) **vor einer Verschlimmerung bewahren können, hyperton werden** (reflektorischer Hartspann), wobei die Ursache der Störung zunächst unerheblich ist. Es können mechanische Ursachen (Gelenkmaus, Bandeinklemmung, Bandscheibenprolaps) oder entzündliche Prozesse sein (Arthritis, Bursitis, Tendovaginitis).

Brügger nennt diesen neurovegetativen Reflexmechanismus zur Schonung eines Krankheitsherdes den **nozizeptiven somatomotorischen Blockierungseffekt** (1962). Die funktionellen Zustandsänderungen an den Muskeln nennt er Tendomyosen.

Die **hypotonen Muskeln** verursachen ein **schmerzhaftes Müdigkeitsgefühl** und werden bei Kontraktion des Muskels schmerzhafter. Die **hypertonen Muskeln** bewirken eine **schmerzhafte Muskelsteife (Rigor)** und werden bei Muskeldehnung schmerzhafter. Beide Muskelgruppen ermüden schnell. In den hypertonen Muskeln finden sich häufig Myogelosen, die ihrerseits durch nozizeptive Afferenzen aus der Myogelose selber den pathologischen Hypertonus verstärken können.

Nozizeptiver Hypertonus und Hypotonus sind aber nicht auf antagonistische Muskelgruppen beschränkt, sondern können – nach Ansicht von **Brügger** – in ein und demselben Muskel vorkommen, wenn es der Irritationsherd erfordert. Außerdem können die genannten arthromuskulären Reizerscheinungen von vegetativen, vasomotorischen und dystrophischen Veränderungen begleitet sein (z. B. Sudeck-Atrophie).

Die nozizeptiven Reaktionen an Gelenk und Muskulatur sind sehr ähnlich, z. T. sogar identisch. Es ist daher für eine kausale Therapie unerlässlich, den **Entstehungsort der nozizeptiven Irritation zu ermitteln**. Dieser kann **im afferenten oder efferenten Schenkel des peripheren Neurons** liegen. Die nozizeptive Afferenz kann aus den Rezeptorenfeldern von Gelenk und Muskel, von der Haut oder aus den inneren Organen kommen (Abb. 3.17). Die Nervenbahn kann im Bereich des sensiblen oder des gemischten Nervs sowie an der Nervenwurzel oder an den motorischen Nervenfasern gestört sein (Nervenengpässe, Bandscheibenprolaps). Die Störungen des zentralen Neurons sind auf Grund ihrer ganz anderen Symptomatik dagegen gut zu differenzieren (s. S. 55).

Bei einem Dauereinstrom von nozizeptiven Impulsen aus verschiedenen Strukturen des Körpers kann es nach Ansicht von H. D. Wolff zu einer Reizüberflutung im Hinterhorn mit Nozireaktion im Vorderhorn, Seitenhorn und Zentrum kommen, die durch Dauerdepolarisierung der γ-Motoneurone zur Tonuserhöhung der segmentalen Muskulatur und evtl. zur sekundären Wirbelblockierung führen kann. **Es kann also zur nozizeptiven Reaktion in allen mit dem gleichen Segment verbundenen Strukturen kommen,** d. h. nicht nur in der Haut (Head-Zone) und Muskulatur (Mackenzie-Zone), sondern auch zur sekundären Wirbelblockierung. Diese Blockierung kann auch nach Abklingen des

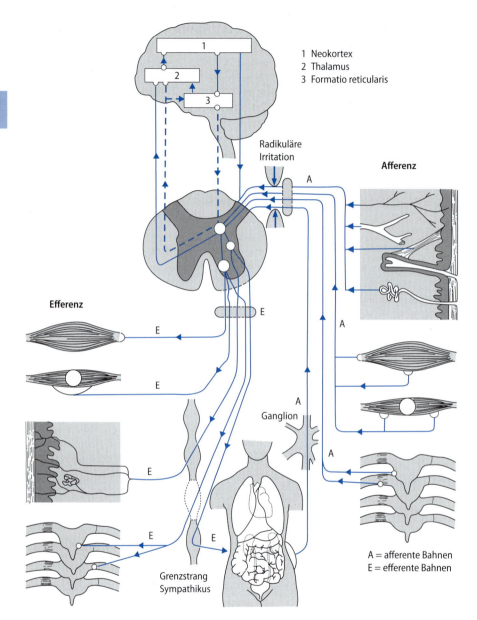

◘ **Abb. 3.17.** Synopsis der Theorie der spondylogenen Nozireaktion: Blockierung. (Mod. nach H. D. Wolff)

Primärreizes (z. B. aus einem inneren Organ) weiterbestehen und ihrerseits zu weiterer Nozireaktion in Muskulatur und Haut führen (◘ Abb. 3.17).

Nur durch Ermittlung des Irritationsortes und einer auf Beseitigung des Störfaktors abzielenden Behandlung lässt sich also eine effektive (weil kausale) Therapie durchführen.

Da die manuelle, physikalische und krankengymnastische Therapie im Prinzip nur über die 3 Strukturen: Gelenk, Muskel und Nerv einwirken können (◘ Tab. 3.2) ist klar, dass die **isolierte Anwendung von Teilen des therapeutischen Spektrums,** wie Massage, physikalische Therapie, Weichteilbehandlungen oder krankengymnastische Bewegungsübungen **keine optimale Therapie** darstellen, sondern

Tab. 3.2. Behandlungsorte für medikamentöse Therapie, manuelle Therapie, physikalische Therapie, Krankengymnastik

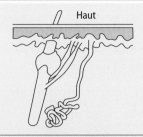 Haut	Medikamentös: Stimulation der Hautrezeptoren durch Salben, Lokalanästhesie (Quaddeln) Bindegewebsmassage Lymphdrainage Reflexzonenbehandlung Akupunktur (Akupressur)
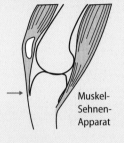 Muskel-Sehnen-Apparat	Medikamentös: Myotonolytika/Antirheumatika Lokalanästhesie der Sehnenansätze Aktive Entspannung PIR (postisometrische Relaxation) MET (»muscle energy technique«) Muskeldehnung Koordinationsförderung (PNF, Vojta, Bobath, Brunkow) Muskeltraining (Stabilisation) Massage (Tonus, Durchblutung, Stoffwechsel) Thermo-, Hydro-, Elektrotherapie
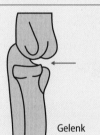 Gelenk	Medikamentös: Antiphlogistika (auch intraartikulär) Lokalanästhesie des Kapselbandapparates (Gelenkrezeptoren) Ruhigstellung: Bettruhe, stabilisierende Verbände, Nackenstütze, Korsett, Orthesen Translatorische Mobilisationen Manipulation Thermo-, Hydro-, Elektrotherapie Aktive und passive Bewegungsübungen Automobilisationen durch den Patienten
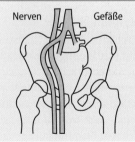 Nerven Gefäße	Medikamentös: Lokalanästhesie peripherer Nerv Spinalnerv (Ganglion/Grenzstrang) hintere Wurzel Zentral evtl. Tranquilizer Gefäßerweiternde Therapeutika Stützverbände Elektrostimulation (peripherer Nerven) bei Paresen

nur eine strukturorientierte konsekutive Zusammenstellung aus mehreren Faktoren der therapeutischen Möglichkeiten, und zwar je nachdem, ob Schmerz, Funktions- oder Formstörungen jeweils im Vordergrund des zu behandelnden Krankheitsbildes stehen (Tab. 3.3).

3.7 Irritationszonendiagnostik (Literaturübersicht)

Einige Autoren (**Sell, Caviezel, Maigne, Bischoff, Dvořák**) ziehen zur Diagnose einer segmentalen Funktionsstörung – neben der segmentweisen Bewegungsprüfung – die sog. Irritationszonen oder ähnliche Weichteilveränderungen heran. **Segmen-**

Tab. 3.3. Behandlungsmethoden bei Erkrankungen des Bewegungsapparats

Schmerz		**Schmerzlinderung** durch
		Medikamente (Injektionen)
		Ruhigstellung (Bettruhe, Verbände)
		Massage, Gelenktraktionen, Muskeltraining
		Thermo-, Hydro-, Elektrobehandlung
		Operative Eingriffe
Funktionsstörung	Bewegungseinschränkung (Hypomobilität)	Massage, aktive Entspannung, Muskeldehnung
		Gelenk-(Segment-)mobilisation, Manipulation
		Automobilisationen durch den Patienten
		Sensomotorisches Koordinationstraining (PNF, Vojta, Bobath)
		Elektrostimulation (Paresen)
		Operative Mobilisation
	Überbeweglichkeit (Hypermobilität)	Stabilisierendes Muskeltraining
		Autostabilisation durch den Patienten
		Stabilisierende Verbände und Apparate
		Operative Stabilisation
Formstörung		Medikamentöse Behandlung (Gelenkergüsse, Schwellungen)
		Haltungs- und Bewegungstraining
		Operative Korrekturen

tale Bewegungseinschränkungen allein, d. h. ohne Schmerzen, werden **nicht als chirotherapeutische Behandlungsindikation** angesehen, wenn sie nicht mit einem Reizsyndrom im Bereich des zugehörigen Segmentareals der Gelenke verbunden sind.

So fordert **Bischoff**, dass nach der Durchführung einer segmentalen Bewegungsprüfung als 2. diagnostischer Schritt nach dem **segmentalen Irritationspunkt (IP) bzw. der Irritationszone (IZ) gesucht** wird und in einem 3. Diagnoseschritt deren **Verhalten auf Bewegungen im Segment** eruiert werden muss, wobei die Zu- oder Abnahme der Schmerzhaftigkeit und der Konsistenz des Irritationspunktes bei bestimmten Bewegungen gleichzeitig als der entscheidende Hinweis für die Mobilisationsrichtung angesehen wird.

Sachse und **Schildt** bezeichnen **die tastbaren Spannungsänderungen** in der motorischen und vegetativen Efferenz als »**reflektorischalgetische Zeichen**«.

Als **Synonyme der Irritationspunkte** gelten die Bezeichnungen:
- Triggerpunkt (myofaszialer Punkt),
- muskulärer Maximalpunkt,
- Myose/Tendinose,
- paramedianer Schmerzpunkt (**Maigne**).

Die so bezeichneten Strukturveränderungen werden als lokalisiert umschriebene, vermehrte Ruhespannung (Hypertonus) definiert.

Nach **Sachse** und **Schildt** sind diese tastbaren Veränderungen der Gewebsspannung gegen Druck, Zug, Verschiebung und Abhebbarkeit im Vergleich mit den Nachbarregionen oder der Gegenseite zu untersuchen. Die »**reflektorisch algetischen Zeichen**« an Muskulatur und Haut werden auch von diesen Autoren als **objektives Diagnostikum** gewertet, da sie unterhalb der Schmerzschwelle geprüft werden können. Die Korrelation mit mechanischen WS-Funktionsstörungen ist nach Ansicht von **Sachse** und **Schildt** enger als zwischen Schmerz und Funktionsstörung. »Aus diesem Grunde ist es so wirksam«, schreiben sie, »wenn man sich therapeutisch **allein** diesen reflektorisch algetischen Krankheitszeichen zuwendet.« Sie weisen aber auch darauf hin, dass **die Herkunft des Primärreizes (inneres Organ oder Wirbelsegment) nicht sicher zu unterscheiden** ist. Das ist nur bei neurologischen Ausfällen möglich, die dann auf eine direkte Schädigung der Nervenbahn hinweisen.

Dvořák gibt an, dass in verschiedenen Regionen der WS Verwechslungen der Irritationszone (IZ) mit Triggerpunkten in anderen Muskeln möglich sind. Auch **Bischoff** räumt ein, dass segmentale Irritationspunkte auch bei Bandscheibenprolapsen, aktivierten Spondylarthrosen, Arthritiden und Tumoren nachweisbar sind, dann aber natürlich eine Kontraindikation für eine manuelle Therapie darstellen.

Als **strukturelle Ursachen** werden bei **Bischoff** genannt:
- **Hartspann** der authochtonen segmentalen **Muskulatur**,
- **Verquellungen** des periartikulären **Bindegewebes**,
- **schmerzhafte Vorwölbung der Gelenkkapsel** durch herausgequetschte Synovialflüssigkeit.

Dvořák sieht die Ursachen für diese Irritationszonen in direkten Gelenk- oder Muskelverletzungen, in Überlastungen oder als Folge einer »räumlichen funktionellen Fehlstellung«.

Für **Tilscher** sind **Triggerpunkte** das Resultat einer nozizeptiven Reizverarbeitung, die von verschiedenen Teilen des Arthrons (Gelenk, Ligament, Muskulatur, Viszerum) ausgehen können und die **eine Mitbehandlung der primären Reizquelle erfordern**.

Die Aktivität solcher IP oder muskulären Triggerpunkte kann durch Muskeldehnung, Lokalanästhesie oder Kältespray herabgesetzt werden.

Eine gewisse **Übereinstimmung** besteht bei den Autoren in der Ansicht, dass ein Vergleich **der mechanischen Bewegungsstörung** mit **der segmentalen Irritation** einen **Rückschluss auf** die **Reagibilität** (vegetative Labilität) **des Nervensystems** erlaube.

Lokalisation der Irritationszonen (IZ) bzw. Irritationspunkte (IP) (◘ Abb. 3.18)

Die Lokalisation der Irritationspunkte wird von den einzelnen Autoren z. T. recht verschieden angegeben:

LWS

Die IP für L_1–L_4 werden 1 Querfinger lateral der Dornfortsätze (**Bischoff** und **Neumann**), aber auch am Ende der Querfortsätze angegeben (**Dvořák**).

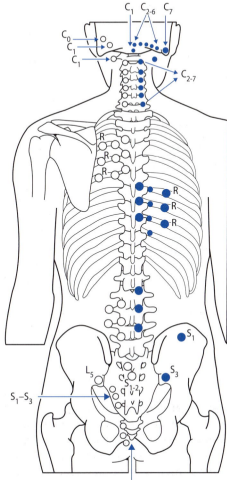

● = Irritationspunkte nach Bischoff und Neumann
○ = Irritationspunkte nach Dvořák
R = Irritationspunkte an den Rippen

◘ **Abb. 3.18.** Irritationszonendiagnostik. (Nach Bischoff, Neumann und Dvořák)

Bei L5

sollen sie 2 Querfinger lateral und 1–1½ Querfinger oberhalb der DF-Spitze von L_5 (**Bischoff** und **Neumann**) bzw. 1 Querfinger seitlich und unterhalb des hinteren Darmbeinstachels (**Dvořák**) liegen.

BWS

1 Querfinger lateral der Dornfortsätze (**Bischoff** und **Neumann**) bzw. am Ende der Querfortsätze (**Dvořák**) im Bereich der Ansätze der Longissimus und der Semispinalismuskeln.

Rippen

Der IP für die Kostotransversalgelenke II–IV 2 Querfinger lateral der DF, bei den Gelenken V–XI lateral der Kostotransversalgelenke (**Neumann**), bei den anderen Autoren am Angulus costae.

HWS

C2–C7 über den Gelenkfortsätzen der HWS und an der Linea nuchae (**Sell**), wobei der IP für C7 lateral an der Mastoidspitze und die anderen Segmentpunkte sich jeweils 1 Querfinger nach medial versetzt auf der genannten Linie nach medial anschließen. C2 liegt dann in der Mittellinie, C1 darunter (**Bischoff** und **Neumann**). Bei **Dvořák** liegen die IP für C1 und C2 lateral aber am oberen Ende der Incisura mastoidea sowie für C1 an der Querfortsatzspitze.

Becken

Am Becken divergieren die Angaben der Autoren am meisten:

Der IP für S1 soll 3 Querfinger **lateral** des Gelenkspalts des oberen Gelenkpols und 4 Querfinger kaudal der Spina ilica liegen, für S3 einen Querfinger lateral des unteren Gelenkpols (Abb. 3.18 und Abb. 7.25, S. 147) (**Bischoff** und **Neumann**). Bei **Dvořák** liegen sie dagegen an der lateralen Sakrumbegrenzung zwischen dem hinteren Darmbeinstachel und dem unteren lateralen Winkel sowie an den Muskelursprüngen des Erektor trunci und des Glutaeus maximus.

Untersuchungstechnik
LWS und BWS

Als Zugang zu den IP geben die Autoren ebenfalls verschiedene Wege an, einen medialen, paraspinösen und einen lateralen Weg.

Bischoff und **Neumann** gehen in LWS und BWS paraspinös zwischen Dornfortsatzreihe und Erektor trunci, der dabei ca. 1 cm nach lateral abgeschoben wird, senkrecht in die Tiefe.

Dvořák geht bimanuell, von lateral parallel zur Körperoberfläche, mit den Daumen nach medial zwischen Iliokostalis und Abdominalmuskulatur an die Querfortsatzspitze. Der IP liegt in der Nähe des Kostotransversalgelenks. Die IP an den oberen Gelenkfortsätzen sind für ihn »nur von theoretischer Bedeutung«.

Rippen

Hier werden die IP am Kostotransversalgelenk (**Bischoff**), aber auch lateral davon (**Neumann**) bzw. am Angulus costae (**Dvořák**) aufgesucht.

HWS

An der HWS wird der Zugang einheitlich beschrieben: Senkrecht bzw. hakenförmig um den Semispinalis capitis in die Tiefe auf den jeweils oberen Gelenkfortsatz eines Halswirbels, wo dann gleichzeitig das Gelenkspiel der Intervertebralgelenke getastet werden kann. Die von **Sell** inaugurierte bimanuelle Palpation der Ansätze des Splenius capitis und Splenius cervicis an der Linea nuchae bzw. am Processus mastoideus wurde schon erwähnt. Auffällig ist allerdings die unterschiedliche Segmentzuordnung der Kopfgelenke am Mastoid, die – wie schon erwähnt – **Dvořák** dem Segment C0 und C1 zurechnet, während **Bischoff** hier die IP der Segmente C7 und C6 ansiedelt und die höheren Segmente entlang der Linea nuchae, jeweils einen Querfinger nach medial verlegt, so dass bei ihm der IP von C2 neben der Medianlinie und C1 darunter liegen. Außerdem wird für C1 auch die Querfortsatzspitze des Atlas angegeben.

Befund

Der **Gewebsbefund der Irritationspunkte** wird einheitlich als **druckdolente Konsistenzvermehrung** des getasteten Gewebes beschrieben, **die sich bei Rotations- bzw. Flexions- oder Extensionsbewegung verändert.** Dabei sollen **Abnehmen von Schmerz und Konsistenz** bei den Testbewegungen die therapeutische Richtung bestimmen.

Provokationsprüfung (zur Registrierung von Veränderungen an der IZ)
Bei den Provokationstestbewegungen soll der **Palpationsfinger mit gleichbleibendem Druck** auf dem getasteten IP bleiben und Zu- bzw. Abnahme von Schmerz und Konsistenz registrieren.

HWS

Sowohl für die Testung der IP über den Wirbelbogengelenken wie auch an der Linea nuchae die Flexion – Extension und Rotation der Halswirbelsäule benutzt.

BWS

Rotation des Thorax durch Anheben der Schulter der Testseite bzw. maximale Retroflexion des Kopfes (Extension; **Bischoff**).

Dvořák testet durch Druck am Dornfortsatz nach lateral bzw. kranial oder kaudal analog ◘ Abb. 3.19 a und d.

Rippen

Dvořák nimmt die Provokationsprüfung durch einen Druck auf die Rippe sternalwärts vor (Traktionswirkung im Kostotransversalgelenk) oder in Richtung des Querfortsatzes, während sich **Bischoff** und **Neumann** mit dem Schmerz- und Konsistenzverhalten bei Inspiration und Exspiration begnügen, die ja Gleitbewegungen in den Rippen-Wirbel-Gelenken verursachen.

In der Lendenwirbelsäule (L1–L4)

Die Rotationsprüfung nimmt **Bischoff** auch hier, wie in der BWS, über die Thoraxrotation durch Anheben der Schulter auf der Testseite vor, die Extensionsprovokation erfolgt über eine Lordosierung der LWS durch Anheben des Beines der getesteten Seite.

L5

Der IP wird ca. 1,5 cm oberhalb und 2 cm lateral des DF in Richtung auf das untere Wirbelbogengelenk getastet. Die Provokationsbewegung erfolgt wie oben beschrieben.

Dvořák sucht den IP von L5 über dem unteren Darmbeinstachel auf, einen Querfinger lateral und kaudal vom oberen Darmbeinstachel.

Die Provokationsbewegung erfolgt bei ihm durch Druck auf den thorakolumbalen Übergang, der nach seiner Ansicht eine Fehlstellung im getesteten Segment nach dorsal zu korrigieren vermag.

Die Testung einer Fehlstellung nach ventral durch Lagerung des Patienten auf einem Gummiball scheint für die Routinediagnostik wenig praktikabel.

Becken

Die bei **Dvořák** am lateralen Sakrumrand beschriebenen IP für S1–S3 werden von ihm durch einen

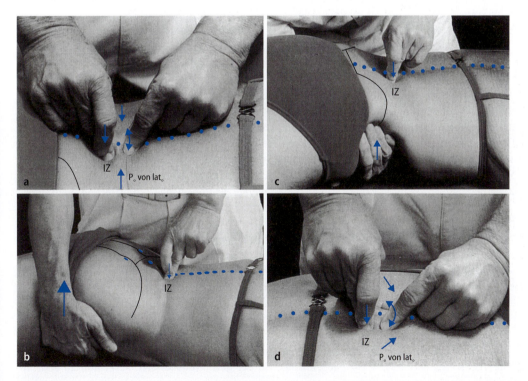

◘ **Abb. 3.19a-d.** Technik der Irritationszonendiagnostik: **a, b** Provokationsprüfung bei Rotation in der LWS, **c** Provokationsprüfung bei Flexion in der LWS, **d** Provokationsprüfung bei Rotation in der BWS

Ventralisationsdruck des Sakrums (der im Iliosakralgelenk einen druckmindernden Impuls setzt – vgl. ◘ Abb. 7.42) getestet. **De Jung** (1985) hält sie für Folgen von Bänderspannungen.

Weitere **Irritationspunkte** werden **im Ursprungsgebiet des Glutaeus maximus und an den Muskelursprüngen des Erector trunci angegeben.**

Maigne bezeichnet die palpierbaren Veränderungen in Haut, Muskulatur und am Übergang Sehne – Periost als »segmentales cellulo-periosto-myalgisches Wirbelsyndrom („syndrome cellulo-periosto-myalgique vertebral segmentaire')«.

Auch bei **Maigne** finden sich diese Veränderungen an bestimmten paraspinösen Punkten und stehen in festem Zusammenhang mit dem betroffenen Metamer. Die **Gewebsveränderungen können radikuläre artikuläre oder viszerale Schmerzen verursachen,** können aber auch ohne Beschwerden vorhanden sein. Sie sind reversibel, wenn der verursachende Primärreiz aufhört, **sie können sich** aber **auch verselbständigen und den Primärreiz überdauern.** Die Gewebsveränderungen werden bei der Untersuchung eines schmerzhaften Segments entweder bei achsialem (posteroanterior) oder lateralem Druck auf den Dornfortsatz und die dadurch verursachte Wirbelbewegung gefunden. Sie entstehen ebenso durch segmentale Funktionsstörungen, wie durch eine Diskushernie oder eine aktivierte Arthrose.

Einzelheiten über die Lokalisation dieser palpierbaren Veränderungen und ihr Verhalten bei bestimmten Provokationsbewegungen, wie **Bischoff** und **Dvořák** sie angeben, finden sich bei **Maigne** nicht. Auch zieht **Maigne** aus diesen Befunden keine Schlussfolgerungen bezüglich der einzuschlagenden Therapie.

Diagnostische Aussagen der Irritationszonendiagnostik

Es kann keinem Zweifel unterliegen, dass Reaktionen im Weichteilmantel der Gelenke und der zugehörigen Muskulatur regelmäßig bei funktionellen Störungen der Gelenke vorkommen, ähnlich wie die Head- oder Mackenzie-Zonen in Haut und Muskulatur. Derartige Tastbefunde werden bei der Druck- und Stoßpalpation der Wirbelsegmente (◘ Abb. 7.33, S. 154 und 7.34, S. 155) regelmäßig gefunden. Es ist auch unzweifelhaft, dass sich diese funktionellen Gewebsveränderungen mit Veränderung oder Beendigung der primären Gelenk- (oder Intestinum-)störung, deren nozizeptive Verarbeitung (Reaktion) im Weichteilmantel sie darstellen, adäquat verhalten. Es ist aber die Frage, ob ihre **Untersuchung** einen wesentlich über die Aussage der mechanischen Untersuchung der angulären und segmentalen translatorischen Beweglichkeit und des Endgefühls hinausgehenden **Beitrag für die Diagnostik** oder gar für die **manuelle Therapie** zu leisten vermag.

Eine Einschränkung der Aussagefähigkeit dürfte bereits darin bestehen, dass die **IP nicht signifikant** für die reine Gelenkfunktionsstörung sind, **sondern auch bei morphologischen Gelenkstörungen** der verschiedensten Ursachen **und Erkrankungen des Intestinums** vorkommen können.

Eine weitere Unsicherheit dürfte auch dadurch gegeben sein, dass die Angaben der Autoren, die diese Diagnostik für wichtig halten, sowohl bezüglich der Lokalisation als auch der segmentalen und strukturellen Zuordnung teilweise stark differieren (◘ Abb. 3.18). Dazu kommt die **Verwechslungsmöglichkeit mit Triggerpunkten in anderen Strukturen.**

Dasselbe gilt auch für die Untersuchungstechnik. Der geschilderte mediale paraspinöse Zugang z. B. dürfte andere Strukturen ertasten (Gelenk) wie der laterale Zugang in Richtung der Querfortsätze (Muskulatur).

Der geforderte **gleichmäßige Druck** auf den IP bei gleichzeitiger Durchführung der vorgeschlagenen **Provokationstestbewegungen** mit teilweise entfernt liegenden Hebeln (Arm/Bein) über eine Reihe von Gelenken kann nur mit großer Übung und nicht immer präzise in das zu testende Segment gelenkt werden. Das ist sicher **besser mit kurzen Hebeln am Dornfortsatz des betroffenen Segmentes** (◘ Abb. 3.19 a, d) oder anderen kurzen Hebeln, wie das Becken für die Rotationsprüfung in der LWS (◘ Abb. 3.19 b), zu bewerkstelligen. Diese Bewegungen erzeugen in den Wirbelgelenken einen wechselnden **Gelenkdruck** im Sinne von **Traktion und Kompression.** Das Gleiche gilt für die bei **Dvořák** genannten Traktionsbewegungen z. B. bei Ventraldruck einer zu testenden Rippe oder des Sakrums bei den IP im Bereich des Beckens. Diese Testbewegungen **vermögen die Reaktion der IP in der gelenkzugehörigen Muskulatur zu erklären.** Dass die dabei entstehende Verstärkung oder Verminderung eines pathologischen Gelenkdrucks im funktionsgestörten Gelenk über einen veränderten Afferenzeinstrom den reaktiven Weichteilbefund zu verändern vermag, ist einleuchtend. Das gleiche kann man auch für die Afferenzänderung aus dem wechselnden Gelenkkontaktareal bei Testung der Flexions- (◘ Abb. 3.19c) und v. a. der Extensionsbewegungen annehmen. Es ergibt sich daraus die Forderung, dass die Testbewegungen exakt im zu prüfenden Gelenk erfolgen müssen, was – wie bereits erwähnt – über lange Hebelarme oft schwierig sein dürfte.

Die Frage, **ob die Testbewegungen der Irritationszonendiagnostik** innerhalb der ohnehin zeitaufwendigen manualtherapeutischen Untersuchung ein über die translatorische Untersuchung hinausgehendes Mehr an Information für die Diagnose und die therapeutische Richtung des Handgriffes ergibt, muss danach verneint werden. Auch ein Vergleich der Literaturangaben (s. S. 59–64) macht eine solche Annahme beim heutigen Stand der Erkenntnisse eher unwahrscheinlich.

Entwicklungen im Verständnis von Triggerpunkten

Unter einem Triggerpunkt (TrP) wird eine eng umschriebene spontane und druckschmerzhafte Verhärtung in einem Skelettmuskel verstanden, deren Ausmaße zu Beginn der Entwicklung nur die Breite einer Muskelfaser beträgt (ca. 50 μm). **Mehrere Triggerpunkte können aber ein Aggregat bilden. Die früher beschriebenen Myogelosen dürften solchen Aggregaten entsprechen.**

Differenzialdiagnostik: Die »tender points« des Fibromyalgie-Syndroms, die eine andere Lokalisation und Genese haben, sie kommen aber zusammen mit Triggerpunkten vor.

Diagnostik: Palpation

Die **Triggerpunkte** liegen meist auf einem Bündel angespannter Muskelfasern (das so genannte »**taut band**«) und reagieren bereits **bei leichter Palpation schmerzhaft** und zwar mit denselben Schmerzen, die der Patient auch in Ruhe und bei Bewegung empfindet. Neben dem lokalen Schmerz entsteht auch ein **übertragener Schmerz in den benachbarten Muskeln, Sehnen oder Gelenken**, d. h. in einer Lokalisation, die vom Triggerpunkt weit entfernt ist. Man kann aber von den subjektiven Schmerzen des Patienten auf den wahrscheinlichen Ort des Triggerpunkts schließen, weil die Übertragungsmuster, die publiziert wurden, für viele Muskeln recht typisch sind, da die Übertragung des Schmerzes wahrscheinlich in den Synapsen des Rückenmarks erfolgt. **Die Nozizeptoren der Region, in der übertragener Schmerz empfunden wird, sind stumm.** Die Schmerzübertragung ist eine zentralnervöse Angelegenheit.

Bei forcierter Palpation mit seitlichem Druck können ein Schnappen unter dem Palpationsfinger und eine **Zuckung im »taut band«** auftreten. Differenzialdiagnostisch ist wichtig, dass **Triggerpunkte im Bereich der neuromuskulären Endplatten liegen, während die tender points am Muskel-Sehnen-Übergang liegen**. Auch die Muskelform spielt eine Rolle. Bei spindelförmigen Muskeln befindet sich die Lage der neuromuskulären Endplatten z. B. zwischen Ursprung und Ansatz auf dem Muskelbauch. **Die Schmerzübertragungszonen halten sich auch nicht an Segmentgrenzen von peripheren Nerven.** Beispiel: Die Kopfschmerzen bei einem Triggerpunkt im Sternocleidomastoideus werden im Versorgungsgebiet des N. trigeminus (5. Hirnnerv) empfunden, die verantwortlichen Triggerpunkte liegen aber in einem Muskel, der vom N. accessorius innerviert wird (11. Hirnnerv).

Objektive Belege für die Existenz von Triggerpunkten sind nicht vorhanden. Labordiagnostik und Oberflächen-EMG über dem Triggerpunkt sind unauffällig. Seit einigen Jahren gibt es jedoch objektive **Hinweise auf das Vorliegen von Triggerpunkten.**

- **Sauerstoffdruckmessungen** mit nadelförmigen Sauerstoffmikrosensoren (Hyperoxie am Rand, Hypoxie im Zentrum einer Myogelose.
- **Nadel-Elektromyographie** (hochfrequentes Signal geringer Amplitude **im Zentrum eines Triggerpunktes)**
- **Triggerpunktbiopsie** (eine lokale Kontraktur durch **Aktivierung der Aktin- und Myosinfilamente** ohne elektrische Aktivität der Muskelzelle.

Triggerpunktentstehung

Die Triggerpunktentstehung ist immer noch nicht voll bekannt. **Prof. Simmons publizierte 1996 die Endplattenhypothese** der Triggerpunktentstehung. Diese läuft über eine Reihe von pathologischen Vorgängen von der Läsion des Muskelgewebes durch Überlastung oder Zerrung zur Ischämie der

Endplatte. Ob diese Vorgänge aber im Einzelnen wie in der Publikation beschrieben ablaufen, ist z. Z. noch offen.

Therapie der Triggerpunkte
- **Lokaler Druck** presst die vasoneuroaktiven Substanzen in die Umgebung des Triggerpunkts, sensibilisiert die Nozizeptoren, beeinflusst das lokale Ödem und beseitigt die zentrale Ischämie. Bei zu starkem Druck können Blutungen und neue Triggerpunkte entstehen.
- **Kältespray und Dehnung** sind wahrscheinlich die wirksamsten Mittel zur Beseitigung von Triggerpunkten. Durch Verminderung der Überlappung von Aktin- und Myosinfilamenten wird der Energieverbrauch im Triggerpunkt gesenkt.
- **Injektionen von Lokalanästhetika,** die die Schmerzen vorübergehend beseitigen und die vasoneuraktiven Substanzen verdünnen.

Trockene Nadelung wirkt ähnlich wie die Dehnung. Durch die Zerstörung von Muskelfasern wird der Energieverbrauch gesenkt.

Meist sind mehrere Behandlungen über Wochen oder Monate erforderlich, um die Triggerpunkte endgültig zu beseitigen. Die spinalen Umschalt- und Umbauprozesse müssen sich zurückbilden, was Zeit erfordert.

(Nach S. Mense, Manuelle Medizin 3/1999)

Programmierte Anamnese

4.1 Anamnesebefunde – 68
Jetzige Beschwerden – 68
Bisheriger Verlauf, Allgemeinzustand, derzeitige andere Erkrankungen – 71

Die Anamnese besteht aus folgenden **5 Fragekomplexen:**

1) Jetzige Beschwerden ⎫
2) Bisheriger Verlauf ⎭ Fallanamnese
3) Soziale Anamnese ⎫
4) Gesundheitliche ⎬ Eigenanamnese
   Entwicklung ⎭
5) Familienanamnese

Im Gegensatz zu Anamneseschemen, die mit der Erhebung der Familienvorgeschichte beginnen, scheint es sinnvoller, den Patienten zuerst die aktuellen Beschwerden (Schmerzen, Form- und Funktionsstörungen), die ihn zum Arzt führen, schildern zu lassen. **Der Patient soll möglichst frei erzählen.** Die Art des Berichts erlaubt häufig schon Rückschlüsse auf die Persönlichkeit des Kranken. Schwerkranke geben oft eher sachliche Berichte, während Klagsamkeit häufig Hinweis auf eine neurotische Komponente ist. Uncharakteristisch sind die meist kargen Angaben bei Depressiven. Der spontane Bericht sollte durch **Zwischenfragen nur** unterbrochen werden, um
1) unklare Angaben zu präzisieren,
2) fehlende Angaben zu ergänzen,
3) einen unterbrochenen Bericht wieder in Gang zu bringen.

Der Patient sollte auch befragt werden, was er selbst für die Ursache seiner Beschwerden hält.
Die Vorgeschichte sollte, genau wie der Befund, aufgezeichnet werden. Da das in der ambulanten Praxis oft zeitlich schwierig ist, kann aufgrund eigener Erfahrungen empfohlen werden, die Anamnese nach den obigen 5 Fragekomplexen von einer Mitarbeiterin vor der Untersuchung erfragen und aufzeichnen zu lassen. Das ist auch deshalb möglich weil die Fragen praktisch keinen Intimbereich berühren. Diese »Voranamnese« hat den Vorteil, dass der Kranke bereits erfährt, welche Angaben für den Untersucher wichtig sind. Er kann danach im Anamnesegespräch mit dem Arzt das, was ihm bei der ersten Befragung vielleicht nicht spontan einfiel, noch vorbringen. Ein weiterer Vorteil besteht darin, dass der Arzt die Aufzeichnungen nicht selber vornehmen, sondern nur ergänzen muss. Außerdem ist damit meist ein ungestörter Untersuchungsgang gewährleistet, da der Patient sonst häufig noch während der Untersuchung spontane Nachträge zur Anamnese liefert.

Die Anamnese bei Erkrankungen am Bewegungsapparat sollte immer folgende Angaben enthalten:

1) **Jetzige Beschwerden**

(1. Teil der Fallanamnese)
1) **Was** schmerzt und/oder ist funktionsgestört? (Lokalisation)
2) **Wann** (seit wann) bestehen Schmerz und/oder Funktionsstörung? (Störungszeiten)
3) **Wie** sind Schmerz und/oder Funktionsstörung? (Störungscharakter)

4) **Wodurch** werden Schmerz und/oder Funktionsstörung ausgelöst?
(Modalitäten der Auslösung und Veränderung)
5) **Womit** sind Schmerz und/oder Funktionsstörung verbunden?
(Begleitphänomene)

2) **Bisheriger Verlauf**

(2. Teil der Fallanamnese: Allgemeinzustand, derzeitige andere Erkrankungen)
1) **Womit** wurde bisher behandelt?
2) **Wodurch** wurde eine Besserung oder Veränderung erzielt?
3) **Wie** sind die Vitalfunktionen?
(Essen, Trinken, Stuhl, Wasserlassen, Schlaf)
4) **Wann** traten früher Beschwerden an Wirbelsäule und Gelenken auf?
5) **Was** für andere Erkrankungen (auch Risikofaktoren, Fokalherde) hat der Patient zurzeit?

3) **Soziale Anamnese**

(1. Teil der Eigenanamnese)
1) Beruf (erlernter, ausgeübter Beruf; Nebentätigkeiten).
2) Sport und Hobbys.
3) Unfälle (Arbeit, Haushalt, Sport, Verkehr), die zur Veränderung der Leistungsfähigkeit geführt haben.
4) Operationen (an Wirbelsäule und Gelenken, an sonstigen Organen), die zu Veränderungen der Leistungsfähigkeit geführt haben.
5) Wohnungs- und Familiensituation.

4) **Gesundheitliche Entwicklung**

(2. Teil der Eigenanamnese: frühere Erkrankungen nach Organsystemen geordnet)
1) Unterleib (gynäkologisch, urologisch; Vorsorgeuntersuchungen).
2) Bauchorgane (Magen und Darm).
3) Brustorgane (Herz und Lunge, Atemwege).
4) Kopf (Augen, Ohren, Zähne, Zentralnervensystem).
5) Psyche.

5) **Familienanamnese**

(3. Teil der Eigenanamnese)
1) Alter und evtl. Todesursache der Eltern.
2) Chronische Erkrankungen der Eltern.
3) Chronische Erkrankungen der Geschwister.
4) Ernste Erkrankungen der Kinder.
5) Erbkrankheiten und sonstige Erkrankungen (besonders: Krebs, Rheuma, Diabetes, Gicht, Tuberkulose); Missbildungen, psychische Erkrankungen.

4.1 Anamnesebefunde

Jetzige Beschwerden

1. **Schmerzlokalisation: Was schmerzt? (Wo schmerzt es?)**

Der Patient soll die **Lokalisation des Schmerzes** möglichst genau zeigen. Die **Eingrenzung** kann durch die Frage erfolgen: »**Wo ist der Schmerz nicht?**« Die größte Ausdehnung des Schmerzes ist entscheidend für die strukturelle Zuordnung: Handelt es sich um
1) Lokalisierten Rezeptorenschmerz (Körperoberfläche),
2) projizierten Schmerz (aus der Nervenbahn auf die Körperoberfläche),
3) übertragenen Rezeptorenschmerz (aus dem Körperinneren auf die Körperoberfläche),
4) einseitigen umschriebenen Gliedmaßen- oder Quadrantenschmerz (durch Beteiligung vegetativer Nervenfasern),
5) doppelseitigen Schmerz (durch Beteiligung von Allgemeinfaktoren)?

> **Faustregel.** Je ungenauer die Schmerzgrenzen, umso tiefer bzw. umso zentraler kann der **somatische Irritationsort vermutet werden**

Durch das Gelenkbefallmuster lassen sich häufig schon degenerative, entzündliche, metabolische oder hormonale **Prozesse vordifferenzieren.**

1.1 Lokalisierte Beschwerden

(monoartikulär, monosegmental)
Meist **große Gelenke:**
- **Degenerativ:** Arthrosis deformans, posttraumatisch, Knochennekrosen, Chondromatose.
- **Entzündlich:** Chronische Polyarthritis bei Kindern, Infektarthritis, Psoriasis, Morbus Bechterew.
- **Metabolisch:** Arthritis urica, Chondrokalzinose, Ochronose, Diabetes, tabische Arthropathie, Syringomyelie, Hämophilie.

Kleine Gelenke. Arthritis urica.

Wirbelsäule. Wirbelblockierung, Frakturen, Bandscheibenlockerung, Bandscheibenprolaps und Spondylolyse.

1.2 Multilokuläre Beschwerden

(polyartikulär, WS-Abschnitt oder gesamte WS)

Große Gelenke: Arthrosis deformans, Morbus Reiter (an den Beinen).

Kleine Gelenke: Polyarthritis rheumatica, Polyarthrose, Heberden- und Bouchard-Arthrose, Psoriasisarthritis, Gicht.

Stammnahe Gelenke:
Spondylitis ankylosans.

Periphere Gelenke:
- Arthritis psoriatica:
- Transversaltyp = alle distalen Interphalangealgelenke.
- Axialtyp = alle Gelenke eines Finger- oder Zehenstrahles.
- Arthritis urica (Großzehengrundgelenk).

Wirbelsäule:
Osteochondrose, Spondylarthrose, ankylosierende Hyperostose (Forrestier), Hypermobilität, Osteoporose.

1.3 Ausstrahlende Beschwerden

(Muskelketten, Nervenbahnen, Gefäßverläufe, »referred pain«)

Der Befall von Muskelketten ist typisch für **noziceptive (pseudoradikuläre) Syndrome, Verkettungssyndrome, vertikale Generalisierung.** Radikuläre Schmerzen strahlen ins Dermatom, Schmerzen bei Schädigung peripherer Nerven in deren Versorgungsgebiet aus.

Schmerzen bei arteriellen Stenosen sind immer distal von der Läsion. Der »referred pain« strahlt in die Dermatome bzw. Myotome der Segmente aus, mit denen das innere Organ verbunden ist.

1.4 Diffuse Beschwerden

Psychosomatische Krankheitsbilder,
Systemerkrankungen,
Depressionen.

1.5 Ein- oder doppelseitige Beschwerden

Die chronische Polyarthritis tritt meist doppelseitig auf.

2. Schmerzzeiten: Wann (seit wann) bestehen Schmerzen?

Verlauf in Schmerzschüben kommt bei allen Erkrankungen des Bewegungsapparates vor.
Zu berücksichtigen sind:

2.1 24-h-Rhythmus

- **Anlaufschmerz** (mechanischer Schmerz).
- **Belastungsschmerz** (mechanisch, entzündlich, bei arteriellen Durchblutungsstörungen).
- **Ruheschmerz** (ligamentär bei Hypermobilen, entzündlich).
- **Nachtschmerz** (ligamentär, Muskelinsuffizienz, Morbus Bechterew, entzündliche Gelenkprozesse).
- **Dauerschmerz** (entzündlich, tumorös).

2.2 Periodische Schmerzen

(Ovarialzyklus, Jahreszeiten, Lebensalter)

Ein **Monatsrhythmus** ist manchmal bei vegetativ überlagerten Krankheitsbildern zu beobachten; ferner bei hypermobilen Menschen (Schwankungen des Hormonspiegels?).

Jahreszeitlicher Rhythmus (Wärme- und Kälteperioden) bei rheumatischen Erkrankungen.

Tab. 4.1. Differenzierung des degenerativen (»-osis«) vom entzündlichen (»-itis«) Schmerz

Art des Gelenkschmerzes	Degenerativ	Entzündlich
Anlaufschmerz	Kurzdauernd (morgens)	Heftiger Morgenschmerz
Belastungsschmerz	Im Laufe des Tages	Bei jeder Belastung
Ruheschmerz	Kaum	Meist auch in Ruhe
Nachtschmerz	Keiner (außer Schulter)	Häufig
Dauerschmerz	In Spätfällen	Nur bei hochgradigen Entzündungen

Lebensalter

Kindheit: Entzündliche Erkrankungen.

Wachstumsalter: Wachstumsstörungen, Haltungsstörungen.

Jugendliche Erwachsene: Bandscheibenvorfälle, Morbus Bechterew, beginnende Gelenkdegeneration.

Ältere Erwachsene: Degenerative Prozesse, Stoffwechselerkrankungen, hormonale Umstellung, Tumoren.

Höheres Lebensalter: Altersabbau (Osteoporose, Osteomalazie), Tumoren.

An Dauer und Intensität zunehmende Schübe degenerativer, metabolischer, hormonaler oder entzündlicher Prozesse **zeigen eine Verschlechterung des Krankheitsbildes an.** Die Ergebnisse früherer Untersuchungen (Röntgenbilder) sollten berücksichtigt werden.

2.3 Episodische Schmerzen
(Intervalle, mit oder ohne Wechsel der Lokalisation)

WS-Syndrome können episodisch oder periodisch verlaufen.

3. Schmerzcharakter: Wie sind die Schmerzen?

3.1 Intensität
Leicht, mittel, stark, lanzinierend, unerträglich.

3.2 Charakter
Er ist abhängig von den betroffenen Rezeptoren und Leitungsbahnen.

Epikritisch (»scharf«): Spitz, stechend, schneidend, kneifend, ziehend, zuckend.
Vornehmlich bei Läsionen von Nerven und Haut.

Protopathisch (»dumpf«): Ziehend, reißend, bohrend, brennend, gespannt krampfartig.
Bei tiefer liegenden Strukturen: Muskel, Gelenk, innere Organe.

Gefäßschmerzen werden als pulsierend, pochend, stoßend oder hämmernd geschildert.

3.3 Verlauf
Akut, subakut, episodisch, rhythmisch, chronisch, blitzartig, kurzfristig, überraschend, anfallartig, wellenförmig, anhaltend, andauernd, hartnäckig, häufig.

Es muss in diesem Zusammenhang noch einmal darauf hingewiesen werden, dass der Schmerzcharakter durch **die subjektive Schmerzverarbeitung des Patienten** oft nur vage auf die beteiligte Gewebestruktur und damit auf den Irritationsort hinweist. Dieser ist meist nur aus dem gesamten Schmerzmuster (Schmerzverhalten) und der nachfolgenden Untersuchung zu ermitteln.

4. Schmerzauslösung: Wodurch wird der Schmerz ausgelöst oder verändert?
Modalitäten der Auslösung, Veränderung (Komplikationen), Verschlimmerung, Besserung, Beseitigung sind besonders wichtig für die Therapie.

4.1 Körperhaltung
Liegen, sitzen, knien, stehen, Berufshaltungen (Belastungspositionen).

4.2 Körperbewegung

Laufen, bücken, hinsetzen, aufrichten, aufstehen, drehen (Belastungspositionen); hinlegen (Entlastungsposition).

4.3 Andere mechanische Einflüsse

Heben, tragen, Arbeitsabläufe, Sportarten, Ermüdung.

4.4 Sonstige Einflüsse

Husten, niesen, pressen.
  Wärme/Kälte, Nässe, Klimaänderungen, Aufregung, Stress.

5. Begleitphänomene: Womit ist der Schmerz verbunden?

5.1 Sensibilitätsstörungen

Hypästhesie, Anästhesie
Hyperästhesie   } Bei nozizeptiver
Parästhesie, Dysästhesie } Reaktion
Thermästhesie
Hypalgesie, Analgesie
(bei Nervenkompression)

5.2 Motorische Störungen

- Schwächegefühl (nozizeptiver somatomotorischer Blockierungseffekt).
- Lähmung (Parese, Paralyse).
- Bewegungsausfall (Blockierung).
- Koordinationsstörung.
- Störungen von Stuhlgang und Wasserlassen.

5.3 Zirkulationsstörungen

- Blässe, Kälte.
- Stauung, Wärme, Schwellung, livide Verfärbung.
- Migräne, Kopfschmerzen, Schwindel.
- Ohrensausen, Hörstörung.
- Synkopale Ohnmachtsanfälle.

5.4 Trophische Störungen

- Nägel.
- Hautveränderungen.
- Dermographismus.
- Schweißausbrüche.

5.5 Psychische Störungen

- Insuffizienzgefühl, Erschöpfung.
- Angst, Spannung.
- Schlafstörungen.
- Aggravation, Dissimulation.

Frage nach den »… losigkeiten« (z. B. Kraftlosigkeit, Hoffnungslosigkeit usw.) **bei der Depression** (Derbolowsky).

Bisheriger Verlauf, Allgemeinzustand, derzeitige andere Erkrankungen

1. Womit wurde bisher behandelt?

- **Medikamentös** (welche Medikamente, Dosierung, wie lange; Diät?).
- **Physikalisch** (Bestrahlungen, Massagen, Bäder, Krankengymnastik, wie oft?).
- **Balneologisch** (Kuren: wo, wie lange, wann zuletzt?).
- **Orthopädisch, chirurgisch** (operativ).
- **Manuelle Therapie** (durch wen, wie oft, wann zuletzt?).
- Akupunktur, Neuraltherapie; sonstige Anwendungen.

2. Wodurch wurde eine Besserung oder Veränderung erzielt?

Frage nach Nebenerscheinungen, Unverträglichkeiten, Selbstbehandlung.

3. Wie sind die Vitalfunktionen?

- Essen und Trinken (Appetit, Diät, Rauchen, Alkohol, Drogen?).
- Stuhlgang und Wasserlassen.
- Atmung.
- Schlaf.
- Sexualität.

4. Wann traten früher Beschwerden an Wirbelsäule und Gelenken auf?

In welchem Lebensalter: Kindheit, Pubertät, mittleres Lebensalter, Klimakterium, Senium?

5. Was für andere Erkrankungen (Störungen) hat der Patient zurzeit?

Können diese Erkrankungen im Zusammenhang mit Gelenkerkrankungen (Arthritiden, Arthropathien) stehen?

Programmierte Untersuchung: Der Untersuchungsblock und Checklisten

5.1 Die Checklisten: Technik der Gelenkuntersuchung und Technik der Muskeluntersuchung – 75

Nach der programmierten Anamnese werden alle Wirbelsäulenabschnitte und Extremitätengelenke nach dem gleichen Schema (**Untersuchungsblock**) untersucht durch:
1) Inspektion,
2) aktive und passive Bewegungen,
3) Palpation in Ruhe und Bewegung,
4) translatorische Gelenktests,
5) Muskeltests gegen Widerstand (falls erforderlich auch Verkürzungstests).

Ausnahmen
1) In **Seitenlage** ist für **Lendenwirbelsäule** und **Brustwirbelsäule** zusammen nur **1 Untersuchungsblock** mit 4 Testgruppen nötig (Palpation LWS-Segmente; translatorische Gelenktests Iliosakralgelenke; Muskeltests Hüftgelenk; Palpation BWS-Segmente).
2) Die Untersuchung der **Thorakalregion** im Sitzen erfolgt ebenfalls nur in 4 Testgruppen, da **keine Muskeltests erforderlich** sind. Die den Thorax bedeckende Muskulatur gehört funktionell zum Schulterbereich und wird dort untersucht.
3) Das **Hüftgelenk** wird zusammen mit den Iliosakralgelenken und der Lendenwirbelsäule in der **LBH-Region** untersucht.
4) Bei der Untersuchung des **Kniegelenks** werden ebenfalls **keine Muskeltests** durchgeführt. Diese zweigelenkigen Muskeln werden zusammen mit den Muskeln des Hüftgelenks im Rahmen der Beckenregion (LBH-Region) untersucht. Dafür steht am Ende der Kniegelenkuntersuchung eine **neue Testgruppe: Meniskus- und Bändertests**.
5) Im Untersuchungsblock **Schultergürtel** wird **keine Inspektion** durchgeführt, da diese bereits bei der vorhergehenden Untersuchung der Schulter erfolgt. Dafür steht die Untersuchung der Halswirbelsäule, wegen des engen funktionellen Zusammenhangs mit Schulter und Arm, hier als letzter Untersuchungsschritt.

Die **Beschreibung der einzelnen Untersuchungen** enthält:
— die **Ausgangsstellung**,
— die **Ausführung** der Untersuchungen,
— die zu erwartenden **Normalbefunde**,
— die wichtigsten **pathologischen Befunde**.

Soweit es zum besseren Verständnis der Untersuchungstechnik erforderlich ist, werden
— die **Untersuchungskriterien** besonders erläutert und
— **Hinweise** auf Besonderheiten gegeben.

Zur Straffung des Textes wurde ein tabellarischer Telegrammstil gewählt und eine einfache medizinische Alltagssprache aus lateinischen und deutschen Bezeichnungen benutzt, wobei jeweils der gebräuchlichere Ausdruck bevorzugt wurde.

Bei den Muskeltests wurde grundsätzlich das M. für Musculus weggelassen. Dafür wurden, wo es zweckmäßig erschien, das zugehörige Segment und der periphere Nerv genannt.

Die technisch-apparativen Methoden werden, mit Ausnahme von Röntgen- und Laboruntersuchungen, nur in Form von kurzen Hinweisen auf ihre diagnostische Aussagefähigkeit erwähnt, da in erster Linie die umfassende körperliche Basisuntersuchung dargestellt werden soll.

Bei der Einteilung nach zusammengehörenden Untersuchungsregionen ließen sich einzelne Überschneidungen und Wiederholungen von Untersuchungsmethoden und Befunden nicht vermeiden.

LWS	=	Lendenwirbelsäule, Segmentbezeichnung L (lumbal)
BWS	=	Brustwirbelsäule, Segmentbezeichnung Th (thorakal)
HWS	=	Halswirbelsäule, Segmentbezeichnung C (zervikal)

> Da das Buch auch als **Nachschlagewerk** gedacht ist, finden sich verschiedentlich Angaben oder ganze Textpassagen gleichen **Inhalts** an verschiedenen Stellen jeweils in anderem Zusammenhang wieder.

Die funktionell zusammengehörenden **Untersuchungsregionen** werden wie folgt bezeichnet:
I   Beine
II LBH-Region (LWS/Becken/Hüftgelenk)
III Thorax
IV HSA-Region (HWS/Schulter/Arme)
V   HWS-Kopf

Abkürzungen

Folgende Abkürzungen werden benutzt:
P   = Patient
U   = Untersucher
LBH-Region = **L**endenwirbelsäule/**B**ecken (Iliosakralgelenke)/**H**üftgelenke
HSA-Region = **H**alswirbelsäule/**S**chulter/**A**rmgelenke
ISG   = Iliosakralgelenke

Symbole in den Abbildungen der Untersuchungstechniken

● = **Fixationspunkt** bei den Gelenktests oder Gegenhalt des Untersuchers bei den Muskeltests.

↑ = **Richtungspfeile einer aktiven Bewegung** des Untersuchers oder des Patienten.
Kleine Pfeile auf den Fingern mit einem »P« (= Palpation) des Untersuchers bei der Palpation bedeuten Tiefenkontakt (z. B. bei der Schmerzpalpation).
T = druckentlastende Gelenktraktion

$\bar{\uparrow}$ = Pfeile mit einem Querbalken bedeuten **aktive Bewegung des Patienten gegen Widerstand**. Diese wurden aus technischen Gründen in einigen Fällen auch auf Hand oder Arm des Widerstand gebenden Untersuchers angebracht, haben aber dieselbe Bedeutung. Sie wurden dann mit einem »P« (= Patient) erläutert.

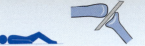

5.1 Die Checklisten: Technik der Gelenkuntersuchung und Technik der Muskeluntersuchung

Checkliste: Gelenkuntersuchung

1) **Patientenstellung**
   Entspannte, möglichst **schmerzfreie Haltung oder Lagerung** der zu untersuchenden oder zu behandelnden Gelenke. Sicheres Abstützen des untersuchten Körperteils zur muskulären Entspannung.
2) **Therapeutenstellung**
   Stabile patientennahe ergonomisch günstige Ausgangsstellung für die Durchführung der Untersuchung oder Behandlung.
   An der Wirbelsäule soll die Abstützung des Patienten so sein, dass sie dem Therapeuten eine Bewegungsführung mit dem eigenen Körper ermöglicht.
3) **Fixationshand**
   Sie fasst den zu fixierenden Gelenkpartner **flächig und schmerzfrei** (Hautvorschub gegen die Mobilisationsrichtung, empfindliche Weichteile beiseite schieben) **unmittelbar neben dem Gelenkspalt.** An der Wirbelsäule werden zusätzlich die Nachbarsegmente des zu testenden Wirbelsegments falls erforderlich noch durch Umkehrung der Gelenkmechanik zusätzlich fixiert (verriegelt). Im untersuchten Wirbelsegment palpiert und steuert die Fixationshand die Verriegelungseinstellung.
4) **Mobilisationshand**
   Sie fasst den zu bewegenden Gelenkpartner unmittelbar neben dem Gelenkspalt **in gleicher Weise** und **führt die Joint-play-Bewegung durch.**
5) **Ausführung**
   — **Bestimmung der Ruhestellung** (bzw. Behandlungsstellung),
   — **Bestimmung der Gleitebene und translatorischen Bewegungsrichtung** für Traktion, Kompression, Gleiten = Behandlungsebene.
   — **Bestimmung des Bewegungsimpulses** (Kraft und Dauer) und **Registrierung des Endgefühls** (weich-, fest- oder hartelastisch).

Checkliste: Muskeluntersuchung

Geprüft werden muss die **Muskelsynergie und ggf. der Einzelmuskel auf:**
— **Muskel(faser)länge,**
— **Muskelspannung,**
— **Koordination,**
— **Schmerz.**
— Die **Ausdauer** kann im Rahmen der normalen Untersuchung der arthromuskulären Funktionseinheit nicht getestet werden.

Die **Testung der Muskulatur im Untersuchungsblock:**
— **Aktive Bewegungen:** Koordination/Kraft.
— **Passive Beweglichkeit:** Muskellänge (Endgefühl), Schmerz (in Dehnstellung).
— **Palpation:** Spannung/Schmerz bei Palpation des Muskels (Ursprung, Ansatz, Muskelbauch; v. a. in Dehnstellung).
— **Widerstandstest:** Kraft (in Mittelstellung), Schmerz (v. a. in Dehnstellung).

Die **klinische Untersuchung** erfolgt durch **den Untersuchungsblock** und die evtl. notwendige **Zusatzuntersuchung** einschließlich einer Probebehandlung.

Befunddokumentation mit Befundsymbolen

(nach H. Frisch)

Eine einheitliche medizinische Nomenklatur ist eine fundamentale Voraussetzung für die exakte klinische Dokumentation. Sie hat gegenüber einer individuellen Dokumentation von Befunden eindeutige Vorteile. Dies setzt aber praktikable Ordnungssysteme (Nomenklatur- und Befundstandards) und deren konsequente Anwendung voraus (Krämer).

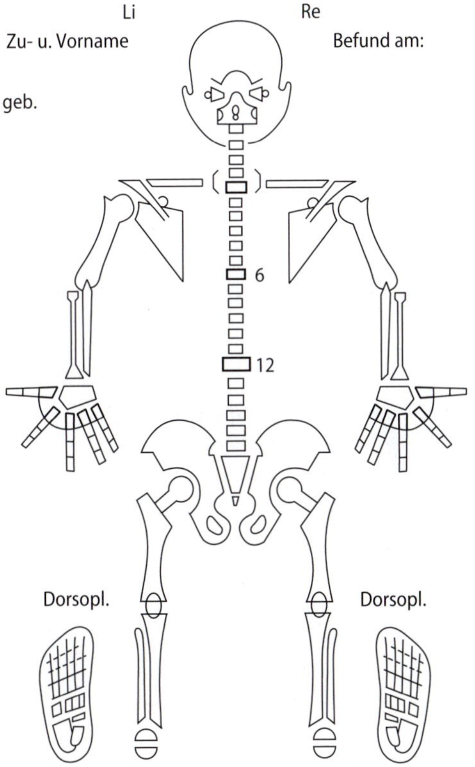

Ein solcher Befund- und Nomenklaturstandard, der sich an der Anatomie und Pathologie des Bewegungsapparates orientiert, ist zumindest in der Orthopädie als Grundkatalog möglich und würde

– eine fehlerfreie Kommunikation zwischen Ärzten, Therapeuten und Kliniken gewährleisten
und
– die Vergleichbarkeit von Befunden ermöglichen.

Diese Möglichkeit bietet ein Befundstandard auf der Basis der funktionellen Anatomie, Gelenkmechanik und Neurophysiologie, evaluiert durch diagnostische Grundkriterien wie Inspektion, Palpation und Bewegungsprüfung zur Befundung von Schmerz, Form- und Funktionsstörungen (Abb. 6.1).

10 Standardsymbole

– Ventral oder volar mit **V** kennzeichnen.
– **Blau:** Gelenke, Nerven, Haut.
– **Rot:** Muskeln, Sehnen.

Allgemeine Zeichen

1	+	Form oder Funktion vermehrt
2	–	Form oder Funktion vermindert
3	!	Form oder Funktion schmerzhaft
4	Ø	Funktion erloschen
o. B. = Kein krankhafter Befund		

Abb. 6.1. Skelettschema für die Dokumentation von Befunden

Aber auch das Vorhandensein bestimmter Standards bedeutet noch lange nicht ihre konsequente Anwendung.

Bei den nach Krämer zitierten Grundvoraussetzungen (in: Der Orthopäde 3/99, Springer Verlag)
— Einbindung der Mitarbeiter durch Aus- und Fortbildung
und
— ständigen Erfolgskontrollen

ist zu bedenken, dass diese standardisierte Befunderhebung sich nur dann durchsetzen kann, wenn sich daraus folgende eindeutige **Vorteile für den Anwender** ergeben:
— eine zeitliche Verkürzung der Befundaufnahme,
— das schnelle Wiedererkennen bereits aufgezeichneter Befunde,
— eine weitgehende Vergleichbarkeit mit Befunden anderer Untersucher (v. a. bei Gutachten),
— einfache Speichermöglichkeiten im PC und damit vereinfachte Weiterleitung,
— eine einfache Kodierung, die sich bereits bekannter Abkürzungen und Begriffe bedient,
— die Überwindung möglicher Sprachbarrieren durch den Einsatz von Befundsymbolen.

Der hier vorgestellte **Standard von 10 Befundsymbolen** verwendet überwiegend bereits bekannte Symbole und Kürzel, um sichtbare oder tastbare Störungen exakt zu lokalisieren und zu beschreiben. Sie werden in die Dorsalansicht eines Skelettschemas eingetragen. Ventral (und volar) liegende Befunde werden mit einem »V« versehen.

Bei den **Allgemeinen Zeichen** (1–4) ist nur das »!« = Schmerz neu definiert.
— Bei der **Inspektion** (5–7) werden die **Formabweichungen** mit einer Klammer eingegrenzt. Das **Verletzungszeichen** ist durch die Spindel mit bereits bekannten Abkürzungen genau definiert. Der Ort einer **Kontinuitätstrennung** von Geweben wird mit einem Strich lokalisiert und durch ein Kürzel (Fr = Fraktur, R = Muskelriss, Amp = Amputation erläutert.
— Bei der **Palpation** (8–9) steht der ●-Punkt (Schmerz- und Druckpunkt) als Symbol für alle Arten von tastbaren Resistenzen und Schmerzpunkten.
— Das Symbol der gezackten Linie in Verbindung mit allgemeinen Zeichen ermöglicht die Lokalisation und Definition der meisten **neurologischen Sensibilitätsstörungen**.

— Die übrigen Abkürzungen und neurologischen Begriffe sind allgemein bekannt.
— Die **Bewegungsprüfung** (10) stellt durch Pfeile die Richtung der **eingeschränkten Bewegungsmöglichkeiten** an Wirbelsäule und Gelenken durch Einzeichnung in die **Dorsalansicht** des Skelettschemas eindeutig fest.
— Der Umfang des gemessenen Bewegungsausfalls kann durch die Angabe des Winkelgrades gezeigt werden (s. Abschnitt Messungen).
— Ein Querstrich an der Pfeilspitze ͞↑ bedeutet Bewegung gegen Widerstand, ein Kreuz im Pfeilschaft ✦ steht für einen verkürzten Muskel.

Durch Kombination der **10 Standardsymbole** können 80–90% aller Befunde am Bewegungsapparat aufgezeichnet werden. Die **Einzeichnung erfolgt in die Rückansicht eines Skelettschemas, alle ventral oder volar gelegenen Befunde werden mit einem V bezeichnet.**

Die Standardsymbole werden in blauer Farbe für Gelenke, Nerven und Haut und in roter Farbe für Muskeln und Sehnen verwendet.

Alle hiermit nicht zu erfassenden Befunde können in Worten oder mit eigenen Symbolen ergänzt werden. Das gilt auch für Tests, die bereits unter ihrem Eigennamen in Gebrauch sind.

Inspektion

5 ( ) Bereich einer Veränderung der physiologischen Verhältnisse

Beispiel: ( )   R = Rubor (Rötung)
C = Calor (Wärme)
! = Dolor (Schmerz)
+ = Tumor bzw. Schwellung
– = Atrophie
D = Deformierung

Außer der Hautrötung sind alle Veränderungen palpabel. (knöcherne Deformierungen können auch durch Umzeichnung der Konturen des Stempelschemas dargestellt werden)

10 Standardsymbole

6	Verletzung oder entzündliche Veränderungen der Haut oder tieferer Gewebeschichten

Beispiel:

        Wu = Wunde
        Abs = Abszess
        Ph = Phlegmone
        Fi = Fistel
        Na = Narbe

7 ——	Kontinuitätstrennung von Geweben

Beispiel:
    — Fr = Fraktur
    Amp = Amputation (mit Angabe der Stumpflänge)
↓ 20 cm
    R = Muskel- oder Sehnenriss (auch palpatorisch)

Palpation

8 ●	Druckpunkt; Geweberesistenz

Beispiel:
● ! (blau) = Schmerzhafte Resistenz (»trigger point«)
○ = Fraglicher Druckpunkt, fragliche Resistenz
● (rot) = Muskel-, Sehnenansätze, Myogelosen (»trigger points«)

9 ∫∫∫	Blau: Sensibilitätsstörung (mit Angabe von Segment oder Nerv) Rot: Myalgien

Beispiel:
    L5 = Parästhesie (im Segment L5)
    + = Hyperästhesie
    − = Hypästhesie
    ! = Hyperalgesie
    Ø = Analgesie
    IZ = Irritationszone

Bewegungsprüfung

10 →	Bewegungsrichtung

Sagittalebene: ↑ = Flexion (Ventralflexion)
(ventral – dorsal) ↓ = Extension (Dorsalflexion)

Frontalebene: ← = Adduktion (Pfeil zum Körper)
(medial – lateral) → = Abduktion (Pfeil vom Körper weg)

Transversalebene: ↻ = Innenrotation, Pronation (Pfeil zum Körper)
↺ = Außenrotation, Supination (Pfeil vom Körper weg)
$\bar{\uparrow}$ = Bewegung gegen Widerstand

Messungen
Periphere Gelenke

Alternative Möglichkeiten der Messung der Gelenkbeweglichkeit

1) **1- bis 3 mal – oder +:**
mäßig, stark, sehr stark eingeschränkt bzw. vermehrt
2) **Angabe des eingeschränkten (fehlenden) Bewegungsraums,**
z. B. −1/2,
3) **Angabe in Winkelgraden nach der Neutral-0-Methode.**

Die **Neutral-0-Methode** (Cave u. Roberts, zit. nach Debrunner) misst die **Gelenkbeweglichkeit von der anatomischen Normalstellung aus:** aufrechter Stand mit parallel stehenden Füßen, hängenden Armen, Daumen nach vorn gerichtet, Blick geradeaus.
    Gemessen wird in der
– Sagittalebene (Flexion/Extension),
– Frontalebene (Abduktion/Adduktion),
– Transversalebene (Außen-/Innenrotation),
in der Reihenfolge:
1) vom Körper wegführende Bewegungen (Flexion, Abduktion Außenrotation),
2) Rückführung zur Nullstellung,

3) Weiterführung über die Nullstellung hinaus in die Gegenrichtung.

Beispiel: Normalmaße am Schultergelenk

Flexion/Extension	180°–0°–45°
Abduktion/Adduktion	180°–0°–45°
Außen-/Innenrotation	60°–0°–90°

Wird die Nullstellung durch eine Bewegungseinschränkung verschoben, dann steht die Null entweder vor oder hinter den gemessenen Winkelgraden.

Beispiel: Bewegungseinschränkung im Hüftgelenk

Flexion/Extension	90°–10°–0°
Abduktion/Adduktion	20°–0°–20°
Außen-/Innenrotation	15°–0°–10°

Messung der Wirbelbeweglichkeit

↑ = Ventralflexion ↓ = Dorsalflexion
⇆ = Links- bzw. Rechtsneigung (von dorsal gesehen)
↻ = Linksrotation
↺ = Rechtsrotation (von dorsal gesehen)

Bewegungsgrade:
- Ø = Bewegung aufgehoben
- 1 = Stark eingeschränkt
- 2 = Leicht eingeschränkt
- 3 = Normal
- 4 = Hypermobil

Die **Wirbelstellung** wird, falls erforderlich, verbal aufgezeichnet.

Muskeln

Bezeichnung des Muskels durch seine Anfangsbuchstaben, z. B. ↑ Bi = M. biceps
↓ Ext. dig. = M. extensor digitorum
Bewegung gegen Widerstand = ↑̄

Der Pfeil zeigt jeweils die Hauptbewegungsrichtung an.

Zeichen für Veränderungen des physiologischen Zustands

Verkürzter Muskel durch ein Kreuz im Pfeil, z. B.:
- ✗ Ps = Verkürzter M. psoas
- K = Kontraktur
- S = Spastizität

Messung der Muskelkraft

(nach Kendall u. Kendall)
- 5 = normal (voller Bewegungsumfang gegen starken Widerstand)
- 4 = gut (voller Bewegungsumfang gegen mäßigen Widerstand)
- 3 = schwach (voller Bewegungsumfang gegen die Schwerkraft ohne Widerstand)
- 2 = sehr schwach (aktive Bewegung bei aufgehobener Schwerkraft)
- 1 = Spur (fühlbare Muskelanspannung ohne Bewegungseffekt)
- 0 = Null (keine Kontraktion)

Beispiel einer Befundaufzeichnung: Textaufzeichnung

Skoliose: S-förmige Skoliose linkskonvex in der LWS, rechtskonvex in der BWS mit Lendenwulst und Rippenbuckel.

Ischialgie: Links durch Blockierung des 5. LWK mit Bewegungseinschränkung.
- Anteflexion bei 90°, schmerzhaft.
- Erhebliche Schmerzhaftigkeit und Bewegungseinschränkung beim Linksrückwärtsneigen.
- ASR negativ. Leichte Atrophie der Unterschenkelmuskulatur.
- Bewegungseinschränkung des 5. LWK bei Extension und Rechtsrotation.
- Druckschmerz über dem linken Querfortsatz und dem linken Sakroiliakalgelenk.

Re Hüftgelenk: Starke Bewegungseinschränkung bei Flexion, Extension und Innenrotation. Mäßige Einschränkung der Abduktion. Bewegungen schmerzhaft.

Schultersteife links: Außenrotation, Abduktion und Flexion um 1/2 eingeschränkt, Innenrotation endgradig schmerzhaft.

Stärkere Atrophie der Schultermuskulatur, Druckschmerz über dem linken Sternoklavikulargelenk.

Bewegungseinschränkung der rechten Schulter: Flexion 145°, Abduktion 120°, Außen- und Innenrotation je 30° möglich, starker Palpationsschmerz im subakromialen Raum.

Unterarm: Fraktur des rechten Unterarms 1994 mit leichter Muskelatrophie, Narbe in der rechtsseitigen Taille.

Gleicher Befund mit Symbolen aufgezeichnet (Abb. 6.2)

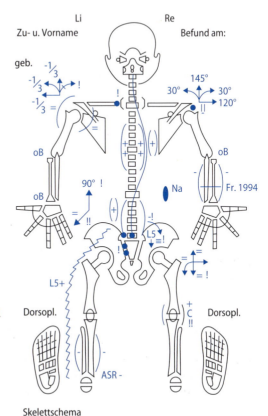

Skelettschema

Abb. 6.2. Skelettschema mit Symbolen

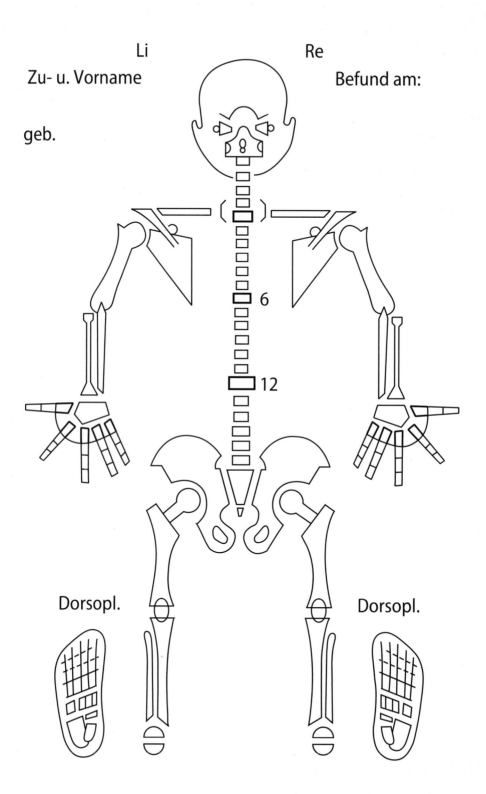

Die Basisuntersuchungen

7 LBH-Region (Lendenwirbelsäule, Becken-, Hüftgelenke), Knie-, Fuß- und Zehengelenke – 85
(Die Funktionskette der Beine beginnt in der Lendenwirbelsäule)

8 Thorax (BWS und Rippen) – 275

9 Halswirbelsäule, Kopf und kraniomandibuläres System (CMS) – 311

10 HSA-Region (Halswirbelsäule, Schulter, Arm), Hand- und Fingergelenke – 365
(Die Funktionskette der Arme beginnt in der Halswirbelsäule)

LBH-Region (Lendenwirbelsäule, Becken-, Hüftgelenke), Knie-, Fuß- und Zehengelenke

7.1	Gesamtinspektion des Körpers im Stehen – 87
1	Alltagsbewegungen – 88
2	Haltung – 90
3	Körperformen – 91
4	Haut – 99
5	Hilfsmittel – 100

7.2	Untersuchung der LBH-Region im Stehen – 101
1	Inspektion – 102
2	Aktive und passive Rumpfbewegungen in 3 Ebenen – 102
3	Palpation der Beckengelenke (ISG) – 107
4	Translatorische Gelenktests (ISG) – 118
5	Muskeltest – 119

7.3	Funktionsuntersuchung der Beine aus dem Stand – 120
1	Dreiphasenhocke – 121
2	Zehenstand – 122
3	Hackenstand – 122
4	Fußaußenkantenstand – 123
5	Muskeltests – 123

7.4	Untersuchung der LBH-Region im Sitzen – 124
1	Inspektion – 125
2	Aktive und passive Rumpfbewegungen in 3 Ebenen (Regionaldiagnostik) – 126
3	Palpation der ISG und LWS (Segmentdiagnostik) – 131
4	Translatorische Gelenktests – 137
5	Muskeltests: Widerstandstests Hüftmuskeln – 138

	7.5	Untersuchung der LBH-Region in Bauchlage – 140
	1	Inspektion – 141
	2	Aktive und passive Hüft- und Kniegelenkbewegungen (Regionaldiagnostik) – 142
	3	Palpationskreis Becken dorsal: LWS-Gelenke/ Weichteildiagnostik (Segmentdiagnostik) – 146
	4	Translatorische Gelenktests – 157
	5	Muskeltests – 167

	7.6	Untersuchung der LBH-Region in Seitenlage – 171
	3	Palpation der LWS in Bewegung (Segmentbeweglichkeit) – 171
	4	Translatorische Gelenktests – 175
	5	Muskeltests (Widerstandstests Hüftmuskeln) – 176

	7.7	Untersuchung der LBH-Region in Rückenlage – 178
	1	Inspektion – 179
	2	Aktive und passive Bewegungsprüfung: Hüft- und Kniegelenke, ISG und LWS – 181
	3	Palpationskreis Becken ventral – 190
	4	Translatorische Gelenktests – 194
	5	Muskeltests – 198

	7.8	Differenzialdiagnostische Untersuchung der Beine in Rückenlage, Hüftgelenk – 205

	7.9	Untersuchung von Kniegelenk, Ober- und Unterschenkel – 207

	7.10	Untersuchung der Fuß- und Zehengelenke – 241

7.1 Gesamtinspektion des Körpers im Stehen

1 Alltagsbewegungen 1.1 Gang 1.2 Sonstige Alltagsbewegungen

2 Haltung

3 Körperformen

4 Haut

5 Hilfsmittel

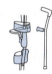

Die Gesamtinspektion umfasst die statische und dynamische Gesamtsituation und die Registrierung angeborener und erworbener Formänderungen. Sie beginnt mit dem Eintreten des Patienten in das Sprechzimmer. **Erste Gesamteindrücke registrieren:**
1. Geschlecht,
2. Alter,
3. Konstitution,
4. Physiognomie,
5. Gehabe.

Danach erfolgt die systematische Inspektion der Alltagsbewegungen.

1 Alltagsbewegungen

> 1 Alltagsbewegungen
> 1.1 Gang
> 1.2 Sonstige Alltagsbewegungen

1.1 Gang

Die wichtigste Alltagsbewegung ist der Gang. Die Inspektion des Ganges steht deshalb am Anfang der Untersuchung und **gibt den ersten dynamischen Gesamteindruck** im Rahmen der Inspektion, die im übrigen eine Ruheinspektion ist.

Der Gang besteht aus **2 Phasen**, der Standphase und der Schwungphase.

Standphase (60% der Gesamtbewegung)
Sie hat 5 Abschnitte, in denen der Fuß von der Ferse über die Außenkante bis zur Belastung des Quergewölbes und Großzehenballens abgerollt wird:
Fersenkontakt,
6. Vorfußkontakt,
7. Mittelstand (ungefähre Nullstellung aller Beingelenke),
8. Fersenabhebung,
9. Zehenabhebung.

In der Standphase macht das Becken zum Oberschenkel des Standbeins eine geringe Abduktion und Innenrotation.

Schwungsphase (40% der Gesamtbewegung)
Sie besteht aus 3 Abschnitten:
— Beschleunigung (vom Abheben des Fußes an),
— Mittelschwung,
— Verzögerung (bis zum Aufsetzen der Ferse).

Zwischen beiden Phasen liegt die Phase des Doppelkontakts, in der das Körpergewicht auf beiden Beinen ruht (25% der Gesamtbewegung der beiden vorhergenannten Bewegungsphasen). Bei schnellem Gang wird die Phase des Doppelkontakts immer kürzer, bis sie bei schnellem Lauf (Sprint) völlig ausfällt.

Bei der **Ganganalyse** achtet man von kaudal nach kranial auf die **Symmetrie von:**

— **Beinbelastung** (Schrittlänge, Gangbreite, Schnelligkeit, Koordination und Richtungsstabilität),
— **Beckenstellung,**
— **Wirbelsäulenexkursionen,**
— **Armbewegungen,**
— **Kopfstellung.**

> **Normalbefund**
> 1. **Beinbelastung**
>   Gleichlange Schritte, Schrittbreite nicht über ca. 10 cm Knöchelabstand. Symmetrische rhythmische Belastung beider Beine, seitengleiches Abrollen des Fußes. Keine Richtungsabweichung auch ohne optische Kontrolle (d. h. bei geschlossenen Augen).
> 2. **Beckenstellung**
>   Becken im Stand horizontal in der Frontalebene. Bei Abheben des Spielbeins zur Schwungphase Anheben der gleichseitigen Beckenhälfte (Trendelenburg-Phänomen) und rhythmisches Vorführen des Spielbeins bei intakter Mechanik der Beckengelenke, insbesondere der ISG (Nutation).
> 3. **Wirbelsäulenspiel**
>   Leichte konvexe Ausbiegung jeweils zur Seite des Standbeins. Bewegungsmaximum in der mittleren LWS. Geringe Gegenkrümmung in der BWS. Wechsel der Krümmungen zur Gegenseite im Gangrhythmus.

4. **Armbewegungen**
   Vorschwingen der Arme aus dem Schultergelenk kontralateral zur Schwungphase des Spielbeins. Fixierte Schulterblätter. Keine wesentliche Verschiebung des Körperschwerpunkts.
5. **Kopfstellung**
   Aufrecht, ohne wesentliche Mitbewegung.

Pathologische Befunde

Unsymmetrischer Gang (leichteste Form der Gangstörung)
Nachziehen eines Beines durch schnellere Ermüdbarkeit.
Vorkommen:
- Beginnende Hüftgelenkerkrankungen;
- Funktionsstörungen im Bereich der ISG oder der Symphyse.

Ungleiche Schrittlänge:
Verlängerung der Schrittlänge des erkrankten Beines in der Abrollphase (**Stemmhinken**), keine Ataxie.
Vorkommen:
- Störungen im Bereich der Zehengelenke, des Fuß- und Kniegelenks;
- Peronäusparese: Steppergang (hohes Anheben des Fußes, schleifende Fußspitze);
- Hamstringsparese: Genu recurvatum;
- Quadrizepsparese; Unterschenkelschwung nach vorn, Genu recurvatum.

Verkürzung der Schrittlänge des erkrankten Beines.
Vorkommen:
- Hüftgelenkkontrakturen oder Ankylosen in Flexionsstellung (**Pendelhinken**);
- Psoaskontrakturen, Rumpf- oder Hüftmuskellähmungen;
- »Kotauhinken« bei starker Hüftkontraktur mit vorgebeugtem Rumpf.

Verkürzung der Schrittlänge und flüchtiges Abrollen des erkrankten Beines zur **Belastungsminderung** (Schmerzhinken).
Vorkommen:
- Schmerzhafte Beinerkrankungen, v. a. im Bereich von Hüftgelenk und ISG, z. B. Koxitis, Perthes, Epiphyseolyse, Ischias, Claudicatio intermittens (Anamnese).
Ligamentäre Schmerzen werden beim Gehen besser.

Ungleiche Schrittbreite:
Vermehrte Schrittbreite bei langsamem, breitbeinig schleuderndem Gang.
Vorkommen:
- Bei **Störung der Tiefensensibilität** und der Kleinhirnfunktion (ataktischer Gang; torkelnd, taumelnd; hackendes Aufsetzen, hohes Anheben). **Verstärkung durch Augenschließen.**
- Bei Tiefensensibilitätsataxie (Polyneuropathie). Bei Kleinhirnataxie **keine** Verstärkung durch Augenschließen.

Verminderte Schrittbreite: Engbeiniger Gang (Adduktorenspasmus)
Vorkommen:
- Bei Spastikern (Morbus Little).

Schleppender vorsichtiger Gang
Vorkommen:
- **Entzündliche Prozesse der unteren Extremitäten** (Arthritiden, Osteomyelitis, entzündliche WS-Prozesse).

Mühsames Vorwärtsschleppen durch rasche Ermüdung und allgemeine Schwäche.
Vorkommen:
- Bei konsumierenden Erkrankungen, Morbus Addison, Myasthenie.

Uncharakteristischer Gang ist meist psychogen bedingt. Dabei oft Zittern, Schwitzen, ängstliches Verhalten.
Veränderung der Beckenstellung (Äquilibrierungshinken, Watschelgang)
Absinken des Beckens (bei gleicher Schrittlänge) zur unbelasteten Spielbeinseite (Äquilibrierungshinken), Trendelenburg-Zeichen positiv (bei leichteren Fällen nur Rumpfverlagerung zur Standbeinseite, s. auch Duchenne-Zeichen), Abb. 11.31 e, S. 498).
Ursache:
Insuffizienz der Hüftabduktoren des Standbeins durch Annäherung von Ursprung und Ansatz des Glutaeus medius und minimus.

Vorkommen:
- Kongenitale Hüftgelenkluxationen (bei Doppelseitigkeit: Watschelgang), Coxa vara;
- Koxarthrose;
- abflachende Hüftkopfprozesse (z. B. Perthes, Hüftkopfnekrose, Epiphyseolyse);
- Frühstadien progressiver Muskeldystrophie (zusammen mit lordotischer Beckenkippung und Hyperlordose der LWS), Polyneuritis, Poliomyelitis.

Beckenhebung durch mangelnde Gelenkbeugung, schleifende Fußsohle (Schleifgeräusche); langsam federnder Gang (**Spastikergang**).
Vorkommen:
- Diplegia spastica (Beinüberkreuzungstendenz),
- amyotrophe Lateralsklerose,
- spastische Spinalparalyse,
- multiple Sklerose (mit Intentionstremor der Beine),
- Heimiplegie (Zirkumduktion des gestreckten Beines).

Vordrehen des Beckens und Vorschwingen des Schwungbeins **unter starker Anhebung der Beckenhälfte** und mit vergrößerter Schrittbreite (**Versteifungshinken**).

Vorkommen:
- Hüft- oder Kniegelenkversteifungen (Arthrodese, Ankylose),
- Hemiplegie,
- Prothesenträger.

1.2 Sonstige Alltagsbewegungen

Richtig koordinierte Bewegungen führen bei geringstem Kraftaufwand zu harmonischem Bewegungsspiel. Die Bewegung ist geschmeidig, d. h. ästhetisch und koordiniert.

Testvorschläge zur Analyse fehlerhafter Bewegungsstereotype (nach Lewit u. Janda):
1. Für die **LWS**:
   Im Stehen einen Gegenstand aufheben und auf einen hohen Schrank legen.
   (Rumpfbeuge und Aufrichten zur vollen Streckung.)
2. Für die **BWS**:
   Im Sitzen einen Gegenstand hinter sich in Kopfhöhe ablegen.
3. Für die **HWS**:
   Kopfwendung und Kopfkreisen.
   Ferner:
4. Ankleiden, Auskleiden, Hinsetzen, Aufstehen, Hinlegen, Aufsetzen.
5. Typische Arbeitsstellungen und -bewegungen.

2 Haltung (Abb. 7.1 a, b)

2	Haltung

Haltung ist (körperlich) die dynamische Erhaltung der aufrechten Stellung des Körpers bei normal geformtem Rumpf und Extremitäten sowie frei beweglichen Wirbelsäulen- und Extremitätengelenken. Die Muskulatur wird dabei wenig belastet. Die größte Muskelaktivität findet sich in der Nacken- und in der Wadenmuskulatur, und zwar als tonische Aktivierung im Triceps surae und phasisch in den anterolateralen Beinmuskeln als sichtbares Sehnenspiel auf dem Fußrücken.

Haltung ist (psychosomatisch) geistige und körperliche Behauptung des Menschen im Schwerefeld der Kräfte.

Die Haltung wird im Stehen und Sitzen untersucht (s. auch B/LBH/1, S. 125).

Kriterien für die körperliche Haltung
1. Statische Achsen von Wirbelsäule und Extremitäten,
2. Beckenstellung,

7.1 Gesamtinspektion des Körpers im Stehen

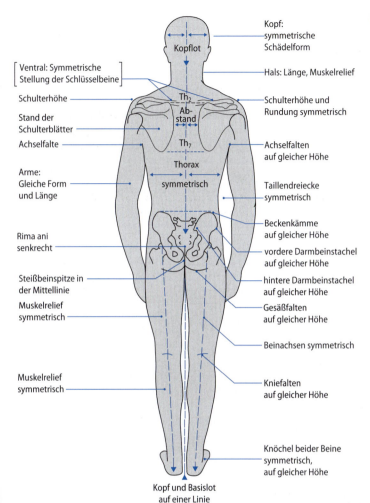

Abb. 7.1a. Gesamtinspektion dorsal

3. WS-Form in Frontal- und Sagittalebene,
4. Thoraxform (s. B/Thorax/1.1),
5. Stellung des Schultergürtels und der Arme,
6. Form und Stellung von Kopf und Hals.

3 Körperformen (Abb. 7.1 a, b)

3	Körperformen

Die Untersuchung von Haltung und Körperformen kann zusammen vorgenommen werden, da Haltungsabweichungen auch die Körperkonturen verändern.

Untersuchungsablauf

Der Patient ist völlig entkleidet bis auf Slip oder kurze Unterhose. Seitliche Beleuchtung verdeutlicht Asymmetrien und Veränderungen des Muskelreliefs. Der Untersucher befindet sich in einem Abstand von 2–3 m (Ferninspektion).

Die **Untersuchung erfolgt von kaudal nach kranial**. Anhand der vorher beschriebenen Kriterien für die körperliche Haltung soll die Ferninspektion von Haltung und Körperformen folgende Fragen beantworten:

1. Liegen Abweichungen von den normalen Körperproportionen vor?
2. Bestehen **Asymmetrien zur Medianebene** durch
   - Beinlängendifferenz, Beckenschiefstand?
   - Abweichungen von den statischen Achsen (WS-Achsen, Beinachsen)?
   - Rotationsstellung der Beine?
   - Formveränderungen an Beinen oder Armen?
3. Form und Stellung des Rumpfes?
4. Form und Stellung von Schultergürtel und Armen?
5. Form und Stellung von Hals und Kopf?

Normalbefund (Abb. 7.1 a, b)

1) Körperproportionen (nach Klein-Vogelbach)

Die Halbierungslinie der Gesamtkörperlänge liegt annähernd in Höhe der Trochanterspitzen der Hüftgelenke bzw. der Symphyse. Die Oberlänge wird gemessen vom höchsten Punkt des Schädels bis zum unteren Symphysenpol, die Unterlänge geht von dort bis zur Fußsohle (Abb. 7.1 b).

▼

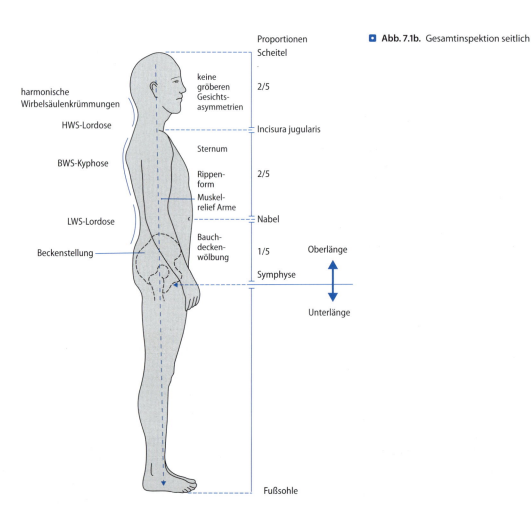

Abb. 7.1b. Gesamtinspektion seitlich

Die **Oberlänge** kann unterteilt werden in:
- Abstand Symphyse – Nabel = 1/5
- Abstand Nabel – Incisura jugularis = 2/5
- Abstand Incisura jugularis – Scheitel = 2/5

Im **Stand** liegt also die Körpermitte etwa in Höhe der Symphyse. Die **Sitzhöhe** beträgt etwa die Hälfte der Gesamthöhe (52:48).
Der größte frontale Thoraxdurchmesser entspricht ungefähr dem Abstand der beiden Trochanteren voneinander. Der Abstand des rechten vom linken Hüftgelenk beträgt etwa die Hälfte des Abstandes des rechten vom linken Schultergelenk. Die Länge des Fußes entspricht annähernd dem größten sagittalen Thoraxdurchmesser.

2) Asymmetrien zur Medianebene

Untersuchungsstellung: Zwanglose Haltung, Füße in ca. 20 cm Abstand parallel gestellt, gleichmäßige Belastung beider Beine.
- **Gleiche Länge der Beine**. Knöchel, Kniegelenk-, Gesäßfalten auf gleicher Höhe.
- **Statische Achsen**

Beinachse in der Frontalebene: Durch die Mitte der Leistenbeuge, Kniescheibe, Knöchelgabel, 2. Zehe.
Beinachse in der Sagittalebene: Trochanter major, Mitte des Kniegelenks, Os naviculare pedis.
Der Oberschenkelschaft steht zur frontalen Beinachse in einem Winkel von ca. 10° (physiologisches X-Bein, Malleolenabstand bis 4 cm). Bei Frauen ist durch das breitere Becken der Winkel größer.
Physiologisches O-Bein beim Neugeborenen (oft durch Flexion im Knie und Außenrotation der Hüfte nur vorgetäuscht).
Physiologisches X-Bein doppelseitig im 2.–6. Lebensjahr.
WS-Achse in der Frontalebene: Lotlinie durch Protuberantia occipitalis externa und Processus spinosus S1.
WS-Achse in der Sagittalebene: Lotlinie durch Gehörgang, Processus spinosus C7 und L5, dorsal von der Hüftgelenkquerachse zum Os naviculare pedis.
- **Rotationsstellung der Beine** durch Antetorsion des Schenkelhalses zur Frontalebene von 12°. Bei maximaler Innenrotation des Oberschenkels ist die Antetorsion ausgeglichen.
- **Konturen der Gelenke und Muskelreliefs** seitengleich.
- **Beckenstellung horizontal**. Das bedeutet im Einzelnen:

Frontalebene: Hintere und vordere Darmbeinstachel sowie Beckenkämme jeweils auf gleicher Höhe.
Sagittalebene: Symphyse etwas unterhalb der Steißbeinspitze (Winkel Promotorium/Symphyse zur Horizontalen ca. 60°).
Transversalebene: Keine Beckenrotation. Beckenkämme, vordere und hintere Darmbeinstachel sowie das Kreuzbein stehen jeweils in der entsprechenden Frontalebene. Konturen (Weichteilzeichen): Symmetrisches Relief der Glutäen, Rima ani in der Mittellinie, Gesäßfalten auf gleicher Höhe. Vergleich der Befunde im Sitzen und in Bauchlage erforderlich.

3) Rumpfkonturen

Die Rumpfkonturen hängen überwiegend von der Beckenstellung und der Form der Wirbelsäule in der Frontal- und Sagittalebene ab.
Frontalebene. Gerader Wirbelsäulenaufbau, keine Skoliose, symmetrisches Muskelrelief und Taillendreiecke, symmetrischer Thorax (s. B/Thorax 1.1, S. 277).
Sagittalebene. Harmonische Wirbelsäulenkrümmungen, straffe Bauchdecken.
Transversalebene. Keine Rumpf- oder Beckentorsion. Keine Skoliose.
Auch wenn die Dornfortsätze auf einer Linie liegen, kann eine Skoliose vorhanden sein. Diese ist dann an den asymmetrischen Wölbungen des Rumpfes (Rippenbuckel, Lendenwulst) erkennbar, bei leichteren Verkrümmungen allerdings erst nach Vorbeugen des Rumpfes.

4) Schultergürtel und Arme

Arme von gleicher Form und Länge, parallel zum Rumpf.
Schultern und Achselfalten auf gleicher Höhe, symmetrische Rundung.
Schlüsselbeine horizontal im Winkel von 60° zur Sagittalebene (Medianebene).
Schulterblätter auf gleicher Höhe, Oberrand in Höhe von Th2.

Margo medialis und kaudaler Pol etwas von der Thoraxwand abgehoben. Seitengleicher Abstand von der Dornfortsatzreihe (ca. 5 cm, kaudaler Pol etwa in Höhe von Th7).

5) Hals und Kopf
Form des Halses. Hals gerade, Muskelrelief symmetrisch.
Kopfstellung. Kopf aufrecht. Kopf- und Basislot auf einer Linie. (Kopflot: Protuberantia occipitalis externa/Processus spinosus S1; Basislot: Mittellinie zwischen beiden Innenknöcheln).
Schädelform symmetrisch, keine Größenabweichung.
Gesicht. Keine gröberen Gesichtsasymmetrien oder Störungen der mimischen Muskulatur.

> **Pathologische Befunde**

1) **Körperproportionen: Wachstumsanomalien**
- **Vermehrtes Rumpfwachstum:** hypophysärer Riesenwuchs.
- **Vermehrtes Beinwachstum:** eunuchoider Hochwuchs mit Hypoplasie der Genitalien und Atrophie des Unterhautfettgewebes: Marfan-Syndrom (Spinnenfinger).
- **Verlängerter Rumpf**, verkürzte Extremitäten, Kurzhals, Bärentatzenhände, Schuppenhaut, Borstenhaar: hypothyreotischer Zwergwuchs.
- **Verlängerter Rumpf**, lordotisches Becken, Crura vara, kurze Beine: Chondrodystrophie (kongenitale Systemerkrankung, z. B. Liliputaner).
- **Vermindertes Längenwachstum ohne** Proportionsstörung: primordialer Zwergwuchs.
- **Vermindertes Längenwachstum mit** Hypogenitalismus.
- **Enchondrale Dysostosen** (genbedingte Schädigung)
  – Dysproportionierte Form: Dorsolumbale Kyphose, oft mit Skoliosen und Platyspondylien (Typ Morbus Brailsford-Pfaundler-Hurler).
  – Proportionierte Form: Multiple symmetrische Wirbelwachstumsstörungen, WS-Kyphosierungen (Typ Ribbing-Müller).
- **Erworbener Zwergwuchs** durch Rachitis, Osteomalazie, Osteoporose, Spondylitiden, Skoliosen, Kyphoskoliose.

2) **Asymmetrien zur Medianebene durch:**
- Beinlängendifferenz,
- Abweichung von den statischen Achsen,
- Rotationsstellung der Beine,
- Konturveränderungen,
- Beckenfehlstellung.

Beinlängendifferenz
a) **Beinverkürzung**
Anatomisch kürzeres Bein:
- Wachstumsdifferenz,
- einseitiger Knick-/Senkfuß (Standbein bei Stehberufen),
- Traumen (Schenkelhalsfrakturen, Ober- und Unterschenkelfrakturen),
- Prozesse mit Abflachung des Hüftkopfs (Perthes, Koxitis, Hüftkopfnekrosen und Epiphyseolyse),
- Paresen (z. B. Poliomyelitis).

Funktionell kürzeres Bein:
- Fehlstellung im Iliosakralgelenk infolge Dorsalrotationsstellung des gleichseitigen Iliums oder ventral-kaudaler Rotation des Sakrums um die »Sakrumschrägachse«,
- Muskelverkürzungen (Psoasverkürzung der gleichen Seite, Quadratus-lumborum-Verkürzung der gleichen Seite),
- Gelenkkontrakturen: Beugekontrakturen im Kniegelenk mit Beckentiefstand der kontrahierten Seite,
im Hüftgelenk mit Beckentiefstand der kontrahierten Seite,
Abduktionskontraktur des Hüftgelenks mit Beckentiefstand der gleichen Seite und Hochstand der Gegenseite.

b) **Beinverlängerung (funktionell längeres Bein)**
- Adduktionskontraktur des Hüftgelenks mit Hochstand der kontrahierten Seite,
- Spitzfuß mit funktioneller Beinverlängerung und Hochstand der kontrahierten Seite.

Abweichungen von den statischen Achsen
- Abweichungen von den statischen Achsen bedeuten vermehrte Beanspruchung der posturalen Muskulatur und fehlerhafte Gelenkbelastung.
- Abweichungen von den **statischen Beinachsen** kommen vor bei O- und X-Beinen. Sie verursachen dann statisch muskuläre Beschwer-

7.1 Gesamtinspektion des Körpers im Stehen

den (Stehberufe) und Fußdeformitäten z. B. als Defektheilung nach Frakturen.
Messung: Füße parallel stellen.
- X-Beine: Knöchelabstand bei Knieberührung messen.
- O-Beine: Kniekondylenabstand bei Malleolenberührung messen.
- Bei Kleinkindern Umrisszeichnung machen (im Sitzen mit gestreckten, nicht rotierten Beinen) und ausmessen.

- **Einseitiges X-Bein:** Kongenital, Epiphysenstörung, traumatisch, als Kompensation einer Adduktionskontraktur im Hüftgelenk.
- **Einseitiges O-Bein:** Epiphysenstörung, Rachitis, hormonell in der Menopause.
- **Genu recurvatum:** Bänderlockerung, Epiphysenschädigung, Spitzfußkompensation.

Rotationsstellung der Beine

Vermehrte Außenrotationsstellung eines oder beider Beine:
- Dorsalrotation des Os ilium im ISG,
- Psoasverkürzung und Reizzustände im Psoasbereich (Moser-Zeichen),
- Beugekontraktur im Hüftgelenk (Koxarthrosen) mit Flexion und Adduktion,
- Luxatio coxae congenita (Trochanterstand im Seitenvergleich prüfen),
- Retrotorsion des Hüftkopfes.

Vermehrte Innenrotation (meist beidseitig) bei vergrößertem Antetorsionswinkel, verbunden mit einer Hyperlordose.

Konturveränderungen

Konturveränderungen von Beingelenken deuten auf Gelenkschwellungen, Ergüsse oder Knöchelödeme hin. »Dicke Beine« sind eine distale Verdickung unbekannter Ätiologie.

Konturveränderungen des Muskelreliefs treten auf bei
- **Muskelhypertrophien:**
Kongenitale Muskelhypertrophie, einseitig als Arbeitshypertrophie oder durch Tumoren; Gnomenwaden;
- **Muskelatrophien:**
Inaktivitätsatrophie durch Ruhigstellung, z. B. posttraumatisch, durch Muskelerkrankungen, am Oberschenkel bei Kniegelenkerkrankungen, z. B. Atrophie des Vastus medialis bei Meniskopathie. Ursache können auch Paresen peripherer Nerven sein, z. B.
  - an der Vorderseite der Oberschenkel des N. femoralis, L_2–L_4 (Quadriceps femoris, Sartorius),
  - an der Innenseite der Oberschenkel des N. obturatorius, L_2–L_4 (Adduktoren),
  - an der Rückseite der Oberschenkel des N. ischiadicus, L_4–S_3 (Knieflexoren),
  - an Unterschenkeln und Füßen (Fußflexoren und Extensoren).
- **Dellen:**
Bei ausgedehnten Rupturen von Muskeln oder Sehnen, z. B.
  - oberhalb der Patella Ruptur des Rectus femoris,
  - oberhalb der Ferse Ruptur des Triceps surae.

> Vermehrtes Sehnenspiel bei geschlossenen Füßen und Steigerung bei geschlossenen Augen weisen auf eine Koordinationsstörung hin, die bis zur Ataxie gehen kann. Sehnenspiel bei breitbeinigem Stehen ist immer ein Zeichen für Ataxie.

Beckenfehlstellung

Die Beckenstellung wird in der **Frontalebene** durch die Länge der Beine bestimmt. Eine Beinlängendifferenz (anatomisch oder funktionell) verursacht eine Beckenschräge und damit eine skoliotische Abweichung der Wirbelsäule in der Frontalebene.

In der **Sagittalebene** bestimmen morphologische Veränderungen am Hüftgelenk sowie Dysbalancen der zur Verkürzung neigenden posturalen (Psoas und Erector trunci) und der hierdurch abgeschwächten phasischen (Glutäen und Bauchmuskeln) Muskeln die Beckenstellung. Auch morphologische Störungen im lumbosakralen Übergang (hohes Assimilationsbecken, Sacrum acutum) beeinflussen die **Beckenstellung.** Diese wiederum **beeinflusst die Rumpfkonturen und Wirbelsäulenform.**

Die zuvor beschriebenen Veränderungen wirken sich häufig auch in der **Transversalebene** aus:

Befunde bei Beckenfehlstellung in der:
Frontalebene:
- Hinterer und vorderer Darmbeinstachel einseitig tiefer stehend bei anatomisch kürzerem Bein.
- Kontralateraler Hoch- bzw. Tiefstand der Darmbeinstachel bzw. des Beckenkamms bei funktionell kurzem Bein.
Vorkommen: s. A/LBH/3.1 (S. 131).
- Seitverschiebung des Beckens bei Lendenskoliosen (kongenital oder durch Blockierungen) oder durch ISG-Verschiebung (Gegennutation) mit Beinlängendifferenz. Die Verschiebung erfolgt zur Seite des längeren Beines.

Sagittalebene:
- »Lordosiertes« Becken: Es hat ein mehr horizontal stehendes Sacrum (acutum), d. h. ein Kreuzbein mit vermehrter Lordosierung der LWS und tiefstehender Symphyse. Die Rumpfstrecker werden vermehrt beansprucht. Die Hüftgelenke sind stärker belastet mit Neigung zur Koxalgie und Koxarthrose (Koxarthrosebecken nach Gutmann).
- »Kyphosiertes« Becken: Es hat eine abgeflachte bzw. aufgehobene Lendenlordose und ein steilstehendes Kreuzbein (s. auch bei 3, Rumpfkonturen). Die Federung in der WS ist vermindert, die Bandscheiben werden dadurch mehr belastet (Osteochondrosebecken nach Gutmann).

Transversalebene:
- Ungleicher Stand der unteren lateralen Kreuzbeinwinkel in der Transversal- und Frontalebene durch Flexion oder Rotation des Sakrums um die schräge Sakrumachse (Diagonalachse) (Abb. 7.31, S. 151).
Dieser Befund ist allerdings meist nur durch Palpation zu erheben und wegen der zahlreichen kongenitalen Formänderungen am Sakrum unsicher.

Konturveränderungen der Glutäen (Weichteilzeichen):
Einseitige Reliefabflachung bei ISG-Blockierung der gleichen Seite;
- Rima ani schräg verlaufend (Hinweis auf mögliche Sakrumfehlstellung);
- untere Gesäßfalten auf verschiedener Höhe bei Fehlstellungen im Hüftgelenk, z. B. Luxatio coxae congenita, oder bei abgeschwächter Glutäalmuskulatur.
Weichteilzeichen sind unsichere Zeichen!

3) **Rumpfkonturen**

Wirbelsäulenveränderungen
Frontalebene. Skoliosen, d. h. asymmetrische Taillendreiecke, die konkavseitig vertieft, konvexseitig abgeflacht sind, Rippen- und Lendenwulst. Skoliosen kommen vor als
- statische Skoliosierungen durch Beckenschiefstand bei anatomisch oder funktionell kurzem Bein;
- Schmerzskoliosierungen durch Wirbelblockierung, Bandscheibenprotrusion oder -prolaps;
- kongenitale Skoliosen (dann oft auch Rippenbuckel im BWS-Bereich), idiopathische Skoliosen,
- Skoliosen durch Paresen bzw. Muskeldefekte,
- posttraumatische Skoliosen bei Wirbelverletzungen.

Sagittalebene. Die physiologischen Schwingungen der Wirbelsäule können vermehrt (Hohlkreuz, Rundrücken) oder vermindert (Flachrücken) sein.

Für die Haltung ist außerdem die **Höhe der Krümmungsscheitel** von entscheidender Bedeutung. Bei normalen **Wirbelsäulenkrümmungen** liegt der Scheitelpunkt in der HWS bei C3/C4, in der BWS bei Th5/Th6 und in der LWS bei L3/L4.

Haltungsveränderungen ergeben sich aus der Kranial- oder Kaudalverschiebung dieser Scheitelpunkte, wobei durch Funktionsprüfung geklärt werden muss, ob die Verschiebung eine morphologische oder funktionelle Ursache hat.

Abweichungen der Krümmungsscheitel kommen vor an der
- HWS nach kaudal bei Hypermobilität;
- BWS nach kranial bei Bechterew, Osteoporose, Osteomalazie;
nach kaudal bei Haltungsrundrücken, Adoleszentenkyphose (Scheuermann);
- LWS nach kranial bei Blockierungen im lumbosakralen Übergang, lumbalem Scheuermann;
nach kaudal bei Sponylolisthese.

Zur **Hohlkreuzbildung** mit tiefstehender Symphyse kommt es bei

- Spondylolisthesen (bei ausgeprägten Formen Querrinne und Stufenbildung oberhalb des Sakrums);
- Muskeldysbalancen im Beckenbereich durch
  - a) Muskelverkürzung (Psoas/Erector spinae),
  - b) abgeschwächte Muskulatur (Glutäen/Bauchmuskeln) bei allgemeiner Bindegewebsschwäche;
  - meist liegt eine Kombination von a und b vor;
- Hüftkontraktur durch entzündliche oder degenerative Hüftgelenkprozesse.

Ein **Flachrücken** (Abflachung aller WS-Schwingungen) tritt auf
- bei Wirbelblockierungen (Prolapsen) oder
- konstitutionell (häufig verbunden mit lumbosakraler Assimilationsstörung).

Eine **vermehrte Brustkyphose** ist zu beobachten bei fixiertem
- Rundrücken, Scheuermann,
- Bechterew, Spondylitiden, Osteoporose.

Transversalebene. Rumpf- oder Beckentorsion (Blick von oben) bei Wirbelsäulen- oder ISG-Blockierungen, Hüftkontrakturen durch entzündliche oder degenerative Hüftgelenkprozesse oder durch Paresen. Skoliosen.

Bauchdeckenveränderungen
Generelle Vorwölbungen: Fetthängeleib schürzenförmig über den Rand der Symphyse hängend, oft kombiniert mit muskulärem Hängeleib. Dabei stärkste Vorwölbung in Nabelhöhe. Keine Korrekturmöglichkeit durch Kontraktion der Bauchmuskeln. Dadurch »lordosiertes« Becken und Hyperlordose der LWS.

Einseitige Flankenvorwölbungen bei Lähmungen und Skoliosen, Froschbauch, Aszites.
Lokale Vorwölbungen:
- Schenkelhernien (DD: Lymphknoten, Senkungsabszess),
- Leistenhernie (»weiche Leiste«, nur palpabel),
- Hodenbruch (DD: Hydrozele),
- Nabelhernie,
- Rektushernie (gastrische Hernie), Rektusdiastase,
- Narbenhernie.

Test auf Haltungsschwäche
Bei Anzeichen einer Haltungsschwäche kann bei Kindern am Ende der Inspektion eine Funktionsprobe zur Prüfung der Leistungsfähigkeit der Rückenstrecker angeschlossen werden.

Armvorhalteversuch nach Matthiaß zur Untersuchung auf Haltungsschwäche. Der P steht in aufgerichteter Haltung mit nach vorne ausgestreckten Armen. Gemessen wird die Zeit, während der die Arme ohne Änderung der Wirbelsäulenkrümmungen in dieser Stellung gehalten werden können.

> **Normalbefund**
> Die Haltung kann mindestens 30 s beibehalten werden.

> **Pathologischer Befund**

Vorzeitige Änderung der Haltung durch Rückverlagerung des Thorax mit Vermehrung der Lendenlordose und Absinken der Arme spricht für Haltungsschwäche.

4) Schultergürtel und Arme
Arme
Dysmelien, Lähmungen.

Schultern
- **Hochstand:**
  - Hypertonus der Schulterblattheber, Trapezius (Pars descendens bzw. Levator scapulae),
  - Parese der Schulterblattsenker, Trapezius (Pars ascendens) bzw. Serratus anterior, BWS-Skoliose auf der Konvexseite, Sprengel-Deformität (einseitig).
- **Konturveränderungen:**
  - Verdickung bei Ergüssen (traumatisch, entzündlich) und Tumoren;
  - Abflachung bei Paresen des Deltoideus (N. axillaris), Inaktivitätsatrophie;
  - Deformierung bei Luxationen;

– Ventralverlagerung bei labiler Haltung, Scheuermann, Alterskyphosen.

Veränderungen der Klavikulastellung und -konturen (vorgezogene Schultern) bei Klavikulafrakturen und Luxationen.

Vertiefung der Fossa supra- und infraclavicularis (Salznäpfe) bei labiler Haltung (Verschiebung der Klavikula in der Transversalebene).

Abflachung der Fossae bei entzündlichen und tumorösen Prozessen.

Veränderungen der Skapulastellung und -konturen
- **Scapula alata** (abgehobener Margo medialis und Angulus inferior) bei
    - Serratusparese,
    - abgeschwächten Schulterblattfixatoren (Pars transversa des Trapezius und Rhomboidei),
    - Kontraktur des Pectoralis major (»schlechte Haltung«).
- **Vermehrte Außenrotationsstellung** (Angulus caudalis nach lateral) bei Parese des Pectoralis minor der Rhomboidei und/oder des Levator scapulae.
- **Vermehrte Innenrotationsstellung** (Angulus caudalis nach medial) bei Parese des Trapezius (Pars descendens) und/oder Serratus anterior (Pars inferior).
- Hervortreten der Spina scapulae bei Paresen von Supra- und/oder Infraspinatus mit Muskelatrophie.

5) Hals und Kopf

Form des Halses
- Kurzhals bei Schulterhochstand tritt konstitutionell auf bei Klippel-Feil-Syndrom (multiple Missbildung im Bereich der WS mit Block- und Keilwirbelbildung).
- Asymmetrien können durch »Drüsenschwellung« verursacht sein, z. B. Struma (Schilddrüse) oder Lymphknotenschwellung bei Morbus Hodgkin.

Kopfstellung. Schiefhals = Seitneigung und Rotation des Kopfes zur gleichen Seite:
- bei Wirbelblockierungen in Divergenzstellung auf der neigungsabgewandten Seite;
- muskulärer Schiefhals mit Kopfrotation zur Gegenseite, meist mit Gesichtsasymmetrie: kongenital;
- okulärer Schiefhals durch Augenmuskelfehler;
- durch entzündliche Veränderungen im Halsbereich;
- durch Lähmungen der Halsmuskulatur;
- durch Zwangshaltungen bei meningealen Irritationen;
- bei beginnendem Morbus Parkinson;
- durch Muskeldystrophien bei Kindern.

Schädelform
- **Kongenitale Asymmetrien:** Meist bei WS-Asymmetrien, besonders an der Schädelbasis und den Kopfgelenken, Aplasien und Dysplasien an den Kopfgelenken; Basilarimpression usw.
- **Traumatische Defekte:** Narben, knöcherne Defekte.
- **Größenabweichungen:** Mikro-, Makrocephalus, Hydrocephalus externus, Turmschädel, Quadratschädel (Rachitis).
- **Gesichtsasymmetrien oder Störungen der mimischen Muskulatur**
    - Fazialisparesen: Ptosis, hängender und zur Lähmungsseite vorgezogener Mundwinkel, einseitige Gesichtsstarre.
    - Okulomotoriuslähmung: Ptosis, Strabismus, unterschiedliche Pupillenweite.
    - Parkinson: Mimische Starre, Blinzeln, Speichelfluss, Salbengesicht.
    - Chorea: Wechselhaftes Grimmasieren.
    - Myasthenie: Schlaffe Züge durch Atrophie der Gesichtsmuskulatur.
    - Angioneurotisches Ödem (Quincke): Einseitige Schwellung des Auges oder der Lippe.

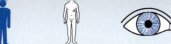

4 Haut

4 Haut

> **Pathologische Befunde**

Erwähnt werden hier v. a. **Hautveränderungen,** die mit Erkrankungen des Bewegungsapparats oder Beschwerden in diesem Bereich in Zusammenhang stehen können.

1) **Durchblutungsänderungen**
- Blasse, gelblich wachsartige Haut (einseitig an den Extremitäten) **bei arteriellen Verschlüssen.** Blasse, leicht zyanotische oder marmorierte Haut (an Händen und Füßen oft kalt und feucht) **bei vegetativ labilen** Patienten.
- Blasse Haut bei **lokalen Durchblutungsstörungen** und bei Blutarmut (Anämie), Schock (Vasokonstriktion) und chronischen entzündlichen Erkrankungen (Nephritis, Endokarditis).
- Bläuliche Haut (Zyanose) **bei dekompensierter Zirkulation und Atmung.**
- Bläuliche, glatte, gespannte und glänzende Haut bei rheumatoider Arthritis im entzündungsfreien Intervall, Sudeck-Dystrophie.
- Rötung und Schwellung der Haut **bei Entzündungen.**
- Weitere angiologisch bedingte Hautveränderungen finden sich bei den angiologischen Zusatzuntersuchungen (s. S. 556).

2) **Hautveränderungen,** die mit Gelenkerscheinungen einhergehen können:
- **Erythema nodosum:** Schmerzhafte Knoten mit Farbänderungen wie bei einem Hämatom. Es kommt meist symmetrisch an den Unterschenkeln, v. a. bei Frauen, vor. Es handelt sich um eine Überempfindlichkeitsreaktion (Streptokokken, Tbc, Arzneimittelallergie).
- **Psoriasis:** Scharf begrenzte hyperämische Flecken mit wechselnden silbrig-weißen Schuppenauflagerungen, besonders an den Streckseiten der Extremitäten (Knie/Ellenbogen) über der Sakralregion, an der behaarten Kopfhaut und an den Nägeln. Bevorzugter Gelenkbefall: Finger- und Zehengelenke, Kniegelenke (Arthropathia psoriatica).

3) **Traumatische Veränderungen.** Narben (Verletzungen, Operationen) oder abgeheilte entzündliche Prozesse, Fisteln.

4) **Entzündliche Veränderungen.** Pusteln, Pickel, Bläschen können auf eine Irritation des Dermatoms hinweisen, z. B. bei Herpes zoster.

5 Hilfsmittel

> **5 Hilfsmittel**

- **Prothesen** werden als Gliederersatz verwendet.
- **Schienen** und Schienenhülsenapparate haben entweder Stütz- oder Korrekturfunktion.
- **Bandagen und Korsette** dienen der Stützung oder teilweisen Ruhigstellung und Entlastung von Wirbelsäule oder Gelenken.
- **Orthopädische Schuhe** oder Schuhänderungen (Verkürzungsausgleich) korrigieren Fußdeformierungen oder Beinlängendifferenzen.

7.2 Untersuchung der LBH-Region im Stehen

1	Inspektion (s. Gesamtinspektion)	

2	**Aktive und passive Rumpfbewegungen in 3 Ebenen** (Regionaldiagnostik)
2.1	Sagittalebene: Ventral- und Dorsalflexion
2.2	Frontalebene: Lateralflexion
2.3	Transversalebene: Rotation

Bewegungsprüfung

3	**Palpation der Beckengelenke (ISG): Palpation in Ruhe**
3.1	Beckenstellung: Palpation in Bewegung: Gelenkspieltestung in beiden ISG
3.2	Vorlaufphänomen (ISG) (Standing-flexion-Text) Einseitige Gelenkspieltestung
3.3	Rücklaufphänomen (ISG) »Spine-Test«
3.4	Beckensenkung (LWS) (Hip-drop-Test)
3.5	Lateral-shift-Test (ISG)

4	**Translatorische Gelenktests (ISG)**
4.1	Traktion der LWS
4.2	Kompression der LWS

5	**Muskeltests**
5.1	Erste Phase: Trendelenburg-Phänomen (Hüftgelenkabduktoren)
5.2	Zweite Phase: Maximale Flexion von Hüft- und Kniegelenk, Rücklaufphänomen (Hüft- und Kniegelenkmuskeln)

1 Inspektion

> **1 Inspektion** (s. Gesamtinspektion)

Die Inspektion der statischen und dynamischen Gesamtsituation wurde bereits im Abschnitt »Gesamtinspektion« beschrieben.

2 Aktive und passive Rumpfbewegungen in 3 Ebenen

> **2 Aktive und passive Rumpfbewegungen in 3 Ebenen** (Regionaldiagnostik)
> 2.1 Sagittalebene: Ventral- und Dorsalflexion
> (◘ Abb. 7.2 d–f)
> 2.2 Frontalebene: Lateralflexion
> (◘ Abb. 7.3 a–c)
> 2.3 Transversalebene: Rotation

Bewegungsprüfung

Die aktiven und passiven Rumpfbewegungen geben eine Übersicht über die Gesamtbeweglichkeit der Wirbelsäule. Sie werden in allen 3 Bewegungsebenen ausgeführt.

Ausgangsstellung. Aufrechte Körperhaltung, Füße parallel mit 2 Fußbreiten Abstand, Kniegelenke gestreckt.

Ausführung. Die Bewegungen führt der Patient mit hängenden Armen aus, so dass die **Fingerspitzen bei Ventralflexion als Messmarken benutzt** werden können. Am Ende der aktiven Bewegung (relativer Stopp, s. ◘ Abb. 7.2 a, 7.2 d) gibt der U am Becken einen leichten (fixierenden) Halt, v. a. wenn schmerzhafte Bewegungseinschränkungen vorliegen, und führt mit der anderen Hand den Rumpf durch **Nachfedern bis zum Ende der passiven Beweglichkeit (absoluter Stopp,** s. ◘ Abb. 7.2 b, 7.2 e). Er prüft dabei das Endgefühl und registriert Art- und Ausstrahlung eines evtl. auftretenden Schmerzes.

Bei der **Ventralflexion mit gebeugten Knie- und Hüftgelenken** (◘ Abb. 7.2 c) kann eine (schmerzhafte) Behinderung durch Verkürzung der Ischiokruralmuskulatur sowie des Triceps surae weitgehend ausgeschaltet werden. Die Ventralflexion des Rumpfes wird dann vermehrt durch Divergenz der Wirbelbogengelenke in der LWS ausgeführt, da das **Becken durch Kokontraktion** der hier inserierenden Muskeln weitgehend **fixiert** ist.

Bei der **Dorsalflexion** mit gebeugten Kniegelenken (◘ Abb. 7.2 f) kommt es ebenfalls infolge Fixation des Beckens in Ventralflexion durch den Rectus femoris zu einer früheren und vermehrten Bewegung (Konvergenz) in den Wirbelbogengelenken der LWS.

Bei der **Lateralflexion** (◘ Abb. 7.3 a–c) mit gespreizten Beinen wird die Seitneigung in der mittleren und oberen LWS geprüft. Dabei muss das Körpergewicht zur Stabilisation des Beckens zunächst auf die Neigungsseite verlagert werden ehe die Seitneigung erfolgt. Je weiter die Beine gespreizt sind, umso höher liegt die Bewegungsachse für die Lateralflexion. Daher wird das Segment L 5/S 1 mit geschlossenen Beinen getestet.

2.1 Sagittalebene: Ventral- und Dorsalflexion (Abb. 7.2 a–f)

Normalbefund
- **Bildung eines harmonischen Bogens** mit geringfügiger Restlordosierung über dem Kreuzbein bei Ventralflexion.
- Symmetrische paravertebrale Muskelwülste.
- Scheitelpunkt der Bewegung im Segment L 3/L 4 bei Ventral- und Dorsalflexion.
- Bei Ventralflexion außerdem verstärkte Kyphosierung bei Th 2–Th 6.
- Die Gesamtbeweglichkeit beträgt ca. 70°.
- Grobe Messung durch Finger-Boden-Abstand (FBA) möglich. Dabei kommt die größte Beugung den Hüftgelenken zu. Zu beachten ist auch der Stand des Kreuzbeins.

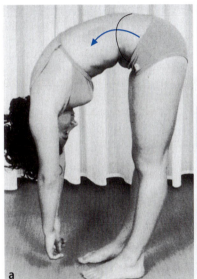
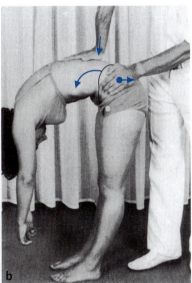
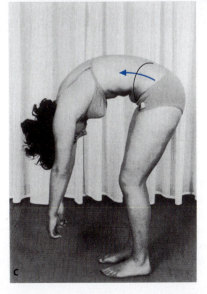

Abb. 7.2a-c. Ventralflexion. **a** Aktiv, **b** passiv, **c** vermehrte LWS-Bewegung bei verstärkter Beckenfixation durch Kokontraktion der Beckenmuskeln

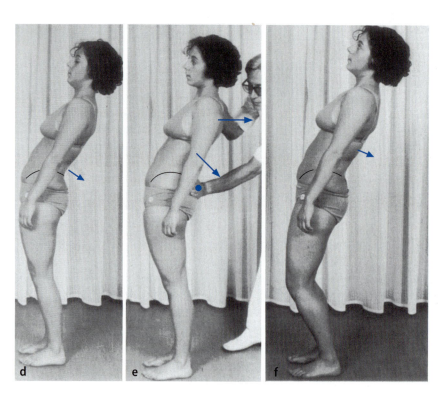

Abb. 7.2d-f. Dorsalflexion: **d** aktiv, **e** passiv, **f** vermehrte LWS-Bewegung bei verstärkter Beckenfixation durch Kokontraktion der Beckenmuskeln

Messung durch das Schober-Zeichen

Schober-Zeichen. Mit dem Bandmaß wird am aufrecht stehenden Patienten eine **10 cm lange Strecke vom Dornfortsatz S 1 nach kranial** abgemessen. Dann macht der P eine Rumpfbeuge vorwärts, und die Vergrößerung des Abstandes der beiden Messpunkte wird festgestellt.
- Normal ist eine **Vergrößerung der Messstrecke** um 4–6 cm.
  Kleinere Werte sprechen für Hypomobilität, größere für Hypermobilität in diesem Bereich.
- **In der BWS** wird ein ähnlicher Messtest angewendet.
  Ott-Zeichen. Vom Dornfortsatz C7 werden 30 cm nach kaudal abgemessen. Normal ist die Vergrößerung der Messstrecke um 8 cm.
- Der **Finger-Boden-Abstand** kann auch bei Wirbelblockierung durch vermehrte Beweglichkeit der Hüftgelenke 0 cm betragen und ist daher als Messwert für die WS-Beweglichkeit nicht exakt genug.

Endgefühl: Weich elastisch (muskulär).

> Von Erdmann wird beim Schober-Zeichen statt der Messstrecke von S 1 an aufwärts die Strecke S 5–Th 12 empfohlen, weil durch die vergrößerte Messstrecke die Fehlerbreite geringer ist und die Dornfortsätze L 5 bzw. S 1 manchmal nicht exakt palpiert werden können.

Pathologische Befunde

Asymmetrische paravertebrale Muskelwülste bei Anteflexion durch Wirbelrotation bei Skoliose.

Verminderte Beweglichkeit bei Ventralflexion
Das Kreuzbein bleibt mehr oder minder steil gestellt, die Lordose gleicht sich nicht oder nur unvollkommen aus. Ursachen:
- Divergenzblockierung in den Wirbelbogengelenken oder Bandscheibenprolaps. (Bei neural-

7.2 Untersuchung der LBH-Region im Stehen

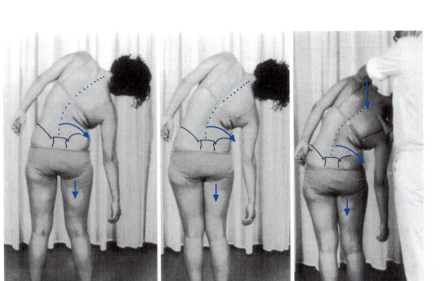

Abb. 7.3a–c. Lateralflexion (**a** obere LWS, **b** untere LWS, **c** passiv)

gischem Ausstrahlungsschmerz: Dermatomnachweis und Reflexe prüfen.)
- Die Muskelverkürzungen (myalgischer Schmerz) der Ischiokruralmuskulatur (»hamstrings«): Schmerz an der Dorsalseite der Oberschenkel, des Erector trunci: starker Schmerz paravertebral im Rücken.
- Verminderte Hüftgelenkbeweglichkeit: diffuser Ausstrahlungsschmerz in den Oberschenkel.

Vermehrte Beweglichkeit
Die ganze Hand kann auf den Boden gesetzt werden. Die Ursache ist eine allgemeine Hypermobilität.

Verminderte Beweglichkeit bei Dorsalflexion
Ursachen:
- Konvergenzblockierung in den Wirbelbogengelenken und/oder Bandscheibenprotrusion.
- Sacrum acutum,
- Morbus Baastrup (»kissing spines«),
- Blockierung der Gegennutation (Nutation nach dorsal) im ISG,
- Bewegungseinschränkung im Hüftgelenk (Hyperextension, Kapselmuster).

Deformierte Bewegung
Schraubenförmige Umschaltbewegung (»painful arc«) und/oder Seitabweichung des Rumpfes bei Ante- und Retroflexion. Eventuell auch eine Beckenrotation zur gleichen Seite und Einknicken des Kniegelenks auf der Seite eines auftretenden Ischiasdehnungsschmerzes. Ursachen:
- Wirbelblockierungen,
- Bandscheibenprotrusionen,
- Gefügelockerungen (»painful arc«).

Beim »painful arc« wird das blockierte Wirbelgelenk bzw. die Bandscheibenprotrusion vorübergehend durch die lokale Schutzfixation im Segment zum Drehpunkt der Bewegung. Die Seitabweichung entsteht entweder bei Anteflexion durch Störung der Divergenz auf der Neigungsseite oder bei Retroflexion durch Konvergenzstörung auf der neigungsabgewandten Seite.

2.2 Frontalebene: Lateralflexion

Normalbefund
Belastung des Beines der Neigungsseite (Standbein). Seitengleiche Exkursionen bis zum harmonischen Bogen, keine Abweichungen aus der Frontalebene nach ventral oder dorsal. Die Lotlinie aus der Achselfalte der bewegungsabgewandten Seite kann bis zur Analfalte verschoben werden.
Die Lateralflexion ist bei erhaltener Lendenlordose mit einer gegensinnigen Rotation der Wirbelkörper verbunden (z. B. bei Lateralflexion nach rechts mit einer Linksrotation). Der Dornfortsatz geht zur Seite der Neigung.
Die Gesamtbeweglichkeit von LWS und BWS beträgt ca. 80° (ca. 40° nach jeder Seite). Eine grobe Messung der Beweglichkeit kann durch Registrieren des tiefsten Punktes, den der Mittelfinger jeweils an der Außenseite des Beines erreicht, erfolgen. (Seitenvergleich!)
Endgefühl: Fest elastisch.

❯ Pathologische Befunde
Verminderte Beweglichkeit bei Lateralflexion
(Ein- oder doppelseitig):
- auf der Konvexseite von Skoliosen,
- durch Muskelkontrakturen (Erector trunci, Quadratus lumborum) auf der neigungsabgewandten Seite,
- bei Wirbelblockierungen oder Bandscheibenprotusionen,
- bei Spondylolisthesen, Bechterew,
- bei Prozessen im Iliosakralgelenk.

Bei Hüftgelenkprozessen ist die gleichseitige Lateralflexion oft ebenfalls schmerzhaft behindert (vermehrte Gewichtbelastung).

Vermehrte Beweglichkeit
Die Lotlinie aus der Achselfalte kann einseitig oder beidseitig über die Analfalte hinaus oft bis zum seitlichen Beckenrand der Gegenseite verschoben werden. Ursache ist eine allgemeine Hypermobilität.
Nach **Sachse** macht das **Becken bei der Lateralflexion des Rumpfes** nicht nur eine Ausweichbewegung zur Gegenseite, sondern auch zu Beginn und am Ende der Seitneigebewegung auf der Neigungsseite eine kleine Drehbewegung nach vorn. Fehlt diese Bewegung auf einer Seite am Anfang der Lateralflexion so kann das ein Hinweis auf eine Funktionsstörung im thorakolumbalen, am Bewegungsende im lumbosakralen Übergang oder im ISG sein.

2.3 Transversalebene: Rotation

Normalbefund
Seitengleiche Exkursionen mit flach skoliotischem Boden der Processus spinosi. Gesamtrotation ca. 75°.
Endgefühl: Fest elastisch.

❯ Pathologische Befunde
Verminderte Rotation
- Bei Blockierungen und Bandscheibenprotrusionen,
- Bei Morbus Bechterew.

Lokale Versteifungen
Sie treten auf bei
- Wirbelfehlstellungen,
- Bandscheibenverschmälerung (Osteochondrose),
- Deckplatteneinbrüchen (Traumen, Scheuermann),
- Wirbelkörperkantenablösungen (persistierende Apophysen),
- Blockwirbeln.

Vermehrte Rotation
Häufig bei pathologischen hypermobilen Segmenten.

> **Faustregel für die Differenzialdiagnose: Wirbelblockierung – Prolaps:** Je mehr Bewegungsrichtungen eingeschränkt sind und je hochgradiger die Einschränkung ist, umso wahrscheinlicher liegt eine Bandscheibenprotrusion oder ein Prolaps als Ursache der Wirbelblockierung vor.

7.2 Untersuchung der LBH-Region im Stehen

Eine Bewegungseinschränkung in allen Bewegungsrichtungen wird **immer** durch einen Prolaps, entzündlichen Prozess oder Tumor verursacht.

Provokationstest zur Abklärung der »Ischiasschmerzen« einer Wurzeleinklemmung:
Der U steht wie bei den bisherigen Untersuchungen hinter dem P, fasst diesen fest an beide Schultern und führt den Körper im Sinne einer **Hyperlordosierung schräg rückwärts.** Die Bewegungsrichtung liegt zwischen Dorsal- und Lateralflexion. Hierdurch wird der kraniokaudale Durchmesser des Foramen intervertebrale maximal verkleinert, was bei einer relativen Raumnot durch Bandscheibenerniedrigung und -vorwölbung in das Foramen intervertebrale zur absoluten Raumnot und damit zur radikulären Reizung führt **(Kemp-Zeichen).** Registriert wird die **Schmerzausstrahlung** bezüglich der **Dermatomzugehörigkeit.** Der Test bewirkt außerdem eine Kompression der konkavseitigen Gelenkfacetten durch maximale Konvergenzbewegung.

3 Palpation der Beckengelenke

> **3 Palpation der Beckengelenke:**
> **Palpation in Ruhe**
> 3.1 Beckenstellung (◼ Abb. 7.4 a–c, S. 108)
> Palpation in Bewegung: Gelenkspieltestung in beiden ISG
> 3.2 Vorlaufphänomen (ISG) (Standing-flexion-Text) (◼ Abb. 7.5 a, b, S. 109)
> Einseitige Gelenkspieltestung
> 3.3 Rücklaufphänomen (ISG) »Spine-Test« (◼ Abb. 7.6 a–c und Abb. 7.7 a–c, S. 111)
> 3.4 Beckensenkung (LWS) (Hip-drop-Test) (◼ Abb. 7.9 a, b, S. 113)
> 3.5 Lateral-shift-Test (ISG)

Palpation in Ruhe:
3.1 Beckenstellung, Beinlängendifferenz (◼ Abb. 7.4 a–c)

Die **Messpunkte** sind:
- hintere Darmbeinstachel,
- Beckenkämme,
- Trochanteren,
- vordere Darmbeinstachel.

Ausgangsstellung. Wie bisher.

Ausführung. Die beiden hinteren Darmbeinstachel werden jeweils **mit dem Daumen von kaudal her** palpiert. Gleichzeitig werden die beiden Zeigefinger bzw. die Handflächen von der Außenseite her über die Darmbeinkämme geschoben und liegen in gleichem Abstand von der Mittellinie auf den Beckenkämmen. Etwas kräftigere Palpation ist wegen der evtl. dickeren Weichteilschicht erforderlich (◼ Abb. 7.4 a). In gleicher Weise wird die **Spitze des Trochanter major beiderseits getastet und die Höhe** verglichen (◼ Abb. 7.4 c). Danach erfolgt von ventral die **Palpation der vorderen oberen Darmbeinstachel** (◼ Abb. 7.4 b).

> **Normalbefund**
> - Die beiden vorderen und hinteren Darmbeinstachel sowie die Beckenkämme stehen auf gleicher Höhe, sowohl in der Frontalebene (keine Beinlängendifferenz) wie auch in der Transversalebene (keine Beckenrotation).
> - Die Trochanterspitzen stehen ebenfalls auf gleicher Höhe.

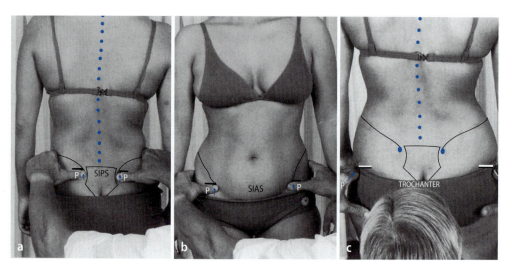

Abb. 7.4a–c. Palpation der Beckenstellung. **a** Hintere (SIPS); **b** vordere Darmbeinstachel (SIAS); **c** Trochanteren

Pathologische Befunde

Beinlängendifferenz

Unterschiedliche Höhe der Beckenkämme (auch der Trochanteren) und der Darmbeinstachel beider Seiten bei anatomischer Beinlängendifferenz, d. h. **alle** genannten **Messpunkte** stehen auf der Seite eines **anatomisch kürzeren Beines** tiefer.

Iliumfehlstellungen

Kontralaterale Höhendifferenz der hinteren und vorderen Darmbeinstachel bei Dorsal- oder Ventralrotation einer Darmbeinschaufel.

Beispiel: Einer der hinteren Darmbeinstachel steht tiefer als auf der anderen Seite. Der zugehörige vordere Darmbeinstachel der gleichen Seite steht dann höher als der vordere Darmbeinstachel des anderen Iliums. Ursache dieser Höhendifferenz des hinteren und vorderen Darmbeinstachels ist eine »Dorsalrotation« des Darmbeins auf dem Hüftkopf mit gleichzeitiger Dorsalverschiebung gegenüber dem Sakrum im ISG auf der Seite des tiefer stehenden hinteren Darmbeinstachels.

Das Sakrum macht dabei eine relative Gegenbewegung nach ventral und kaudal (einseitige Nutationsstellung, Sacrum ventralisatum et caudalisatum nach **Sell**) und ist meist in dieser Endstellung blockiert.

Die Folge ist ein funktionell kurzes Bein. Der Beckenkamm des nach dorsal gedrehten Iliums wandert ebenfalls nach dorsal und steht dann infolge der nach vorn abfallenden Konturen der Beckenkämme auch tiefer als auf der anderen (unverschobenen) Seite. Gleichzeitig geht die Hüftgelenkpfanne des dorsalrotierten Iliums etwas nach ventral und kranial. Es liegt eine sog. **Beckenverwringung** vor. Die Folge einer solchen Beckenverwringung ist dann durch die höher stehende Hüftgelenkpfanne das funktionell kurze Bein.

Beispiel: Rechter hinterer Darmbeinstachel und rechter Beckenkamm tiefer als links.
Rechter vorderer Darmbeinstachel höher als links (manchmal auch nur gleich hoch). Durch die Verschiebung der Hüftgelenkpfanne nach ventral und kranial entsteht das **funktionell** kurze Bein rechts. Man erkennt es daran, dass der vordere und hintere Darmbeinstachel auf der Seite eines funktionell kürzeren Beines auf verschiedener Höhe stehen.

Zusammenfassung

Beim **anatomisch kürzeren Bein** stehen **beide** Darmbeinstachel und der Beckenkamm sowie der Trochanter der gleichen Seite tiefer als auf der Gegenseite.
- Beim **funktionell kürzeren Bein** stehen die Darmbeinstachel ventral und dorsal auf verschiedener Höhe.

7.2 Untersuchung der LBH-Region im Stehen

– Die tiefer stehende Beckenseite durch ein funktionell kurzes Bein kann durch ein anatomisch kurzes Bein der anderen Seite ausgeglichen oder durch ein anatomisch kurzes Bein auf der gleichen Seite noch verstärkt werden.

Unterschiedlicher Stand der hinteren Darmbeinstachel in der Transversalebene. Steht einer der **hinteren Darmbeinstachel mehr ventral**, handelt es sich um eine **Beckenrotation** z. B. durch Störung an den Hüftrotatoren. Abschwächung der Innenrotatoren (z. B. bei Koxarthrose). Für den mehr dorsal stehenden Darmbeinstachel gilt das Umgekehrte.

Eine Beckenrotation kann Folge einer Bandscheibenprotrusion in der LWS sein.

Tiefstand eines hinteren Darmbeinstachels ist auch bei **verkürzten Ischiokruralmuskeln** der gleichen Seite möglich.

Sakrumfehlstellung

Die einseitige Fehlstellung im Iliosakralgelenke (Nutationsstellung) kann nicht nur, wie oben beschrieben, vom Ilium ausgehen, sondern auch als primäre Sakrumfehlstellung durch das Körpergewicht entstehen. Die **einseitige Nutationsstellung des Sakrum** erfolgt um die **Schrägachsen durch das Sakrum** (◘ Abb. 7.31, S. 151).

Die entsprechende Untersuchung wird in Bauchlage vorgenommen und dort beschrieben (s. C/LBH-Region/3, S. 149–152).

Palpation in Bewegung: Gelenkspieltestung in beiden ISG
3.2 Vorlaufphänomen (ISG) (Standing-flexion-Test) (◘ Abb. 7.5 a, b)

Nach der Untersuchung der Beckenstellung erfolgt die Palpation der hinteren Darmbeinstachel bei maximaler Rumpfbeuge. Dies wird als Test für die Bewegung des Sakrums gegenüber den Ilia in den ISG (Joint play) angesehen. Da das Becken nicht wie beim Vorlauftest im Sitzen (s. B 3.2, S. 131) durch Sitzbeinhöcker und Oberschenkel fixiert ist, können sich bei diesem Test im Stehen muskuläre Störungen an den Beinen durch die Insertion dieser Muskeln an den Beckenschaufeln auf die Beweglichkeit der Ilia in den ISG auswirken.

Palpation der Iliosakralgelenke in Bewegung

Ausgangsstellung. Wie bisher. Ein Beckenschiefstand durch anatomische Beinlängendifferenz sollte zuvor durch Unterlegen von Brettchen unter das kurze Bein ausgeglichen werden.

Ausführung. Die Palpation erfolgt wie bei der Palpation der hinteren Darmbeinstachel in Ruhe. Der U umfasst beiderseits die Ilia, die abgespreizten Daumen liegen an der Unterseite der Darmbeinstachel.

Dann führt der P mit gestreckten Kniegelenken langsam eine maximale Rumpfbeuge aus. Bei positiven Befunden muss die **Rumpfbeuge bis zu 20 s beibehalten** werden, damit sich ein rein **muskulär**

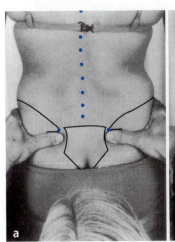
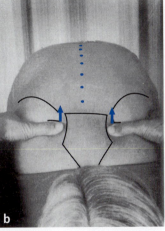

◘ Abb. 7.5a,b. Vorlaufphänomen

verursachter **Vorlauf** durch Entspannung der Muskulatur ausgleichen kann.

> **Normalbefund**
>
> Die Darmbeinstachel stehen am Ende der Rumpfbeuge ebenso wie bei Beginn der Bewegung in gleicher Höhe = freie Beweglichkeit in beiden Iliosakralgelenken.

> **Pathologische Befunde**

Einseitiger Hochstand eines Darmbeinstachels am Ende der Rumpfbeuge wird als **Blockierung des gleichseitigen Iliosakralgelenks** durch Ausfall des Joint play (Vorlaufphänomen positiv) angesehen. Dabei ist es auch mit Hilfe der 20 s beibehaltenen Rumpfbeuge nicht immer sicher zu erkennen, ob es sich um eine arthrogene Blockierung oder doch um eine muskulär bedingte Beckenverwringung handelt, so dass **weitere Tests erforderlich** sind.

Doppelseitige Behinderung der Iliumbeweglichkeit durch verkürzte Ischiokruralmuskulatur (»hamstrings«) beiderseits kann die Erkennung eines Vorlaufphänomens verhindern (falsch-negativer Test).

Einseitige Verkürzung der »hamstrings« kann auf der Seite eines unbehinderten ISG, ein **Vorlaufphänomen vortäuschen (falsch-positiver Test).**

Einseitige Gelenkspieltestung
3.3   Spine-Test, Gillet-Test (ISG)/
         Rücklaufphänomen (◘ Abb. 7.6 a–c,
         7.7 a–c)

Die Bezeichnung »Spine-Test« ist irreführend, da das Joint play zwischen Ilium und Sakrum getestet werden soll. Es handelt sich vielmehr um eine Variation des Rücklaufphänomens.

Ausgangsstellung. Stand auf beiden Beinen, wie beim Vorlaufphänomen.

1. Ausführung. Beim sog. **Spine-Test** soll der P den Fuß auf der zu testenden Seite gerade eben vom Boden abheben oder bei aufgesetzem Fuß das Knie so weit wie möglich nach vorn schieben. Die Palpation der **ISG-Bewegung** erfolgt dann am hinteren Darmbeinstachel, der sich durch die Dorsalrota-

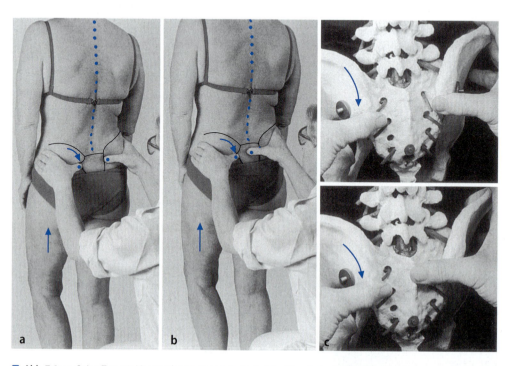

◘ **Abb. 7.6a-c.** Spine-Test mit Messmarke am Darmbeinstachel des Standbeins (**a**, **c**), alternative Messmarke an der Crista sacralis mediana (**b**, **c**)

7.2 Untersuchung der LBH-Region im Stehen

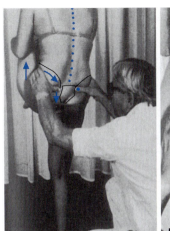
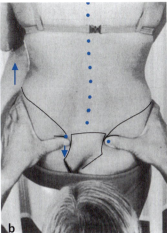
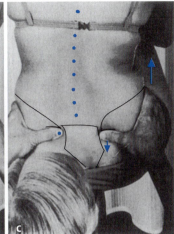

Abb. 7.7a–c. Rücklaufphänomen im Seitenvergleich

tion des Iliums gegenüber dem fixierten Sakrum – etwas nach dorsal-kaudal bewegen soll. Das Sakrum ist durch die belastungsbedingte Nutation im ISG der Standbeinseite fixiert (Abb. 7.6).

Der **Bezugspunkt (Kontrollpunkt) auf dem fixierten Sakrum** soll ein Punkt auf der Crista sacralis mediana in gleicher Höhe des Darmbeinstachels sein. Besser ist es jedoch, als Bezugspunkt den Darmbeinstachel der anderen Seite zu nehmen, um auch eine unbeabsichtigte Mitbewegung im ISG der Standbeinseite feststellen zu können.

Normalbefund (Abb. 7.6 a–c)
Absinken der Spina dorsalis des getesteten Spielbeins um 0,5–2 cm.

2. Ausführung. Beim Rücklaufphänomen werden Knie und Hüftgelenk maximal flektiert, das Knie zur Brust geführt und dort vom P mit den Händen gehalten (Abb. 7.7 a). Dann wird im Seitenvergleich die Stellung der hinteren Darmbeinstachel gegenüber dem Sakrum inspiziert oder palpiert. Die palpierenden Hände des U stabilisieren das Gleichgewicht des P.

Der **»Dorsalrotationsimpuls« für das Ilium** erfolgt durch den direkten Druck des maximal flektierten Oberschenkels von ventral und/oder dorsal durch den Zug der hinteren Anteile der Hüftgelenkkapsel, während er beim »Spine-Test« durch die Anspannung des Iliopsoas erfolgt (Abb. 7.8 a, b).

Normalbefund
Bei freier Beweglichkeit von Hüft- und Kniegelenk und freiem Gelenkspiel in den ISG steigt der hintere Darmbeinstachel der getesteten Spielbeinseite erst mit der gesamten Beckenseite höher (durch Gewichtsverlagerung auf die Standbeinseite), dann in der Endphase aber steht er tiefer als auf der Standbeinseite. Dabei bilden die Verbindungslinie zwischen den beiden Spinen und die Körperlängsachse unverändert einen Winkel von 90°.

▸ Pathologischer Befund
Wandert der Darmbeinstachel am gebeugten Bein beim Rücklaufphänomen im Seitenvergleich auf der getesteten Spielbeinseite weniger tief oder überhaupt nicht nach kaudal, so besteht **Verdacht auf ISG-Blockierung** durch fehlendes Gelenkspiel oder auf eine Verkürzung im Erector spinae und/oder Quadratus lumborum.

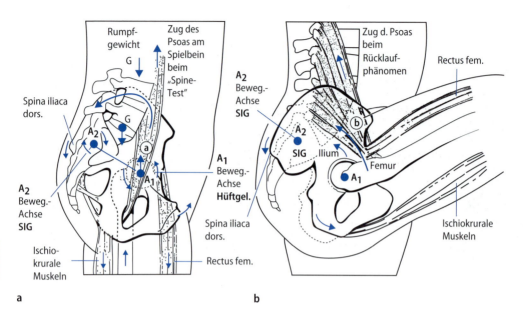

Abb. 7.8a,b. Vorstellbare Gelenkmechanik beim Spine-Test (a) und Rücklaufphänomen (b). Bewegungsachsen: A_1 = Hüftgelenkachse; A_2 = Bewegungsachse ISG. (a) Kompensatorische Hebung des Hüftkopfes und Iliums durch den Iliopsoas bei Wegfall des Standbeins auf der getesteten Seite. (b) Zug der dorsalen Anteile der Hüftgelenkkapsel und Druck des Femurs von ventral

3.4 Beckensenkung (LWS) (Hip-drop-Test) (Abb. 7.9 a, b)

Ausgangsstellung. Wie bisher.

Ausführung. Der P knickt einmal mit dem linken, dann mit dem rechten Knie ein (Standbeinwechsel) und lässt dadurch die Beckenhälfte auf der Seite des gebeugten Kniegelenks herabhängen. Durch die Beckenschiefebene kommt es jeweils zur Bildung einer adaptierenden Lendenskoliose. Es wird geprüft, welche Beckenhälfte stärker absinkt. Die Hüftgelenke müssen dabei frei beweglich sein. Der Befund wird an den hinteren Darmbeinstacheln palpiert oder nur inspiziert.

> **Normalbefund**
> Seitengleiches Absinken der Beckenhälften.

> **Pathologischer Befund**

Asymmetrisches Absinken der Beckenhälften bei Standbeinwechsel bedeutet: Die Seitneigung in der unteren LWS ist auf der Seite der stärkeren Beckensenkung behindert (Konvergenzdefizit der Wirbelbogengelenke). Geringe Differenzen bei der Beckensenkung können angeblich auch durch ISG-Labilität der Spielbeinseite entstehen (?).

Die Beckensenkung ist ein **Indikator für freie bzw. behinderte Konvergenzbewegung der Wirbelbogengelenke** auf der Gegenseite der Beckensenkung. Beispiel: Stärkere Absenkung der Spina auf der rechten Seite gegenüber links bedeutet bessere Seitneigung in der unteren LWS nach links.

3.5 Lateral-shift-Test (ISG)

Ausgangsstellung. Wie bisher. Die palpierenden Daumen liegen an den Darmbeinstacheln und im angrenzenden Sulkus zwischen Sakrum und Ilium.

Ausführung. Der U schiebt das Becken des P in der Frontalebene erst zur einen, dann zur anderen Seite, wodurch wahrscheinlich auf der Standbeinseite infolge der vermehrten Gewichtsbelastung eine **einseitige verstärkte Nutationsbewegung** entsteht (?).

Diese wird durch die Dorsalverlagerungstendenz des zugehörigen Iliums im Seitenvergleich am Darmbeinstachel und im Sulkus getestet. Die sehr kleine Bewegung ist, wenn überhaupt, sehr schwie-

7.2 Untersuchung der LBH-Region im Stehen

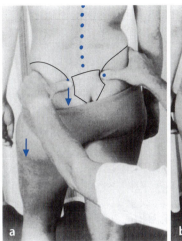
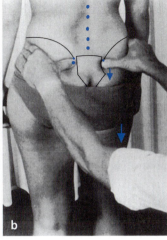

Abb. 7.9a,b. Beckensenkung (LWS) (Hip-drop-Test) im Seitenvergleich

rig zu palpieren und wird meist mit Hautverschiebungen unter dem Tastfinger verwechselt.

Der Aussagewert dieses Tests ist unsicher. Zu tasten ist wahrscheinlich nur die wechselnde Spannung im dorsalen Bandapparat des Gelenks bei der Seitverschiebung.

Biomechanische Überlegungen und Bewertung der Diagnostik am Iliosakralgelenke

In Anbetracht der klinischen Auswirkungen der diagnostizierten ISG-Störungen erscheint eine zuverlässige Feststellung der ISG-Beweglichkeit durch Prüfung des Gelenkspiels von herausragender Bedeutung. Im Verlauf der Verbreitung manualtherapeutischer Techniken hat es immer wieder auch kritische Veröffentlichungen über die Brauchbarkeit der Untersuchungsmethoden am Iliosakralgelenk und die Effektivität der darauf basierenden therapeutischen Handgriffe gegeben. Vor allem die als spezifisch angesehenen translatorischen Gelenktests wurden unterschiedlich, teils kontrovers beurteilt. Selbst erfahrene Untersucher kamen oft mit den gleichen Tests zu unterschiedlichen Ergebnissen.

So wurde bereits 1990 am Institut für Manuelle Medizin in Eindhoven/Niederlande an einer Gruppe von 45 Patienten (randomisiert) die Aussagefähigkeit von 6 der gebräuchlichsten Funktionsprüfungen am ISG überprüft. Ausgewählt wurden:

- Vorlaufphänomen (Abb. 7.5 a, b).
- Spine Test (Abb. 7.6 a–c).
- 4er-Zeichen nach Patrick (entspricht Abb. 7.40 a–d, S. 161).
- Lateralflexionstest (Palpation der SIPS-Bewegungen bei Lateralflexion des Rumpfes).
- Flexion-Abduktions-Test (Abb. 7.61 a–e, S. 185). Eingeschränkte Beweglichkeit bei verkürztem Glutaeus maximus und Piriformis.
- Translatorische Gelenkuntersuchung über den Femur (Abb. 7.72 a, b; S. 197).

Bei der Auswertung der Übereinstimmung der Befunde ergab sich, dass der diagnostische Wert der meisten Tests überraschend niedrig war.

Bei den zahlreichen Bewegungstests, die zum Teil für 2 Gelenke (ISG und Hüftgelenk) oder 2 Strukturen (Gelenk und Muskulatur) aussagefähig sind, ist es daher von grundsätzlicher Bedeutung, eine **Evaluation der in Gebrauch befindlichen Tests** vorzunehmen, um eine **rationale Reduzierung auf einen zuverlässigen Untersuchungsstandard** zu erzielen – anstelle des Versuchs, durch neue Testvariationen die Diagnostik genauer zu machen. Die **Sensitivität** (Erkennung krankhafter Befunde) **und die Spezifität** (Erkennung normaler, nicht pathologischer Befunde) **bestimmen den Wert eines zuverlässigen Tests.** Bei der großen Zahl von ISG-Untersuchungen stellt sich aber die Frage, welche Bewegungstests die Störung des Gelenkspiels **sicher** erkennen lassen. Eine **neuere Studie** über die Aussagekraft der Anamnese und der klinischen Untersuchung bei Schmerzen im Iliosakralgelenk wurde von Dreyfuss et al. 1995 durchgeführt.

Eine Gruppe von Medizinern, Manualmedizinern, Osteopathen und Chiropraktoren stellte ein **Programm von 12 Parametern,** die man für die aussagefähigsten hielt, zusammen. **5 Parameter** waren die jeweiligen **Schmerzangaben** von Patienten:
- Schmerzen über dem ISG,
- Ausstrahlung bis zum Gesäß,
- Ausstrahlung bis zur Kniekehle,
- Schmerzen um den hinteren Darmbeinstachel (SIPS),
- Sitzen mit angehobenem Gesäß auf der Schmerzseite.

Die **7 Gelenktests** waren:
- **Gillet-Test** (entspricht der hier als Spine-Test beschriebenen Untersuchung) (◘ Abb. 7.6 a–c, s. S. 110),
- **Dorsalschub auf das ISG, über den Oberschenkel** (◘ Abb. 7.72 b), Federungstest über den Oberschenkel (S. 197).
- **Gaenslen-Test, ein Torsionstest durch »Rückrotation« des Iliums** infolge maximaler Flexion von Hüft- und Kniegelenk auf der Testseite bei gleichzeitiger Überstreckung des anderen Beines durch Abhängenlassen über die Kante des Untersuchungstisches. Der Test wird **im Seitenvergleich** durchgeführt.
- **Patrick-Test:** Flexion von 90° in Knie- und Hüftgelenk, Außenrotation und Abduktion. Der Test erfolgt ebenfalls im Seitenvergleich (wie ◘ Abb. 7.61 a, S. 185).
- In Bauchlage: **Druckimpuls nach ventral auf die Mittellinie des Sakrums.**
- **Druckschmerz bei der Palpation neben dem oberen hinteren Darmbeinstachel.**
- **Joint-play-Untersuchung** durch Palpation des endgradigen Federns am oberen Gelenkpol im Seitenvergleich (wie ◘ Abb. 7.43 a, b).

Eine biomechanische Begründung für die Auswahl gerade dieser Tests ist nicht angegeben. Das **Testergebnis** wurde als **positiv,** d. h. als pathologisch angesehen, **wenn die geklagten Schmerzen beim Patienten ausgelöst** oder verschlimmert **wurden.**

Die positiven Befunde wurden durch **Injektion eines Anästhetikums mit einem Steroid** unter Bildwandlerkontrolle **überprüft.** Die klinische Gelenk**diagnose** galt als bestätigt, wenn sich 90% der Schmerzen nach der Injektion besserten.

Von den 85 in dieser Weise untersuchten Patienten konnte bei 45 Personen eine Bestätigung der **Gelenkdiagnose** festgestellt werden. Von 40 Probanden mit negativem Ergebnis hatten 7 eine Besserung zwischen 51 und 89% und 33 weniger als 50%.

Die **Untersuchung** einschließlich der standardisierten Anamnese (2 seitiger Fragebogen) wurde jeweils von einem Arzt und einem **Chiropraktiker** vorgenommen, deren Befunde gut übereinstimmten. Die **Sensitivität** war am höchsten bei der **Druckpalpation des Sulkus,** die **schlechteste Korrelation** bestand beim **Spine-Test** (Gillet-Test) und bei den Federungstests.

Schlussfolgerung des Autorenteams: Die evaluierten Parameter ermöglichen **keine eindeutige Diagnose eines pathologischen ISG-Befundes.**

Kritisch muss zu dieser Studie und der Schlussfolgerung angemerkt werden, dass von den zahlreichen Tests für das ISG nur 7 ausgewählt wurden aufgrund der persönlichen Erfahrung der beteiligten Untersucher, nicht aber aufgrund eines biomechanisch definierten Standards, welche Struktur des Gelenks durch den jeweiligen Test geprüft wird (Gelenkfläche, Kapsel-Band-Apparat oder zugehörige Muskulatur).

Auch ist für die subjektiv auf ein ISG bezogenen **Schmerzangaben** nicht in jedem Fall gesichert, ob sie **ursächlich aus dem ISG selber oder** möglicherweise mechanisch über die kinetische Gelenkkette der Wirbelsäule oder über das sympatische Nervensystem ursächlich **aus einer anderen Region des Beckens oder der Wirbelsäule** stammen.

In einer weiteren Arbeit berichten Andrea Pescioli und Jan Kool (1997) über die **Zuverlässigkeit klinischer ISG-Untersuchungen** aufgrund einer **Literaturstudie** mit Auswertung von 58 Arbeiten aus den Jahren 1954 bis 1997, davon 25 Arbeiten aus den letzten 10 Jahren. Die Autoren der Arbeit gehen davon aus, dass das ISG eine signifikante Quelle von Kreuzschmerzen darstellt.

Durch die komplizierte Konstruktion der ISG sind Röntgenverfahren generell nicht geeignet. Sturesson (1989) konnte **röntgenologisch keinen Unterschied zwischen Probanden mit und ohne Symptomen** mit Hilfe der Stereophotogrammetrie ermitteln, **da die translatorischen und rotatorischen Bewegungen im Gelenk sehr gering sind.**

Die **Palpations- und Beweglichkeitstests** erwiesen sich als ungeeignet, da sie
- keinen Zusammenhang zwischen Bewegungsausmaß und Symptomen zeigten,
- eine inadäquate Zuverlässigkeit für diagnostische Zwecke aufwiesen und
- eine hohe Rate an **falsch-positiven Ergebnissen** ergaben.

Dagegen zeigten die **Schmerzprovokationstests eine ausreichende Verlässlichkeit** auch bei der Errechnung der Kappa-Werte nach Cohen (Herausnahme **zufälliger** Übereinstimmungen).

Laslett et al. (1994) geben 7 Schmerzprovokationstests an, von denen mindestens 4 für die Diagnose einer Gelenkstörung positiv sein sollen:
- **Distraktion der beiden Beckenschaufeln** in Rückenlage (Gapping der vorderen Gelenkanteile) (Menell-Test);
- **Kompression der oberen Beckenschaufel** in Seitenlage (Gapping der hinteren Gelenkanteile) analog ◘ Abb. 7.56 a, S. 176);
- **Dorsalstoß auf das Hüftgelenk** der getesteten Seite **über den in 90°-Flexion stehenden Femur** (»thight thrust«) bei fixiertem Sakrum in Rückenlage (analog ◘ Abb. 7.72 b; ISG-Federungstest, S. 197);
- **Beckentorsion (Gaenslen-Test) rechts und links:** Iliumrotation nach dorsal durch maximale Hüftflexion der getesteten Seite (Dorsalrotation der Beckenschaufel) bei gleichzeitiger Überstreckung der anderen Hüfte durch Abhängenlassen des Beines über den seitlichen Rand der Untersuchungsliege (◘ Abb. 7.72 c, d, S. 197);
- **Stoßimpuls auf die Sakrumspitze in Bauchlage** (analog ◘ Abb. 7.42 a, b, S. 163);
- **Kranialschub des Sakrums bei gleichzeitigem Kaudalzug des Iliums** über das Bein mittels der Beinschere des Untersuchers (analog ◘ Abb. 7.45 a, b, S. 164).

Worin die biomechanische Intervention besteht und welche Struktur des Gelenks zur **Schmerzreaktion provoziert** wird, ist in der Arbeit nicht angegeben. Wahrscheinlich handelt es sich um die **Erzielung von endgradigen translatorischen** Bewegungen mit vorherigem schmerzhaften Kapselstopp bei Hypomobilität oder eine Kapselüberdehnung bei Hypermobilität.

Fazit: Auch die **Provokationstests** sind Bewegungstest, nur ist die Testantwort eine andere. Anstelle der schwer tastbaren kleinen Bewegungsstrecke der translatorischen Beweglichkeit wird die nozizeptive Schmerzantwort einer überlasteten Gelenkstruktur registriert (Kapseldehnung oder pathologische Druckbelastung der subchondralen (?) Rezeptoren).

Eine einigermaßen **zuverlässige Aussage über** die Beweglichkeit eines Gelenks, und das gilt besonders für **das Gelenkspiel ist nur möglich, wenn beim Test der eine Gelenkpartner gut fixiert und dann die Beweglichkeit** bzw. das Bewegungsausmaß **des anderen Partners** durch eine Traktion oder translatorische Gleitbewegung **geprüft wird.** Dabei müssen sowohl **Mitbewegungen außerhalb des Gelenks** wie auch beweglichkeitsbehindernde Faktoren ausgeschaltet werden. Bei den Weichteilreaktionen, wie den reaktiven Muskelverspannungen, z. B. den Irritationszonen, muss geprüft werden, ob sie durch die ISG-Störung oder auch durch andere Faktoren außerhalb des Gelenks entstanden oder zumindest beeinflusst sein können. Bei Berücksichtigung der genannten Gesichtspunkte und der genannten Literaturberichte wird man einen **großen Teil der ISG-Tests in die Gruppe der Hinweistests mit nur begrenztem Aussagewert** bezüglich der Gelenkfunktion selber einstufen müssen.

Bei der Iliosakralgelenkuntersuchung muss **diese Einschränkung der Aussage auf alle Bewegungstests angewandt werden,** bei denen die ISG-Beweglichkeit im Rahmen von Testbewegungen festgestellt werden soll, **an denen auch das Hüftgelenk und die Symphyse beteiligt sind** und die auch durch die Tätigkeit der an den Ilia ansetzenden Muskeln verursacht oder beeinflusst sein kann. Diese Muskeln sind in der sagittalen Bewegungsebene: auf der Beugeseite Iliopsoas und Rectus femoris und auf der Streckseite der Glutaeus maximus und die ischiokrurale Muskelgruppe, in der Frontalebene die Adduktorengruppe und die Abduktoren (»Trendelenburg-Muskeln«). Die transversal verlaufenden Anteile des Glutaeus maximus, der auf der Seitenfläche des Sakrums inseriert, und des Piriformis, die beiden einzigen Muskeln, die am Sakrum ansetzen, dürften überwiegend den Gelenkschluss an Hüft- und Iliosakralgelenk verstärken, aber keine wesentliche Bewegung im ISG veranlassen.

Fazit: Die zahlreichen Tests, die für die Untersuchung des ISG angegeben werden, lassen sich nach Ansicht des Autors in 3 Gruppen einteilen:

- **Generelle Beweglichkeitsprüfung** mit Hilfe der Stellungsänderung der palpablen Knochenpunkte (hintere und vordere Darmbeinstachel),
- **Palpation der reaktiven Muskelveränderungen,**
- **Gelenkspieltestung** bei Fixation eines Gelenkpartners.

Bei der ersten Gruppe soll der Ausfall des Gelenkspiels angeblich durch die **Stellungsänderung der Darmbeinstachel** nachgewiesen werden. Dazu gehören:
- Vorlaufphänomen (Siehe unten und Abb. 7.5 a, b; S. 109),
- Rücklaufphänomen oder »Spine-Test« (S. 116 und Abb. 7.6 a–c; S. 110, 111),
- Hip-drop-Test (S. 112, 113 und Abb. 7.9 a, b),
- Lateral-shift-Test (S. 112).

Allen 4 Tests ist gemeinsam, dass die zu registrierende Veränderung des Standes der Darmbeinstachel beider Seiten im Rahmen einer Rumpfbeugung untersucht wird, an der überwiegend das Hüftgelenk und nur zu einem minimalen Teil das ISG beteiligt ist. Außerdem wird die Beweglichkeit des Iliums durch die an ihm inserierenden Hüftmuskeln mitbestimmt, die praktisch alle zur Verkürzung neigen.

Beim **Vorlaufphänomen** ist durch den Stand auf beiden Beinen eine gewisse Fixation der Ilia nach dorsal gegeben, und zwar knöchern durch den Kranialdruck der Beine auf die ventral von der Umdrehungsachse der Ilia gelegenen Hüftgelenkpfannen und muskulär durch die Zuggurtung der Ischiokruralmuskulatur (und den Rectus femoris). Bei der Testbewegung, der Rumpfbeuge nach ventral, bewegt sich zunächst die LWS durch die segmentalen Divergenzbewegungen in die Flexion (ca. 60°), später bewegt sich das Becken auf den Hüftköpfen ebenfalls nach ventral. Zwischen den Bewegungen der Lendensegmente und der Flexion des Beckens auf den Hüftköpfen soll noch das **Gelenkspiel zwischen Ilium und Sakrum** in Form einer beidseitigen Nutationsbewegung stattfinden. Es ist theoretisch denkbar, dass diese zwischen der LWS-Flexion und dem Beginn der Hüftflexion durch den Druck der Wirbelsäule auf das Sakrum geschieht oder aber am Ende der Hüftflexion, wenn die Ilia durch die hinteren Kapselanteile des Hüftgelenks an einer weiteren Flexionsbewegung gehindert werden. Das ist bisher nicht geklärt. Beim **Vorlaufphänomen** findet der größte Teil der Rumpfbeugetestbewegung in den Hüftgelenken statt. Der Vorlauf des Darmbeinstachels, der die »**Blockierung**«, d. h. den **Ausfall des Gelenkspiels** der vorlaufenden Seite anzeigen soll, kann ebenso durch eine **Verkürzung der Ischiokruralmuskulatur** oder eine **Gleitbehinderung im Hüftgelenk** der zurückbleibenden Seite entstehen. Andererseits kann eine tatsächliche Blockierung im ISG durch eine verkürzte Ischiokruralmuskulatur der **gleichen Seite** sich der Erkennung entziehen.

Beim **Rücklaufphänomen oder Spine-Test** (auch als Gillett-Test bezeichnet) soll das vorhandene Gelenkspiel auf der Spielbeinseite durch ein Tiefertreten des hinteren Darmbeinstachels im Vergleich zur Standbeinseite nachgewiesen werden. Es fragt sich, welche Krafteinwirkung die dazu notwendige Rückverlagerung des Iliums bewirken könnte. Die verschiedenen Ausführungsbeschreibungen zeigen, dass hier keine Einhelligkeit besteht.

Wird lediglich das Knie der getesteten Seite so weit wie möglich vorgeschoben ohne den Fuß vom Boden abzuheben, dann kann der am Trochanter minor des Oberschenkels ansetzende **Psoas** als Anfangsphase einer beginnenden Flexion des Hüftgelenks über den **Femurkopf (solange er noch senkrecht unter der Gelenkpfanne steht)** diesen nach kranial ziehen und dadurch möglicherweise die Rückverlagerung des Iliums bewirken (Abb. 7.8 a). Dieser Kraft wirkt aber die Tendenz des Beckens, **auf der Spielbeinseite** durch die Schwerkraft etwas abzusinken (**Trendelenburg-Effekt**), entgegen, was ebenfalls zu einer **Absenkung des Darmbeinstachels** im Vergleich zur Standbeinseite führen kann, nur würde diese Bewegung durch die Adduktionsbewegung des Beckens im Hüftgelenk der Standbeinseite hervorgerufen und wäre schon gar nicht als Beweis für eine ISG-Bewegung der Spielbeinseite zu verwerten.

Wird die **andere Ausführung** des Rücklaufphänomens oder »Spine-Test« angewandt, den Oberschenkel der getesteten Seite bis zum Ende der Hüftflexion zu heben, dann kommt es zu noch ausgiebigeren Bewegungen im Hüftgelenk der Standbeinseite: Zunächst muss das Gleichgewicht durch Verlagerung des Rumpfes und Beckens auf die Standbeinseite hergestellt werden, was zum Aufsteigen des Darmbeinstachels der getesteten Seite durch eine Beckenabduktion auf dem Hüftkopf des Standbeins geschieht. Bei der anschließenden vollen Flexion des Hüftgelenks der Testseite (◘ Abb. 7.8 b) ist eine Rückverlagerung des Iliums durch Anspannung der hinteren Teile der Hüftgelenkkapsel sowie durch direkten Druck des Oberschenkels von ventral gegen das Ilium zwar theoretisch vorstellbar, aber auch hier dürfte es sich mehr um **eine Rückkippung des ganzen Beckens durch Dorsalgleiten auf dem Hüftkopf des Standbeins** handeln. Eine Differenzierung der Bewegungsanteile von Hüftgelenk und ISG erscheint bei den genannten Bewegungskomponenten der beiden Tests kaum mit der nötigen Sicherheit möglich, selbst wenn man die Fixation des Gelenkpartners Sakrum beim Test durch die belastungsbedingte Nutation auf der Standbeinseite als ausreichend ansehen kann.

Neben diesen Bewegungstests in der Sagittalebene werden auch Bewegungen in der Frontalebene zur Diagnostik von Bewegungsstörungen im ISG benutzt.

Der **Hip-drop-Test** wird von einigen Autoren als möglicher ISG-Test angesehen. Das **Abhängenlassen einer Hüfte im Stand** soll aus der unterschiedlichen Beckensenkung **ein fehlendes Gelenkspiel**, und zwar im ISG der hängenden Spielbeinseite, erkennen lassen (?).

Diese Aussage ist, bei der bereits beschriebenen guten ISG-Fixation auf der Standbeinseite, fraglich, da die Testbewegung in der Hauptsache aus einer Adduktionsbewegung des Beckens auf dem Hüftgelenk des Standbeins und einer Seitneigung in der unteren LWS zur Standbeinseite mit Konvergenzbewegungen der Wirbelbogengelenke besteht.

Dieser Test ist im Seitenvergleich spezifisch für die Konvergenz-Divergenz-Bewegung in den unteren Lendensegmenten; für das ISG ist die Aussage mehr als fraglich.

Die geringste Aussagefähigkeit für das Joint play im ISG dürfte daher der **Lateral-shift-Test** haben. Er besteht in einem **Seitverschieben des Beckens** durch den Untersucher **bei Stand** des Patienten **auf beiden Beinen**. Er ist ein globaler Test, der einmal das Auftreten einer zunehmenden Nutation auf der Seite der Verschiebung durch die zunehmende Vertiefung des Sulkus zwischen Sakrumhinterfläche und Ilium ertastet und andererseits die sich verändernden Spannungen in den Weichteilen des Hüftgelenks mit eventueller Einschränkung der Beweglichkeit registriert. Auch hier sind die **Einflüsse zweier in Bewegung befindlichen Gelenke und der Muskulatur** nicht sicher zu differenzieren.

Allen Tests ist gemeinsam, dass sie der Forderung einer exakten Gelenkspieltestung wegen der fehlenden Fixationsmöglichkeit eines der beiden Partner des getesteten Gelenks nicht entsprechen, sondern die sehr unterschiedliche Beweglichkeit zweier Gelenke während der Testbewegung registrieren.

Die gleichen diagnostischen Einschränkungen gelten für die

Palpation der reaktiven Muskelveränderungen:
- Hyperabduktionstest nach Patrick-Kubis,
- Palpation der verkürzten Muskeln: Adduktoren, Iliacus Piriformis und die spondylogenen Irritationszonen (vergl. S. 64).

Da **Ursachen für die Muskelverspannung oder -verkürzung** sowohl vom Hüftgelenk als auch vom ISG ausgehen können, sind sie ebenfalls als spezifische Untersuchung nicht geeignet.

Alle bisher genannten Tests können daher nur Hinweise geben. Da sie aber im Rahmen eines Untersuchungsganges leicht einzufügen und z. T. auch für die Hüftdiagnostik sowieso notwendig sind, behalten sie unter Berücksichtigung der Einschränkungen bei der Interpretation ihrer Ergebnisse ihren **Platz als Hinweistests in der Diagnostik am ISG**.

Gelenkspieltestung bei Fixation eines Gelenkpartners:
Diese Untersuchungstechniken sind wohl die einzigen **spezifischen Tests,** da sie die Voraussetzung eines fixierten und eines bewegten Gelenkpartners erfüllen. Sie können einmal als »**Bewegungstests**« zur **Feststellung der Verlagerungsfederung eines nicht blockierten Gelenks** benutzt werden, aber **auch als Provokationstest mit Registrierung eines hartelastischen Endgefühls und eines Schmerzes,** der dann gleichzeitig auch den Verdacht auf eine mögliche Endstellung nahelegt.

Diese Tests sind:
- vergleichsweise **Palpation des Sulkus** zwischen Sakrumhinterfläche und dem Iliumrand (S. 150, ◘ Abb. 7.29 a–c) in Ruhe und beim
- **Vierpunktefedertest** (Provokation für den oberen ISG-Pol, S. 161, ◘ Abb. 7.40 a–d),
- **Federungstest über die Sakrumspitze** (unterer ISG-Pol, S. 163; ◘ Abb. 7.42 a, b),
- **Hebetest Ilium** (Bewegungs- und Provokationstest oberer Pol, S. 163; ◘ Abb. 7.43 a, b),
- **kraniokaudaler Schubtest** (S. 161–165, ◘ Abb. 7.44–7.46),
- **ISG-Federungstest über den Oberschenkel** in Rückenlage (S. 197, ◘ Abb. 7.72 a, b).

4 Translatorische Gelenktests

> 4 Translatorische Gelenktests
> 4.1 Traktion der LWS
> 4.2 Kompression der LWS

Diese translatorischen Gruppen-Gelenktests dienen der **Testung von Bandscheibe und Wirbelgelenken.** Bei Traktion (Extension der WS) erfolgt eine Entlastung der Bandscheibe und gleichzeitig eine Divergenz-Gleitbewegung in beiden Wirbelbogengelenken. Bei der Kompression kommt es entsprechend zu einer Konvergenzbewegung.

Die Kompression sollte nicht oder nur sehr vorsichtig ausgeführt werden, wenn sich lokale oder ausstrahlende Schmerzen auf Traktion deutlich bessern. Traktion und Kompression im Stehen testen v. a. die LWS.

4.1 Traktion der LWS (◘ Abb. 7.10)

Ausgangsstellung. Der P lässt die Arme hängen oder kreuzt sie vor der Brust. Der U steht hinter ihm in Schrittstellung und umfasst mit beiden Armen von dorsal den Thorax unterhalb des Rippenbogens, indem er mit der einen Hand sein anderes Handgelenk umfasst.

Der P steht völlig entspannt mit leicht kyphosierter WS an den U gelehnt.

Ausführung. Unter Beibehaltung der Kyphosierung der LWS wird die Traktion (Extension) der WS er-

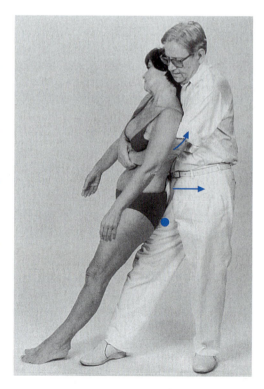

◘ **Abb. 7.10.** Traktion der LWS

7.2 Untersuchung der LBH-Region im Stehen

reicht, wenn der U sein Körpergewicht vom vorderen Bein auf das hintere verlagert.

> **Normalbefund**
> - Schmerzfreie Traktion.
> - Nachlassen von Schmerzen, die in Belastungsposition (aufrechter Haltung) vorhanden sind. In diesem Fall erfolgt anschließend die Provokationsprobe durch die Kompression.

Translatorische Gelenktests
> **Pathologische Befunde**

Keine Schmerzerleichterung bei **entzündlichen und osteolytischen Prozessen** sowie bei **Bandscheibenprolapsen**, wenn gleichzeitig eine Schutzblockierung in den Wirbelbogengelenken besteht.

4.2 Kompression der LWS

Ausgangsstellung. Zehenstand.

Ausführung. Der P lässt sich aus dem Zehenstand auf die Hacken fallen.

> **Normalbefund**
> Die Stauchung durch den Fall auf die Fersen ist schmerzfrei.

> **Pathologische Befunde**

Stauchungsschmerz in der LWS bei entzündlichen und osteolytischen Prozessen sowie Bandscheibenprolaps (evtl. mit Ausstrahlung in die entsprechenden Dermatome).

5 Muskeltest

> 5 Muskeltests
> 5.1 Erste Phase: Trendelenburg-Phänomen (Hüftgelenkabduktoren)
> 5.2 Zweite Phase: Maximale Flexion von Hüft- und Kniegelenk, Rücklaufphänomen (Hüft- und Kniegelenkmuskeln)

Trendelenburg-Phänomen (Hüftgelenkabduktoren) (Abb. 7.11)

Ausgangsstellung. Wie bisher Stand auf beiden Beinen.

Ausführung. Der P beugt Hüft- und Kniegelenk bis zum rechten Winkel.

> **Normalbefund**
> Das Becken soll fast horizontal stehen bleiben. Nur geringe Verlagerung des Körperlots über das Standbein. Keine Hohlkreuzbildung.

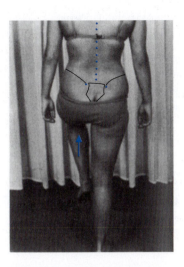

Abb. 7.11. Trendelenburg-Test

▶ Pathologische Befunde

1) **Absinken der unbelasteten Beckenseite beim Einbeinstand** infolge Insuffizienz der Abduktoren (Glutaeus medius und minimus) der Standbeinseite bei
- Luxatio coxae congenita,
- Coxa vara,
- Abflachung des Femurkopfs (Perthes, Koxitis, Koxarthrose, Epiphyseolyse, Hüftkopfnekrose),
- Parese der Hüftabduktoren (L_4–L_5, N. glutaeus superior).

2) **Stärkere Verlagerung des Rumpfes über das Standbein bei starken Paresen** (Duchenne-Zeichen, ◘ Abb. 11.31 e, S. 498) oder hochgradiger Luxatio coxae congenita.

7.3 Funktionsuntersuchung der Beine aus dem Stand

(Ergänzungsuntersuchung zur LBH-Region)

1	**Dreiphasenhocke** (Orientierender Belastungstest: Beingelenke, Beinmuskeln, Innervation und Koordination)	Bewegungsprüfung
2	**Zehenstand** (Gelenktest: Sprung- und Zehengelenke Fußbeugermuskeln)	Bewegungsprüfung
3	**Hackenstand** (Gelenktest: oberes Sprunggelenk, Fußstreckermuskeln)	Bewegungsprüfung
4	**Fußaußenkantenstand** (Gelenktest: unteres Sprunggelenk, Supinatoren)	Bewegungsprüfung
5	**Muskeltests** (Verkürzungstest: Iliopsoas und Triceps surae)	

Die Beine sind die **statisch-dynamische Basis der LBH-Region**. Eine **Orientierungsuntersuchung ihres Funktionszustandes** unter Belastung ist notwendig, wenn bei der LBH-Untersuchung entsprechende Befunde (Beinverkürzung, Lähmungen) erhoben werden.

1 Dreiphasenhocke

Bewegungsprüfung

1 Dreiphasenhocke

Orientierender **Belastungstest** für alle Beingelenke, Beinmuskeln, Innervation und Koordination.

Ausgangsstellung. Aufrechte Körperhaltung, Füße parallel mit einer Fußbreite Abstand, Kniegelenke gestreckt.

Ausführung
Phase I. Beweglichkeitsprüfung von Hüft- und Kniegelenk. P geht langsam in die Hocke, Füße sind im Zehenstand.

> **Normalbefund**
> Unbehinderte maximale Flexion in Hüft- und Kniegelenk ist möglich.

Phase II. Verkürzungstest Soleus. P setzt beide Fersen auf den Boden.

> **Normalbefund**
> Die Fersen können (barfuß) schmerzfrei aufgesetzt werden.

Phase III. Muskeltest der Fußbeuger, Knie- und Hüftstrecker. Wiederaufrichten zum Zehenstand.

Bewegungsprüfung

> **Normalbefund**
> Zügiges Aufrichten ist möglich.

▸ Pathologische Befunde
Phase I.
- Schmerzhafte Behinderung im Hüft-, Knie- oder Sprunggelenk durch degenerative oder andere Gelenkprozesse.
- Koordinationsstörungen.

Phase II. Schmerzhafte Behinderung in der Wade beim Aufsetzen der Ferse durch Verkürzung des Soleus.

Phase III.
- Behinderung bei Paresen der Beinmuskeln:
  – Iliopsoas (L_2–L_3, N. femoralis),
  – Quadrizeps (L_3–L_4, N. femoralis),
  – Plantarflexoren (L_4–S_3, N. tibialis).
- Koordinationsstörungen.

Einbeiniges Aufstehen mit gleichzeitiger Armabstützung eignet sich, allerdings nur für jüngere Patienten und Sportler, als
- **Kniebändertest auf Stabilität,**
- verstärkte Muskelbelastung zur Diagnostik geringfügiger Paresen (Seitenvergleich),
- Belastungstest für den Gelenkknorpel.

2 Zehenstand

2 Zehenstand

Bewegungsprüfung

Test für Sprunggelenke, Zehengelenke und Fußbeuger
Ausführung. Zehen gegen den Boden pressen lassen als Test für die Zehenbeuger (S_1, N. tibialis). Danach Aufforderung zum Zehenstand.

Im Einbeinstand durchgeführt dient der Test auch zur Prüfung der Koordination, beim Hüpfen im Einbeinstand als verschärfte Probe auf latente Paresen.

> **Pathologische Befunde**

Sie treten bei Funktionsstörungen im Bereich der Fuß- und Zehengelenke auf:
- Parese des Triceps surae (L_4–S_3, N. tibialis),
- Parese der Fuß- und Zehenbeuger (L_4–S_3, N. tibialis). Der Flexor hallucis longus gilt als Kennmuskel für S_1.

Störungen des Muskelspiels am Fuß kommen vor bei Parese der kurzen Zehenbeuger durch S_1-Parese oder Läsion im Tarsaltunnel. Berühren die Zehen im Stand den Boden nicht mehr, dann besteht der Verdacht auf eine Innervationsstörung der kleinen Fußmuskeln.

Normalbefund
- Zehenstand möglich bei freier Beweglichkeit im oberen und unteren Sprunggelenk sowie den Zehengelenken.
- Die Fußlängswölbung wird vertieft. Das Fersenbein geht in Varusstellung.

3 Hackenstand

3 Hackenstand

Bewegungsprüfung

Test für oberes Sprunggelenk und Fußstrecker
Ausführung. Zehen vom Boden abheben lassen.

> **Pathologische Befunde**
- Funktionsstörungen im oberen Sprunggelenk; Parese der Fußheber (L_4–S_2, N. peronaeus communis); der Extensor hallucis longus gilt als Kennmuskel für L_5;
- Koordinationsstörungen.

Normalbefund
Hackenstand ist möglich bei freier Beweglichkeit im oberen Sprunggelenk und intakten Fußhebern (Extensoren).

Bewegungsprüfung

4 Fußaußenkantenstand

| 4 | Fußaußenkantenstand (Gelenktest: unteres Sprunggelenk, Supinatoren) | Bewegungsprüfung |

Test für unteres Sprunggelenk und Supinatoren

Normalbefund
Außenkantenstand mit flach ausgeprägter Längswölbung bei freier Beweglichkeit im unteren Sprunggelenk.

▶ **Pathologische Befunde**
Bewegungsstörungen unteres Sprunggelenk, Paresen der Fußsupinatoren, v. a. Tibialis anterior und posterior (L_4–S_3, N. peronaeus communis und N. tibialis).

5 Muskeltests (◘ Abb. 7.12)

| 5 | Muskeltests | |

Verkürzungstest Iliopsoas und Triceps surae
Ausgangsstellung. Das Spielbein wird auf die Untersuchungsbank gestellt. Das Standbein wird soweit wie möglich nach dorsal zurückgestellt. Die Fußsohle steht ganz auf dem Boden. Der Fuß steht in der Sagittalebene, d. h. er ist nicht nach innen oder außen rotiert. Das Knie ist gestreckt. Rumpf und Standbein bilden eine gerade Linie.

Ausführung. Der P beugt das Spielbein maximal in Hüft- und Kniegelenk und führt gleichzeitig den Rumpf soweit wie möglich nach ventral, ohne die LWS zu lordosieren.

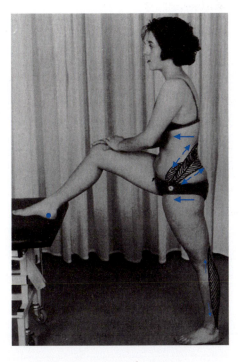

◘ **Abb. 7.12.** Verkürzungstest für Iliopsoas und Triceps surae

Normalbefund
Die Bewegung ist unbehindert und schmerzfrei. Es muss eine Hyperextension im Hüftgelenk von 5–10° erreicht werden.

❯ Pathologische Befunde
Bewegungsbehinderung mit zunehmendem ziehendem Muskelschmerz in der Leistenbeuge (Psoasverkürzung) und/oder Wadenschmerz (Verkürzung im Triceps surae) des Standbeins.

7.4 Untersuchung der LBH-Region im Sitzen

1 Inspektion
1.1 Ruhehaltung und aufrechte Sitzhaltung
1.2 Beckenstellung – Vergleich mit dem Befund im Stehen

2 Aktive und passive Rumpfbewegungen in 3 Ebenen
(Regionaldiagnostik) Zusatztest ISG

Bewegungsprüfung

3 Palpation der ISG und LWS
(Segmentdiagnostik)
Palpation in Ruhe
3.1 Beckenstellung
Palpation in Bewegung
3.2 Vorlaufphänomen (Seated-flexion-Test)
3.3 Segmentweise Beweglichkeitsprüfung der LWS

4 Translatorische Gelenktests
4.1 Traktion der BWS und LWS
4.2 Kompression von BWS und LWS

5 Muskeltests
Widerstandstest Hüftmuskeln

7.4 Untersuchung der LBH-Region im Sitzen

1 Inspektion

> 1 Inspektion
> 1.1 Ruhehaltung und aufrechte Sitzhaltung
> 1.2 Beckenstellung – Vergleich mit dem Befund im Stehen

Es werden das **Haltungsstereotyp** bei Ruhehaltung und aufrechter Haltung sowie die Beckenstellung geprüft.

1.1 Ruhehaltung und aufrechte Sitzhaltung

Ausgangsstellung. Der P sitzt auf einem Hocker oder auf dem Untersuchungstisch. Beide Füße sind auf den Boden aufgestellt.

Beim Wechsel von der entspannten Ruhehaltung zur aufrechten Sitzhaltung verändern sich Beckenstellung und WS-Krümmungen in der Sagittalebene.

Normalbefund

1) **Ruhehaltung:**
   - **Becken zurückgekippt** (»kyphosiertes« Becken). Harmonischer kyphotischer Bogen der gesamten WS von C7 bis L3. Der Scheitelpunkt liegt in Kyphosemitte mit physiologischer Variationsbreite von Th 6 nach kaudal bis zur oberen LWS.
   - Körperschwerpunkt über den Tubera ossis ischii.
   - Völlige Muskelentspannung bis auf Reste der tonischen autochthonen Rückenmuskeln.
   - Lateral stehende Schulterblätter, die Arme hängen zwanglos herab.

▼

Nach aktiver Aufrichtung:
2) **Aufrechte Sitzhaltung:**
   - **Becken nach vorn gekippt** (»lordosiertes« Becken).
   - Abflachung der kyphotischen Ruhehaltung bis auf Restkyphose in der oberen BWS. Stärkste Abflachung der Kyphosierung in der LWS und unteren BWS bis zur lordotischen Einstellung sowie in der HWS. Scheitelpunkt bei L2.
   - Anspannung der Rückenstrecker.
   - Medial stehende Schulterblätter.

> **Pathologische Befunde**
> - **Erhebliche Kyphosierung** bei Ruhehaltung: Schwäche des Muskel- und Bandapparates.
> - **Hochsitzende Kyphose:** Degenerative Altersveränderungen (Alterskyphose, Osteoporose, Osteomalazie), Bechterew und Haltungsgrunddrücken.
> - **Tiefsitzende Kyphose:** Adoleszentenkyphose (Scheuermann). Sitzbuckel bei Kindern.
> - Nach kranial oder kaudal verschobener Krümmungsscheitel: Verdacht auf Wirbelblockierung.
> - **Gibbusbildung:** Osteolytische Prozesse und Frakturen.
> - **Lokale Abflachung:** Wirbelblockierungen.
> - **Hochsitzende Lordose** (obere LWS): Wirbelblockierungen im lumbosakralen Übergang oder BWS-Versteifungen.
> - **Tiefsitzende Lordose:** Spondylolisthese mit tastbarer, evtl. sogar sichtbarer Stufenbildung.

1.2 Beckenstellung – Vergleich mit dem Befund im Stehen

Normalbefund

Keine Differenz zum Normalbefund im Stehen.
- **Frontalebene:** Vordere und hintere Darmbeinstachel sowie Beckenkämme der linken und rechten Körperseite auf gleicher Höhe. Keine Seitneigung des Rumpfes.
- **Transversalebene** (Blick von oben): Becken oder Rumpf nicht rotiert.
- **Sagittalebene:** Rückgekipptes Becken und Totalkyphose bei entspannter Haltung, vorgekipptes Becken und Lordosierung der LWS bei aufrechter Haltung.

▶ **Pathologische Befunde**
- Der **Beckenschiefstand** im Stehen gleicht sich aus, d. h. der einseitige Tiefstand von Darmbeinstacheln und Beckenkämmen im Stehen ist ebenso wie eine eventuelle (statische) Skoliosierung im Sitzen nicht nachweisbar (= **anatomisch kurzes Bein**).
- Der Beckenschiefstand im Stehen gleicht sich aus, aber der unterschiedliche Stand der Darmbeinstacheln bleibt bestehen, d. h. der kontralaterale Tiefstand der Darmbeinstacheln im Stehen (evtl. auch eine Beckenrotation zur Seite des tiefer stehenden dorsalen Darmbeinstachels) ist auch im Sitzen festzustellen (= **funktionell kurzes Bein** durch ISG-Blockierung mit Verschiebung).

2 Aktive und passive Rumpfbewegungen in 3 Ebenen (Regionaldiagnostik) (◻ Abb. 7.13–7.16)

> 2 Aktive und passive Rumpfbewegungen in 3 Ebenen
> Regionaldiagnostik (◻ Abb. 7.13–7.16)

 Bewegungsprüfung

Zusatztest ISG zur Differenzierung lumbaler von ISG-Bewegungsstörungen.

Ausführung. Der P schlägt die Beine übereinander.

Normalbefund

Beide Beine können jeweils schmerzfrei und in gleichem Umfang (ca. 45°) adduziert und auf den Oberschenkel des anderen Beines gelegt werden.

▶ **Pathologischer Befund**

Eingeschränkte Bewegung, evtl. mit Schmerzen über dem ISG bei Blockierung (Verschiebung) im gleichseitigen ISG.

Regionale Bewegungsprüfung von LWS (und BWS) in 3 Ebenen bei fixiertem Becken (◻ Abb. 7.13–7.16)

Ausgangsstellung (◻ Abb. 7.13 a). Aufrechte Sitzhaltung auf dem Untersuchungstisch (oder einem Hocker) mit gleichmäßiger Belastung beider Gesäßhälften. Bei Ventralflexion hängen die Arme beiderseits locker zwischen den Beinen herunter. Bei Lateralflexion und Rotation sind die Arme über die Brust gekreuzt oder die Hände im Nacken gefaltet. Ellenbogen in der Sagittalebene.

Ausführung

Sagittalebene: Ventral- und Dorsalflexion (◻ Abb. 7.13 a–e)
- **Aktive** Bewegungen mit seitlich oder zwischen den Beinen herabhängenden Armen.
- **Passives** Nachfedern am Ende der aktiven Bewegungen in Richtung der getesteten Bewe-

7.4 Untersuchung der LBH-Region im Sitzen

Bewegungsprüfung 7

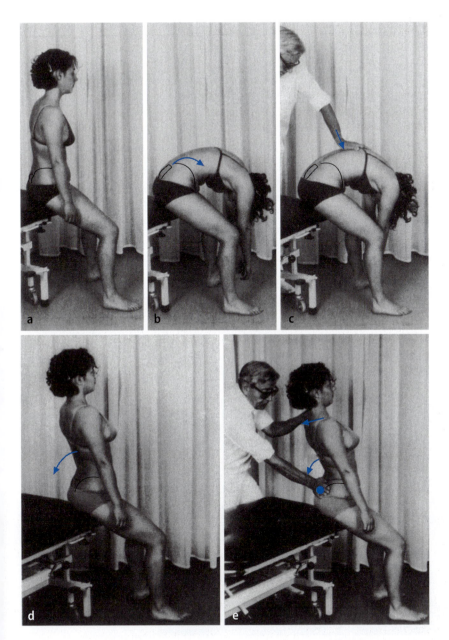

◘ Abb. 7.13. a Ausgangsstellung. b, c Aktive und passive Ventralflexion. d, e Aktive und passive Dorsalflexion

gung. Bei Dorsalflexion Gegenhalt am Becken geben (◘ Abb. 7.13 e).

Frontalebene: Lateralflexion (◘ Abb. 7.14 a, b)
— **Aktiv** nach beiden Seiten mit über der Brust gekreuzten Armen (◘ Abb. 7.14 a) oder mit im Nacken gefalteten Händen (wie in ◘ Abb. 7.15 a), wobei sich die Ellenbogen wieder in der Sagittalebene befinden.
— **Passiv:** Der U fasst beide Schultern und federt am Ende der aktiven Bewegung passiv nach (◘ Abb. 7.14 b).

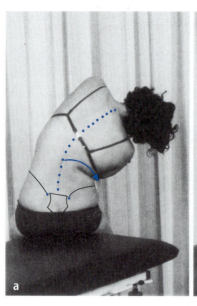
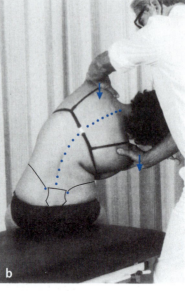

◘ **Abb. 7.14a,b.** Aktive und passive Lateralflexion

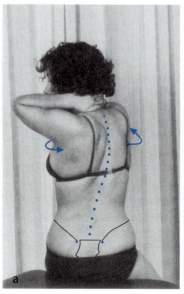
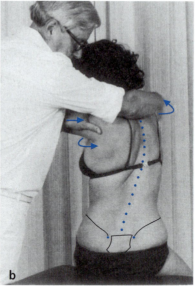

◘ **Abb. 7.15a,b.** Aktive und passive Rotation

Transversalebene: Rotation (◘ Abb. 7.15 a, b)
- **Aktiv:** Rotation nach beiden Seiten mit im Nacken gefalteten Händen, die Ellenbogen stehen in der Sagittalebene und ermöglichen so als »Zeiger« einen besseren Seitenvergleich des Bewegungsausmaßes.
- **Passiv:** Nachfedern am Ende der aktiven Bewegung wie bei der Lateralflexion.
- **Alternative Technik:** Geführte passive Bewegungen für die segmentweise Untersuchung der Lendenwirbelsäule (◘ Abb. 7.16 a–d)

7.4 Untersuchung der LBH-Region im Sitzen

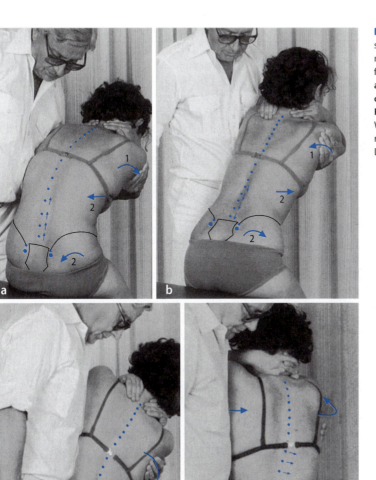

Abb. 7.16a–d. Geführte passive Bewegungen für die segmentweise Beweglichkeitsprüfung in der Lendenwirbelsäule. **a** Ventralflexion, **b** Dorsalflexion, **c** Lateralflexion, **d** Rotation. (Die **Pfeile** an den Dornfortsätzen der Wirbel zeigen die Bewegungsrichtung der zu palpierenden Dornfortsätze)

Sagittalebene: Ventral- und Dorsalflexion

Die Arme werden über der Brust gekreuzt oder die Hände im Nacken gefaltet, Ellenbogen nach vorn gerichtet. Der U steht seitlich und umgreift den Thorax von ventral unterhalb der gekreuzten Arme. Aus dieser Stellung führt er den Thorax nach ventral zur **Fixation der BWS durch Bandstraffung** (Abb. 7.16 a) **oder nach dorsal** zur Fixation der BWS **durch Gelenkfacettenschluss** in Konvergenz (1) (Abb. 7.16 b). Die Bewegung in der LWS wird durch Dorsal- bzw. Ventralkippen des Beckens über den Sitzbeinhöckern durch Dorsal- bzw. Ventralverschiebung des Thorax in der Transversalebene erreicht (2) (Abb. 7.16 a, b).

Frontalebene: Lateralflexion

Durch Heben der einen Schulter (falls erforderlich durch Kniestreckung und/oder Zehenstand des U) und Herunterdrücken der abgewandten Schulter des P bringt man die gesamte BWS und LWS in Lateralflexion zur abgewandten Seite (Konvexität zum U, Abb. 7.16 c).

Bei im Nacken gefalteten Händen und nach vorn gerichteten Ellenborgen kann man die eigene Schulter auch direkt in die Axilla des P plazieren und durch das von Ober- und Unterarm gebildete Dreieck des anderen Armes von oben auf die Schulter des P. fassen (nicht im Bild dargestellt). Die Hebelwirkung bei dieser Technik ist größer und wirkt mehr auf die BWS, während bei der vorher beschriebenen Technik die Seitneigung durch tieferes Umgreifen des Thorax mehr in die LWS verlegt werden kann.

Die **Lateralflexion** zur anderen Seite erfolgt in der Regel durch Seitenwechsel oder ohne Seitenwechsel durch Kniebeugen des U.

Transversalebene: Rotation
Stellung und Handhaltung wie bei der Lateralflexion. Die **Rotation** wird um die Längsachse des P ausgeführt, ohne in die Sagittal- oder Frontalebene abzuweichen. Die Rotation in die Gegenrichtung erfolgt aus der gleichen Position oder nach Seitenwechsel (◨ Abb. 7.16 d).

Man kann entweder erst die aktiven Bewegungen in allen Richtungen hintereinander ausführen lassen und dann die passive Testung der Endstrecke vornehmen oder nach jeder aktiven Bewegung sofort die passive Weiterbewegung durch »Nachfedern« anschließen. Ersteres empfiehlt sich dann, wenn bei der aktiven Bewegung eine Störung (verzögerter Beginn, unelastische oder unkoordinierte Bewegung oder eine Bewegungseinschränkung) auftritt. Dann muss man nicht nur die passive Bewegung der Endstrecke, sondern im gesamten Bewegungsraum testen.

> **Normalbefund**
> 1. Keine Bewegungseinschränkung und keine Abweichung aus der jeweiligen Bewegungsebene.
> 2. **Gleichmäßiger harmonischer Bogen** der LWS in allen Endstellungen.
> 3. **Seitengleich Exkursionen** bei Lateralflexion und Rotation.
> 4. Keine Gibbus- oder Plateaubildungen.
> 5. Schmerzfreie Bewegungen mit festelastischem Endgefühl.

❯ Pathologische Befunde
(s. auch A/LBH-Region/2, S. 104–107)
1. **Ventralflexion:**
   - Im Sitzen unbehindert, aber im Stehen behindert: Verkürzung der Ischiokruralmuskeln (»hamstrings«).
   - Im **Stehen und Sitzen behindert:** Wirbelblockierung.
   - Mit der gleichen **Seitabweichung (aktiv) aus der Bewegungsebene: Wirbelblockierung** in Konvergenzstellung auf der Seite der Abweichung.
   - Mit geringer Seitabweichung bei Retroflexion: Wirbelblockierung in Divergenzstellung auf der Gegenseite der Abweichung.
   - Stärkere und **schmerzhafte Seitabweichungen** (evtl. mit Dermatomausstrahlung) bei Bandscheibenprotrusion oder Prolaps.
2. **Lateralflexion und Rotation** einseitig vermindert oder **schmerzhaft behindert:** Konvergenzblockierung des Wirbelbogengelenks auf der Neigungsseite und/oder Divergenzblockierung auf der neigungsabgewandten Seite.
3. **Gibbusbildungen** bei angeborener oder erworbener Keilwirbelbildung durch traumatische, degenerative, metabolische, entzündliche oder neoplastische Prozesse.
4. **Plateaubildungen** im harmonischen Bogen bei Wirbelblockierungen, Synostose (Blockwirbel).
5. **Schmerzen**
   - **Myogen** bei Divergenzbewegung eines Wirbelbogengelenks durch Spasmus in der segmentalen Muskulatur.
   - **Arthrogen** bei schmerzhafter Divergenz- oder Konvergenzbewegung des Gelenks.
   - **Radikulär** bei Bandscheibenprotrusionen und Prolapsen (**Dermatomausstrahlung**). Das normale fest-elastische Endgefühl ist bei eingeschränkter Beweglichkeit durch plötzliche Sperre dann fast hart-elastisch und schmerzhaft.

> **Eingeschränkte Bewegung im Segment bei freiem Gelenkspiel (»joint play«) ist praktisch immer muskulär bedingt.** Bei Behinderung der Seitneigung eines ganzen WS-Abschnitts kann eine Muskelverkürzung auf der gegenüberliegenden Seite (Konvexseite) vorliegen.

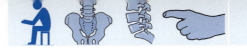

3 Palpation der ISG und LWS (Segmentdiagnostik)

> 3 Palpation der ISG und LWS (Segmentdiagnostik)
> **Palpation in Ruhe**
> 3.1 Beckenstellung (⬛ Abb. 7.17 a)
> **Palpation in Bewegung**
> 3.2 Vorlaufphänomen (Seated-flexion-Test) (⬛ Abb. 7.17 b)
> 3.3 Segmentweise Beweglichkeitsprüfung der LWS (⬛ Abb. 7.18 und 7.19)

Palpation in Ruhe
3.1 Beckenstellung (⬛ Abb. 7.17 a)
Ausgangsstellung. Der P sitzt auf einem Stuhl oder auf einem so niedrigen Untersuchungstisch, dass beide **Füße fest auf den Boden gestellt** werden können. Die Beine sind auseinandergestellt.

Ausführung. Es werden die Beckenkämme und die Darmbeinstachel in gleicher Weise wie bei der Untersuchung der Beckenstellung im Stehen palpiert.

> **Normalbefund**
> Vordere und hintere Darmbeinstachel sowie Beckenkämme stehen auf gleicher Höhe. Höhendifferenzen durch anatomische Beinlängendifferenz sind im Sitzen ausgeglichen.

▶ Pathologische Befunde
Eine **Höhendifferenz der Darmbeinstachel bleibt auch im Sitzen bestehen:** Verdacht auf arthrogene Blockierung eines ISG durch »Iliumrotation« einer Seite, kraniale »Subluxation« (Verschiebung) eines Iliums (traumatisch).

Kipp- oder Rotationsstellung des Beckens mit Bewegungsschmerz: Verdacht auf Wirbelsäulenfunktionsstörung, z. B. Prolaps in der LWS, bei der die Beckenfehlstellung als kompensatorische Entlastungshaltung aufzufassen ist.
  Bei pathologischer Beckenstellung oder einem positiven Vorlaufphänomen im Stehen muss zur Differenzierung der Störung auch das Vorlaufphänomen im Sitzen (Seated-flexion-Test) geprüft werden. Da die beiden Ilia bei der Prüfung des Vorlaufphänomens im Sitzen durch die Tubera ischiadica und die Oberschenkel fixiert sind, wird bei diesem Test die Bewegung des Sakrums in der Beckenschere, d. h. gegenüber den Ilia geprüft. Während das Ilium für seine Bewegung gegenüber dem Sakrum nur **eine** Drehachse benötigt, die frontal, etwa in Höhe der hinteren Darmbeinstachel verläuft, nimmt man für das Sakrum mehrere in verschiedener Höhe frontal verlaufende Achsen für die Flexions-/Extensionsbewegung bei Vor- und Rückbeugung des Rumpfes an. Außerdem 2 diagonal verlaufende Schrägachsen für die kompensatorische Gegenbewegungen des Sakrums zum Ilium (Sacrum ventralisatum et caudalisatum per rotationem nach Sell) (⬛ Abb. 7.31, S. 151).

Palpation in Bewegung
3.2 Vorlaufphänomen (Seated-flexion-Test) (⬛ Abb. 7.17 a, b)
Ausgangsstellung. Wie bei 3.1.

Ausführung. Die Daumen werden wieder von unten an die **hinteren Darmbeinstachel** gelegt. Die Arme des P hängen locker herab. Dann macht er langsam eine maximale Rumpfbeuge nach vorn (⬛ Abb. 7.17 b). Dabei sind vor allem die letzten Grade der Bewegung ausschlaggebend für die Palpation.

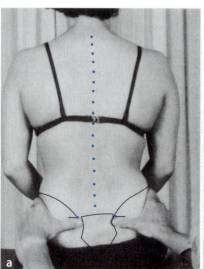 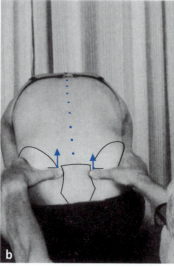

Abb. 7.17a,b. Beckenstellung und Vorlaufphänomen im Sitzen. **a** Ausgangs-, **b** Endstellung

Normalbefund
- Die Darmbeinstachel bewegen sich synchron und in gleichem Ausmaß nach vorn und stehen am Ende der Bewegung ebenso wie zu Beginn der Rumpfbeuge auf gleicher Höhe.
- Das Muselrelief zu beiden Seiten der Dornfortsatzreihe ist symmetrisch.

Palpation der ISG in Bewegung
> Pathologische Befunde

- Ein Darmbeinstachel steht höher als der andere: Es wird eine Blockierung des ISG auf der Seite des höher stehenden Darmbeinstachels angenommen (Vorlaufphänomen positiv).
- Zur Klärung, in welcher Stellung das Sakrum blockiert ist, sind dann weitere Tests erforderlich, die beim **Palpationskreis Becken** dorsal durchgeführt werden und dort beschrieben sind (s. C/LBH-Region/3.1, S. 146).
- Asymmetrie des paravertebralen Muskelreliefs spricht für kongenitale (Skoliose) oder funktionelle Störungen im Bereich der Wirbelsäule, ebenso die Störung des harmonischen Bogens in maximaler Flexion.

3.3 Segmentweise Beweglichkeitsprüfung in der LWS (Abb. 7.18 a–d)

Ausgangsstellung. Aufrechte Sitzhaltung, die **Füße stehen auf dem Boden**. Die Hände sind in den Nacken gelegt, Ellenbogen nach vorne gerichtet. Man umgreift von ventral den Thorax und legt die Hand auf die andere Schulter des P.

Ausführung. Aus dieser Stellung führt man den **Thorax in der Transversalebene** nacheinander:
- nach **dorsal** und erreicht so eine Ventralflexion der LWS durch Dorsalkippen des Beckens (Abb. 7.18 a),
- nach **ventral** und erzielt eine Dorsalflexion des LWS durch Ventralkippen des Beckens auf den Sitzbeinhöckern (Abb. 7.18 b),
- in die **Lateralflexion** der LWS (mit etwas gegensinniger Seitneigung der BWS) (Abb. 7.18 c),
- in die **Rotation** (Abb. 7.18 d).

Der **palpierende Finger berührt** bei der Palpation der Segmentbeweglichkeit **jeweils 2 benachbarte Dornfortsätze** und registriert deren Beweglichkeit zueinander. Die **Bewegungsachse** soll sich immer in Höhe des palpierenden Fingers befinden. Die Palpation erfolgt bei: Ventral- und Dorsalflexion von dorsal auf den Dornfortsatzspitzen (Abb. 7.18 a, b), bei Lateralflexion von der Neigungsseite (Konkavseite) (Abb. 7.18 c, wo die Begleitrotation an der Dornfortsatzbewegung registriert wird, und bei

7.4 Untersuchung der LBH-Region im Sitzen

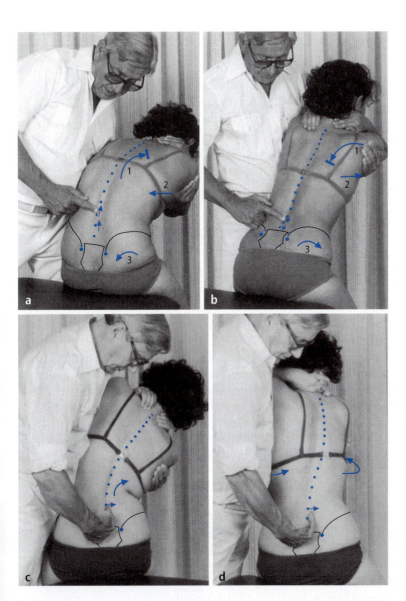

Abb. 7.18a-d. Segmentweise Beweglichkeitsprüfung in den anatomischen Ebenen. **a** Ventralflexion, Flexion der BWS bis zur Bandverriegelung **(1)**, Thorax nach dorsal schieben **(2)**, bis das Becken auf den Sitzbeinhöckern nach dorsal kippt **(3)**, wobei die Dornfortsätze der LWS auseinanderweichen. **b** Dorsalflexion, Dorsalflexion der BWS bis zur Facettenverriegelung durch maximale Konvergenz der Wirbelbogengelenke **(1)**, Vorziehen des Thorax nach ventral **(2)**, bis das Becken nach ventral kippt **(3)**, wodurch die Wirbelbogengelenke ineinandergleiten. **c** Lateralflexion. **d** Rotation. Der Bewegungsausschlag wird an der obligaten Begleitrotation der Dornfortsätze getastet

Rotation von der rotationsabgewandten Seite, z. B. bei Linksrotation von rechts (◘ Abb. 7.18 d).

> Der nicht getestete **BWS-Abschnitt** soll möglichst in einer stabilisierten Gegenkrümmung oder Bandfixation gehalten werden, damit es nur zur Bewegung in der LWS kommt. **Beispiel:** Bei der Testung der segmentalen Divergenzbewegung bei Ventralflexion muss vor der Kyphosierung der LWS eine Stabilisation der BWS erfolgen, wenn es nur zu einer Divergenzbewegung in den lumbalen Segmenten kommen soll, da die reine Kyphosierung der gesamten WS nur einen segmentalen Divergenzbewegungseffekt bis in die unteren BWS-Segmente erzielen würde.

Kombinationsbewegungen (◘ Abb. 7.19 a–d). Die segmentweise **Bewegungsprüfung von Lateralflexion und Rotation** kann auch kombiniert durchgeführt werden, weil diese beiden Bewegungskomponenten in Form der sog. **Begleitrotation** in einer festen Abhängigkeit zueinander stehen.

In Brust- und Lendenwirbelsäule erfolgt gelenkmechanisch bei Seitneigung in **Ventralflexion der Wirbelsäule** eine zur Seitneigung **gleichsinnige Rotation**, in Dorsalflexion eine **gegensinnige Rotation der Wirbelkörper.**

Beispiel: Die Neigung nach rechts in Ventralflexion ist mit einer gleichsinnigen Rechtsrotation der Wirbelkörper verbunden, die an einem Abweichen der hinter der Drehachse liegenden Dornfortsätze nach links erkennbar ist (◘ Abb. 7.17 a). Die gleiche Rechtsrotation der Wirbelkörper erfolgt in Dorsalflexion, wenn gleichzeitig die Lateralflexion zur anderen Seite (nach links) erfolgt (◘ Abb. 7.17 b).

Soll die gesamte mögliche Wirbelrotation getestet werden, bewegt man unter Beibehaltung der gleichen Seitneigung aus der Ventral- in die Dorsalflexion (◘ Abb. 7.17 c, d), da die gleiche Neigung nach rechts in Ventralflexion von einer gleichsinnigen Rechtsrotation (Dornfortsätze nach links), in Dorsalflexion von einer gegensinnigen Linksrotation der Wirbelkörper, d. h. Abweichen der Dornfortsätze nach rechts begleitet wird.

Kombinationstest für Lateralflexion und Rotation (Konvergenz-Divergenz-Test) (◘ Abb. 7.17 a–c)

Ausgangsstellung. Aufrechte Sitzhaltung. Die Hände des P sind wieder in den Nacken gelegt, Ellenbogen nach vorne gerichtet. Der U steht z. B. an der rechten Seite des P, umgreift mit seinem rechten Arm von ventral unterhalb der Arme den Thorax und legt seine Hand auf die ihm abgewandte Schulter, oder er greift durch das von ihm abgewandte Armdreieck und legt dann seine Hand von oben auf die Schulter des P.

Alternative Armhaltung: Kreuzen der Arme vor der Brust.

Ausführung. Seitneigung des Thorax zum Untersucher unter gleichzeitiger **Ventralflexion** (und Rechtsrotation) (◘ Abb. 7.17 a und c). Je tiefer das palpierte Segment ist, umso ausgiebiger müssen Ventralflexion und Rotation sein. Die BWS sollte möglichst wieder in einer Gegenkrümmung, d. h. in Dorsalflexion fixiert gehalten werden. Die **Palpation der Dornfortsätze** erfolgt wie bei der einfachen Rotation **von der bewegungsabgewandten Seite her.**

Anschließend wird der Thorax unter Beibehaltung der Seitneigung in die Dorsalflexion (und Linksrotation) geführt (◘ Abb. 7.17 d) und die Umkehr der bisherigen Rechtsrotation der Wirbel in eine Linksrotation an den rotierenden Dornfortsätzen [nur mit dem Zeigefinger (Bild) oder zwischen Daumen und Zeigefinger] palpiert. **Die Rotationsbewegung bei Dorsalflexion ist geringer als bei Ventralflexion** und daher schwieriger zu tasten.

> Bei Rückführung des rechtsgeneigten Thorax aus der Ventralflexion diagonal in die Dorsalflexion, d. h. in die entgegengesetzte Seitneigung nach links mit Begleitrotation nach rechts (◘ Abb. 7.17 b), erfolgt wie bereits oben erwähnt keine Änderung der (Rechts)rotation der einzelnen Wirbel.
> Der **Rotationsausschlag der Dornfortsätze** ist in der LWS deutlich geringer als in der unteren BWS.

Der **Kombinationstest ist zeitlich rationeller** als die Prüfung der einzelnen Bewegungsrichtungen, **aber**

7.4 Untersuchung der LBH-Region im Sitzen

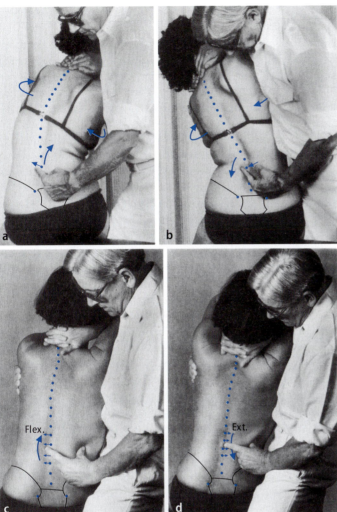

Abb. 7.19a-d. Kombinationsbewegungen. a in Ventralflexion, **b** in Dorsalflexion. **c, d** Die volle Wirbelrotation kann nur unter Beibehaltung der gleichen Seitneigung von der Ventralflexion in die Dorsalflexion getastet werden

technisch schwieriger wegen der notwendigen dreidimensionalen Führung des Thorax.

Normalbefund
Die Beweglichkeit ist abhängig von der Bandscheibenhöhe und der Stellung der Gelenkflächen zur Bewegungsebene.

Bewegungsausschläge
- Ventralflexion: Auseinanderweichen (Divergenz) der Dornfortsätze.
- Zunehmende Beweglichkeit von L1 bis L5, stark verminderte Beweglichkeit in L5/S1.
- Dorsalflexion: Annäherung (Konvergenz) der Dornfortsätze.
- Zunehmende Beweglichkeit von L1–S1.
- Lateralflexion:
- Zunehmende Beweglichkeit von L1 bis L3 (L4) (Gesamtbeweglichkeit ca. 50°), abnehmende Beweglichkeit von L3 bis L5, stark verminderte Beweglichkeit in L5/S1.
- Rotation: Abnehmende Beweglichkeit L1–L5 (s. Abb. 3.14, S. 38).

> **Pathologische Befunde**
>
> **Eingeschränkte und/oder schmerzhafte Beweglichkeit** in einem oder mehreren Segmenten zwischen normal beweglichen schmerzfreien Nachbarsegmenten bei Wirbelblockierung und/oder Bandscheibenprotrusion.
>
> **Vermehrte Beweglichkeit** mit meist nur endgradiger geringer Schmerzhaftigkeit in einem oder mehreren Segmenten bei pathologischer Hypermobilität durch Bandscheibenlockerung (Gefügelockerung) oder knöcherne Instabilitäten (z. B. Spondylolisthese).

7.4 Biomechanische Überlegungen zur Gelenkmechanik der Kombinationsbewegungen

Das der Begleitrotation zugrundeliegende mechanische Prinzip besteht darin, dass die Gelenkfacetten auf der Neigungsseite durch maximales Ineinanderschieben (Konvergenz) bewegungsunfähig und zum Drehpunkt der Begleitrotationsbewegung (coupled pattern) im Wirbelsegment werden. Die Facetten der neigungsabgewandten Seite dagegen gleiten auseinander oder heben sich ab und ermöglichen so die Rotationsbewegung des kranialen Wirbels auf dem kaudalen Partnerwirbel.

Die Richtung der Begleitrotation eines Wirbels bei einer bestimmten Seitneigung hängt davon ab, ob der seitgeneigte Wirbel bzw. die Ebene seiner Gelenkflächen nach ventral oder dorsal von der Frontalebene (neutrale Bewegungsebene bei Seitneigung) geneigt ist. Die **Begleitrotation ist** bei allen nach ventral von der Frontalebene geneigten Gelenkflächen, d. h. **im Flexionsbereich, gleichsinnig zur Seitneigung.**

Beispiel: Rechtsseitneigung im Flexionsbereich ist mit einer Rechtsrotation verbunden.

Sind die Gelenkflächen der Wirbelbogengelenke im getesteten Segment aber von der Frontalebene nach dorsal geneigt, d. h. **im Extensionsbereich (Dorsalflexion),** dann **erfolgt die Begleitrotation gegensinnig zur Seitneigung,** die Rechtsneigung ist mit einer Linksrotation verbunden.

Das gilt sowohl für die Brust- wie auch für die Lendenwirbelsäule.

In der Halswirbelsäule ist die Begleitrotation beim Seitneigen (außer im Atlas-Axis-Segment) **immer gleichsinnig,** weil diese Facetten in der Sagittalebene eine unveränderliche Neigung von 20–70° nach ventral haben, wodurch die Divergenzbewegung eines Gelenks notgedrungen im Raum mit einer Bewegung nach ventral, die Konvergenzbewegung des anderen Gelenks im gleichen Segment mit einer Bewegung nach dorsal verbunden ist, was zusammen die Rotation ergibt.

Wie entstehen Seitneigung und Begleitrotation im Segment?

Die Seitneigung entsteht **durch eine Gewichtverlagerung zur Neigungsseite.** Der Bandscheibenraum wird dadurch asymmetrisch. **Die Gelenkfacetten** der Neigungsseite **gleiten durch** die Gewichtsbelastung ineinander, d. h. sie gehen **in Konvergenzstellung.**

Die **Begleitrotation läuft** dabei **automatisch** ab, solange die Seitneigung und die zugehörige Konvergenzbewegung der Gelenkfacetten in der nach ventral bzw. dorsal geneigten Gleitebene des Gelenks anhält. Am Ende der **Konvergenzbewegung** wird das **Gelenk unbeweglich und** bei weiterer Seitneigung zum Drehpunkt für alle weiterführenden Lateralbewegungen im Segment, die dann nur noch nach ventral oder dorsal möglich sind (3. Bewegungsdimension). Diese willkürlichen **Weiterbewegungen** nach lateral erfolgen dann im Wirbelbogengelenk der anderen, der neigungsabgewandten Seite **entweder nach ventral durch Divergenzgleiten oder nach dorsal durch etwas Traktion im Gelenk.**

Bei den Ventralbewegungen verlagert sich der Drehpunkt wahrscheinlich noch entlang der Wirbelkörperkante der Neigungsseite etwas nach vorn.

Gelegentlich kommen **Asymmetrien des Gelenkflächenverlaufs** der beiden Wirbelbogengelenke des Segments durch verschiedene Winkelstellungen der beiden frontalen Gleitebenen zur Sagittalebene (LWS) oder Frontalebene (HWS/BWS) vor. Diese **behindern u. U. nicht nur das Gleiten** in der Sagittalebene bei Flexion und Extension, **sondern auch die exakte Einstellung der Gleitebene bei der dreidimensionalen Kombinationsbewegung.** Vor allem das Konvergenzgleiten, das ohnehin durch die Gelenkdruckzunahme bei zunehmendem Gelenkflächenkontakt und evtl. morphologischen Veränderungen der Gelenkflächen vorbelastet ist, kann durch Asymmetrie der Gelenkflächen beeinträchtigt werden. Dadurch ist eine **Verwechslung mit einer funktionellen Blockierung möglich.**

4 Translatorische Gelenktests

> 4 Translatorische Gelenktests
> 4.1 Traktion der BWS und LWS (◘ Abb. 7.20 a)
> 4.2 Kompression von BWS und LWS (◘ Abb. 7.20 b)

Ent- und Belastungstest für die Bandscheiben, Gleittest in den Wirbelbogengelenken

4.1 Traktion (◘ Abb. 7.20 a)

Bei der **Traktion im Sitzen** werden mehr die mittleren und unteren **BWS-Segmente geprüft,** im Stehen mehr die LWS-Segmente. Kann ein P nicht im Stehen untersucht werden, dann eignet sich die Traktion im Sitzen aber auch für die LWS-Region.

Ausführung (◘ Abb. 7.20 a). Der Test wird wie bei der Traktion im Stehen (s. S. 118) durchgeführt.

Alternative Technik. Der U fasst die Ellenbogen der über der Brust gekreuzten Arme des P ebenfalls über Kreuz, um die Ellenbogen des P nicht nach lateral auseinanderzuziehen (Pharaonengriff).

4.2 Kompression (◘ Abb. 7.20 b)

Ausführung und Befunde. Die Kompression der WS durch Kaudaldruck auf beide Schultern wirkt sich ebenfalls mehr in der BWS als in der LWS aus. Die Befunde entsprechen denen der Kompression im Stehen (s. S. 119).

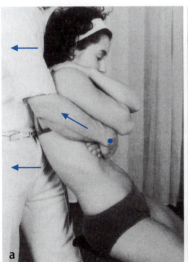
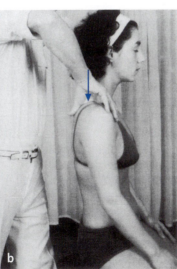

◘ **Abb. 7.20.** a Traktion von BWS und LWS; b Kompression von BWS und LWS

5 Muskeltests: Widerstandstests Hüftmuskeln (Abb. 7.21–7.23)

> 5 Muskeltests
> Widerstandstest Hüftmuskeln
> (Abb. 7.21–7.23)

Widerstandstests Hüftflexoren, -rotatoren, -abduktoren, -adduktoren (Abb. 7.21–7.23)

Es handelt sich um **orientierende Widerstandstests der Synergien** in 90°-Flexionsstellung von Hüft- und Kniegelenk, weil nur die letzten 30° des Bewegungsausmaßes geprüft werden können. Die differenzierende Untersuchung der Synergien in Nullstellung des Hüftgelenks erfolgen in Bauchlage (Extensoren, Rotatoren) und Rückenlage (Flexoren, Abduktoren, Adduktoren), s. C/LBH-Region/5 (S. 167) und E/LBH-Region/5, S. 197 bis 204).

Ausgangsstellung. Der P sitzt auf dem Untersuchungstisch (bzw. einem Hocker) wie bei den vorhergehenden Untersuchungen, Hüft- und Kniegelenk in 90°-Flexion, die Beine etwas gespreizt. Zur Fixation müssen die Oberschenkel bis zur Kniekehle aufliegen.

Ausführung. Der U gibt Widerstand:
1. **Am Oberschenkel nach unten,** d. h. gegen die Flexion zur Testung des Hüftbeugers Iliopsoas (L_2–L_4, N. femoralis). Es darf dabei zu keiner Rotation des Oberschenkels kommen (Abb. 7.21 a).
 Bei Widerstand **oberhalb des Fußknöchels nach dorsal** wird der Kniestrecker, Quadriceps femoris (L_3–L_4, N. femoralis) geprüft (Abb. 7.21 b).
2. **Am Innenknöchel** bei leicht fixiertem und innenrotiertem Oberschenkel **nach lateral** gegen die Außenrotation des Oberschenkels zum Test der Außenrotatoren (L_4–S_2, N. femoralis) (Abb. 7.22 a).
3. **Am Außenknöchel** bei leicht fixiertem und außenrotiertem Oberschenkel **nach medial** gegen die Innenrotation des Oberschenkels zur Prüfung der Innenrotatoren (L_4–S_2, N. glutaeus superior) (Abb. 7.22 b).
4. **An der Innenseite beider Kniegelenke nach lateral** gegen die Adduktion der Oberschenkel, oder indem er die eigenen Beine zwischen die leicht gespreizten Beine des P stellt. Test der Adduktoren (L_2–L_4, N. obturatorius) (Abb. 7.23 a, b).
5. **An der Außenseite beider Kniegelenke nach medial** gegen die Abduktion, oder indem er die Beine des P zwischen die eigenen gespreizten Beine nimmt. Prüfung der Abduktoren (L_4–S_1, N. glutaeus superior) (Abb. 7.23 c, d).

Die richtige Ausführung des Tests kann auch durch **gleichzeitige Palpation der Trochanterspitze** kontrolliert werden.

Mit diesen **Orientierungstests** sind bereits sämtliche **Hüftgelenkmuskeln** außer Streckern und Tensor fasciae latae geprüft.

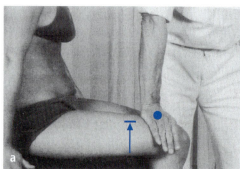
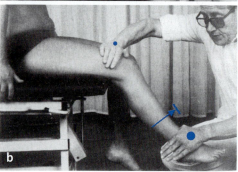

Abb. 7.21a,b. Widerstandstest von Iliopsoas (**a**) und Quadriceps femoris (**b**)

7.4 LBH-Region im Sitzen: Hüftmuskeln

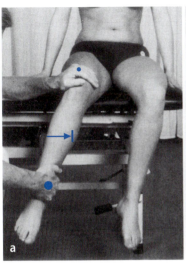
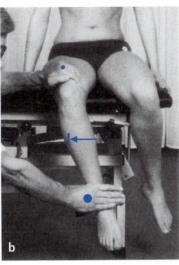

Abb. 7.22a,b. Widerstandstest von Außen- (**a**) und Innenrotatoren (**b**)

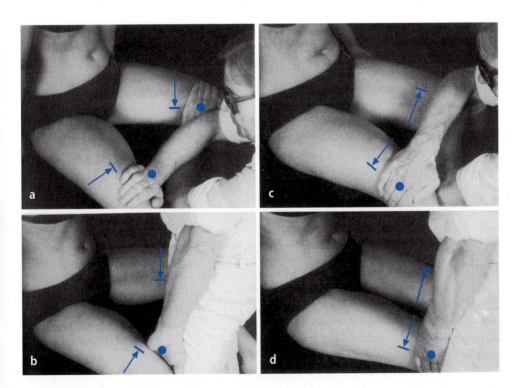

Abb. 7.23a–d. Widerstandstest von Adduktoren (**a, b**) und Abduktoren (**c, d**)

7.5 Untersuchung der LBH-Region in Bauchlage

1 Inspektion
1.1 Beckenstellung und Glutäalprofil
1.2 Becken-Bein-Winkel
1.3 Beinlängendifferenz
1.4 Asymmetrien des Muskelreliefs
1.5 Wirbelsäulenform

2 Aktive und passive Hüft- und Kniegelenkbewegungen
(Regionaldiagnostik)
2.1 Hyperextension des Hüftgelenks (Extension von der Nullstellung aus)
2.2 Rotation des Hüftgelenks
2.3 Flexion, Extension, Rotation des Kniegelenks

 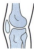 Bewegungsprüfung

3 Palpationskreis Becken dorsal: LWS-Gelenke/Weichteildiagnostik
(Segmentdiagnostik)
Palpation in Ruhe
3.1 Palpationskreis Becken dorsal
3.2 Test auf funktionelle Beinlängendifferenz
3.3 Segmentweise Palpation der LWS (Beweglichkeit/Schmerz)
3.4 Kibler-Hautfalte
3.5 Diagnostischer Bindegewebsstrich
3.6 Segmentale Irritationspunkte nach Sell (Irritationszonendiagnostik)

4 Translatorische Gelenktests
4.1 Lendenwirbelsäule
4.2 Iliosakralgelenke
4.3 Hüftgelenke: Rotation

5 Muskeltests
5.1 Widerstandstests Hüftgelenkmuskeln (Extensoren und Rotatoren)
5.2 Kniegelenkmuskeln
5.3 Rückenstrecker

7.5 LBH-Region in Bauchlage

1 Inspektion

> 1 Inspektion
> 1.1 Beckenstellung und Glutäalprofil
> 1.2 Becken-Bein-Winkel
> 1.3 Beinlängendifferenz
> 1.4 Asymmetrien des Muskelreliefs
> 1.5 Wirbelsäulenform

1.1 Beckenstellung und Glutäalprofil

Normalbefund
1) Beckenstellung horizontal, Beckenkämme in gleicher Höhe.
2) Keine Seitverschiebung des Beckens.
3) Gleiche Höhe der dorsalen Darmbeinstachel (Rautengrübchen).
4) Analfalte (Ansatz an Sakrumspitze) in der Medianebene nicht seitlich verzogen.
5) Glutäalprofil seitengleich gewölbt.

Pathologische Befunde
1. **Beckenschiefstand** bei Wirbelblockierungen in der LWS oder im ISG (mit funktionell kürzerem Bein).
2. **Beckenseitverschiebungen** bei Lumbalskoliosen und Bandscheibenprolapsen.
3. **Ungleiche Höhe der Darmbeinstachel** bei ISG-Verschiebungen und bei anatomisch kurzem Bein.
4. **Analfalte weicht aus** der Medianebene ab, und zwar meist zur Gegenseite einer Kreuzbeinfehlstellung (z. B. durch ISG-Verschiebungen) (unsicheres Zeichen).
5. **Glutäalprofil abgeschwächt,** **einseitig** bei alten ISG-Blockierungen und/oder Verschiebungen und bei Paresen; **doppelseitig** bei Muskelabschwächung und Paresen.

1.2 Becken-Bein-Winkel

Normalbefund
Nullstellung der Hüftgelenke, evtl. leichte Abduktion und Außenrotation (Ruhestellung).

Pathologische Befunde
Gesäß ein- und doppelseitig **angehoben,** sichtbarer Winkel zwischen Rumpf und Oberschenkel, **Hyperlordose der LWS** durch
— Psoasverkürzung (dann meist Glutäen abgeschwächt),
— Beugekontraktur im Hüftgelenk (Arthrosen).

Bei Muskelverkürzung bewirkt der Psoas eine Verstärkung der Lendenlordose.

1.3 Beinlängendifferenz

Normalbefund
Fußknöchel, Kniefalten und Glutäalfalten auf gleicher Höhe.

Pathologische Befunde
Beinlängendifferenz bei anatomisch und funktionell kurzem Bein,
Differenzen in Ober- und Unterschenkel bei kongenitalen Wachstumsdifferenzen, traumatischen Veränderungen, Paresen usw.

1.4 Asymmetrien des Muskelreliefs

> **Normalbefund**
> Seitengleiches Relief von Ober- und Unterschenkeln und des Erector trunci.

❯ Pathologische Befunde
Asymmetrie des Muskelreliefs bei Paresen und kongenital,
verstärkte **Wulstung des Erector trunci bei Verkürzung des Muskels** und reflektorischem **Hartspann**.

1.5 Wirbelsäulenform
❯ Pathologische Befunde
Aufhebung oder Verstärkung der Lordose, Skoliosen.

2 Aktive und passive Hüft- und Kniegelenkbewegungen (Regionaldiagnostik)

> 2 Aktive und passive Hüft- und Kniegelenkbewegungen (Regionaldiagnostik)
> 2.1 Hyperextension des Hüftgelenks (Extension von der Nullstellung aus)
> 2.2 Rotation des Hüftgelenks
> 2.3 Flexion, Extension, Rotation des Kniegelenks

  Bewegungsprüfung

Bewegungen in der hinteren Sagittalebene und in der Transversalebene
(Als »hintere Sagittalebene« wird der dorsal von der Nullstellung gelegene Teil der Sagittalebene bezeichnet).

2.1 Hyperextension des Hüftgelenks (Extension von der Nullstellung aus)

1) **Aktive Hyperextension des gestreckten Beines**

> **Normalbefund**
> Normales Bewegungsstereotyp. Aktivitätsreihenfolge: Glutaeus maximus, Ischiokruralmuskulatur, Erector trunci der Gegenseite.
> **Bewegungsausmaß:** Etwa 15–20 .

❯ Pathologischer Befund
Glutäus deutlich abgeschwächt bei ISG-Läsionen der gleichen Seite und/oder Psoasverkürzung.

2) **Passive Hyperextension des gestreckten Beines (Dreiphasentest)**
   (◘ Abb. 7.24 a–c)

Der Dreiphasentest (Frisch 1983) ist eine orientierende Differenzierung der Gelenke des Beckens und der unteren LWS.

Ausführung

- **Phase I: Hyperextension im Hüftgelenk** (Stufe 3 des Kapselmusters nach Cyriax). Mit der Fixationshand wird das Ilium der getesteten Seite in Höhe des Trochanter major fixiert, so dass sich der vordere Darmbeinstachel nicht vom Untersuchungstisch abheben kann.

7.5 LBH-Region in Bauchlage

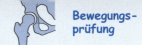

- Die andere Hand fasst das gestreckte Bein oberhalb des Kniegelenks und hebt es in die Hyperextension (◘ Abb. 7.24 a).
- Am Ende des Bewegungsausschlags wechselt die Fixationshand in die
- **Phase II: Bewegung im ISG.** Jetzt wird mit der gleichen Hand das Sakrum parallel zum Iliosakralgelenkspalt fixiert (◘ Abb. 7.24 b) und die (sehr geringe) Beweglichkeit im ISG (das »joint play«) geprüft.
- **Phase III: Konvergenzbewegung der Wirbelbogengelenke der LWS** v. a. im lumbosakralen Übergang. Dabei wird die LWS bis einschließlich L5 fixiert. Durch Verschiebung der Fixationshand nach kranial lassen sich auch höher gelegene Segmente testen (◘ Abb. 7.24 c).

Die **Hyperextensionsbewegung** geht zügig durch alle 3 Phasen, nur die Fixationshand wechselt den Fixationspunkt. Auf exakte Einhaltung der sagittalen Bewegungsrichtung ist zu achten.

> **Normalbefund**
>
> Kein Abweichen des Beines in Abduktion, Adduktion oder Rotation. Schmerzfreie und unbehinderte Beweglichkeit in allen 3 Phasen.
> - **Phase I:** Bewegungsausmaß ca. 20° bei endgradiger leichter Abduktion (sonst 10–15°), Stopp durch Gelenkkapsel und Lig. iliofemorale.
> - **Phase II:** Schmerzfreie Bewegungshemmung des Joint play durch Ligg. sacroiliaca.
> - **Phase III:** Schmerzfreie Hyperextension der LWS im lumbosakralen Übergang.
> **Endgefühl:** Jeweils fest-elastisch in Phase III: hart-elastisch (Facettenschluss L5/S1).

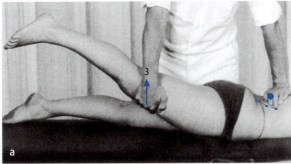
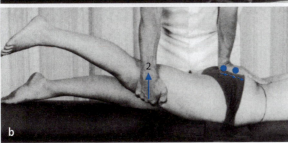
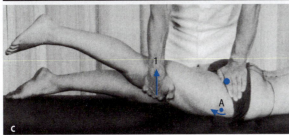

◘ **Abb. 7.24a-c.** Dreiphasentest (von unten nach oben). **a** Hüftgelenk, **b** Iliosakralgelenk, **c** LWS-Segmente

Differenzialdiagnose

In **Phase II und III** kann zwischen **schmerzhaften ISG und LWS-Segmenten** durch Anheben beider Beine **(Levade)** unterschieden werden, da hierbei praktisch keine Bewegung in den ISG erfolgt. Schmerz bei der Levade (= Hyperlordose) ist fast immer auf eine Störung in den unteren Lendenwirbeln zu beziehen.

▶ **Pathologische Befunde**

Registriert werden **Bewegungsausmaß und Schmerzhaftigkeit**. Ein Abweichen aus der Sagittalebene spricht für Störung des Muskelgleichgewichts.

Phase I:
Bewegungseinschränkung und Schmerzen bei:
– **Psoasverkürzung** (allmählich zunehmender myalgischer Schmerz auf der Oberschenkelvorderseite in der Leistenbeuge), weicher Stopp.
– **Schrumpfungen der Gelenkkapsel** (Iliofemoralband) bei Arthrosen, Arthritiden.

Schmerzlose Hypermobilität erlaubt Hyperextension bis 40° bei ca. 20° Abduktion oder sogar Adduktion in der Endphase der Hyperextension.

Phase II:
Bewegungseinschränkung mit oder ohne Schmerz bei **ISG-Blockierung** und anderen ISG-Prozessen (z. B. Bechterew).

Phase III:
Bewegungseinschränkung und Schmerz bei:
– **Wirbelblockierungen L4–S1** (geringgradige Einschränkung),
– **Bandscheibenprotrusionen und Prolapsen** (L4–S1, mit erheblicher Behinderung bis zum totalen Bewegungsausfall).

Bei Hypermobilität ist erhebliche schmerzfreie Lordosierung möglich.

3) Passive Hyperextension des Hüftgelenks mit 90° gebeugtem Kniegelenk

Ausführung. Mit der einen Hand wird das Ilium der getesteten Seite wie unter 2) fixiert. Die andere Hand hebt das im Knie gebeugte Bein nach dorsal.

Normalbefund

Schmerzfreie Hyperextension von ca. 20° mit leichter Abduktion.

▶ **Pathologische Befunde**
– **Koxarthrose.** Keine Hyperextension im Hüftgelenk möglich.
– **Rektusverkürzung.** Das Becken hebt sich bei gebeugtem Kniegelenk sofort von der Unterlage ab. Myalgischer Schmerz auf der Oberschenkelvorderseite.
– **Psoas- und Rektusverkürzung.** Eine bereits durch Psoasverkürzung angehobene Beckenseite hebt sich bei Beugung des Kniegelenks noch mehr von der Unterlage ab.
– **Dehnung des N. femoralis** (»umgekehrter Lasègue«, Leistenbandsyndrom). Plötzlich einschießender **neuralgischer Schmerz** an der Oberschenkelvorderseite bei
  – Wurzelsyndromen L_3 und L_4;
  – Meralgia paraesthetica: Schmerz an der Oberschenkelaußenseite bei Einklemmung und Dehnung des N. cutaneus femoris lateralis im Leistenband oder der Fascia lata und bei diabetogener Neuropathie (Femoralisform).

2.2 Rotation des Hüftgelenks

Bewegungen in der Transversalebene bei Nullstellung des Hüftgelenks und 90°-Flexion im Kniegelenk.

Passive Führung des Unterschenkels nach außen (= passive Innenrotation) und aktive Außenrotation des Oberschenkels

– Kombinierter Gelenk-Muskel-Test für die passive Innenrotation im Hüftgelenk (Kapselmuster), und aktive Außenrotation. Der aktive Muskeltest für die Außenrotatoren wird gleich am Ende der passiven Innenrotation (Dehnstellung) angeschlossen.
– **Passive Innenrotation** = Dehnung der Außenrotatoren der Hüfte (Piriformis, Gemellus superior und inferior, Quadratus femoris, Obturatorius internus und externus, Glutaeus medius, Adduktoren).

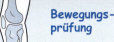

- **Aktiver** Muskeltest für die Außenrotatoren der Hüfte gegen Widerstand aus Dehnstellung (Abb. 7.49 b, S. 168).

Passive Führung des Unterschenkels nach innen (= passive Außenrotation) und aktive Innenrotation des Oberschenkels

- Kombinierter Gelenk-Muskel-Test für die passive Außenrotation im Hüftgelenk, und aktive Innenrotation.
- **Passive Außenrotation** = Dehnung der Innenrotatoren des Hüftgelenks (Glutaeus medius und minimus, Tensor fasciae latae).
- **Aktiver** Muskeltest für die Innenrotatoren des Hüftgelenks gegen Widerstand aus Dehnstellung (Abb. 7.49 a, S. 168).

Normalbefund
Die Rotation lässt sich seitengleich schmerzlos bis zum Abheben des homolateralen Darmbeinstachels bei Außenrotation und des kontralateralen bei Innenrotation durchführen.
Endgefühl: Bei beiden Rotationen fast elastisch.

Am Gelenk wird bei der Innenrotation die Gelenkkapsel und das Lig. ischiocapsulare (Phase 1, Kapselmuster nach **Cyriax**) angespannt, mit der Außenrotation das Lig. iliofemorale. Bewegungsausmaß: 30° bei Innenrotation, 45° bei Außenrotation.

▶ Pathologische Befunde
- **Schmerzhaft eingeschränkte Beweglichkeit** bei mangelnder Gleitfähigkeit (zuerst bei Innenrotation) im Gelenk **bei Arthrosen und Arthritiden**,
- **Paresen** der Innenrotatoren bzw. Außenrotatoren,
- **Kontraktur** der Außenrotatoren bzw. Innenrotatoren.

2.3 Flexion, Extension, Rotation des Kniegelenks

- Kombinierter Gelenk-**Muskel-Test für die Gleitfähigkeit der Kniegelenkflächen und Menisken.**
- **Aktiver** Muskeltest für die ischiokrurale Gruppe: Biceps femoris, Semitendinosus, Semimembranosus (L_4–S_3, N. tibialis, N. fibularis) (= Flexion Kniegelenk), Quadriceps femoris (L_2–L_4, N. femoralis) (= Extension Kniegelenk).
- **Passiv:** Dehnungstest auf Verkürzung des Rectus femoris.

Normalbefund
Schmerzfreie Flexion des Unterschenkels von ca. 130°. Die Ferse erreicht fast das Gesäß. Extension bis zur Nullstellung.
Endgefühl: Fest-elastisch.

▶ Pathologische Befunde
Schmerzhaft eingeschränkte passive Beweglichkeit bei
- **Verkürzung des Rectus femoris** (endgradig Dehnungsschmerz) auf der Oberschenkelvorderseite,
- **Kniegelenkschäden** (Gelenksperre bei Arthrosen, Meniskopathien, Gelenkmäusen).

Schmerzlos verminderte aktive Beweglichkeit bei
- **Kniebeugerparesen**, Quadrizepsparesen oder reflektorischer Abschwächung dieser Muskeln.

Differenzialdiagnose
Bei Störungen der Beugefähigkeit im Kniegelenk (Meniskusschaden/Kniebänderläsion) verwendet man den **Apley-Test** (Abb. 7.86 e, f, s. S. 224):

Ausführung und Befunde. Knie in 90°-Flexion und
- **Rotation** des Unterschenkels **unter Kompression:** schmerzhaft bei Meniskusläsion;
- **Rotation des Unterschenkels unter Traktion:** schmerzhaft bei Bänderläsion.

3 Palpationskreis Becken dorsal: LWS-Gelenke/Weichteildiagnostik (Segmentdiagnostik)

> **3 Palpationskreis Becken dorsal: LWS-Gelenke/Weichteildiagnostik (Segmentdiagnostik)**
> **Palpation in Ruhe**
> 3.1 Palpationskreis Becken dorsal (Abb. 7.25–7.30)
> 3.2 Test auf funktionelle Beinlängendifferenz
> 3.3 Segmentweise Palpation der LWS (Beweglichkeit/Schmerz) (Abb. 7.32–7.35)
> 3.4 Kibler-Hautfalte (Abb. 7.36)
> 3.5 Diagnostischer Bindegewebsstrich (Abb. 7.37)
> 3.6 Segmentale Irritationspunkte nach Sell (Irritationszonendiagnostik) (Abb. 7.35)

Palpation in Ruhe
3.1 Palpationskreis Becken dorsal

Alle **Palpationen erfolgen bimanuell im Seitenvergleich** als Tast- und Schmerzpalpation.

Die **5 Palpationspunkte** (Abb. 7.25) sind:
1. Tuber ischiadicum,
2. Trochanter major,
3. hintere Hüftmuskeln,
4. hinterer Darmbeinstachel, ISG-Gelenkspalt, ISG-Irritationspunkte,
5. untere Sakrumkontur, untere laterale Sakrumwinkel, Os coccygis (Gelenk).

1) Tuber ischiadicum (Abb. 7.26 a, b)
Palpiert werden mit den beiden Daumen:
- **Dorsal.** Ursprung der ischiokruralen Muskeln: Semitendinosus, Semimembranosus, Biceps femoris, Caput longum (L_4–S_3, N. tibialis). Tendopathien und Bursitiden können vorkommen, ebenfalls Apophysenabrisse bei jugendlichen Sportlern (Läufer, Springer).
- **Medial** von den Muskelansätzen: **Ansatz des Lig. sacrotuberale** (Segment S2).
  Befunde: Manchmal vermehrte schmerzhafte Spannung bei Sacrum acutum.
- **Ventral und medial davon** am Sitzbein: **Adductor magnus** (L_2–S_1, N. obturatorius, N. ischiadicus).

Schmerzhaftigkeit kommt auch bei radikulären Syndromen der LWS und bei Verkürzung der ischiokruralen Muskeln vor. Die Adduktorenansätze können bei Hüftgelenkläsionen und Blockierungen (Verschiebungen) der ISG ebenfalls druckschmerzempfindlich sein (Muskelverkürzung).

2) Trochanter major (Abb. 7.27 a, b)
Palpiert werden mit den Zeige- bzw. Mittelfingern der Stand der Trochanteren, danach **Muskel- und Bandansätze.**
- **Dorsal kaudal:** An der Tuberositas glutaea der **Glutaeus maximus** (L_5–S_2, N. glutaeus inferior).
- **Trochanter dorsal:** In der Tiefe die **Außenrotatoren** Obturatorius externus, Quadratus femoris (L_5–S_2, N. glutaeus inferior) und die Bursa trochanterica.
- **Trochanterspitze: Glutaeus medius und minimus** (L_4–S_1, N.glutaeus superior) und in der Tiefe zur Fossa trochanterica der Piriformis (S_1/S_2, Plexus sacralis). Die 2. Palpationsstelle ist im Foramen ischiadicum, das im Verlauf der Piriformislinie (D. Fröhlich) von der Trochanterspitze zur tastbaren kaudalen Begrenzung des Sakroiliacalgelenks am lateralen Sakrumrand gefunden wird.

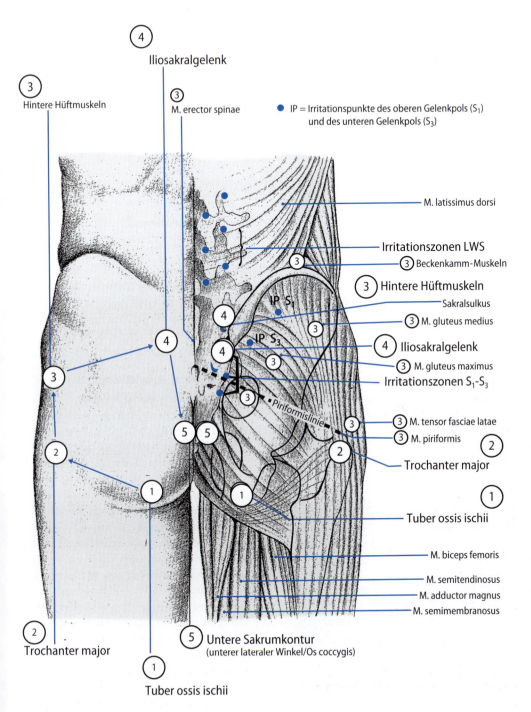

Abb. 7.25. Palpationskreis Becken dorsal (Übersicht) und »Piriformislinie«, die von der Trochanterspitze zur tastbaren kaudalen Begrenzung des Iliosakralgelenks am lateralen Sakrumrand verläuft und zum Foramen ischiadicum majus (Piriformis) führt

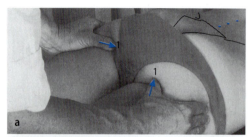
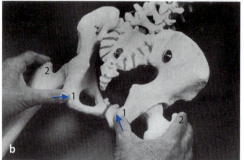

◘ Abb. 7.26a,b. Bimanuelle Palpation des Tuber ossis ischii (1)

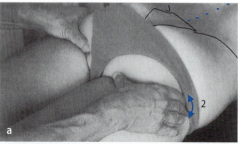
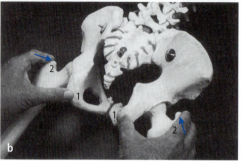

◘ Abb. 7.27a,b. Bimanuelle Palpation des Trochanter major (2)

Die kleinen Außenrotatoren können nicht differenziert werden. Lediglich der **verkürzte** Piriformis kann manchmal durch Palpation vom hinteren Darmbeinstachel aus in schräger Richtung zum Tuber ischiadicum im Gebiet des Foramen ischiadicum majus getastet werden (Janda). Verkürzungstest für den Piriformis, s. E/LBH-Region/5.2 (S. 202).

Weitere Befunde
- **Trochanterklopfschmerz** bei Hüftgelenksläsionen (Schenkelhalsfrakturen, Wachstumsstörungen, Entzündungen, Tumoren, Tendopathien, Bursitiden).
- **Ruckartiges Gleiten des Tractus iliotibialis über den Trochanter** bei »schnappender Hüfte«. Test durch Palpation der Flexions- und Extensionsbewegungen im Hüftgelenk bei leichter Adduktion des Oberschenkels.

3) Hintere Hüftmuskeln (◘ Abb. 7.28 a–c)

Palpiert werden **von lateral nach medial:**
- **Tensor fasciae latae oberhalb des Trochanter major** (◘ Abb. 7.28 a).
  Häufig Hypertonus bei ISG-Blockierungen (zusammen mit dem Iliopsoas). Verdickung und Druckempfindlichkeit bei der »schnappenden Hüfte«.
- **Glutaeus medius und minimus am lateralen Oberrand des Iliums** (◘ Abb. 7.28 b).
  Myogelosen im oberen äußeren Quadranten (Muskelzeichen nach **Sell**).
- **Glutaeus maximus medial, parallel zum ISG-Gelenkspalt.**
  In den Glutäen finden sich nach **Sell** Myogelosen und abgeschwächter Tonus bei chronischen Blockierungen und ISG-Verschiebungen auf der gleichen Seite. Meist besteht dabei auch ein Hypertonus des Tensor fasciae latae der Gegenseite. Druckschmerz im Glutäus auch bei Hypermobilität.
- **Erector spinae (Iliocostalis) am Oberrand des Sakrums.**

Beckenkammmuskeln und Lig. iliolumbale von medial nach lateral (Abb. 7.28 c).

- **Lig. iliolumbale** (zum Querfortsatz L4 und L5) zeigt Druckschmerz bei Hypermobilität.
- **Quadratus lumborum** (Th$_{12}$ und L$_1$–L$_3$, N. femoralis) ist Seitbeuger und neigt zur Verkürzung. Der laterale Rand kann dann in der mittleren Skapularlinie lateral vom Erector trunci getastet werden und die Seitneigung in der LWS ist zur Gegenseite eingeschränkt. Gelegentlich ist auch die Atmung behindert (Ansatz an der 12. Rippe). Beim Rumpfbeugen im Sitzen fallen verstärkte Paravertebralwülste auf. Triggerpunkt am unteren Muskelende über dem Beckenkamm.
- **Obliquus abdominis externus** (Th$_5$–Th$_{12}$, Nn. intercostales) (Mackenzie-Punkt).

4) **Hinterer Darmbeinstachel (Spina iliaca posterior superior), Sulkus sacralis, Iliosakralgelenk** (Abb. 7.29 a–e)

Die Palpation beginnt bimanuell, indem die Daumen von lateral über die hinteren Darmbeinstachel nach medial in den Sulkus zwischen Darmbeinstachel und Crista sacralis mediana gleiten. Anschließend wird die gesamte Ausdehnung des Gelenks (oberer und unterer Pol, S1–S3) im Seitenvergleich palpiert. Untersucht wird auf **Tiefe des Sulkus, Bänderspannung** (Ligg. sacroiliaca dorsalia) **und Druckschmerz**. Diese Untersuchung dient, ebenso wie die Palpation der unteren Sakrumkontur (besonders der unteren lateralen Winkel), der Diagnose von Fehlstellungen des Sakrums gegenüber den Ilia und den hierdurch möglichen Funktionsstörungen.

ISG-Irritationspunkte (nach Sell und Bischoff)
Sie liegen für S1 ca. 3 Querfinger lateral des oberen Gelenkpols und ca. 4 Querfinger kaudal des Crista iliaea, für S3 etwa 1 Querfinger lateral des unteren Gelenkpols. Ein Irritationspunkt für S2 wird nicht beschrieben (Abb. 7.25).

Dvořák gibt die **Irritationszonen für das ISG** am seitlichen Rand des Sakrums vom unteren hinteren Darmbeinstachel (S1) nach kaudal bis zum unteren lateralen Winkel oberhalb des Cornu sacrale (S3) an. Ferner neben der Symphyse am Os pubis von kranial nach kaudal (S1–S3). Werden auch diese **symphysalen Irritationszonen** gefunden, dann handelt es sich nach Ansicht des Autors nicht mehr um eine reine ISG-Störung, sondern um eine **generelle Funktionsstörung im Beckenring**.

5) **Untere Sakrumkontur, untere laterale Winkel und Os coccygis (Sakrokokzygealgelenk)** (Abb. 7.30 a–e)

Auf der **Crista sacralis mediana** gleitet der Mittelfinger der palpierenden Hand nach kaudal, bis er in der Vertiefung des Hiatus sacralis liegt. Durch Abspreizen des Zeige- und Ringfingers werden die unteren lateralen Winkel des Sakrums gefunden. An dieser Stelle werden die beiden Daumen zunächst beiderseits auf die dorsale Oberfläche der beiden unteren Sakrumwinkel gesetzt um festzustellen, ob eine Seite mehr nach dorsal vorsteht. Dabei sollte die Beobachtung von kaudal erfolgen, um die nur feinen **Höhenunterschiede registrieren** zu können. Zuletzt gleiten die palpierenden

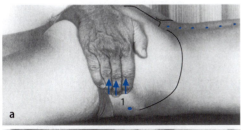
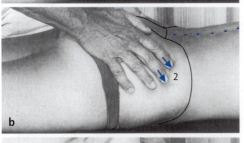
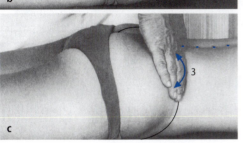

Abb. 7.28a-c. Bimanuelle Palpation der hinteren Hüftmuskeln. **a** Tensor fasciae latae, **b** Glutaeus medius und minimus, **c** Beckenkammuskeln

Kapitel 7 · LBH-Region in Bauchlage: Palpation

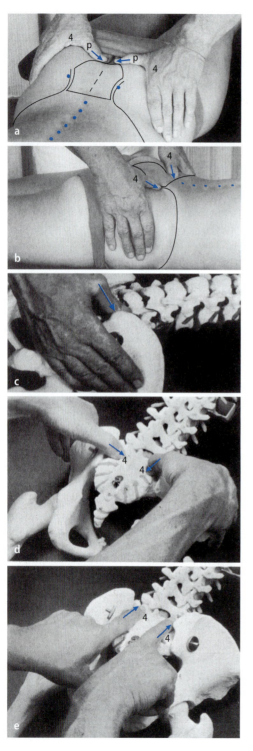

Abb. 7.29a-e. Bimanuelle Palpation der Iliosakralgelenke

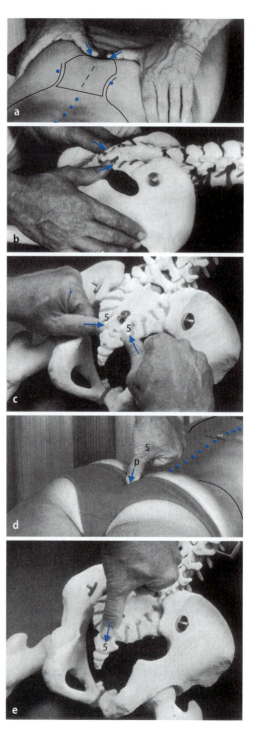

Abb. 7.30a-e. Bimanuelle Palpation der unteren Sakrumkontur (a–c) und Palpation des Sakrokokzygealgelenks (d, e)

7.5 LBH-Region in Bauchlage: Palpation

Daumen an den Unterrand des Sakrumwinkels (Abb. 7.30 a–c), um einen Unterschied in kraniokaudaler Richtung zu prüfen.

Den Abschluss bildet die Untersuchung des Sakrokokzygealgelenks.

Sakrokokzygealgelenk (Abb. 7.30 d, e):
- Druck auf die Steißbeinspitze nach ventral und lateral ist schmerzhaft bei Fehlstellungen und nach Distorsionen, z. B. nach Fall auf das Gesäß. **Die Schmerzhaftigkeit des Gelenks erfordert eine zusätzliche Gelenkuntersuchung vom Darm aus.**
- Die **Muskelansätze** von Glutaeus maximus (dorsal), Levator ani und Coccygeus und das Lig. sacrospinale (ventral, vom Darm aus tastbar) sind dann ebenfalls schmerzempfindlicher.
- **Hiatus sacralis:** Offener Hiatus bei Spina bifida.

Biomechanische Überlegungen

Nach Mitchell et al. ermöglicht die Palpation des Sakralsulkus und der unteren lateralen Winkel des Sakrums die Diagnose von Sakrumfehlstellungen, die zu Funktionsstörungen in den ISG führen können (positives Vorlaufphänomen im Sitzen, s. B/LBH-Region).

Die **Bewegungsachsen für das Sakrum** sind (Abb. 7.31):
- Linke und rechte **Diagonalachse** für die sog. **Torsionsbewegungen des Sakrums** (1),
- 1–2 **Transversalachsen** für Flexions- und Extensionsbewegungen des Sakrums (6).

Torsionsbewegungen des Sakrums um die linke oder rechte Diagonalachse erkennt man daran, dass der **Sakralsulkus auf einer Seite tiefer** ist als auf der anderen. Auf der Seite der tieferen Sulkus ist die Sakrumbasis nach ventral gegangen (1). Der gegenüberliegende äußere untere Sakrumwinkel geht dafür nach dorsal und steht dann mehr dorsal und kaudal (2) als der gleichseitige untere Sakrumwinkel. Diese Fehlstellung kann man durch einen Druckimpuls an der Sakrumbasis verstärken und damit (außer einer Schmerzauslösung oder -ver-

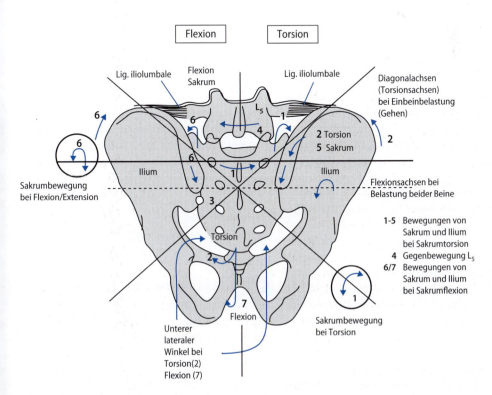

Abb. 7.31. **Sakrumbewegungen** bei verschiedener Beckenbelastung

stärkung) an der **Dorsalbewegung des Sakrums** am unteren Pol des gegenüberliegenden ISG-Gelenks palpatorisch registrieren (3).

5. (und 4.) Lendenwirbel machen zu dieser Drehung der Sakrumbasis immer eine relative Gegenbewegung (4), da sie durch das Lig. iliolumbale mit dem **Ilium** verbunden sind, das seinerseits ebenfalls eine relative **Gegenbewegung (»Dorsalrotation«) zur Sakrumtorsion** macht (5). Es erfolgt also eine leichte Rotation der Wirbel zur Seite des tieferen Sulkus.

Dadurch wird der Faserring der Bandscheibe L5–S1 in eine gegenläufige Rotationsspannung versetzt, die bei Überschreiten der Elastizitätsgrenze nach Farfan zu Einrissen, zunächst in den äußeren Schichten des Faserrings, führen kann, da das physiologische Bewegungsausmaß für Rotationsbewegungen in den LWS-Segmenten nur ca. 1–2° beträgt. Bei späteren weiteren Einrissen der zentralen Ringfasern des Anulus lamellosus kann es so schließlich zu einem Nucleus-pulposus-Prolaps kommen.

Um die Schrägachsen sind **Vorwärts- und Rückwärtstorsionsstellungen des Sakrums** möglich, wobei Vorwärtstorsionen die Lendenlordose verstärken und die Rückwärtstorsionen diese vermindern. Differenziert werden diese beiden Torsionsstellungen durch den »**springing test**« (s. 3.3, 2-Stufen-Federungstest). Der Test ergibt eine **elastische Federung bei lordotischer LWS und eine unelastische Rigidität bei kyphotischer LWS.** Die Sakrumtorsionen stellen so eine funktionelle Anpassung an die LWS-Verkrümmungen dar bzw. umgekehrt.

Flexions-/Extensionsbewegungen des Sakrums erfolgen um transversale Achsen in Höhe des Iliosakralgelenks (6). Das kann eine **symmetrische Nutation (Nickbewegung) des Sakrums** gegenüber den Ilia **oder eine einseitige Nutation** links oder rechts sein. Bei einseitiger Nutation haben wir auch wieder einen tieferen Sulkus auf der Seite der Nutationsbewegung, aber jetzt geht der untere **laterale Sakrumwinkel der gleichen Seite** nach kaudal und dorsal (7). Die Auswirkungen auf die Wirbelsäule sind die gleichen, d. h. die **Sakrumflexionen vermehren die Lendenlordose.**

Zusammenfassung:
- Sakrumsulkus einer Seite tiefer und gegenüberliegender unterer Sakrumwinkel mehr dorsal und kaudal = **Sakrumtorsion** um die Diagonalachse.
- Bei Vorwärtstorsion des Sakrums ist die LWS lordosiert (elastisch beim Federungstest), bei Rückwärtstorsion ist die LWS kyphosiert (rigide beim Federungstest).
- Gleichseitiger unterer Sakrumwinkel nach kaudal und dorsal = **Sakrumflexion**.
- Die genannten Modelle von Sakrumfehlstellungen sind eine gute Hilfe bei der Auswertung der nachfolgenden translatorischen Gelenktests, da sie eine Vorstellung geben können, welche Impulsrichtungen die korrigierenden therapeutischen Handgriffe an den ISG haben müssen.
- Die translatorischen Gelenktests sind hier **Provokationstests** (s. S. 115), die von der Erfahrung ausgehen, dass die **Verstärkung einer Fehlstellung der beiden Gelenkpartner (Kapsel)schmerz auslöst,** während die Wiederherstellung einer neutralen Passstellung vorhandene Beschwerden vermindert. **Sakrum- und Iliumfehlstellungen können eine funktionelle Beinlängendifferenz erzeugen.** Diese wird vor Durchführung der translatorischen Gelenktests geprüft (s. 3.1 Beckenstellung und 3.2 Vorlaufphänomen, S. 131 und 132).

3.2 Test auf funktionelle Beinlängendifferenz (funktionell kurzes Bein)

Dieser Test kann in Bauch- und in Rückenlage vorgenommen werden. Die Beine müssen exakt parallel zur Mittelline liegen, weder mit leichter Adduktion noch Abduktion. Die Daumen des U werden an die untere Begrenzung beider Innenknöchel angelegt und der Stand verglichen.

Normalbefund
Gleiche Höhe der Knöchel.

Pathologischer Befund
Ein funktionell kurzes Bein kann durch eine blockierte einseitige Nutationsstellung auf der Seite des kürzeren Beines entstehen.

3.3 Segmentweise Palpation der LWS (Beweglichkeit/Schmerz)

Fünf verschiedene Palpationen untersuchen Elastizität und Schmerzhaftigkeit der LWS (und BWS) und ermitteln das gestörte Segment.

Ausgangsstellung. Lagerung in leichter Kyphosierung.

1) 2-Stufen-Federungstest

(Etagenlokalisation der Störung) (○ Abb. 7.32 a, b). **Federungselastizität und Druckschmerz.** Der Test ist eine palpierte generelle Beweglichkeitsprüfung der Segmente und eignet sich besonders zur Vorprogrammierung der segmentweisen Schmerzpalpation, der »**Schmerzrosette**«, d. h. der zirkulären Palpation der Band- und Muskelansätze am Dornfortsatz. Es ist rationell, bei diesem Test gleich die BWS mit zu untersuchen.

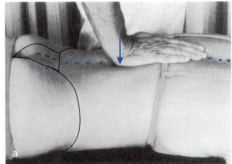
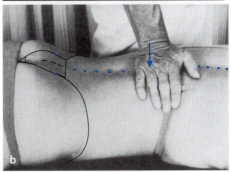

○ **Abb. 7.32a,b.** 2-Stufen-Federungstest

Ausführung. Der Handballen wird auf die Dornfortsatzreihe gelegt. Das Handgelenk steht in 90°-Dorsalflexion, der Ellenbogen ist gestreckt (○ Abb. 7.32 b).
  Alternativ kann auch der Daumen auf die Dornfortsatzspitze gesetzt werden und der Druckimpuls durch das Pisiforme der anderen Hand, das auf dem Daumen liegt, ausgeführt werden (○ Abb. 7.33 c). Palpationsstufen:

a) **Mit leichten kurzen Druckimpulsen** wird die **Federungselastizität** in den unter dem Handballen liegenden Segmenten ermittelt. Die Federung ist in der mittleren BWS am geringsten. Eine **Starre im lumbosakralen Übergang wird bei Blockierung des Kreuzbeins in Gegennutation** festgestellt.
b) **Mit stärkerer Kompression** auf Dorn- oder Querfortsätze (○ Abb. 7.34) wird die **Schmerzhaftigkeit** geprüft.

2) Druckschmerzpalpation der Dornfortsatzspitzen (»Schmerzrosette«) (○ Abb. 7.33 a)

— **Mit mäßigem Druck** prüft man von allen Seiten am Dornfortsatz die Ansätze der Bänder (Ligg. supra- und interspinale) **und der autochthonen Muskulatur** (Interspinales, Multifidus, Semispinalis) auf Druckschmerz.

— Seitlich am Dornfortsatz gelegene Druckschmerzpunkte finden sich (nach Lewit) immer auf der Gegenseite einer Wirbelblockierung.

Druckschmerz auf der rechten Seite des Dornfortsatzes würde also für eine Blockierung des linken Wirbelbogengelenks sprechen. Allerdings ist hieraus noch nicht erkennbar, ob die Blockierung nur zum kranialen oder auch zum kaudalen Nachbarwirbel besteht, und ob es sich um eine Konvergenz- oder Divergenzblockierung handelt. Meist besteht eine Blockierung zum kaudalen Partnerwirbel. Das muss durch die nachfolgend beschriebene Stoßpalpation, die Direktpalpation der Wirbelbogengelenke (s. unter 4) sowie translatorische Bewegungstests (siehe C/LBH-Region 4.1, S. 157) geklärt werden.

3) Stoßpalpation der Dornfortsatzreihe (◻ Abb. 7.33 b, d)

Stoßpalpation. Die kräftigere Stoßpalpation in ventraler (◻ Abb. 7.33 d) oder kranialer (◻ Abb. 7.33 b) **Richtung** an den Dornfortsätzen **wirkt sich im ganzen Bewegungssegment aus.** Sie setzt den Bandapparat im Bereich der Wirbelbögen und Bandscheiben unter Spannung, verursacht eine Traktion bzw. ein Ventralgleiten in den Wirbelbogengelenken des kranialen und etwas Kompression in den Gelenken des kaudalen Partnerwirbels und ist damit eigentlich schon ein translatorischer Bewegungstest (Prüfung des Joint play) in der Sagittalebene, der bei Schmerzhaftigkeit oder pathologischer Beweglichkeit Indikation für weitere translatorische Wirbelbogengelenktests ist (s. C/LBH-Region/4.1, S. 157).

> Vermehrter Schmerz bei Stoßpalpation auf L4 und L5 kann auch auf eine Spondylolisthese hinweisen.

Rüttelschmerz. Der sog. Rüttelschmerz am Dornfortsatz hat ähnliche Bedeutung wie die Stoßpalpation.

Schlüsselringtest (nach Maigne). Ein Druckimpuls zwischen die Dornfortsätze auf das Lig. supra- und interspinosum **differenziert den ligamentären vom Gelenkschmerz.** Ligamentärer Schmerz findet sich v. a. bei Segmentlockerungen (Gefügelockerung).

> **Normalbefund**
> Fest elastische Federung bei den Palpationstests.

> ▶ **Pathologische Befunde**
> – Federnde Resistenz, Abwehrspannung und Druckschmerz bei Gelenkergüssen, Bandscheibenprotrusionen und Gelenkblockierung.
> – Erheblicher Schmerz und bretthartе Abwehrspannung bei osteolytischen Prozessen.

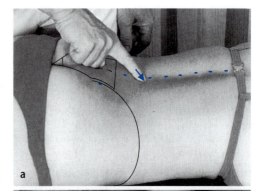
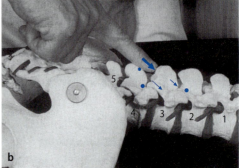
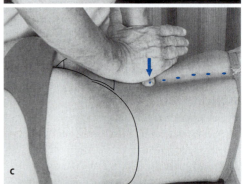
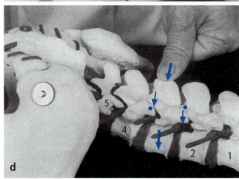

◻ **Abb. 7.33a–d.** Schmerzrosette. **c, d** Stoßpalpation

7.5 LBH-Region in Bauchlage

4) **Palpation der Wirbelbogengelenke (Springing-Test) und der segmentalen Muskulatur** (◘ Abb. 7.34 a–d)

Die **V-förmig gespreizten Zeige- und Mittelfinger** werden unmittelbar neben dem Dornfortsatz **auf die Wirbelbogengelenke gesetzt** (◘ Abb. 7.34 a, b), **oder ca. 2 cm lateral** vom Dornfortsatz **auf die Querfortsätze**, und die Schmerzempfindlichkeit der Wirbelbogengelenke bzw. der segmentalen Muskulatur geprüft, indem die ulnare Handkante der anderen Hand **einen leichten federnden Impuls auf die palpierenden Fingerkuppen** in ventraler Richtung ausführt. **Kräftiger** Druck auf die Querfortsätze hat die gleiche Wirkung im Segment wie die Stoßpalpation des Dornfortsatzes. Diese Palpation ist als Ergänzung nützlich, wenn die Stoßpalpation des Dornfortsatzes keine eindeutigen Ergebnisse brachte. Durch diesen Test und die einseitig erhöhte Spannung der segmentalen Muskulatur kann evtl. die Seitenlokalisation einer Blockierung präzisiert werden (s. unter 2). Im Segment L5/S1 werden die palpierenden Finger von kranial angesetzt (◘ Abb. 7.34 d).

5) **Palpation der segmentalen neuralen Triggerpunkte**

Eingeklemmte Rr. dorsales der Spinalnerven (bei Durchtritt durch die Faszie) mit und ohne begleitende »Fettgewebshernien« (»entrapement neuropathy«) sind eine Handbreit lateral von der Dornfortsatzreihe im Lumbal- und unteren Thorakalbereich tastbar. Im Bereich des Sakrums werden die Schmerzen median angegeben. Klinische Differenzialdiagnose: Massage verschlimmert, Lokalanästhesie bessert oft schlagartig. **Vorkommen: Relativ selten.**

6) **Segmentale Irritationspunkte nach Sell (Irritationszonendiagnostik)** (◘ Abb. 7.35 a–c)

Ausgangsstellung. Bauchlage. Die Arme des P sollen seitlich herabhängen, damit die Rückenmuskulatur soweit als möglich entspannt ist.

Ausführung. Zum Aufsuchen des segmentalen Irritationspunkts wird die Mittelfingerkuppe unmittelbar neben der Dornfortsatzreihe zwischen Processus spinosus und Erector trunci soweit als möglich in die Tiefe vorgeschoben (◘ Abb. 7.35 a). Aus

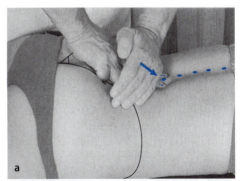
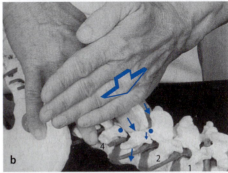
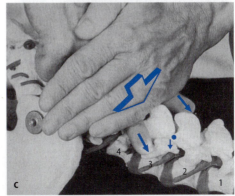
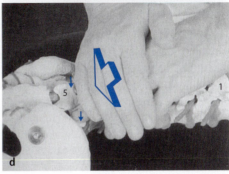

◘ **Abb. 7.34a-d.** Springing-Test. **a** Ausgangsstellung: Die gespreizten Finger liegen am Gelenkfortsatz (**b**) oder am Querfortsatz (**c**). **d** Handstellung am 5. LWK, der aus topografischen Gründen von Kranial palpiert wird

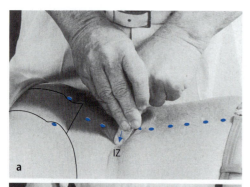
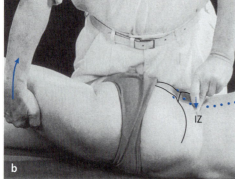
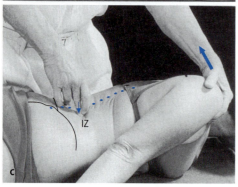

Abb. 7.35a-c. Segmentale Irritationspunkte nach **Sell**

dieser Position wird der Erector trunci ca. 1 Querfinger nach lateral abgeschoben, und es findet sich evtl. eine druckdolente, deutlich umschriebene Konsistenzvermehrung von 0,5–1 cm, die man als Irritationspunkt bezeichnet. Der palpierende Finger wird auf diesem Punkt belassen und dann das Verhalten des Irritationpunkts bei Rotation, Flexion und Extension der Wirbelsäule registriert.

Die Rotationsempfindlichkeit wird dadurch geprüft, dass man den Oberarm des Patienten so weit nach dorsal führt, bis die LWS in Höhe des Irritationspunktes eben mitzurotieren beginnt

(Abb. 7.35 c). Die Kyphosierungsempfindlichkeit wird durch aktive Flexion, die Lordosierungsempfindlichkeit durch passive Hyperextension des Beins auf der Palpationsseite geprüft (Abb. 7.35 b).

Diagnostische Kriterien sind Schmerz und Konsistenzveränderung, deren Zu- bzw. Abnahme die Indikation zur Behandlung darstellen, wobei diejenige Bewegung, bei der eine Abnahme von Schmerz und Konsistenz erfolgt, nach Ansicht einiger Autoren die therapeutische Richtung, d. h. die Mobilisationsrichtung darstellt (Irritationszonendiagnostik).

Die segmentalen Irritationspunkte an den Iliosakralgelenken liegen nach **Sell** und **Bischoff** für S_1 ca. 3 Querfinger lateral des oberen Gelenkpols und ca. 4 Querfinger kaudal der Crista iliaca, für S_3 liegt der IP etwa 1 Querfinger lateral des unteren Gelenkpols.

Eine Blockierung von S_2 wird nicht beschrieben, da hier die Querachse für Flexions-/Extensionsbewegungen des Sakrums angenommen wird. Irritationszonen bei S_2 erscheinen daher nur bei Hypermobilität der ISG denkbar (Abb. 7.25, S. 147). **Sutter** und **Dvořák** geben die gleichen Irritationspunkte für S_1–S_3 zwischen dem hinteren Darmbeinstachel und dem Cornu sacrale an, was den Aussagewert relativiert.

3.4 Kibler-Hautfalte (Abb. 7.36)

Die Kibler-Hautfalte dient der **Diagnostik hyperalgetischer Zonen (Head-Zonen)**

Ausführung. Mit Daumen und Zeigefinger wird eine Hautfalte abgehoben und diese parallel zur Dornfortsatzreihe der Wirbelsäule von kaudal nach kranial abgerollt. Dabei werden Dicke und Widerstand beim Abrollen der »wandernden Hautfalte« registriert.

Pathologische Befunde

Derbere Konsistenz, schlechteres Abrollen und Schmerz im Bereich hyperalgetischer Zonen.

In der gleichen Weise kann auch der »diagnostische Bindegewebsstrich« verwendet werden.

7.5 LBH-Region in Bauchlage

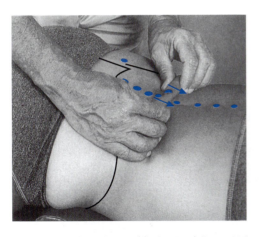

☐ **Abb. 7.36.** Kiblersche-Hautfalte (aus Frisch/Roex, 1997)

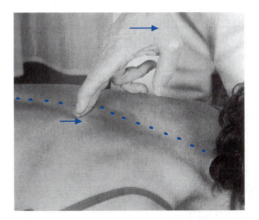

☐ **Abb. 7.37.** Diagnostischer Bindegewebsstrich

3.5 Diagnostischer Bindegewebsstrich (☐ Abb. 7.37)

Es handelt sich dabei um eine **Verschiebung der Haut und Unterhaut gegen die tiefen Schichten** (Muskel, Sehne, Knochen).

Ausführung. Es wird in der Regel **mit dem Mittelfinger und dem aufgesetzten Zeigefinger** eine »Hautwelle« verschoben. Je nach der flachen oder steileren Stellung des Fingers zur Körperoberfläche wird eine oberflächlichere oder tiefere Einwirkung erzielt.

Die pathologisch veränderten Zonen zeigen ähnliche Symptome wie bei der Kibler-Falte.

4 Translatorische Gelenktests

> 4 Translatorische Gelenktests
> 4.1 Lendenwirbelsäule (☐ Abb. 7.38)
> 4.2 Iliosakralgelenke (☐ Abb. 7.39–7.46)
> 4.3 Hüftgelenke: Rotation (☐ Abb. 7.47)

Während die vorhergehende Stellungspalpation in Ruhe in aufsteigender Folge Hüftgelenke, Iliosakralgelenke und LWS untersucht, wird die Palpation der Gelenkbeweglichkeit gleich anschließend in absteigender Folge vorgenommen. Nach **Mitchell et al.** sollen Funktionsstörungen in der WS auch vor den Störungen im Beckenbereich behandelt werden.

4.1 Lendenwirbelsäule

Alle Segmente, die bei Druckschmerz- oder Stoßpalpation eine Schmerzempfindlichkeit aufweisen, müssen einem translatorischen Bewegungstest (☐ Abb. 7.38 a) unterzogen werden, um das bewegungsgestörte Segment sicher zu bestimmen und möglichst auch den Störungsfaktor im Segment (Wirbelgelenk, Bandscheibe, segmentale Muskulatur) oder eine Hypermobilität durch labilisierende Strukturveränderungen zu ermitteln.

Ausgangsstellung. Kyphosierte Lagerung.
  Ausführung (☐ Abb. 7.38 a–e).
– Der Dornfortsatz eines bei der Palpation druckschmerzhaften Wirbels wird zur Ermittlung der gestörten **Segmentetage** fixiert. Dann wird jeweils eine Rotation des kaudalen und kranialen Nachbarwirbels in beide Richtungen vorgenommen (☐ Abb. 7.38 b–e).

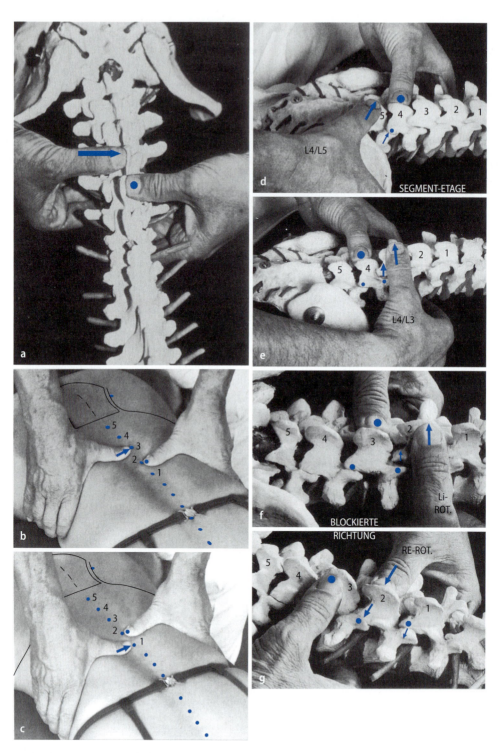

Abb. 7.38a–g. Translatorische Gelenktests der LWS-Segmente (Rotation). **a** Fingerstellung, **b–e** Ausführung und Feststellung der betroffenen Segmentetage, **f, g** Testung der eingeschränkten bzw. schmerzhaften Bewegungsrichtung im gestörten Segment

7.5 LBH-Region in Bauchlage: Gelenktests

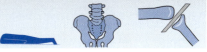

- Dadurch erfolgt zuerst eine geringfügige Gleitbewegung in den frontal verlaufenden Gelenkflächenanteilen und dann eine Kompression im Wirbelbogengelenk auf der Bewegungsseite (Abb. 7.38 d) und gleichzeitig eine Traktion (Druckminderung) im Gelenk der anderen Seite (Abb. 7.38 e und 7.53 b, S. 172). Die segmentale Muskulatur dieser anderen Seite wird jeweils angespannt.
- Die Schmerzhaftigkeit einer der Rotationsbewegungen zeigt das funktionsgestörte Segment an.
- Die schmerzhaft **behinderte Bewegungsrichtung** zeigt das blockierte Wirbelbogengelenk an (Abb. 7.38 f, g).

Normalbefund
Die translatorischen Rotationsbewegungen sind schmerzfrei und unbehindert.

Pathologische Befunde
- Eine **Blockierung** befindet sich also in dem Segment, in dem die Gegenrotation schmerzhaft und/oder behindert ist.
- Die umgekehrte Rotation im gleichen Segment ist in der Regel wenig oder gar nicht schmerzhaft. Sind **beide Rotationsrichtungen (stark) schmerzhaft**, sollte man immer an eine stärkere Beteiligung der Bandscheibe, d. h. **an einen Prolaps oder entzündliche Veränderungen denken.**
- Ein leichter endgradiger Schmerz bei Normobilität oder Hypermobilität spricht mehr für eine Gefügelockerung, der durch den **Schlüsselringtest nach Maigne** bestätigt werden kann (s. S. 154).
- Beim Hypermobilitätstest in Bauchlage (Abb. 7.56 c, S. 176) legt der U seine flache Hand oberhalb der Symphyse unter den Bauch des P und hebt diesen etwas an. Die andere Hand palpiert, ob eine Dorsalverschiebung des kranialen Dornfortsatzes infolge pathologischer Gefügelockerung eines Segments möglich ist. Dabei wird eine pathologische Beweglichkeit meist deutlicher, wenn der Daumenballen der Tasthand den kaudalen Wirbel des getesteten Segmentes in die Gegenrichtung (tischwärts) schiebt.

Zur Feststellung der blockierten Seite des Segments ist außerdem der Tastbefund der segmentalen Muskulatur und des Wirbelbogengelenks erforderlich. Die **Blockierung** liegt nach den bisherigen Denkmodellen in der Regel **auf der Gegenseite der schmerzhaft verspannten Muskulatur,** da die nozizeptive Muskelverspannung (wie auch bei den Extremitätengelenken) in den funktionell zum Gelenk gehörenden Muskeln auftritt. Die Muskeln des medialen Trakts der autochthonen Rückenmuskulatur gehen im Segment von Dornfortsatz zu Dornfortsatz (Interspinales), von Querfortsatz zu Querfortsatz (Intertransversarii) und von Querfortsatz zum Dornfortsatz (Rotatores breves) benachbarter Wirbel. Sie werden in erhöhte schmerzhafte Spannung versetzt, wenn der druckempfindliche Dornfortsatz von der schmerzhaften, verspannten Seite weg und sein kaudaler Nachbar zu dieser Seite hinrotiert wird (Muskeldehnung). Die entgegengesetzte Rotation der beiden Partnerwirbel bringt dagegen eine Entspannung der segmentalen Muskulatur. Diese Gegenprobe in jedem Segment bringt weitere Klarheit über die Impulsrichtung bei einer manipulativen Behandlung.
Nach den Brügger-Theorien ist aber auch eine (Schutz)verspannung auf der **nicht** betroffenen Seite denkbar, wenn dadurch eine Bewegung im geschädigten Gelenk mit Verstärkung der Nozizeption (Schmerz) vermieden wird.
In jedem Fall werden diejenigen Muskeln hyperton, die eine Erhöhung des Gelenkdrucks im geschädigten Gelenk bzw. Segment vermeiden helfen.

4.2 Iliosakralgelenke

Da die Beweglichkeitsprüfung gerade an diesem Gelenk wegen des unregelmäßig facettierten Aufbaus und des dadurch sehr kleinen Bewegungsausschlags schwierig ist, empfiehlt es sich, jeweils mehrere Tests zur Prüfung der Beweglichkeit heranzuziehen.

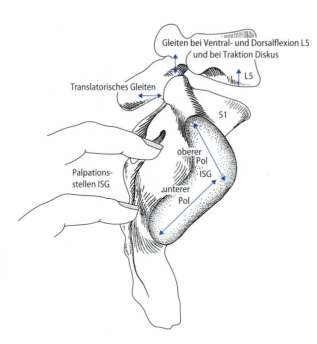

Abb. 7.39. Passive und translatorische Gelenkbeweglichkeit im lumbosakralen Übergang

Am aussagefähigsten sind hier die Provokationstests, jedoch müssen Mitbewegungen im Segment L5/S1 möglichst vermieden werden.

Die passive und translatorische Beweglichkeit im lumbosakralen Übergang zeigt ◘ Abb. 7.39.

4-Punkte-Federungstest (Provokationstest für den oberen ISG-Pol)

Durch **Druck auf das Sakrum** in Höhe des hinteren Darmbeinstachels (◘ Abb. 7.40 a, b) **wird eine Traktion,** durch **Druck auf die angrenzende Partie des Iliums** (◘ Abb. 7.40 c, d) **eine Kompression im ISG hervorgerufen** und registriert, welche Bewegung Schmerz erzeugt. Die gleichen Druckpunkte werden auch am anderen ISG getestet und die Ergebnisse beider Seiten miteinander verglichen.

Dann wird durch **Druck auf die äußere obere Begrenzung der Sakrumbasis einseitig ein Nutationsimpuls im Sinne einer Sakrumtorsion** oder doppelseitig ein Impuls im Sinne einer Flexion gesetzt. Befindet sich das Sakrum bereits in Flexions- oder Torsionsstellung (vgl. ◘ Abb. 7.31, S. 151) und ist damit der Faserring L5/S1 bei der einseitigen Nutationsstellung durch die obligate Gegenrotation von L5 zu diesen Sakrumstellungen schon in gegenläufiger Rotationsspannung, so wird jede Vermehrung dieser Rotationsstellung Schmerz auslösen, während die Verminderung der Rotationsspannung durch einen Impuls in die entgegengesetzte Richtung (Druck auf den unteren lateralen Sakrumwinkel = Gegennutation) Schmerzerleichterung bewirken wird (◘ Abb. 7.41 a–f). In gleicher Weise werden die gegenüberliegenden Punkte direkt an der Sakrumbasis und am äußeren unteren Winkel geprüft und das Ergebnis verglichen.

Starke Schmerzhaftigkeit bei Druck auf die Sakrumbasis beiderseits weist auf eine stärkere Beteiligung einer pathologisch veränderten Bandscheibe L5/S1 hin.

Federungstest über das Sakrum (Bewegungstest in Gegennutation/ Bewegung nach dorsal) (◘ Abb. 7.42 a, b)

Die impulsgebende Hand übt mit Tiefenkontakt einen **federnden Druck auf die Sakrumspitze** aus, während die **Tastfinger am unteren Ende des hinteren Darmbeinstachels** (◘ Abb. 7.42 b) **oder am oberen Pol des Gelenks** (◘ Abb. 7.41 a) liegt und die kleine federnde Bewegung zu registrieren sucht. Diese Bewegung, die mehr Traktion als Gleitbewegung ist, geht vor allem in den impulsnahen unteren Gelenkpol. Wichtig ist die Angabe des P, ob die Testbewegung schmerzhaft ist. Allerdings kann der Schmerz sowohl in einem blockierten wie in einem

7.5 LBH-Region in Bauchlage: Gelenktests

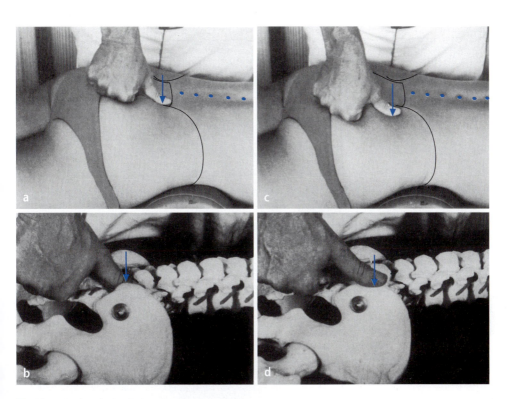

Abb. 7.40a-d. 4-Punkte-Federtest. a, b Sakrum; c, d Ilium

überlasteten und kompensatorisch hypermobilen Gelenk entstehen. Ein deutlich palpabler **ausgiebiger** Bewegungsausschlag mit gleichzeitigem Schmerz ist daher als schmerzhafte Hypermobilität anzusehen.

Um zu vermeiden, dass Hautstraffungen durch die Bewegung am Sakrum für die Gelenkbewegungen gehalten werden, empfiehlt es sich, die Haut mit der impulsgebenden Hand am Sakrum vorher etwas nach kranial zu schieben.

Hebetest Ilium (Bewegungstest in Nutation) (Abb. 7.43 a, b)

Die impulsgebende Hand umfasst das **Ilium** am vorderen Darmbeinstachel und gibt einen **federnden Bewegungsimpuls in dorsaler Richtung zum Sakrum hin.** Der **Tastfinger liegt im Sulkus** zwischen Ilium und dem Sakrum oberhalb des hinteren Darmbeinstachels. Mit dem Kleinfingerballen der palpierenden Hand muss man das Sakrum dabei fixieren. Dadurch wird die Beweglichkeit des Iliums deutlicher. Die Bewegung **(Dorsalbewegung des Iliums gegenüber dem Sakrum) geht mehr in den oberen**

Pol des Gelenks und ist daher hier besser zu tasten. Bei fester Blockierung des Gelenks überträgt sich die Iliumbewegung auf das Sakrum und ist dort auch ohne gleichzeitige Berührung des Iliums tastbar. Fehlende oder schmerzhaft eingeschränkte Beweglichkeit lässt eine Iliumfehlstellung in »Dorsalrotation« vermuten, wenn außerdem der gleichseitige Sulkus tiefer erscheint.

Kraniokaudaler Schubtest (Provokationstest für den unteren Sakrumpol)

Dieser Test prüft mehr den unteren Sakrumpol. Er besteht aus 2 Phasen. Man versucht, die therapeutische Richtung für Manipulation oder Mobilisation am Gelenk bei Sakroiliakalverschiebungen (Iliumrotationen, Sakrumtorsionen und Flexionen) d. h. **bei Blockierungen in Endstellung** zu ermitteln. Dabei geht man, wie bereits früher erwähnt, von der Vorstellung und Erfahrung aus, dass der Versuch, die Gelenkpartner noch mehr in eine Fehlstellung, d. h. eine Verschiebestellung, zu zwingen, Schmerzen im Gelenk hervorrufen kann, während eine Rückbewegung zur Mittelstellung (Passstel-

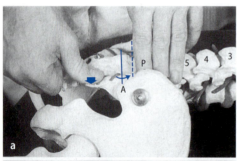
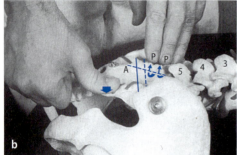
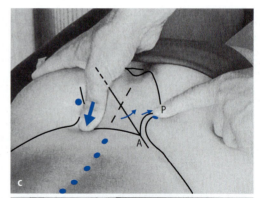
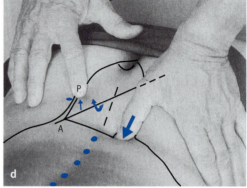
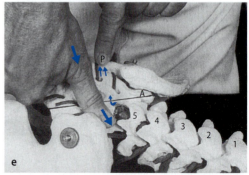
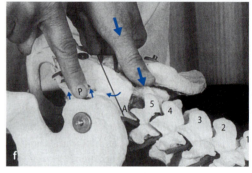

Abb. 7.41a–f. Gegennutation (Nutation nach dorsal). **a** Gleiche Seite (Flexionsachse), **b** Gegenseite (Torsionsachse), **c–f** Bewegungen des Sakrums um die Diagonalachse (Torsionsachse). Klinische Untersuchung und am Knochenmodell

7.5 LBH-Region in Bauchlage: Gelenktests

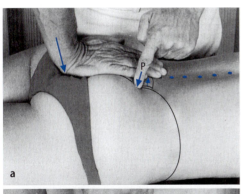

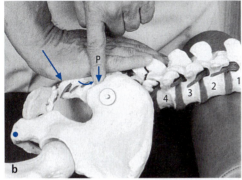

◘ **Abb. 7.42a,b.** Federungstest über das Sakrum (Gegennutation). Ausführung mit Palpation des unteren Gelenkpols

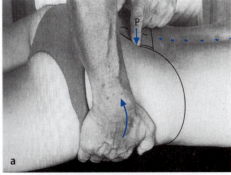

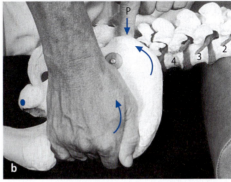

◘ **Abb. 7.43a,b.** Federungstest über das Ilium (Hebetest). Ausführung mit Palpation des oberen Gelenkpols

lung) Schmerzerleichterung bewirken wird. Diese Testbewegung kann nicht mit dem Finger palpiert werden.

Phase 1: Gegennutation (»Rücknicken« des Sakrums) durch Kranialschub (◘ Abb. 7.45 a–d/7.44 a; die ◘ Abb. 7.45 a, b zeigt die Technik am linken ISG, die ◘ Abb. 7.45 c, d am rechten ISG).

Die **fixierende Hand** des U liegt mit dem Hypothenar und dem kleinen Finger **über dem Beckenkamm**, die andere Hand (Schubhand) mit dem Os pisiforme **am gleichseitigen äußeren unteren Sakrumwinkel** neben dem Hiatus sacralis. Die Hände und Unterarme des U liegen einander genau gegenüber in der Schubrichtung. **Es erfolgt eine Schubprovokation der kaudalen Hand nach kranial,** die eine Bewegung des Sakrums in Gegennutation auslöst. **Beispiel:** Als Ausgangssituation wird eine Vorwärtstorsion oder einseitige Flexion des Sakrums bzw. eine Dorsalrotation des Iliums angenommen. Dabei ist die Sakrumbasis gegenüber dem Ilium einseitig nach ventral und kaudal gegangen (Seite des tieferen Sakralsulkus). Der Schub des Sakrums nach kranial und ventral, wodurch die Sakrum**basis** nach dorsal geht, würde dann schmerzfrei möglich sein. **Ist diese Bewegung jedoch schmerzhaft, dann überprüft man die Gegenrichtung,** die Nutation, d. h. Schub des Sakrums gegenüber dem Ilium nach kaudal und ventral. Diese Bewegung müsste dann **schmerzfrei** sein.

Phase 2: Nutation (»Vornicken« des Sakrums) durch Kaudalschub (◘ Abb. 7.46 a, b/7.44 b; rechtes ISG).

Die **Schubhand liegt mit dem Os pisiforme auf der Kreuzbeinbasis neben dem 5. Lendenwirbel,** die **fixierende Hand** mit dem Kleinfingerballen **am Tuber ossis ischii.** Die Lendenlordose muss soweit wie möglich ausgeglichen werden, damit die kraniale Schubhand am Sakrum genügend Kontakt hat und die Lendensegmente, vor allem L5/S1, sich nicht mit bewegen. **Der Schub am Sakrum erfolgt im Sinne der Nutationsbewegung nach kaudal und ventral.**

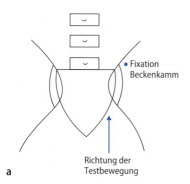
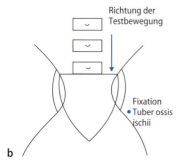

Abb. 7.44a,b. Kraniokaudaler Schubtest

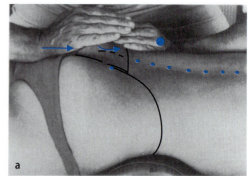
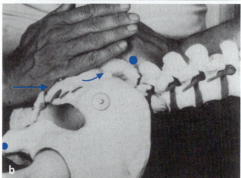
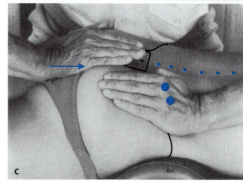
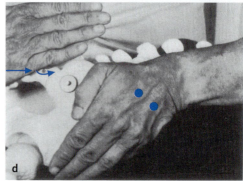

Die beiden Tests werden grundsätzlich hintereinander ausgeführt.

Ein Gleitschub des Iliums nach lateral-ventral kann angeschlossen werden. Hierzu wird die **flache Hand auf das Ilium gelegt, Daumen und Daumenballen parallel zum ISG-Spalt.** Es erfolgt zur Entspannung der Weichteile zunächst eine Verwringung der gelenkbedeckenden Weichteile nach dorsal und dann mit Tiefenkontakt **am Ilium der Gleitschub nach lateral** und ventral, unter gleichzeitiger Fixation der kontralateralen Seite des Sakrums. Dabei darf der vordere Darmbeinstachel nicht aufliegen (Polster unterlegen).

Abb. 7.45a-d. Testbewegung in Gegennutation des Sakrums. **a, b** am linken, **c, d** am rechten Iliosakralgelenk

7.5 LBH-Region in Bauchlage: Gelenktests

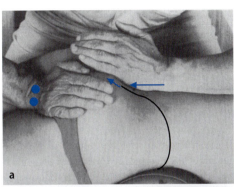

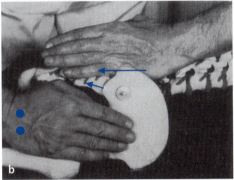

Abb. 7.46a,b. Testbewegung in Nutationsstellung des Sakrums

Bei der umgekehrten Ausgangssituation (Rückwärtstorsion des Sakrums bzw. Ventralrotation des Iliums, wobei das Sakrum gegenüber dem Ilium einseitig nach dorsal und kranial gegangen ist) gilt sinngemäß das gleiche. Hierbei wird der Kranialschub des Sakrums in Gegennutation (»Rücknicken«) durch Verstärkung der vorhandenen Ausgangsstellung (Fehlstellung) Schmerzen provozieren, während der entlastende Kaudalschub des Sakrums in Nutationsstellung (»Vornicken«) schmerzfrei ist.

Normalbefund
Beide Schubrichtungen sind schmerzfrei.

Pathologische Befunde
Meist ist die **Schubrichtung in Nutation schmerzhaft** und die **Gegennutation schmerzlindernd**, da die überwiegende Zahl von Sakroiliakalverschiebungen und -blockierungen in endgradiger Nutationsstellung stehen, was damit zu erklären ist, dass durch das Rumpfgewicht in aufrechter Stellung oder beim Gehen das Gelenk überwiegend in Nutation bewegt und belastet wird. Eine übersteigerte Bewegung kann dabei zur Blockierung führen.

Während die bisher geschilderten Gelenktests an den Gelenkpartnern selber angreifen, geben die nachfolgenden Untersuchungen den Bewegungsimpuls über das benachbarte Hüftgelenk weiter, indem das Bein als Hebelarm benutzt wird.

Klaffungstest (ISG-Traktion) durch Innenrotation des Oberschenkels

Die Impulsgebung erfolgt wie bei der Testung der Innenrotation im Hüftgelenk durch Führung des im Knie rechtwinklig gebeugten Unterschenkels nach außen (wie in ◘ Abb. 7.47 a). Das Hüftgelenk selber muss dabei schmerzfrei beweglich sein. Der Tastfinger kann, sobald sich der gegenüberliegende Darmbeinstachel von der Unterlage abhebt, die Klaffung des gleichseitigen ISG palpieren (nicht im Bild dargestellt).

In ähnlicher Weise kann der Oberschenkel bei der Hyperextension (Phase 2 des 3-Phasen-Tests in Bauchlage) als Hebel benutzt werden, um die Gegennutation des Sakrums im gleichseitigen ISG zu palpieren (s. S. 142 und 143).

Probezüge nach Sell

Hierbei werden zunächst die häufig **bei den ISG-Blockierungen** und/oder -Verschiebungen **vorhandenen Verhärtungen im Gebiet des Glutaeus maximus, medius oder minimus getastet (segmentale Irritationspunkte**, s. S. 155). Dann wird durch Schübe am unteren äußeren Sakrumwinkel in kranialer und/oder ventraler Richtung und einen unterstützenden Kaudalzug am Bein des P mit Hilfe der »Beinschere« des U **eine Gegennutationsbewegung des Sakrums im ISG erzeugt. Eine palpable Abnahme der Gewebeverhärtungen (Irritationszone)** und die Angabe des P über verminderten Palpationsschmerz sollen dann die therapeutische Richtung angeben. Ein Nachteil dieses Tests ist, dass der Ventralzug am Ilium über das dazwischenliegende Hüft- und Kniegelenk gehen.

Weitere Tests am ISG werden soweit erforderlich in Seiten- und Rückenlage ausgeführt (s. D/LBH-Region/4, S. 172; E/LBH-Region/4.3, S. 197).

Bewertung der Diagnostik am Iliosakralgelenk s. S. 113–118.

4.3 Hüftgelenke: Rotation (Abb. 7.47 a, b)

Die **Innenrotation** ist bei einer Läsion des Gelenks als erste Bewegungsrichtung eingeschränkt (Kapselmuster nach **Cyriax**).

Innenrotation (Abb. 7.47 a)

Ausgangsstellung. Der U steht an der Außenseite des getesteten Beines, der Oberschenkel ist etwas abduziert, Kniegelenk in 90°-Flexion.

Ausführung. Der Unterschenkel wird so weit nach lateral geführt, bis sich der kontralaterale vordere Darmbeinstachel ca. 5 cm von der Unterlage abhebt. Der Unterschenkel wird in dieser Stellung am Körper des U fixiert.

Dann drückt die andere Hand das gleichseitige Ilium (mit der Gelenkpfanne) nach ventral und medial (tischwärts) und erzeugt so eine Gleitbewegung der Hüftgelenkpfanne gegenüber dem in Rotation fixierten Oberschenkel, der damit relativ nach innen rotiert.

Außenrotation (Abb. 7.47 b)

Ausgangsstellung. Der U steht an der Seite des nichtgetesteten Beines.

Ausführung. Der Unterschenkel wird jetzt nach medial zum U hingeführt, bis der vordere Darmbeinstachel der getesteten Seite sich ca. 5 cm von der Unterlage abhebt. Der Unterschenkel wird wieder in dieser Position am Körper fixiert. Die andere Hand drückt das Ilium der getesteten Seite nach ventral und lateral (tischwärts) und erzeugt im Gelenk eine relative Außenrotation des fixierten Oberschenkels gegenüber dem bewegten Becken.

> **Normalbefund**
> - Seitengleiche schmerzfreie Rotation mit fest elastischem Endgefühl.
> - Bewegungsausmaße:
> - Innenrotation 30°–40°
> - Außenrotation 40°–50°.

Diese **Tests** eignen sich auch als **Therapie** bei eingeschränkter Beweglichkeit der Hüftgelenke.

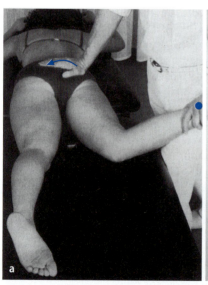
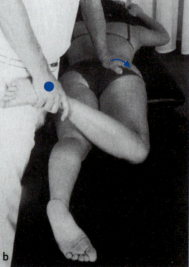

Abb. 7.47a,b. Hüftgelenkrotation. **a** Innenrotation, **b** Außenrotation

5 Muskeltests

> 5 Muskeltests
> 5.1 Widerstandstests Hüftgelenkmuskeln (Extensoren und Rotatoren) (Abb. 7.48, 7.49)
> 5.2 Kniegelenkmuskeln (Abb. 7.50, 7.51)
> 5.3 Rückenstrecker (Abb. 7.52)

Bewegungsprüfung

5.1 Widerstandstests, Hüftgelenkmuskeln (Abb. 7.48, 7.49)

Extensoren (Abb. 7.48 a, b)

Ausgangsstellung. Bein in Streckstellung bzw. 90°-Flexion im Kniegelenk. Mittelstellung des Beines zwischen Innen- und Außenrotation. Becken fixiert.

Ausführung. Der U gibt Widerstand:

Unterhalb des Kniegelenks am gestreckten Bein nach ventral **gegen die Extension** durch den **Gluteaus maximus** (L_5–S_2 N. gluteaus inferior) **und die Ischiokruralmuskulatur** (L_4–S_3, N. gluteaus inferior, N. tibialis), Abb. 7.48 a.

> Das Becken muss gut fixiert und die Bewegung evtl. durch Palpation des Trochanter major kontrolliert werden.

Oberhalb des Kniegelenks nach ventral gegen die Extension bei 90° flektiertem Kniegelenk (zur Ausschaltung der Ischiokruralmuskulatur), Abb. 7.48 b). Es kann gleichzeitig der Sehnenansatz an der Tuberositas glutaea (**nur Glutaeus maximus**) palpiert werden.

Eine **noch genauere Untersuchung** des Glutaeus maximus auf Abschwächung wird erreicht, wenn der P bei den obigen Tests **nur mit dem Rumpf bis zum Becken auf dem Untersuchungstisch** liegt und das Bein ohne Widerstand angehoben wird. Bei einer Abschwächung kann das Bein nicht über die Horizontale gehoben werden und weicht in der Endphase in Abduktion und Außenrotation ab.

Rotatoren (Abb. 7.49 a, b)

Ausführung. Widerstand am lateralen Fußknöchel des 90° flektierten Kniegelenks in medialer Richtung aus Mittelstellung oder maximaler Außenrotation des Oberschenkels: Synergistentest der **Innenrotatoren** (Abb. 7.49 a).

Dann wird der Unterschenkel mit 90° flektiertem Kniegelenk in laterale Richtung zur Mittelstellung oder in maximale Innenrotation des Oberschenkels geführt und **Widerstand am Innenknöchel**

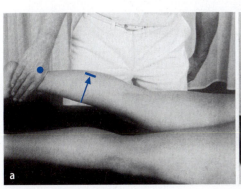
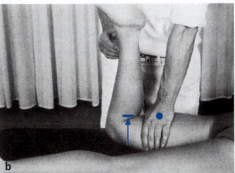

Abb. 7.48a,b. Widerstandstest der Extensoren. **a** Hüftextensorengruppe, **b** Glutaeus maximus

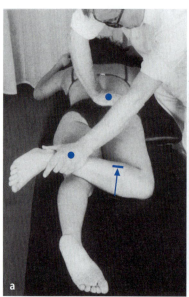 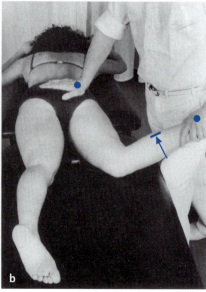

Abb. 7.49a,b. Widerstandstest der Hüftgelenkrotatoren. **a** Innenrotatoren, **b** Außenrotatoren

gegen **Außenrotation** des Oberschenkels gegeben: Synergistentest der **Außenrotatoren** (Abb. 7.49 b).

Bei beiden Tests muss das Becken fixiert werden.

5.2 Kniegelenkmuskeln (Abb. 7.50, 7.51)

Ausgangsstellung. Das Kniegelenk steht in 70°- bis 80°-Flexion (Mittelstellung).

Ausführung. Der U gibt **Widerstand**:

An der **Ventralseite des Unterschenkels** gegen die Extension zur Prüfung des **Quadriceps femoris** (L_2–L_4, N. femoralis), Abb. 7.50 a. Dabei darf es zu keiner Rotation des Oberschenkels kommen.

An der **Dorsalseite des Unterschenkels** gegen die Flexion zur **Prüfung der ischiokruralen Muskulatur** (L_4–S_3, N. tibialis und N. peronaeus), Abb. 7.50 b. Das Hüftgelenk sollte bei diesem Test in leichter Flexion stehen.

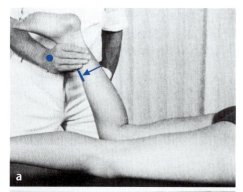

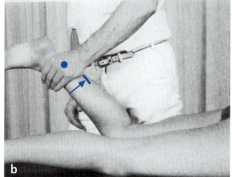

Abb. 7.50a,b. Widerstandstest der Kniegelenkmuskeln. **a** Knieextensoren, **b** Knieflexoren

7.5 LBH-Region in Bauchlage: Muskeltests

Befindet sich das Hüftgelenk bei dem Widerstandstest der Ischiokruralmuskeln in 0°-Stellung und das Kniegelenk wird 90° oder mehr gebeugt, dann kann es bei gleichzeitigem Vorliegen einer Rektusverkürzung bei diesem Test zu einem Krampf in der (abgeschwächten) Ischiokruralmuskulatur kommen. Das kann durch die den Rektus entspannende leichte Hüftgelenkflexion vermieden werden.
Eine Tendenz zur Außenrotation im Hüftgelenk ist bei Substitution durch den Sartorius festzustellen.

Differenzierung der Ischiokruralmuskulatur

Ausgangsstellung. 30°- bis 40°-Flexion im Kniegelenk.

Ausführung. Flexion in Innenrotation des Oberschenkels, d. h. der Unterschenkel ist nach außen geführt. Gegenhalt am Innenknöchel gegen die Flexion (Abb. 7.51 a). Damit werden **die medialen Flexoren** Semitendinosus, Semimembranosus und Gracilis (L_4–S_2, N. tibialis) getestet.

Flexion in Außenrotation des Oberschenkels, d. h. der Unterschenkel ist nach innen zur Medianebene geführt. Gegenhalt am Außenknöchel gegen die Flexion (Abb. 7.51 b). Damit wird der **Biceps femoris** (L_4–S_3, N. ischiadicus) geprüft.

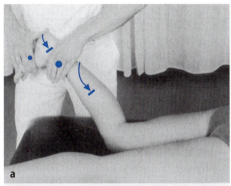
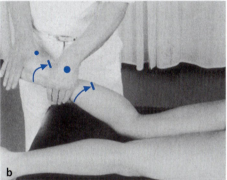

Abb. 7.51a,b. Differenzierung der Flexoren. **a** Semitendinosus, Semimembranosus, Gracilis, **b** Biceps femoris

5.3 Rückenstrecker (◻ Abb. 7.52)

Ausgangsstellung. Der P liegt am Ende des Untersuchungstisches, so dass das Becken zum Teil über die Tischkante hinausragt. Die Beine hängen in Hüft- und Kniegelenk flektiert über die Tischkante herab. Mit den über den Kopf gestreckten Armen hält sich der P am Untersuchungstisch fest.

Ausführung. Widerstand wird am Sakrum gegen die Extension der LWS, d. h. tischwärts und nach kaudal gegeben.

Aus der gleichen Ausgangsstellung kann man auch den **Glutaeus maximus prüfen** (erschwerter Test). Das getestete Bein befindet sich dabei in Streckstellung, das andere Bein wird auf dem Boden abgestützt.

Der **Widerstand wird dann an der Dorsalseite des Oberschenkels gegen die Extension des Hüftgelenks gegeben** (s. Extensorentests).

> Die Untersuchung auf Muskelverkürzung des Rectus femoris, Iliopsoas, Tensor fasciae latae, der kurzen Adduktoren, des Piriformis und der Ischiokruralmuskeln erfolgt in Rückenlage (s. E/LBH-Region/5.2, S. 199).

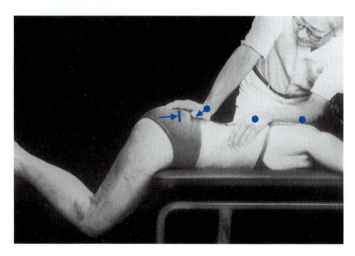

◻ **Abb. 7.52.** Widerstandstest Rückenstrecker

7.6 Untersuchung der LBH-Region in Seitenlage

3	**Palpation der LWS in Bewegung** (Segmentbeweglichkeit) bei:
3.1	Ventral- und Dorsalflexion
3.2	Lateralflexion
3.3	Rotation

4	**Translatorische Gelenktests**
4.1	Hypermobilitätstest ISG
4.2	Hypermobilitätstest LWS

5	**Muskeltests:** Widerstandstests Hüftmuskeln
5.1	Abduktoren
5.2	Adduktoren

3 Palpation der LWS in Bewegung (Segmentbeweglichkeit)

3	**Palpation der LWS in Bewegung** (Segmentbeweglichkeit) bei:
3.1	Ventral- und Dorsalflexion (◘ Abb. 7.53, 7.54 a, b)
3.2	Lateralflexion (◘ Abb. 7.54 c, d)
3.3	Rotation (◘ Abb. 7.55 a–c)

Die Bewegungen in den Wirbelbogengelenken der LWS sind in ◘ Abb. 7.53 a, b zeichnerisch dargestellt.

3.1 Ventral- und Dorsalflexion (◘ Abb. 7.54 a, b)

Ausgangsstellung. Stabile Seitenlage am Rand des Untersuchungstisches. Hüft- und Kniegelenk in Flexion. Der Kopf des P liegt auf seiner Hand oder seinem Oberarm.

Ausführung. Die Knievorderseiten des P werden leicht zwischen den Oberschenkeln des U abgestützt. Dann werden die Unterschenkel von vorne umfasst und **beide Beine nach kranial in zunehmende Ventralflexion geführt,** und zwar mit leichtem Hin- und Herwippen zur Erfassung der Segmentbeweglichkeit. Der Dorsalflexionstest wird entsprechend durchgeführt (◘ Abb. 7.54 b).

Für die **Dorsalflexion** wird zusätzlich ein **Schubimpuls über die Oberschenkel des P in dorsaler Richtung auf das Becken** gegeben, der die Bewegung in den Segmenten verstärkt.

Die andere Hand tastet mit dem Zeigefinger die Bewegung der Dornfortsätze zueinander, indem die Fingerkuppe gleichzeitig 2 benachbarte Dornfortsätze berührt (◘ Abb. 7.54 e).

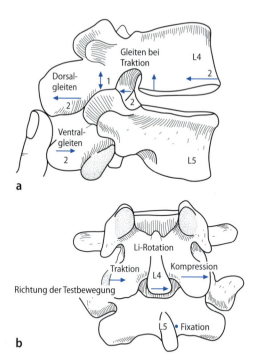

Abb. 7.53. a 1 Gleiten bei Distraktion, Ventral- und Dorsalflexion; 2 translatorisches Gleiten, **b** Translatorische Gelenkbeweglichkeit bei Rotation

Normalbefund

Divergenz (Auseinanderweichen) der getasteten Dornfortsätze bei Ventralflexion, Konvergenz (Zusammengehen) bei Dorsalflexion. Bei Ventralflexion zunehmendes Bewegungsausmaß L 1–L 5, aber verminderte Beweglichkeit im Segment L 5–S 1. Bei Dorsalflexion vermehrte Beweglichkeit L 5/S 1, ◘ Abb. 3.14, S. 38.

Pathologische Befunde

- Bewegungseinschränkung im Segment.
- Endgradige Schmerzhaftigkeit mit oder ohne Schmerzausstrahlung (Diskusprotusion/Nozireaktion aus dem Wirbelbogengelenk).

3.2 Lateralflexion (◘ Abb. 7.54 c, d)

Ausgangsstellung. Gleiche Lagerung wie zuvor. Der U steht wie bisher frontal oder im Winkel von 90° zum P, d. h. Gesicht zum Fußende des Tisches. Hüft- und Kniegelenk des P sind jeweils in 90°-Flexion.

Ausführung. Die eine **Hand umfasst die Unterschenkel des P** oberhalb des Knöchels und hebelt diese durch Rückverlagerung des Oberkörpers nach kranial auf sich zu. Die dadurch verursachte Beckenhebung bewirkt eine Seitneigung in der LWS mit Konkavität nach oben. Die andere **Hand palpiert** mit dem Zeigefinger die **Begleitrotation der Dornfortsätze** von der Neigungsseite (Oberseite) her (◘ Abb. 7.54 c) oder von der anderen Seite, wenn sich die LWS in Kyphose befindet. ◘ Abb. 7.54 d zeigt die Entstehung der Seitneigung durch direkte Beckenkippung.

Normalbefund

Rotation der Dornfortsätze zur Neigungsseite, solange sich die LWS in Lordose befindet, bei kyphosierter LWS umgekehrt. Bewegungszunahme von L 1–L 3, danach abnehmende Beweglichkeit von L_3 bis S_1 (s. ◘ Abb. 3.14, S. 38). Geringste Beweglichkeit im lumbosakralen Übergang.

Pathologische Befunde

Verminderte Segmentbeweglichkeit.
- Fehlende Begleitrotation.
- Eventl. endgradiger Bewegungsschmerz.

3.3 Rotation (◘ Abb. 7.55 a–c)

Ausgangsstellung. Labile Seitenlage. Das untere aufliegende Bein des P ist fast gestreckt. Das obenliegende Bein wird im Hüft- und Kniegelenk so weit gebeugt, bis der Fuß an der Wade oder in der Kniekehle des unteren Beines liegt.

Ausführung. Dann wird entweder der **Thorax mit der einen Hand fixiert und das Becken nach ventral rotiert** (◘ Abb. 7.55 b) **oder das Becken fixiert und der Thorax nach dorsal rotiert** (◘ Abb. 7.55 a). In beiden Fällen entsteht bei Rechtsseitenlage des P eine Linksrotation, bei Linksseitenlage eine Rechtsrotation des oberen Wirbels auf seinem kaudalen Partner. Die Rotationsbewegungen können also entweder vom Oberschenkel (Beckenrotation) oder von der Schulter (Thoraxrotation) her ausge-

7.6 LBH-Region in Seitenlage: Gelenktests

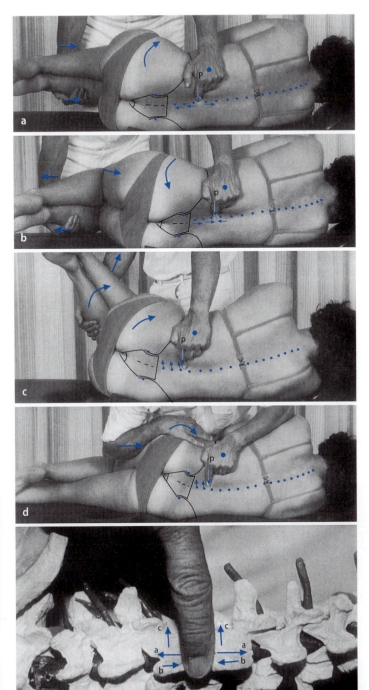

Abb. 7.54a-e. Segmentweise Untersuchung der **a** Flexion, **b** Dorsalflexion, **c, d** Lateralflexion, **e** Palpation der Dornfortsätze und palpierbare Bewegungen

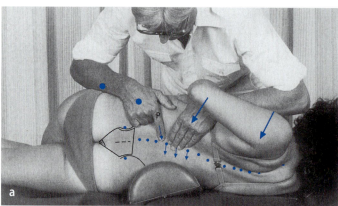
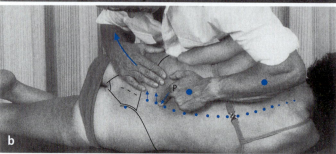
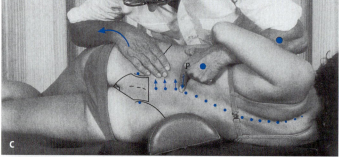
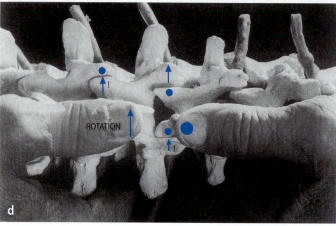

◘ **Abb. 7.55a-d.** Segmentweise Untersuchung der Rotation: **a** Linksrotation des kranialen Wirbels, **b, d** Rechtsrotation des kaudalen Wirbels, **c** Traktionsrotation, **d** Rechtsrotation des kaudalen Wirbels am Knochenmodell. Dabei kann eine schmerzhafte Druckerhöhung im linken unteren oder rechten oberen Bogengelenk des rotierten Wirbels entstehen (!)

7.6 LBH-Region in Seitenlage: Gelenktests

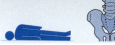

löst werden. Bei der Rotationsbewegung des Thorax (Abb. 7.55 a) muss darauf geachtet werden, dass das getestete Segment in Neutralstellung oder leichter Kyphose steht, da vor allem bei breitschultrigen Patienten die Rotation bis zur vollen Dorsalflexion zum Facettenschluss und damit zu Bewegungsunfähigkeit im Segment führt.

Der **Tastfinger palpiert die Wirbelrotation an der Seitabweichung des palpierten Dornfortsatzes gegenüber seinem kaudalen Partnerwirbel**, d. h. bei Linksrotation nach rechts, bei Rechtsrotation nach links, da der palpierte Dornfortsatz ja hinter der Rotationsachse des Wirbels liegt. Bei Verdacht auf Beteiligung der Bandscheibe (Protrusion) erfolgt statt reiner Rotationsimpulse eine Traktion mit Rotation (Abb. 7.55 c).

Normalbefund
Geringfügige Rotationsbeweglichkeit von L 1–L 5 (nach Putz maximal 3–7°). Größte Begleitrotation (nach White und Panjabi) im Segment L 3/L 4. Größte axiale Rotation im lumbosakralen Übergang.

❯ Pathologische Befunde
Verminderte oder vermehrte Beweglichkeit in einem oder mehreren Bewegungssegmenten im Vergleich zu den Nachbarsegmenten.

4 Translatorische Gelenktests

> 4 Translatorische Gelenktests
> 4.1 Hypermobilitätstest ISG (Abb. 7.56 a)
> 4.2 Hypermobilitätstest LWS (Abb. 7.56 b, c)

4.1 Hypermobilitätstest ISG

Iliosakralgelenk- und bändertest (dorsale Sakroiliakalbänder) nach Mennell (Abb. 7.56 a).

Ausgangsstellung. Stabile Seitenlage am Rand des Untersuchungstisches. Knie- und Hüftgelenke sind beide ca. 90° gebeugt. Der Kopf des P liegt in seiner eigenen, tischnahen Hand.

Ausführung. **Kurzer kräftiger Stauchungsdruck** auf den ventrolateralen Teil der obengelegenen Darmbeinschaufel und **oder Dauerbelastung der oberen Darmbeinschaufel für 1–2 min** mit dem völlen Körpergewicht des U.

Normalbefund
Schmerzfreie Belastung durch Stauchung oder Dauerdruck.

❯ Pathologische Befunde
Stauchung
- **Schmerz** oder Schmerzverstärkung im aufliegenden **Hüftgelenk** bei Hüftgelenkprozessen.
- Schmerz in einem oder beiden ISG **bei entzündlichen Prozessen** (Sakroiliakalarthritis, Morbus Bechterew) und bei Blockierung.

Dauerdruck
- **Dehnungsschmerz in den dorsalen Sakroiliakalbändern**, der nach ca. 1–2 min beginnt – bei Hypermobilität in den ISG (Abb. 7.56 a).
- Das **Umdrehen zur Seitenlage ist schmerzhaft** bei ISG-Läsionen und **Gefügelockerungen in der LWS**.
- Das Liegen auf der Seite verursacht Hüftschmerzen bei Arthrosen des aufliegenden Hüftgelenks und bei ISG-Blockierungen und/oder Arthrosen der gleichen Seite.

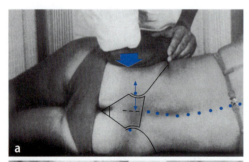
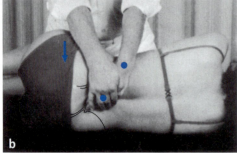
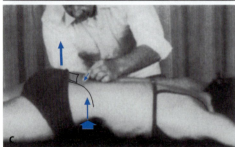

4.2 Hypermobilitätstest LWS (◘ Abb. 7.56 b, c)

Ausgangsstellung. Wie zuvor (4.1).

Ausführung. Das obere Bein wird über 90° hinaus flektiert, bis sich die Ligamente im getesteten Gelenk anzuspannen beginnen (Palpation). Dann gibt der U über den gebeugten Oberschenkel einen Schubstoß nach dorsal und palpiert, ob im Segment eine Stufenbildung zwischen beiden benachbarten Dornfortsätzen eintritt, dann schiebt die andere Hand wieder nach ventral und registriert, ob die Stufe wieder ausgeglichen wird. Der Test in Bauchlage (◘ Abb. 7.56 c) wurde auf S. 170 beschrieben.

> **Normalbefund**
> Keine Stufenbildung, kein Schmerz.

> **Pathologischer Befund**
> Stufenbildung spricht für Gefügelockerung.

◘ **Abb. 7.56.** a Hypermobilitätstest ISG (Mennel-Test), b Hypermobilitätstest LWS, c in Bauchlage

5 Muskeltests (Widerstandstests Hüftmuskeln)

> **5 Muskeltests:**
> Widerstandstests Hüftmuskeln
> 5.1 Abduktoren (◘ Abb. 7.57 a)
> 5.2 Adduktoren (◘ Abb. 7.57 b)

5.1 Abduktoren (◘ Abb. 7.57 a)

Ausgangsstellung. Seitenlage. Der Kopf des P liegt wieder in seiner tischnahen Hand. Das tischnahe Bein ist in Hüft- und Kniegelenk gebeugt, das obere Bein befindet sich in Streckstellung. Mit seinem obenliegenden Arm hält sich der P vorn am Untersuchungstisch fest, um den Rumpf zu stabilisieren.

Ausführung. Mit der einen Hand wird von kranial **die oben liegende Beckenschaufel des P (nach kaudal) fixiert**, um eine Unterstützung der Glutäen durch die Bauchmuskeln oder den Quadratus lumborum zu verhindern.

Die andere Hand gibt gleichmäßigen Gegenhalt an der Außenseite des gestreckten Oberschen-

7.6 LBH-Region in Seitenlage: Muskeltests

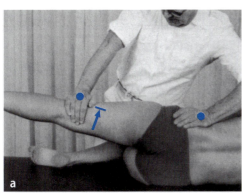

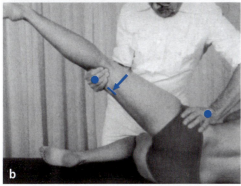

Abb. 7.57a,b. Hüftmuskeln. a Abduktoren, b Adduktoren

kels oberhalb des Kniegelenks, während der P eine exakte Abduktionsbewegung (bei Nullstellung des Hüftgelenks) gegen den Widerstand macht. Es darf also zu keiner Flexions-, Extensions- oder Rotationsabweichung des Oberschenkels kommen, damit eine Substitution durch andere Muskelgruppen verhindert wird.

Normalbefund

Seitengleiche, schmerzfreie Abduktion mit Muskelkraft 4–5.

Pathologische Befunde

Verminderte Muskelkraft durch:
- **Muskelinsuffizienz bei Hüftgelenkprozessen** wie Hüftdysplasie, Luxatio coxae congenita, Coxa vara, Perthes usw. Hierbei sind Ursprung und Ansatz des Glutaeus medius und minimus einander angenähert (der Trendelenburg-Test ist dann positiv).
- **Muskelinsuffizienz infolge Verkürzungen der gleichseitigen Adduktorengruppe.**
- **Parese** des N. glutaeus superior (L_4–S_1).

5.2 Adduktoren (Abb. 7.57 b)

Ausgangsstellung. Wie zuvor.

Ausführung. Das obere Bein des P wird am Körper des U fixiert. Die Hand gibt Widerstand an der Innenseite des Oberschenkels gegen die Adduktion.

Auch dabei ist streng auf die Einhaltung der Nullstellung im Hüftgelenk zu achten, um eine Substitution durch andere Beuge- oder Streckmuskeln zu vermeiden.

Die Ab- und Adduktoren werden **routinemäßig** meist in Rückenlage (Abb. 7.73 b, c, S. 199) oder im Sitzen (Abb. 7.23 a–d, S. 139) getestet.

Normalbefund

Schmerzfreie Adduktion mit Muskelkraft 4–5.

Pathologische Befunde

- Verminderte Muskelkraft bei Adduktorenlähmung infolge Parese des N. obturatorius (L_2–L_4).
- **Schmerz an der Symphyse, besonders beim Gracilissyndrom, bei Tendopathie der Adduktorengruppe oder entzündlichen Knochenprozessen im Insertionsgebiet der Adduktoren** (Ostitis pubis traumatica, rheumatica, tuberculosa oder durch Hormonüberdosierung).

7.7 Untersuchung der LBH-Region in Rückenlage

1	Inspektion
1.1	Beine
1.2	Beckenstellung
1.3	Wirbelsäule
1.4	Bauchdecken

2	Aktive und passive Bewegungsprüfung: Hüft- und Kniegelenke, ISG und LWS
2.1	Hüftflexion
2.2	Hüftrotation
2.3	Hüftabduktion
2.4	Orientierende Kniegelenktests
2.5	Differenzierung der LBH-Gelenke: Hüftgelenk, ISG, LWS und Muskulatur

Bewegungsprüfung

3	Palpationskreis Becken ventral (Palpation in Ruhe)

4	Translatorische Gelenktests
4.1	Traktion und Kompression der LWS
4.2	Traktion und Kompression des Hüftgelenks
4.3	ISG-Federungstests über den Oberschenkel

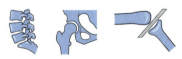

5	Muskeltests
5.1	Widerstandstests der Hüft- und Bauchmuskeln
5.2	Verkürzungstests

7.7 Untersuchung der LBH-Region in Rückenlage

1 Inspektion

- 1 Inspektion
- 1.1 Beine
- 1.2 Beckenstellung
- 1.3 Wirbelsäule
- 1.4 Bauchdecken

Ausgangsstellung. Entspannte Rückenlage, Beine parallel, horizontal gestelltes Becken.

1.1 Beine

Normalbefund

1. Gleiche Länge und Parallelstellung der Beine. Kniescheiben in der Frontalebene.
2. Keine Abweichung der **Beinachsen**, die durch die Mitte der Hüftköpfe, der Kniescheiben und der Knöchelgabeln gehen. Dabei auf die Stellung der Kniescheiben und der Füße zueinander achten.
3. Physiologische **Außenrotationsstellung**. Normal ist eine Antetorsion des Schenkelhalses (Winkel zwischen Kondylenachse und Schenkelhalsachse) von 12°. Bei maximaler Innenrotation des Beines ist die physiologische Antetorsion des Schenkelhalses ausgeglichen, d. h. die Trochanteren stehen in der Frontalebene. Der Tractus iliotibialis steht über oder hinter dem Trochanter major.
4. Seitengleiche **Muskelumfänge**. Messstellen sind 20 und 10 cm oberhalb und 15 cm unterhalb des medialen Kniegelenkspalts.

Inspektion der Beine im Stehen (Belastung) s. A/Gesamtinspektion.

▶ Pathologische Befunde

1) Unterschiedliche Beinlänge

- Anatomisch kurzes oder langes Bein.
- Funktionelle Beinlängendifferenz. Dorsalrotation des gleichseitigen Iliums und/oder Rotation des Sakrums nach ventral und kaudal um die Sakrumschrägachse ergibt ein funktionell kürzeres Bein.
- Psoasverkürzung.
- Beugekontraktion im Hüftgelenk, z. B. bei entzündlichen und degenerativen Hüftgelenkprozessen.

2) Abweichungen von den Beinachsen (in der Frontalebene)

- Genu varum bzw. valgum,
- Defektheilung im Ober- oder Unterschenkel nach Frakturen.

3) Vermehrte Außenrotation eines oder beider Beine

- Außenrotationskontraktur im Hüftgelenk (z. B. Koxarthrosen).
- Wachstumsstörung (z. B. Perthes), entzündliche Erkrankungen.
- Luxatio coxae congenita (Trochanterstand im Seitenvergleich prüfen).
  Bis 60° vergrößerter Antetorsionswinkel bei Coxa antetorta.
  Fehlstellung in Flexion, Abduktion, Außenrotation bei Luxatio pubica.
  Fehlstellung in Flexion, Adduktion, Innenrotation bei Luxatio iliaca und ischiadica.
- Psoasverkürzung (zugleich mit Beugestellung des Gelenks): Die reversible Psoasverkürzung (Moser-Zeichen) entsteht durch Reizung an den Ursprüngen des Muskels (Querfortsätze D12–L4) oder in der Nachbarschaft des Muskelverlaufs (Appendix, Nieren, Ovarien, Senkungsabszesse, Hüftgelenkreizungen oder -entzündungen), kommt aber auch vor bei Blockierungen der ISG oder der mittleren LWS.
- Dorsalrotation des Iliums im ISG.

4) **Beinumfangsdifferenzen (Konturveränderungen/Schwellungen)**

Umfang vermehrt:
- Dicke Beine (distale Partien, Oberschenkel und Unterschenkel): Ätiologie unbekannt.
- Thrombosen, Varizen, Elefantiasis, Lymphödem.
- Muskelhypertrophie (Sportler).

Umfang vermindert:
- Inaktivitätsatrophie (z. B. nach längerer Ruhigstellung).
- Paresen peripherer Nerven (L_2–L_4, N. femoralis; L_2–L_4, N. obturatorius; L_4–S_3, N. ischiadicus.
- Muskelerkrankungen.

1.2 Beckenstellung

Abweichungen in der Frontalebene.

> **Normalbefund**
> Horizontal gestelltes, nichtrotiertes Becken. Vordere Darmbeinstachel auf gleicher Höhe.

> **Pathologische Befunde**

Einseitiger Hochstand bei Hüftkontrakturen:
- Adduktionskontraktur: Hochstand der kontrakten Seite,
- Abduktionskontraktur: Tiefstand der kontrakten Seite.

Seitverschiebung des Beckens durch Skoliosen der LWS (die Verschiebung erfolgt zur konkaven Seite), anatomische oder funktionelle Beckenverwringung.

1.3 Wirbelsäule

Blick von der Seite.

Die physiologischen Schwingungen sind von der Beckenstellung abhängig.

> **Pathologische Befunde**

- **Abflachung bei Hypermobilen** (hohes Assimilationsbecken).
- **Hohlkreuzbildung bei Verkürzung** von Psoas, Rectus femoris und/oder Erector trunci, Hüftgelenkbeugekontraktur, Luxatio coxae congenita.

1.4 Bauchdecken

> **Pathologische Befunde**

1. Narben und Striae;
2. **Bruchpforten und Leistenbandschwellungen:**
   – Schwellungen oberhalb des Leistenbandes: Leistenhernie;
   – Schwellungen in Höhe des Leistenbandes: meist Lymphknoten;
   – Schwellungen unterhalb des Leistenbandes: Schenkelhernien, Senkungsabszesse, Luxatio coxae traumatica pubica;
   – Vertiefung unterhalb des Leistenbandes: Luxatio coxae traumatica ischiadica.
   – Siehe auch A/Gesamtinspektion 1.2 und 3 (S. 90–95).

2 Aktive und passive Bewegungsprüfung: Hüft- und Kniegelenke, ISG und LWS

> **2 Aktive und passive Bewegungsprüfung: Hüft- und Kniegelenke, ISG und LWS**
> 2.1 Hüftflexion (Abb. 7.58, 7.59)
> 2.2 Hüftrotation (Abb. 7.60)
> 2.3 Hüftabduktion (Abb. 7.61)
> 2.4 Orientierende Kniegelenktests
> 2.5 Differenzierung der LBH-Gelenke: Hüftgelenk, ISG, LWS und Muskulatur (Abb. 7.62–7.64)

2.1 Hüftflexion

Bewegungsprüfung in der vorderen Sagittalebene
Zunächst werden Prüfungen mit gestrecktem, dann mit gebeugtem Knie durchgeführt.

Ausgangsstellung. Entspannte Rückenlage.

1) Aktives Anheben der gestreckten Beine bis ca. 20°-Flexion

Test für Hüftbeuger, Iliopsoas und Rectus femoris (L_2–L_4, N. femoralis) und Bandscheibenkompression in der unteren LWS.

> **Normalbefund**
> Die Bewegung ist schmerzfrei und unbehindert, die LWS-Lordose wird verstärkt.

> **Pathologische Befunde**
> **Schmerz bei Bandscheibenkompression** in den unteren Lumbalsegmenten durch Anspannung des **Psoas** spricht für Bandscheibenläsion Gefügelockerung.

2) Maximales passives Anheben der gestreckten Beine und Rückführung zur Nullstellung

Dieser Test wird gleich an den vorigen Test durch **passives Weiterführen der aktiven Hüftbeugung** angeschlossen.

> **Normalbefund**
> Schmerzfreie Flexion der Hüfte von 90°–120° und Extension zur Nullstellung möglich. Bei Flexion Ausgleich der LWS-Lordose.

> **Pathologische Befunde**
> - Die **Lendenlordose gleicht sich nicht aus** (und ist schmerzhaft) bei: Wirbelblockierung in der LWS oder Verkürzung des Erector trunci.
> - **Schmerz in der Bewegungsendphase nach Ausgleich der LWS-Lordose** spricht für Läsion im lumbosakralen Übergang (Beckenrückdrehschmerz).
> - **Schmerz bei plötzlicher Rückführung** in **Streckstellung** weist hin auf: lumbosakrale ligamentäre Insuffizienz, pathologische Segmentlockerungen (Chondrose, Spondylolisthese), arthrotischen Reizzustand im Segment L5/S1.

3) Aktives Anheben eines Beines

> **Normalbefund**
> - Schmerzfreie Flexion von ca. 80°–90° (passiv 10°) mehr,
> - Ausgleich der Lendenlordose,
> - endgradige Außenrotation des Beines durch Überwiegen des M. psoas.
> - Eine Hüftflexion von mehr als 120° gilt als hypermobil, von 90°–120° als Normalbereich und von unter 90° als hypomobil.

4) Passives Anheben eines Beines mit gestrecktem Knie (Straight-leg-raising-Test)

Mit diesem Test kann man bei Auftreten eines ausstrahlenden Beinschmerzes den viel häufigeren **myalgischen Schmerz (Pseudo-Lasègue)** vom selteneren neuralgischen Schmerz (echter Lasègue) abgrenzen.

> **Normalbefund**
> (wie unter 3)

> **Pathologische Befunde**

Schmerz
- **Lasègue-Zeichen.** Plötzlich einschießender **neuralgischer Schmerz** in die Oberschenkelrückseite, Wade und Fuß. Vermerkt wird der Winkel zwischen Rumpf und Oberschenkel, bei dem der Schmerz auftritt.
    - Der allmählich einsetzende dumpfe und ziehende **Muskelschmerz** bei verkürzter Ischiokruralmuskulatur wird als **Pseudo-Lasègue** bezeichnet.
    - Das **Lasègue-Zeichen tritt früher auf, wenn in Adduktion und Innenrotation des Beines geprüft wird.** Dabei wird der Nerv zusätzlich bei Durchtritt durch den Piriformis (Außenrotator) gedehnt. Dieser Test kann auch **zum Erkennen einer Aggravation** beim Lasègue-Zeichen benützt werden (s. Bonnet-Zeichen).
- **Bragard-Zeichen.** Es dient zur Differenzierung des echten Lasègue-Zeichens vom Pseudo-Lasègue. Bei einsetzendem Lasègue-Schmerz wird das **Bein so weit gesenkt, bis der Schmerz gerade verschwunden ist.** In dieser Position wird eine **kräftige Dorsalflexion des Fußes** ausgeführt, die den typischen Ischiasdehnungsschmerz wieder auslöst. Auch hiermit können Aggravationstendenzen überprüft werden. Das **Zeichen ist bei Aggravation meist negativ.**
- **Gekreuzter Lasègue.** Der Ischiasschmerz entsteht auf der kranken Seite auch bei Heben des Beines der gesunden Seite (Lasègue-Moutand-Martin-Zeichen) durch Übertragung der Beinbewegung auf das betroffene Wirbelsegment. **Dieser Test spricht immer für einen Bandscheibenvorfall!**
- **Thomsen-Zeichen.** Tastung des schmerzhaften N. ischiadicus oberhalb der Kniekehle bei dorsalflektiertem Fuß und Kniebeugung von 90°–120°.
- **Kernig-Zeichen.** Schmerzverstärkung durch Anheben des Kopfes oder passive Dorsalflexion der Großzehe (Turyn-Zeichen) sprechen für eine erhebliche Ischiasreizung.

> Nach anderer Ansicht beruht der Ischiasschmerz bei diesem Test nicht auf einer Nervendehnung, sondern auf venöser Stauung und Querschnittveränderung des Rückenmarks.

- **Bonnet-Zeichen.** Ischiasschmerz bei Adduktion und Innenrotation des im Kniegelenk gebeugten Beines **(Piriformiszeichen).**
- **Brudzinski-Zeichen.** Beim Anheben des Kopfes (Anteflexion) erfolgt eine leichte Beugung von Knie- und Hüftgelenken, wenn meningeale Reizerscheinungen vorliegen.
    - Derselbe Effekt kann beim Druck auf die Symphyse auftreten (Brudzinski II).

> Weitere Symptome meningealer Reizung sind Übelkeit, Erbrechen, Kreislaufstörungen, Reizüberempfindlichkeit, psychische Veränderungen.

Verminderte Beweglichkeit
Bei passiven Bewegungen:
- Mit dumpfem, ziehendem, allmählich zunehmendem Schmerz an der Dorsalseite des Oberschenkels bis zum Knie ab ca. 40°–50° durch **Verkürzung der ischiokruralen Muskulatur (Pseudo-Lasègue) und/oder des Erector trunci.**
- Bei einseitigen **Affektionen des ISG,** während das Heben beider Beine (Beckenrückkippung) unbehindert und schmerzfrei ist.
- Mit plötzlich einschießendem scharfem (»hellen«) Schmerz zwischen ca. 20° und 50° durch **radikuläre Reizung (Lasègue-Zeichen).**
- Simulationstest bei angeblichem »Ischias« (Hoover-Zeichen). Bei angeblichem Unver-

mögen, das schmerzhafte (paretische) Bein zu heben, Hand unter die Ferse des gesunden Beines legen. Bei echter Ischialgie wird die Ferse des gesunden Beines als Hilfe gegen die Unterlage gepresst.
- Bewegungseinschränkung durch **Hüftgelenkprozesse** (Kapselmuster nach **Cyriax**, Stufe III).
- Entstehen einer **nichtkorrigierbaren Außenrotation und Abduktion (Drehmann-Zeichen)** durch Retroversion der Kopfkalotte des Caput femoris gegenüber dem Schenkelhals bei Epiphyseolyse.
- **Hüft-Lenden-Streckteife:** Der P kann ohne Schmerzen in vollkommener Streckstellung von Knie-, Hüftgelenk und LWS vom Untersuchungstisch hochgehoben werden. Die Genese ist noch unklar (Bandscheibenprolaps, Tumor?).

Bei aktiven Bewegungen:
- **Hüftbeugerparesen** (L_2–L_4, N. femoralis bei aktiver Prüfung).
- **Progressive Muskeldystrophie.**

Vermehrte Beweglichkeit
Generelle Hypermobilität: Dabei ist eine Hüftflexion über 120° (Taschenmesserphänomen) bei gestreckten Kniegelenken möglich.

5) **Aktive und passive maximale Flexion von Hüft- und Kniegelenk** (Abb. 7.58, 7.59)

Testung der Kniegelenkbeweglichkeit, Hüftgelenke und der Iliosakralgelenke (Joint play, Stabilität, Ligamente) **Bändertests.**

Normalbefund
- Schmerzfreie maximale Hüftflexion bei maximaler Knieflexion (unter Ausgleich der Lendenlordose) ist in nachfolgenden Richtungen möglich:
1. Zur gleichen Schulter des P (Lig. sacrotuberale) (Abb. 7.58 b, 7.59 a),
2. zur gegenüberliegenden Schulter (Ligg. sacroiliaca posteriora und Lig. sacrospinale) (Abb. 7.59 b),
3. zur gegenüberliegenden Hüfte (Lig. iliolumbale) (Abb. 7.59 c).
- In der Endstellung wird dazu ein ebenfalls schmerzfreier Impuls in Längsrichtung des Oberschenkels ausgeführt, der einige Sekunden beibehalten wird.

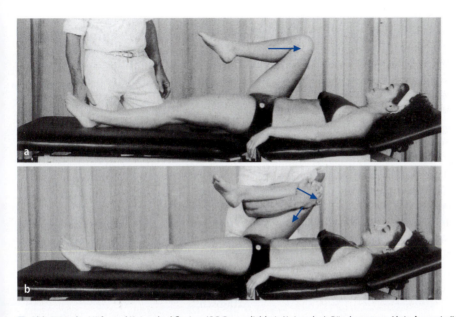

Abb. 7.58a,b. Hüft- und Kniegelenkflexion, ISG-Beweglichkeit (Joint play), Bändertests. a Aktiv, b passiv (Lig. sacrotuberale)

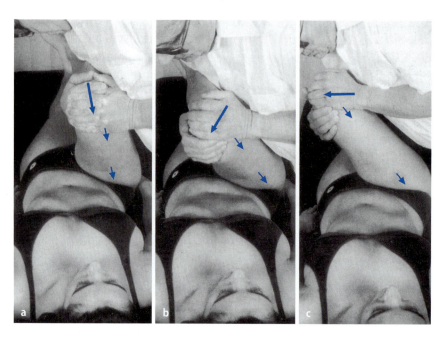

◘ **Abb. 7.59.** Hüft- und Kniegelenkflexion, Bändertests. **a** Lig. sacrotuberale, **b** Lig. sacrospinale und Ligg. sacroiliaca posteriora, **c** Lig. iliolumbale

Pathologische Befunde

- **Ligamentärer Schmerz** bei den Bewegungen zur gleichen, zur gegenüberliegenden Schulter und zur gegenüberliegenden Hüfte.
  1. **Schmerzausstrahlung in die Dorsalseite des Oberschenkels** und druckschmerzhaftes Tuber ossis ischii.
  2. Schmerzausstrahlung **in das Dermatom S1**.
  3. Schmerzausstrahlung **in die Leistengegend** (bei Hüftgelenkerkrankungen).
- Die **Lendenlordose gleicht sich nicht aus**:
  – lumbale Wirbelblockierung,
  – Verkürzung des Erector trunci.
- Das **kontralaterale Bein hebt sich von der Unterlage ab**:
  Beugekontraktur im Hüftgelenk des sich abhebenden Beines oder Psoasverkürzung.
- Die **maximale Knieflexion ist nicht möglich** und/oder schmerzhaft:
  Verdacht auf Meniskusläsion (Hinterhörner), Kniearthrose.

2.2 Hüftrotation (◘ Abb. 7.60 a, b)

Bewegungsprüfung in der Transversalebene des Gelenks

Ausgangsstellung. Hüft- und Kniegelenk in 90°-Flexion.

Ausführung. Der Unterschenkel wird soweit wie möglich zuerst nach außen (◘ Abb. 7.60 a) und dann nach innen (◘ Abb. 7.60 b) geführt und dabei das Bewegungsausmaß und das Endgefühl geprüft.

> **Normalbefund**
>
> Seitengleiche schmerzfreie Innen- (30–40°) und Außenrotation (40–50°).

Pathologische Befunde

Bewegungseinschränkung und/oder Schmerz Bei **Innenrotation** (Drehung des Unterschenkels nach außen) durch:
- Kapselschrumpfung (Stufe I des Kapselmusters nach Cyriax) bei Hüftgelenkprozessen, z. B. Arthrosen;

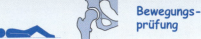

7.7 Untersuchung der LBH-Region in Rückenlage

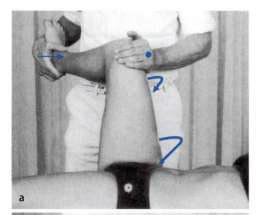

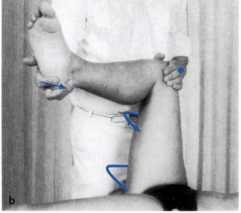

Abb. 7.60a,b. Hüftrotation. **a** Innenrotation, **b** Außenrotation

- Verkürzung in den Außenrotatoren, z. B. dem Piriformis;
- Parese der Innenrotatoren.

Bei **Außenrotation** (Drehung des Unterschenkels nach innen) durch:
- Parese der Außenrotatoren.
- Endgradiger Schmerz oft bei Läsionen im ISG oder der unteren LWS, vgl. Patrick-Zeichen (s. 2.3.1).

2.3 Hüftabduktion (Abb. 7.61 a, b)

1) **Aktive Hüftabduktion: Hyperabduktionstest (Patrick-Kubis-Test)**

Ausgangsstellung. Hüftgelenk in ca. 45°-Flexion, der Fuß steht neben oder auf dem Knie des nichtuntersuchten Beines (Abb. 7.61 a).

Ausführung. Die dem getesteten Bein gegenüberliegende Beckenseite wird fixiert. Dann lässt der P das **Knie des aufgestellten Beines in Abduktion fallen** (Abb. 7.61 b). Zusätzlich kann durch Nachfedern und Palpation die Schmerzempfindlichkeit der Adduktorenansätze geprüft werden (Abb. 7.61 c). Der Test wird im **Seitenvergleich** durchgeführt und der Abstand des abduzierten Kniegelenks vom Untersuchungstisch bzw. die Abduktion in Winkelgraden gemessen.

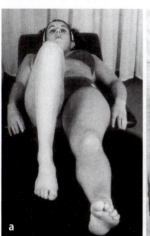 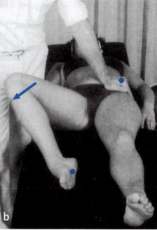 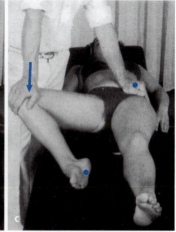

Abb. 7.61a-e. Aktive und passive Hüftabduktion, Hyperabduktionstest (Patrick-Kubis-Zeichen). **a** Ausgangsstellung, **b** Endstellung, **c** Abduktion passiv

> **Normalbefund**
> Seitengleiche schmerzfreie Abduktion im Hüftgelenk, bis das Kniegelenk etwa handbreit über der Unterlage steht (ca. 80°).

Pathologische Befunde

Eingeschränkte Abduktion durch **Adduktorenverkürzung oder des Psoas.** Sie findet sich bei
- **Hüftgelenkprozessen** (z. B. Koxarthrosen nach Endoprotheseneinpflanzung),
- **ISG-Blockierungen** (Kubis).

2) **Passive Abduktion in Nullstellung des Hüftgelenks** (Abb. 7.61 d, e)

Ausgangsstellung. Entspannte Rückenlage. Beine in Streckstellung. Der U steht in Höhe des Kniegelenks des zu testenden Beines. Er fasst den Unterschenkel mit der einen Hand. Mit der anderen Hand fixiert er dabei die gegenüberliegende Hüfte auf der Unterlage (Abb. 7.61 d).

Ausführung. Abduktion des gestreckten Beines bis zur beginnenden Mitbewegung der Spina iliaca anterior superior der gegenüberliegenden Hüfte. Die vorderen Darmbeinstachel müssen dabei in der Frontalebene (keine Beckenkippung) und in der Transversalebene (keine Beckenrotation) bleiben. Dann wird das Kniegelenk am Ende der Abduktion über den Tischrand in 90° Flexion gebracht und weitere Abduktion versucht (Abb. 7.61 e, S. 186); vgl. auch Abb. 7.77 a, b; S. 201).

> **Normalbefund**
> Schmerzfreie, seitengleiche Abduktion von 30°–40° mit und ohne Knieflexion.

Pathologische Befunde

Eingeschränkte Abduktion bei Verkürzung der Ischiokruralmuskeln und/oder der Adduktoren. Die Differenzierung erfolgt durch Beugung des Kniegelenks am Ende der Abduktion. Lässt sich die Abduktionsbewegung nach Flexion des Kniegelenks noch etwas weiterführen, so lag beim ersten Abduktionsstopp eine Verkürzung der Ischiokruralmuskeln, v. a. des Gracilis vor. Ist keine weitere Abduktion möglich, dann wurde die Bewegung durch Verkürzung der Adduktoren begrenzt.

Eingeschränkte Abduktion durch Gelenkkapselschrumpfung des Hüftgelenks bei dysplastischen oder arthrotischen Hüftgelenken, Coxa valga luxans, Coxitis, Perthes usw. Die Kniebeugung ist hierbei ohne Einfluss.

2.4 Orientierende Kniegelenktests

Wegen der sich überschneidenden Symptomatik bei Hüft- und Kniegelenkläsionen und der überwiegend zweigelenkigen Muskulatur am Oberschenkel sind diese **Orientierungstests zur Differenzierung wichtig.** Bei Vorliegen eines pathologischen Kniegelenkbefundes erfolgt die weitere Untersuchung dann nach dem **Untersuchungsschema Kniegelenk** (s. E/Beinuntersuchung: Kniegelenk, S. 207–240).

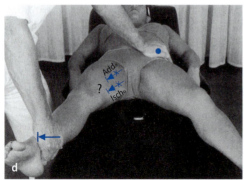
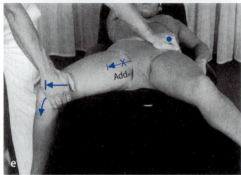

Abb. 7.61a–e. Aktive und passive Hüftabduktion, Hyperabduktionstest (Patrick-Kubis-Zeichen). **d, e** passive Hüftabduktion in Nullstellung. Differenzierung der Adduktoren (**Add**) und Ischiokruralmuskeln (**Isch**) bei: Adduktorenverkürzung oder Gelenkkapselschrumpfung

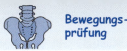

7.7 Untersuchung der LBH-Region in Rückenlage

Ausgangsstellung. Entspannte Rückenlage. Der U steht auf der Seite des zu untersuchenden Gelenks.

Ausführung:

- **Hyperextension des Kniegelenks:** Provokation von Menisken (Vorderhörner), hinterer Kapselschale und hinterem Kreuzband; s. ▪ Abb. 7.90 a.
- **Unterschenkeladduktion:** Provokation des Innenmeniskus und des lateralen Bandapparates (Kompression des medialen Kompartiments und Stabilitätstest für das laterale Kompartiment); ▪ Abb. 7.92 a.
- **Unterschenkelabduktion:** Provokation des Außenmeniskus und des medialen Bandapparates (Kompression des lateralen Kompartiments und Stabilitätstest für das mediale Kompartiment); ▪ Abb. 7.92 b.

2.5 Differenzierung der LBH-Gelenke: Hüftgelenk, ISG, LWS und Muskulatur

Vorlauf im Liegen (variable Beinlängendifferenz nach Derbolowsky, umgekehrter Dreiphasentest) (▪ Abb. 7.62–7.64)

Ausgangsstellung. Entspannte Rückenlage.

Ausführung

1. **Man prüft die Höhenrelation und Rotationsstellung der medialen Knöchel** an den exakt parallel liegenden gestreckten Beinen (▪ Abb. 7.62 a), die nicht nach lateral bzw. medial von der Mittellinie abweichen dürfen, da hierdurch schon eine scheinbare Beinlängendifferenz resultieren würde (Trochanterphänomen). Palpationsmarke ist der Unterrand der Innenknöchel (▪ Abb. 7.63 a).
2. **Dann lässt man (evtl. mit Abstützhilfe) aufsitzen**, wobei die Beine etwas von der Unterlage abgehoben werden müssen, um Gleitbehinderungen auf der Unterlage zu vermeiden **und prüft dann erneut Höhenrelation und Rotationsstellung der Fußknöchel** (▪ Abb. 7.62 b, 7.63 b). Außerdem wird die Stellung des Sakrums in der Sagittalebene registriert.
3. Zuletzt wird der P aufgefordert, **den Rumpf maximal vorzubeugen** und soweit wie möglich den gestreckt bleibenden Kniegelenken anzunähern (▪ Abb. 7.64).

Normalbefund

1. Schmerzfreies Aufrichten des P zum Sitzen. **Keine wesentliche Veränderung des Knöchelstandes** in bezug auf Höhe oder Rotation.
2. Im Sitz mit gestreckten Beinen (Langsitz) ist das Sakrum zum vertikalen Stand aufgerichtet. Dabei dürfen die Kniegelenke nicht in Beugestellung gehen.
3. Die **maximale Rumpfvorbeuge** im Langsitz gelingt bis zu einem **Abstand des Kopfes von den Kniegelenken von ca. 15 cm**. Dabei wird das Hüftgelenk maximal flektiert, das Kreuzbein geht in leichte Ventralflexion, und die Wirbelsäule beschreibt einen harmonischen kyphotischen Bogen. Die Kniegelenke bleiben gestreckt. Kein Schmerz, allenfalls leichte Muskelspannung auf der Dorsalseite von Ober- und Unterschenkel.

▸ Pathologische Befunde

1) **Veränderung des Knöchelstandes**

- (Vorlaufphänomen im Liegen) weist in jedem Fall auf eine **Beckenverwringung** hin.
- Beim Aufrichten entsteht eine Höhendifferenz zwischen den vorher auf gleicher Höhe stehenden Knöcheln, d. h. das Bein mit einem blockierten Iliosakralgelenk wird länger oder eine vorher bestehende Verkürzung durch ISG-Blockierung in Nutation wird ausgeglichen. Bei gleichzeitigem Vorliegen einer echten anatomischen Beinverkürzung und ISG-Blockierung in Nutation der gleichen Seite besteht eine noch stärkere Beinlängendifferenz, die sich beim Aufsitzen **nicht** ausgleicht.

2) **Sakrumstellung**

- Sakrumaufrichtung **normal, aber schmerzhaft:** Verdacht auf **Gefügelockerung** in den oberen Lumbalsegmenten.
- Sakrum **nicht ganz aufgerichtet und muskulärer Schmerz** an der Oberschenkelrückseite bei **Verkürzung der Ischiokruralmuskulatur**.
- Sakrumaufrichtung **stark behindert mit radikulärem Schmerz** im Ischiasverlauf bei **Bandscheibenprotrusion** oder -**prolaps**.

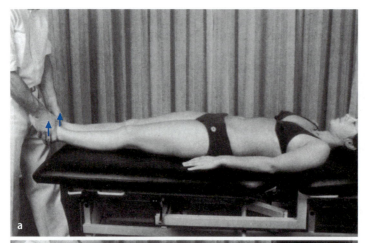

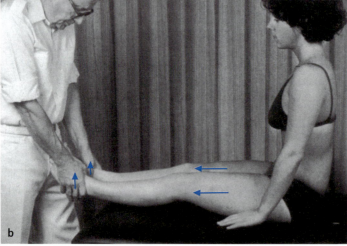

Abb. 7.62a,b. Testung der variablen Beinlängendifferenz nach Derbolowsky (Vorlauf im Liegen). **a** Ausgangsstellung, **b** Endstellung

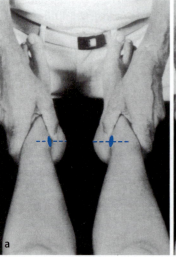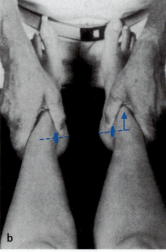

Abb. 7.63a,b. Knöchelstellung beim Vorlaufphänomen im Liegen. **a** Ausgangsstellung, **b** pathologische Endstellung

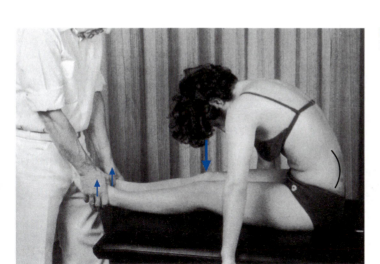

◘ **Abb. 7.64.** Differenzialtest LWS/ISG/Muskulatur

3) **Rumpfbeuge nach vorn bei gestreckten Beinen**
- **Deutliche Einschränkung von maximaler Rumpfvorbeuge** und der Annäherung des Kopfes an die Kniegelenke.
- **Schmerz an der Rückseite des Oberschenkels** bei normal flektierter WS (harmonischer Bogen) geht meist von der **verkürzten Ischiokruralmuskulatur** aus.
- **Schmerz oberhalb des Sakrums** ohne harmonische WS-Krümmung wird durch **verkürzten Erector trunci**, Blockierung oder Protrusion in der LWS verursacht (bei letzterem dann mit neuralgischem Schmerz im Ischiasgebiet).
- Bei ISG-Verschiebungen finden sich häufig auch eine LWS-Skoliose und Außenrotation des Beines auf der Seite des dorsalrotierten Iliums. Das (Pseudo-)Lasègue-Zeichen ist auf der Seite der ISG-Verschiebung oder Blockierung nur endgradig positiv.

Biomechanische Überlegungen

Die **Erklärung für das Phänomen der variablen Beinlänge** besteht (bei anatomisch gleich langen Beinen) darin, dass bei einem im ISG gegenüber dem Sakrum »rückrotierten« und in dieser Stellung blockierten Ilium **(einseitige Nutationsstellung des Sakrums), die Hüftgelenkpfanne und der Tuber ossis ischii mehr kranial und ventral stehen als auf der Gegenseite.**

Das **Bein erscheint daher im Stehen und im Liegen** durch die **mehr kranial** (und ventral) stehende Pfanne **verkürzt** (funktionell kurzes Bein). Das **gleicht sich im Sitzen durch die mehr ventral stehende Pfanne wieder aus.** Da außer der Hüftgelenkpfanne auch der Tuber ossis ischii der blockierten Seite mehr ventral steht, erfolgt außerdem das **Abrollen über den Tuber beim Aufsetzen verspätet und länger** als auf der anderen Seite, **wodurch sich das Bein** auf dieser (blockierten) Seite mehr nach distal verschiebt, d. h. **scheinbar länger wird.** Der Test ist nur aussagefähig, wenn die Höhendifferenz bzw. die Veränderung mindestens 1–2 cm beträgt.

P. Wolff (persönliche Mitteilung) gibt noch eine andere Erklärung für das Phänomen:

Beim Aufsitzen rollt der Oberkörper auf den Sitzbeinen wie auf dem Sektor eines Rades ab. Dadurch verschieben sich beim Gesunden mit frei beweglichen ISG **beide** Beine gleichmäßig auf der Unterlage fußwärts. Bei einer ISG-Blockierung ist aber **ein** Gelenk unbeweglich (nehmen wir an: rechts) und das andere beweglich. Während des Aufrichtens kommt nun ein Moment, in dem der Schwerpunkt des Oberkörpers über ISG und Sakrum hinwegläuft. An dieser Stelle bewegt sich das Kreuzbein unter dem Rumpfgewicht normalerweise in den ISG im Sinne eines »Vornickens« (Nutation). Ist diese Bewegung nun aber nur in dem beweglichen Gelenk (nämlich links) möglich, so bewegt sich zu diesem Zeitpunkt das linke Ilium kurzfristig durch das Gleiten (Joint play) im Gelenk nicht mit, wohl aber das rechte, weil es starr (blockiert) ist. Dadurch wandert in diesem Moment das rechte Bein (der blockierten Seite) weiter, das linke aber nicht.

Das kann man auch kontrollieren: Bei Beginn des Aufrichtens wandern beide Beine gleich schnell. Wenn der Oberkörper etwa in die Senkrechte kommt, verschieben sich die Füße mit unterschiedlicher Geschwindigkeit. Beim weiteren Vorbeugen des Rumpfes verschieben sie sich mit verschiedener Länge aber wieder gleich schnell nach distal. Die Beinlängendifferenz, d. h. das »funktionell kurze Bein«, ist durch den **kurzfristig alleinigen Vorschub des Beines der blockierten Seite** entstanden.

Für den **Test der variablen Beinlängendifferenz** ergeben sich folgende **Interpretationen:**
- Kleine Differenz (1–2 cm): Verdacht auf ISG-Verschiebung (muskulär/Beckenverwringung) und/oder Blockierung (arthrogen).
- Größere Differenz (oft mehr als 2 cm) mit myalgischem Schmerz: Muskelverkürzung der »hamstrings« (ischiokrurale Muskulatur).
- Große Differenz (5–6 cm) mit neuralgischem Schmerz und Beckenrotation sowie kompensatorischer Knieflexion: Bandscheibenprotrusion oder Prolaps.

3 Palpationskreis Becken ventral (◘ Abb. 7.65–7.69)

> 3 Palpationskreis Becken ventral
> (◘ Abb. 7.65–7.69)

Palpation in Ruhe

Es wird soweit wie möglich bimanuell getastet. Wenn es sich um Muskelansatzpunkte handelt, kann die Untersuchung mit den Widerstandstests kombiniert werden.

Die **5 Palpationspunkte** (◘ Abb. 7.65 a–e) sind:
1. Vordere Darmbeinstachel,
2. Hüftgelenk,
3. Trochanter minor,
4. Symphyse und Schambeinäste,
5. Leistenkanal.

Ausgangsstellung. Entspannte Rückenlage.

Ausführung
1) **Vordere Darmbeinstachel (Spinae iliacae anteriores superiores)** (◘ Abb. 7.66 a, b)

Der **Stand der Darmbeinstachel** wird untersucht und mit dem Befund im Stehen verglichen. Die **palpierenden Daumen werden an den Unterrand der Spinae angelegt.** Eine Höhendifferenz kann durch »Iliumrotation« einer Seite nach ventral oder dorsal verursacht werden (z. B. bei der Beckenverwringung).

Danach werden die **Muskelansätze** palpiert.
- **Lateral: Tensor fasciae latae,** der zur Verkürzung neigt. Ein Hypertonus und Myogelosen bestehen oft bei ISG-Verschiebung, Beckenverwringung bzw. Blockierung auf der Gegenseite (**Sell**).
- **Ventral: Sartorius** (medialer Kniegelenkstabilisator).
- **Medial: Iliakus,** schmerzhafter Hypertonus bei gleichseitiger ISG-Verschiebung bzw. -Blockierung oder bei Funktionsstörung im Segment L5/S1.
- **Unterhalb** an der Spina iliaca anterior inferior: **Rectus femoris,** der ebenfalls häufig verkürzt ist.

2) **Hüftgelenk (Articulatio coxae)** (◘ Abb. 7.67 a, b)

Das Gelenk ist **tastbar an der Schnittlinie von Leistenband und A. bzw. N. femoralis** (Mittelpunkt zwischen Spina iliaca anterior superior und Symphyse).

Vorwölbungen oberhalb des Leistenbandes deuten auf **Leistenhernien** hin, unterhalb des Leistenbandes auf **Schenkelhernien.** Diese liegen im Schenkeldreieck, gebildet aus Sartorius, Adductor longus und Leistenband.

7.7 Untersuchung der LBH-Region in Rückenlage **191**

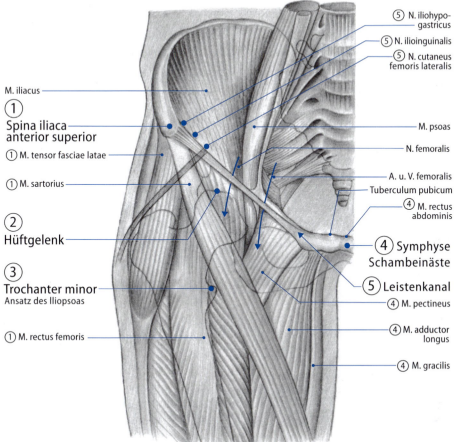

- **Abb. 7.65a.** Palpationskreis Becken ventral (Übersicht)

3) Trochanter minor (Abb. 7.68 a, b)

Hüft- und Kniegelenk werden durch Aufstellen des Fußes neben dem anderen **Kniegelenk gebeugt.** Der **Oberschenkel** ist außerdem **abduziert und außenrotiert** (Lauenstein-Stellung) wie beim Abduktionstest (Abb. 7.61 b, S. 186).

Die Palpation erfolgt kranial von den Adduktoren in Richtung auf den Trochanter **major.**

Der **Ansatz des Iliopsoas ist häufig druckempfindlich** durch Schmerzhaftigkeit des Schleimbeutels (bei Sportlern). Dumpfe Kreuzschmerzen können auch bei Verkürzung des Muskels (Ursprünge an den Processus transversi L1–L4) oder durch entzündliche Reizung in der Umgebung des Iliopsoasverlaufs (Appendizitis, gynäkologische Affektionen) entstehen (Moser-Zeichen).

4) Symphyse (Abb. 7.69 a, b)

Kranial wird das **Tuberculum pubicum** für den Rectus-abdominis-Ansatz getastet, es steht auf gleicher Höhe wie die Trochanteren.

Die Höhe der Tubercula pubis (Knochenkontakt nehmen!) **wird mit beiden Zeigefingern getastet und verglichen.** Eine Symphysenstufe kann durch Hochstand des einen oder Tiefstand des anderen Schambeinastes entstehen. **Als Fehlstellung gilt** auch hier die **Stellung auf der Seite des positiven Vorlaufphänomens (?). Die Fehlstellungen entstehen nach Mitchell** als **Folge von Störungen des Gleichgewichts der** dort ansetzenden **Hüft- und Bauchmuskeln.** Diese Auffassung wird auch durch die Tatsache unterstützt, dass beim Gang das Ilium auf der Seite des Standbeins jeweils eine Rotationsbewegung aus-

192   Kapitel 7 · LBH-Region in Rückenlage

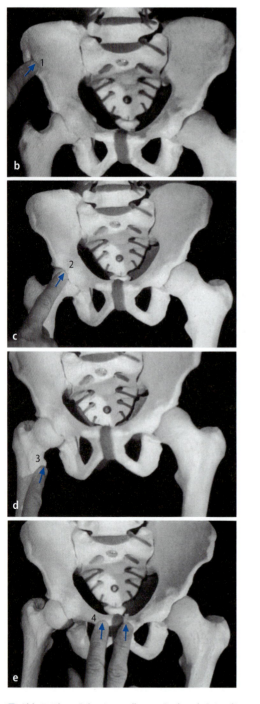

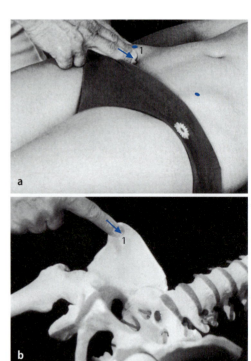

◘ **Abb. 7.65b-e.** Palpationsstellen am Becken. **b** Spina iliaca anterior superior (1), **c** Hüftgelenk (2), **d** Trochanter minor (3), **e** Symphyse (4)

◘ **Abb. 7.66a,b.** Palpation des vorderen Darmbeinstachels

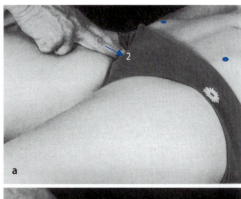

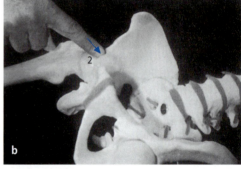

◘ **Abb. 7.67a,b.** Palpation des Hüftgelenks

7.7 Untersuchung der LBH-Region in Rückenlage

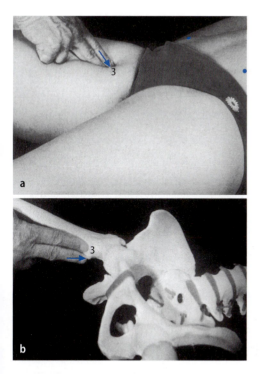

Abb. 7.68a,b. Palpation des Trochanter minor

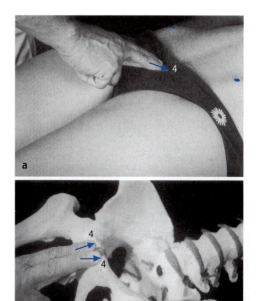

Abb. 7.69a,b. Palpation der Symphyse

führt, die durch eine Rotationsbewegung um eine transversale Achse der Symphyse ausgeglichen werden muss. Zur Korrektur dieser Symphysenstörung muss, v. a. wenn sie häufiger rezidiviert, das Muskelgleichgewicht der Hüft- und Bauchmuskeln untersucht und behandelt werden, evtl. auch der Nervenwurzelaustritt dieser Muskeln in der oberen LWS.

Lateral von den Tubercula pubis kann der Ansatz des **M. pectineus** getastet werden. Schmerzhafte Schleimbeutel kommen hier bei Sportlern vor.

Unterhalb des Tuberculum pubicum: Ansatz von **Adductor longus und brevis und der Gelenkspalt der Symphyse.**

Symphysendruckschmerz entsteht **bei (meist hormonaler) Auflockerung** in der Schwangerschaft oder in der 2. Zyklushälfte, bei therapeutischer Hormonüberdosierung (klimakterische Beschwerden/ Osteoporoseprophylaxe), aber auch generell bei hypermobilen Frauen. Die Schmerzen strahlen zur Leiste hin aus, besonders nach Anstrengungen wie längerem Gehen und Stehen. Die Lockerung kann bis zur sichtbaren Symphysenstufe gehen (Beckenringlockerung nach **Kamieth** im Röntgenbild).

Am Unterrand und am unteren Schambeinast: Ansatz des **Gracilis** (Gracilissyndrom bei Sportlern, v. a. Fußballspielern) und des Adductor magnus (bis Tuber ossis ischii).

> Beim Vorliegen meningealer Reizerscheinungen kann der Druck auf die Symphyse eine reflektorische Beugung der Beine hervorrufen (Brudzinski II).

5) Leistenkanal (**Abb. 7.65 a**)
- Medial: **Bruchpforten** (Leistenhernien).
- Lateral: **Schmerzpunkte** oberhalb des Leistenbandes **am Durchtritt des N. ilioinguinalis und N. iliohypogastricus** (L_1–L_2) und im Leistenband des N. cutaneus femoris lateralis.

4 Translatorische Gelenktests

> 4 Translatorische Gelenktests
> 4.1 Traktion und Kompression der LWS
>   (◘ Abb. 7.70)
> 4.2 Traktion und Kompression des
>   Hüftgelenks (◘ Abb. 7.71)
> 4.3 ISG-Federungstests über den
>   Oberschenkel (◘ Abb. 7.72)

In Rückenlage gibt es für jedes Gelenk der LBH-Region einen translatorischen Gelenktest. Diese Tests sind jedoch nur erforderlich zur weiteren Abklärung, wenn die bisherige Untersuchung unklare pathologische Befunde ergeben hat.

4.1 Traktion und Kompression der LWS (◘ Abb. 7.70 a–c)

Ausgangsstellung. Rückenlage. Die Beine des P werden in Hüft- und Kniegelenk so weit gebeugt, bis die Lendenlordose ausgeglichen ist (Thomas-Handgriff).

Die Füße stehen so auf der Untersuchungsliege, dass sich die Zehen an den Oberschenkeln des U leicht abstützen können.

Der U steht am Fußende der Untersuchungsliege in Schrittstellung und umfasst von dorsal her die Waden unterhalb des Kniegelenks (◘ Abb. 7.70 a). Oder die Unterschenkel liegen auf den Unterarmen des U und werden von diesem außerdem mit den Ellenbogen am Körper fixiert (◘ Abb. 7.70 b).

Ausführung. Mit dieser Fixation macht der U eine Rückwärtsbewegung (Standbeinwechsel). Dadurch entsteht eine **Distraktionsbewegung** in der LWS, wenn die Lordose ausgeglichen und das Becken so weit angehoben wurde, dass es auf der Unterlage nach kaudal gleiten kann. Die **Kompression** erfolgt mit gestreckten Beinen nach kranial. ◘ Abb. 7.70 c zeigt eine dreidimensionale Traktion bei antalgischer Schonhaltung.

❯ Pathologische Befunde

Bei Vorliegen einer schmerzhaften LWS-Funktionsstörung (Blockierungen oder dorsolaterale Prolapse) tritt durch die **Traktion** in der Regel **Schmerzerleichterung**, durch die Kompression u. U. Schmerzverstärkung ein. **Bei dorsomedianen Prolapsen bewirkt die Traktion dagegen meist eine Schmerzverstärkung**, was differenzialdiagnostisch verwertet werden kann.

4.2 Traktion und Kompression des Hüftgelenks (◘ Abb. 7.71 a–c)

Ausgangsstellung. Entspannte Rückenlage.

Ausführung. Das zu testende gestreckte Bein wird sowohl in der Sagittal- wie in der Frontalebene **in die Ruhestellung eingestellt (Punkt der geringsten Muskelspannung, »maximally-loose-packed position«).** Im Hüftgelenk ist das **ca. 30° Flexion und Abduktion sowie 15–20° Außenrotation.** Der Fuß des P wird mit beiden Händen oberhalb des Knöchels und auf dem Fußrücken gefasst und am Körper des U fixiert.

In dieser Position wird mit dem Körper (◘ Abb. 7.71 a) oder mit gestreckten Armen (◘ Abb. 7.71 b) ein **Zug in der Längsachse des Beines** ausgeübt.

Die Kompression erfolgt in der gleichen Einstellung in die Gegenrichtung (◘ Abb. 7.71 a). Bei Läsionen im Kniegelenk wird die Traktion direkt am Hüftgelenk angesetzt. Das untersuchte Bein ist in Hüft- und Kniegelenk gebeugt, der Fuß steht auf der Untersuchungsbank oder das Kniegelenk des P liegt entspannt auf der Schulter des U (◘ Abb. 7.71 c).

> **Normalbefund**
>
> Schmerzfreie Traktion bzw. Schmerzerleichterung bei Traktion.

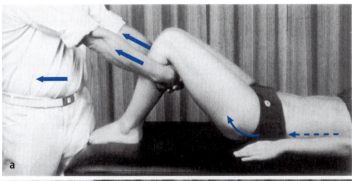
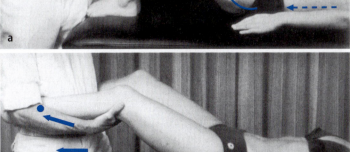
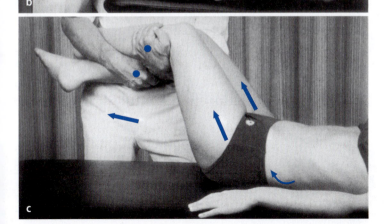

Abb. 7.70a–c. Traktion der LWS. **c** Traktion bei antalgischer Haltung

❯ Pathologische Befunde

Bei Vorliegen einer Läsion im Hüftgelenk wird durch die **Traktion Schmerzlinderung** eintreten, während die Kompression eine Schmerzverstärkung provoziert. Sie findet sich bei
- Koxarthrosen,
- Koxitiden,
- kapsulären Reizzuständen im Hüftgelenk.

4.3 ISG-Federungstest über den Oberschenkel (Abb. 7.72 a, b)

Ausgangsstellung. Der U steht in Höhe des Hüftgelenks auf der nicht getesteten Seite.

Das im Hüft- und Kniegelenk ca. 100°–120° flektierte **Bein wird so weit adduziert, bis sich die Beckenhälfte mit dem zu testenden ISG von der Unterlage abhebt** (Abb. 7.72 a).

Ausführung. Die Palpationshand wird so unter die Glutäalpartie des getesteten Beines geschoben, dass der **Tastfinger im Sulkus zwischen Ilium und Sakrum** liegt, d. h. sowohl den hinteren Darmbeinstachel als auch das Kreuzbein berührt. Dann wird das Becken wieder in Rückenlage gebracht und der **Oberschenkel nur noch soweit adduziert, dass eine geringe Aufklappung des hinteren ISG-Gelenkspaltes**

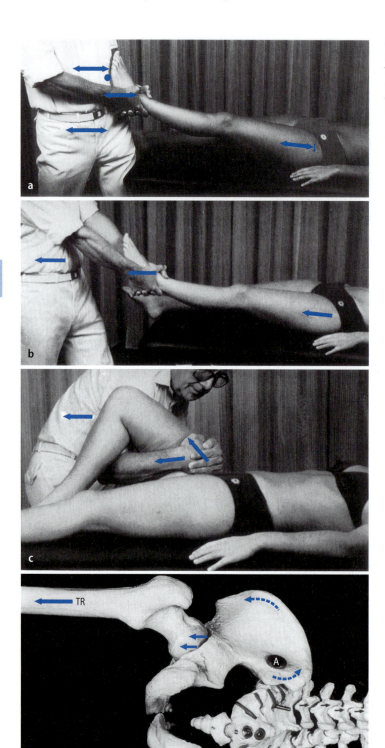

Abb. 7.71a-d. Traktion-Kompression des Hüftgelenks. **a, b** Übliche Technik, **c** alternative Technik bei Läsionen im Kniegelenk, **d** Mitbewegungen im Bereich der LBH-Gelenke bei Hüfttraktion

7.7 Untersuchung der LBH-Region in Rückenlage

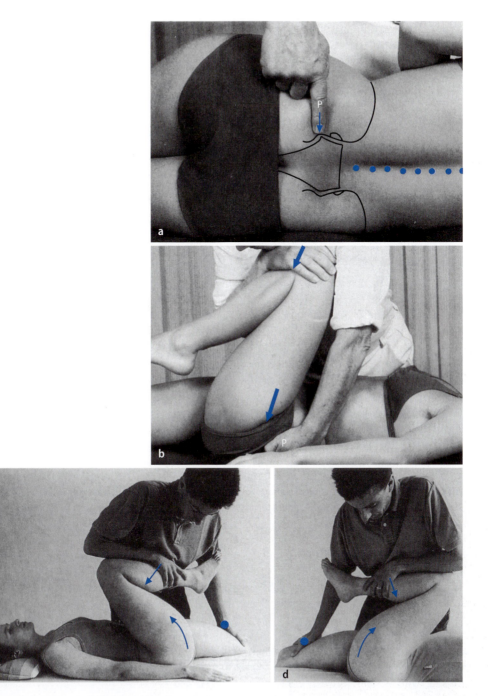

Abb. 7.72a–d. ISG-Federungstest über den Oberschenkel. **a** Ausgangsstellung, **b** Ausführung, **c, d** Gaenslen-Test am rechten (**c**) und linken (**d**) Iliosakralgelenk. Die »Rückrotation« des Iliums (Pelvic torsion posterior rotation) gegenüber dem Sakrum wird jeweils durch eine maximale endgradige Flexion der Hüfte auf der getesteten Seite und gleichzeitige Extension der anderen Hüfte erreicht. Durch zusätzlichen Überdruck wird das ISG maximal gestresst

fühlbar wird. Dann wird mit dem Körpergewicht des U ein **leichter Druck über die Oberschenkellängsachse** des P auf die Hüftgelenkpfanne und das Ilium ausgeübt, was eine Federung im ISG auslöst, wenn die Anspannung der dorsalen Bänder durch die Adduktion des Oberschenkels nicht zu stark ist (Abb. 7.72 b).

Dieser Test ist eine Ergänzung zu früheren ISG-Tests und wird im Seitenvergleich durchgeführt. Er erfordert große Erfahrung in der Differenzierung von Tasteindrücken, da auch das Beckengewicht auf der palpierenden Hand liegt.

5 Muskeltests

> 5 Muskeltests
> 5.1 Widerstandstests der Hüft- und Bauchmuskeln (Abb. 7.73–7.76)
> 5.2 Verkürzungstests (Abb. 7.77–7.79)

Die Widerstandstests für die Synergien der Flexoren, Abduktoren, Adduktoren, Innenrotatoren und Außenrotatoren wurden bereits bei der Untersuchung im Sitzen beschrieben (s. B/LBH-Region/5, S. 138). Die Muskelsynergie der Extensoren wird in Bauchlage getestet (s. C/LBH-Region/5, S. 167).

5.1 Widerstandstests der Hüft- und Bauchmuskeln (Abb. 7.73–7.76)

Die nachfolgend beschriebenen Einzeltests dienen der weiteren Differenzierung, z. B. bei Insertionstendopathien oder Paresen. Hinweise auf die Läsion eines bestimmten Muskels gibt häufig auch schon die vorausgehende Palpation.

Flexoren, Abduktoren, Adduktoren (Abb. 7.73 a–c)

Die Tests können rationell in 2 Gruppen, d. h. **von 2 verschiedenen Ausgangsstellungen** aus durchgeführt werden.

Ausgangsstellung I. Bein gestreckt, Hüft- und Kniegelenk in Nullstellung.
Das Becken wird jeweils, soweit erforderlich, fixiert.
   Ausführung
1. Bein nicht rotiert. **Gegenhalt oberhalb des Kniegelenks gegen die Flexion des Oberschenkels** (Abb. 7.73 a) zur Prüfung des Iliopsoas.
2. Bein nicht rotiert, leicht abduziert. **Gegenhalt oberhalb des Außenknöchels gegen die Abduktion** (Abb. 7.73 b) zur Prüfung der Abduktorengruppe (Glutaeus minimus und medius und Tensor fasciae latae, L_4–S_1, N. glutaeus superior). Zur Differenzierung wird für den Glutaeus medius etwas Innenrotation, für den Glutaeus minimus und den Tensor fasciae latae etwas Außenrotation benötigt.
3. Bein in leichter Abduktion, keine Rotation. **Gegenhalt oberhalb des Innenknöchels gegen die Adduktion** (Abb. 7.73 c) zur Prüfung von Adductor brevis und Gracilis (L_2–L_4, N. obturatorius).
   – Zur Differenzierung Palpation der Muskelansätze:
   – Pecten ossis pubis: Pectineus, Tuberculum pubicum: Adductor brevis, neben der Symphyse: Gracilis.

Ausgangsstellung II. Hüftgelenk in ca. 50°-Flexion, Knie ca. 90° flektiert, Fuß in Höhe des anderen Kniegelenks aufgesetzt.
   Ausführung
1. **Gegenhalt an der Außenseite des Kniegelenks nach medial gegen die Abduktion** (Abb. 7.74 a)
   – zur Prüfung der Außenrotatorengruppe, Abduktoren und des Glutaeus maximus.
   – Differenzierung evtl. durch Palpation der Muskelansätze:
   – Trochanterspitze und Crista intertrochanterica: Außenrotatoren, Tuberositas glutaeae: Glutaeus maximus.

7.7 Untersuchung der LBH-Region in Rückenlage 199

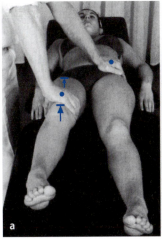
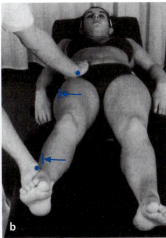
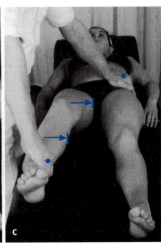

Abb. 7.73a-c. Widerstandstest an den Hüftmuskeln. a Flexoren, b Abduktoren, c Adduktoren

2. Gegenhalt an der Innenseite des Kniegelenks nach lateral gegen die Adduktion (Abb. 7.74 b) zur Prüfung der langen Adduktoren (Adductor magnus und longus; L_2–L_4, N. obturatorius). Hier als seitenvergleichender Test.

Sartoriustest (Abb. 7.75)

Ausgangsstellung. Hüftgelenk in Abduktion, Außenrotation und leichter Flexion, Kniegelenk in ca. 120°-Flexion. Der Fuß wird lockergehalten. Die gegenüberliegende Beckenseite wird fixiert.

Ausführung. Gegenhalt am Kniegelenk bzw. Unterschenkel gegen Flexion und Abduktion und Außenrotation der Hüfte.

> **Normalbefund**
> Schmerzfreie Muskelanspannung mit Muskelkraft 4–5.

Bauchmuskeln (Rectus abdominis) (Abb. 7.76)

Ausgangsstellung. Die Beine sind in Hüft- und Kniegelenk gebeugt (zur Ausschaltung des Iliopsoas), die Füße stehen auf dem Untersuchungstisch und werden aktiv vom P auf die Unterlage gedrückt. Die Hände sind hinter dem Kopf gefaltet.

Ausführung. Dann soll der P den **Rumpf »einrollen«, d. h. es sollen Hals-, Brust- und Lendenabschnitt allmählich und nacheinander von der Unterlage abgehoben werden,** ohne dass die Füße von der Untersuchungsliege abgehoben werden (Abb. 7.76). Dabei ist auf die Verziehung des Bauchnabels zu achten, der in Richtung des kräftigsten Muskelquadranten gezogen wird. Den Gegenhalt gibt das Rumpfgewicht.

> **Normalbefund**
> Schmerzfreies langsames Aufsitzen ist möglich.

5.2 Verkürzungstests (Abb. 7.77–7.79)

Wenn bei der bisherigen Untersuchung in den verschiedenen Untersuchungspositionen Hinweise für Muskelverkürzungen im LBH-Bereich gefunden wurden, dann können diese Befunde mit nachfolgendem Untersuchungsgang zusammenhängend überprüft werden, wobei die Tests von 3 verschiedenen Ausgangsstellungen ausgehen.

Ausgangsstellung I. Entspannte Rückenlage, beide Beine in Streckstellung.

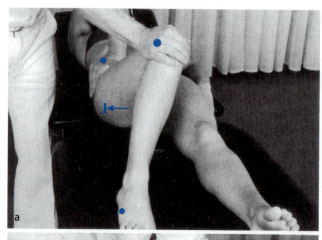

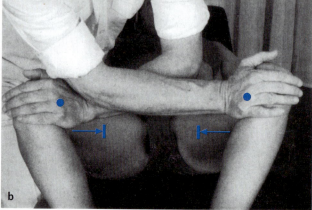

Abb. 7.74a,b. Widerstandstests an den Hüftmuskeln. **a** Außenrotatoren, **b** lange Adduktoren (bimanuell)

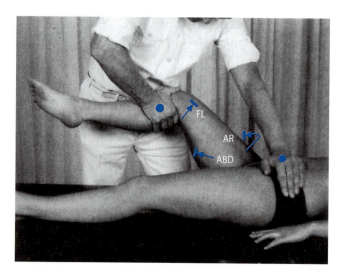

Abb. 7.75. Widerstandstests am Sartorius

7.7 Untersuchung der LBH-Region in Rückenlage

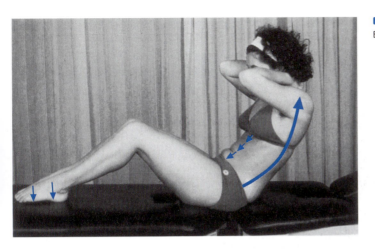

Abb. 7.76. Widerstandstest der Bauchmuskeln (Rectus abdominis)

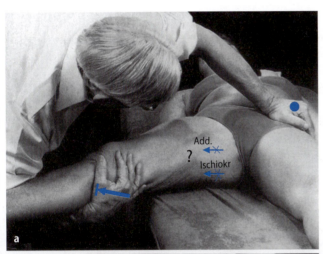

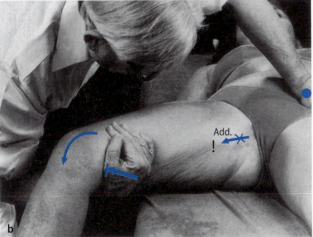

Abb. 7.77a,b. Verkürzungstests (nach Janda). Differenzierung von Adduktoren und ischiokruralen Muskeln. **a** Adduktoren oder ischiokrurale Muskeln verkürzt? **b** Lässt sich der Oberschenkel nach Flexion des Kniegelenks **nicht** weiterführen = Adduktorenverkürzung

Tests
1. Ischiokruralmuskulatur,
2. Ischiokruralmuskeln und Adduktoren,
3. Piriformis.

Es werden die ischiokruralen Muskeln, der Gracilis, die kurzen Adduktoren und der Piriformis getestet.

Ausführung
1. **Ischiokruralmuskulatur. Gestrecktes Bein im Hüftgelenk maximal flektieren.** Gleichzeitige Fixation des nichtgetesteten Beines auf der Unterlage. Allmählich zunehmender Schmerz an der Dorsalseite des Oberschenkels entsteht bei verkürzter Ischiokruralmuskulatur (Pseudo-Lasègue).
2. **Ischiokruralmuskeln und Adduktoren. Gestrecktes Bein maximal abduzieren.** Gleichzeitige Fixation des nichtgetesteten Beines am Ilium oder an der Innenseite des Oberschenkels. Schmerz, Bewegungsstopp und evtl. leichte kompensatorische Hüftbeugung sprechen für eine **Verkürzung** in den (eingelenkigen) **Adduktoren** (◘ Abb. 7.77 a), wenn sich die Abduktion auch nach Beugung des Kniegelenks (◘ Abb. 7.77 b) nicht weiterführen lässt. Sonst liegt eine Verkürzung der zweigelenkigen Muskeln: Gracilis, Bizeps, Semitendinosus und Semimembranosus **(Ischiokruralmuskeln)** vor.
3. **Piriformis. Hüft- und Kniegelenk maximal flektiert** (◘ Abb. 7.58 b und 7.59 a, S. 183, 184). Das Becken wird mit der einen Hand durch Druck auf das Knie des P in der Oberschenkellängsachse fixiert (wie in ◘ Abb. 7.53 b). Unter Beibehaltung dieser Fixation führt die andere Hand das Knie zur gegenüberliegenden Schulter in maximale Flexion, Adduktion (◘ Abb. 7.54 b) und zusätzliche Innenrotation, wobei die Rotation durch Auswärtsführung des Unterschenkels bewirkt wird. In der Endstellung schmerzhaft behinderte Adduktion und Innenrotation spricht für Verkürzung des **Piriformis. Gleichzeitig werden** damit auch die **sakroiliakalen Bänder** und das **Lig. sacrospinale** getestet.

Ausgangsstellung II. Der P sitzt am Fußende der Untersuchungsliege, **Kniegelenke 90° flektiert, Rumpf in maximaler aktiver Anteflexion.**

Der Test dient zur Differenzialdiagnose Pseudo-Lasègue/Lasègue.

Ausführung. Der U streckt einzeln die Beine des P im Kniegelenk (◘ Abb. 7.78). Tritt dabei ein muskulärer Schmerz an der Dorsalseite des Oberschenkels auf und **ist der P gezwungen, seinen Oberkörper aufzurichten** oder gar über die Senkrechte nach dorsal zu verlagern, so liegt ebenfalls eine **Verkürzung der ischiokruralen Muskelgruppe** vor.

Ein plötzlich einschießender scharfer neuralgischer Schmerz noch vor Streckung des Kniegelenks wird durch eine Reizung des Ischiasnervs verursacht (Lasègue-Zeichen).

Ausgangsstellung III. Der P **sitzt** nur mit **dem Steißbein auf dem Ende der Untersuchungsliege.**

Ausführung (◘ Abb. 7.79 a–c). Der P legt den Oberkörper mit Hilfe des U zurück und macht gleichzeitig eine **maximale Flexion des Hüft- und Kniegelenks am nichtgetesteten Bein** bis zur Rückkippung des Beckens und Ausgleich der lumbalen Lordose. **In dieser Position fixiert er sein Bein selbst mit den Händen** an seinem Brustkorb.

Der U unterstützt diese Fixation (die zur Sakrumfixation und zur Aufhebung der Lendenlordose dient) und stützt den Körper des P evtl. noch seitlich am Tuber ossis ischii ab, so dass es zu keiner Ausweichbewegung nach lateral kommen kann.

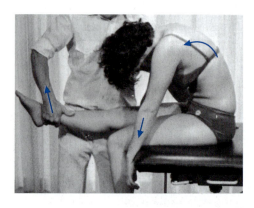

◘ **Abb. 7.78.** Differenzierung: Lasègue/Pseudo-Lasègue

7.7 Untersuchung der LBH-Region in Rückenlage

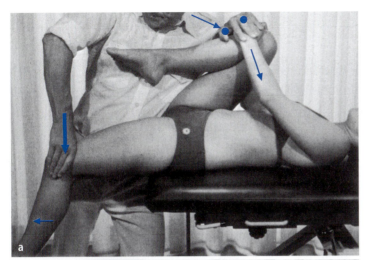
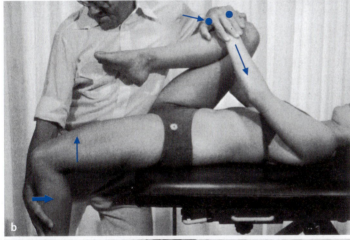
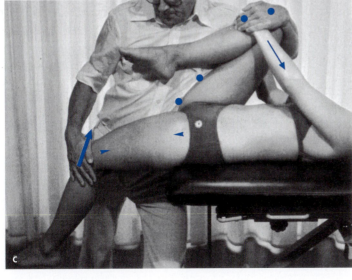

Abb. 7.79a–c. Verkürzungstests an den Flexoren. **a** Psoas, **b** Rectus femoris, **c** Tensor fasciae latae

Normalbefunde in der Ausgangsstellung

Der Oberschenkel des getesteten Beines hängt frei in der Waagrechten oder sogar tiefer: Der Psoas ist nicht verkürzt.
Der Unterschenkel hängt fast senkrecht zum Oberschenkel: Der Rektus ist nicht verkürzt.
Die Patella steht fast in Mittelstellung oder etwas lateral davon. An der Außenseite des Oberschenkels keine wesentliche Muldenbildung: Tensor fasciae latae nicht verkürzt.

❯ Pathologische Befunde

- **Beugestellung der Hüfte:** Verkürzung des Iliopsoas.
- **Unterschenkel weniger als 90° flektiert:** Verkürzung des Rectus femoris.
- **Lateral stehende Patella und Mulde an der Außenseite des Oberschenkels:** Verkürzung des Tensor fasciae latae.

Tests (nach **Janda**):
1) Psoas major,
2) Rectus femoris,
3) Tensor fasciae latae.

1. **Psoas major.** Oberschenkel passiv etwa 10–20° nach dorsal federn (◘ Abb. 7.79 a). Ist das nicht möglich, dann ist der Psoas verkürzt. Kommt es dabei zu einer leichten Streckbewegung im Kniegelenk, dann ist der Rectus femoris verkürzt.
2. **Rectus femoris.** Knie passiv beugen durch Druck auf das Schienbein nach dorsal (◘ Abb. 7.79 b). Treten dabei Schmerz und eine leichte Hüftbeugung auf, dann ist der Rectus femoris verkürzt.
3. **Tensor fasciae latae.** Gebeugtes Knie passiv adduzieren (◘ Abb. 7.79 c). Bei Auftreten eines Schmerzes an der Außenseite des Oberschenkels und Bildung oder Verstärkung einer Mulde über dem Tractus iliotibialis ist der Tensor fasciae latae verkürzt. Außerdem weicht dann häufig die Patella etwas nach lateral ab.

7.8 Differenzialdiagnostische Untersuchung der Beine in Rückenlage, Hüftgelenk

1 Inspektion
A/1 (Gesamtinspektion), S. 88–90
C/LBH-Region/1, S. 140–145
E/LBH-Region/1, S. 186/187

2 Aktive und passive Bewegungsprüfung
A/Beine/1, S. 88–90
C/LBH-Region/2, S. 142–145
E/LBH-Region/2, S. 181/190

Bewegungs-
prüfung

3 Palpation
C/LBH-Region/3, S. 146–149
E/LBH-Region/3, S. 191–193

4 Translatorische Gelenktests
C/LBH-Region/4, S. 166
E/LBH-Region/4, S. 194

5 Muskeltests
A/LBH-Region/5, S. 123
B/LBH-Region/5, S. 138
C/LBH-Region/5, S. 167
D/LBH-Region/5, S. 176
E/LBH-Region/5, S. 198

Die **Untersuchung des Hüftgelenks** erfolgt wegen der sich überschneidenden Symptomatik mit den Störungen des Iliosakralgelenks und der LWS **im Rahmen der Untersuchung der LBH-Region.**

Indikationen für die Untersuchung des Hüftgelenks sind u. a.
- anamnestische Hinweise wie Hüft- und Leistenschmerz,
- Funktionseinschränkung bei Innenrotation und Abduktion der Hüfte (Kapselmuster),
- Trochanterklopfschmerz.

Die **Untersuchung des Hüftgelenks** im Rahmen der LBH-Region wurde in den ▶ Abschn. 7.1–7.7 beschrieben:

Kurzgefasstes Untersuchungsschema Hüftgelenk (Die 10 wichtigsten Bewegungstests)

Differenziert werden: Gelenke, Ligamente, Muskulatur		
Abb. 11.33, S. 500	1)	**Gestrecktes Bein heben: Laséguezeichen** = Dehnungsschmerz des Ischiasnerven oder **Pseudolasègue** = Dehnungsschmerz bei **verkürzter Ischiokruralmuskulatur**
Abb. 7.58 a, b, S. 183	2)	**Maximale Flexion Hüft- und Kniegelenk:** ISG-Nutation/**Test Lig. sacrotuberale**/**LWS-Segmente**: Divergenzbewegung/Aufhebung der Lendenlordose = **Test auf Verkürzung des Erector spinae**
Abb. 7.59 a, S. 184	3)	**Flexion und Adduktion zur anderen Schulter: Test Lig. sacrospinale**
Abb. 7.59 b, S. 184	4)	**Adduktion: Test Ligg. sacroiliaca interossea**
Abb. 7.60 a, b, S. 185	5)	**Innen- und Außenrotation Hüftgelenk: Kapselmuster/Gelenkgleiten** endgradige Rotatorendehnung
Abb. 7.61 b, S. 185	6)	**Abduktion bei flektiertem Hüftgelenk:** Hyperabduktionstest nach Patrick-Kubis/Differenzierung: **Verkürzung Adduktoren, Ischiokruralmuskulatur**
Abb. 7.71 a–c, S. 196	7)	**Traktion Hüftgelenk:** Translatorischer Gelenktest
	8)	**Streckstellung:** Verstärkte Lendenlordose bei verkürzten Hüftbeugern/Ungleicher Knöchelstand **bei Beinlängendifferenz**
Abb. 7.77 a, S. 201	9)	**Abduktion in 0°-Stellung:** Differenzialtest: Hüftgelenkbeweglichkeit und Test auf **Verkürzung der Adduktoren und Ischiokruralmuskulatur** (1. Stufe)
Abb. 7.77 b, S. 201	10)	**Weitere Abduktion bei flektiertem Kniegelenk:** Differenzierung verkürzter **Ischiokruralmuskeln bzw. Adduktoren** (2. Stufe): Weitere Abduktion ist möglich = verkürzte Ischiokruralmuskulatur

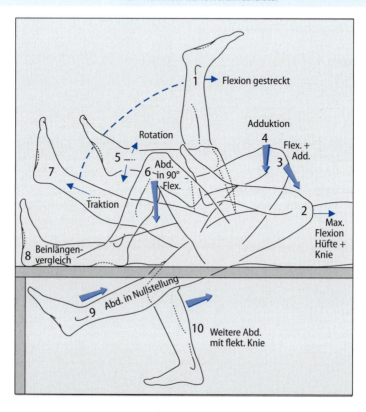

7.9 Untersuchung von Kniegelenk, Ober- und Unterschenkel

1 Inspektion
Form- und Stellungsänderung
Ober- und Unterschenkelrelief
1.1 Ventralseite
1.2 Seitenansicht
1.3 Dorsalseite

2 Aktive und passive Bewegungsprüfung von Knie- und Femoropatellargelenk
2.1 Kniegelenk
2.2 Gleitbewegung der Patella im Femoropatellargelenk

Bewegungs-
prüfung

3 Palpationskreis Kniegelenk/Bein: Palpationsbefunde
3.1 Knievorderseite (Patellaregion)
3.2 Knieinnenseite (Condylus medialis)
3.3 Knieaußenseite (Condylus lateralis)
3.4 Kniekehle (Rautengrube)
3.5 Ober- und Unterschenkelrelief

4 Translatorische Gelenktests
4.1 Medial-laterale und kaudale Gleitbewegungen der Patella
4.2 Traktion im Kniegelenk (Femoro-Tibialgelenk)
4.3 Medial-laterale Gleitbewegungen (Schergriff)
4.4 Ventral-dorsale Gleitbewegungen (Schublade)
4.5 Beweglichkeit im oberen Tibiofibulargelenk

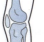

5 Meniskus- und Bändertests
5.1 Sagittalebene
5.2 Frontalebene
5.3 Transversalebene
5.4 Testung der Meniskushinterhörner
5.5 Spezifische Tests zur Prüfung der Rotationsinstabilität

1 Inspektion Form- und Stellungsänderungen Ober- und Unterschenkelrelief

1 Inspektion
Form- und Stellungsänderung
Ober- und Unterschenkelrelief
1.1 Ventralseite
1.2 Seitenansicht
1.3 Dorsalseite

Bei der Untersuchung des Kniegelenks ist nicht nur die Form des Gelenks selber, sondern dessen Stellung zu den Nachbargelenken von maßgeblicher Bedeutung. Es müssen daher Form und Stellung von Ober- und Unterschenkel in die Untersuchung einbezogen werden. Die Inspektion beurteilt außerdem wie beim Hüftgelenk den Gang des P (Hinken, Belastung, Beweglichkeit und Schmerzen). Befunde.

1.1 Ventralseite
Patellastand

> **Normalbefund**
> Patella in der Frontalebene. Unterer Pol ca. 1 cm oberhalb, bei 90°-Flexion in Höhe des Gelenkspalts.

> **Pathologische Befunde**
> – **Hochstand bei Rektusverkürzung.**
> – **Lateralabweichung bei Kondylendysplasie und beim Genu valgum** (Gefahr der habituellen Patellarluxation).

Kontur der Patella

> **Normalbefund**
> – Kniescheibenkontur erkennbar.
> – Kaudal: Lig. patellae, davon beiderseits Wülste des infrapatellaren Fettkörpers (Hoffa), die bei 90°-Flexion verschwinden. Dann sind neben dem Lig. patellae kleine Grübchen zu sehen.

> **Pathologische Befunde**
> **Schwellungen**
> – **Präpatellar** (Patella verschwindet): Bursitis praepatellaris (bei Fliesenlegern, Raumpflegerinnen, Nonnen).
> – **Infrapatellar** (Patella und Lig. patellae sind deutlich von der Schwellung abgehoben): Bursitis infrapatellaris.
> Entzündungen der Schleimbeutel können durch Traumen, Verletzungen oder Infekte entstehen.
> – **Schwellung an der Tuberositas tibiae:** bei der Osgood-Schlatter-Krankheit, einer aseptischen Nekrose bei Jugendlichen (12.–15. Lebensjahr).
> – **Parapatellare** (verstärkt sich beim Strecken): Schwellung im Hoffa-Fettkörper.
> Symptome: Belastungsschmerzen, Unsicherheit beim Gehen.
> Die weiche bis derbe Schwellung, die nicht fluktuiert, entsteht meist durch Traumatisierung.
> – **Hydrops.** Die Kniekonturen sind verwischt. Ergüsse pressen sich bei Flexion des Gelenks nach oben in den Recessus suprapatellaris. Starke Ergüsse füllen den Recessus auch in Streckstellung aus (»Hufeisenerguss«).
> – **Kniegelenkergüsse kommen vor:**
>   – nach Traumen (auch bei leichten Verrenkungen, z. B. bei Meniskusläsion),
>   – bei Arthrosen (aktivierte Arthr. nach **Otte**),
>   – bei Osteochondrosis dissecans,
>   – bei bakteriellen Infektionen,
>   – nach Hydrocortisoninjektion,
>   – bei rheumatischen Prozessen,
>   – Weichteilschwellung (Tumor albus),
>   – Knochentumoren (Exostosen).
> – **Meniskuszysten** verschwinden bei Flexion oder werden flacher.

> In Nullstellung des Gelenks kann der obere Recessus mit der Hand ausgepresst und die Beweglichkeit der Patella geprüft werden (»Patellatanzen«, s. Bew. Prüfung 2.2, S. 212 und Palpation 3.2, S. 213).

Atrophie. Atrophie des Vastus medialis bei traumatischen Gelenkprozessen, Meniskopathie.

Deformierung. Delle über der Patella bei Ruptur des Rectus femoris.

Beinachse

> **Normalbefund**
> - Die Mikulicz-Beinachse verläuft durch die Mitte der Leistenbeuge (Hüftkopf), der Patella und der Knöchelgabel.
> - Der Kniegelenkspalt soll rechtwinklig dazu, d. h. waagrecht verlaufen.

> **Pathologische Befunde**
>
> **X-Verkrümmung (Genu valgum, Pes valgus)**
> Folgen:
> - Mehrbelastung des äußeren Gelenkspalts (Außenmeniskus),
> - Überdehnung des medialen Bandapparates,
> - Überlastung der muskulären Knieinnenzügel (Pes-anserinus-Gruppe: Sartorius, Gracilis, Semitendinosus).
>
> **O-Verkrümmung (Genu varum, Crus varum, Pes varus)**
> Folgen:
> - Mehrbelastung des inneren Gelenkspalts (Innenmeniskus),
> - Überdehnung des lateralen Bandapparates,
> - Überlastung der muskulären Knieaußenzügel (Tractus iliotibialis, Biceps femoris).

Vorkommen: Rachitis, Fraktur des medialen Tibiakondylus, Chondrodystrophie.

Alle Valgus- oder Varusabweichungen können statisch-muskuläre Beschwerden verursachen. Vom 2. bis 6. Lebensjahr ist ein doppelseitiges X-Bein als physiologisch anzusehen.

Tibiatorsion und Antetorsionswinkel des Schenkelhalses

> **Normalbefund**
> Bei Stand der Patella in der Frontalebene befindet sich die
> - Kniegelenkachse in der Frontalebene,
> - Schenkelhalsachse in ca. 12° Außenrotation (Antetorsion des Caput femoris),
> - Knöchelachse in ca. 24° Außenrotation (10°–30°), d. h. beide Füße stehen außenrotiert im Winkel von ca. 45° zueinander.

> **Pathologische Befunde**
>
> Bei zu starker **Tibiatorsion (über 45°)** erfolgt der **Gang über den medialen Fußrand und mit leicht gebeugten Kniegelenken**, weil der Ausgleich der Antetorsion im Hüftgelenk als Kompensation nicht ausreicht, um eine normale Fußstellung zu erreichen. Dies führt zu schnellerer Ermüdbarkeit.

Ober- und Unterschenkelrelief

> **Normalbefund**
>
> **Oberschenkel**
> - Diagonal verlaufender Wulst des Sartorius von der Spina iliaca anterior superior (lateral) bis zum Pes anserinus (medial).
> - Lateral vom Sartorius liegen der Rectus femoris und der Vastus lateralis sowie im kaudalen Teil der Vastus medialis.
> - Medial vom Sartorius liegen Vastus medialis, der nach kaudal fast bis zur Patella reicht, und die Adduktorengruppe.

Unterschenkel
- Schräger Verlauf des Tibialis anterior (analog zum Sartorius am Oberschenkel) von distal der Tuberositas des Tensor fasciae latae bis zur Basis des Metatarsale I.
- Lateral davon liegen die langen Extensoren (Extensor digitorum longus und Extensor hallucis longus).
- Medial davon liegen von kranial nach kaudal: Caput mediale gastrocnemii, Soleus, Flexor digitorum longus.

1.2 Seitenansicht
Beinachse

Normalbefund
Ober- und Unterschenkel stehen senkrecht übereinander, keine Verkrümmung in Ober- und Unterschenkel.

▶ Pathologische Befunde
Beugefehlstellungen im Kniegelenk kommen vor bei:
- Meniskopathie; die Streckhemmung ist typisch für Meniskusläsion;
- Hüftbeugekontraktur (kompensatorisch);
- Spitzfuß (kompensatorisch).

Genu recurvatum bei Bänderschwäche. Häufig bei Kindern bis zu 10 Jahren.
- Hypermobilität (Bänderschwäche) kann durch rezidivierende Gelenkergüsse, bei allgemeiner Hypermobilität (Ehler-Danlos-Syndrom, Marfan-Syndrom), Kreuzbandverletzungen, Paresen der Kniegelenkmuskeln (Quadriceps femoris) entstehen.
- Außerdem kann es auftreten bei Schlottergelenk (Tabes, Syringomyelie) und als Kompensation beim Spitzfuß.

Konturveränderungen
- Säbelscheidentibia durch Wachstumsstörungen oder Systemerkrankungen.
- Patellakonturen s. 1.1.

Ober- und Unterschenkelrelief

Normalbefund
- Eine flache Furche vom Trochanter major bis zum Epicondylus lateralis femoris wird durch den Tractus iliotibialis hervorgerufen.
- Ventral davon liegen kranial der Tensor fasciae latae, kaudal der Vastus lateralis.
- Dorsal davon liegen kranial der Glutaeus maximus, kaudal der Biceps femoris.

1.3 Dorsalseite
Zur Inspektion der Beine von dorsal muss der Patient stehen oder auf dem Bauch liegen. Da aber alle übrigen Beinuntersuchungen in Rückenlage durchgeführt werden, ist die Inspektion von dorsal an dieser Stelle eingefügt.
Siehe auch A1, Gesamtinspektion, S. 88–90.

Rautengrube

Normalbefund
- Flach konvexe Wölbung.

Begrenzung
- Lateral-kranial: Biceps femoris.
- Medial-kranial: Pes anserinus (Sartorius, Gracilis, Semitendinosus).
- Kaudal: Gastroknemiusköpfe.

▶ Pathologische Befunde
Schwellungen durch Lipome, Ganglien (Baker-Zyste, popliteale Zyste aus dem Kniegelenk oder den benachbarten Schleimbeuteln), Lymphknoten, Entzündungen, Exostosen. Die Differenzierung erfolgt durch Palpation, Röntgen und evtl. Biopsie.

Asymmetrie durch Atrophie der begrenzenden Muskeln.

7.9 Untersuchung des Kniegelenks   211

  Bewegungsprüfung **7**

Ober- und Unterschenkelrelief

Normalbefund
Am Oberschenkel werden die parallel verlaufenden Längswulste durch Biceps femoralis (lateral), Semitendinosus und Semimembranosus (medial) gebildet. Nach medial schließt sich dann das Adduktorenfeld an. Am Unterschenkel wird das Oval in der oberen Hälfte durch die beiden Gastroknemiusköpfe geformt.

▶ Pathologische Befunde
Hypertrophie
- Vermehrte Muskelarbeit,
- Myositis,
- **Tumoren,**
- Muskelrisse (Dellenbildung und verstärktes Muskelrelief oberhalb der Rissstelle),
- Varikose.

Atrophie
- Traumen,
- degenerative und entzündliche Kniegelenkprozesse,
- Muskelerkrankungen,
- Paresen.

2   Aktive und passive Bewegungsprüfung von Knie- und Femoropatellargelenk

> 2   Aktive und passive Bewegungsprüfung von Knie- und Femoropatellargelenk
> 2.1   Kniegelenk
> 2.2   Gleitbewegung der Patella im Femoropatellargelenk

 Bewegungsprüfung

2.1   Kniegelenk
Flexion und Extension
Ausgangsstellung. Rückenlage, Knie- und Hüftgelenk gestreckt (in Nullstellung).

Ausführung. Die passiven Bewegungen werden in jeder Bewegungsebene direkt an die aktive Bewegung angeschlossen.
Flexion und Extension erfolgen überwiegend durch **Rollgleiten im Meniskofemoralgelenk** und zum kleineren Teil durch **Gleiten im Meniskotibialgelenk.**

Flexion
- Maximale Beugung des Kniegelenks bei flektiertem Hüftgelenk. Die gleichzeitige Beugung des Hüftgelenks verhindert eine vorzeitige Bewegungsbeschränkung infolge einer evtl. vorhandenen Verkürzung des Rectus femoris.
- **Passiv:** Weitere Beugung im Kniegelenk bei Fixation des Oberschenkels oberhalb der Kniescheibe.

Extension
- Maximale Streckung von Knie- und Hüftgelenk zurück zur Nullstellung.
- **Passiv:** Überstreckung des Unterschenkels bei gleichzeitiger Fixation des Oberschenkels oberhalb der Kniescheibe.

Normalbefund
140°-Flexion
- **Endgefühl:** Weich bis fest-elastisch durch die Berührung von Oberschenkel- und Wadenmuskulatur und Anspannung der Kreuzbänder, durch die Hinterhörner der Menisken und den Quadriceps femoris.

▼

Extension
- Eine geringe Überstreckbarkeit ist physiologisch, stärkere Überstreckbarkeit weist auf eine Bänderschwäche oder Verletzung hin.
- **Endgefühl:** Fest-elastisch durch die hintere Kapselschale des Gelenks, die Seiten- (Kollateral-) und Kreuzbänder sowie die Vorderhörner der Menisken.

Rotation

Die **Rotationen** erfolgen als **reine Gleitbewegungen im Meniskotibialgelenk.** Sie sind nur bei gebeugtem Kniegelenk möglich.

Ausgangsstellung. 90°-Flexion in Knie- und Hüftgelenk.

Ausführung
Innenrotation
 Aktive Innendrehung des Unterschenkels.
 Passiv: Der Oberschenkel wird vom U wieder oberhalb der Kniescheibe fixiert. Mit der anderen Hand umfasst er die Ferse von kaudal und kann so den Unterschenkel in Innendrehung bringen.
Außenrotation
 Aktive und passive Außenrotation erfolgen in analoger Weise wie bei der Innenrotation beschrieben.

Normalbefund

10°- bis 15°-Innenrotation.
- **Endgefühl:** Fest elastisch durch das laterale Kapselband, die Kreuzbänder, Lig. popliteum arcuatum, Biceps femoris und Tractus iliotibialis (Tensor fasciae latae, Glutaeus maximus).

40°-Außenrotation.
- **Endgefühl:** Fest-elastisch durch mediales Seiten- (Kollateral-) und Kapselband, hinteres Schrägband, das vordere Kreuzband und die medialen muskulären Stabilisatoren der Pes-anserinus-Gruppe, Semimembranosus und Popliteus.

2.2 Gleitbewegungen der Patella im Femoropatellargelenk

Sie werden während der Flexions- und Extensionsbewegung beobachtet.

Normalbefund

Die Kniescheibe verändert bei der Beuge- und Streckbewegung des Kniegelenks ihre Relation zum Gelenkspalt. In Streckstellung befindet sich der untere Patellapol ca. 1 cm über dem Gelenkspalt. Die Kniescheibe hat in dieser Position nur Kontakt mit dem vorderen Oberrand der Femurkondylen. Bei zunehmender Beugung des Gelenks gleitet die vordere Fläche der Femurkondylen hinter der Patella nach kranial, was einem relativen Distalgleiten der Patella entspricht. Dabei bekommt die Kniescheibe mehr und mehr Knochenführung und durch den schräg verlaufenden Muskelzug des Quadrizeps eine Verschiebungstendenz nach lateral. Die optimale Passstellung der Gelenkflächen ist bei 90°-Flexionsstellung. Beim Strecken des Gelenks läuft diese Bewegung in umgekehrter Richtung ab. Dazu wird die Kranialbewegung der Patella durch die Kontraktion des Quadrizeps verstärkt.
- Keine Reibegeräusche. Keine Lateralisation der Kniescheibe bei Streckung. Bessere Verschieblichkeit nach medial.
- Patellagleitstrecke ca. 6 cm.

> **Pathologische Befunde**
- **Eingeschränkte Beweglichkeit durch** degenerative und entzündliche Gelenkprozesse bzw. Meniskusschäden. Schnappende Geräusche finden sich bei
  - Gelenkmäusen,
  - luxiertem Meniskus,
  - Scheibenmeniskus bei Kindern.
- **Vermehrte Beweglichkeit** durch Bänderschwäche, Bänderverletzungen, Paresen.
- **Verminderte Patellargleitstrecke** bei Rektusverkürzung.
- **Habituelle Patellaluxation bei**
  - Dysplasie der Femurkondylen und/oder der Patella,

7.9 Untersuchung des Kniegelenks

- Schwäche oder Verletzung des seitlichen Bandapparats,
- Lateralabweichen der Kniescheibe beim Strecken des gebeugten Kniegelenks (Lateralisationsphänomen nach Outerbridge) beim Genu valgum.
- »Tanzende« Patella bei Gelenkergüssen.
- Das sog. **Patellasyndrom** (Chondropathia patellae) hat folgende Symptome:
  - Spontanschmerz unter der Kniescheibe bei Gelenkbelastung (z. B. Hochkommen aus der Hocke);
  - retropatellarer Druckschmerz nach langem Sitzen und Treppab- oder Bergabgehen;
  - Gleithemmung der Kniescheibe (Pseudoblockierung);
  - provozierter Schmerz bei Bewegungen unter Druck oder durch Palpation der Gelenkfläche und der Patellaränder;
  - Begleitsymptome:
    - Kapselreizungen, Krepitation der Patella bei Bewegungen: feine Krepitation bei Chondropathie, grobe Krepitation bei Arthrosis deformans. Bleibt die Krepitation auch beim Abheben der Patella bestehen, dann liegt die Ursache zwischen Femur und Tibia,
    - Hypertrophie des infrapatellaren Fettkörpers (Hoffa),
    - Instabilitätsgefühl beim Bergabgehen,
    - Hypotrophie des Vastus medialis.

3 Palpationskreis Kniegelenk/Bein Palpationsbefunde

> **3 Palpationskreis Kniegelenk/Bein: Palpationsbefunde**
> 3.1 Knievorderseite (Patellaregion)
>   (🞂 Abb. 7.80 a, b)
> 3.2 Knieinnenseite (Condylus medialis)
>   (🞂 Abb. 7.81 a, b)
> 3.3 Knieaußenseite (Condylus lateralis)
>   (🞂 Abb. 7.82)
> 3.4 Kniekehle (Rautengrube) (🞂 Abb. 7.83)
> 3.5 Ober- und Unterschenkelrelief

Die Palpationsuntersuchungen (bis auf die der Kniekehle) werden meist bei Streckstellung des Kniegelenkes durchgeführt.

Palpationsbefunde
3.1 Knievorderseite (Patellaregion) (🞂 Abb. 7.80 a, b)
1) Oberer Patellarand

Hier setzen die muskulären Kniegelenkstabilisatoren an:
- Rectus femoris (Mitte),
- Vastii (seitlich).

Patellarandschmerzen bei O- bzw. X-Beinen durch einseitige Überlastung der Muskeln. Meist liegt gleichzeitig eine Femoropatellararthrose vor. Schmerzursache können auch Senkfüße sein.

Temperaturerhöhung bei Bursitis suprapatellaris bzw. praepatellaris.

Eine geringe Überwärmung des Gelenks kommt auch bei Kapselbandläsionen vor, stärkere nur bei Synovitis.

2) Unterer Patellapol (bei Palpation in Streckstellung)

Weichteilmantel in allen Schichten verschieblich, unempfindlich. Unterer Patellapol 1 cm oberhalb des Kniegelenkspaltes, Patellaränder unempfindlich, keine Schwellungen, d. h. Patellakonturen deutlich abgehoben.

Der **Ansatz des Lig. patellae** ist schmerzhaft bei persistierendem Knochenkern einer sog. aseptischen Knochennekrose (Johannson-Sinding-Larsen-Erkrankung).

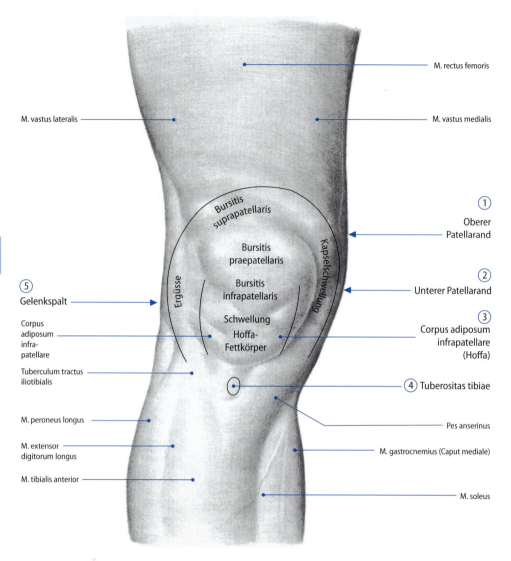

Abb. 7.80 a. Knievorderseite (Patellarregion), Gelenkkonturen, Palpationspunkte, pathologische Konturveränderungen. (Nach Lanz-Wachsmuth)

Eine schmerzhafte Schwellung ist auch bei Bursitis infrapatellaris festzustellen.

3) Infrapatellarer Fettkörper (Hoffa)

Er liegt beiderseits des Lig. patellae proprium.

Schwellungen und Schmerzhaftigkeit treten bei Entzündungen auf, aber auch bei erhöhter Spannung im Quadrizeps.

4) Tuberositas tibiae

Ansatz des Lig. patellae proprium.

Druckschmerz oder Anspannungsschmerz des Quadrizeps bei:
- posttraumatischen Reizzuständen,
- Schlatter-Erkrankung (Schlatter-Osgood-Syndrom, d. i. aseptische Knochennekrose an der Tuberositas tibiae bei 8- bis 15 jährigen Kindern, v. a. Jungen, nach Überlastung),
- Bursitis (Bursa subcutanea an der Tuberositas tibiae),

7.9 Untersuchung des Kniegelenks

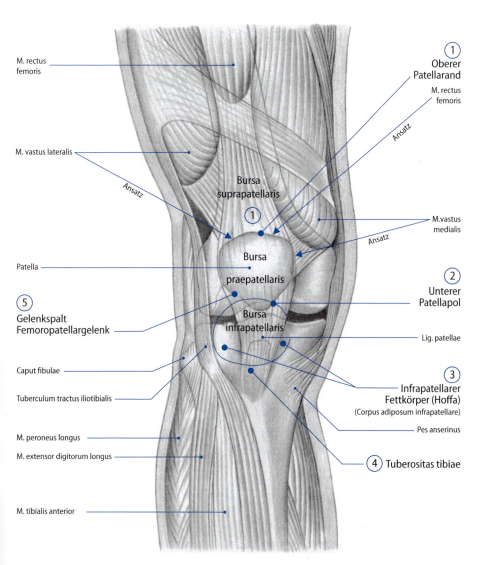

Abb. 7.80 b. Knievorderseite (Patellarregion). Anatomische Strukturen und Palpationspunkte. (Nach Lanz-Wachsmuth)

- Tibiaverkrümmung mit höckeriger Oberfläche bei Morbus Paget.

5) Gelenkspalt des Femoropatellargelenks

Palpiert wird die Verschieblichkeit der Patella in kaudaler und medial-lateraler Richtung. Mit der **Kaudalverschiebung der Kniescheibe** können kleine Ergüsse in den unteren Recessus gepresst und dort neben dem Lig. patellae palpiert werden. Noch kleinere Ergüsse können zusätzlich von der einen Seite des unteren Recessus auf die andere Seite gedrückt und dann dort palpiert werden.

Die Prüfung der Patellaverschieblichkeit ist eine palpierte translatorische Bewegung im Femoropatellargelenk (Ausführung: s. 4.1, S. 221).

3.2 Knieinnenseite (Condylus medialis) (Abb. 7.81 a, b)

1) Medialer Gelenkspalt

- Der Gelenkspalt wird in Höhe des kaudalen Patellapols getastet.
- **Medialer Meniskus:** Er **kann bei Innenrotation des Unterschenkels neben dem medialen Patellarand getastet werden.** Bei Außenrota-

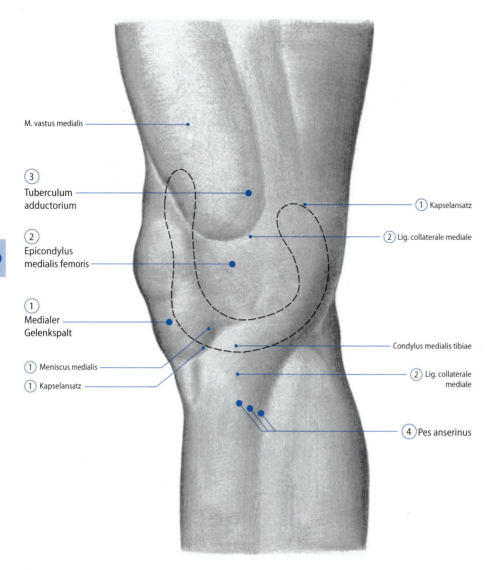

Abb. 7.81a. Knieinnenseite (Condylus medialis), Gelenkkonturen und Palpationspunkte. (Nach Lanz-Wachsmuth)

tion schiebt sich die Tibiakonsole vor, und der Meniskus verschwindet in der Tiefe des Gelenks. Manchmal findet sich ein Druckschmerz an der Bandanheftung des Crus anterior des Meniskus. Der Schmerz wandert bei Flexion des Kniegelenks nach dorsal bis zum Kollateralband und bei Knieextension zurück (»wandernder Druckschmerz«, Steinmann II, s. Meniskustests, S. 230).

– **Kapselansatz:** Er liegt kranial bis zu 5 cm oberhalb der Kniescheibe, seitlich parallel zu den Patellarändern und verläuft entlang der Femurkondylen nach dorsal. Kaudal an der Tibia liegt die Umschlagfalte der Gelenkkapsel etwa 1 cm unterhalb des Gelenkspalts.

– **Verdickungen und deutlicher Druckschmerz** der Gelenkkapsel **bei Arthrosen** und chronischen Arthritiden, evtl. verbunden mit Krepitieren und knöchernen Randwülsten.

– **Kleinere Ergüsse** sind, wie bereits erwähnt, nach Auspressen des oberen Gelenkrecessus **im unteren Recessus palpabel.** Der Recessus suprapatellaris ist beim Hämarthros resistenter und schmerzhafter als beim Synovialerguss.

7.9 Untersuchung des Kniegelenks

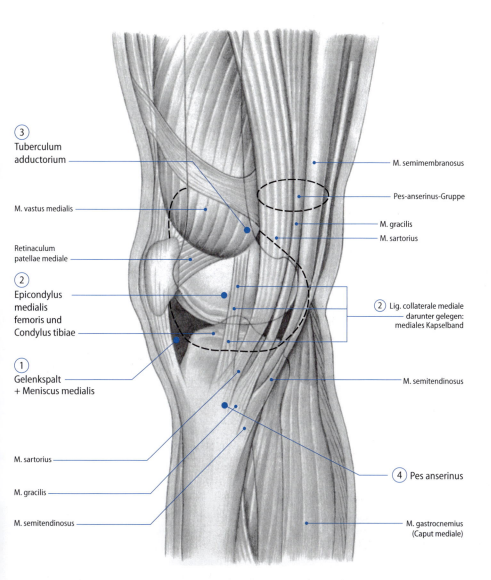

Abb. 7.81b. Knieinnenseite (Condylus medialis). Anatomische Strukturen und Palpationspunkte. (Nach Lanz-Wachsmuth)

- **Große Ergüsse** verursachen die **sog. tanzende Patella** (s. 1.1, S. 213).
- **Zysten** haben fest-elastische Konsistenz.

2) Epicondylus medialis femoris und Condylus medialis tibiae

Sie werden kranial und kaudal vom Gelenkspalt palpiert. Die Knochenkonturen sind deutlich tastbar, außerdem findet sich dort:

- der **Ansatz des medialen Seiten-(Kollateral)bandes** (Lig. collaterale tibiale) und **darunter das mediale Kapselband**,
- das **Retinaculum patellae mediale** am Oberrand des Condylus femoris,
- dorsal der Ansatz des **Caput mediale des Gastroknemius**.

Das **mediale Seitenband** ist nach Bänderzerrung häufig stärker und länger schmerzhaft, da es **mit dem Innenmeniskus verwachsen** ist. Bei stärkeren Verletzungen bildet sich oft im Röntgenbild ein Kalkschatten (Stieda-Schatten). Die Kalkeinlagerung findet sich besonders nach Dehnung und Zerrung des Seitenbandes.

3) Tuberculum adductorium

Es ist am Femur etwas kranial vom Ansatz des Kollateralbandes tastbar. Hier befindet sich der **Ansatz des Adductor magnus (Adduktorenkanal)**. Die Provokation des Muskels erfolgt durch maximale passive Abduktion des Oberschenkels bei 45°-Flexion im Hüftgelenk oder durch Adduktion gegen Widerstand aus der Abduktionsstellung. Weiter kranial und ventral vom Tuberculum adductorium liegt der **Ursprung des Vastus medialis**. Atrophie des Vastus medialis kommt bei chronischen Meniskopathien vor.

4) Pes anserinus

Man palpiert ihn kaudal vom Gelenkspalt an der Vorderseite der Tibia. Der **Pes anserinus liegt medial von der Tuberositas tibiae** und ist häufig druckschmerzempfindlich. Er ist der Ansatz der medialen muskulären **Kniegelenkstabilisatoren**:

- **Satorius:** vom oberen Darmbeinstachel (ventral),
- **Gracilis:** von der Symphyse (medial),
- **Semitendinosus:** vom Tuber ossis ischii (dorsal).

Infolge dieses divergierenden Verlaufs der Muskeln kommen Verspannungen bei statischen Abweichungen im Bereich von Becken und Hüftgelenken vor.

Unter dem Pes anserinus liegt ein Schleimbeutel.

3.3 Knieaußenseite (Condylus lateralis) (■ Abb. 7.82)

1) Gelenkspalt

Der Außenmeniskus ist nicht palpabel, wohl aber das **laterale Seiten-(Kollateral-)band (Lig. collaterale fibulare)**, das nicht wie das mediale Band mit dem Meniskus verwachsen ist, sondern den Gelenkspalt in Höhe des Fibulaköpfchens frei überbrückt. Das etwa **bleistiftdicke Ligament ist am besten bei 90°-Flexion** im Kniegelenk und gleichzeitiger Abduktion und Außenrotation im Hüftgelenk (**Außenknöchel auf den anderen Oberschenkel legen**) **zu tasten**.

2) Epicondylus lateralis femoris

Die obere Knochenkontur ist deutlich tastbar. Hier befindet sich der **Ansatz des Lig. collaterale laterale** und das Retinaculum patellae laterale am Oberrand des Kondylus. Dorsal und parallel zum Kollateralband verläuft das Lig. arcuatum, bedeckt vom **Caput laterale des Gastroknemius**.

3) Caput fibulae

Ansatz des M. biceps femoris.
  Bandansätze am Fibulaköpfchen:
- Lig. capitis fibulae anterius (ventral).
- Lig. collaterale fibulae (fibulare). Das Band liegt bei Streckung unter der Bizepssehne und ist besser bei Beugung zu tasten, und zwar zwischen dem Tractus iliotibialis und der Bizepssehne.
- Lig. arcuatum et retinaculum (dorsal).

Der **N. peronaeus** ist dorsal vom Fibulaköpfchen zu tasten. Er ist hier Schädigungen durch Druck oder durch Frakturen des Fibulaköpfchens ausgesetzt.

4) Tuberculum tractus iliotibialis

Es liegt **lateral von der Tuberositas tibiae** und ist der **Ansatz für den Tractus iliotibialis**. Kaudal und dorsal davon ist das Lig. capitis fibulae zu tasten, noch weiter kaudal der **Ursprung des Tibialis anterior**.

3.4 Kniekehle (Rautengrube) (■ Abb. 7.83)

Die Region wird am besten in 90°-Flexion palpiert. Die Rautengrube wird kranial-medial vom Pes anserinus (Semitendinosus, Gracilis, Sartorius), kranial-lateral vom Biceps femoris und kaudal von den Gastroknemiusköpfen gebildet.

Parallel zum lateralen Gastroknemiuskopf verläuft der Popliteus und an dessen Oberrand das Lig. popliteum arcuatum.

1) Gastroknemiusköpfe

Sie sind **am oberen Rand der Femurkondylen** zu tasten und oft schmerzempfindlich, v. a. bei Verkürzung des Triceps surae. Der lateral, mehr kaudal, unterhalb des Popliteus gelegene **Soleusdruckpunkt** kann durch einen **Widerstandstest für den Soleus (Plantarflexion des Fußes) bei gebeugtem Kniegelenk** differenziert werden.

2) Semimembranosus- und Biceps-femoris-Ansatz

An der **Medialseite findet sich der Ansatz des Semimembranosus** (Pes anserinus profundus), dorsal

7.9 Untersuchung des Kniegelenks

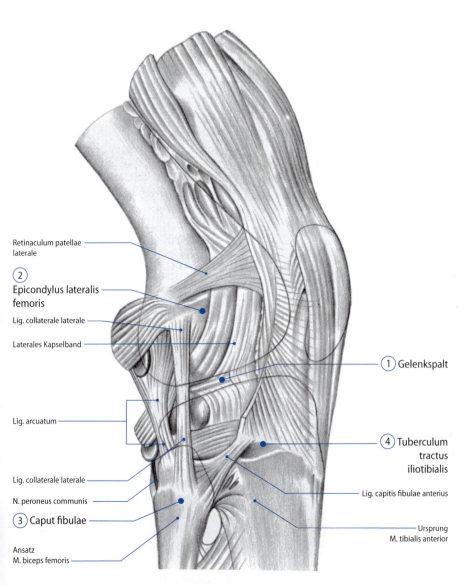

Abb. 7.82. Knieaußenseite (Condylus lateralis). Anatomische Strukturen und Palpationspunkte. (Nach Lanz-Wachsmuth)

vom Pes-anserinus-Ansatz. Lateral davon liegt das Lig. popliteum obliquum in der Tiefe. Auf der **Lateralseite liegen der Ansatz des Biceps femoris** und medial davon das Lig. popliteum arcuatum.

3) Inhalt der Rautengrube
Oberflächlich
- **Nerven und Gefäße.** In der Mitte der Rautengrube verlaufen der N. tibialis, die A. poplitea (Puls tasten!) und die V. saphena parva. Der N. peroneus communis läuft dem Biceps femoris entlang zum Caput fibulae.

In der Tiefe
- Der Gelenkspalt befindet sich in Höhe der Teilung der beiden Gastroknemiusköpfe im unteren Winkel der Raute.
- Der laterale Gastroknemiuskopf ist durch den Plantaris verstärkt. Medial ist häufig **ein unverschiebliches Ganglion (Baker-Zyste)** von prall elastischer Konsistenz zu tasten, **das bei Flexion des Gelenks in der Tiefe verschwindet.**
- Sonstige Schwellungen können durch entzündete Schleimbeutel, Lipome, Ergüsse, Tumoren verursacht werden.

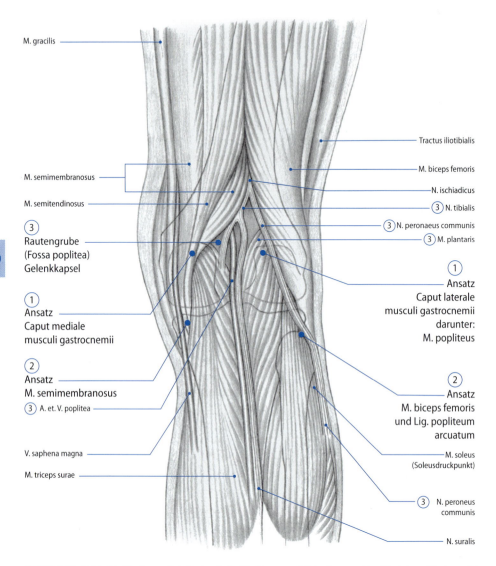

◻ **Abb. 7.83.** Kniekehle (Rautengrube). Anatomische Strukturen und Palpationspunkte. (Nach Lanz-Wachsmuth)

- An jedem Muskelansatz befindet sich ein Schleimbeutel.

3.5 Ober- und Unterschenkelrelief

Auf der **Medialseite der Wade ist die V. saphena magna** zu tasten. Man achtet auf Tonusveränderungen der Muskulatur, Myogelosen, Schwellungen und Schmerzhaftigkeit bei der Palpation.

Nach frischen Kniegelenkverletzungen müssen die Fußpulse geprüft werden (Arterienverletzung).
Palpationstechnik und Befunde bei Gefäßerkrankungen siehe angiologische Untersuchungen 3.2, Palpation S. 557.

4 Translatorische Gelenktests

> **4 Translatorische Gelenktests**
> 4.1 Medial-laterale und kaudale Gleitbewegungen der Patella (◘ Abb. 7.84, 7.85)
> 4.2 Traktion im Kniegelenk (Femoro-Tibialgelenk) (◘ Abb. 7.86)
> 4.3 Medial-laterale Gleitbewegungen (Schergriff) (◘ Abb. 7.87)
> 4.4 Ventral-dorsale Gleitbewegungen (Schublade) (◘ Abb. 7.88)
> 4.5 Beweglichkeit im oberen Tibiofibulargelenk (◘ Abb. 7.89)

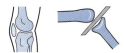

4.1 Medial-laterale und kaudale Gleitbewegungen der Patella (◘ Abb. 7.84 a–d, 7.85 a–d)

Medial-laterale Gleitbewegungen

- Der U steht seitlich vom P in Höhe der Kniegelenke und umfasst mit Daumen und Zeigefinger beider Hände jeweils von kranial und kaudal die obere bzw. untere Hälfte der Patella.
- Beim Medialgleiten schieben die beiden Daumen die Kniescheibe über den medialen Femurkondylus und die dort angelegten Zeigefinger nach medial (◘ Abb. 7.84 a, c).
- Beim Lateralgleiten schieben die beiden Zeigefinger die Kniescheibe in umgekehrter Richtung (◘ Abb. 7.84 b, d).
- Mit Daumen bzw. Zeigefinger kann dabei jeweils die überragende Patellahinterfläche palpiert werden.
- Bei **Verdacht auf vermehrte Lateralverschieblichkeit wird der gleiche Test bei Anspannung des Quadriceps femoris zur Prüfung der Stabilität durchgeführt.**
- Mit der gleichen Handstellung kann auch eine **Traktion der Patella durch Abheben von den Kondylen** ausgeführt werden.

Kaudale Gleitbewegungen (◘ Abb. 7.85 a–d)

- Der Unterarm des U soll flach auf dem Oberschenkel des P liegen, um keinen Druck auf die Kniescheibe auszuüben ◘ Abb. 7.85 a, d). **Ruckartiges Abwärtsdrücken der Patella** und Fixierung in dieser Position **kann bei gesteigerten Reflexen einen Klonus (rhythmische Kontraktionen des Quadriceps femoris) auslösen.**
- Eine andere Technik (◘ Abb. 7.85 c) empfiehlt sich bei Patellahochstand infolge Rektusverkürzung. Dabei wird die Handwurzel der Palpationshand auf den oberen Rand der Patella, der Unterarm wieder auf den Oberschenkel gelegt. Wenn eine leichte Kompression auf die Patella ausgeübt werden soll, steht der Unterarm mehr senkrecht (◘ Abb. 7.85 b). Der kaudale Gleitschub ist derselbe. Diese Techniken können auch therapeutisch verwendet werden.

Normalbefund

Schmerzfreie seitengleiche Verschieblichkeit der Patella, keine Krepitation, keine Luxationstendenz.

❯ Pathologische Befunde

- **Veränderte Verschieblichkeit**
- Verminderte Kaudalverschieblichkeit der Patella bei Rektusverkürzung.
- Vermehrte Lateralverschieblichkeit bei lockerem Bandapparat und habitueller Patellaluxation.
- **Krepitieren bei der Verschiebung der Patella:**
  – Feine Krepitation bei Chondropathie,
  – grobes Krepitieren bei Arthrosis deformans.

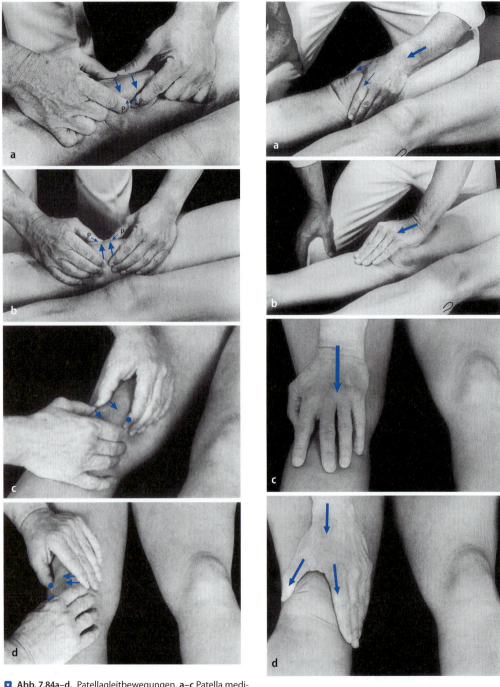

Abb. 7.84a–d. Patellagleitbewegungen. **a–c** Patella medial, **b, d** Patella lateral

Abb. 7.85a–d. Patella kaudal. **a, d** ohne, **b, c** mit Kompression

> Bei Bewegungen der Patella **unter Pressdruck verstärkt sich die Krepitation,** bei Abheben von den Kondylen (Traktion) ist sie vermindert. Bleibt die Krepitation auch bei Traktion der Patella bestehen, so liegt die Ursache zwischen Femur und Tibia (vgl. auch S. 222, Symptome des Patellasyndroms).

4.2 Traktion im Kniegelenk (◐ Abb. 7.86 a–f)

Ausgangsstellung. Der Test kann im Sitzen bei Behinderung im Bereich der Streckbewegungen ca. 20°–60° oder in Bauchlage bei einer mehr im Beugebereich (60°–90°) liegenden Bewegungseinschränkung durchgeführt werden.

Patella
Kniegelenk

Ausführung. Test im Sitzen (◐ Abb. 7.86 a, b) Bei der Traktion zur Bewegungsverbesserung im Bereich der Streckbewegungen (0–60°) sitzt der P am Ende der Untersuchungsbank. Das Knie befindet sich in der leichten Beugestellung, in der die Traktion durchgeführt werden soll. Der Oberschenkel ist auf der Unterlage fixiert. Der Unterschenkel wird zwischen die eigenen Beine (Beinschere) eingeklemmt, um den Traktionszug in Längsrichtung des Unterschenkels unterstützen zu können. Die Hände umfassen den Unterschenkel gelenknah, die Daumen liegen zur palpatorischen Kontrolle der Traktion zu beiden Seiten des Lig. patellae über dem Gelenkspalt.

Der Traktionsimpuls wird mit den Händen ausgeführt und durch den Längszug am Unterschenkel des P in der Beinschere unterstützt.

Test in Bauchlage (◐ Abb. 7.86 b, c)**.** Die eine Hand fixiert den Oberschenkel auf der Untersuchungsbank. Mit der anderen Hand wird der Unterschenkel des P umfasst, der Fuß liegt in der Ellenbeuge. Der Traktionszug erfolgt wieder in Längsrichtung des Unterschenkels und kann durch eine leichte Körperdrehung des U unterstützt werden.

Traktion – Kompression in Rotation (Apley-Test) (◐ Abb. 7.86 e, f)**.** Ausgangsstellung wie zuvor, das Kniegelenk steht in 90°-Flexion. Der Oberschenkel des P wird dann vom U mit dem Knie fixiert; mit beiden Händen wird der Knöchel des P umfasst und unter Traktion rotiert. Dadurch wird außer der Lösung der Gelenkflächen auch die Stabilität des seitlichen Kapsel-Band-Apparates (Kollateralbänder) geprüft (◐ Abb. 7.86 e).

Bei der Rotation unter Kompression werden die Menisci getestet (◐ Abb. 7.86 f).

4.3 Medial-laterale Gleitbewegungen (Schergriff) (◐ Abb. 7.87 a–d)

Das translatorische Gleiten findet überwiegend im meniskotibialen Gelenkraum unter Verformung der Menisci statt und nur zum kleineren Teil an der wechselnden Kontaktstelle mit den Femurkondylen. Der Unterschenkel und das leicht gebeugte Kniegelenk des abduzierten Beines ragen seitlich über den Tischrand hinaus. Man fixiert den distalen Teil des Unterschenkels und den Fuß zwischen den eigenen Beinen und führt während des Tests damit eine leichte Traktion aus. Dann fasst man mit der einen Hand von medial oberhalb des Gelenkspalts um den Oberschenkel des P. Die andere Hand fasst in gleicher Weise von lateral unterhalb des Gelenkspalts um den Unterschenkel und führt einen **Gleitschub nach medial** aus (◐ Abb. 7.87 a). Bei der Gleitbewegung der Tibia nach lateral sind Fixation und Gleitschub umgekehrt (◐ Abb. 7.87 b).

Bei einer anderen Technik legt man beide Hände an den Unterschenkel und führt abwechselnd einen Medial- und Lateralschub des Unterschenkels aus (»gapping«; ◐ Abb. 7.87 c, d). Dabei kommt es am Ende der Bewegung zusätzlich durch Abduktion bzw. Adduktion zu einem leichten Klaffen (Traktion) des Gelenkspaltes (»gapping«) und zu einer Bänderprovokation auf der Seite des Gleitschubs.

Bei diesem Test wird ebenfalls gleichzeitig mit den Beinen eine geringe Traktion in Längsrichtung des zwischen den Beinen fixierten Unterschenkels des P ausgeführt, um die Gleitbewegung zu erleichtern.

Beide Tests lassen sich auch therapeutisch verwenden.

4.4 Ventral-dorsale Gleitbewegungen (Schublade) (◐ Abb. 7.88 a–c)

Bei diesem Test wird das Knie ca. 90° gebeugt und der Fuß auf den Untersuchungstisch gestellt. Der

224 Kapitel 7 · LBH-Region, Beine: Kniegelenk

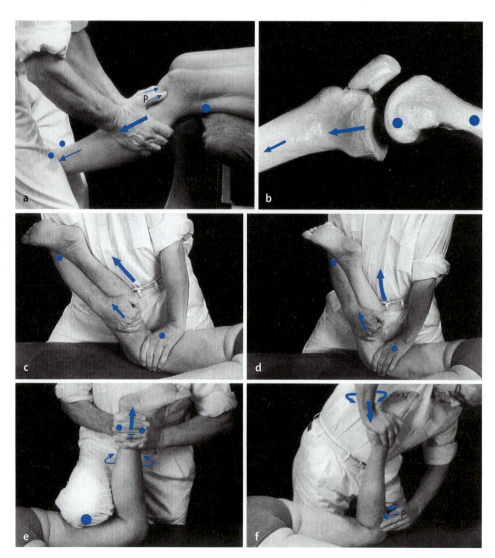

■ **Abb. 7.86a–f.** Traktion im linken Kniegelenk. **a, b** Im Sitzen, **c, d** in Bauchlage (verschiedene Ausgangsstellungen, auch therapeutisch zu verwenden), **e, f** Traktion und Kompression in Rotation (Apley-Test) am rechten Kniegelenk

U sitzt auf dem Vorfuß des P und fixiert diesen dadurch auf der Unterlage. Dann umfasst er mit beiden Händen unmittelbar unterhalb des Gelenkspalts von medial und lateral den Unterschenkel. Dabei liegen die Daumenballen auf der Ventralseite der Tibia, die Finger dorsal auf den Gastroknemiusköpfen, die Daumenkuppen liegen locker zur Palpation der Bewegung auf der Ventralseite über dem Gelenkspalt.

Der **Unterschenkel wird nach ventral und dorsal bewegt.** Auch bei diesem Gleittest werden, genau wie bei der vorigen Untersuchung, die Kniegelenkbänder geprüft (Schubladenphänomen), aber auch die Gelenkgleitflächen unterhalb der Menisci sowie die abhängig vom Flexionsgrad des Gelenks wechselnde Kontaktfläche der beiden Knochenpartner, s. auch Abschnitt 5. **Als Bändertest erfolgt die Schublade auch bei Außenrotation** (■ Abb. 7.88 a) **und Innenrotation des Unterschenkels** (■ Abb. 7.88 b).

Der Lachmann-Test (■ Abb. 7.88 c) **zur Prüfung einer Läsion des vorderen Kreuzbands** wird v. a. **bei akuten Knieverletzungen** benutzt, da er **schonender** ist als der Schubladentest in 90°-Flexion.

7.9 Untersuchung des Kniegelenks

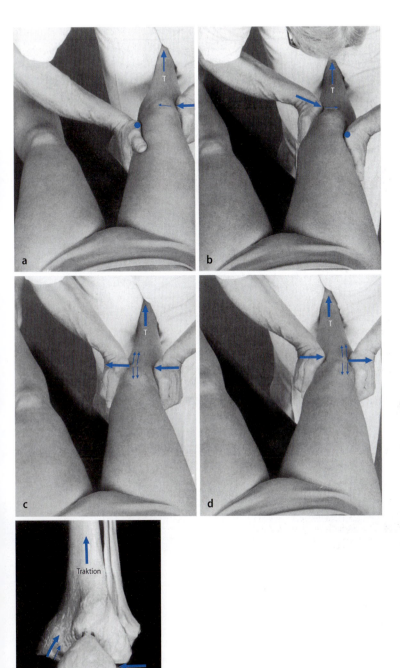

Abb. 7.87a–e. Translatorisches Gleiten im Gelenk und Bänderprovokation. **a** nach medial, **b** nach lateral, **c–e** »gapping« (Bändertest)

4.5 Beweglichkeit im oberen Tibiofibulargelenk (◧ Abb. 7.89 a, b)

Gleiche Ausgangsstellung wie bei der vorigen Untersuchung (Schubladentest). Die Tibia wird von medial gefasst und fixiert. Die andere Hand ergreift mit Daumen und Zeigefinger das Fibulaköpfchen und prüft die Ventral- und Dorsalbewegung im Tibiofibulargelenk. Bei Schmerz und/oder Bewegungseinschränkung muss auch das »untere Tibiofibulargelenk« (Syndesmosis tibiofibularis distalis) untersucht werden (◧ Abb. 7.89 c, d).

> **Normalbefund**
>
> Alle Gelenke sind seitengleich und schmerzfrei beweglich.

> **Pathologische Befunde**
> - Bewegungseinschränkungen durch arthrotische, posttraumatische und arthritische Veränderungen.
> - **Pathologische Hypermobilität bei Verletzungen des Kapsel-Band-Apparates.**

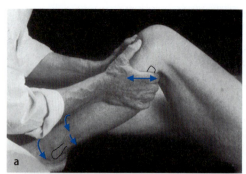
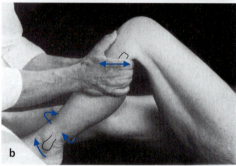
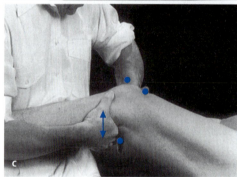

◧ **Abb. 7.88a–c.** »Schubladentest« im linken Kniegelenk (Ventral-dorsal-Gleiten vornehmlich im Meniskotibialgelenk). Kombinierter Gelenk- und Bändertest. **a** In Außenrotation, **b** in Innenrotation. **c** Lachmann-Test

7.9 Untersuchung des Kniegelenks

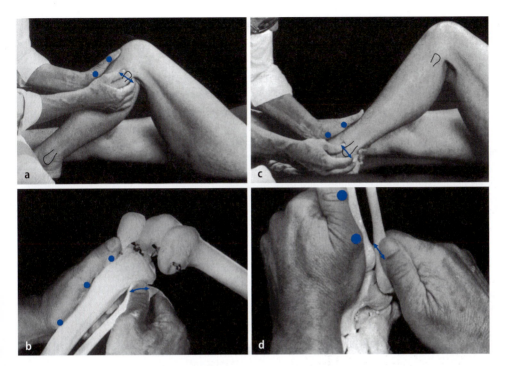

Abb. 7.89a,b. Translatorisches Gleiten im oberen Tibiofibulargelenk; **c, d** im unteren Tibiofibulargelenk

5 Meniskus- und Bändertests

> 5 Meniskus- und Bändertests
> 5.1 Sagittalebene (Abb. 7.90, 7.91)
> 5.2 Frontalebene (Abb. 7.92–7.94)
> 5.3 Transversalebene (Abb. 7.95, 7.96)
> 5.4 Testung der Meniskushinterhörner
>   (Abb. 7.97 a, b)
> 5.5 Spezifische Tests zur Prüfung der
>   Rotationsinstabilität (Abb. 7.101, 7.102)

Die am Ende eines jeden Untersuchungsblocks übliche Untersuchung der Muskulatur in Form von Widerstands- und Verkürzungstests entfällt hier, da die zweigelenkige Kniegelenkmuskulatur in der Regel zusammen mit den Hüftmuskeln untersucht wird (s. A/LBH-Region/5, S. 119; B/LBH/5.1, S. 138; C/LBH/5, S. 167; D/LBH-Region/5, S. 176; E/LBH/5, S. 198).

Die Meniskus- und Bändertests werden zusammen und zwar in 3 Ebenen durchgeführt:
– Sagittalebene [Böhler-Test, Steinmann II, dorsale Kapselschale, ventraler Streckapparat (Quadriceps femoris und Retinacula)],
– Frontalebene (Böhler-Krömer-Test, lateraler und medialer Kapsel-Band-Apparat),
– Transversalebene (Steinmann I, lateraler Kapsel-Band-Apparat und Kreuzbänder, Mc-Murrey-Test, Bragard-Test, medialer Kapsel-Band-Apparat);

außerdem eine Kombinationsbewegung in allen 3 Ebenen zur Testung der Hinterhörner (Payr-Test).

Die »**Kreuzbandtests**« werden in der Transversalebene in Mittelstellung sowie Innen- und Außenrotation des Unterschenkels ausgeführt (vgl. 5.3, S. 231 und 234).

Die Untersuchung der Menisci und des Kapsel-Band-Apparates ist bei den geraden Instabilitäten (in nur 1 Bewegungsebene: Sagittal oder Frontalebene) identisch, da bei allen Bandläsionen gleichzeitig ein Meniskusschaden vorliegen kann.

Meniskusuntersuchung

Die **Meniskustests** sind Untersuchungen der **Gleitfähigkeit der Gelenkflächen, v. a.** unterhalb der Menisci, **unter einfachen (unbelastet) und erschwerten Bedingungen (durch Kompression der Menisken)**.

So entstehen **5 Testgruppen**:
- Einfache Flexion und Extension,
- Flexion und Extension bei Ad- und Abduktion des Unterschenkels,
- Flexion und Extension bei Innen- und Außenrotation des Unterschenkels,
- Hinterhorntests in maximaler Flexion,
- Flexion und Rotation unter Gewichtbelastung (Tests im Stehen).

> **Leitsymptome für eine Meniskusuntersuchung:**
> - **Inspektion:** Atrophie der Oberschenkelmuskulatur, besonders des Vastus medialis (Spätsymptom), Gelenkergüsse;
> - **Funktionsprüfung:** Bewegungssperren im Gelenk, schnappende Geräusche bei Bewegungen;
> - **Palpation:** Druckschmerz im Gelenkspalt.

Orientierungstest für die Meniskusuntersuchung ist, wenn möglich, die Kniebeuge aus dem Stand. Sie entspricht einer Groborientierung über die Funktion aller Beingelenke. Bei einer Meniskusläsion ist die Kniebeugung fast immer, zumindest endgradig, behindert (s. A/Bein/1, S. 121).

Untersuchung des Kapsel-Band-Apparates

Die **systematische Untersuchung** auf einen Bänderschaden ist in der Regel nur bei anamnestischen Hinweisen auf Vorliegen eines Traumas erforderlich. Bei frischen Verletzungen ist die Untersuchung oft nur in Narkose möglich. Eine **Bandinstabilität** besteht bei abnormer Verschieblichkeit der Tibia gegenüber dem Femur. Es kann sich dabei um eine Seiten- oder Rotationsverschieblichkeit um verschiedene Achsen handeln.

> **Leitsymptome für eine Untersuchung des Bandapparats**
> - **Anamnese:** Frühere Kniegelenkverletzungen.
> - **Schmerzen:** Nur bei teilweiser Ruptur, bei totaler Bandruptur können sie fehlen.
> - **Inspektion:** Schwellungen, Gelenkergüsse, später Muskelatrophie.
> - **Funktion:** Sie ist behindert durch Gelenksperren oder durch Instabilität bis zur pathologisch vermehrten Rotationsfähigkeit. In leichteren Fällen besteht nur ein Insuffizienzgefühl beim Treppensteigen oder auf unebenem Boden. Bei Fällen von länger zurückliegender Läsion ist jedoch oft nur noch Schwächegefühl und schnellere Ermüdbarkeit zu verzeichnen.
> - **Palpation:** Druckschmerz an den Bandansätzen, Gelenkergüsse.

Bei Bänderverletzungen können **5 Stufen** unterschieden werden (nach Muhr u. Wagner):
- Frische Bänderläsionen
    - ohne Stabilitätsverluste;
    - **mit einfachem Stabilitätsverlust,** d. h. in nur einer Bewegungsebene um eine Bewegungsachse;
    - mit komplexem Stabilitätsverlust, d. h. in zwei oder mehr Bewegungsebenen um mehrere Achsen;
- chronische kompensierbare Bandläsion,
- chronische dekompensierte Bandläsion.

Die Topografie der Bandansätze zeigt ◘ Abb. 7.98, S. 236).

Zur **Differenzierung zwischen Läsionen der Menisken und des Bandapparats** kann der in Bauchlage durchgeführte **Apley-Test** verwendet werden, der bei der Traktion im Kniegelenk (◘ Abb. 7.86 e, f, S. 224 und ◘ Abb. 7.88 a–c, S. 226) sowie bei der Untersuchung der LBH-Region in Bauchlage beschrieben wurde (s. C/LBH/2.3, S. 145).

Untersuchungsgang
5.1 Testgruppe: Sagittalebene (Test 1–3) (Abb. 7.90, 7.91)

Ausgangsstellung. Rückenlage, Kniegelenk in Nullstellung.

Meniskusuntersuchung durch:

Einfache Flexion und Extension
- **Test 1: Böhler-Test** (Abb. 7.90 a–c)
  Hyperextension des Unterschenkels im Kniegelenk. Druckschmerz im vorderen (medialen) Gelenkspalt bei Läsion des (medialen) Vorderhorns. **Abnehmender Druckschmerz bei Flexion.**
- **Test 2: Steinmann II** (Abb. 7.91 a–c)
  Der im Gelenkspalt palpierte **Druckschmerz wandert bei Flexion** im Kniegelenk nach medial und dorsal zum medialen Kollateralband, bei Extension umgekehrt. Der Test gilt **nur für den Innenmeniskus.**

Kapsel-Band-Apparat-Untersuchung
- **Test 3: Überstreckungstest**
  Die Überstreckbarkeit des Kniegelenks wird durch Hochheben des gestreckten Beines an den Zehen geprüft. Dadurch wird die **Stabilität des dorsalen Kapsel-Band-Apparats und des**

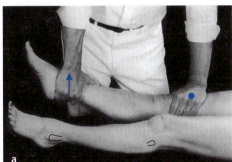
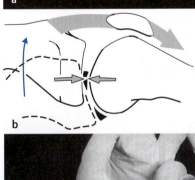
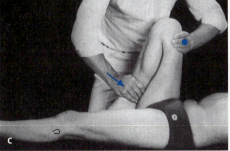

Abb. 7.90a–c. Test 1:. Böhler-Test in der Sagittalebene (Meniskusbelastung durch maximale Extension (**a**) und Flexion (**c**) (**b** pathologischer Befund)

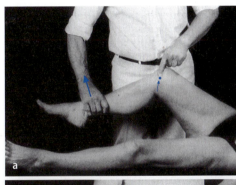
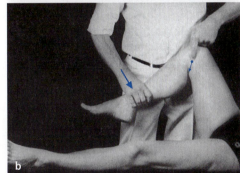
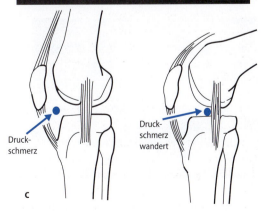

Abb. 7.91a–c. Test 2:. Steinmann II, wandernder Druckschmerz im medialen Gelenkspalt (**c** pathologischer Befund)

vorderen Kreuzbandes untersucht. Der Test ist nur bei frischen Verletzungen aussagefähig, bei alten Verletzungen erfolgt Ausheilung durch ligamentäre Narbenbildung.

> **Pathologischer Befund**

Entsteht beim Anheben des Fußes ein **Genu recurvatum mit Varusstellung im Kniegelenk** und starker Außenrotation des Unterschenkels, so spricht das bereits für eine **posterolaterale Instabilität** durch **Ruptur des lateralen Kollateralbandes und der Poplitussehne sowie des Lig. popliteum arcuatum** (Außenrotationsüberstreckungstest).

5.2 Testgruppe: Frontalebene (Test 4–7) (Abb. 7.92–7.93)

Ausgangsstellung. Kniegelenk gestreckt (Nullstellung).

Meniskusuntersuchung durch:

Adduktion und Abduktion des Unterschenkels
- **Test 4: Böhler-Test** (Abb. 7.92 a–d)
  Adduktion und Abduktion des gestreckten Unterschenkels erzeugen eine Kompression des Innen- bzw. Außenmeniskus und jeweils eine Distraktion des Kollateralbandes und der hinteren Kapselschale der gegenüberliegenden Seite. Ein gelockerter Kapsel-Band-Apparat stellt eine Gefährdung für den Meniskus dar (Abb. 7.100 a–d, S. 237).

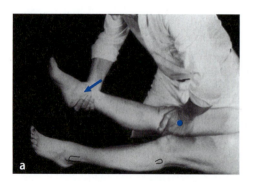
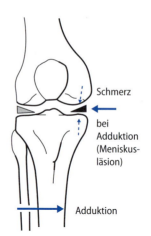
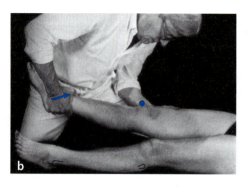
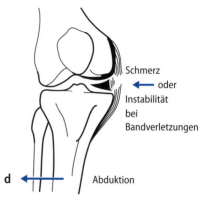

Abb. 7.92a–d. Test.: Böhler-Test in der Frontalebene (kombinierter Meniskus- und Bändertest durch **a** Adduktion, **b** Abduktion des Unterschenkels (**c, d** pathologische Befunde)

7.9 Untersuchung des Kniegelenks

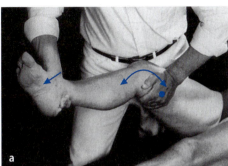
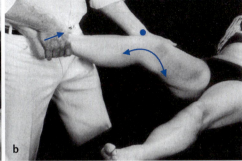

Abb. 7.93a,b. Test 5: Böhler-Krömer (Flexion-Extension bei gleichzeitiger Ad- oder Abduktion)

Kombination der Ad- oder Abduktion mit Flexion und Extension

- **Test 5: Böhler-Krömer-Test** (Abb. 7.93 a, b)
  Flexion und Extension des Kniegelenks bei adduziertem oder abduziertem Unterschenkel testen die **Gleitbewegung des unter erhöhtem Kompressionsdruck stehenden** medialen bzw. lateralen **Meniskus**.

> Dieser Test kann umgekehrt auch als therapeutischer Handgriff verwendet werden, wobei dann die Klaffung des Gelenkspalts zur Druckentlastung benützt wird.

Kapsel-Band-Apparat-Untersuchung

- **Test 6: Abduktionstests** (Abb. 7.94 a, b)
  Ausgangsstellung wie zuvor
  Bei den Böhler-Meniskustests in der Frontalebene wird auf der bewegungsabgewandten Seite gleichzeitig der Bandapparat des Kniegelenks mituntersucht.
  Die Abduktion in Streckstellung des Gelenks prüft den **medialen dorsalen Bandapparat**: hintere mediale Kapselschale mit hinterem Schrägband, das mediale Kapselband und das mediale Seiten- (Kollateral-)band (Abb. 7.94 a).
  Bei der **Abduktion in 30°-Flexion** des Kniegelenkes (Abb. 7.94 b) wird durch die Entspannung der dorsalen Kapselschale **nur der mediale** seitliche **Bandapparat**: mediales Kapselband und mediales Seiten- (Kollateral-)band getestet.

- **Test 7: Adduktionstests** (Abb. 7.94 c, d)
  Bei der Adduktion in Streckstellung des Kniegelenks wird der **laterale dorsale Bandapparat** geprüft: hintere laterale Kapselschale, Lig. popliteum arcuatum, laterales Kapselband und laterales Seiten- (Kollateral-)band (Abb. 7.94 c).
  Bei der **Adduktion in 30°-Flexion** (Abb. 7.94 d) kommt infolge der Entspannung der dorsalen Kapselschale **nur der laterale seitliche Bandapparat** durch die Adduktion in vermehrte Spannung. Dadurch werden das laterale Kapselband und das laterale Seiten-(Kollateral-)band getestet.
  Bei den Ab- und **Adduktionstests in 30°-Flexion** des Kniegelenkes kann **durch zusätzliche Außen- bzw. Innenrotation des Unterschenkels** der **seitliche Bandapparat noch mehr unter Spannung** gesetzt werden (Abb. 7.99). Die Meniskusgefährdung bei gelockertem Bandapparat zeigt Abb. 7.100 a–d), S. 237.

5.3 Testgruppe: Transversalebene (Abb. 7.95, 7.96)

Ausgangsstellung. Knie- und Hüftgelenk in 90°-Flexion.

Meniskusuntersuchung durch:
Innen- und Außenrotation des Unterschenkels

- **Test 8: Steinmann I** (Abb. 7.95 a–c)
  Ruckhafte Innenrotation kann durch die erhöhte Kreuzbandkompression auf den Meniskus **Schmerzen im Außenmeniskus** hervorrufen. **Ruckhafte Außenrotation** verursacht in Endstellung einen **Schmerz** an der vorderen

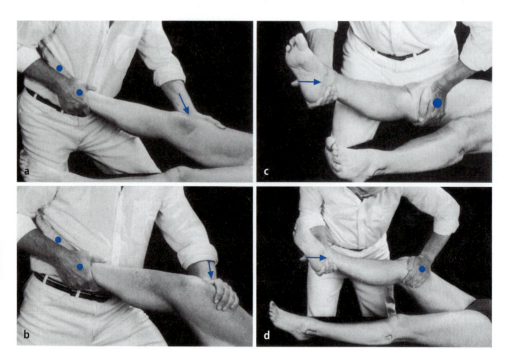

Abb. 7.94a–d. Test 6: Vergleich der Abduktion in Streckstellung (**a**) und 30°-Flexion (**b**) (mediale Bänder und dorsale Kapselschale). **Test 7:** Adduktion in Streckstellung (**c**) und 30°-Flexion (**d**) (laterale Bänder und dorsale Kapselschale)

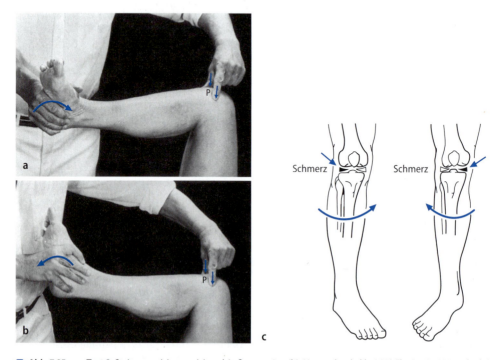

Abb. 7.95a–c. Test 8: Steinmann I, Innen- (**a**) und Außenrotation (**b**), Unterschenkel bei 90°-Flexion im Kniegelenk (**c** pathologischer Befund beim Test im Stehen/Merke-Zeichen)

Bandanheftung **bei Läsion des Innenmeniskus**. Der Test kann auch im Stehen unter Gewichtsbelastung ausgeführt werden:
- Steinmann I (Merke-Zeichen)
  Der Fuß wird in maximaler Außenrotation des Unterschenkels aufgesetzt und dann eine aktive Innenrotation des Oberschenkels durch entsprechende Körperdrehung des P vorgenommen. Schmerz oder Behinderung sprechen für eine Läsion des Innenmeniskus. Mit maximaler Innenrotation des Unterschenkels und einer Außenrotation des Oberschenkels durch Außendrehung des Körpers testet man in gleicher Weise den Außenmeniskus.

Kombination der Rotationsstellung mit einer Extensionsbewegung
- Test 9: McMurrey-Test (◘ Abb. 7.96 a–c)
  In der maximalen Flexionsstellung von Knie- und Hüftgelenk wird der **Unterschenkel** vom U **stark außenrotiert** (Testung des Innenmeniskus) (◘ Abb. 7.96 a) oder innenrotiert (Testung des Außenmeniskus) und **dann eine Extensionsbewegung** bis zur Beugestellung von 90° ausgeführt (◘ Abb. 7.96 b).
- Eine Weiterführung der Bewegung bis zur Nullstellung entspricht dem **Bragard-Test** (◘ Abb. 7.96 c).
  Extension des bei 90°-Flexion außenrotierten Unterschenkels im Kniegelenk zur Nullstellung verursacht durch Annäherung des Innenmeniskus an den vorderen Gelenkspalt einen Druckschmerz an der vorderen Bandanheftung oder verstärkt einen bereits bestehenden Schmerz. Gelegentlich ist auch eine fühlbare Resistenz vorhanden.

Kapsel-Band-Apparat-Untersuchung
Die **Bandspannungen bei Rotation der Unterschenkel** zeigt die ◘ Abb. 7.99, S. 236).
- Test 10: **Endphase der Innen- und Außenrotation des Unterschenkels**
  Beim **Meniskustest Steinmann I** wird in der **Endphase der Innen- und Außenrotation** ebenfalls der seitliche Bandapparat mitgeprüft, da er durch die Rotation jeweils auf der bewegungsabgewandten Seite in erhöhte Spannung gerät und dann die Bewegung limitiert.

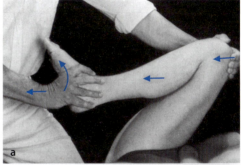
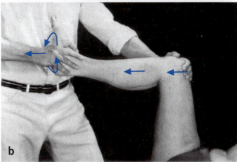
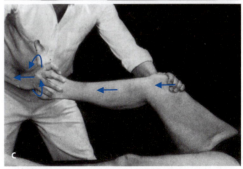

◘ Abb. 7.96a–c. Test 9: McMurrey-Test (Extension bei Außenrotation aus maximaler Flexionsstellung). a Ausgangsstellung, b Endstellung, Bragard-Test (weitere Streckbewegung) b Ausgangsstellung, c Endstellung

- Das sind bei Außenrotation: alle medialen Bänder, das vordere Kreuzband, Pes-anserinus-Muskeln und der Popliteus;
- bei Innenrotation: das laterale Kapselband, das Lig. popliteum arcuatum, beide Kreuzbänder, der Tractus iliotibialis und der Biceps femoris.
- Eine verstärkte Belastung der Bänder kann durch eine zusätzliche Bewegung des Unterschenkels in der Sagittalebene erzielt werden, und zwar nicht durch eine Extensionsbewegung wie beim Mc Murrey- oder Bragard-Test,

sondern durch eine translatorische Gleitbewegung, wie beim Ventral-dorsal-Gleiten im Kniegelenk (Abb. 7.88 a, b, S. 226) (Schubladentest).

Kombination der Rotationsstellung mit sagittalem Gleiten (Schubladentests)

— Test 11: Schubladentests in Außen- und Innenrotation zur Diagnose der Rotationsinstabilitäten und in Mittelstellung (Abb. 7.88 a, b) Ausgangsstellung. Rückenlage. Kniegelenk in 90°-Flexion. Der Fuß des P ist aufgesetzt und wird vom U durch Sitzen auf dem Vorfuß in der Sagittalebene fixiert. Der Unterschenkel steht in 30°-Außenrotation bzw. 15°-Innenrotation.
Ausführung. Beide Hände des U umfassen den Schienbeinkopf medial und lateral, so dass die Daumen parallel zum Lig. patellae im Gelenkspalt liegen und die Zeigefinger dorsal auf den Kniebeugern.

> **Normalbefund**
>
> Eine »**Minischublade**« von 2–3 mm (translatorisches Gleiten der Tibia) ist in Außenrotation und Mittelstellung **physiologisch**.

▶ Pathologische Befunde

Rotationsschubladen, d. h. Drehung zur unverletzten Seite, treten auf bei Verletzungen eines Kollateralbandes und des vorderen Kreuzbandes.

Vordere Schublade in 30°-Außenrotation (Abb. 7.88 a und 7.99), **Test auf Vorliegen einer vorderen medialen Rotationsinstabilität.** In dieser Position sind die Kreuzbänder entspannt, die Seitenbänder angespannt. Geprüft wird auf Verletzung des medialen Bandapparats. Mögliche Reihenfolge der Verletzung: mediales Kapselband, mediales Kollateralband, vorderes Kreuzband und dorsomediale Kapselschale (»unhappy trias« nach O'Donoghue). Dabei dreht sich der mediale Schienbeinkopf nach vorn. Diese Verletzung wird als **anteromediale Komplexinstabilität** (nach Slocum u. Nicholas) oder vordere mediale Rotationsschublade bezeichnet.

Vordere Schublade in 15°-Innenrotation (Abb. 7.88 b). Die Seitenbänder sind entspannt. Die Kreuzbänder sind angespannt (Abb. 7.99), da sie sich umeinanderdrehen und dadurch verkürzt sind. Geprüft wird auf **Verletzung des lateralen Bandapparats.** Mögliche Reihenfolge der Verletzung: laterales Kapselband, laterales Kollateralband und Tractus iliotibialis, dorsolaterale Kapselschale, Außenmeniskus und Kreuzbänder. Dabei dreht sich der laterale Schienbeinkopf nach vorn. Die Rotation erfolgt wieder um die Längsachse durch den medialen Meniskus: **anterolaterale Komplexinstabilität** oder vordere laterale Rotationsschublade.

Hintere Schublade. Sie ist ein unsicheres Zeichen. Bei Bandverletzungen, wie sie bei der vorderen Schublade genannt wurden, entstehen außerdem Rotationsinstabilitäten mit Verlagerung des Drehpunkts auf die gesunde Seite. Die Bedeutung des Tests und die Reihenfolge der verletzten Bänder ist die gleiche wie bei der vorderen Schublade, jedoch unter Beteiligung des hinteren Kreuzbandes.

Die **hintere Schublade in 30°-Außenrotation** dient zur Feststellung der **posterolateralen Komplexinstabilität** (dorsolaterale Kapselschale und hinteres Kreuzband), die **hintere Schublade in 15°-Innenrotation zur** Feststellung der **posteromedialen Komplexinstabilität** (dorsomediale Kapselschale und hinteres Kreuzband).

Schubladentests (sagittales Gleiten) in Mittelstellung

Dieser entspricht dem Ventral-Dorsal-Gleiten im Meniskotibialgelenk (s. Translatorische Gelenktests 4.4, Abb. 7.88 a, b, S. 226).

— **Vordere Schublade in Mittelstellung.** Ausgeprägte vordere Schublade bei **Verletzung beider Kollateralbänder,** des medialen und lateralen Kapselbandes **und des vorderen Kreuzbandes.**
— **Aktive Schublade**
   Ausgangsstellung. Kniegelenk in 20°- bis 30°-Flexion. Das Gelenk wird durch Unterlegen eines Keiles entsprechend gelagert.
   Ausführung. Bei aktiver Kniestreckung kommt es zur Verlagerung des Tibiakopfs durch Muskelzug des Quadrizeps nach ventral, bei Entspannung des Muskels sinkt der Tibiakopf zurück nach dorsal in die alte Position. Es handelt sich um die muskuläre Kompensa-

7.9 Untersuchung des Kniegelenks

tion von Bänderverletzungen, wie sie bei den Schubladentests genannt wurden.
— Lachmann-Test (Abb. 7.88 c, S. 226)

Wenn bei einer akuten Kniegelenkverletzung der **Schubladentest** wegen Beugehemmung bei 90°-Flexionsstellung nicht möglich ist, dann kann er auch **bei 10°- bis 20°-Flexion** durchgeführt werden.

5.4 Testung der Meniskushinterhörner durch Kombination von Flexion, Lateralduktion und Rotation (Test 12) (Abb. 7.97 a, b)

— Test 12: Payr-Test (Abb. 7.97 a, b)
Der Unterschenkel des maximal flektierten Kniegelenks wird soweit wie möglich außenrotiert und dann unter leichter Adduktion im Kniegelenk weiter in Richtung des gegenüberliegenden Hüftgelenks flektiert (Abb. 7.97 a). Hierdurch wird das Hinterhorn des Innenmeniskus komprimiert. Während der Bewegung prüfen Daumen und Zeigefinger der auf dem Kniegelenk liegenden Hand den äußeren bzw. inneren Gelenkspalt.
Auf die gleiche Weise kann unter Innenrotation und Abduktion des Unterschenkels das Hinterhorn des Außenmeniskus untersucht werden (Abb. 7.97 b).

Der originale Payr-Test wird im »Türkensitz« ausgeführt: Dabei wird ein intermittierender Druck auf das ebenfalls mit außenrotiertem Unterschenkel maximal flektierte Kniegelenk ausgeübt oder durch Wippen des P mit den Knien eine rhythmische Kompression des Innenmeniskus erzeugt.

> **Pathologische Befunde**

Bei **Läsion der Hinterhörner** kann **ein schnappendes Geräusch, das durch Hereinziehen des Meniskus in das Gelenk** entsteht, wahrgenommen werden. Bei einer Rissbildung im Hinterhorn kann der Meniskus die Gleitbewegung im Gelenk nicht ausführen. Ein Schnappgeräusch bei 90°-Flexion deutet auf eine mögliche Läsion im mittleren Meniskusanteil hin.

Gelenkschnappen im äußeren Gelenkspalt bei endgradiger Streckung kommt beim Scheibenmeniskus bei Kindern vor.

5.5 Spezifische Tests zur Prüfung der Rotationsinstabilität

Es handelt sich um **Tests zum Nachweis einer Mehrfachläsion im Bandapparat** des Kniegelenks, und zwar **des vorderen Kreuzbandes** in Kombination mit einer Läsion **des lateralen Kapselbandes und/oder der dorsolateralen Kapselschale,** die in funktioneller Synergie zum vorderen Kreuzband steht.

Es handelt sich um eine **Subluxation des lateralen Teils des Tibiaplateaus nach vorne bei endgradiger Streckung** (5°- bis 10°-Flexion) des innenrotierten und abduzierten Unterschenkels **und eine Reposition bei 30°- bis 50°-Flexion durch den Zug des Tractus iliotibialis, der sich in Streckstellung vor und bei stärkerer Beugestellung hinter der Flexionsachse des Kniegelenkes befindet.**

Da diese Verletzungen in der Regel nur im stationären Bereich der Unfallkrankenhäuser dia-

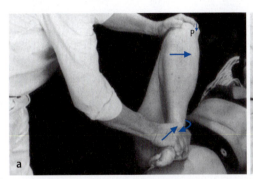
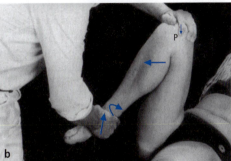

Abb. 7.97a,b. Test 12: Payr-Test (Belastung der Meniskushinterhörner durch maximale Flexion in Rotation). **a** Außenrotation – Adduktion – Flexion, **b** Innenrotation – Abduktion – Flexion

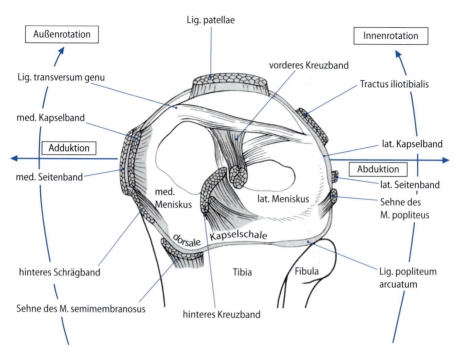

Abb. 7.98. Bändertests, Kapselbandapparat. Tibiaplateau mit Bandansätzen. (Nach Muhr u. Wagner)

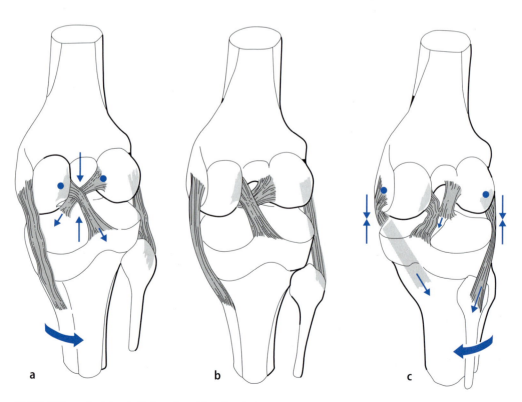

Abb. 7.99a–c. Funktion der Kollateral- und Kreuzbänder bei Innen- und Außenrotation

7.9 Untersuchung des Kniegelenks

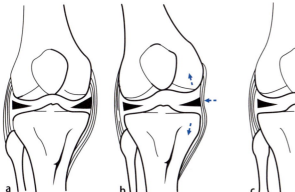

Abb. 7.100a–d. Meniskusgefährdung bei gelockertem Kapselbandapparat. **a** Mediale Seitenbandlockerung. **b** Abduktion. **c** Adduktion. **d** Meniskusläsion

gnostiziert und behandelt werden, werden nur 2 der genannten Tests beschrieben (»Jerk«test und Pivot-shift-Test).

- »**Jerk«test (Hughstone)** (Abb. 7.101)
- **Ausgangsstellung.** 90°-Flexion im Kniegelenk, Innenrotation und Abduktion des Unterschenkels.
- **Ausführung.** Das Gelenk wird unter Beibehaltung von **Innenrotation und Abduktion des Unterschenkels aus der Flexionsstellung in die Extension zur Nullstellung** bewegt.
- Bei positivem Testergebnis entsteht bei ca. 30°-Flexion eine **ruckartige Subluxation** durch Gleiten des lateralen Tibiakondylus nach vorn. Das spricht für eine anterolaterale Instabilität durch Verletzung des vorderen Kreuzbandes

und des lateralen Kapselbandes sowie durch Zug des ab. ca. 30°-Kniegelenkbeugung vor der Flexions-Extensions-Achse verlaufenden Tractus iliotibialis.

Pivot-shift-Test (MacIntosh) (Abb. 7.102)
- Dieser Test ist praktisch **der umgekehrte »Jerk«test** und kann an diesen durch Umkehrung der Bewegung angeschlossen werden. Durch Verlust des normalerweise vom vorderen Kreuzband geführten Rollgleitens der Femurkondylen kommt es bei Verletzungen

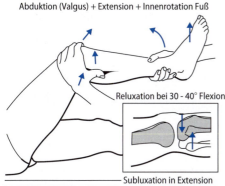

Abb. 7.101. »Jerk«test

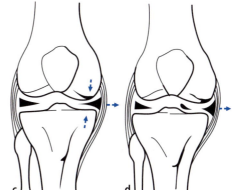

Abb. 7.102. Pivot-shift-Test

des Bandes und des lateralen Kapselbandes zum reinen Gleiten.
- **Ausgangsstellung. Streckstellung im Kniegelenk,** gleiche Innenrotation und Abduktion des Unterschenkels.
- **Ausführung.** Mit der einen Hand hält der U den Unterschenkel in Innenrotation, die andere Hand hält den Schienbeinkopf von lateral in der Abduktionsstellung. Bei positivem Testergebnis kommt es dadurch bereits zur **Subluxation des lateralen Tibiakopfs nach vorn durch die Läsion des vorderen Kreuzbandes, des lateralen Kapselbandes, der dorsolateralen Kapselschale und den Zug des Tractus iliotibialis** (wie beim vorigen Test beschrieben).
- Die **anschließende Flexion** des Kniegelenks unter Beibehaltung von Innenrotation und Abduktion des Unterschenkels führt bei ca. 30°-Flexion zur Reposition des subluxierten Tibiakopfs nach hinten durch den Tractus iliotibialis, der jetzt hinter der Flexions-Extensions-Achse verläuft und den **Schienbeinkopf wieder nach dorsal** zieht.

Der gleiche Vorgang wurde von mehreren Autoren beschrieben:
- »**Jerk**«**test** (Hughston 1976). Aus der Flexionsstellung wird durch Streckung des Kniegelenkes die anterolaterale Subluxation der Tibia herbeigeführt.
- **Pivot-shift-Test** (Mac-Intosh 1976). Aus der Streckstellung wird die Subluxationsstellung der Tibia durch Übergang in leichte Beugung reponiert.
- **Test nach Slocum** 1976. Aus der Streckstellung wird durch leichte Flexion die Reluxation der Tibia ausgelöst. Hier wird der gleiche Test in Seitenlage durchgeführt.

Pathologische Befunde bei Bänderverletzungen. (Nach Muhr u. Wagner)			
Pathologisch-anatomische Einteilung:	Zerrung		
	Teilriss (Überdehnung)		
	Ruptur		
Schweregrade:	1 leicht = Gelenk aufklappbar bis 5 mm		
	2 mittel = Gelenk aufklappbar bis 10 mm		
	3 schwer = Gelenk aufklappbar über 10 mm		
Testart	Schweregrad der Verletzung	Verletzte Strukturen	
Abduktion in 0°-Stellung (Abb. 7.94 a, S. 232)	1	Hintere Kapselschale Hinteres Schrägband Teilriss mediales Seitenband	
	2	Zusätzlich: mediales Kapselband evtl. vorderes Kreuzband	
	3	Zusätzlich: beide Kreuzbänder	
Abduktion bei 30°-Flexion (Abb. 7.95 b, S. 232)	1	Mediales Kapselband	
	2	Zusätzlich: mediales Seitenband hinteres Schrägband	
	3	Zusätzlich: vorderes Kreuzband	
Adduktion in 0°-Stellung (Abb. 7.94 c, S. 232)	1	Lig. popliteum arcuatum Laterales Kapselband Teilriss laterales Seitenband	
	2	Zusätzlich: laterales Seitenband Popliteussehne	
	3	Zusätzlich: Tractus iliotibialis vorderes Kreuzband	
Adduktion in 30°-Flexion (Abb. 7.94 d, S. 232)	1	Laterales Kapselband Teilriss laterales Seitenband	
	2	Zusätzlich: Tractus iliotibialis	
	3	Zusätzlich: Popliteussehne Lig. popliteum arcuatum	
Vordere Schublade in Neutralstellung	1	Vorderes Kreuzband	
	2	Zusätzlich: Teilriss mediales und laterales Kapselband Teilriss mediales und laterales Seitenband	
	3	Zusätzlich: mediales Kapsel- und Seitenband evtl.: laterales Kapsel- und Seitenband Tractus iliotibialis	
Vordere Rotationsschublade bei Außenrotation = anteromediale Rotationsinstabilität (Abb. 7.88 a, S. 226)	1	Mediales Kapselband evtl. hinteres Schrägband	
	2	Zusätzlich: hinteres Schrägband evtl.: vorderes Kreuzband	
	3	Zusätzlich: mediales Seitenband vorderes Kreuzband	
Vordere Rotationsschublade bei Innenrotation = anterolaterale Rotationsinstabilität (Abb. 7.88 b, S. 226)		Hinteres Kreuzband Dorsale und seitliche Bänder	

Kurzgefasstes Untersuchungsschema Kniegelenk (Die 10 wichtigsten Bewegungstests)

◘ Abb. 7.84 und 7.85, S. 222	1)	**Femoropatellargelenk:** Patellargleiten/Test Bandapparat (Retinacula)/Quadricepsverkürzung
◘ Abb. 7.90 c, S. 229	2)	**Maximale Knieflexion:** Anguläres Gelenkgleiten/Test Streckapparat/Kompression Meniskushinterhörner
◘ Abb. 7.97 a, b, S. 235	3)	**Payer-Test:** Kombinierter Test: Kapselbandapparat – Meniskushinterhörner
◘ Abb. 7.95 a–c, S. 232	4)	**Rotation: Unterschenkel:** Tibiagleiten/Medialer und lateraler Kapsel-Band-Apparat
◘ Abb. 7.96 a–c, S. 233	5)	**Flexion/Extension Kniegelenk in Rotation:** Meniskustests: Mac Murrey-/Bragard-Test
◘ Abb. 7.94 b, d, S. 232	6)	**Add- und Abduktion in Flexion:** 30° Flex. + Innen- bzw. Außenrot. = Test für den lateralen bzw. medialen Kapselbandapparat
◘ Abb. 7.94 a, c, S. 232	7)	**Add- und Abduktion in Streckstellung:** Stabilität dorsale Kapselschale/Kompression med. bzw. lat. Meniskus/Stabilität Kollateralbänder
◘ Abb. 7.90 a, S. 229	8)	**Hyperextension:** Stabilität dorsale Kapselschale/Kompression Meniskusvorderhörner
◘ Abb. 7.88 a, b, S. 226	9)	**Schubladentest:** in Innen- bzw. Außenrot. = Test Kreuzbänder und Seitenbänder/Translatorischer Gleittest Tibia
◘ Abb. 7.89 a–d, S. 227	10)	**Tibiofibulargelenke:** Gleittest oberes und unteres Tibiofibulargelenk

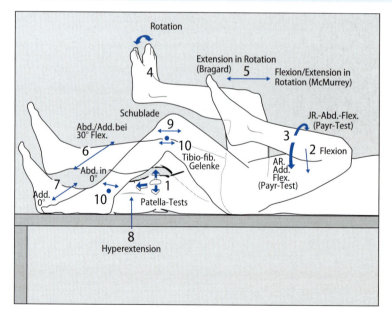

7.10 Untersuchung der Fuß- und Zehengelenke

1 Inspektion
1.1 Fußform- und Stellung
1.2 Konturveränderungen
1.3 Hautveränderungen

2 Aktive und passive Bewegungsprüfung Fußgelenke
2.1 Aktive Bewegungen
2.2 Passive Bewegungen

Bewegungs-
prüfung

3 Palpationskreis Fuß
3.1 Medialer Fußrand
3.2 Lateraler Fußrand
3.3 Fußrücken
3.4 Fußsohle

4 Translatorische Gelenktests
4.1 Unteres Tibiofibulargelenk (Syndesmosis tibiotibularis distalis)
4.2 Fußwurzelgelenke (10 Tests)
4.3 Mittelfußgelenke (5 Tests)
4.4 Zehengelenke (5 Tests)

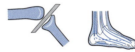

5 Widerstandstests der Fuß- und Zehenmuskeln
5.1 Fußmuskeln
5.2 Zehenmuskeln

1 Inspektion

> 1 Inspektion
> 1.1 Fußform- und Stellung
> 1.2 Konturveränderungen
> 1.3 Hautveränderungen

1.1 Fußform und -stellung

Schuhverformungen können Hinweise auf Fehlfunktionen geben.

In Rückenlage sind die Füße meist 15–20° nach außen gerichtet und leicht supiniert. Die Stellung der einzelnen Fußanteile zueinander bedingt die Fußform. Die Inspektion erfolgt bei aufgesetztem Fuß (auf der Untersuchungsbank oder dem Boden), evtl. auch im Stehen.

Untersucht werden:
1. **Gewölbeformen** (unter Belastung),
2. **Fersenbeinachse** (Kalkaneusstellung),
3. **Knöchelachse** (Talusstellung),
4. **Vorfußstellung**,
5. **Zehenstellung**.

> **Normalbefund**
>
> von dorsal nach ventral:
> **1) Gewölbeformen (unter Belastung)**
> – Längsgewölbe:
> – Gewölbehöhe am Navikulare ca. 15–18 mm,
> – Gewölbehöhe am Kuboid ca. 3–5 mm.
> – Quergewölbe:
> – Größte Höhe am Metatarsale II ca. 9 mm.
> **2) Fersenbeinachse (Kalkaneusstellung)**
> Die Fersenbeinachse steht senkrecht (Nullstellung oder in Valgusstellung bis ca. 6°. Kalkaneus nicht gekippt.
> **3) Knöchelachse (Talusstellung)**
> Die Knöchelachse steht zur Fußlängsachse in einem nach fibular offenen Winkel von ca. 15°, d. h. der tibiale Malleolus steht weiter ventral als der fibulare. Der Talus steht zur Unterschenkelachse in einem nach kranial offenen Winkel von 100–110°.
>
> **4) Vorfußstellung**
> Die Längsachsen durch den Kalkaneus und das Metatarsale II verlaufen parallel.
> **5) Zehenstellung**
> Streckstellung in den Grundgelenken, leichte Flexion in den Mittel- und Endgelenken. Großzehe in Verlängerung des medialen Fußrandes.

▸ Pathologische Befunde
1) Gewölbeformen

– **Pes cavus (Hohlfuß).** Hohes Längsgewölbe durch Dorsalflexionsstellung des Talus im oberen Sprunggelenk und Plantarflexionsstellung des Vorfußes. Stärkere Belastung der Metatarsalköpfchen I und V.

– **Pes planus (Plattfuß)** der »kontrakt« oder »teilkontrakt« sein kann. Völlig abgeflachtes Längsgewölbe mit Bodenkontakt des Navikulare.

– **Pes transversus (Spreizfuß).** Abgeflachtes Quergewölbe mit Verbreiterung des Vorfußes und Tiefstand (Bodenkontakt) der mittleren Metatarsalköpfchen.

2) Fersenbeinachse

– **Pes valgus (Knickfuß).** Fersenbeinachse nach lateral abgekippt (Insuffizienz des medialen Bandapparats). Dadurch steht der Fuß in Eversion (Abduktion und Pronation, d. h. Hebung des äußeren Fußrandes). Das Längsgewölbe wird durch Abweichen des Taluskopfs aus dem Talonavikulargelenk nach tibial und plantar auf das Pfannenband (Lig. calcaneonaviculare) abgeflacht und ist meist auch schmerzhaft.

– **Pes varus.** Fersenbeinachse nach medial abgeknickt. Dadurch kommt der Fuß in Inversionsstellung (Adduktion und Supination, d. h. Hebung des inneren Fußrandes). Das Längsgewölbe ist erhöht. Das Metatarsalköpfchen I

7.10 Untersuchung der Fuß- und Zehengelenke

wird prominent, manchmal mit Adduktion des ganzen Metatarsus.

3) Knöchelachse (Talusstellung)

- **Knöchelachse:** Veränderungen sind meist durch Änderung der Beinachsen oder traumatisch bedingt.
- **Pes equinus (Spitzfuß).** Plantarflexion im oberen Sprunggelenk.
- **Pes calcaneus (Hackenfuß).** Dorsalflexion im oberen Sprunggelenk.

4) Vorfußstellung

- **Pes adductus (Sichelfuß).** Abweichen des Vorfußes nach medial.
- **Pes abductus.** Abweichen des Vorfußes nach lateral.

5) Zehenstellung

Kontrakturen

- **Hammerzehen** (häufig mit Klavi):
  a) Flexionskontraktur im Mittelgelenk (proximale Hammerzehe) mit Hyperextension im Grundgelenk und Streckstellung oder Hyperextension im Endgelenk oder
  b) Flexionskontraktur im Endgelenk (distale Hammerzehe), Streckstellung im Mittel- und Grundgelenk.
- **Krallenzehen.** Hyperextensionskontraktur im Grundgelenk, Flexionskontraktur im Mittel- und Endgelenk. Auftreten oft in Kombination mit einem Hohlfuß. Klauenhohlfuß (Klauenballenhohlspreizfuß).
  Wenn die Zehenkuppen den Boden nicht berühren, besteht Verdacht auf Innervationsstörung der kleinen Fußmuskeln oder rheumatisch bedingte Kontrakturen.
- **Hallux rigidus.** Versteifung des Großzehengrundgelenks durch Arthrosis deformans, oft mit Gelenkverdickung und einer Schwiele auf der tibialen Seite (häufig kombiniert mit Daumensattelgenk- und Heberden-Arthrose).

Achsenabweichungen

- **Hallus valgus.** Laterale Subluxation der Grundphalanx der Großzehe infolge starker Rundung des Metatarsalköpfchens I bei Bänderschwäche und/oder fehlerhaftem Muskelzug, z. B. schräge Zugrichtung des Flexor und Extensor hallucis longus und des Flexor hallucis brevis sowie Übergewicht des Adductor hallucis. Es bildet sich eine Pseudoexostose, häufig mit einem entzündeten Schleimbeutel (sog. »Frostballen«). Der Hallux valgus tritt immer in Verbindung mit einem Spreizfuß auf.
- **Hallux varus.** Angeborene Fehlform durch schräge Gelenkfläche des Cuneiforme mediale.
- **Digitus superductus** (II oder V). Überlagerung, meist der 2. oder 5. Zehe über die mediale Nachbarzehe (kongenital).
- **Digitus quintus varus.** Mediale Subluxation der kleinen Zehe mit Pseudoexostose und evtl. entzündetem Schleimbeutel wie beim Hallux valgus.
- **Kombinationsformen der Fußfehlstellungen.** Die meisten pathologischen Fußformen sind **Kombinationen** aus den unter 1 und 4 genannten **Formabweichungen**.

Fehlformen bei der Geburt

- **Klumpfuß** (Pes equinovarus adductus):
  – Ferse (Kalkaneus) in Varusstellung,
  – Vorfuß in Spitzfußstellung mit verkürzter Achillessehne,
  – Supinationsstellung des gesamten Fußes mit medialer Subluxationsstellung des Navikulare und des Kuboids.
  – Adduktion des Vorfußes im Chopart- und Lisfranc-Gelenk,
  – Verkürzung der Weichteile an der Medial- und Plantarseite (Plantarfascie) des Fußes,
  – Atrophie der Peronäen, Fibrose des Triceps surae und der Zehenflexoren.
- **Hackenfuß** (Pes calcaneus).
  – Vorfuß in Dorsalextension,
  – Ferse in Valgusstellung,
  – leichte Abduktion des Vorfußes durch Verkürzung des Tibialis anterior,
  – überdehnte atrophische Wadenmuskulatur.
- **Plattfuß** (Pes planovalgus congenitus):
  Synonyme: Schaukel- oder Tintenlöscherfuß, Chaplin-Fuß.
  – Ferse in Valgusstellung (fixiert),
  – starke Plantarflexionsstellung des Talus,
  – Längsgewölbe in Abduktion, im Chopart-Gelenk nach dorsal verlagert.

- **Funktionelle Differenzialdiagnose zum Knick-/Senkfuß (Pes planovalgus).** Beim Knick-/Senkfuß treten folgende Formänderungen ein:
  - Im Zehenstand: Varusstellung der Ferse durch den Triceps surae.
  - Beim Krallenlassen der Zehen: Gewölbeaufrichtung durch tiefe Flexoren.
  - Bei Außenkantenstand: Fußwölbung verstärkt sich zum Knick-/Hohlfuß.
  - Bei Rotation des Unterschenkels im leicht gebeugten Kniegelenk nach außen: Aufrichtung des Längsgewölbes.
- **Sichelfuß (Pes adductus, Metatarsus varus):**
  - Ferse meist in Valgusstellung,
  - Vorfuß in Adduktion,
  - manchmal nur Hallux varus.
- **Supinationsfuß (Pes supinatus).** Es handelt sich um eine seltene Fehlform.
  - Ferse in Mittelstellung mit freier Beweglichkeit im unteren Sprunggelenk,
  - Kontraktur des Vorfußes im Chopart-Gelenk in Supinationsstellung.

Spätere Fußfehlformen

- **Knick-/Senkfuß (Pes planovalgus).** Es handelt sich um eine korrigierbare, erworbene Form (ca. ab 2. Lebensjahr):
  - Vermehrte Valgusstellung der Ferse unter Belastung;
  - Abflachung des Längsgewölbes durch Abweichen des Taluskopfs aus dem Talonavikulargelenk nach medial (tibial) und plantar auf das Pfannenband; der Taluskopf wird unter dem Malleolus tibialis prominent (»2 Knöchel«);
  - Innenrotation der Knöchelgabel;
  - Pronation des Vorfußes.
- **Funktionelle Differenzialdiagnose** zum Pes planovalgus congenitus s. oben.
- **Hohlfuß (Pes cavus sive excavatus);**
  - Ferse häufig in Varusstellung;
  - fixiertes hohes Längsgewölbe;
  - Verlagerung des hohen Ristes (höchster Punkt des Längsgewölbes) nach distal und medial in das Navikulare-Cuneiforme-Gelenk;
  - Plantarflexionskontraktur im Talonavikular- und Navikulare-Cuneiforme-Gelenk;
  - Belastung überwiegend auf dem äußeren Fußrand.
- **Knick-/Hohlfuß (Pes valgus et excavatus).** Symptome wie beim Hohlfuß, aber mit Valgusstellung der Ferse.
- **Hohl-/Spreizfuß (Pes excavatus et transversus).** Kombinationsform. Die Veränderungen wurden bereits beschrieben.
- **Spitzfuß (Pes equinus).** Die Ferse kann im Stand nicht auf den Boden gesetzt werden, der Vorfuß kann nicht angehoben werden. **Muskulärer** Spitzfuß:
  - Verkürzung des Triceps surae,
  - spastische Parese.
  Kapsulärer Spitzfuß:
  - Schrumpfung der dorsalen Gelenkkapselanteile.
  Ossärer Spitzfuß:
  - Mangelhaft korrigierte Klumpfüße. Differenzialdiagnose im Röntgenbild: Beim Klumpfuß laufen die Längsachsen von Talus und Kalkaneus im dorsoplantaren Strahlengang parallel.
  Paretischer Spitzfuß:
  - Hängender Vorfuß bei Peronaeusparese.
  Kompensatorischer Spitzfuß:
  - Quadrizepslähmungen,
  - Beinverkürzungen.

Zu differenzieren ist der Peudospitzfuß durch steilgestelltes Metatarsale I beim Hohlfuß (sog. Ballenhohlfuß).

1.2 Konturveränderungen

Schwellungen oder Deformierungen können einzelne Regionen des Fußes charakteristisch verändern.

Fersenprofil

Stärkere Vorwölbung des Fersenknochens durch Hypertrophie des Processus posterior calcanei (Haglund-Exostose). Sie ist meist verbunden mit:
- Schwellung oberhalb der Ferse (Bursitis subachillea),
- Schwellung hinter dem Außenknöchel (Peritendinitis der Peronäussehnen),
- Schwellung hinter beiden Köcheln (Peritendinitis der Achillessehne: Paratendinitis achillea).

Knöchelrelief
- »Zweiter Innenknöchel« durch Taluskopfvorwölbung bei Knick-Senkfuß.
- Verstärkte Vorwölbung des Navikulare: Os naviculare cornutum oder Os tibiale externum.
- **Differenzierung:** Das Os tibiale externum ist verschieblich! Das Os naviculare cornutum macht meist keine, das Os tibiale externum oft erhebliche Beschwerden durch Bildung einer Druckschwiele und entzündeten Schleimbeutel.

Mittelfußwölbung
- Vorwölbung des Cuneiforme mediale und des Metatarsale I: »Mittelfußexostose« (evtl. mit Bursitis), kommt beim Hohlfuß vor.
- Distale Vorwölbung des Metatarsaleköpfchens II oder III: Köhler-Erkrankung (Morbus Freiberg-Köhler).

Zehengelenke
- Verdickung des Großzehengrundgelenks: Arthrose des Großzehengrundgelenks (Hallux rigidus).
- Pseudoexostosen am Grundgelenk I und V: Hallux valgus bzw. Digitus quintus varus.

1.3 Hautveränderungen
Durchblutungsstörungen
- Blasse oder bläulich livide Verfärbung. Einseitige Blässe, gelblich, wachsartig bei arteriellen Verschlüssen (s. auch 2.1 »Angiologische Tests«).

Schwellungen
- An der Ferse: Bursitis, Tendinitis der Achillessehne (s. 1.2).
- Am Knöchel: Einseitige Schwellungen sind traumatisch, doppelseitige meist kardial oder durch Lymphstauungen bedingt.

Krampfaderbildungen und Ulzera.

Schwielenbildungen

> **Normalbefund**
> Schwielen an der Ferse und den Mittelfußköpfchen I und V.

> **Pathologischer Befund**

Schwielen an den Mittelfußköpfchen II–IV beim Spreizfuß, auf der tibialen Seite der Großzehe beim Hallux rigidus.

Hühneraugen (Klavi)
- durch Schuhdruck an exponierten Knochenstellen.

Perlschnurartige Verdickungen der Plantaraponeurose (Dupuytren-Kontraktur)
- Unterscheidung vom Fibrosarkom durch Probeexzision.

Warzen
- Häufig bei Kindern (Papillome). Sie können durch Wachstum in die Tiefe starke Schmerzen verursachen.

Zehennägel
- Onychogryposis (krallenartige Verbildung der Nägel), Pilzerkrankungen (Mykosen), Nagelbrüchigkeit (Onychorrhexis).

2 Aktive und passive Bewegungsprüfung Fußgelenke

> 2 Aktive und passive Bewegungsprüfung Fußgelenke
> 2.1 Aktive Bewegungen
> 2.2 Passive Bewegungen

Bewegungsprüfung

2.1 Aktive Bewegungen

Ausgangsstellung. Sitzend oder Rückenlage. Der Fuß ragt über den Rand des Untersuchungstisches hinaus. Das Kniegelenk ist ca. 20° gebeugt (Rolle unter das Kniegelenk legen).

Sprunggelenke

> **Normalbefund**
> (in Anlehnung an Debrunner)
> Die Gesamtbeweglichkeit des Fußes beträgt nach dorsal 45°, nach plantar 60°.
> 1) **Oberes Sprunggelenk** (Articulatio talocruralis). Bewegung des Talus in der Knöchelgabel.
> – Dorsalflexion 20–30°,
> – Plantarflexion 40–50°.
> 2) **Unteres Sprunggelenk** (Articulatio subtalaris bzw. talocalcaneonavicularis). Bewegung von Talus und Kalkaneus gegeneinander und gegenüber dem Navikulare als:
> – Eversion 30°,
> – Inversion 60°.
> 3) **Vorderes Sprunggelenk** (Articulatio tarsi transversa, Chopart-Gelenk).
> – Pronation 15°,
> – Supination 30°.
> Die Bewegungen im unteren und vorderen Sprunggelenk werden von ca. 30° Ab- und Adduktion begleitet.

Die Kombination der Bewegungen im unteren und vorderen Sprunggelenk, bestehend aus Adduktion, Supination und Plantarflexion **(Inversion)** und Abduktion, Pronation und Dorsalflexion **(Eversion)** wird (nach Fick) als Maulschellenbewegung bezeichnet.

Zehengelenke

> **Normalbefund (nach Debrunner)**
> **Plantarflexion:**
> – Grundgelenke 40° (Großzehe 45°),
> – Mittelgelenke 30°,
> – Endgelenke 60° (Großzehe 80°).
> **Dorsalflexion:**
> – Grundgelenke 70° (Großzehe 70°),
> – Endgelenke 30°.
> – Die Mittelgelenke II–V können nicht über 0° hinaus dorsalflektiert werden.

2.2 Passive Bewegungen

Bei der passiven Bewegungsprüfung können durch entsprechende Fixierung jeweils des proximalen Gelenkpartners die einzelnen Komponenten der Kombinationsbewegung (Maulschellenbewegung) untersucht werden.

Sprunggelenke

1) Oberes Sprunggelenk

Ausgangsstellung. Man umfasst mit der einen Hand den Unterschenkel des P von dorsal unmittelbar oberhalb der Knöchelgabel. Die andere Hand umfasst den Vorfuß, so dass der Daumen auf der Plantar- und die anderen Finger auf der Dorsalseite des Fußes liegen.

Ausführung

Plantarflexion. Außer dem **Talokruralgelenk** werden die **ventralen Bandzüge** der Kollateralbänder **getestet**, bei zusätzlicher Adduktion die Ligg. talofibulare anterius und calcaneofibulare. Endgefühl fest-elastisch.

Dorsalflexion. Untersuchung der Stabilität der dorsalen Bandanteile der Kollateralbänder: Lig. deltoideum (Pars tibiotalaris posterior) und Lig. talofibulare posterius. Außerdem wird die **Festigkeit der Knöchelgabel**, d. h. der tibiofibularen Bänder, geprüft. **Eingeschränkte Beweglichkeit** mit weich-elastischem Endgefühl kann **durch eine Verkürzung des Triceps surae** (bei gestrecktem Kniegelenk) **oder des Soleus** (bei gebeugtem Knie) verursacht werden. Sonst Endgefühl fest-elastisch.

2) **Unteres Sprunggelenk**

Ausgangsstellung. Fixation der Knöchelgabel wie bisher. Die andere hand umfasst den Kalkaneus von plantar.

Ausführung

Adduktionsbewegung des Kalkaneus nach medial. Dadurch wird das Lig. calcaneofibulare und **das subtalare Gelenk getestet.**

Abduktionsbewegung des Kalkaneus nach lateral zur Stabilitätstestung des Lig. deltoideum (Pars tibiocalcanea).

3) **Vorderes Sprunggelenk (Chopart-Gelenklinie) (Abb. 7.103 a, b)**

Ausgangsstellung. Die fixierende Hand umfasst von lateral und dorsal den Unterschenkel und den Kalkaneus. Die andere Hand umfasst unmittelbar distal davon den Vorfuß mit dem gleichen Griff von der Medialseite.

Ausführung. Mit dieser Hand werden **Pro- und Supinationsbewegungen** im vorderen Sprunggelenk (Talonavikular- und Kalkaneokuboidgelenk) zum fixierten Rückfuß ausgeführt.

Mittelfußgelenke (Lisfranc-Gelenklinie) (Abb. 7.104 a, b)

Ausgangsstellung und Ausführung. Wie beim Chopart-Gelenk, nur liegen die Finger der fixierenden, proximalen Hand jetzt dorsal über den Cuneiformia und dem Kuboid, der Daumen über den gleichen Knochen auf der Plantarseite und die bewegende distale Hand über den Basen der Metatarsalia.

Es werden **Verwringungen des Mittelfußes in Pro- und Supinationsrichtung** durchgeführt, die die Beweglichkeit der Tarsometatarsalgelenke (Lisfranc-Gelenk) testen.

Zehengelenke (Abb. 7.105 a, b)

Ausgangsstellung und Ausführung. Die fixierende Hand liegt mit dem Zeigefinger dorsal, mit dem Daumen plantar über den Mittelfußköpfchen (Sehnen beiseite schieben). Die andere Hand bewegt die Phalangen der Zehen. Bei den distalen Gelenken wird jeweils die proximale Phalanx fixiert.

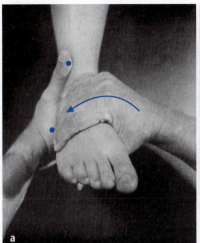
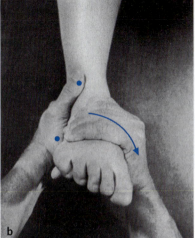

Abb. 7.103a,b. Passive Bewegungen: Vorderes Sprunggelenk (Chopart-Gelenk)

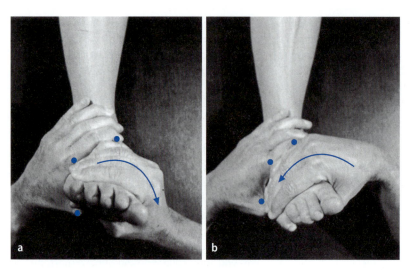

◨ **Abb. 7.104a,b.** Passive Bewegungen: Mittelfußgelenke (Lisfranc-Gelenk)

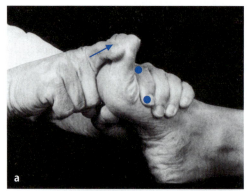

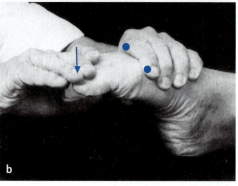

◨ **Abb. 7.105a,b.** Passive Bewegungen: Zehengelenke. **a** Dorsalflexion, **b** Plantarflexion

Normalbefund
Seitengleiche, schmerzfreie Beweglichkeit mit fest elastischem Bänderstopp.

▸ **Pathologische Befunde zu 2.1 und 2.2**
— **Schmerzhafte** Bewegungseinschränkungen bei **Gelenkprozessen** verschiedener Art.
— **Bänderschmerz bei Distorsionen.** Differenzierung des arthrogenen Spitzfußes vom muskulären Spitzfuß durch Beugung im Kniegelenk. Bei Bestehenbleiben einer behinderten Dorsalflexion des Fußes ist die Behinderung arthrogen bedingt.

Wadenschmerzen bei passiver Dorsalflexion des Fußes treten **bei Verkürzung der Wadenmuskulatur** und bei tiefen Thrombosen des Unterschenkels auf (Hohmann-Zeichen).

3 Palpationskreis Fuß

> 3 Palpationskreis Fuß
> 3.1 Medialer Fußrand (◐ Abb. 7.106 a, b)
> 3.2 Lateraler Fußrand (◐ Abb. 7.107 a, b)
> 3.3 Fußrücken (◐ Abb. 7.108 a, b)
> 3.4 Fußsohle (◐ Abb. 7.109)

3.1 Medialer Fußrand (◐ Abb. 7.106 a, b)

Palpationspunkte vom medialen Knöchel nach distal zum Großzehengrundgelenk:

1) Malleolus medialis

Hier liegt der **Ansatz des Lig. deltoideum.** Bandzüge gehen in folgende Richtungen (◐ Abb. 7.106 b):

Ventral
- **Pars tibionavicularis** zur Tuberositas ossis navicularis (A),
- Pars tibiotalaris anterior zum Collum tali (B).

Kaudal
- **Pars tibiocalcanea** zum Sustentaculum tali des Kalkaneus, kaudal von der Knöchelspitze (C).

Dorsal
- **Pars tibiotalaris posterior** zum Tuberculum mediale des Processus posterior tali (unmittelbar dorsal-kaudal von der Knöchelspitze) (D).

Die Teile des Lig. deltoideum werden im folgenden der Einfachheit halber wie selbständige Ligamente bezeichnet (z. B. Lig. tibionaviculare usw.).

Erhöhte Bandspannung bzw. **Provokation des Lig. deltoideum erfolgt durch Eversion des Fußes.** Die **V. saphena magna** verläuft unmittelbar vor dem Innenknöchel.

Dorsal, im Sulkus malleoli medialis liegen die Sehnenlager von:
- Tibialis posterior,
- Flexor digitorum longus,
- Flexor hallucis longus **(nicht palpabel!).**

Palpationskreis Fuß (◐ Abb. 7.106–7.109)

Sehnenluxationen und Tendovaginitiden kommen vor, außerdem das **Tarsaltunnelsyndrom** (Kompression von A. und N. tibialis posterior) mit Dysästhesie an der Ferse und/oder den Fußrändern.

Hier tritt auch der sog. »**Kulissendruckschmerz« bei Phlebothrombose** der tiefen Unterschenkelvene auf.

2) Sustentaculum talare calcanei

Vom Sustentaculum talare aus wird in folgende Richtungen palpiert:

Kranial
- **Lig. tibiocalcaneum** (meist schlecht tastbar),
- **Sehnenlager des Tibialis posterior und des Flexor digitorum longus,**
- **Gelenkspalt des unteren Sprunggelenks** (Articulatio subtalaris);

Dorsal
- **Lig. talocalcaneum mediale** zum Processus posterior tali (Tuberculum mediale);

Ventral
- **Lig. calcaneonaviculare plantare (Pfannenband),** das außerdem vom Corpus tali kommt. Plantar davon verläuft zwischen Sustentaculum und Navikulare **als aktive Unterstützung die Sehne des Tibialis posterior** und über das Ursprungsgebiet des Bandes am Knochen **die Sehne des Flexor digitorum longus** mit der gleichen Stützfunktion.

Kaudal
- **Sehnenlager des Flexor hallucis longus.** Die Sehne kann wegen ihrer tiefen Lage meist nicht sicher getastet werden.
- Die **A. tibialis posterior** ist kaudal bzw. dorsal vom Tuberculum mediale des Processus posterior tali zu tasten.

Weiter distal, unter dem Retinaculum, tritt beim Tarsaltunnelsyndrom der Flexorendruckschmerz auf.

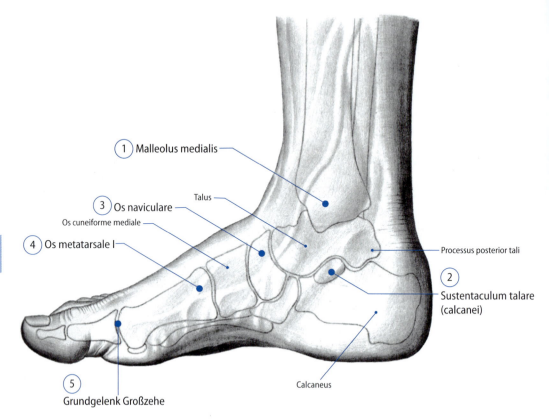

Abb. 7.106a. Medialer Fußrand: Topografie. Gelenkkonturen und Palpationspunkte. (Nach Lanz-Wachsmuth)

3) **Os naviculare**

Das Navikulare ist **der prominenteste Punkt des medialen Fußrandes.** Folgende Strukturen inserieren am Navikulare und sind zu palpieren:
  Plantar:
- **Lig. calcaneonaviculare plantare (Pfannenband)** vom Sustentaculum tali aus. Es ist das stärkste Band und **bildet einen Teil der Gelenkpfanne** des Talonavikulargelenks. Es wird durch die Sehnen von Tibialis posterior und Flexor digitorum longus verstärkt.

Medial:
- Der **Tibialis posterior,** der an der gleichen Stelle ansetzt wie das Pfannenband, ist **Leitmuskel für den Gelenkspalt des Talonavikulargelenks** (proximal) und des Kuneonavikulargelenks (distal).
- **Lig. tibionaviculare (Deltaband)** vom Malleolus medialis aus.

Dorsal:
- **Lig. calcaneonaviculare**, der mediale Teilzug des **Lig. bifurcatum** auf dem Fußrücken. Zusammen mit dem lateralen Teilzug zum Kuboid **hält es das vordere Sprunggelenk** (Articulatio tarsi transversa = **Chopart-Gelenk) zusammen.**

Druckschmerz am Navikulare findet sich häufig **beim Hohlfuß und bei der Osteonekrose (Köhler II) bei Kindern.**

4) **Basis des Metatarsale I**
- Der **Tibialis anterior** inseriert hier (Ansatz außerdem am cuneiforme mediale).
- **Metatarsocuneiformgelenk I** (Articulatio tarsometatarsea I, Lisfranc-Gelenk). Der Gelenkspalt lässt sich besser finden bei Dorsoplantarbewegung des Metatarsale I oder durch Anspannung des Tibialis anterior.

7.10 Untersuchung der Fuß- und Zehengelenke

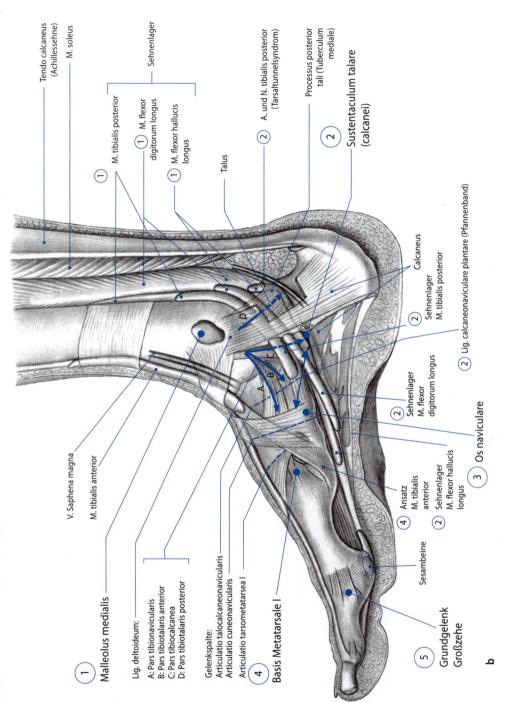

Abb. 7.106b. Medialer Fußrand: Weichteile. Anatomische Strukturen mit Palpationspunkten. (Nach Lanz-Wachsmuth)

5) Großzehengrundgelenk

- **Druckschmerz und Schwellung** finden sich häufig **bei Hallux rigidus und Hallux valgus oder bei Gicht (Podagra)**. Oft findet sich auch ein entzündeter Schleimbeutel an der Medialseite des Metatarsalköpfchens.
- **Punktförmige Schmerzen** im Großzehenballen gehen meist von den Sesambeinen aus.
- **Schmerzen hinter dem Großzehenballen** finden sich bei Morton-Krankheit. Durch ein zu langes Metatarsale II kann eine Hypermobilität des Metatarsale I mit sekundärer Arthrose im Tarsometatarsalgelenk I und II entstehen.

3.2 Lateraler Fußrand (Abb. 7.107 a, b)

Palpationspunkte vom lateralen Knöchel nach distal zum Kleinzehengrundgelenk.

1) Malleolus lateralis

Der laterale Knöchel steht mehr distal und dorsal als der mediale Knöchel und verhindert dadurch pronierende Verrenkungen.

Ansätze der lateralen Kollateralbänder
- Das **Lig. talofibulare anterius** verläuft nach ventral zum Collum tali. Das Band wird häufig bei Fußdistorsionen verletzt.
- Das **Lig. calcaneofibulare** verläuft nach kaudal zum Tuberculum peronaeum. Dorsal davon sind die Peronäussehnen tastbar.
- Das **Lig. talofibulare posterius** zieht nach dorsal zum Tuberculum laterale des Processus posterior tali.

Erhöhte Bandspannung bzw. **Provokation der Bänder wird durch Supination des Fußes** und außerdem durch Plantarflexion für das Lig. talofibulare anterius, durch Dorsalflexion für das Lig. talofibulare posterius bewirkt.

Der **Sulkus malleoli lateralis** mit dem Sehnenlager und dem Retinaculum der Peronäussehnen liegt dorsal vom Malleolus lateralis.

Habituelle Sehnenluxationen kommen hier vor.

2) Trochlea peronealis calcanei

Sie ist kaudal und etwas ventral von der lateralen Knöchelspitze gelegen und ein analoger Knochenpunkt zum Sustentaculum tali des medialen Fußrandes. **Zu palpieren sind hier:**
- kranial die Sehne des Peronaeus brevis,
- kaudal die Sehne des Peronaeus longus.

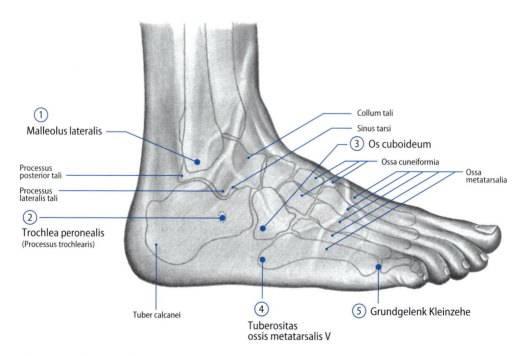

Abb. 7.107a. Lateraler Fußrand: Gelenkkonturen und Palpationspunkte. (Nach Lanz-Wachsmuth)

7.10 Untersuchung der Fuß- und Zehengelenke 253

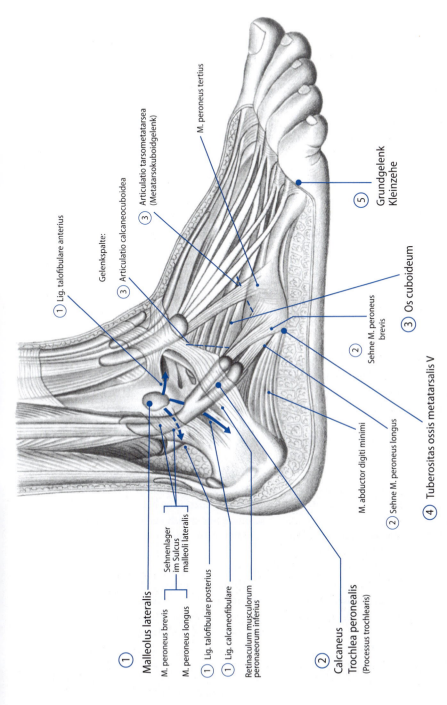

Abb. 7.107b. Lateraler Fußrand: Weichteile. Anatomische Strukturen mit Palpationspunkten. (Nach Lanz-Wachsmuth)

3) Os cuboideum

Zu palpieren sind am Kuboid:
- Lateral: Die **Sehne des Peronaeus longus** (im Sulkus) und des Abductor digiti minimi.
- Proximal: Das **Kalkaneokuboidgelenk** (Articulatio calcaneocuboidea), **das laterale Ende der proximalen Chopart-Gelenklinie.**
- Distal: Das **Metatarsokuboidgelenk, das laterale Ende der distalen Lisfranc-Gelenklinie.**

4) Tuberositas ossis metatarsalis V

Palpiert werden: **Ansatz des Peronaeus brevis, Schleimbeutel** über der Tuberositas, der häufig durch Druckeinwirkung entzündet ist (»Schneiderbursitis«).

5) Kleinzehengrundgelenk

Palpieren kann man die **Ansätze von Abductor digiti V und Opponens digiti V.**

3.3 Fußrücken (◻ Abb. 7.108 a, b)

1) Gelenkspalt oberes Sprunggelenk

Die **Palpation erfolgt in Plantarflexion und leichter Supination des Fußes.**

Proximal
- Die Umschlagfalte der **Gelenkkapsel** des Talokruralgelenks ist oberhalb des Gelenkspalts auf der Tibia zu tasten. Sie ist verdickt und druckschmerzhaft bei Ergüssen, chronischen Entzündungen, Chondromatose, Osteochondrosis dissecans.
- Das **Lig. tibiofibulare anterius ist** besonders **bei Sprengung der Knöchelgabel schmerzhaft.**

Distal
- Die Umschlagfalte der **Gelenkkapsel** befindet sich am Übergang von der Talusrolle zum Talushals.
- Die Gelenkkapsel ist aber nur tastbar, wenn sie schmerzhaft oder entzündlich verändert ist.

2) Talushals

Die Palpation erfolgt ebenfalls in Plantarflexion des Fußes. Tastbar sind die Ansätze des Lig. deltoideum (Pars tibiotalaris anterior) (medial) und des Lig. talofibulare anterius (lateral). Manchmal findet sich bei Leistungssportlern am Ansatz der Gelenkkapsel ein Knochensporn (»Talusnase«).

3) Sinus tarsi

Mulde unterhalb des Außenknöchels lateral vom Talushals.

Im Sinus tarsi sind zu tasten:
- Kaudal: Die Kalkaneusoberfläche und das **Kalkaneokuboidgelenk** mit dem Ursprung des Extensor digitorum brevis.
- Medial: Die Lateralseite des **Talushalses** (bei Inversion des Fußes besser palpabel).
- In der Tiefe liegen: Das **Lig. talofibulare anterius und das Lig. bifurcatum.**

Druckschmerz besteht im Sinus tarsi bei Frakturen und Entzündungen im vorderen unteren Sprunggelenk (Articulatio talocalcaneonavicularis).

4) Extensorensehnen

Die **5 Fußheber** sind von medial nach lateral:
- Tibialis anterior,
- Extensor hallucis longus,
- Extensor hallucis brevis,
- Extensor digitorum longus,
- Extensor digitorum brevis.

Die kurzen Fußheber haben ihren Ursprung im Sinus tarsi und am lateralen Schenkel des Lig. cruciforme (Retinaculum musculi extensorum inferius). Durch Schuhdruck können die Sehnen des Tibialis anterior an der Tibia und die Sehne des Extensor hallucis longus auf dem Fußrücken am Navikulare und Cuneiforme betroffen sein. Sehnendruckschmerz findet sich auch bei chronischen Gelenkentzündungen. Feines Krepitieren bei Bewegungen spricht für Tendovaginitis, grobes Krepitieren für Arthrosen.

Durch Raumbeengung in der Tibialis-anterior-Loge kann es zu **Schmerzen** in der Prätibialregion und später zu **Dysästhesie und Parese der Fuß- und Zehenstrecker** kommen. Sensibilitätsstörungen können dann zwischen der 1. und 2. Zehe auftreten.

5) A. dorsalis pedis

Die **Pulsation der A. dorsalis pedis wird** zwischen der Sehne des Extensor hallucis longus und dem Extensor digitorum longus **im Spatium interosseum I** getastet.

7.10 Untersuchung der Fuß- und Zehengelenke **255**

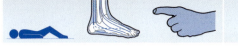

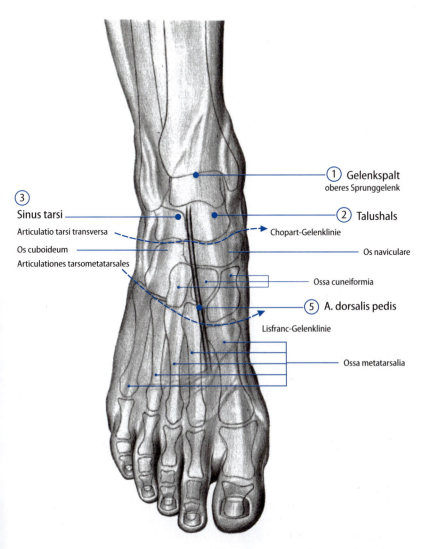

○ **Abb. 7.108a.** Fußrücken. Gelenkkonturen und Palpationspunkte. (Nach Lanz-Wachsmuth)

3.4 Fußsohle (○ Abb. 7.109)

1) Fußsohlenhaut
Siehe 1.3.

2) Tuber calcanei
Palpiert werden kann:

Kranial
– Ansatz der **Achillessehne** mit Bursa achillea (außen) und Bursa subachillea (unter) der Sehne.
– Delle ca. 3 cm über dem Sehnenansatz bei Ruptur der Achillessehne. Bei Ruptur des Triceps surae liegt der **Druckschmerz in der Wadenmitte**.
– **Verdickungen neben der Achillessehne** sind bei Ergüssen und chronischen Gelenkreizungen tastbar.
– Knöcherne Resistenz im Sehnenansatz: oberer (dorsaler) Fersensporn.

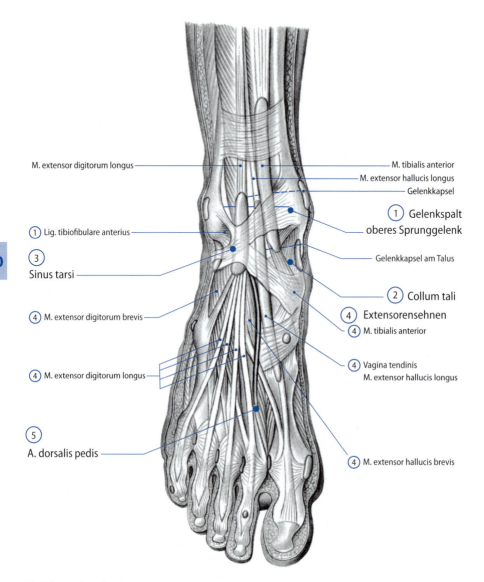

○ Abb. 7.108b. Fußrücken. Anatomische Strukturen mit Palpationspunkten. (Nach Lanz-Wachsmuth)

— Bei Entzündungen des Achillessehnengleitlagers ist der größte Druckschmerz ca. 3 cm oberhalb des Sehnenansatzes zu finden.

Lateral
— **Beidseitiger Druckschmerz bei Kalkaneusfrakturen** (Schwellung, Knochenverbreiterung).
— Einseitiger Druckschmerz kann bei S_1-Syndrom vorkommen.

Kaudal
Der Processus medialis tuberis calcanei trägt das Körpergewicht. An ihm setzen (von proximal nach distal) folgende Bänder und Muskeln an:
— Die **Plantaraponeurose** strahlt fächerförmig zu den Metatarsalköpfchen aus.
— Das **Lig. plantare longum** geht zu den Basen der Metatarsalia.
— Das **Lig. calcaneonaviculare plantare (Pfannenband)** verläuft zur Plantarseite des Navikulare.

7.10 Untersuchung der Fuß- und Zehengelenke **257**

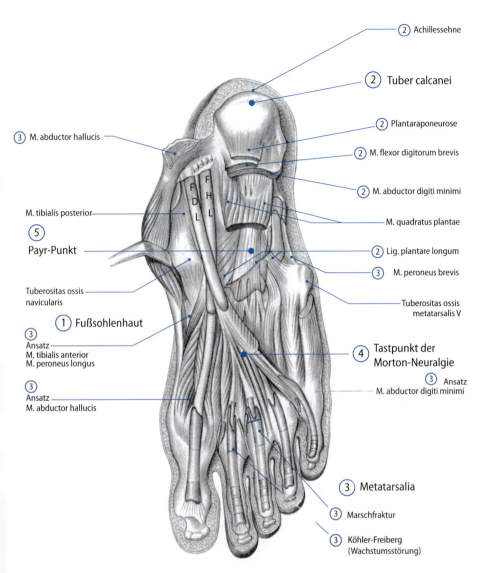

Abb. 7.109. Fußsohle. Anatomische Strukturen mit Palpationspunkten. (Nach Lanz-Wachsmuth)

- Der **Abductor hallucis** (vom Processus medialis tuberis calcanei).
- Der **Flexor digitorum brevis** (ebenfalls vom Processus medialis aus).

Manchmal entstehen ein schmerzhafter Knochensporn und eine Bursitis am Ansatz der Plantaraponeurose (unterer **plantarer Fersensporn**). Druckschmerz findet sich bei der **Apophysitis calcanei (Haglund-Ferse).**

3) **Metatarsalia**

Muskelansätze

An der Basis des Metatarsale I:
- Tibialis anterior (auch am Cuneiforme mediale),
- Peroneus longus.

An der Basis der Grundphalanx I:
- Abductor hallucis.

An der Basis des Metatarsale V (Tuberositas ossis metatarsalis V):
- Peronaeus brevis.

An der Basis der Grundphalanx V:
- Abductor digiti minimi.

Druckschmerz am Metatarsalköpfchen II bzw. III **bei Wachstumsstörungen** (Köhler-Freiberg-Krankheit) und Synoviditen bei beginnender **pcP** (rheumatoider Arthritis), an den Metatarsalia I–IV bei **Marschfrakturen.**

4) Morton-Neuralgie
Zwischen den Metatarsalköpfchen II–IV treten bei Einklemmung von Interdigitalnerven neuralgische Schmerzen auf (Metatarsalgie).

5) Payer-Venendruckpunkt
Druckschmerz über der Mitte des Längsgewölbes an der Medialseite bei gleichzeitiger passiver Dorsalflexion der Großzehe. Auch der Handkantenschlag auf die Fußsohle ist bei tiefer Phlebothrombose des Unterschenkels schmerzhaft.

4 Translatorische Gelenktests

> 4 Translatorische Gelenktests
> 4.1 Unteres Tibiofibulargelenk (Syndesmosis tibiotibularis distalis) (Abb. 7.110)
> 4.2 Fußwurzelgelenke (10 Tests) (Abb. 7.111–7.116)
> 4.3 Mittelfußgelenke (5 Tests) (Abb. 7.117–7.120)
> 4.4 Zehengelenke (5 Tests) (Abb. 7.121–7.123)

Beschrieben wird mit Ausnahme der Abb. 7.111 a, b und Abb. 7.121 die Untersuchung des **rechten** Fußes.

4.1 Unteres Tibiofibulargelenk (Syndesmosis tibiofibularis distalis) am linken Fuß (Abb. 7.110 a)

Ausgangsstellung. Rückenlage. Das Knie befindet sich in ca. 90° Beugestellung. der Fuß steht auf dem Behandlungstisch oder wird am Körper des U abgestützt. Mit der linken Hand wird die Tibia von medial umfasst und auf der Unterlage fixiert.

Ausführung. Die rechte Hand des U ergreift von lateral die Fibula mit Daumen und Zeigefinger, wobei Daumen oder Daumenballen ventral und der Zeigefinger dorsal anliegen, und führt Gleitbewegungen nach dorsal und ventral aus. **Bei Schmerzen oder Bewegungseinschränkungen muss auch das obere Tibiofibulargelenk untersucht werden** (Abb. 7.110 b; s. E/Kniegelenk 4.5, S. 226). Die Untersuchung beider Gelenke kann auch in Bauchlage oder in Halbseitenlage vorgenommen werden.

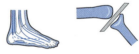

4.2 Fußwurzelgelenke (10 Tests) (Abb. 7.111–7.116)

Untersucht werden (Abb. 7.111):
- Distale Fußwurzelgelenke,
- vordere Sprunggelenke (Talonavikular- und Kalkaneokuboidgelenk, Chopart-Gelenklinie),
- unteres Sprunggelenk (subtalares Gelenk),
- oberes Sprunggelenk (Talokruralgelenk).

Die **Untersuchung erfolgt in 4 Gruppen:**
1) **Gelenke der distalen Fußwurzelreihe** (Test 1–3),
2) **Gelenke des medialen Fußrandes** (Test 4–5),
3) **Gelenk des lateralen Fußrandes** (Test 6),
4) **Sprunggelenke** (Test 7 bis 10).

Fixiert wird jeweils der proximale Gelenkpartner, **in der distalen Fußwurzelreihe das Cuneiforme 3 bzw. 2.**

Im Gegensatz zur Testgruppe der Handwurzelgelenke wurden hier von **Kaltenborn** die Tarsometatarsalgelenke der Lisfranc-Gelenklinie in den Testkomplex einbezogen, diese gehören jedoch zu den Mittelfußgelenken (s. dort).

7.10 Untersuchung der Fuß- und Zehengelenke 259

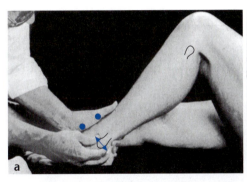
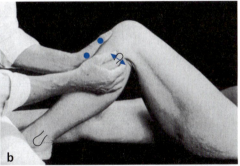

Abb. 7.110a,b. Tibiofibulargelenke. **a** unteres, **b** oberes.

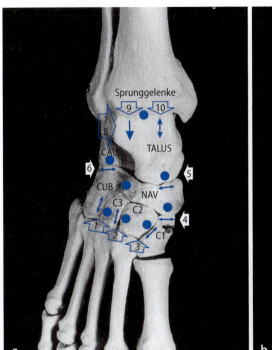
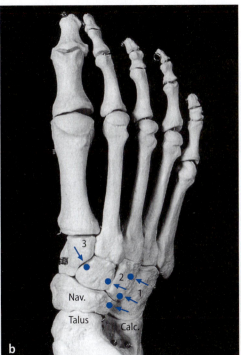

Abb. 7.111. a Translatorische Gelenktests an der Fußwurzel (Zehnertest) (Übersicht). Die Zahlen im Bereich der Fußwurzelgelenke entsprechen der Untersuchungsreihenfolge im »Zehnertest«. ● = fixierter Gelenkpartner; ↔ = bewegtes Gelenk. **b** Übersicht zu den Tests 1–3 (**Abb. 7.112 a–g**) an den distalen Fußwurzelgelenken

3 Distale Fußwurzelgelenke: Test 1–3 (Abb. 7.112 a–g)

Ausgangsstellung. Rückenlage. Das Kniegelenk steht in leichter Beugestellung (Rolle unter der Kniekehle), der untersuchte Fuß steht mit der Ferse auf dem Behandlungstisch oder wird am Körper des U abgestützt. Die Testbilder zeigen die Technik am rechten Fuß.

Zu testen sind: die 3 distalen Fußwurzelgelenke

Ausführung (**Abb. 7.112 a–g**). Der U steht distal vom getesteten Fuß. Er umgreift bei den ersten beiden Tests mit der einen Hand (hier der rechten) den Fußrand von medial, wobei der Zeigefinger auf dem Fußrücken und der Daumen auf der Fußsohle liegen oder umgekehrt, und **fixiert bei Test 1**

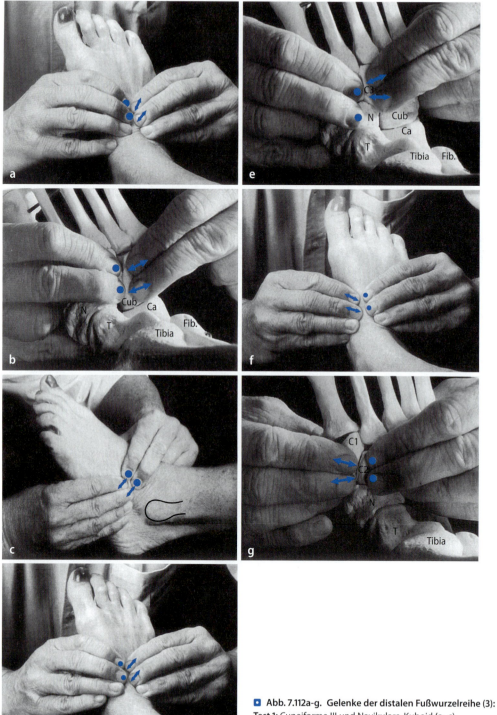

Abb. 7.112a-g. Gelenke der distalen Fußwurzelreihe (3):
Test 1: Cuneiforme III und Navikulare-Kuboid (a–c),
Test 2: Cuneiforme II – Cuneiforme III (d, e)
Test 3: Cuneiforme II – Cuneiforme I (f, g)

das **Cuneiforme III** unmittelbar am Gelenkspalt zum Cuboid. Die andere Hand (hier die linke) fasst von lateral her ebenfalls mit Daumen und Zeigefinger das Cuboid und führt die **Testbewegung**, ein dorsovolares Gleiten im Gelenk, durch.

Bei **Test 2** »rutscht« (am rechten Fuß) die rechte Hand nach medial und **fasst den zu fixierenden Knochen (Cuneiforme II)** und die linke Hand von lateral den zu bewegenden Gelenkpartner Cuneiforme III. Bei **Test 3** übernimmt die von lateral kommende linke Hand das Cuneiforme II zur Fixation und die von medial kommende bisherige Fixationshand bewegt jetzt das Cuneiforme I dorsoplantar.

Zu beachten ist, dass die **Gleitebenen dieser ersten 3 Tests durch die Keilform der Cuneiformia von dorsal nach plantar konvergieren.**

Die Reihenfolge ist also:
- **Test 1** (Abb. 7.112 a–c): **Fixation des Cuneiforme III** (und ggf. des Navikulare), Dorsoplanargleiten des lateralen Gelenkpartners **Kuboid**.
- **Test 2** (Abb. 7.112 d, e): **Fixation des Cuneiforme II** = Dorsoplantargleiten des **Cuneiforme III**.
- **Test 3** (Abb. 7.112 f, g): **Fixation des Cuneiforme II** = Dorsoplantargleiten des **Cuneiforme I**.

2 Gelenke am medialen Fußrand: Test 4 und 5 (Abb. 7.113 a–d)

Ausgangsstellung. Der laterale Fußrand wird am Körper des U fixiert.

Ausführung.
- **Test 4** (Abb. 7.113 a, b): **Fixation des Navikulare** = Dorsoplantargleiten der **3 Cuneiformia** (einzeln wie im Bild oder zusammen).
- **Test 5** (Abb. 7.113 c, d): **Fixation des Talus** = Dorsoplantargleiten des **Navikulare**.

Die Handhabung bei den Tests 4 und 5 ist dieselbe, nur werden die fixierende und die bewegende Hand jeweils nach proximal versetzt.

1 Gelenk am lateralen Fußrand: Test 6 (Abb. 7.114 a, b)

Ausgangsstellung. Der U steht dem P gegenüber (Bild) oder an der Außenseite des Fußes.

Ausführung. Er umgreift jetzt mit der einen Hand von dorsal den Kalkaneus. Die andere Hand fasst von lateral das Kuboid. Die Finger liegen auf dem Fußrücken direkt am Gelenkspalt zum Kalkaneus, der Daumen auf der Plantarseite.
- **Test 6** (Abb. 7.114 a, b): **Fixation des Kalkaneus**, Dorsoplantargleiten des **Kuboids**.

2 Sprunggelenke: Test 7 bis 10 (jeweils Traktion und Gleiten) (Abb. 7.115 a–d/ 7.116 a–e)

Ausgangsstellung. Der U steht dem P gegenüber. Die Bilder zeigen wieder den rechten Fuß.

Ausführung. Unteres Sprunggelenk (Abb. 7.115 a–d).

Das Bein des P ist etwas außenrotiert. Der Fuß ragt über die Tischkante hinaus.

Man fasst jetzt mit der einen Hand von oben um das obere Sprunggelenk, wobei der Zeigefinger dem Taluskopf medial und kranial anliegt und diesen umfasst (»Pistolengriff«). Der Fuß wird nun so weit dorsal flektiert, dass der Talus in der Knöchelgabel fixiert ist, ohne die Kalkaneusbewegung durch Anspannung des Triceps surae (v. a. wenn dieser verkürzt ist) zu behindern. Der Vorfuß wird in dieser Stellung am Oberschenkel des U abgestützt, d. h. fixiert. Die andere Hand umfasst von kaudal den Kalkaneus des P und macht die Bewegungstests:
- **Test 7: Kalkaneus distal** (Traktion) (Abb. 7.115 a, b)
- **Test 8: Medial-Lateralgleiten des Kalkaneus** (Abb. 7.115 c, d).

Ausführung. Oberes Sprunggelenk (Abb. 7.116 a–e)
- **Test 9: Talus distal** (Traktion) (Abb. 7.116 a, b)

Dabei fassen beide Hände (übereinander gelegt) den Vorfuß, die Kleinfinger liegen auf dem Taluskopf, die Daumen auf der Plantarseite. Das Bein ist gestreckt, der Fuß in leichter Plantarflexion um die kaudale **Traktionsbewegung nicht durch Anspannen der Achillessehne oder Einklemmen des Talus in der Knöchelgabel zu behindern.**
- **Test 10: Crus Dorsoventralgleiten** (Abb. 7.116 c, d)

262 Kapitel 7 · LBH-Region, Beine: Fuß- und Zehengelenke

7.10

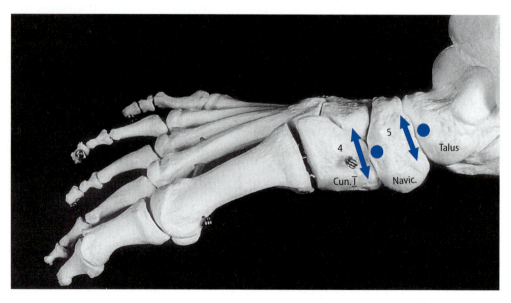

■ **Übersicht** für die Tests 4 und 5 (■ Abb. 7.112 a–d). **2 Gelenke am medialen Fußrand** (Test 4 und 5)

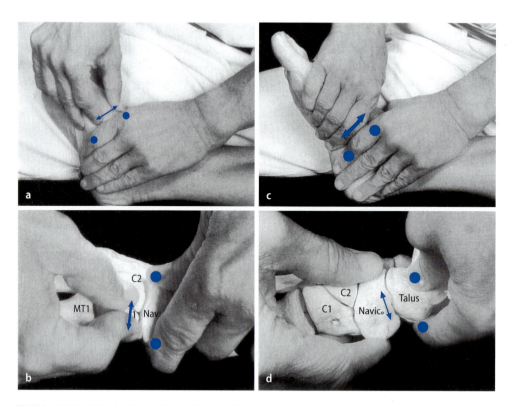

■ Abb. 7.113a-b. **Gelenke des medialen Fußrandes (2)**
Test 4: Navikulare – Cuneiforme I–III. **a, b**
Test 5: Talus – Navikulare (**c, d**)

7.10 Untersuchung der Fuß- und Zehengelenke 263

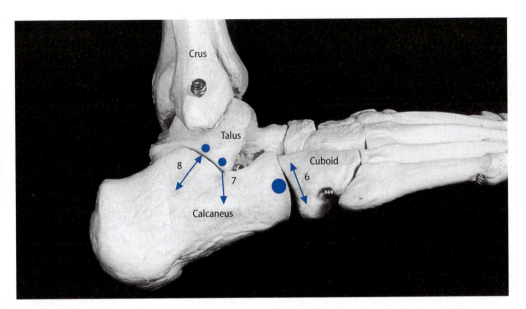

Übersicht für den Test 6 (Abb. 7.114 a, b). **Gelenk am lateralen Fußrand** (Test 6) und unteres Sprunggelenk von lateral (Test 7 und 8)

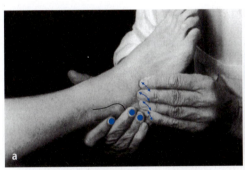 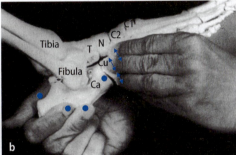

Abb. 7.114a,b. Gelenk des lateralen Fußrandes (1)
Test 6: Kalkaneus – Kuboid

Ausgangsstellung. Das Knie ist ca. 90° gebeugt. Die Ferse ist auf den Behandlungstisch aufgesetzt und damit leicht fixiert. Die eine Hand des U umfasst den Vorfuß und erlaubt eine dorsoplantare Mitbewegung des Fußes beim Test, wodurch die ganze **anguläre Gleitbewegung** geprüft wird (Abb. 7.116 e). Wird der Vorfuß in verschiedenen Winkelstellungen zum Unterschenkel jedoch fixiert, so wird das **gradlinige translatorische Gleiten** der jeweiligen Gelenkkontaktfläche getestet (Abb. 7.116 c, d).

Ausführung. Die andere Hand umfasst von ventral den Unterschenkel so, dass Daumen- und Kleinfingerballen gelenknah auf der Schienbeinkante liegen, und führt die Gleitbewegungen aus.

Die Bewegungsrichtung ist dorsal und ventral.

264 Kapitel 7 · LBH-Region, Beine: Fuß- und Zehengelenke

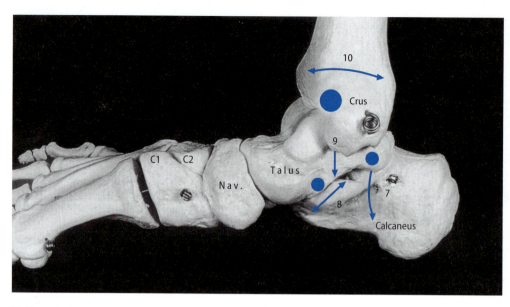

◘ **Übersicht** für die Tests 7–10 (◘ Abb. 7.115 a–d und 7.116 a–e). **Sprunggelenke von medial** (Test 7–10)

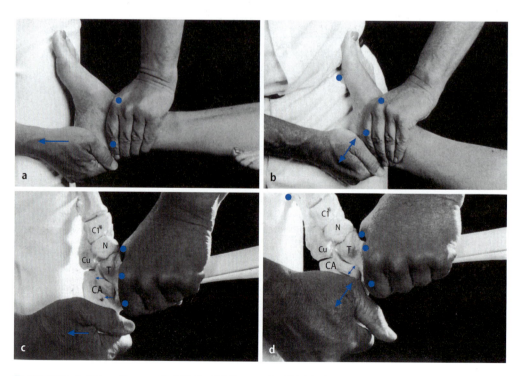

◘ **Abb. 7.115a-d. Unteres Sprunggelenk (2) Test 7:** Kalkaneus distal (Traktion)
Test 8: Kalkaneus medial-lateral (**c, d**)

7.10 Untersuchung der Fuß- und Zehengelenke

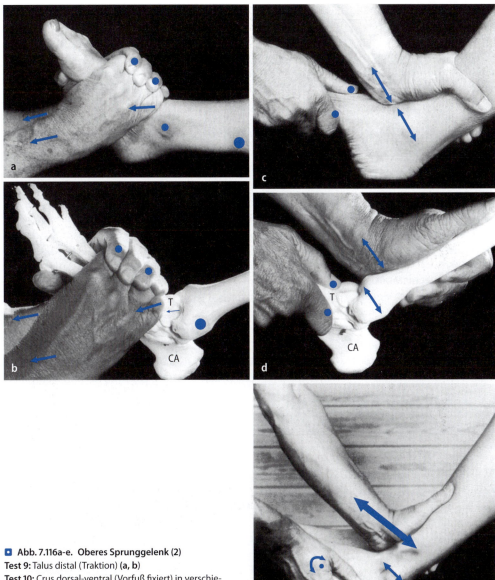

Abb. 7.116a–e. Oberes Sprunggelenk (2)
Test 9: Talus distal (Traktion) **(a, b)**
Test 10: Crus dorsal-ventral (Vorfuß fixiert) in verschiedenen Winkelstellungen **(c, d)**, Gesamtbeweglichkeit (mit beweglichem Vorfuß) **(e)**

Der von **Kaltenborn** zuerst veröffentlichte, bekannte »Zehnertest« für die Fußwurzel wird nach den Erfahrungen des Autors den klinischen Erfordernissen, v. a. bei Untersuchungen nach Traumatisierung des Fußes (Knochen- und Bandverletzungen), nicht immer gerecht. Die Gelenke zwischen den Cuneiformia, der einzigen echten Gewölbekonstruktion am Fuß (v. a. durch die Keilform des Cuneiforme II), werden gar nicht untersucht. Es kann auch erforderlich sein, das Gelenk zwischen Kuboid und Navikulare, die durch das Lig. bifurcatum miteinander verbunden sind, getrennt von Cuneiforme III zu untersuchen (s. Test 1). Manchmal ist es auch erforderlich, die Verbindungen der 3 Cuneiformia mit dem Navikulare, trotz der funktionellen Einheit dieser Knochen, zusätzlich einzeln zu untersuchen (ähnlich wie an der Hand das Gelenk zwischen Trapezium und Trapezoideum). Dafür kann beim Zehnertest auf die etwas konstruierte Hereinnahme der Tarsometatarsalgelenke der Lisfranc-Gelenklinie, die ja zu den Mittelfußgelenken gehören, auch im Sinne einer logischen anatomischen Untersuchungssystematik verzichtet werden.

Zusammenfassung

Ein Zehnertest, der sich nur auf die Fußwurzelgelenke beschränkt, hat daher, wie vorstehend beschrieben, folgende Testfolge: (Der fixierte Knochen steht jeweils an 1. Stelle)

Distale Fußwurzelreihe
Test 1: Cuneiforme III – Kuboid (Abb. 7.112 a–c)
Test 2: Cuneiforme II – Cuneiforme III
(Abb. 7.112 d, e)
Test 3: Cuneiforme II – Cuneiforme I
(Abb. 7.112 e, f)
Medialer Fußrand
Test 4: Navikulare – Cuneiformia I–III
(Abb. 7.113 a, b)
Test 5: Talus – Navikulare (Abb. 7.113 c, d)
Lateraler Fußrand
Test 6: Kalkaneus – Kuboid (Abb. 7.114 a, b)
Sprunggelenke

Test 7: Talus – Kalkaneus Traktion
(Abb. 7.115 a, b)
Test 8: Talus – Kalkaneus Mediallateralgleiten
(Abb. 7.115 c, d)
Test 9: Crus – Talus Traktion (Abb. 7.116 a, b)
Test 10: Talus – Crus Dorsoventralgleiten
(Abb. 7.116 c–e)

4.3 Mittelfußgelenke (5 Tests) (Abb. 7.117–7.121)

Test 1: Tarsometatarsalgelenke: Traktion (Abb. 7.117 a–e). Den Traktionstest im Tarsometatarsalgelenk I zeigt die Abb. 7.117 a, b; das Distalgleiten in den Intertarsalgelenken und die gleichzeitige Traktion in den Tarsometatarsalgelenken II–V ist auf den Abb. 7.117 c–e dargestellt. Die bewegende Hand (Traktionshand) fasst diesmal nicht gelenkspaltnah, sondern am Metatarsalköpfchen an.

Test 2: Tarsometatarsalgelenke: Dorsoplantargleiten (Abb. 7.118 a–e). Das Dorsoplantargleiten in den Tarsometatarsalgelenken zeigen die Abb. 7.118 a, b am Tarsometatarsalgelenk I, 7.118 c am II. und 7.118 d, e am IV. und V. Tarsometatarsalgelenk.

Test 3: Intermetatarsalgelenke (Abb. 7.119, 7.120)

Ausgangsstellung. Der U steht an der Außenseite des untersuchten Fußes, mit dem Rücken zum P gewandt. Der Fuß des P steht mit der Ferse auf dem Behandlungstisch. Testbilder vom rechten Fuß.

Die linke Hand umfasst den Mittelfuß von medial und proximal, so dass der Daumenballen auf dem Metatarsale II und dem angrenzenden Fußwurzelknochen liegt, und fixiert den Fuß so auf dem Behandlungstisch.

Ausführung (Abb. 7.119 a–c). Die rechte Hand umfasst den Fuß in gleicher Weise von lateral, der Daumenballen liegt auf dem Metatarsale III, bleibt aber distal der Lisfranc-Linie und führt in dieser Position dorsoplantare Gleitbewegungen mit dem Metatarsale III gegen das Metatarsale II aus. In den Tarsometatarsalgelenken erfolgen kleine Mitbewegungen. Durch Versetzen der Hände nach medial bzw. lateral lassen sich so alle Intermetatarsalgelenke testen, wobei Fixationshand und Bewegungshand wechseln können.

7.10 Untersuchung der Fuß- und Zehengelenke 267

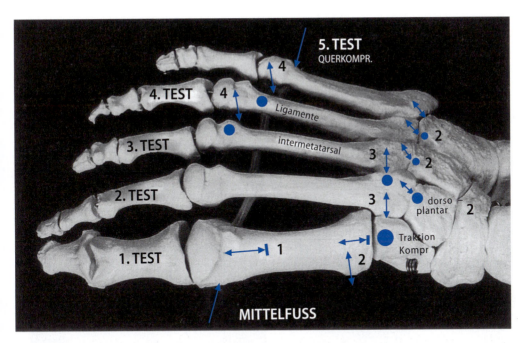

◘ **Übersicht** zu den Tests 1–5 (◘ Abb. 7.117 a–e bis ◘ Abb. 7.121). **Mittelfußgelenke** (5 Tests)

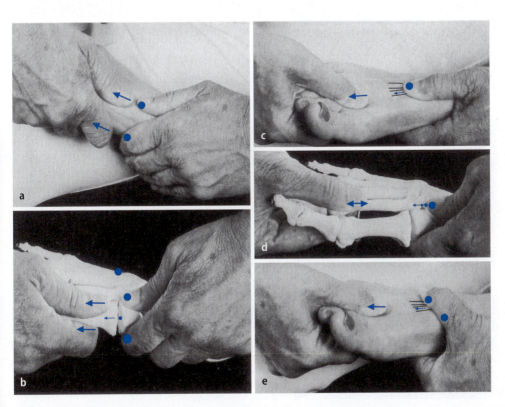

◘ **Abb. 7.117a–e. Test 1: Tarsometatarsalgelenke:** Traktion. **a, b** Tarsometatarsalgelenk I, **c–e** Tarsometatarsalgelenk II (**e** Traktion mit anderer Handfassung)

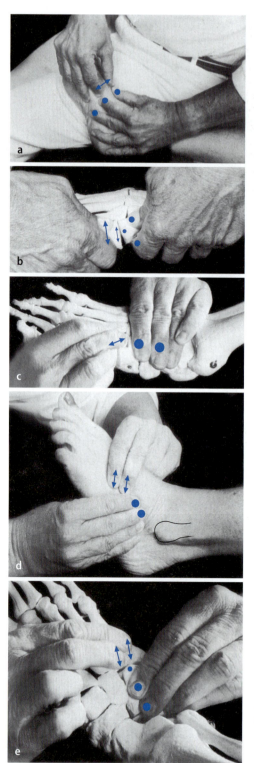

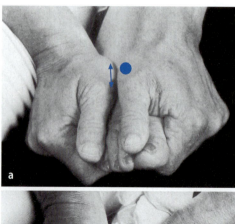

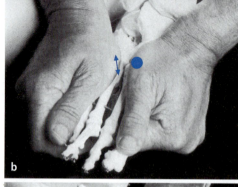

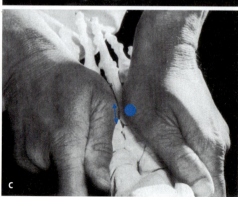

◾ **Abb. 7.119a–c.** Test 3: Intermetatarsalgelenke: Dorsoplantargleiten. **a, b** Intermetatarsalgelenk II/III, **c** gleicher Test mit Griff von distal

◀

◾ **Abb. 7.118a–e.** Test 2: Tarsometatarsalgelenke: Dorsoplantargleiten.
a, b Tarsometatarsalgelenk I, **c** Tarsometatarsalgelenk II,
d, e Tarsometatarsalgelenke IV und V

7.10 Fuß- und Zehengelenke: Mittelfußgelenke 269

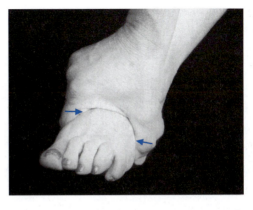

◘ **Abb. 7.121.** **Test 5: Querkompression intermetatarsale Gelenke** (Gaensslen-Test)

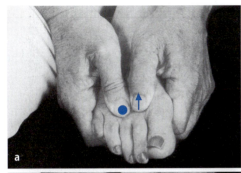
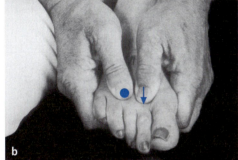
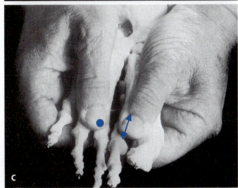
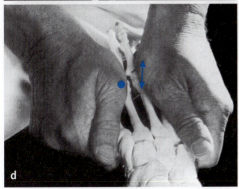

◘ **Abb. 7.120. Test 4: Bändertest** (Lig. transversum metatarseum profundum) und Bursae intermetatarso phalangeae. **a–c** Dorsoplantarbewegung der Metatarsalköpfchen, **d** gleicher Test mit Griff von distal

◘ Abb. 7.119 c zeigt die gleiche Technik mit Griff von distal.

Test 4: Metatarsalköpfchen (◘ Abb. 7.120 a–d) (intermetatarsale Syndesmosen). Durch Versetzen der Hände nach distal wird die Beweglichkeit zwischen den Metatarsalköpfchen geprüft. Dabei handelt es sich **nicht** um einen **Gelenk-, sondern** um einen Bändertest.

Der Griff kann von proximal (◘ Abb. 7.120 a–c) und distal (◘ Abb. 7.120 d) erfolgen.

Test 5: Querkompression intermetatarsale Gelenke (◘ Abb. 7.121) **(Gaensslen-Test)**

4.4 Zehengelenke (4 Tests) (◘ Abb. 7.122–7.124)

Es wird wieder die Untersuchung am rechten Fuß dargestellt.

Ausgangsstellung. Der U sitzt auf dem Untersuchungstisch und umfasst den Fuß des P mit der linken Hand von der Medialseite her. Daumen (dorsal) und Zeigefinger (plantar) fixieren jeweils den proximalen Gelenkpartner. Das getestete Gelenk steht soweit wie möglich **in Ruhestellung (d. h. in ca. 10° Dorsalextension).** Der Fuß wird auf dem Untersuchungstisch, am Körper des U oder einem Sandsack fixiert.

Ausführung. Die rechte Hand fasst von distal jeweils den distalen Gelenkpartner und führt folgende Bewegungen aus:
- **Test 1** (◘ Abb. 7.122 a, b): **Traktion** (nach distal).
- **Test 2, 3** (◘ Abb. 7.123 a, b): **Dorsoplantargleiten.**

270 Kapitel 7 · LBH-Region, Beine: Fuß- und Zehengelenke

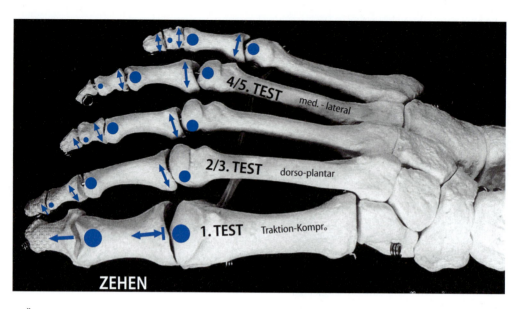

◘ **Übersicht** zu den Tests 1–5 (◘ Abb. 7.122 a, b bis ◘ Abb. 7.124 a, b). **Zehengelenke** (5 Tests)

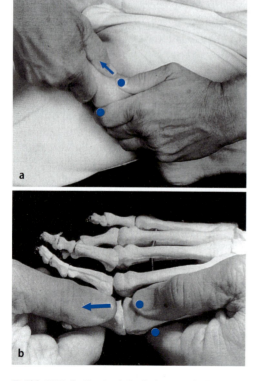

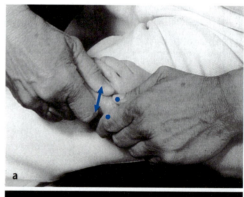

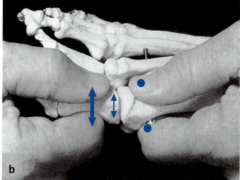

◘ **Abb. 7.122a,b.** **Test 1:** a, b Großzehengrundgelenk. Traktion der Grundphalanx

◘ **Abb. 7.123a,b.** **Test 2 und 3:** Grundphalanx, Dorsoplantargleiten

7.10 Untersuchung der Fuß- und Zehengelenke

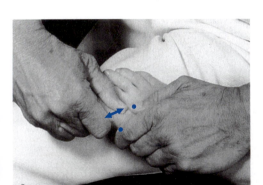

Mit einer Fixierung von tibial und fibular werden Test 4 und 5 ausgeführt.
- **Test 4, 5** (Abb. 7.124 a, b): **Mediallateralgleiten**

> **Normalbefund**
> - Deutliche Gleitbewegungen in den Sprunggelenken, den intermetatarsalen Syndesmosen und den Zehengelenken.
> - Sehr geringe Beweglichkeit, teilweise nur Federung, in den Fußwurzelgelenken und den Tarsometatarsal- und Intermetatarsalgelenken.

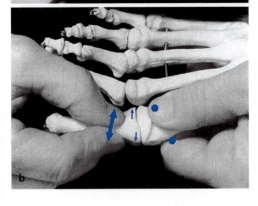

◀ **Abb. 7.124a,b. Test 4 und 5:** Grundphalanx, Medial-lateral-Gleiten

5 Widerstandstests der Fuß- und Zehenmuskeln

5	Widerstandstests der Fuß- und Zehenmuskeln
5.1	Fußmuskeln (Abb. 7.125–7.130)
5.2	Zehenmuskeln (Abb. 7.131)

5.1 Fußmuskeln (Abb. 7.125–7.130)

Plantarflexoren (Abb. 7.125–7.127)

Triceps surae (S_1–S_2, N. tibialis), Tibialis posterior, Plantaris.
- **Ausgangsstellung.** Rückenlage, Kniegelenk in Nullstellung. Der U steht an der Außenseite oder distal vom getesteten Fuß.
- **Ausführung.** Widerstand an der Fußsohle nach proximal. Der P soll den Fuß gegen diesen Widerstand nach plantar drücken. Senken der Fußspitze und **Flexion der Zehen deuten auf ein Überwiegen der Hilfsmuskeln hin** (Abb. 7.125).

Differenzierung des Soleus
Sie erfolgt durch **Plantarflexion bei gebeugtem Kniegelenk** (Ausschaltung der Gastroknemii).

Differenzierung des Tibialis posterior (L_5–S_1, N. tibialis: **Supination in Plantarflexion** (Abb. 7.126). Der Unterschenkel wird mit der linken Hand fixiert oder der Fuß ragt über die Untersuchungsbank hinaus und steht in Plantarflexion.

Am medialen Fußrand wird Widerstand gegen die Plantarflexion und Supination gegeben. Die Zehen müssen entspannt sein (Substitution durch lange Zehenstrecker).

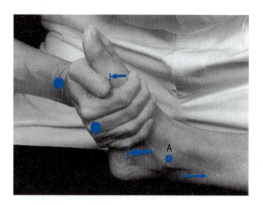

○ Abb. 7.125. Plantarflexoren

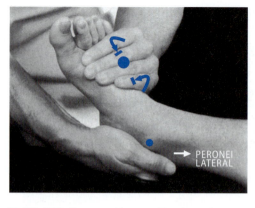

○ Abb. 7.127. Peronaeus longus und brevis

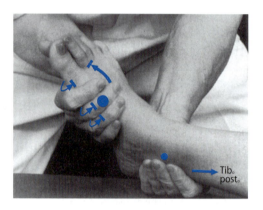

○ Abb. 7.126. Tibialis posterior

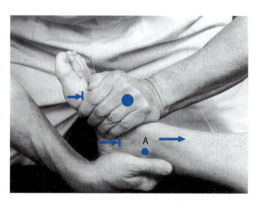

○ Abb. 7.128. Dorsalflexoren

Differenzierung von Peronaeus longus und brevis (L_5–S_1, N. peronaeus superficialis): **Pronation in Plantarflexion** (○ Abb. 7.127).

Widerstand wird am lateralen Fußrand gegen die Plantarflexion und Pronation gegeben. Die Zehen müssen entspannt sein (Substitution durch Extensor digitorum longus).

Dorsalflexoren (○ Abb. 7.128–7.130)

Tibialis anterior, Extensor hallucis longus, Extensor digitorum longus, Extensor hallucis brevis, Extensor digitorum brevis, Peronaeus tertius.

– **Ausgangsstellung.** Wie bei den Plantarflexoren Fixation des Unterschenkels, Knie gestreckt.
– **Ausführung.** Der Vorfuß wird nach distal fixiert. Der P soll den Fuß gegen Widerstand hochziehen (○ Abb. 7.128).

Differenzierung des Tibialis anterior (L_1–L_5, N. peronaeus profundus): **Supination mit Dorsalflexion** (○ Abb. 7.129).

Am Metatarsale I wird Widerstand gegen die Dorsalflexion und Supination gegeben. Die Zehen müssen entspannt sein, v. a. der Extensor hallucis longus.

Differenzierung des Peronaeus tertius (L_5–S_1, N. peronaeus superficialis): **Pronation mit Dorsalflexion** (○ Abb. 7.130).

Der Widerstand wird am Metatarsale V gegen die Dorsalflexion und Pronation gegeben.

5.2 Zehenmuskeln (○ Abb. 7.131)

Flexoren (○ Abb. 7.131 a)

– **Ausgangsstellung.** Bein gestreckt, Fuß in Mittelstellung.
– **Ausführung.** Fixation jeweils des proximalen Gelenkpartners zwischen Daumen und Zeige-

7.10 Untersuchung der Fuß- und Zehengelenke

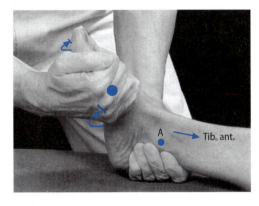

Abb. 7.129. Tibialis anterior

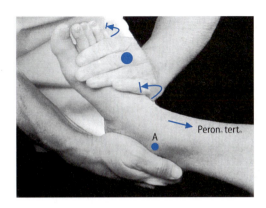

Abb. 7.130. Peronaeus tertius

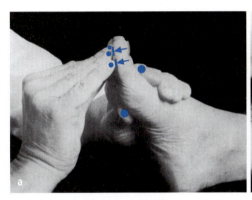

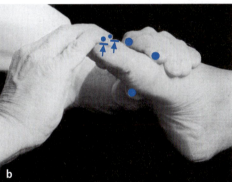

Abb. 7.131a,b. Widerstandstests Zehenmuskeln. a Zehenflexoren, b Zehenextensoren

finger. Widerstand am distalen Gelenkpartner gegen die Bewegung des Muskels.

Bei **Widerstand an der Plantarseite der Grundphalangen** nach dorsal werden geprüft:
- Lumbricales (L_5–S_3, N. plantaris medialis und lateralis),
- Flexor hallucis brevis (L_5–S_1, N. plantaris medialis und lateralis).

Bei **Widerstand an den Mittelphalangen** werden getestet (bei der Großzehe: Endphalanx):
- Flexor digitorum brevis (L_5–S_1, N. plantaris medialis),
- Flexor hallucis longus (L_5–S_2, N. tibialis).

Extensoren (Dorsalflexoren) (**Abb. 7.131 b**)

Ausgangsstellung und Ausführung. Wie bei den Flexoren.

Widerstand an der Dorsalseite nach plantar wird **an den Grundphalangen** gegeben zur Prüfung von:
- Extensor digitorum brevis,
- Extensor hallucis brevis.

Bei **Widerstand an den Endphalangen** werden geprüft:
- Extensor digitorum longus,
- Extensor hallucis longus.

Alle Muskeln werden vom N. peronaeus profundus (L_5–S_1) versorgt.

Thorax (BWS und Rippen)

8.1	**Thoraxuntersuchung (BWS und Rippen) im Sitzen**	**– 276**
1	Inspektion – 277	
2	Aktive und passive Rumpfbewegungen in 3 Ebenen (Regionaldiagnostik) – 280	
3	Palpation Thoraxgelenke – 280	
4	Translatorische Gelenktests – 290	
8.2	**Thoraxuntersuchung (BWS und Rippen) in Bauchlage**	**– 291**
1	Inspektion – 292	
2	Aktive Bewegungen: Atembewegungen (Tiefatmung) (Regionaldiagnostik) – 292	
3	Palpation Thoraxgelenke (Segmentdiagnostik) – 292	
4	Translatorische Gelenktests – 296	
5	Muskeltest – 299	
8.3	**Thoraxuntersuchung (BWS und Rippen) in Seitenlage**	**– 299**
3	Palpation Thoraxgelenke in Bewegung (Segmentdiagnostik) – 300	
8.4	**Thoraxuntersuchung (Rippen) in Rückenlage**	**– 304**
1	Inspektion – 305	
2	Aktive Bewegungen: Atembewegungen (Tiefatmung) (Regionaldiagnostik) – 305	
3	Palpation der Rippen (Segmentdiagnostik) – 305	
4	Translatorische Gelenktests – 308	
5	Muskeltest Verkürzungstest Pectoralis major – 308	

8.1 Thoraxuntersuchung (BWS und Rippen) im Sitzen

1	**Inspektion**
1.1	Thoraxform
1.2	Atembewegungen

2	**Aktive und passive Rumpfbewegungen in 3 Ebenen** (Regionaldiagnostik)

Bewegungs-prüfung

3	**Palpation Thoraxgelenke** (Segmentdiagnostik), **Palpation in Ruhe**
3.1	Sternale und kostale Synchondrosen (Sternokostalgelenke 2–7), Costae fluctuantes
3.2	Kostotransversalgelenke
3.3	Segmentale Muskulatur
	Palpation in Bewegung
3.4	Segmentweise Beweglichkeitsprüfung der BWS und des zervikothorakalen Übergangs
3.5	Segmentweise Beweglichkeitsprüfung der Rippen

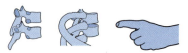

4	**Translatorische Gelenktests**
4.1	Beidhändige Kompression des Thorax in der Frontalebene
4.2	Beidhändige Kompression des Thorax in der Sagittalebene

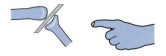

1 Inspektion

> 1 Inspektion
> 1.1 Thoraxform
> 1.2 Atembewegungen

1.1 Thoraxform

Normalbefund

1) Brustkorbformen
Schmal und schlank beim Leptosomen, kurz und gedrungen beim Pykniker.
2) Brustbein
Leichte Vorwölbung des Angulus sterni zwischen Corpus und Manubrium sterni.
3) Rippen
Symmetrie der Wölbungen und Zwischenrippenräume, der Klavikulagruben (obere Thoraxapertur, »Salznäpfe«), der Rippenstellung und der unteren Thoraxapertur.
4) Wirbelsäule
Mäßige Kyphosierung der BWS mit Scheitelpunkt bei Th5-Th6, keine Skoliose.
5) Thoraxorgane
Keine sichtbaren Pulsationen.

▸ Pathologische Befunde
1) Brustkorbformen
- Glockenthorax: Aufgekrempelte Rippenränder, Brustkorbeinziehung entlang der Zwerchfellansatzlinie = Harrison-Furche, Rippenbogenauftreibungen (Rachitis, Osteomalazie).
- Platythorax: Flache, geringe Thoraxwölbung (kongenital).
- Birnenthorax: Oberer Anteil stark gewölbt, unterer Anteil eingezogen (mit eingeschränkter Bauchatmung).
- Fassthorax: Verbreiterung durch Emphysem (mit erschwerter Ausatmung).
- Phtisischer Thorax: Enge obere Thoraxapertur.

2) Brustbein
Deformierungen:
- Kielbrust (»Hühnerbrust«) = konvexes Sternum.
- Trichterbrust (»Schusterbrust«) = konkav eingezogenes Sternum. Eventuell Herz-Kreislauf-Beschwerden bei hochgradiger Deformierung.

3) Rippen
- Parasternale Verdickungen von Rippenknorpeln (vor allem Th2-Th4) und/oder der Sternoklavikulargelenke (Tietze-Syndrom).
- Einziehungen der Interkostalräume sowie der Supra- und Infraklavikulargruben bei schrumpfenden Lungen- und Rippenfellprozessen.
- Vorwölbung der Interkostalräume beim Emphysem.

Schlüsselbeine
Stellung, Fehlstellung und Deformierung s. B/Schulter/1 (S. 97, 380, 381).

4) Wirbelsäule
- Skoliose mit Rippenbuckelbildung (auf der Konvexseite einer idiopathischen Skoliose).
- Kyphosescheitel nach kranial oder kaudal verschoben (s. B/LBH/1, S. 125), besonders bei Alterskyphose.

5) Thoraxorgane
Hebender Herzspitzenstoß und epigastrische Pulsationen bei Herzerkrankungen (in Rückenlage meist deutlicher).

1.2 Atembewegungen

Die Inspektion der Atembewegungen erfolgt zur Feststellung von:
1) **Atemtyp (Überwiegen von Brustatmung oder Bauchatmung),**
2) **Atembewegungen der Rippen (Rippengelenke),**
3) **Atembreite (Messung des Brustumfangs).**

Für eine normale und unbehinderte Atmung müssen alle Rippen-Wirbel-Gelenke und die Gelenke der BWS frei beweglich sein. Es dürfen keine Paresen der Atem- oder der Atemhilfsmuskulatur vorliegen.

Untersucht wird bei Normalatmung sowie bei forcierter Ein- und Ausatmung (Tiefatmung).

1) Atemphasen

Inspiration:

Die **Brustkorbhebung** erfolgt durch die Muskelgruppe der Intercostales externi und die Atemhilfsmuskeln (Sternocleidomastoideus, Skaleni) bei fixiertem Kopf und Halswirbelsäule, ferner durch den Pectoralis major, bei in Abduktion fixiertem Schultergürtel und Armen. Bei maximaler Abduktion wirken der Serratus anterior und der Latissimus dorsi mit.

Die **Vorwölbung der Bauchdecken** erfolgt **durch die Kontraktion des Zwerchfells** (C_3, C_4 N. phrenicus). Es drängt die Baucheingeweide nach kaudal und vergrößert durch Senkung des Centrum tendineum den vertikalen, außerdem durch Hebung der unteren Rippen den frontalen Thoraxdurchmesser. Die **Hebung der unteren Rippen** wird infolge der Erhöhung des intraabdominellen Druckes **durch die Tätigkeit der Bauchmuskeln** ermöglicht.

Die Bauchmuskeln erhöhen so durch ihre antagonistisch-synergistische Tätigkeit zum Zwerchfell dessen Effektivität.

Exspiration:

Die **Exspiration ist ein passiver Vorgang,** bei dem die elastischen Knorpel-Knochen-Elemente des Thorax und das Lungenparenchym in ihre Ruhelage zurückkehren, muskulär unterstützt von den Intercostales interni, den Bauchmuskeln Rectus und obliqui abdominis, dem Iliocostalis lumbalis, Longissimus und Quadratus lumborum.

2) Atembewegungen der Rippen

1. und 2. Rippe:

Bewegungen im Pumpenschwengelmechanismus (Vergrößerung des sagittalen und vertikalen Thoraxdurchmessers). **Palpation auf der Thoraxvorderseite.**

3.-6. Rippe:

Bewegungen im kombinierten Pumpenschwengel- und Eimerhenkelmechanismus (Vergrößerung des sagittalen und frontalen Thoraxdurchmessers). **Palpation in der vorderen Axillarlinie.**

6.-10. Rippe:

Kombination von Eimerhenkel- und Lateralbewegung (Vergrößerung überwiegend des frontalen Durchmessers). **Palpation über den seitlichen Thoraxpartien** (vgl. ◘ Abb. 8.24 und 8.25, S. 303).

11. und 12. Rippe:

Diese Rippen führen eine reine Lateralbewegung (nach außen, hinten und oben) mit Vergrößerung des frontalen Durchmessers aus, allerdings in geringerem Umfang, da sie durch den Quadratus lumborum fixiert werden. **Palpation v. a. in der vorderen Axillarlinie.**

3) Messung der Atembreite

Messung des Thoraxumfangs bei tiefster Inspiration und Exspiration. Wir unterscheiden 3 Arten von Messungen:
1) **Brustatmung:** Messstelle unter der Achselhöhle bei herabhängenden Armen. Umfangsdifferenz ca. 8 cm.
2) **Obere Flankenatmung:** Messstelle bei Frauen unterhalb der Brustdrüse, bei Männern oberhalb der Mamillarlinie. Umfangsdifferenz ca. 9 cm (◘ Abb. 8.1 a, b).
3) **Untere Flankenatmung:** Messstelle am unteren Brustkorbrand. Umfangsdifferenz ca. 11 cm.

8.1 Thoraxuntersuchung im Sitzen: Atmung

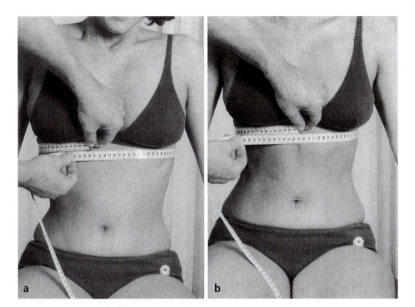

Abb. 8.1a,b. Messung der Atembreite. **a** Inspiration, **b** Exspiration

Normalbefund
Atembewegungen und Rippenbeweglichkeit seitengleich, Wechselspiel zwischen Brust und Bauchatmung.
Inspiration. Hebung des Brustkorbs und Vergrößerung der unteren Thoraxapertur nach ventral und lateral.
Exspiration. Senkung des Brustkorbs und Abflachung der Bauchwölbung durch Kontraktion der Bauchmuskeln und Innervation der Rippensenker (Intercostales interni und die Gruppe der sekundären Exspirationsmuskeln). Die Rippen gehen in ihre Ausgangsstellung zurück.
Das Normalmaß der Atembreite beträgt mindestens 5–6 cm.
In der Regel ist die Messung der oberen Flankenatmung ausreichend.

Pathologische Befunde

Behinderte bzw. schmerzhafte Inspiration
Ein- oder doppelseitiger Schmerz bei tiefer Inspiration bei:
1) Rippenblockierung in Exspirationsstellung (primäre Rippenblockierung),
2) Wirbelblockierung in der BWS (sekundäre Rippenblockierung).

Behinderte bzw. schmerzhafte Exspiration
Ein- oder doppelseitiger Schmerz bei tiefer Exspiration bei:
1) Rippenblockierung in Inspirationsstellung (primäre Rippenblockierung),
2) Wirbelblockierung in der BWS (sekundäre Rippenblockierung).

Schmerzhafte Behinderung von Inspiration und Exspiration
1) Entzündliche oder tumoröse Pleuraprozesse,
2) Perikarditis.

Schmerzlose Behinderung von Inspiration und Exspiration
Kommt vor bei Morbus Bechterew durch Versteifung der Rippenwirbelgelenke.

Schmerzlose Exspirationsbehinderung
Ursachen:
1) Bronchialasthma,
2) Emphysem.

Thoraxwandschmerzen ohne Atembehinderung

Bei blockierter Fehlstellung von Brustwirbelkörpern können Thoraxwandschmerzen ohne Atembehinderung auftreten. Bei lange bestehenden BWS-Blockierungen sind aber auch zusätzliche Rippenblockierungen möglich. Die sog. Interkostalneuralgie ist oft keine echte Neuralgie, sondern meist durch eine **primäre oder sekundäre Rippenblockierung** verursacht.

2 Aktive und passive Rumpfbewegungen in 3 Ebenen (Regionaldiagnostik)

> **2 Aktive und passive Rumpfbewegungen in 3 Ebenen** (Regionaldiagnostik)
>
> **Bewegungsprüfung**

Etagenweise Beweglichkeitsprüfung in BWS (und LWS) in 3 Ebenen bei fixiertem Becken.

Ausgangsstellung und Ausführung sowie Befunde wie bei LWS-Untersuchung, s. S. 126.

3 Palpation Thoraxgelenke

> **3 Palpation Thoraxgelenke** (Segmentdiagnostik)
> **Palpation in Ruhe**
> 3.1 Sternale und kostale Synchondrosen (Sternokostalgelenke 2–7), Costae fluctuantes (◘ Abb. 8.2, 8.3)
> 3.2 Kostotransversalgelenke (◘ Abb. 8.4)
> 3.3 Segmentale Muskulatur
> **Palpation in Bewegung**
> 3.4 Segmentweise Beweglichkeitsprüfung der BWS und des zervikothorakalen Übergangs (◘ Abb. 8.5–8.8)
> 3.5 Segmentweise Beweglichkeitsprüfung der Rippen (◘ Abb. 8.9–8.11)

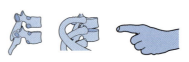

Palpation in Ruhe
3.1 Sternale und kostale Synchondrosen (Sternokostalgelenke 2–7), Costae fluctuantes (◘ Abb. 8.2, 8.3 a, b, 8.26)

Die **Palpation auf Druckschmerz** erfolgt bimanuell und wird im Seitenvergleich gewertet. Es handelt sich um eine **Orientierungsuntersuchung**. Bei unklaren Befunden sollte auch in Rückenlage untersucht werden (s. E/Thorax/3.1, S. 305).

Ausgangsstellung. Aufrechte Sitzhaltung. Der U steht hinter dem P, dieser lehnt sich leicht an den U an.

Ausführung. Die **Palpation** erfolgt segmentweise am Sternumrand, **an den Sternokostalgelenken 2–7** (◘ Abb. 8.2), **an den Rippenknorpelgrenzen, am Processus xiphoideus** (◘ Abb. 8.3 a) sowie an den Spitzen der freistehenden **11. und 12. Rippe** (Costae fluctuantes, ◘ Abb. 8.3 b).

8.1 Thoraxuntersuchung im Sitzen

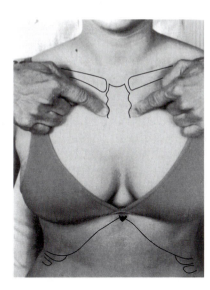

◻ **Abb. 8.2.** Palpation der Sternokostalgelenke 2–7

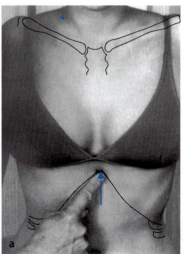

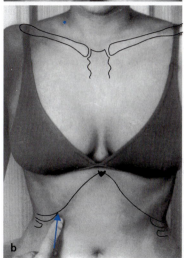

◻ **Abb. 8.3. a** Palpation des Processus xiphoideus, **b** der Costae fluctuantes

Normalbefund

Die Palpation der Rippenansätze ist schmerzfrei. Die federnde Palpation des Processus xiphoideus nach ventral, dorsal und lateral ist schmerzfrei und unbehindert.

▸ Pathologische Befunde

1) **Druckschmerz an den Rippenansätzen** bei Rippenblockierung.
2) **Erheblicher Druckschmerz des Processus xiphoideus** manchmal bei Fehlbildungen, Traumen und Erkrankungen der inneren Organe (reflektorisch: z. B. Herz, Magen, Duodenum, Galle), evtl. auch bei Blockierung der 7. Rippe und des 7. Brustwirbels.

3.2 Kostotransversalgelenke
(◻ **Abb. 8.4 a–c, 8.10, 78.11**)

Funktionell gehört die Palpation der BWS-Segmente (◻ Abb. 8.4 a, b) und der Rippengelenke (◻ Abb. 8.4 c) zusammen. **Bei Fehlstellungen und/oder Blockierungen von Brustwirbelkörpern** folgt die zugehörige Rippe entweder der Synchronbewegung des Rippenverbandes, was zu Spannungen und Schmerzen im zugehörigen Kostovertebral- und Kostotransversalgelenk führt, oder sie folgt durch Blockierung in diesen Gelenken den Bewegungen des Brustwirbelkörpers, was **zu sekundären Funktionsstörungen im Rippenverband** und somit zu Beschwerden an den Interkostalverbindungen führen kann (**sekundäre Rippenblockierung**).

Bei normaler Stellung und Beweglichkeit des Brustwirbels kann die **Rippe primär**, z. B. traumatisch, **in eine Fehlstellung in In- oder Exspiration kommen (primäre Rippenblockierung)**.

In beiden Fällen entstehen atmungsabhängige Schmerzen.

1) Palpation der Kostotransversalgelenke
(◘ Abb. 8.4 c)

Als Beispiel wurde die Untersuchung der rechten Kostotransversalgelenke gewählt.

Ausgangsstellung. Der P legt den Arm der zu untersuchenden (rechten) Seite auf die andere (linke) Schulter (im Bild nicht dargestellt).

Ausführung. Der U steht neben dem P auf der nicht untersuchten (linken) Seite und fixiert diese gegen seinen Körper. Dann umfasst er den Thorax des P von vorn und fixiert damit dessen Ellenbogen und Oberarm. Weiter zieht er das linke **Schulterblatt soweit wie möglich nach vorn.** Hierdurch werden Kapsel und Ligamente der **Rippen-Wirbel-Gelenke in eine gewisse Vorspannung gebracht.** Der Patient atmet jetzt tief ein, wodurch eine weitere Spannung im Kapselbandapparat der Kostotransversalgelenke erzielt und meist auch das Tuberculum costae sichtbar wird.

Die **Palpation** erfolgt **durch einen starken und möglichst kleinflächigen Druck** von Daumen- oder Zeigefingerspitze **in nicht ganz sagittaler Richtung,** d. h. etwas mehr nach lateral. Die übrige Hand ist frei zur evtl. Mithilfe bei der Kompression oder Bewegungsführung.

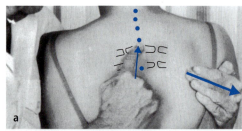
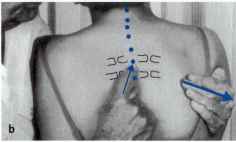
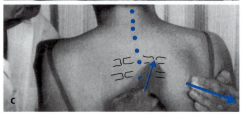

◘ **Abb. 8.4a–c.** Tast- und Druckpalpation der Wirbelbogengelenke und Kostotransversalgelenke. **a, b** BWS-Gelenke: **a** Wirbelbogengelenke, **b** Proc. spinosi; **c** Kostotransversalgelenke

> **Normalbefund**
> Praktisch schmerzfreie Palpation (Seitenvergleich).

▸ Pathologische Befunde
Primäre Rippenblockierung
Der **Palpationsschmerz** tritt meist in folgender Reihenfolge auf:
1) Kostotransversalgelenk,
2) Interkostalschmerz,
3) Sternokostalgelenk.

Die BWS-Gelenke sind frei!

Sekundäre Rippenblockierung
Der **Palpationsschmerz** tritt in folgender **Reihenfolge** auf:
1) BWS-Gelenke,
2) Kostotransversalgelenke,
3) bei langem Bestehen evtl. auch Interkostalschmerz.

Keine oder geringe Schmerzhaftigkeit an den Sternokostalgelenken.

Die **Rippenblockierung** verursacht häufig **Thoraxwandschmerzen** mit nur geringen Atembeschwerden.

> **Differenzialdiagnose.** Muskelansatzschmerzen des Pectoralis major und minor an Humerus, Klavikula, Sternum, Rippen und Processus coracoideus (s. E/Thorax/3.1.4, S. 306).

8.1 Thoraxuntersuchung im Sitzen

2) Palpation der 1. Rippe (◘ Abb. 10.39, S. 395)

Ausführung. Das 1. Kostotransversalgelenk wird nach Verschieben des oberen Trapeziusrandes nach dorsal von oben her palpiert, unter leichter Neigung des Kopfes zur untersuchten Seite (zur **Entspannung der Skaleni**) und/oder wenn es die HWS erlaubt – Drehung des Kopfes zur untersuchten Seite, bis sich der Dornfortsatz des 1. BWK mitbewegt, was zu einer Dorsaldrehung des Querfortsatzes führt und damit zu einer **Traktion im Kostotransversalgelenk**. Der **Palpationsimpuls** geht nach kaudal **in Richtung des gegenüberliegenden Hüftgelenks,** und zwar synchron mit der Ausatmung (◘ Abb. 10.38, S. 394).

Geprüft wird:
- Seitengleicher Stand der 1. Rippe,
- Schmerzempfindlichkeit und Beweglichkeit des Gelenks.

Siehe auch: Palpationskreis Schultergürtel (◘ Abb. 10.33 a, b, S. 391).

> **Normalbefund**
> Geringe, fast schmerzfreie **Federung** des Gelenks.

> **Pathologischer Befund**
> **Blockierter Hochstand der 1. Rippe** entsteht meist durch brüske Aufwärtsbewegungen des Schlüsselbeins (durch das Ligamentum costoclaviculare) oder langdauernde Arbeiten »über Kopf«.

3.3 Segmentale Muskulatur

Palpiert wird auf Tonussteigerung, Hartspann, Myogelosen und Schmerzhaftigkeit (Irritationszonen).

Palpation in Bewegung
3.4 Segmentweise Beweglichkeitsprüfung der BWS (◘ Abb. 8.5 a–d, 7.6 a–e)

Ausgangsstellung. Aufrechte Sitzhaltung. Die Hände des P sind im Nacken gefaltet, die Unterarme stehen möglichst in der Sagittalebene. Die LWS wird jeweils in eine Gegenkrümmung zur getesteten Bewegungsrichtung in der BWS eingestellt (1).

Ausführung. Der Thorax des P wird von ventral umfasst und nacheinander in Ventral- und Dorsalflexion, in Lateralflexion und Rotation gebracht (2). Die Palpation der Dornfortsätze erfolgt bei Ventral- und Dorsalflexion von dorsal (◘ Abb. 8.5 a, b); bei Lateralflexion, z. B. beim Rechtsneigen (◘ Abb. 8.5 c), wird von der neigungsabgewandten Seite (Konvexseite) die Begleitrotation palpiert. In der gleichen Weise wird auch die reine Rotationsbewegung getastet, z. B. die Linksrotation (◘ Abb. 8.5 d).

Der **Kombinationstest für Lateralflexion und Begleitrotation** (Konvergenz-Divergenz-Test, ◘ Abb. 8.6) wird aus der gleichen **Ausgangsstellung** vorgenommen. Alternative Armhaltungen und die **Ausführung** wurden bei der Untersuchung der LWS im Sitzen beschrieben (s. B/LBH/3.3, S. 132).

◘ Abb. 8.6 a zeigt die Rechtsrotation infolge Divergenzbewegung in den linken Wirbelbogengelenken bei Rechtsseitneigen in Ventralflexion. ◘ Abb. 8.6 b zeigt die gleiche Rechtsrotation des getesteten Wirbels infolge Konvergenzbewegung in den linken Wirbelbogengelenken bei Linksseitneigen in Dorsalflexion. Die ◘ Abb. 8.6 d und e zeigen **die gleiche Seitneigung nach rechts bei Ventral- (d) und Dorsalflexion (e). Hierbei wechselt die Begleitrotation von der Rechts- in die Linksrotation und ist daher bei dieser Bewegung am besten zu tasten.**

> Bei einer hochreichenden Lordosierung kann die Begleitrotation der unteren Brustwirbel u. U. gegensinnig zur Seitneigung, d. h. wie in der LWS verlaufen, und zwar dann, wenn die Gleitflächen der Wirbelbogengelenke nicht mehr ventral, sondern etwas dorsal zur Frontalebene geneigt stehen.
> Die Bewegungsmöglichkeiten in den Wirbelbogengelenken der BWS zeigt ◘ Abb. 8.7 a, b.

Beweglichkeitsprüfung des zervikothorakalen Übergangs (C6–Th3) (◘ Abb. 8.8 a–d)

Ausgangsstellung. Ebenfalls aufrechte Sitzhaltung. Die Hände sind aber nicht im Nacken gefaltet, sondern hängen locker herab.

Ausführung. Der Kopf wird so von der Ventralseite umfasst, dass sich die Stirn am Oberarm des U

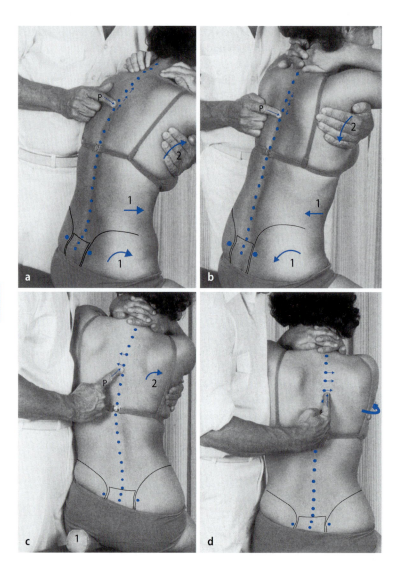

Abb. 8.5a–d. Segmentweise Beweglichkeitsprüfung. **a** Ventralflexion, Einstellung der LWS in Lordose durch Vorkippen des Beckens auf den Sitzbeinhöckern (1). Palpation der Divergenzbewegungen an den Dornfortsätzen der BWS (2). **b** Dorsalflexion, Rückkippen des Beckens zur Kyphosierung der LWS (1), Palpation der Konvergenzbewegungen in der BWS (2). **c** Lateralflexion: Einstellung der LWS in Gegenkrümmung zur Testbewegung durch Unterlegen eines Polsters (1), Palpation der Begleitrotation (2) der Seitneigung, **d** Rotation

abstützt und dessen Hand breitflächig auf dem Nacken liegt und diesen stabilisiert. Aus dieser Stellung wird der Kopf des P unter gleichzeitigem leichten Transversalschub in die gleiche Richtung in die Ventral- und Dorsalflexion bewegt (Abb. 8.8 a, b), danach in die Lateralflexion (Abb. 8.8 c) und die Rotation (Abb. 8.8 d). Die Palpation der Bewegungsausschläge erfolgt in der gleichen Weise wie oben beschrieben.

Die aktive Rotation C6–Th4 kann auch durch beidhändige Palpation des Dornfortsatzes getastet werden (Abb. 9.17, S. 329). Obwohl die Bewegungsausschläge im Thorakalbereich geringer sind, ist die Palpation der Bewegung durch die langen Dornfortsätze (Hebelarme) gut möglich. Die **Dornfortsätze** liegen nicht wie in der LWS fast auf der gleichen Höhe wie der zugehörige Querfortsatz. Sie müssen jeweils wesentlich höher getas-

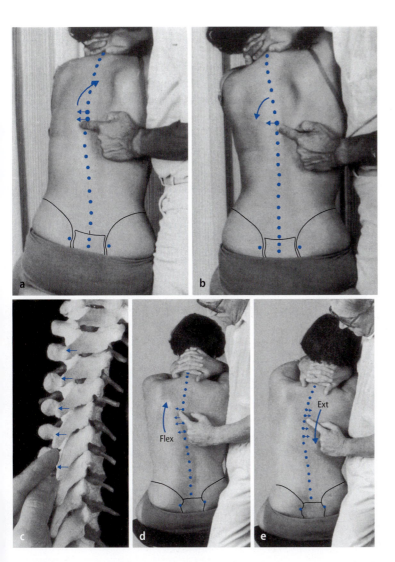

Abb. 8.6a-e. Kombinationsbewegung in: **a** Ventralflexion-Rechtsseitneigung und Rechtsrotation. **b** Dorsalflexion – Linksseitneigung und Rechtsrotation. **c** Palpation der Begleitrotation am Dornfortsatz. **d, e** Palpation der vollen Wirbelrotation bei gleicher Seitneigung nach rechts von der Ventralflexion in die Dorsalflexion

tet werden als die Dornfortsatzspitze, und zwar im Segment:

Th1–Th4 – 2 Querfingerbreiten (des P) höher),
Th5–Th9 – 3 Querfingerbreiten höher,
Th10–Th12 – 2 Querfingerbreiten höher.

Partner zur rotationsabgewandten Seite (z. B. bei Linksrotation nach rechts).

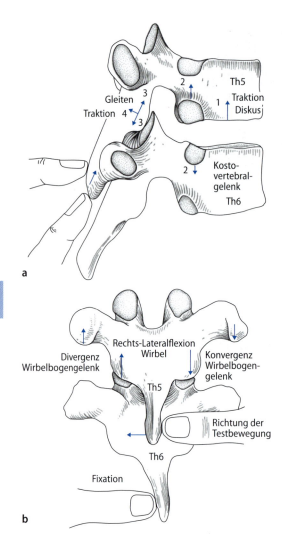

Abb. 8.7a. **1** Wirbelkörperbewegung. **2** Gleiten Kostovertebralgelenke, **3** Gleiten Wirbelbogengelenk, **4** Traktion Wirbelbogengelenk. **b** Gleitbewegungen bei Lateralflexion und Rotation

Normalbefunde

Die Bewegungsausschläge sind im BWS-Bereich deutlich geringer als in der LWS. Die Ursachen hierfür liegen in der geringeren Bandscheibenhöhe der BWS-Segmente und der relativen Stabilisierung des Thorax durch die Rippen.

1) **Ventralflexion** (Abb. 8.5 a und 8.8 a) Die benachbarten Dornfortsätze entfernen sich voneinander.
2) **Dorsalflexion** (Abb. 8.5 b und 8.8 b) Die benachbarten Dornfortsätze nähern sich einander.
3) **Lateralflexion** (Abb. 8.5 c und 8.8 c) Der obere Wirbel rotiert gleichsinnig zur Neigungsseite (d. h. bei Rechtsseitneigen nach rechts). Der obere Dornfortsatz rotiert dabei zur neigungsabgewandten Seite und wird von dort (von links) palpiert.
4) **Rotation** (Abb. 8.5 d und 8.8 d) Der obere Dornfortsatz rotiert etwas mehr als sein kaudaler.

Normalbefund

Bewegungsausschläge der BWS-Segmente (Abb. 3.14, S. 38)

Ventralflexion und Dorsalflexion:
— Allmählich abnehmende Beweglichkeit von Th1 bis Th8/Th9.
— Starke Beweglichkeitszunahme von Th9 bis L1.

Lateralflexion und Rotation:
— Allmählich abnehmende Beweglichkeit von Th1 bis Th5/Th6.
— Stärker zunehmende Beweglichkeit von Th6 bis Th8.
— Allmähliche Beweglichkeitszunahme von Th9 bis L1.
— Alle Wirbelbewegungen sind schmerzfrei und unbehindert.

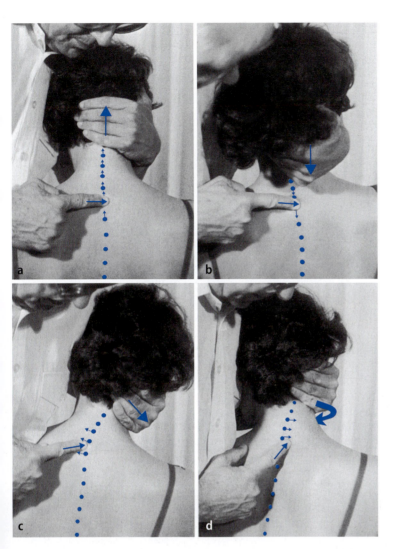

Abb. 8.8a–d. Segmentweise Beweglichkeitsprüfung im zervikothorakalen Übergang. **a** Ventralflexion, **b** Dorsalflexion, **c** Lateralflexion, **d** Rotation

3.5 Segmentweise Beweglichkeitsprüfung der Rippen (»Harfe«) (◘ Abb. 8.9 a, b, 8.10, 8.11)

Testung der Eimerhenkel- und Lateralbewegungen.

Die »Harfe« nach Terrier besteht in einer Aufspreizung der Zwischenrippenräume durch Seitneigung des Thorax. In dieser Stellung können Blockierungen der Rippen besser beobachtet und palpiert werden.

Ausgangsstellung (◘ Abb. 8.9 a). Entspannte Sitzhaltung. **Beispiel: Teststellung zur Palpation der linksseitigen Rippen.** Der U steht hinter dem P. Sein rechter Fuß steht neben der rechten Körperseite des P auf dem Untersuchungstisch.

Der P lehnt sich mit der rechten Thoraxseite über den Oberschenkel des U und wird dadurch in eine Rechtsseitneigung gebracht, was zur Aufspreizung der linksseitigen Rippenpartien führt.

Sein linker Arm ist eleviert, der flektierte Ellenbogen liegt über der Schläfe und wird von der rechten Hand des U fixiert.

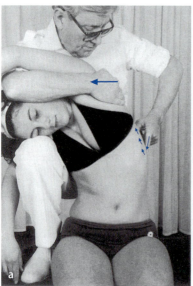
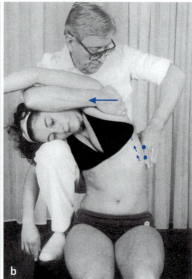
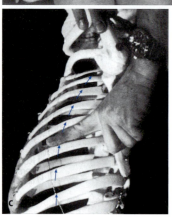

Abb. 8.9a–c. Palpation der Rippenbeweglichkeit. Die »Harfe« (Terrier)
a Teststellung und Palpation der Rippen bzw. Interkostalräume, **b, c** Fixation der unteren Rippe für therapeutische Zwecke (Mobilisation)

Ausführung. Die Rippenbewegung wird durch weitere passive Seitbeugung des Thorax und mit Hilfe der Atmung verstärkt.

Die Palpation erfolgt mit dem Zeigefinger der linken Hand **in der vorderen oder hinteren Axillarlinie** (Abb. 8.9 a, b). Es können auch mehrere Interkostalräume zugleich palpiert werden, indem man die Finger spreizt und je eine Fingerkuppe in einen Interkostalraum legt. In dieser Ausgangsstellung kann die Rippe auch zu therapeutischen Zwecken fixiert werden (Abb. 8.9 b, c).

Untersucht wird:
1) **Gleiche Weite der Zwischenrippenräume (Rippenstellung).**
2) **Tastbarkeit und Schmerzempfindlichkeit der (stumpfen) Ober- und (schärferkantigen) Unterränder der Rippen.**
3) Asynchrone, behinderte und/oder endgradig **schmerzhafte Beweglichkeit der Rippen.**

Normalbefund

1) Stellung der Rippen
Gleiche Abstände zur oberen und unteren Nachbarrippe. Engste Zwischenräume um die 6. Rippe, nach kranial und kaudal nehmen die Abstände zu.

2) Schmerzempfindlichkeit der Rippen
Sie wird geprüft durch Abtasten der Ober- und Unterkanten der Rippenkörper. Normalerweise ist die Oberkante mehr stumpf und die Unterkante scharfkantig. Beide sind nicht druckempfindlich.

3) Beweglichkeit der Rippen
Bei Atembewegungen und beim Aufspreizen der Rippen durch Seitneigung des Thorax bewegen sich alle Rippen synchron im Verband mit den Nachbarrippen, d. h. die Interkostalräume erweitern sich in gleichem Umfang (Abb. 8.10, 8.11). Dazu müssen die **Gleitbewegungen in den Kostotransversalgelenken unbehindert** sein.

4) Interkostalmuskulatur
Kein Druckschmerz, keine Verspannungen.

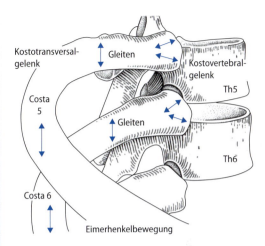

Abb. 8.10. Beweglichkeit der Rippen in den Rippen-Wirbelgelenken bei In- und Exspiration

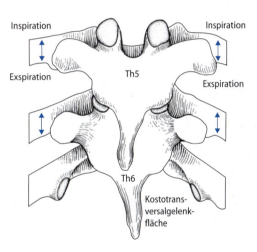

Abb. 8.11. Eimerhenkelbewegung der Rippen

Pathologische Befunde

1) **Inspirationsblockierung (d. h. Blockierung in Exspirationsstellung).** Die blockierte Rippe steht nicht mittelständig zwischen den Nachbarrippen. Der Abstand zur unteren Nachbarrippe ist kleiner als zur oberen.
   Die **obere stumpfe Rippenkante** ist durch leichte Innenrotation im Kostotransversalgelenk **besser tastbar und schmerzempfindlich.** Die Beweglichkeit bei tiefer Inspiration ist vermindert und evtl. endgradig schmerzhaft.
   Die oberste bewegungsbehinderte Rippe ist die **Schlüsselrippe (Greenman).** Sie muss zuerst behandelt (mobilisiert) werden.

2) **Exspirationsblockierung (Blockierung in Inspirationsstellung).** Die blockierte Rippe steht nicht in Mittelstellung zwischen den Nachbarrippen. Der Abstand zur oberen Nachbarrippe ist kleiner als zur unteren.
   Die **untere scharfe Rippenkante** ist durch leichte Außenrotation im Kostotransversalgelenk **besser tastbar** und oft schmerzempfindlich. Die Beweglichkeit bei tiefer Exspiration ist vermindert und endgradig schmerzhaft.
   Die **unterste** bewegungsbehinderte Rippe ist die zuerst zu behandelnde »**Schlüsselrippe**«.

Rippenuntersuchung in Entlastungsposition s. D/Rippen/3.3 (untere Rippen), S. 302, und E/Thorax/3.2 u. 3.3 (obere Rippen), S. 306 und 307.

4 Translatorische Gelenktests

> 4 Translatorische Gelenktests
> 4.1 Beidhändige Kompression des Thorax in der Frontalebene (◘ Abb. 8.12 a)
> 4.2 Beidhändige Kompression des Thorax in der Sagittalebene (◘ Abb. 8.12 b)

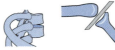

4.1 Beidhändige Kompression des Thorax in der Frontalebene (◘ Abb. 8.12 a)

Zur Prüfung von Schmerz und Bewegungsbehinderung in den Rippengelenken.

Die Kompression in der hinteren Axillarlinie übt einen **Druck auf die Kostovertebralgelenke und einen Medialschub in den Kostotransversalgelenken** aus. Wird die Kompression mehr in die vordere Axillarlinie verlegt, geht die Kompressionswirkung mehr in die Sternokostalgelenke.

Ausgangsstellung. Zwanglose Sitzhaltung.

Ausführung. Beide Hände umfassen breitflächig den Thorax und üben einen federnden Schub nach medial aus.

4.2 Beidhändige Kompression des Thorax in der Sagittalebene (◘ Abb. 8.12 b)

Die Thoraxkompression bewirkt jetzt eine **Kompression der Kostotransversalgelenke**.

Ausführung. Eine Hand fixiert von dorsal den Thorax, die andere Hand führt am Ende der Ausatmung eine leichte federnde Kompression auf das Brustbein aus, oder die beiden Thoraxhälften werden getrennt komprimiert.

> **Normalbefund**
> Schmerzlose federnde Kompression in beiden Ebenen.

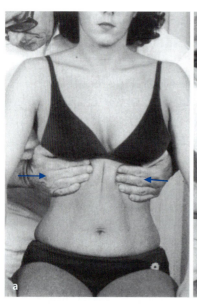
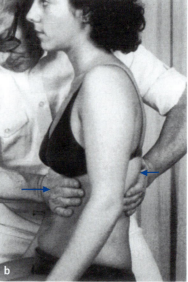

◘ Abb. 8.12a,b. Thoraxkompression. **a** Frontal, **b** sagittal

❯ Pathologische Befunde

Resistenz und Schmerzhaftigkeit finden sich bei:
1) **blockierten Rippen,**
2) **Rippenfrakturen** (traumatische und Spontanfrakturen),
3) **entzündlichen Prozessen** der Rippengelenke.

8.2 Thoraxuntersuchung (BWS und Rippen) in Bauchlage

1	Inspektion	

2	**Aktive Bewegungen: Atembewegungen** (Tiefatmung) (Regionaldiagnostik)	**Bewegungsprüfung**

3	**Palpation Thoraxgelenke** (Segmentdiagnostik)
	Palpation in Ruhe
3.1	Palpationskreis Thorax dorsal
	Palpation in Bewegung
3.2	Rippenbewegungen und Interkostalräume

 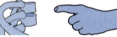

4	**Translatorische Gelenktests**
4.1	BWS-Segmente
4.2	Skapula

5	**Muskeltests Schulterblattfixatoren** (Trapezius, Pars transversa und Rhomboidei)

Dieser Untersuchungsblock ist erforderlich, wenn sich die Untersuchung im Sitzen als nicht ausreichend erwiesen hat.

Die Palpation und translatorischen Gelenktests der BWS werden meist zusammen mit denen der LWS vorgenommen. Auch hier ist eine **leicht kyphosierte Lagerung der gesamten Wirbelsäule** erforderlich.

1 Inspektion

| 1 | Inspektion | |

Siehe **Inspektion des Thorax im Sitzen**, (S. 276).

2 Aktive Bewegungen: Atembewegungen (Tiefatmung) (Regionaldiagnostik)

| 2 | Aktive Bewegungen: Atembewegungen (Tiefatmung) (Regionaldiagnostik) | Bewegungs-prüfung |

Die aktive Tiefatmung kann durch Inspektion und/oder Palpation untersucht werden.

3 Palpation Thoraxgelenke (Segmentdiagnostik)

3	Palpation Thoraxgelenke (Segmentdiagnostik) **Palpation in Ruhe**	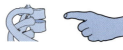
3.1	Palpationskreis Thorax dorsal (◘ Abb. 8.13–8.16) **Palpation in Bewegung**	
3.2	Rippenbewegungen und Interkostalräume (◘ Abb. 8.17)	

Palpation in Ruhe
3.1 Palpationskreis Thorax dorsal (◘ Abb. 8.13)

1) BWS-Segmente (»Schmerzrosette« an den Dornfortsätzen) (◘ Abb. 8.14 a, b)

Untersuchungstechnik, Normalbefund und pathologische Befunde wie bei Palpation der LWS (s. C/LBH-Region/3.3, S. 153).

Besonderheiten gegenüber der Palpation der LWS-Segmente
Die **Druckpalpation in ventraler Richtung** (◘ Abb. 8.14 a) verursacht einen **Traktionsimpuls im kranialen und einen Kompressionsimpuls im kaudalen** Wirbelbogengelenk durch eine Minimalbewegung des Wirbels in der Sagittalebene.

Die **Druckpalpation** der Dornfortsatzspitze in **kranialer Richtung** (◘ Abb. 8.14 b) ergibt einen Traktionsimpuls in der Bandscheibe und **paralleles Divergenzgleiten in den kaudalen Wirbelbogengelenken**.

2) Wirbelbogengelenke und Querfortsätze (◘ Abb. 8.15 a)

Die Palpation erfolgt auf einer Linie ca. 1 cm beiderseits neben der Dornfortsatzlinie. Es ist zu beachten, dass die Dornfortsatzspitze eines Wirbels jeweils 2–3 Querfinger tiefer steht als die Querfort-

8.2 Thoraxuntersuchung in Bauchlage

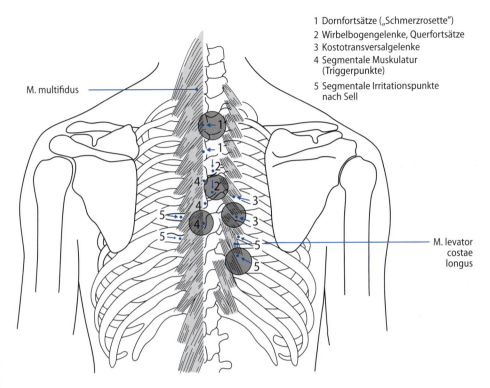

1 Dornfortsätze („Schmerzrosette")
2 Wirbelbogengelenke, Querfortsätze
3 Kostotransversalgelenke
4 Segmentale Muskulatur (Triggerpunkte)
5 Segmentale Irritationspunkte nach Sell

M. multifidus

M. levator costae longus

Abb. 8.13. Palpationskreis Thorax dorsal

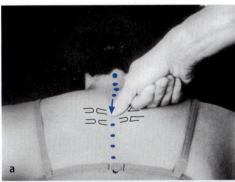

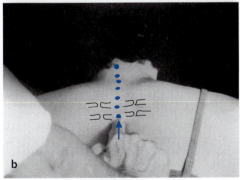

sätze, d. h. bei Palpationsschmerz eines Dornfortsatzes liegen die zugehörigen Wirbelbogengelenke und Rippen-Wirbel-Gelenke bei

Th1–Th4   2 cm (2 Querfinger) höher,
Th5–Th9   3 cm (3 Querfinger) höher,
Th10–Th12 2 cm (2 Querfinger) höher

als die Dornfortsatzspitze. Die Querfortsätze werden mit der von Zeige- und Mittelfinger gebildeten Gabel palpiert. Der Palpationsimpuls erfolgt durch die andere Hand (Abb. 8.15 a).

Über den Wirbelbogengelenken finden sich bei Blockierungen kleine (1–2 cm^2 große), stark druckschmerzhafte Zonen. Diese trophischen Veränderungen und Muskelverspannungen beruhen nach Ansicht von **Maigne** entweder auf einer periartikulären Reaktion um das Wirbelbogengelenk **(Irritationszonen)** oder auf einer Reizung des hinteren Spinalnervenastes. Die Druckschmerzzonen sind in

Abb. 8.14a,b. BWS-Segmente (Schmerzrosette). **a** Druckpalpation am Dornfortsatz nach ventral, **b** nach kranial

HWS und BWS gut zu tasten, in der LWS und bei akutem Muskelhartspann sind sie sehr schwer zu finden (vgl. auch 3.1.5, S. 295).

3) Kostotransversalgelenke (◘ Abb. 8.15 b)

Sie **werden direkt lateral vom Erector trunci** in einem Abstand von ca. 3–5 cm von der Dornfortsatzreihe **getastet.** Schmerzhaftigkeit der Gelenke kann durch Fehlstellung oder Gelenkblockierungen des Rippen-Wirbel-Gelenks selbst oder der BWS-Gelenke des gleichen Segments (primäre oder sekundäre Rippenblockierung) hervorgerufen werden. Sie sollte Anlass sein, auch ohne Vorliegen von Atembehinderungen die Palpation der Rippenbewegung und Interkostalräume vorzunehmen sowie die translatorische Beweglichkeit der Rippen-Wirbel-Gelenke in Rückenlage (s. E/Thorax/4.1, S. 308) zu überprüfen.

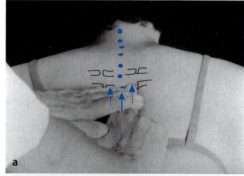

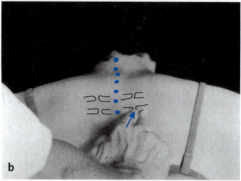

◘ **Abb. 8.15a.** Palpation der Querfortsätze. **b** Palpation der Kostotransversalgelenke

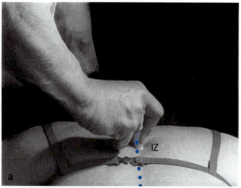

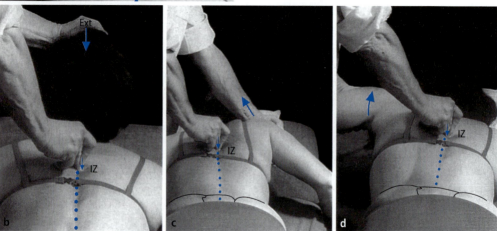

◘ **Abb. 8.16a–d.** Untersuchung der Irritationspunkte. **a** Palpation in Ruhe, **b** bei Retroflexion, **c, d** bei Rotation der BWS

4) Muskuläre und neurale Triggerpunkte

Hartspann der segmentalen Muskulatur und **Myotendinosen** durch nozizeptive Afferenzen aus den Wirbelsegmenten und/oder dem Intestinum finden sich, ebenso wie in der LWS, **im Bereich blockierter Wirbelsegmente.** Sie dürften zum größten Teil mit den segmentalen Irritationszonen identisch sein. **Die viel selteneren neuralen Triggerpunkte (eingeklemmte Rr. dorsales der Spinalnerven) liegen** in der oberen BWS und im HWS-Bereich **1 cm neben der Mittellinie,** in der unteren BWS eine Handbreit neben der Mittellinie (vgl. S. 48, Muskeluntersuchung).

5) Segmentale Irritationspunkte nach Sell (◘ Abb. 8.16 a-d)

Es handelt sich um die bereits beschriebenen (S. 12 und 149) linsengroßen, druckschmerzhaften Gewebeverhärtungen, die sich bei bestimmten Bewegungen des betroffenen Wirbelsäulenabschnitts verschlimmern, d. h. schmerzhafter werden können, während die entgegengesetzte Bewegungsrichtung eine Besserung hervorruft, was als Hinweis für die Behandlungsrichtung angesehen wird.

Die spezielle Irritationszonendiagnostik in der BWS verläuft im Prinzip in gleicher Weise wie an der LWS.

Ausführung. Die paraspinösen Irritationspunkte werden vom Tastfinger direkt neben dem Dornfortsatz eingehend **in der Tiefe ca. 1 Querfinger lateral der Dornfortsatzreihe** als Verspannung der tiefen Rückenmuskeln palpiert (◘ Abb. 8.16 a) **und auf Rotations- bzw. Flexionsempfindlichkeit** durch entsprechende Kopfbewegungen (◘ Abb. 8.16 b) oder Rotationsbewegungen des Schultergürtels **überprüft** (◘ Abb. 8.16 c, d).

Die **Irritationspunkte** der Kostotransversalgelenke werden ebenfalls (ca. 2 Querfinger) lateral vom Processus spinosus in der oben beschriebenen Weise, jedoch entlang dem Rippenverlauf von lateral her unter dem Erector trunci aufgesucht. **Die funktionelle Irritationszonendiagnostik bedient sich in diesem Fall der Rippenbewegungen bei Inspiration und Exspiration,** um die beschriebenen strukturellen Veränderungen der Irritationspunkte zu palpieren.

Palpation in Bewegung
3.2 Rippenbewegungen und Interkostalräume (◘ Abb. 8.17 a, b)

Ausführung. Der U steht am Kopfende des Untersuchungstisches, legt die leicht gespreizten Finger beider Hände in die Interkostalräume und überprüft die seitengleiche Rippenbewegung von kaudal nach kranial. Es werden die Normalatmung und die aktive Tiefatmung getestet.

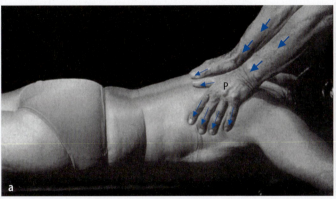
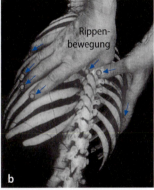

◘ Abb. 8.17a,b. Palpation der Interkostalräume und Rippenbewegungen. Federung der Kostotransversalgelenke

> **Normalbefund**
>
> 1) Gleiche **Weite der Interkostalräume** beiderseits. Die engsten Interkostalräume befinden sich in Höhe der 6. Rippe. Sie nehmen nach kranial und kaudal jeweils an Weite zu.
> 2) **Keine Druckempfindlichkeit** der (stumpfen) Oberkanten und der (scharfkantigen) Unterränder der Rippen.
> 3) Das **Ausmaß der Rippenbewegung** beim Ein- und Ausatmen nimmt etwa vom mittleren BWS-Bereich an nach kranial ab. Die Rippenbewegung ist seitengleich.
> 4) Seitengleicher Tonus. Keine Druckempfindlichkeit der Interkostalmuskeln.

4 Translatorische Gelenktests

> 4 Translatorische Gelenktests
> 4.1 BWS-Segmente (Abb. 8.18)
> 4.2 Skapulabewegungen (Abb. 8.19, 8.20)

4.1 BWS-Segmente (Abb. 8.18 a-c)

Untersuchungstechnik, Normalbefund und pathologische Befunde wie bei LWS-Segmenten (s. C/LBH-Region/4.1, S. 157). Aufgrund des Verlaufs der Gelenkflächen tritt jedoch in der BWS im Gegensatz zur LWS keine Kompression der Gelenkfacetten auf der Seite der Rotation und keine Traktion auf der rotationsabgewandten Seite auf, sondern ein **translatorisches Seitgleiten in beiden Wirbelbogengelenken**. Es werden wieder, wie in der LWS, die kaudalen und kranialen Nachbargelenke des fixierten Wirbels getestet (Abb. 8.18 a, b zeigen die Ausführung des Tests, c die Teststellung und Wirbelbeweglichkeit am Skelettmodell).

4.2 Skapula (Abb. 8.19, 8.20 a–e)

Es handelt sich um **Schultergürteltests, die bei der Untersuchung im Sitzen nicht vorgenommen werden können.**

Durch **passive Bewegungen der Skapula** auf dem Thorax wird folgendes geprüft:
1) Gleitfähigkeit auf dem Thorax,
2) Beweglichkeit im Akromioklavikulargelenk,
3) Dehnungsempfindlichkeit der Muskelansätze an der Skapula.

Ausgangsstellung. Entspannte Bauchlage in leichter Kyphosierung. Die Arme liegen innenrotiert neben dem Rumpf.

Ausführung. Der U steht an der Seite des zu untersuchenden Schulterblatts in Höhe des Beckens. Er umfasst mit der einen Hand (bei Testung der rechten Skapula mit der rechten Hand) von ventral und kranial die Schulter des P, so dass dessen Oberarm auf seinem Unterarm ruht. Die andere Hand liegt mit dem Daumen am unteren Pol und mit dem Zeigefinger am medialen Rand des Schulterblatts (Abb. 8.19). Dann wird das Schulterblatt mit der kranialen Hand nach kaudal geschoben, wobei sich **die kaudale Hand passiv am unteren Angulus zwischen** Schulterblatt und Thorax schiebt.

Auf diese Weise kann das Schulterblatt vom Thorax abgehoben werden und die Muskelinsertionen sowie ein Teil des Subscapularis palpiert werden.

Findet sich hierbei ein pathologischer Befund: Schmerz und/oder Bewegungseinschränkung, dann werden gleich anschließend alle Schultergürtelbewegungen im skapulothorakalen Gelenk geprüft.

8.2 Thoraxuntersuchung in Bauchlage

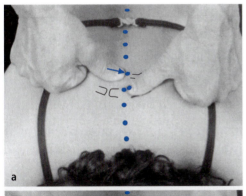

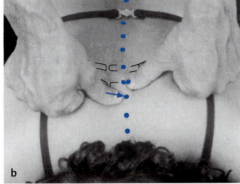

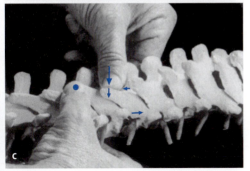

Abb. 8.18a-c. Translatorische Gelenktests der BWS-Segmente

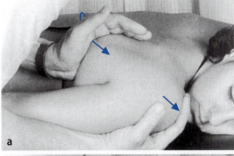

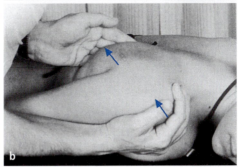

Abb. 8.19a,b. Skapulabeweglichkeit. a kaudalkranial, b kranialkaudal. Bei pathologischem Befund Testung aller Schultergürtelbewegungen in **Seitenlage**

In Seitenlage (Abb. 8.20 a–e):
Bewegungsrichtungen, Abduktion (lateral) und Adduktion (medial) (Abb. 8.20 a–b), Heben (kranial) und Senken (kaudal) (Abb. 8.20 c), Außenrotation (des Angulus inferior) und Innenrotation ((Abb. 8.20 d, e).

Siehe auch Schultergürteluntersuchung, S. 400 (Abb. 10.46 a–e, S. 401).

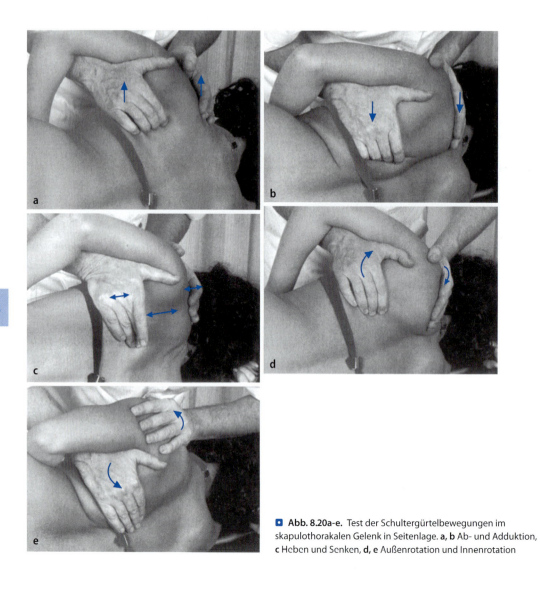

Abb. 8.20a-e. Test der Schultergürtelbewegungen im skapulothorakalen Gelenk in Seitenlage. **a, b** Ab- und Adduktion, **c** Heben und Senken, **d, e** Außenrotation und Innenrotation

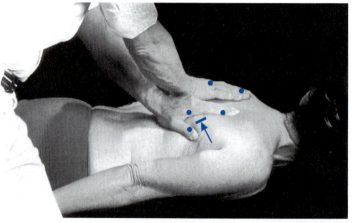

Abb. 8.21. Widerstandstest der Schulterblattfixatoren

5 Muskeltest

> **5 Muskeltests**
> Schulterblattfixatoren (Trapezius, Pars transversa und Rhomboidei)
> (◘ Abb. 8.21)

Schulterblattfixatoren (Trapezius, Pars transversa und Rhomboidei) (◘ Abb. 8.21)
Dieser Ergänzungstest zur Schultergürteluntersuchung wird nur relativ selten erforderlich sein.

Ausgangsstellung. Wie bei 4.2 (Skapulabewegungstest, ◘ Abb. 8.20 a, b).

Ausführung (◘ Abb. 8.21). Die beiden Hände des U liegen über Kreuz von kaudal her am unteren Schulterblattwinkel des P mit dem Zeigefinger am medialen und mit dem Daumen am lateralen Schulterblattrand, der Handteller stützt sich auf dem Thorax ab und gibt aus dieser Position Widerstand gegen die Adduktions- und Innenrotationsbewegung der Schulterblätter.

8.3 Thoraxuntersuchung (BWS und Rippen) in Seitenlage

> **3 Palpation Thoraxgelenke in Bewegung**
> (Segmentdiagnostik)
> 3.1 Segmentweise Beweglichkeitsprüfung der BWS
> 3.2 Segmentweise Beweglichkeitsprüfung des zervikothorakalen Übergangs (C 6–Th 3)
> 3.3 Segmentweise Beweglichkeitsprüfung der unteren Rippen

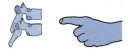

Die Untersuchungsschritte 1, 2, 4 und 5 entfallen.
In Seitenlage wird nur die Segmentbeweglichkeit der BWS und der unteren Rippen palpiert.

3 Palpation Thoraxgelenke in Bewegung (Segmentdiagnostik)

> 3 Palpation Thoraxgelenke in Bewegung (Segmentdiagnostik)
> 3.1 Segmentweise Beweglichkeitsprüfung der BWS (◘ Abb. 8.22)
> 3.2 Segmentweise Beweglichkeitsprüfung des zervikothorakalen Übergangs (C 6–Th 3) (◘ Abb. 8.23)
> 3.3 Segmentweise Beweglichkeitsprüfung der unteren Rippen (◘ Abb. 8.24, 8.25)

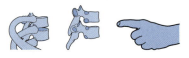

3.1 Segmentweise Beweglichkeitsprüfung der BWS (◘ Abb. 8.22 a–e)

Sie wird fast ausschließlich im Zusammenhang mit einer LWS-Untersuchung durchgeführt. Die Untersuchung der BWS ist in der Regel leichter im Sitzen durchzuführen. Eine Untersuchung im Liegen kann bei Bettlägerigen erforderlich werden.

Ausgangsstellung. Der P faltet die Hände im Nacken (zum Schutz der HWS). Der Rumpf liegt am Tisch- bzw. Bettrand und ist leicht am Körper des U fixiert. Hüft- und Kniegelenke sind etwas gebeugt.

Ausführung
Sagittalebene: Dorsalflexion (◘ Abb. 8.22 a, b). Der Kopf und die Arme des P werden von unten so umfasst, dass diese auf dem Unterarm des U liegen. Die segmentweise Testung wird unter zunehmender Lordosierung mit Transversalschub nach dorsal, von kranial nach kaudal fortschreitend durchgeführt. Der **Tastfinger palpiert die Konvergenzbewegung von 2 benachbarten Dornfortsätzen** zueinander, wobei der Tastfinger das Hypomochlion (Drehpunkt der Segmentbewegung) darstellt.

Sagittalebene: Ventralflexion (◘ Abb. 8.22 c, d). Lagerung und Tastfinger wie zuvor. Der Rumpf des P wird jetzt unter zunehmender Kyphosierung segmentweise nach ventral von kranial nach kaudal fortschreitend, bewegt. Der **Tastfinger palpiert die Divergenzbewegung der anliegenden Dornfortsätze.** Die Lateralflexion erfordert ein Anheben des Rumpfes und kann besser und genauer im Sitzen untersucht werden. Deshalb wird im Liegen nur die **(Begleit)-rotation** untersucht.

Transversalebene: Rotation (◘ Abb. 8.22 e). Der P liegt in »labiler Seitenlage«. Arme wie zuvor oder vor der Brust gekreuzt (»Pharaonenhaltung«). Der Kopf ruht auf einem flachen Polster, Hüft- und Kniegelenke sind leicht gebeugt. **Schultergürtel und Thorax werden segmentweise nach dorsal rotiert.** Der Tastfinger liegt zwischen den Dornfortsätzen oder auf der tischnahen (rotationsabgewandten) Seite der Dornfortsätze des Bewegungssegments (wie ◘ Abb. 7.55 a, S. 174).

> **Normalbefund**
> **Bewegungsausmaße:** Geringe Beweglichkeit in allen BWS-Segmenten.
> **Ventral- und Dorsalflexion:** Beweglichkeitsabnahme bis Th 9, Beweglichkeitszunahme bis Th 12.
> **Rotation:** Beweglichkeitsabnahme bis Th 5, dann nach kaudal wieder Zunahme.
> (Vergleiche auch B/Thorax/3.4, S. 283).
> 1) **Dorsalflexion:** Die benachbarten Dornfortsätze nähern sich einander.
> 2) **Ventralflexion:** Die benachbarten Dornfortsätze entfernen sich voneinander.
> 3) **Rotation:** Der obere Dornfortsatz rotiert etwas mehr als sein kaudaler Partner zur rotationsabgewandten Seite. Im Wirbelbogengelenk der Rotationsseite kommt es enggradig zu einem druckmindernden Traktionsimpuls.

8.3 Thoraxuntersuchung in Seitenlage

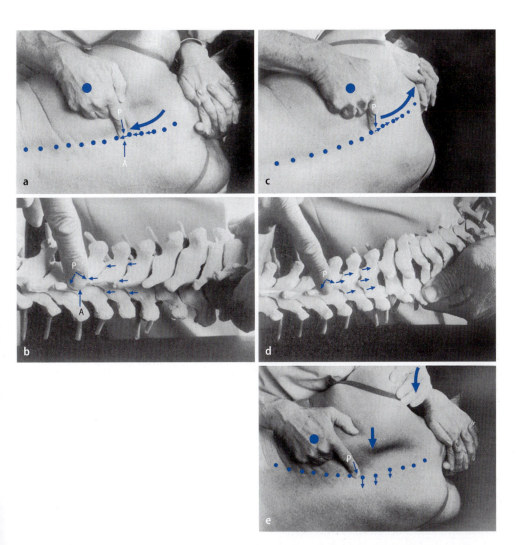

Abb. 8.22a–e. Segmentweise Beweglichkeitsprüfung der BWS. **a, b** Dorsalflexion, **c, d** Ventralflexion, **e** Rotation

❯ Pathologischer Befund

Verminderte oder vermehrte Beweglichkeit in einem oder mehreren Segmenten im Vergleich zu den Nachbarsegmenten.

3.2 Segmentweise Beweglichkeitsprüfung des zervikothorakalen Übergangs (C 6–Th 3) (◘ Abb. 8.23 a–d)

Ausgangsstellung. Lagerung wie bisher. Die Arme des P sind über der Brust gekreuzt oder (zur Fixation der HWS) im Nacken gefaltet.

Ausführung. Mit einer Hand werden Hinterkopf und Nacken des P umfasst. Der Kopf ruht auf dem Unterarm des U, die Stirn liegt dem Oberarm an (»Lipstick«technik). Aus dieser Ausgangsstellung werden die **Ventralflexion** (◘ Abb. 8.23 a), **Dorsalflexion** (◘ Abb. 8.23 b) **mit leichtem Transversalschub nach dorsal,** ferner die Lateralflexion (◘ Abb. 8.23 c) und Rotation (◘ Abb. 8.26 d) ausgeführt.

Der Tastfinger liegt – wie bei den entsprechenden Tests in der BWS – jeweils zwischen 2 Dornfortsätzen und registriert die Beweglichkeit im Vergleich zu den Nachbarsegmenten. Die Befunde werden bei leichter Traktion der WS nach kranial-

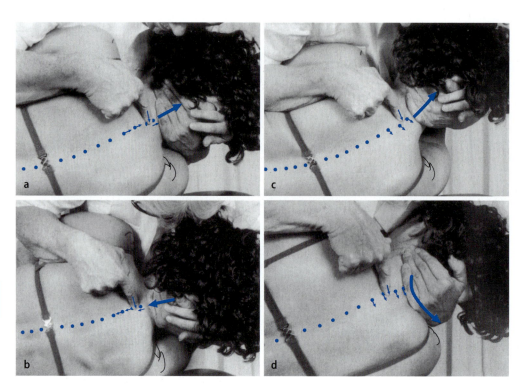

Abb. 8.23a–d. Segmentweise Beweglichkeitsprüfung des zervikothorakalen Übergangs. **a** Ventralflexion, **b** Dorsalflexion, **c** Lateralflexion, **d** Rotation

dorsal deutlicher. Bei Hypermobilität in der mittleren HWS wird eine bessere Führung erreicht, wenn der P die Hände im Nacken faltet und die HWS dadurch zusätzlich fixiert. Bei dieser Ausgangsstellung werden dann die Ellenbogen des P umfasst.

Normalbefund

Bewegungsausmaße:
Ventral- und Dorsalflexion: Starke Abnahme der Beweglichkeit von C 6 bis Th 1, geringe Beweglichkeit zwischen Th 1 und Th 3.
Lateralflexion und Rotation. Starke Beweglichkeitsabnahme von C 7 bis Th 3 (durch die hier ansetzenden Rippen).

Pathologischer Befund

Verminderte Beweglichkeit in einem oder mehreren Segmenten mit oder ohne Bewegungsschmerz.

3.3 Beweglichkeitsprüfung der unteren Rippen (6.–12. Rippe) (Abb. 8.24 a, b, 8.25 a–c)

In der Seitenlage werden die Eimerhenkel- und Lateralbewegungen der mittleren und unteren Rippen untersucht. Die oberen Rippen werden in Rückenlage untersucht (siehe Rückenlage Thorax: Abb. 8.27 a, b).

Ausgangsstellung. Labile Seitenlage. Tischnahe Hand des P unter dem Kopf, tischnahes Bein gebeugt, das andere Bein ist gestreckt. Mit einem flachen **Kissen unter dem Thorax** werden die zu testenden Rippen etwas aufgespreizt. Der U steht am Kopfende auf der Ventral- oder Dorsalseite des P.

Ausführung. Mit der einen Hand wird der über den Kopf ausgestreckte, im Ellenbogen leicht gebeugte, oben gelegene Arm des P am Schultergelenk gefasst. Der Oberarm liegt dabei auf dem Unterarm des U. **Am Ende der Einatmung wird der Arm nach**

8.3 Thoraxuntersuchung in Seitenlage

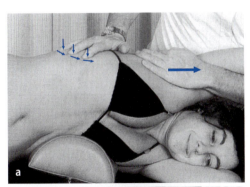

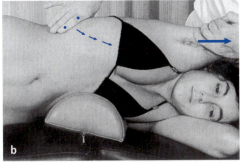

Abb. 8.24a,b. Beweglichkeitsprüfung der unteren Rippen. **a** Palpation der Rippen und Interkostalräume. **b** Fixation der unteren Rippen bei der Therapie (Mobilisation)

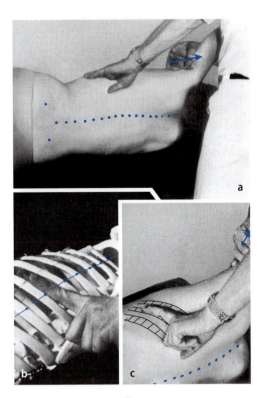

Abb. 8.25a–c. Palpation der Interkostalräume und Rippenränder

kranial gezogen. Dadurch erfolgt eine weitere, jetzt **passive Aufspreizung der Zwischenrippenräume,** die getestet wird (Abb. 8.24 a, b). Dieser Armzug wird für jeden Zwischenrippenraum wiederholt. Der **Tastfinger** liegt im **Zwischenrippenraum** in der vorderen oder hinteren Axillarlinie (Abb. 8.25 a–c). Bei der Ausatmung tastet der Finger die Verschmälerung der Interkostalräume. Am Ende der Ausatmung prüft der längs dem Rippenrand angelegte Finger, ob eine weitere passive Bewegung der Rippe nach kaudal möglich ist.

Normalbefund
1) Verbreiterung des Zwischenrippenraumes bei der Einatmung.
2) Aufwärtsbewegung der Rippen bei der Einatmung.
3) Schmerzfreie passive Weiterbewegung der Rippen durch den Armzug nach kranial.
4) Umgekehrte Befunde bei der Ausatmung.

Pathologische Befunde
1) Schmerzhafte Resistenzen bei der Rippenbewegung.
2) Ungleiche Zwischenrippenräume.
3) Bewegungseinschränkung einer oder mehrerer Rippen (Schlüsselrippe feststellen) bei Einatmung und Armzug bzw. bei der Ausatmung.

8.4 Thoraxuntersuchung (Rippen) in Rückenlage

1 Inspektion	
2 Aktive Bewegungen: Atembewegungen (Tiefatmung) (Regionaldiagnostik)	Bewegungs-prüfung
3 Palpation der Rippen (Segmentdiagnostik) **Palpation in Ruhe** 3.1 Palpationskreis Thorax ventral **Palpation in Bewegung** 3.2 Rippenbewegungen und Interkostalräume 3.3 Segmentweise Beweglichkeitsprüfung der oberen Rippen (2.–6. Rippe)	
4 Translatorische Gelenktests 4.1 Rippengelenke 4.2 Sternoklavikular- und Akromioklavikulargelenk	
5 Muskeltest Verkürzungstest Pectoralis major	

Dieser Untersuchungsblock ist nur erforderlich, wenn die Untersuchungen im Sitzen und in Bauchlage keine ausreichende Klarheit über die Rippenbeweglichkeit und die Funktion der Sternokostalgelenke brachten.

8.4 Thoraxuntersuchung in Rückenlage

1 Inspektion

| 1 | Inspektion |

Thoraxasymmetrien, Klavikulastellung, Sternumform, epigastrischer Winkel, Thoraxorgane und Atmung werden mit den Befunden im Sitzen und in Bauchlage verglichen.

Normale und pathologische Befunde
Siehe Thorax/1 (S. 277–280).

2 Aktive Bewegungen: Atembewegungen (Tiefatmung) (Regionaldiagnostik)

| 2 | Aktive Bewegungen: Atembewegungen (Tiefatmung) (Regionaldiagnostik) |

  Bewegungsprüfung

Normalatmung und aktive Tiefatmung werden durch Inspektion und Palpation überprüft.

3 Palpation der Rippen (Segmentdiagnostik)

3	Palpation der Rippen (Segmentdiagnostik), **Palpation in Ruhe**
3.1	Palpationskreis Thorax ventral (◩ Abb. 8.26)
	Palpation in Bewegung
3.2	Rippenbewegungen und Interkostalräume (◩ Abb. 8.27)
3.3	Segmentweise Beweglichkeitsprüfung der oberen Rippen (2.–6. Rippe)

Palpation in Ruhe
3.1 Palpationskreis Thorax ventral (◩ Abb. 8.26)

Sternoklavikulargelenke und Akromioklavikulargelenke (◩ Abb. 10.34, 10.35, S. 392)
  Siehe »Palpationskreis Schultergürtel« (B/Schultergürtel/3, S. 390, und ◩ Abb. 10.33 a, b).

1. Rippensynchondrosen und Sternokostalgelenke 2–7 (◩ Abb. 8.2)
Palpation und Befunde der Rippensynchondrosen (Chondrokostal- und Chondrosternalverbindungen) wurden bei der Untersuchung im Sitzen beschrieben (s. B/Thorax/3.1, S. 280).

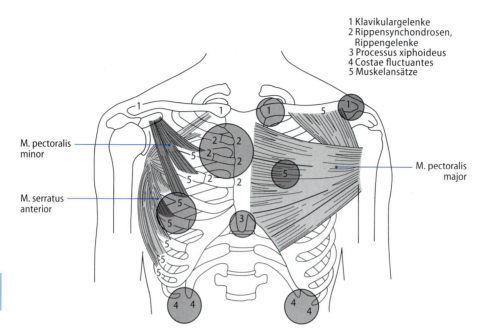

Abb. 8.26. Palpationskreis Thorax ventral

2. **Processus xiphoideus** (Abb. 8.3 a)
   Bei Druckschmerzhaftigkeit des Processus xiphoideus muss immer auch die Beweglichkeit der 7. Rippe und des zugehörigen Brustwirbels untersucht werden.
3. **Costae fluctuantes** (Abb. 8.3 b)
   Die freien Enden der 11. und 12. Rippe können bei der Palpation am vorderen Ende schmerzhaft sein. Untersucht werden müssen dann auch die zugehörigen Rippen-Wirbel-Gelenke sowie der 11. und 12. Brustwirbel.
4. **Muskelursprünge** (Abb. 8.26)
   Ursprünge der 3 großen Fächermuskeln am Thorax:
   Serratus anterior: 1–9. Rippe, in der mittleren Axillarlinie.
   Pectoralis major: kaudaler Rand des medialen Drittels der Klavikula, lateraler Sternumrand und Scheide des Rectus abdominis.
   Pectoralis minor: 3.–5. Rippe, ventral von den Serratusursprüngen.
   Diese Muskelursprünge können nach Zerrungen (Überlastung, Sportverletzungen) schmerzhaft sein. In diesen Fällen muss immer eine Rippenfraktur ausgeschlossen und eine Untersuchung der Brustwirbel- und Rippengelenke durchgeführt werden.

Palpation in Bewegung

3.2 Rippenbewegungen und Interkostalräume

Es werden die Pumpenschwengel- (obere Rippen) und Eimerhenkelbewegungen (untere Rippen) getestet.

Ausgangsstellung. Entspannte Rückenlage, evtl. durch entsprechende lordosierende Lagerung. Der U steht bei dieser Palpation der Zwischenrippenräume und der Rippenbeweglichkeit am Kopfende.

Ausführung (wie Abb. 8.17 a, b**).** Die Hände werden mit gespreizten Fingern so auf die seitlichen und vorderen Thoraxpartien des P gelegt, dass jeweils 1 Finger zwischen 2 Rippen liegt und hier **vergleichend die Weite der Zwischenrippenräume, Stellung (Kanten) der Rippen und deren atemsynchrone und seitengleiche Bewegungen sowie die Spannung der Interkostalmuskulatur registrieren** kann. Die palpierenden Hände können auch von kaudal auf die oberen oder seitlichen Rippenpartien gelegt

8.4 Thoraxuntersuchung in Rückenlage

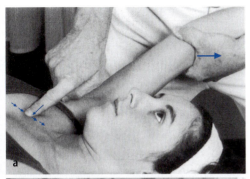

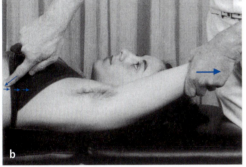

◘ **Abb. 8.27a,b.** Segmentweise Beweglichkeitsprüfung der oberen Rippen. **a** Pumpenschwengelbewegung, **b** Eimerhenkelbewegung

3.3 Segmentweise Beweglichkeitsprüfung der oberen Rippen (2.–6. Rippe)

Die BWS wird auf einen Sandsack gelagert, um die Extension und damit die Inspiration zu verstärken.

Ausgangsstellung. Entspannte Rückenlage. Der U steht am Kopfende des Untersuchungstisches und ergreift den über den Kopf gestreckten Arm des P proximal des leicht gebeugten Ellenbogengelenks, so dass sich seine Hand etwas in der Ellenbeuge abstützen kann und es beim Zug am Arm nicht zu schmerzhaften Hautreizungen kommt. Der Unteram des P wird am Körper des U fixiert.

Ausführung. Am Ende der Einatmungsphase wird ein **Zug in der Längsrichtung des Armes** ausgeführt und so die Ausdehnung des Brustkorbs, d. h. die Erweiterung der Zwischenrippenräume verstärkt und gleichzeitig mit dem Zeigefinger der anderen Hand **im Interkostalraum in der vorderen Axillarlinie segmentweise** die **Bewegung der einzelnen Rippen** palpiert.

Normale und pathologische Befunde (s. B/Rippen/3.5, S. 287 und C/Thorax/3.2, S. 292).

werden, um zu prüfen, ob sich die Rippen beider Seiten synchron bewegen oder ein **Vorlauf auf einer Seite** besteht, wobei der (relative) Vorlauf einer Seite in der Regel die **Normalfunktion** darstellt, während die **zurückbleibende Thoraxseite eine Inspirationsbehinderung** vermuten lässt, was durch segmentweise Prüfung der Rippenbewegung weiter abgeklärt werden muss.

Wie bei der Untersuchung in Bauchlage müssen die Rippenbewegungen und Interkostalräume dann einzeln palpiert werden (s. C/Thorax/3.2, S. 292).

Normale und pathologische Befunde

Siehe B/Rippen/3.5 (S. 287) und C/Thorax/3.2 (S. 292).

> Es muss erwähnt werden, dass Störungen an den obersten Rippen öfter Schulterblattschmerzen am Margo medialis oder Schulterschmerzen verursachen können.
> Läsionen der 3. Rippe können nach P. Wolff therapieresistente Schmerzen an der Außenseite des Oberarms, die bis in den Epicondylus lateralis und zum Kleinfinger ausstrahlen, verursachen.

> **Normalbefund**
> Seitengleiche schmerzfreie Bewegung der Rippen bei Inspiration und Exspiration. Kein Vorlauf einer Seite.

4 Translatorische Gelenktests

> **4 Translatorische Gelenktests**
> 4.1 Rippengelenke (◻ Abb. 8.28, 8.29)
> 4.2 Sternoklavikular- und Akromioklavikulargelenk (◻ Abb. 10.44, 10.45)

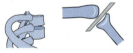

4.1 Rippengelenke (◻ Abb. 8.28 a–c, 8.29)

Ausgangsstellung. Entspannte Rückenlage. Die Arme sind über der Brust gekreuzt.

Ausführung. Der U steht an der nichtgetesteten Thoraxseite, fasst sie Schulter und dreht den P zu sich in die Seitenlage (◻ Abb. 8.28 a).

Dann legt er die **Palpationshand**, an der die Finger gestreckt sind und der Daumen dem Zeigefinger anliegt, so an die zu testende Rippe, dass die Daumenkuppe den Querfortsatz berührt, während **Daumen und Daumenballen längs auf der getesteten Rippe** liegen (◻ Abb. 8.28 a, 8.29).

Der **Thorax** wird daraufhin **wieder in Rückenlage gebracht und weiter zur Testseite gedreht**, bis das zu behandelnde Gelenk mit dem Angulus costae fast senkrecht (in der Schwerelinie) über der Hand des U steht (◻ Abb. 8.28 b). Dann wird das Körpergewicht des U sanft federnd gegen die Unterlage gedrückt (◻ Abb. 8.28 c). Der Daumen des U bewirkt dabei als Hypomochlion eine federnde Ventralbewegung der Rippe und damit eine **Distraktion vom Querfortsatz im Kostotransversalgelenk** (◻ Abb. 8.29).

Blockierungen im Kostotransversalgelenk können mit der gleichen Technik auch behandelt werden.
Untersucht werden in dieser Weise alle Rippen, die bei der generellen Bewegungsprüfung oder der Palpation eine tastbare Bewegungseinschränkung aufwiesen.

4.2 Sternoklavikular- und Akromioklavikulargelenk (◻ Abb. 10.44–10.46)

Untersuchungstechnik siehe Palpationskreis Schultergürtel (S. 390) und Gelenktests Klavikulagelenke V/IV-Schultergürtel 3 und 4 (S. 390, 397–400).

5 Muskeltest Verkürzungstest Pectoralis major (◻ Abb. 8.30)

> **5 Muskeltest**
> Verkürzungstest Pectoralis major
> (◻ Abb. 8.30)

Der einzige Muskeltest am Schultergürtel, der zuverlässig nur im Liegen durchgeführt werden kann, ist der Verkürzungstest am Pectoralis major (◻ Abb. 8.30 a, b). Da die Pectoralisverkürzung maßgeblich die Thoraxform (hängende vorgezogene Schultern, Rundrücken) mitbestimmt, wird der Test an dieser Stelle aufgeführt.

Ausgangsstellung. Entspannte Rückenlage. Der P hat den gestreckten Arm (Handfläche nach ventral und medial gerichtet) in ca. 130°-Abduktion aufwärts geführt und soll ihn auf die Untersuchungsliege legen. Ist der Pectoralis verkürzt, dann kann er den Arm in dieser Stellung meist schon nicht mehr auf die Unterlage legen, und das Muskelrelief ist gegenüber der anderen Seite deutlich angespannt.

8.4 Thoraxuntersuchung in Rückenlage

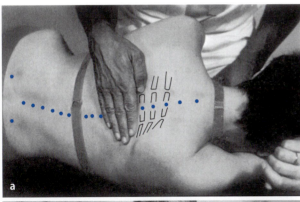

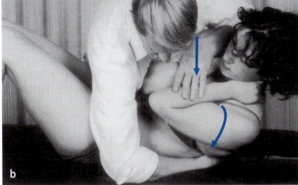

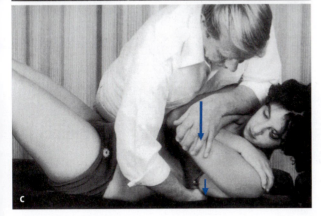

◘ **Abb. 8.28a-c.** Translatorischer Gelenktest der Kostotransversalgelenke. **a** Ausgangsstellung, **b, c** Ausführung. (Der Griff kann auch zur Mobilisation des Gelenks verwendet werden.)

Der U steht auf der zu testenden Seite und fixiert mit dem Arm, der dem P zugewandt ist, dessen Thorax so auf der Unterlage, dass es bei Dehnung des Pectoralis zu keiner Rollbewegung des Thorax zur getesteten Seite (z. B. bei fixierter Kyphose) kommt.

Ausführung. Mit der anderen Hand versucht er, den gestreckten außenrotierten **Arm des P** oberhalb des Ellenbogens **weiter tischwärts zu drücken**, und registriert, wie weit das möglich ist und ob dabei Schmerzen im Pectoralis major auftreten. Dabei muss die **Bewegungseinrichtung nach schräg oben und außen** genau eingehalten werden (Test für den **abdominalen Teil** des Muskels) (◘ Abb. 8.30 a).

Zur **Prüfung des sternalen Teils** des Pectoralis wird der **Arm in eine horizontale Stellung** von etwa 90° Abduktion gebracht (◘ Abb. 8.30 b), für den klavikulären Teil etwas tiefer. Die Außenrotation des Armes wird bei allen 3 Tests beibehalten.

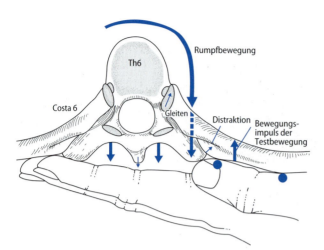

Abb. 8.29. Distraktion der Rippe vom Querfortsatz im Kostotransversalgelenk

8.4

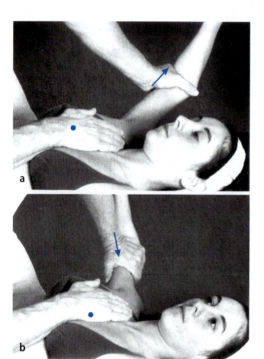

Abb. 8.30a,b. Verkürzungstest Pectoralis major. **a** pars abdominalis, **b** pars sternalis

Normalbefund

Der Arm kann aus den beschriebenen Ausgangsstellungen entweder aktiv oder durch passives Nachfedern bis auf die Unterlage gebracht werden.

❯ Pathologische Befunde

1) Der **Arm erreicht die Unterlage nicht.** Die passive Dehnung des Pectoralis verursacht **ziehende Schmerzen im Muskel** = Pectoralisverkürzung.
2) Der Arm kann über den Tischrand hinaus nach dorsal geführt werden = Hypermobilität (Hypotonie) des Muskels.

9

Halswirbelsäule, Kopf und kraniomandibuläres System (CMS)

9.1	**Untersuchung der HWS im Sitzen** – 312	
1	Inspektion – 313	
2	Aktive und passive HWS- und Kopfbewegungen in 3 Ebenen (Regionaldiagnostik) – 313	
3	Palpation der HWS in Bewegung (Segmentdiagnostik) – 316	
4	Translatorische Gelenktests – 331	
5	Muskeltests – 335	
9.2	**Untersuchung der HWS in Rückenlage** – 338	
1	Inspektion – 339	
2	Aktive und passive HWS- und Kopfbewegungen in 3 Ebenen (Regionaldiagnostik) – 339	
3	Palpation der HWS in Bewegung (Segmentdiagnostik) – 342	
4	Translatorische Gelenktests – 344	
5	Widerstandstests der Halsmuskeln – 349	
9.3	**Untersuchung des Kopfes (Sinnesorgane)** – 351	
1	Inspektion – 351	
2	Muskelfunktionstests – 352	
3	Palpationskreis Gesicht – 353	
9.4	**Untersuchung der Kiefergelenke (kraniomandibuläres System) (CMS)** – 354	Bewegungsprüfung
1	Bewegungsprüfung der Kiefergelenke – 355	
2	Passive und translatorische Gelenktests der Kiefergelenke – 359	
3	Palpation der Kiefergelenkmuskeln – 361	

9.1 Untersuchung der HWS im Sitzen

1	Inspektion

2	Aktive und passive HWS- und Kopfbewegungen in 3 Ebenen (Regionaldiagnostik)
2.1	Sagittalebene: Dorsal- und Ventralflexion
2.2	Frontalebene: Lateralflexion
2.3	Transversalebene: Rotation
2.4	Provokationstest Wirbelsegmente
2.5	Provokationstest auf Gefügelockerungen (Hypermobilität)

Bewegungsprüfung

3	Palpation der HWS in Bewegung (Segmentdiagnostik)
3.1	Beweglichkeitsprüfung Okziput/Atlas (C0/C1)
3.2	Beweglichkeitsprüfung Atlas/Axis (C1/C2)
3.3	Beweglichkeitsprüfung C2/C3
3.4	Beweglichkeitsprüfung Segmente C3–C5
3.5	Beweglichkeitsprüfung Segmente C6–Th1 (zervikothorakaler Übergang)

4	Translatorische Gelenktests
4.1	Traktion
4.2	Kompression
4.3	Gleittests der Wirbelbogengelenke

5	Muskeltests
	Widerstandstests Halsmuskeln (Synergisten)

9.1 Untersuchung der HWS im Sitzen

1 Inspektion

1	Inspektion

Form des Halses, Kopfstellung, Schädelform, Gesicht.

Befunde. s. A/Gesamtinspektion 3.5 (S. 98).

2 Aktive und passive HWS- und Kopfbewegungen in 3 Ebenen (Regionaldiagnostik)

2	Aktive und passive HWS- und Kopfbewegungen in 3 Ebenen (Regionaldiagnostik)
2.1	Sagittalebene: Dorsal- und Ventralflexion
2.2	Frontalebene: Lateralflexion
2.3	Transversalebene: Rotation
2.4	Provokationstest Wirbelsegmente
2.5	Provokationstest auf Gefügelockerungen (Hypermobilität)

  Bewegungsprüfung

Prüfung der Gesamtbeweglichkeit der HWS (Etagendiagnostik). Irritationen können auftreten an den Wirbelgelenken, den Nervenwurzeln und der A. vertebralis. Es empfiehlt sich, mit der Dorsalflexion anzufangen, da diese bezüglich Gelenkstörungen und Wurzelirritationen am aussagefähigsten ist.

Ausgangsstellung. Aufrechte Sitzhaltung.

Ausführung. Der U steht dorsal vom P und fixiert, vor allem bei den passiven Bewegungen, Thorax oder Schulter des P. Bei der passiven Rotation lehnt der P den Kopf an den Thorax des U.

2.1 Sagittalebene: Dorsal- und Ventralflexion
Dorsalflexion
— Es kommt zum **Ventralgleiten der Okziputkondylen auf dem Atlas** (Rücknicken), dann kippt der Atlas auf dem Axis nach dorsal, danach kommt es segmentweise von kranial nach kaudal zu **Konvergenzbewegungen in den Wirbelbogengelenken.** Endgradig führt die maximale Konvergenz der Gelenkfacetten zu einem knöchern bedingten Stopp und damit zur Fixierung der Gelenke.
— **Passives Nachfedern** in Endstellung durch leichten Druck auf die Stirn.
— **Endgefühl.** Hart elastisch.

Kopfrotation in Dorsalflexion findet vor allem in den Segmenten mit entspanntem Weichteilmantel unterhalb des Axiswirbels statt und lässt daher Blockierungen unterhalb des Axis deutlicher erkennen (Lewit). Die Testung kann zur Höhenlokalisation einer Störung auch etagenweise vorgenommen werden, indem man den Hals des P in der mittleren und unteren HWS jeweils mit einer Hand (Gabelgriff) umgreift und fixiert.

Ventralflexion
- **Dorsalgleiten der Okziputkondylen auf dem Atlas** (Vornicken), dann kippt der Atlas auf dem Axiswirbel nach ventral, danach erfolgt die segmentweise **Divergenzbewegung der Wirbelbogengelenke.** Die Gelenke unterhalb des Axis werden durch Bandstraffung fixiert (verriegelt).
- **Passives Nachfedern** in Endstellung durch leichten Druck auf den Hinterkopf.
- **Endgefühl.** Fest-elastisch, häufig findet sich auch eine Bewegungseinschränkung mit muskulärem Endgefühl durch Verkürzung der Nackenstrecker.

Kopfrotation in maximaler Ventralflexion findet durch die Bandstraffung und Muskelfixation in den Segmenten unterhalb des Axis vor allem in den Kopfgelenken statt. Sind diese blockiert, so ist diese Rotation nicht möglich, zumindest behindert und/oder schmerzhaft. Somit lässt sich mit Hilfe dieses Tests eine **Kopfgelenkblockierung von einer tiefer gelegenen Wirbelblockierung differenzieren** (Lewit). Starker Rotationsausfall spricht für Hypomobilität im Segment C1/C2, geringer endgradiger Ausfall für das Segment C0/C1 (Okziput/Atlas).

2.2 Frontalebene: Lateralflexion
- Die Lateralflexion wird im Seitenvergleich ausgeführt. Dabei werden die konkavseitigen Gelenke durch die Konvergenzbewegung komprimiert, die konvexseitigen durch Divergenz der Facetten entlastet. Die **konkavseitigen Foramina intervertebralia werden verkleinert.** Es tritt dabei eine leichte Rotation zur Neigungsseite auf (die sog. Begleitrotation). **Schmerzhafte Bewegungseinschränkung** bei Dorsal- und/oder Ventralflexion kann durch die Lateralflexion seitendifferenziert werden, d. h. welches der beiden Gelenke ursächlich an der Störung beteiligt ist.
- **Passives Nachfedern** in Endstellung durch Druck auf die Schläfe der Konvexseite.
- **Endgefühl.** Fest-elastisch.

2.3 Transversalebene: Rotation
- Die Rotation wird ebenfalls nach beiden Seiten hin geprüft. Die Gelenkfacetten machen Konvergenzbewegungen auf der Rotationsseite, Divergenz auf der rotationsabgewandten Seite. Gleichzeitig erfolgt eine leichte Seitneigung zur Rotationsseite.
- **Passives Nachfedern** in Endstellung: Die eine Hand des U fixiert dabei die Schulter, die andere Hand liegt auf der rotationsabgewandten Schläfe und verstärkt die endgradige Rotation.
- **Endgefühl:** Fest-elastisch.

2.4 Provokationstest Wirbelsegmente
Kombinierter Provokationstest der HWS-Strukturen in maximaler Dorsalflexion und Rotation.
- In maximaler Dorsalflexion der HWS wird eine Rotation ausgeführt.
- Auf der Seite der Rotation erfolgt dabei eine Provokation der Wirbelbogengelenke durch maximale Konvergenz und Kompression, ferner Provokation der Nervenwurzelaustritte durch maximale Verkleinerung der Foramina intervertebralia (Spurling-Test), und eventuell eine **Drosselung der A. vertebralis im Bereich der Kopfgelenke auf der rotationsabgewandten Seite.**
- Der Test kann somit Hinweise geben auf **Bandscheibenprotrusionen** und **Wirbelbogengelenkblockierungen** durch Arthrosen der Gelenke, sowie Hinweise auf Durchblutungsstörungen der A. vertebralis.

2.5 Provokationstest auf Gefügelockerungen (Hypermobilität)
Maximales Vorstrecken und Rückführen des Kopfes (Provokationstest in der Sagittalebene).
- Aufforderung an den P: Kinn vorstrecken – Kinn zurückführen »an die Binde« (»chin in«). Dadurch wird beim Vorstrecken des Kopfes eine maximale Lordosierung von C1 bis C4 und Kyphosierung von C5 bis C7 erreicht. Gegenhalt am Brustbein und Verstärkung der Bewegung durch Schub am Hinterkopf in ventraler Richtung.
- Beim Rückführen des Kopfes wird eine Kyphosierung von C1 bis C4 erzielt und eine Lordosierung von C5 bis C7. Gegenhalt in der oberen BWS und Verstärkung der Bewegung durch Druck auf die Stirn in dorsaler Richtung.
- **Endgradiger Schmerz entsteht meist bei Gefügelockerungen.**

9.1 Untersuchung der HWS im Sitzen

Normalbefunde (zu 2.1–2.5)

1. **Schmerzfreie Bewegungen** in allen Richtungen.
2. **Harmonischer Bogen** in Endstellung aller Bewegungen.
3. **Seitengleiche Bewegungsexkursionen** bei Lateralflexion und Rotation.
4. **Bewegungsausmaße** (altersabhängig): Dorsalflexion ca. 70° (Kinn-Stirn-Linie in der Horizontalebene).
   - Ventralflexion ca. 50° (Kinn kann auf das Sternum gelegt werden; evtl. Kinn-Jugulum-Abstand messen).
   - Lateralflexion ca. 40° nach beiden Seiten.
   - Rotation ca. 90° nach beiden Seiten (einschließlich der oberen BWS).
   - Unbehinderte Rotation des Kopfes in maximaler Dorsal- und Ventralflexion.
5. **Endgefühl:** Bei Ventralflexion und Lateralflexion fest elastisch (federnd), bei Dorsalflexion auch hart elastisch.

▸ Pathologische Befunde

1) **Schmerzhafte Bewegungseinschränkung in einer oder mehreren Bewegungsrichtungen.** Je schmerzhafter und hochgradiger die Bewegungseinschränkung ist und je mehr Bewegungsrichtungen im Segment betroffen sind, um so mehr ist mit einer **Beteiligung der Bandscheibe** im Sinne einer Protrusion, eines Prolapses oder entzündlichen Gelenkveränderungen zu rechnen.
Ausstrahlende Armschmerzen vom neuralgischen Typ sprechen für eine radikuläre Irritation.

2) **Verminderte Ventralflexion** kann durch Verkürzung des Lig.nuchae oder der Nackenmuskulatur oder durch eine meningeale Irritation hervorgerufen werden (Brudzinski-Zeichen).
Verminderte Dorsalflexion oder Lateralflexion wird meistens durch segmentale Blockierungen (Gelenkblockierung oder Bandscheibenprotrusion), die Lateralflexion auch durch Muskelverkürzungen [Trapezius, Skaleni (prävertebrale Muskeln)] verursacht.
Einschränkung der Kopfrotation in Dorsalflexion spricht für Blockierung unterhalb von C2, bei Ventralflexion für Blockierung in den Kopfgelenken (Lewit).

3) **Vasomotorische Störungen (Kopfschmerzverstärkung,** Schwindel, Ohrensausen, evtl. Synkopen) deuten auf eine Irritation im Bereich der A. vertebralis hin.

4) **Hirnstammsymptome (dienzephale Symptome;** besonders nach vorangegangenem Schleudertrauma) weisen nach H. D. Wolff besonders auf **Störungen im Kopfgelenkbereich** hin. Es sind: Kopfschmerzen, Schwindel, Hör- und Sehstörungen, Ohrgeräusche (Tinnitus), vegetative Dysregulationen (Störungen der Thermoregulation, des Tag- und Nachtrhythmus, der peripheren Vasomotorik), Konzentrationsschwäche, rasche Ermüdbarkeit und psychische Labilität.

5) **Schmerzlose Bewegungseinschränkung** ohne zervikale Begleitphänomene bei älteren Menschen entspricht meist einer **Alterseinsteifung** durch degenerative Prozesse (Osteochondrose, Spondylose) im Bewegungssegment. Sie sollte nur mobilisierend behandelt werden, wenn sie die Funktion zeitweilig schmerzhaft behindert.

6) **Veränderungen des harmonischen Bogens** durch Knickbildungen, Abflachungen oder Gibbusbildungen müssen palpatorisch und röntgenologisch auf ihre **Ätiologie** hin untersucht werden.

7) **Asymmetrische Bewegungsexkursionen** werden meist durch einseitige **Blockierung** der Wirbelbogengelenke hervorgerufen, können aber auch angeborene oder **erworbene Formänderungen** als Ursache haben.

8) **Endgefühl: Fest-elastisch,** meist **schmerzhaft,** mit vermehrten Bewegungsausmaßen **bei Hypermobilität.**
Weich bis fest-elastisch, **wenig schmerzhaft mit Bewegungseinschränkung,** z. B. bei **Muskelverkürzung** (oberer Trapezius, Levator scapulae) und Muskelverspannungen.
Fast hart-elastisch, stark schmerzhaft mit Bewegungseinschränkung bei reflektorischen Muskelspasmen infolge **Wirbelblockierung,** traumatischen oder entzündlichen Veränderungen.

3 Palpation der HWS in Bewegung (Segmentdiagnostik)

> **3 Palpation der HWS in Bewegung (Segmentdiagnostik)**
> 3.1 Beweglichkeitsprüfung Okziput/Atlas (C0/C1) (◘ Abb. 9.1–9.6)
> 3.2 Beweglichkeitsprüfung Atlas/Axis (C1/C2) (◘ Abb. 9.7–9.11)
> 3.3 Beweglichkeitsprüfung C2/C3 (◘ Abb. 9.12, 9.13)
> 3.4 Beweglichkeitsprüfung Segmente C3–C5 (◘ Abb. 9.14, 9.15)
> 3.5 Beweglichkeitsprüfung Segmente C6–Th3 (zervikothorakaler Übergang) (◘ Abb. 9.16–9.18)

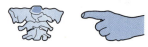

Segmentweise Bewegungsprüfung der HWS in 3 Ebenen (in Belastungsposition durch das Kopfgewicht und den Arbeitstonus der Nackenmuskulatur).

Prüfung der segmentalen Muskulatur auf reaktive Verspannungen durch Gelenkstörungen.

3.1 Beweglichkeitsprüfung Okziput/Atlas (C0/C1) (◘ Abb. 9.1–9.6)

Ausgangsstellung. Entspannte Sitzhaltung des P. Der U steht hinter dem P, so dass sich dieser leicht anlehnen kann. (Es kann auch ein Stuhl mit Rückenlehne benutzt werden.)

Stellungsuntersuchung des Atlas

Ausführung (◘ Abb. 9.1 a–d). Der Kopf des P wird mit beiden Händen so von kranial gefasst, dass die Finger nach kaudal gerichtet sind. Die Palpationsfinger (Zeige- oder Mittelfinger) liegen beiderseits im Winkel zwischen Mastoid und aufsteigendem Unterkieferast auf den Atlasquerfortsatzspitzen. **Zunächst wird die Stellung der Querfortsätze** (◘ Abb. 9.1 a–d) **und dann ihre Beweglichkeit zwischen Mastoid und Mandibula im Seitenvergleich untersucht** (◘ Abb. 9.2–9.6).

Normalbefund

Stellung der Querfortsätze: Bei symmetrischen Knochenverhältnissen steht der punktförmig zu tastende Querfortsatz beiderseits am Unterrand des Mastoids etwa in der Mitte zwischen Mastoid und Mandibula (◘ Abb. 9.1 a), meist etwas näher am Mastoid. Abweichungen hiervon können anatomisch oder funktionell bedingt sein. Ein **Tiefstand der Querfortsätze** spricht für **ausgeprägte Okziputkondylen**, während sich ein **auffälliger Hochstand oft bei Basilarimpression** findet.

Bewegungsuntersuchung

Die nachfolgend beschriebenen Tests stehen in der Reihenfolge ihrer Aussagefähigkeit.

Lateralflexion (◘ Abb. 9.2 a–d; 9.7 a)
- Mit Daumen und Kleinfingerballen beider Hände bringt der U den Kopf des P in Links- und Rechtsseitneigung. Die **Umdrehungsachse** für die Lateralflexion liegt etwa im unteren Drittel der Schädelhöhe (in Höhe der Nasenwurzel).

9.1 Untersuchung der Kopfgelenke im Sitzen

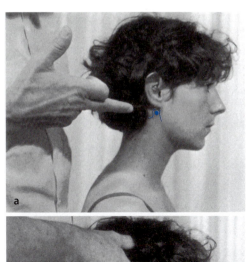
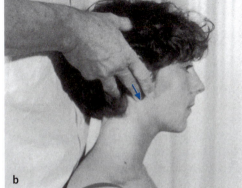
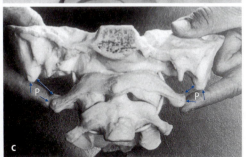
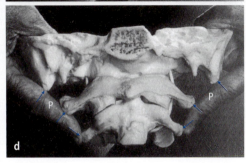

■ **Abb. 9.1a–d.** Stellungsdiagnostik am Atlas (Segment C0/C1)

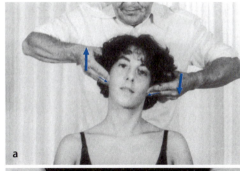
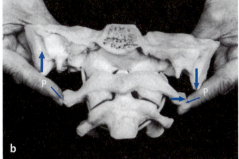
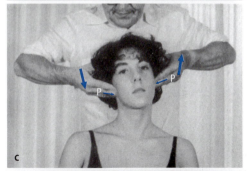
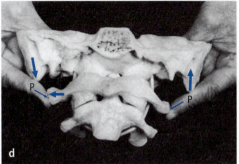

■ **Abb. 9.2a–d.** Beweglichkeitsprüfung: Lateralflexion

> **Normalbefund**
> Geringes Seitgleiten der konvexen Okziputkondylen auf den Atlasgelenkflächen zur bewegungsabgewandten Seite. Der Atlas »verschiebt« sich als Rotationseffekt relativ zur Neigungsseite. Der Querfortsatz wird dadurch auf der Neigungsseite besser tastbar.
> **Endgefühl:** Fest-elastisch.

Rotation (Kombinationsbewegung) (Abb. 9.3 a, b)
- **Ausgangsstellung.** Entspannte Sitzhaltung. Die HWS ist von C2–C7 mäßig flektiert zur ligamentären Fixierung, die Kopfgelenke (C0–C2) stehen in geringer Extension.
- **Ausführung.** Die Testung der Rotation als Teil der Kombinationsbewegung: Seitneigung und Rotation beginnt mit einer Seitneigung (hier nach rechts), die durch eine gegensinnige Rotation (hier nach links) ergänzt wird.
- Palpiert wird im Seitenvergleich das federnde Endgefühl zwischen Querfortsatz und Mastoid bei der Linksrotation des Atlas.

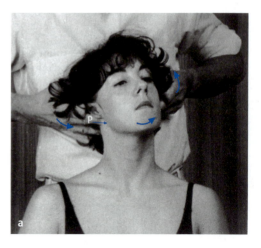

Abb. 9.3a. Kombinationsbewegung (s. auch Abb. 9.10)

Den **Rotationstest C0 auf C1 in maximaler Kopfrotation** zeigt die Abb. 9.4. Bei diesem Test wird die linksrotierte HWS unterhalb von C2 durch etwas Seitneigung nach rechts zur palpierten Seite fixiert und ebenfalls das federnde Endgefühl palpiert.

Bei der Rotationstestung C0/C1 in maximaler Kopfrotation **vergrößert sich** auf der rotationsab-

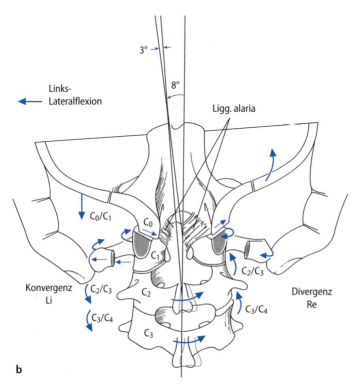

Abb. 9.3b. Gelenkmechanik in den Kopfgelenken beim Seitneigen nach links. Kombinationsbewegungen in den Segmenten C_0–C_3

9.1 Untersuchung der Kopfgelenke im Sitzen

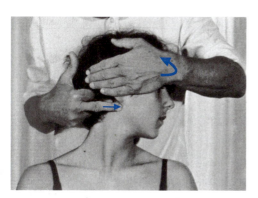

Abb. 9.4. Rotationstest in Endstellung (mit etwas Seitneigung der HWS zur palpierten Seite zur Fixierung der Segmente unterhalb C2)

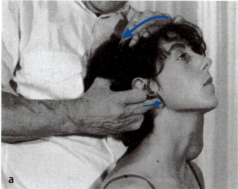

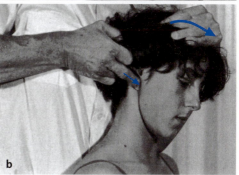

Abb. 9.5. a Dorsalflexion, **b** Ventralflexion

gewandten Seite mit einem federnden Endgefühl **der Abstand vom Querfortsatz zur Mandibula**, während er sich auf der anderen Seite **zum Mastoid hin verkleinert**, was dort palpiert wird. Dabei sollte die HWS unterhalb C_2 durch Neigung zur palpierten Seite fixiert werden.

In gleicher Weise kann die **Rotation im Segment C1/C2** (Abb. 9.10, S. 323) getestet werden, nur wird hier der Kopf mehr rotiert bei gleichzeitig nur geringer Seitneigung. Bewegungsausmaß und Endgefühl werden zwischen den Wirbelbögen von C1 und C2 (interarkual) palpiert.

Differenzialdiagnose
Bei einer Seitneigedifferenz in der oberen HWS kann die **Segmenthöhe der Störung** folgendermaßen bestimmt werden:
a) **Segment C2/C3:** Seitneigung und gleichsinnige Rotation. Palpation an der Facette C2/C3 oder am Dornfortsatz C2.
b) **Segment C1/C2:** Rotation und geringe gegensinnige Seitneigung. Palpation an den Wirbelbögen C1/C2.
c) **Segment C0/C1:** Seitneigung mit geringer gegensinniger Rotation. Palpation zwischen Querfortsatz C1 und Mastoid.

Dorsalflexion (Abb. 9.5 a)
– Der **Kopf** wird (durch Vorgleiten der Kondylen auf dem Atlas) **in Rücknickstellung** gebracht. Umdrehungsachse im unteren Schädeldrittel in der Frontalebene. Unterhalb C2 wird durch Facettenschluss oder Bandstraffung fixiert.
– Der **Palpationsfinger** liegt am Atlasquerfortsatz oder **dorsal vom Mastoid zwischen Okziput und hinterem Atlasbogen** (Abb. 9.7 a, c), wo die Bewegung zwischen den Bögen von C1 und C2 meist besser tastbar ist.

> **Normalbefund**
> Der Atlasquerfortsatz nähert sich durch die Bewegung des Okziputs beiderseits dem Mastoid und entfernt sich vom Unterkieferast. Der Bewegungsausschlag ist sehr klein, da er in unmittelbarer Nähe der Bewegungsachse getastet wird.
> **Endgefühl:** Fest-elastisch.

Ventralflexion (Abb. 9.5 b)
– Man bringt den **Kopf des P in Vornickstellung.** Das Okziput gleitet dabei mit den konvexen

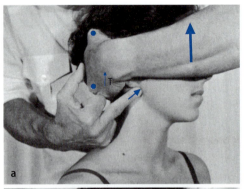

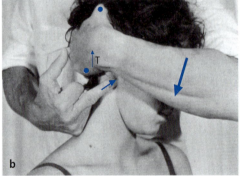

◧ **Abb. 9.6a,b.** Dorsal- und Ventralflexion C0/C1 mit anderer Handfassung

Kondylen in dorsaler Richtung. Umdrehungsachse im unteren Schädeldrittel in der Frontalebene. **Unterhalb C2 Fixation** wiederum durch Bandstraffung (Kyphosierung der HWS) oder Facettenschluss (Lordosierung).

— Die ◧ Abb. 9.6 a, b zeigt eine andere Handfassung für **Dorsal- und Ventralflexion,** mit der auch etwas Traktion möglich ist (Wickelgriff).

Normalbefund

Der Abstand zwischen Mastoid und Querfortsatz wird bei Ventralflexion beiderseits größer, zwischen Mandibula und Querfortsatz kleiner. Der Bewegungsausschlag ist auch hier wegen der Nähe der Bewegungsachse sehr klein. Bei schwacher Nackenmuskulatur kann der U bei Dorsalflexion auch die Annäherung des hinteren Atlasbogens an das Okziput und bei Ventralflexion evtl. auch die Entfernung vom Okziput tasten.

Bei schmerzhafter Bewegungseinschränkung empfiehlt sich die Grifftechnik von ◧ Abb. 9.6 a, b, bei der eine Hand des U den dorsalen Umfang des Okziput oder im Segment C1/C2 den hinteren Atlasbogen umfasst und die Bewegung führt. Die Tests in Ventral- und Dorsalflexion sind wegen der besseren Muskelentspannung oft besser im Liegen auszuführen (◧ Abb. 9.51, 9.52, S. 360).

3.2 Beweglichkeitsprüfung Atlas/Axis (C1/C2) (◧ Abb. 9.7–9.11)

Die ◧ Abb. 9.7 a, b zeigen die Gleitbewegungen im unteren Kopfgelenk.

Lateralflexion (◧ Abb. 9.8 a, b)
— Bei Lateralflexion kommt es auf der Neigungsseite zu einer Rotation des Atlas auf dem Axiswirbel nach ventral (und lateral), die am Querfortsatz des Atlas bereits bei der Seitneigung im Segment C0/C1 getastet wurde (◧ Abb. 9.2 a–d). Nach Lewit ist dieses »**Seitnicken**« im oberen Kopfgelenk noch besser **in maximaler Rotation des Kopfes** (durch Fixation der unteren HWS) am Atlasquerfortsatz zu tasten.
— **Ausgangsstellung** wie bei 3.1.
— **Ausführung.** Die palpierenden Mittelfinger liegen beiderseits auf dem Atlasquerfortsatz und tasten auf der Neigungsseite dessen Abweichen nach ventral auf dem Axiswirbel. Daumen und die übrigen Finger führen die Seitneigebewegung um eine sagittale Achse in Höhe der Nasenwurzel. Die Segmente unterhalb C2 dürfen sich dabei nicht mitbewegen.

Normalbefund

Der Atlas wird auf der Neigungsseite besser tastbar.

Rotation (◧ Abb. 9.7, 9.9, 9.10)
— **Ausgangsstellung.** Der **Axisdorn** wird vom U zwischen Daumen und Zeigefinger fixiert. Dabei stützt sich die Hand am Nacken des P ab (◧ Abb. 9.9 a, c, d).
— **Ausführung.** Der U **dreht den Kopf des P in der Längsachse der HWS,** indem er die andere Hand senkrecht auf dessen Kopf aufstellt (»**Birnchen drehen**«), und prüft, ab wann sich

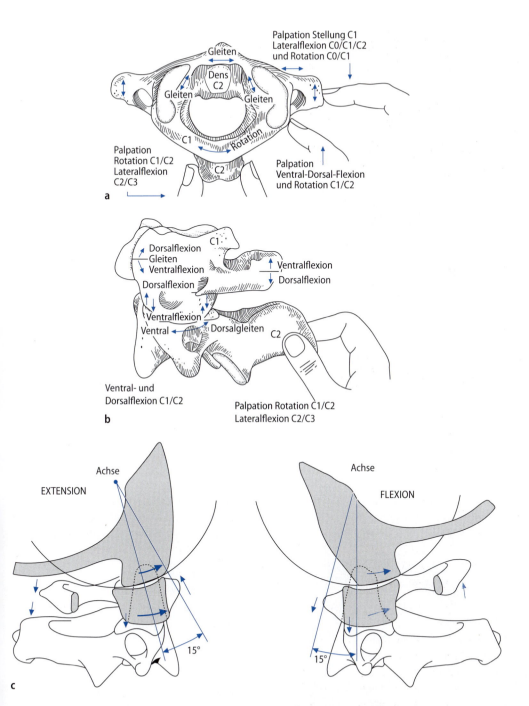

Abb. 9.7. Gleitbewegungen und Palpationsstellen an den Kopfgelenken (C0, C1, C2), **a, b** Palpationsstellen an Atlas und Axis bei Lateralflexion, Rotation, Ventral- und Dorsalflexion, **c** Gelenkmechanik in den Kopfgelenken bei Dorsal- und Ventralflexion der HWS

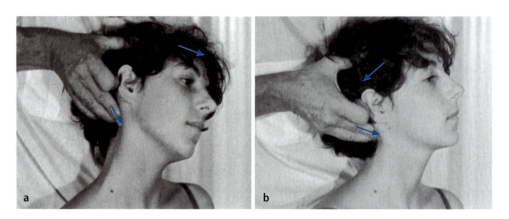

Abb. 9.8a,b. Lateralflexion C1/C2. Getastet wird die Ventralrotation des Atlas auf dem Axiswirbel auf der Neigungsseite

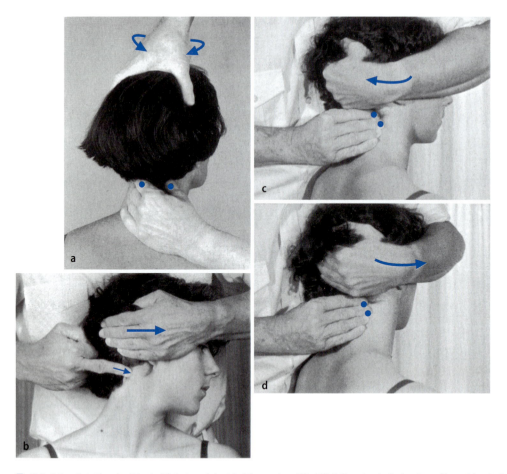

Abb. 9.9. a Rotation des Atlas bei fixiertem Axiswirbel (normal ca. 20°–25°), **b** Rotation in Endstellung: Normal ist ein federndes Endgefühl der Atlasrotation, **c, d** Rotationstest mit alternativer Handfassung

9.1 Untersuchung der Kopfgelenke im Sitzen

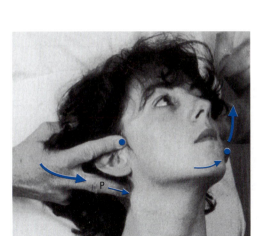

Abb. 9.10. Rotation C1/C2. Kombinationsbewegung: Rotation von C0 + C1 mit geringer gegensinniger Seitneigung (Palpation zwischen den Wirbelbögen C1 und C2)

der Axisdorn mitbewegt (◘ Abb. 9.9 a), oder wie bei der Rotationsprüfung im Segment C0/C1 (◘ Abb. 9.3 b). Das federnde Endgefühl wird dann getastet wie im Segment C0/C1, jedoch liegt der **Tastfinger längs der Wirbelbögen,** von der Gelenkfacette bis zum Dornfortsatz von C2 (◘ Abb. 9.7 a). Diese Palpation ist schwieriger. Die Handfassung auf ◘ Abb. 9.9 c, d eignet sich auch zur Therapie.

Ausführung der **Untersuchung in maximaler Kopfrotation** (◘ Abb. 9.9 b).
- Ausgangsstellung ist hierbei die maximal rotierte und leicht ventralflektierte HWS, Kopfgelenke in Extension.
- **Ausführung.** Wie bei C0/C1. Endgradige Rotation von Okziput und Atlas mit geringer Lateralflexion zur palpierten Seite und interarcuale Palpation von Bewegung bzw. Endgefühl zwischen den beiden Wirbeln.

Normalbefund
Der Axisdorn bewegt sich beiderseits erst von ca. 20–25° an bei der Rotation des Axiswirbels auf C3. Federndes Endgefühl.

Die Atlasrotation kann auch als **Kombinationsbewegung** getastet werden, die bereits bei der Bewegungsprüfung im Segment C0/C1 beschrieben wurde (S. 318, ◘ Abb. 9.3 a). Sie wird nachfolgend für das Segment C1/C2 beschrieben (◘ Abb. 9.10).
- **Ausgangsstellung.** Flektierte HWS zur Bandfixation, Kopfgelenke in geringer Extension.
- **Ausführung.** Rotation von Okziput **und** Atlas mit geringer gegensinniger Seitneigung und Palpation des federnden Endgefühls zwischen den Wirbelbögen von C1 und C2.

Ventral- und Dorsalflexion (◘ Abb. 9.11 a–c)
- Ausführung wie bei Dorsal- und Ventralflexion im Segment C0/C1 (◘ Abb. 9.5, 9.6). Der **Tastfinger liegt aber zwischen den Bögen von C1 und C2 dorsal vom Proc. mastoideus** (◘ Abb. 9.11 c). Die Tastung ist schwierig und kann meist besser im Liegen ausgeführt werden. Sie ist weniger aussagefähig als die Lateralflexion und Rotation. Die ◘ Abb. 9.11 a, b zeigen wieder die alternative Handfassung (Wickelgriff).

Normalbefund
Annäherung der Bögen zueinander bei Dorsalflexion, Entfernung bei Ventralflexion.

Blockierungen im Bereich der Kopfgelenke können erst behandelt werden, wenn evtl. vorhandene **Verkürzungen der tiefen Nackenmuskeln** durch Dehnung **beseitigt wurden.**

3.3 Beweglichkeitsprüfung Segment C2/C3 (◘ Abb. 9.12 a–e)
- **Das Segment C_2/C_3 ist sehr störanfällig.** Untersucht werden die Gleitbewegungen bei Lateralflexion, Dorsal- und Ventralflexion sowie die Kombinationsbewegungen.
- **Ausgangsstellung.** Der U steht mehr seitlich.

Ausführung
Lateralflexion C2/C3 (◘ Abb. 9.12 a–c)
- Mit der einen Hand wird der **Kopf des P in die Seitneigung** geführt (◘ Abb. 9.12 a, b).

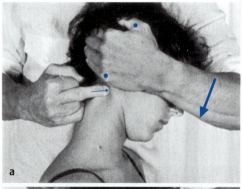

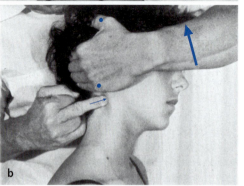

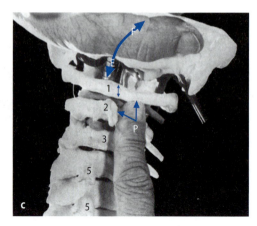

◘ **Abb. 9.11a–c.** Ventral- und Dorsalflexion C1/C2, **a, b** Ausführung des Tests, **c** Palpationsstelle an den Wirbelbögen interarcual

— Die ◘ Abb. 9.12 c zeigt die Endstellungen beim Seitneigetest C2/C3 von dorsal. Die **Begleitrotation von C2** auf C3 beim Seitneigen wird am Dornfortsatz von C2 getastet oder an der Facette wie auf ◘ Abb. 9.13 b und d.

Dorsal- und Ventralflexion

— Die ◘ Abb. 9.12 d und e zeigen die Gleitbewegungen am Knochenmodell bei Dorsal- und Ventralflexion.

Kombinationsbewegungen

— Die ◘ Abb. 9.13 a–d zeigen die **Kombinationsbewegungen** [Seitneigung und Begleitrotation in Anteflexion = Divergenz (a, b) und Retroflexion = Konvergenz (c, d)].

3.4 Beweglichkeitsprüfung Segmente C3–C5 (◘ Abb. 9.14 a–e, 9.15 a–e)

Da in den Segmenten C3–C6 Dorn- und Querfortsätze als Tastpunkte nicht zur Verfügung stehen, können die **Divergenz- und Konvergenzbewegungen** nur an den Gelenkfacetten selber getastet werden auch an beiden Wirbelbogengelenken gleichzeitig bei:

Ventral- und Dorsalflexion (◘ Abb. 9.14 a–e)
— Diese Technik kann ebenfalls für die Therapie verwendet werden.
— Dann fixiert die Palpationshand mit der Daumen Zeigefinger-Gabel den unteren Wirbel. Die **einseitige** Palpation von Divergenz- und Konvergenzbewegungen erfolgt wieder durch die

— **Kombinationsbewegungen** (◘ Abb. 9.15 a–e) Wird der Kopf schräg nach **lateral und ventral** bzw. **lateral und dorsal** geführt und gleichzeitig zur Neigungsseite rotiert, dann entstehen wieder die Kombinationsbewegungen, z. B. Lateralflexion, Rotation und Ventralflexion nach links = Divergenzbewegung im rechten Wirbelbogengelenk (◘ Abb. 9.15 a–c), Lateralflexion, Rotation und Dorsalflexion nach rechts = Konvergenzbewegung im rechten Wirbelbogengelenk (◘ Abb. 9.15 b, d). **Der Kleinfinger** der bewegenden Hand liegt über dem Bogen des zu bewegenden Wirbels. **Der Tastfinger** der

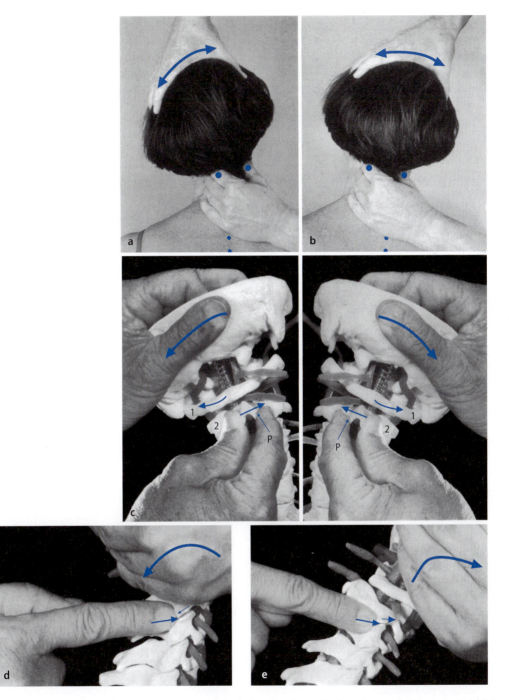

Abb. 9.12a–e. Bewegungen im Segment C2/C3. **a, b** Vergleichende Links- und Rechtsneigung, **c** Begleitrotation beim Seitneigen am Knochenmodell, **d, e** Dorsal- und Ventralflexion am Knochenmodell

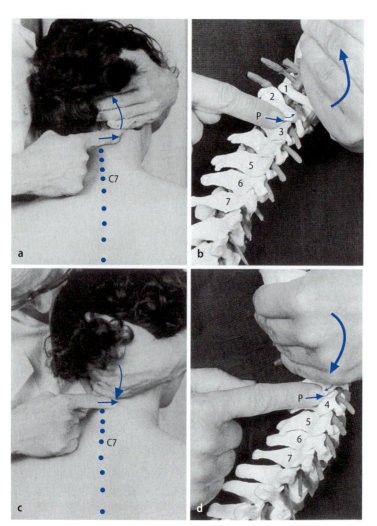

Abb. 9.13a-d. Kombinationsbewegungen im rechten Wirbelbogengelenk. **a, b** Divergenzbewegung im Segment C2/C3; **c, d** Konvergenzbewegung im Segment C3/C4

anderen Hand liegt unmittelbar darunter auf der Gelenkfacette und tastet die Bewegung des Gelenks.
- Für die Therapie fixiert die Palpationshand des Tests wieder mit der Daumen-Zeigefinger-Gabel den unteren Wirbel des zu mobilisierenden Segmentes.
- Die ◘ Abb. 9.15 e zeigt die Untersuchung der Rotation in Endstellung.

3.5 Beweglichkeitsprüfung Segmente C6–Th3 (zervikothorakaler Übergang) (◘ Abb. 9.16–9.18)

Rotation (◘ Abb. 9.17 a–c)
- Die **Rotation von C6 bis Th3** kann durch aktive Rotationsbewegungen des P und gleichzeitige Palpation der Processus spinosi **von beiden Seiten** erfolgen.

Dorsal- und Ventralflexion (◘ Abb. 9.18 a–d). Der Kopf des P wird wie bisher entweder an der Stirn gefasst mit seitlich anliegendem Unterarm (◘ Abb. 9.18 a, b) oder mit dem »Wickelgriff«, der die Bewegung vom Hinterkopf aus führt (◘ Abb. 9.18 c, d). Die Gelenkfacettenreihe wird wieder mit der

9.1 Untersuchung der HWS im Sitzen

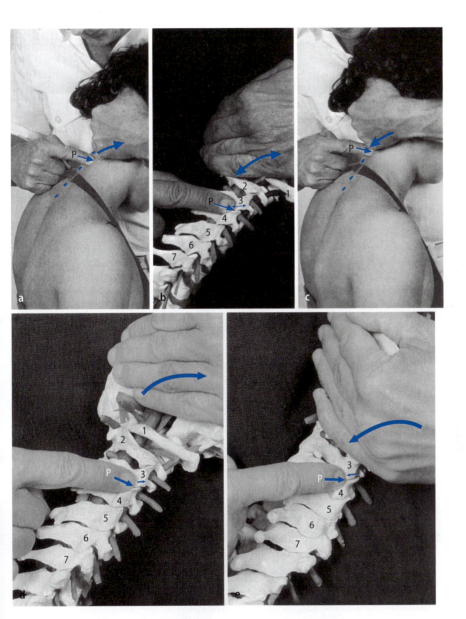

Abb. 9.14a–e. Technik für Test **und** Therapie im Segment C3/C4. **a, d** Ventralflexion, **c, e** Dorsalflexion. Die exakte Position der Mobilisationshand zeigen **a–c**

anderen Hand palpiert. Dabei soll sich die **Umdrehungsachse in Höhe des Tastfingers** befinden. Das ist bei den Konvergenzbewegungen gut möglich (◻ Abb. 9.18 a, e), bei der Divergenz (◻ Abb. 9.18 b) aber häufig nicht. Dann muss die Grifftechnik wie in ◻ Abb. 9.18 c, d verwendet werden. **Ab C5 ist** in der Regel **auch wieder die Palpation der Dornfortsätze möglich.** Mit Daumen und Zeigefinger der Tasthand können aber auch beide Gelenkreihen zugleich palpiert und bei Bewegungsstörungen durch die Lateralflexion seitendifferenziert werden.

Kombinationsbewegungen werden, wie auch in den höher gelegenen Segmenten, durch die Kombination von Lateralflexion und Rotation in Ventral- oder Dorsalflexion geprüft und an der Gelenkfläche palpiert.

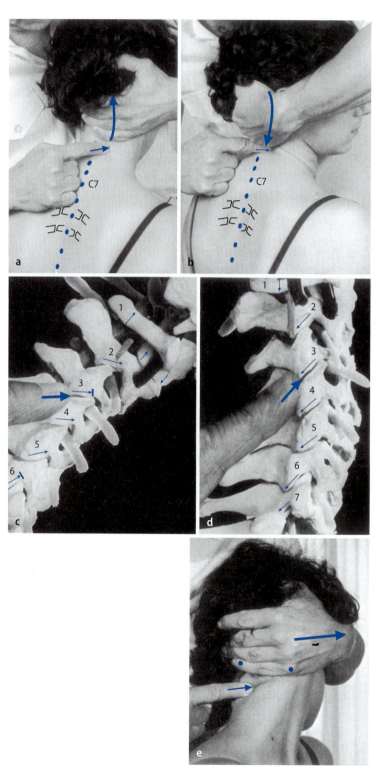

Abb. 9.15a–e. Kombinationsbewegungen (Segment C3–C5). **a, c** Divergenz und **b, d** Konvergenzbewegung des rechten Wirbelbogengelenks, **c, d** Skelettbilder der Gelenkpalpation (das Modellbild zeigt eine verminderte Beweglichkeit des Atlas und von C3 und C6 bei Divergenz), **e** Rotation in Endstellung

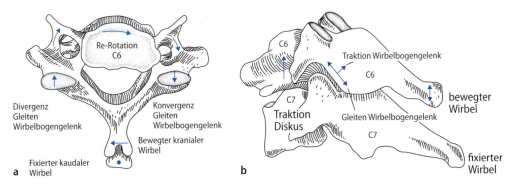

◘ **Abb. 9.16a,b.** Gleitbewegungen in den Wirbelbogengelenken C6/C7

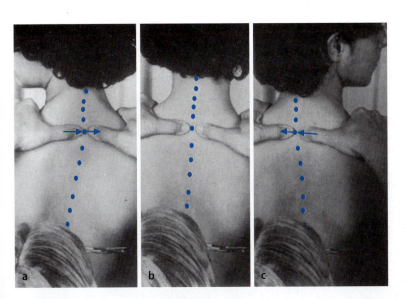

◘ **Abb. 9.17a–c.** Aktive Rotation im zervikothorakalen Übergang

Normalbefund

Normalbefunde in den Kopfgelenken: S. 316, 318, 319, 320 und 323.
Bewegungsausmaße C2–C7 (◘ Abb. 3.14), S. 38)
- Dorsal- und Ventralflexion: Zunehmende Beweglichkeit von C2 bis C5, starke Beweglichkeitsabnahme von C5 bis Th3.
- Lateralflexion (mit gleichsinniger Begleitrotation):
- Mäßige Beweglichkeitsverminderung von C2 bis C7, starke Beweglichkeitsabnahme von C7 bis Th3.

❯ Pathologische Befunde (zu 3.1–3.3)
Segment C0/C1/C2
1. Ungleiche Prominenz
   - **mit Druckschmerzhaftigkeit eines Querfortsatzes** spricht für **Wirbelverlagerung** und evtl. Blockierung (Funktion prüfen!),
   - **ohne Schmerzhaftigkeit** und Funktionseinschränkung spricht für **Wirbelasymmetrie.**
2. Seitneigen:
   - **Behinderte Beweglichkeit** betrifft meist auch die **Rotation** zur Gegenseite.
3. Der Verdacht auf **vermehrte Beweglichkeit muss durch den Hypermobilitätstest im Liegen geklärt werden** (s. E/HWS/4,5 S. 346).

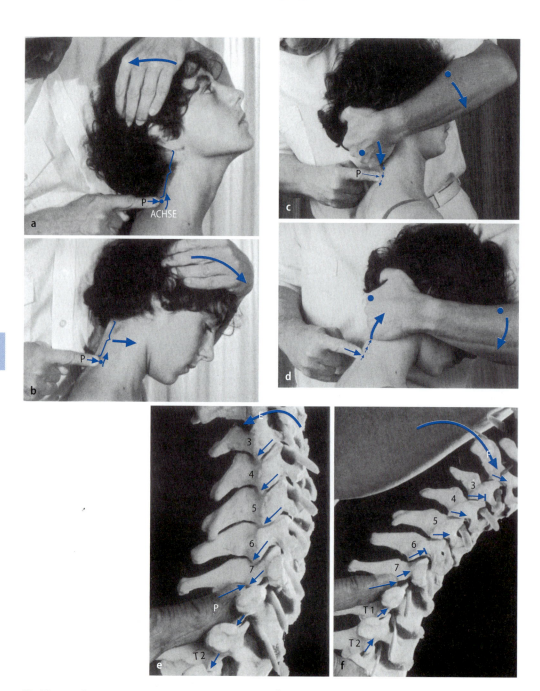

Abb. 9.18a–f. Beweglichkeitsprüfung im zervikothorakalen Übergang (Segment C6/C7–Th1/Th3) **a** Dorsalflexion, **b** Ventralflexion, **c, d** gleiche Untersuchung mit anderer Handfassung (Wickelgriff), **e, f** Palpationsstelle und Wirbelbeweglichkeit (Abb. **f** zeigt eine Hypomobilität C3/C4 und C6/C7 bei Ventralflexion)

9.1 Untersuchung des HWS-BWS-Übergangs

4. Bei **Kopfrotation** beteiligt sich der Axisdorn bereits bei weniger als 20° Drehung an der Rotationsbewegung. Es handelt sich dann um eine Blockierung von C1 auf C2.

Segment C6/C7–Th1/Th3 zervikothorakaler Übergang

Segmente C2–C7

1) Der **Axisdorn** ist bei Asymmetrie des Wirbels, Seitneigung oder Rotationsfehlstellung nicht in der Medianebene zu palpieren.
2) **Seitneigen:**
   Der mittelständige oder asymmetrisch stehende **Axisdorn dreht sich nicht von Beginn der Bewegung an in die entgegengesetzte Richtung.** Die Exkursionen nach beiden Seiten sind ungleich.
3) Die **Seitneigung** ist in einem oder mehreren Segmenten **schmerzhaft behindert, dabei dann auch die zugehörige Begleitrotation.** So sind bei blockierter Konvergenz des Wirbelbogengelenks einer Seite auch die gleichseitige Rotation und die Dorsalflexion eingeschränkt.

A. vertebralis
Bei der segmentweisen Untersuchung der HWS weist folgender Befund auf eine mögliche Gefahr von seiten der A. vertebralis hin:

1) Der P klagt schon vor Erreichen des Endes der **aktiven** Beweglichkeit über **Beschwerden** oder lässt reflektorischen **Widerstand** erkennen. Das gilt besonders für die Untersuchung in den Kopfgelenken.
2) Das **passive** Bewegungsmuster weicht auffällig von dem ab, was üblicherweise bei Blockierungen gefunden wird.
3) Es finden sich **keine mechanischen Blockierungszeichen**, im Gegensatz dazu deutet aber die Klinik auf die HWS hin.
4) Die **reflektorische Tonuserhöhung** der segmental zugeordneten autochthonen Muskulatur **fehlt** entweder ganz oder ist nach Lokalisation, Intensität und Ausdehnung uncharakteristisch.
5) Die **segmentär-neurologischen Zeichen der Blockierung** (Hyperästhesie und Hyperalgesie) **fehlen** oder treten in uncharakteristischem Muster auf.

Zur weiteren Abklärung des Befundes müssen dann die »**Vertebralistests**« (Hautant-Probe, Unterberger-Tretversuch) durchgeführt werden (s. S. 529), bzw. eine fachneurologische Mituntersuchung.

4 Translatorische Gelenktests

4	Translatorische Gelenktests
4.1	Traktion (◘ Abb. 9.19)
4.2	Kompression
4.3	Gleittests der Wirbelbogengelenke (◘ Abb. 9.20–9.23)

Diese Tests stellen **spezifische Untersuchungen für HWS-Bandscheiben, Wirbelbogengelenke und Nervenaustrittsstellen** dar.

4.1 Traktion (◘ Abb. 9.19 a)

Ausgangsstellung. Der U umfasst mit beiden Händen den Kopf des P so, dass sich der Daumenballen unter dem Mastoid befindet. Die Hohlhand liegt locker über dem Ohr, der Kleinfingerballen unter dem Jochbein.

Ausführung. Behutsame Streckung der HWS in der Wirbelsäulenlängsachse durch Rückverlagerung des Körpers des U. **Bei Bestehen einer Fehlhaltung des Kopfes wird in Richtung dieser Fehlhaltung extendiert** (sog. dreidimensionale Traktion), danach vorsichtig auch in die anderen Richtungen. Dabei wird auf eine eventuelle Schmerzauslösung geachtet.

Dieselbe **Traktion kann auch segmentweise ausgeführt werden** (◘ Abb. 9.20).

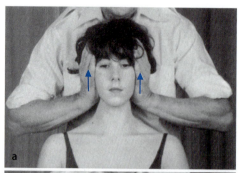

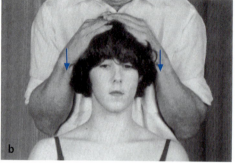

Abb. 9.19. a Traktion der HWS, b Kompression der HWS

4.2 Kompression (Abb. 9.19 b)

Ausgangsstellung. Beide Hände werden flach übereinander auf den Kopf des P gelegt.

Ausführung. Vorsichtige Stauchung in Längsrichtung der HWS. Eine Differenzierung der beiden Wirbelbogengelenkreihen kann durch geringe Seitneigung und Dorsalflexion erreicht werden.

> **Normalbefund**
>
> Kompression und Traktion sind schmerzfrei möglich.

> **Pathologischer Befund**
>
> – Bei bandscheibenbedingten Nacken- oder Armbeschwerden bringt die **Traktion**, die immer zuerst ausgeführt werden muss, eine **Schmerzerleichterung**, während bei der leichten vorsichtigen **Stauchung** evtl. eine Schmerzverstärkung mit Dermatomausstrahlung oder Verstärkung eines Dermatomschmerzes eintritt (Kompression des Foramen intervertebrale).
>
> – Eine **Schmerzverstärkung bei Traktion** kann für einen Prozess im Rückenmark (Einklemmung der **Medulla oblongata** im Foramen magnum) sprechen.

4.3 Gleittests der Wirbelbogengelenke (Abb. 9.20–9.23)

Untersuchungsprinzip. Isolierte Bewegungsprüfung in einem HWS-Segment durch Fixation des unteren Wirbels und Distraktion oder Gleitbewegungen in den Wirbelbogengelenken durch Dorsal- oder Kranialbewegungen des oberen Partnerwirbels.

Ausgangsstellung. Der U steht seitlich vom P. Mit der einen Hand umgreift er den Bogen des unteren Wirbels und fixiert ihn in Höhe des Wirbelbogengelenks mit der Grundphalanx von Daumen und Zei-

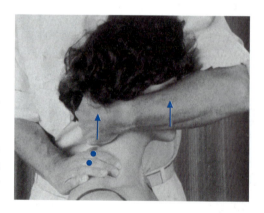

Abb. 9.20. Segmentweise Traktion (Diskus)

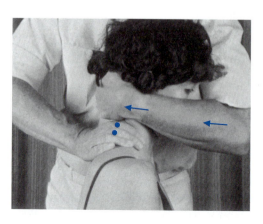

Abb. 9.21. Segmentweise Traktion (Wirbelbogengelenke)

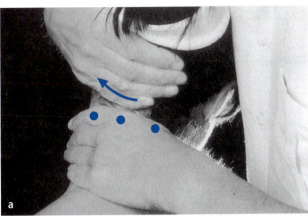

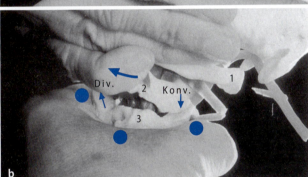

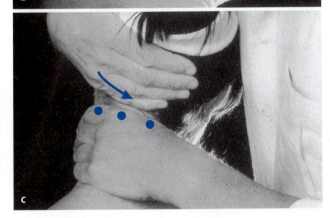

Abb. 9.22. Translatorischer Bewegungstest Segment C2/C3, **a, b** Divergenzbewegung im linken Wirbelbogengelenk, **c** Konvergenzbewegung im gleichen Gelenk (hier bei Untersuchung eines Torticollis)

gefinger (»Daumen-Zeigefinger-Gabel«). Die andere Hand umgreift unmittelbar darüber den oberen Partnerwirbel und fixiert, besonders mit dem Kleinfinger und der ulnaren Handkante, den Unterrand des Wirbelbogens, wobei Handgelenk und Unterarm seitlich am Kopf des P liegen. Entsprechend dem Gelenkflächenverlauf liegt dann die Ellenbeuge beim translatorischen Bewegungstest für die obere HWS an der Stirn, für die untere HWS und den zervikothorakalen Übergang am Jochbein oder am Kinn des P.

Ausführung. Traktion in der Längsrichtung der HWS (Abb. 9.20). Hierdurch wird eine Distraktion der Bandscheibe und ein Kranialgleiten der beiden oberen Gelenkfacetten gegenüber dem unteren fixierten Gelenkpartner hervorgerufen. Dies gilt besonders für die unteren Halswirbel, deren Ventralneigung weniger als 45° beträgt. Für die oberen Halswirbel entsteht auch eine gewisse Distraktion in den Wirbelbogengelenken.

Dorsalschub des oberen Wirbels (◻ Abb. 9.21) gegenüber dem unteren Partnerwirbel bewirkt eine **reine Distraktion in den Wirbelbogengelenken.** In der Bandscheibe erfolgt eine Scherbewegung nach dorsal. Im Segment C1/C2 kann durch einen Transversalschub des Atlas von dorsal nach ventral die Festigkeit des Bandapparates (Lig. transversum und Ligg. alaria) getestet werden (s. auch HWS-Untersuchung im Liegen 4.5, S. 346).

Lateralschub ohne Rotationskomponente bewirkt eine rein laterale Gleitbewegung in den Wirbelbogengelenken. Besonders wichtig ist das **als Hypermobilitätstest im Segment C1/C2** (s. HWS liegend, ◻ Abb. 9.53–9.56, S. 360 und 362).

Kombinationsbewegungen (◻ Abb. 9.22 a–c). Die kraniale (bewegende) Hand des U führt den Kopf mit dem oberen Wirbel auf der Seite des zu testenden Gelenks in einer leicht schraubenförmigen Bewegung zur Prüfung der **Divergenzbewegung** nach kranial und ventral (◻ Abb. 9.22 a, b), zur **Konvergenztestung** nach kaudal und dorsal (◻ Abb. 9.22 b, c). Dabei entsteht eine geringe Lateralflexion zur Seite des anderen Gelenks.

Normalbefund

Schmerzfreie seitengleiche Bewegungsausschläge in den einzelnen Bewegungssegmenten (◻ Abb. 9.23 a, b).

> **Pathologischer Befund**

Schmerzhafte Bewegungseinschränkungen bei Wirbelblockierungen und Bandscheibenprotrusionen sowie bei entzündlichen Prozessen.

Vermehrte Beweglichkeit findet sich bei Hypermobilität.

Regel:
Hypermobilität im Segment C1/C2 ist eine Kontraindikation für jegliche Mobilisationsbehandlung an den Kopfgelenken.

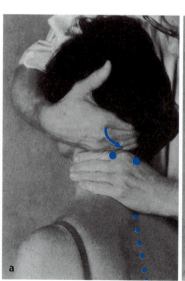
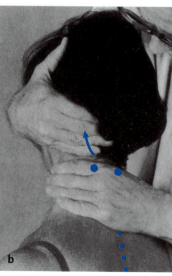

◻ **Abb. 9.23a,b.** Translatorische Konvergenz- (**a**) und Divergenzbewegung (**b**) in einem linken Wirbelbogengelenk bei normaler Segmentbeweglichkeit

9.1 HWS und Muskulatur

5 Muskeltests

> **5 Muskeltests**
> Widerstandstests Halsmuskeln
> (Synergisten) (Abb. 9.24–9.28)

Widerstandstests Halsmuskeln (Synergisten)
(Abb. 9.24–9.28)
Diese Muskelgruppe wird z. T. auch bei den Schultergürtelhebern untersucht (s. S. 392).

Ausgangsstellung. Aufrechte Sitzhaltung des P.

Ausführung
Ventralflexion (Abb. 9.24)
- Der P beugt den Kopf aus leichter Ventralflexion bogenförmig zum Brustbein (zur Fossa jugularis). Der U gibt mit beiden Händen **Widerstand an der Stirn oder an den Jochbeinen:** Test für **oberflächliche Halsbeuger**, d. h. für Skaleni (C_3–C_8, Plexus cervicalis) und Sternocleidomastoideus (C_2–C_3, N. accessorius).
- **Vornicken** (Abb. 9.25): **Widerstand wird unter dem Kinn** gegen die Nickbewegungen gegeben.

- Test für **tiefe Halsbeuger**, d. h. für Longus capitis, Longus colli, Rectus capitis anterior, Rectus capitis lateralis (C_1–C_8, Plexus cervicalis).
Dorsalflexion
- Der P beugt den Kopf rückwärts. Der U gibt unter leichter Fixation mit dem Unterarm zwischen den Schulterblättern **Gegenhalt mit der Hand am Hinterkopf:**
- Test für **oberen Trapezius** (C_3–C_4, N. accessorius), **Levator scapulae** (C_3–C_5, N. dorsalis scapulae), Erector spinae (C_1–Th_4).
- **Rücknicken** (Abb. 9.26). **Widerstand unter dem Hinterkopf** (Hinterhauptschuppe) in kranialer Richtung gegen die Rücknickbewegung: Test für die **tiefen Nackenstrecker** (Dorsalflexoren), Rectus capitis posterior major, Rectus capitis posterior minor, Obliquus capitis superior, Obliquus capitis inferior, Splenius capitis, Semispinalis capitis.

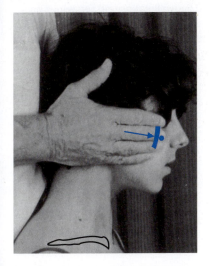

Abb. 9.24. Oberflächliche Ventralflexoren

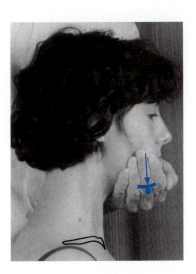

Abb. 9.25. Tiefe Ventralflexoren

336 Kapitel 9 · Halswirbelsäule: Muskulatur

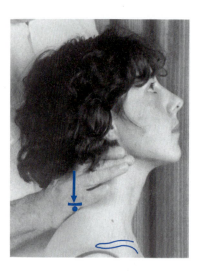

◻ **Abb. 9.26.** Tiefe Dorsalextensoren

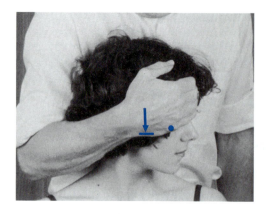

◻ **Abb. 9.28.** Sternocleidomastoideus

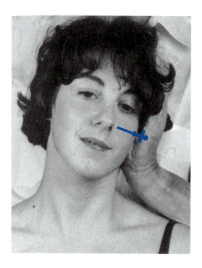

◻ **Abb. 9.27.** Lateralflexoren

Lateralflexion (◻ Abb. 9.27)
- Der P neigt den Kopf zur Seite. Man gibt **Gegenhalt an der Schläfe** und setzt gleichzeitig den Ellenbogen zur Fixation der gleichseitigen Schulter auf das Akromion des P:
- Test für oberen Trapezius, Rectus capitis posterior minor (C_3–C_4, N. accessorius), Rectus capitis anterior, Rectus capitis lateralis und Skaleni (C_3–C_8, Plexus cervicalis) der getesteten Seite.

Rotation (◻ Abb. 9.28)
- Der P dreht den Kopf nach einer Seite unter gleichzeitiger Neigung zur Gegenseite. **Widerstand wird gegen Rotation und Seitneigen gegeben**. Test für den **Sternocleidomastoideus einer Seite**, z. B. Linksrotation und Rechtsseitneigen als Test für den rechten Sternocleidomastoideus.

Ventralschub des Kopfes
- Der P schiebt den Kopf ohne gleichzeitige Flexion in der Sagittalebene nach vorn. Der U gibt mit beiden Händen **Widerstand an der Stirn:**
- **Test für beide Sternocleidomastoidei** (C_2–C_3, N. accessorius).

▶ Pathologische Befunde

1) **Die tiefen Halsbeuger neigen zur Abschwächung.** Zum Nachweis eignet sich der **Dauertest in Rückenlage** (s. auch E/HWS/5, S. 349). Die Funktion übernehmen häufig die oberflächlichen Beuger: Sternocleidomastoideus und Scalenus anterior.
2) **Die Nackenstrecker** (Trapezius, Levator scapulae und Erector spinae) **neigen als tonische Muskeln zur Verkürzung,** was zu einer hochstehenden Schulter und zur muskulären Bewegungseinschränkung bei Ventralflexion und Seitneigen bei fixierter Schulter führen kann. Inspektion: Vorwölbung von Schulter- und Nackenmuskeln und vorgeschobener Kopf. (Verkürzung des Levator scapulae in Rückenlage untersuchen!)
3) **Muskulärer Schiefhals (durch einseitige Kontraktur des Sternocleidomastoideus):** Kopf zur gleichen Seite geneigt und zur Gegenseite rotiert. **Spastischer Schiefhals** (»rheumatischer« Schiefhals): Der Kopf ist zur blockierungsabgewandten Seite geneigt und rotiert, d. h. das Gelenk der Neigungsseite steht in Konvergenzstellung, auf der anderen Seite in Divergenzstellung. Die Funktion ist entweder auf der Neigungsseite für Divergenzbewegungen oder auf der neigungsabgewandten Seite für Konvergenzbewegungen behindert.

9.2 Untersuchung der HWS in Rückenlage

| 1 | Inspektion |

2	Aktive und passive HWS- und Kopfbewegungen in 3 Ebenen (Regionaldiagnostik)
2.1	Ventral-, Dorsal-, Lateralflexion und Rotation
2.2	Lateralverschiebung des Kopfes
2.3	Provokationstest für die A. vertebralis

  Bewegungsprüfung

3	Palpation der HWS in Bewegung (Segmentdiagnostik)
3.1	Ventralflexion
3.2	Dorsalflexion
3.3	Lateralflexion
3.4	Rotation

4	Translatorische Gelenktests
4.1	Dreidimensionale Traktion aller HWS-Segmente
4.2	Segment C0/C1: Dorsal- und Ventralgleiten der Okziputkondylen auf dem Atlas (Vor- und Rücknicken)
4.3	Segment C0/C1/C2: Kombinationsbewegung in den Kopfgelenken
4.4	Segment C1/C2: Atlastraktion
4.5	Segment C1/C2: Lateralgleiten des Atlas auf dem Axiswirbel (Hypermobilitätstest)
4.6	Segmente C2–C7: Konvergenz-Divergenz-Gleiten in den Wirbelbogengelenken

 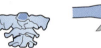

| 5 | Muskeltests |
| | Widerstandstests Halsmuskeln |

9.2 Untersuchung der HWS in Rückenlage

1 Inspektion

1	Inspektion

Befunde wie bei der Untersuchung im Sitzen. Zu achten ist auf eine eventuelle **Differenz in der Kopfstellung zwischen Sitzen und Liegen**. Fehlstellungen des Kopfes durch anatomische Varianten der Gelenke (z. B. Verschiedene Neigung der linken und rechten Gelenkfläche eines Wirbels) oder Schonhaltungen bei Wirbelblockierungen sowie Bandscheibenaffektionen können in der Entlastungshaltung im Liegen wesentlich geringer in Erscheinung treten oder sogar verschwinden.

Befunde. s. Gesamtinspektion; S. 98

2 Aktive und passive HWS- und Kopfbewegungen in 3 Ebenen (Regionaldiagnostik)

2	Aktive und passive HWS- und Kopfbewegungen in 3 Ebenen (Regionaldiagnostik)
2.1	Ventral-, Dorsal-, Lateralflexion und Rotation
2.2	Lateralverschiebung des Kopfes
2.3	Provokationstest für die A. vertebralis

Bewegungsprüfung

2.1 Ventral-, Dorsal-, Lateralflexion und Rotation (◘ Abb. 9.29, 9.30)

Ausgangsstellung. Entspannte Rückenlage, d. h. etwaige Stellungsänderungen des Kopfes werden dabei nicht korrigiert.

Bei den passiven Bewegungen rückt der P mit dem Körper so weit nach kranial, dass Kopf und HWS das obere Ende der Untersuchungsliege überragen. Der Kopf liegt in den beiden Händen des U und kann so sicher in den 3 Bewegungsebenen geführt werden.

Ausführung. Die passiven Bewegungen werden **mit einer geringen Traktionskomponente in der Längsachse der HWS** durchgeführt, wodurch das Bewegungsausmaß meist etwas größer ist als bei der Untersuchung im Sitzen. Seitenvergleich und Registrierung des Endgefühls wie im Sitzen. Geprüft werden nacheinander die

— Ventralflexion (◘ Abb. 9.29 a),
— Dorsalflexion (◘ Abb. 9.29 b),
— Lateralflexion (◘ Abb. 9.30 a, b),
— Rotation (◘ Abb. 9.30 c, d).

Befunde. Siehe B/HWS/2 (S. 313–315).

> Die gleiche Handhaltung kann auch für die segmentweise Untersuchung verwendet werden (vgl. ◘ Abb. 9.32 a, b, S. 343).

2.2 Lateralverschiebung des Kopfes (◘ Abb. 9.31 a–c)

Segmentweiser Lateralschub:
Mit Hilfe des nachfolgend beschriebenen passiven Bewegungstests ist bereits eine **Vorauswahl der gestörten Segmentetage** möglich.

340 Kapitel 9 · Halswirbelsäule, Kopf und kraniomandibuläres System (CMS)

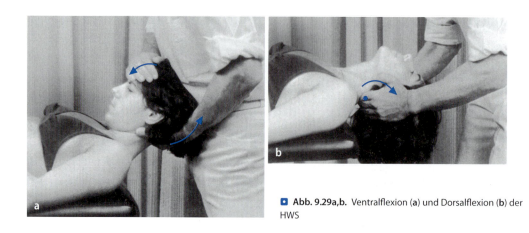

◨ **Abb. 9.29a,b.** Ventralflexion (**a**) und Dorsalflexion (**b**) der HWS

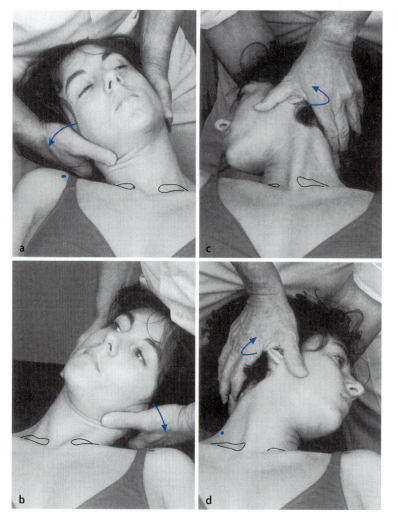

◨ **Abb. 9.30. a, b** Lateralflexion, **c, d** Rotation der HWS

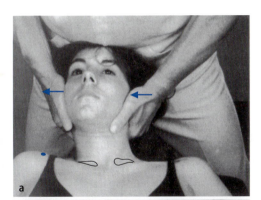

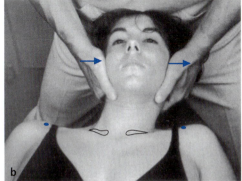

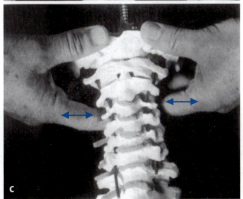

Abb. 9.31a-c. Lateralverschiebung des Kopfes

Ausgangsstellung. Wie bei den passiven Bewegungen. Die Radialseiten der Zeigefinger des U liegen beiderseits auf den Wirbelbögen des gleichen Wirbels.

Ausführung. Der Kopf des P wird in der Frontalebene **parallel zum Schultergürtel** so weit wie möglich erst zur einen, dann zur anderen Seite bewegt, ohne eine Lateralflexion auszuführen. Der am Querfortsatz liegende Zeigefinger verstärkt die Seitwärtsverschiebung am Ende der Bewegung noch etwas, wodurch es auf der bewegungsabgewandten Seite z. B. beim Rechtsschub auf der linken Seite zur Lateralflexion (Konvergenz) in dem getesteten Gelenk kommt, und prüft das Endgefühl. **Der Test wird segmentweise von kranial nach kaudal durchgeführt.**

> **Normalbefund**
> — Schmerzfreies, seitengleiches Lateralgleiten des kranialen auf dem kaudalen Partnerwirbel. Die Bewegungsausschläge werden nach kaudal zu geringer.
> — **Endgefühl**: Fest-elastisch.

> **Pathologischer Befund**
> Schmerzhafte Bewegungseinschränkung in einem oder mehreren Segmenten.

2.3 Provokationstest für die A. vertebralis

Der sog. De-Kleyn-Hängeversuch ist eine **Prüfung auf Insuffizienz der A. vertebralis** auf der Seite der Rotation, da die Durchblutung der Arterie auf der bewegungsabgewandten Seite durch Streckung und Kompression des Gefäßes in der Endphase der Rotation eingeengt oder sogar unterbrochen werden kann.

Ausgangsstellung. Der Kopf überragt das Ende des Untersuchungstisches. Er ruht zunächst in den Händen des U und wird danach in die Hängelage gebracht.

Ausführung. Der Kopf wird zuerst in **maximale Dorsalflexion**, dann in **Rotation** gebracht und in dieser Stellung ca. 20–30 s gehalten. Der P soll dabei ständig sprechen (zählen).

> **Normalbefund**
> Die Hängelage ist ohne Reaktion oder Missbehagen ca. 20–30 s lang möglich, da die zerebrale Durchblutung durch die Arterie auf der Rotationsseite sichergestellt wird, selbst wenn die Arterie auf der rotationsabgewandten Seite weitgehend eingeengt ist.

Pathologische Befunde

- Unruhe,
- **Dysartikulation** (hört auf zu sprechen),
- **Nystagmus** (horizontal oder rotatorisch),
- **Übelkeit und Schwindelerscheinungen,**
- Parästhesien im Gesicht entstehen dann, **wenn u. a. die Durchblutung beider Gefäße behindert ist.** Sie können aber auch bei Wirbelblockierungen entstehen. Dann ist differenzialdiagnostisch evtl. auch eine Gefäßuntersuchung erforderlich (Farbdopplersonografie).

Übelkeit, Schwindel und Nystagmus treten
- sofort auf, nehmen aber dann an Intensität ab = bei Wirbelblockierung;
- nach 15–30 s auf und nehmen an Intensität zu = bei Vertebralisinsuffizienz.

Der Test erfordert besondere Aufmerksamkeit des U, da er nicht ganz ungefährlich ist.

3 Palpation der HWS in Bewegung (Segmentdiagnostik)

> 3 **Palpation der HWS in Bewegung (Segmentdiagnostik)**
> 3.1 Ventralflexion (Abb. 9.32 a)
> 3.2 Dorsalflexion (Abb. 9.32 b)
> 3.3 Lateralflexion (Abb. 9.33)
> 3.4 Rotation (Abb. 9.34)

Segmentweise Beweglichkeitsprüfung von HWS und Kopfgelenken (Abb. 9.32–9.34)

- Die Lagerung ist dieselbe wie bei der passiven Bewegungsprüfung. Die Führung des Kopfes geschieht beidhändig. Der Kopf liegt auf den Handtellern des U und wird hiermit und mit den nicht zur Palpation benötigten Fingern geführt. Außerdem wird der Kopf in leichter Ventralflexion **am Körper des U abgestützt, ohne** dass es zu einer **Stauchung der HWS** kommt, was den Bewegungstest behindern würde.
- Die Palpationspunkte (Querfortsatz des Atlas, dorsaler Atlasbogen und Gelenkfacetten von C2 bis C7) sind die gleichen wie bei der Untersuchung im Sitzen. Auch bei der segmentweisen Palpation der Beweglichkeit ist das **Bewegungsausmaß in den einzelnen Segmenten** im Liegen meist ausgiebiger und besser zu beurteilen als im Sitzen.
- Es muss in diesem Zusammenhang noch einmal daran erinnert werden, dass die Beweglichkeit nur dann optimal palpiert werden kann, wenn **die Führung des Kopfes so erfolgt, dass die Bewegungsachse jeweils möglichst in Höhe des palpierenden Fingers liegt.** Bei der Palpation unterhalb des Atlas muss der Tastfinger immer hinter dem Sternocleidomastoideus angelegt werden.
- Beim Seitneigen werden Bewegungen deutlicher, wenn der Kopf gleichzeitig etwas zur gleichen Seite rotiert wird.

3.1 Ventralflexion (Abb. 9.32 a)

Ausgangsstellung. Entspannte Rückenlage. Der Kopf des P überragt das kraniale Tischende und liegt in beiden Händen des U.

Ausführung. Die Zeigefinger werden beiderseits als **Palpationsfinger auf die Gelenkfacetten** gelegt. Hier ertasten sie, ohne selbst Druck auszuüben, **segmentweise die Divergenzbewegung** der Gelenkfacetten von kranial nach kaudal. Eine leichte Traktion nach kranial macht die Bewegung manchmal deutlicher.

3.2 Dorsalflexion (Abb. 9.32 b)

Auch dieser Test kann für beide Gelenkfacettenreihen zugleich durchgeführt werden.

Ausgangsstellung. Wie zuvor.

9.2 Untersuchung der HWS in Rückenlage

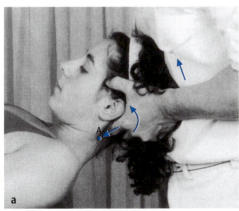
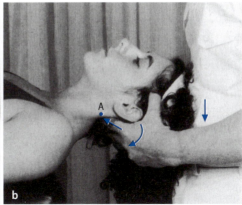

Abb. 9.32. a Ventralflexion (Divergenzbewegung), b Dorsalflexion (Konvergenzbewegung)

Ausführung. Die Zeigefinger liegen mit der Radialseite im gleichen Segment links und rechts an den Gelenkfacetten. Dann erfolgt segmentweise Dorsalflexion, wobei die **Finger als Hypomochlion** dienen, über das der Kopf durch sein Eigengewicht etwas nach dorsal absinkt. Die **Konvergenzbewegung** der Gelenkfacetten im jeweiligen Segment wird getastet.

3.3 Lateralflexion (Abb. 9.33 a, b)

Ausgangsstellung. Wie zuvor.

Ausführung. Segmentweise Seitneigung des Kopfes, der Tastfinger palpiert dabei die Konvergenzbewegung auf der Konkavseite (Abb. 9.33 a) bzw. die Divergenzbewegung auf der Konvexseite der entstehenden Seitneigungskrümmung (Abb. 9.33 b). **Ein leichtes Rotationsmoment bei Konvergenz zur gleichen Seite bei Divergenz zur Gegenseite (in die Gleitebene)** macht die Gleitbewegungen besser tastbar.

3.4 Rotation (Abb. 9.34)

Ausgangsstellung. Wie bisher. Nur ruht diesmal der Kopf in derjenigen Hand des U, in deren Richtung der Kopf und die HWS rotiert werden, z. B. bei Rechtsrotation in der rechten Hand.

Ausführung. Durch langsame beidhändige Rotation des Kopfes gehen die Facetten auf der bewegungsabgewandten Seite (z. B. bei Rechtsrotation auf der linken Halsseite) segmentweise nach kranial-ventral. Sie führen bei der Rotation eine **Diver**genzbewegung auf der rotationsabgewandten Seite und eine Konvergenzbewegung auf der Rotationsseite aus (wie Abb. 9.42 b, c, S. 348). Diese Bewegung wird vom Tastfinger palpiert.

Für die Rotation zur anderen Seite ist Handwechsel erforderlich.

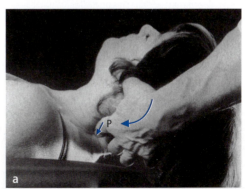
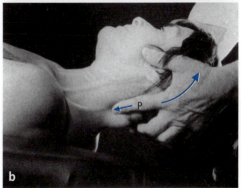

Abb. 9.33a,b. Lateralflexion (Konvergenzbewegung auf der Neigungsseite)

Normalbefund (zu 3.1–3.4)

Unbehinderte weiche, schmerzfreie Bewegung in allen Richtungen (◘ Abb. 3.14, S. 38).

▶ Pathologische Befunde (zu 3.1–3.4)

- Bei der Ventralflexion und Rotation ist die blockierte Gelenkfacette als derbe, in der Regel schmerzhafte Resistenz tastbar.
- Bei Lateralflexion und Dorsalflexion entsteht durch die fehlende Konvergenz das hartelastische Endgefühl.
- Diese Untersuchungen leiten bei Vorliegen eines entsprechenden Befundes über zu den translatorischen Gelenktests.

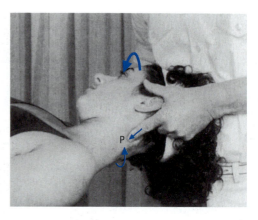

◘ **Abb. 9.34.** Rotation (Divergenzbewegung auf der neigungsabgewandten Seite)

9.2 4 Translatorische Gelenktests

4 Translatorische Gelenktests

4.1 Dreidimensionale Traktion aller HWS-Segmente (◘ Abb. 9.35)

4.2 Segment C0/C1: Dorsal- und Ventralgleiten der Okziputkondylen auf dem Atlas (Vor- und Rücknicken) (◘ Abb. 9.36)

4.3 Segment C0/C1/C2: Kombinationsbewegung in den Kopfgelenken (◘ Abb. 9.37)

4.4 Segment C1/C2: Atlastraktion

4.5 Segment C1/C2: Lateralgleiten des Atlas auf dem Axiswirbel (Hypermobilitätstest) (◘ Abb. 9.38–9.41)

4.6 Segmente C2–C7: Konvergenz-Divergenz-Gleiten in den Wirbelbogengelenken (◘ Abb. 9.42)

4.1 Dreidimensionale Traktion aller HWS-Segmente (◘ Abb. 9.35 a–e)

Ausgangsstellung. Die eine Hand des U liegt am Hinterkopf des P. Die aus Daumen und Zeigefinger gebildete Gabel dieser Hand umfasst das **Okziput oberhalb des Atlas.** Die andere Hand umfasst das Kinn.

Ausführung. Beide Hände führen zusammen eine sanfte Streckung der HWS durch, indem sie den Kopf etwas nach kranial ziehen (◘ Abb. 9.35 a) und dann in

- Ventralflexion (◘ Abb. 9.35 b),
- Dorsalflexion (◘ Abb. 9.35 c),
- Lateralflexion (◘ Abb. 9.35 d),
- Rotation (◘ Abb. 9.35 e) führen.

9.2 Traktion der HWS in Rückenlage

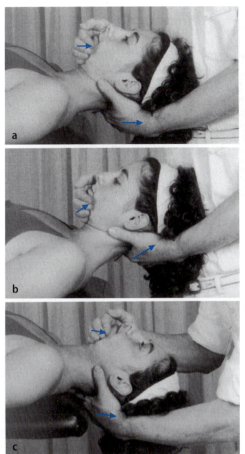

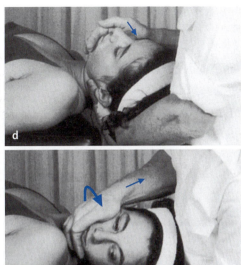

Abb. 9.35a-e. Dreidimensionale Traktion der HWS. **a** Axial, **b** ventral, **c** dorsal, **d** lateral, **e** Rotation

Dabei wird darauf geachtet, in welcher Richtung Schmerzlinderung und/oder freiere Beweglichkeit erzielt wird.

4.2 Segment C0/C1: Dorsal- und Ventralgleiten der Okziputkondylen auf dem Atlas (Vor- und Rücknicken) (Abb. 9.36 a, b)

Ausgangsstellung. Entspannte Rückenlage. Der Kopf des P liegt auf dem Untersuchungstisch. Mit der **Daumen-Zeigefinger-Gabel** der einen Hand wird der hintere **Atlasbogen** umfasst und nach ventral fixiert, die Hand ruht dabei mit der ulnaren Handkante auf einem kleinen Kissen und ist so gegen die Unterlage fixiert.

Ausführung. Die andere Hand gibt einen Hautvorschub nach kaudal und ergreift dann kranial von der Fixationshand in gleicher Weise mit der **Daumen-Zeigefinger-Gabel das Okziput** und führt damit einen Zugimpuls nach kranial und dorsal durch, was bei guter Fixation des Atlas (nach ventral) zu einer kleinen, **deutlich spürbaren federnden Bewegung des Okziputs führt (Vornicken).** Diese Bewegung kann durch einen leichten Kaudaldruck der an der Stirn des P liegenden Schulter des U verstärkt werden. Die Rotationsachse befindet sich dabei etwa im unteren Schädeldrittel (Abb. 9.36 a).

In gleicher Weise kann die **Rücknickbewegung** durch Annäherung des Okziputs an den fixierten Atlas geprüft werden (Abb. 9.36 b). Dabei muss die Daumengabel der fixierenden Hand mit der Daumenkuppe den Atlasquerfortsatz wenn möglich von der Ventralseite her nach dorsal fixieren, während das Okziput eine Gleitbewegung nach kaudal-ventral macht. Der Test ist durch die

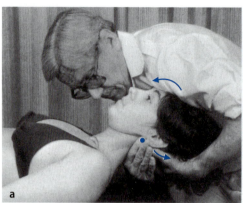
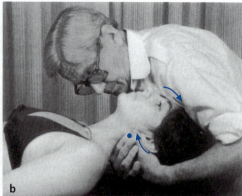

Abb. 9.36a,b. Segment C0/C1: Dorsalgleiten (a), Ventralgleiten der Okziputkondylen (b)

schlechte Fixationsmöglichkeit am Atlas **technisch schwierig** und oft nicht durchzuführen.

4.3 Segmente C0/C1/C2: Kombinationsbewegung in den Kopfgelenken (Abb. 9.37)

Ausgangsstellung. Entspannte Rückenlage. Der Kopf des P liegt in beiden Händen und ist leicht am Körper des U abgestützt, so dass sich die **untere HWS in mäßiger Flexion** befindet (Bandfixation), **Kopfgelenke in leichter Dorsalflexion.**

Ausführung. Seitneigung in den Kopfgelenken (hier nach links) **mit geringer gegensinniger Rotation** (nach rechts). Der Palpationsfinger liegt im Segment C0/C1 zwischen dem Querfortsatz des Atlas und dem Mastoid im Segment C1/C2 zwischen den Bögen der beiden Wirbel (siehe Abb. 9.10, S. 323). **Palpiert wird die endgradige Federung im Segment.**

4.4 Segment C1/C2: Atlastraktion

Ausgangsstellung. Rückenlage wie zuvor. Handfassung wie Abb. 9.36 a.

Ausführung. Wie bei der Untersuchung im Segment C1/C2 umfasst die Fixationshand in der beschriebenen Weise den hinteren Axisbogen und die bewegende Hand liegt am Atlasbogen und Okziput. Der **Bewegungsimpuls geht nach kranial** und bewirkt eine Traktion in den Gelenken des Segments C1/C2. **Palpiert werden der Spannungsaufbau im Segment und die endgradige Federung.**

4.5 Segment C1/C2: Lateralschub des Atlas auf dem Axiswirbel (Hypermobilitätstest) (Abb. 9.38–9.41)

Da im Segment C1/C2 kein Seitgleiten stattfindet, ist dies der wichtigste translatorische Test an der HWS, da mit ihm eine evtl. vorliegende **Hypermobilität im Segment C1/C2 (Labilität des Bandapparates)** festgestellt werden kann.

Ausgangsstellung. Der Kopf liegt jeweils in der Fixationshand. Die Radialseite des Zeigefingers dieser Hand fixiert den Axiswirbel von der Seite am Dornfortsatz und hinteren Bogen. Der Zeigefinger

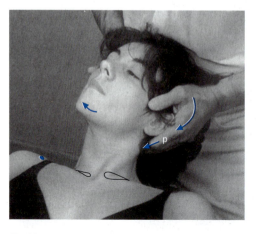

Abb. 9.37. Kombinationsbewegung in den Kopfgelenken (C0/C1/C2)

9.2 Untersuchung der Kopfgelenke

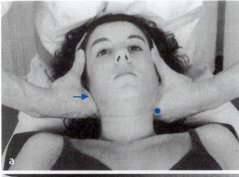
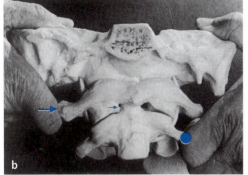

Abb. 9.38a,b. Hypermobilitätstest C1/C2: Atlasschub nach links

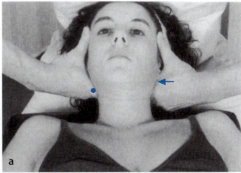
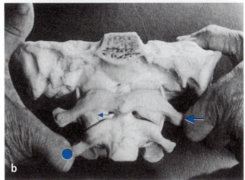

Abb. 9.39a,b. Atlasschub nach rechts

der anderen Hand liegt auf der Gegenseite am hinteren Atlasbogen.

Ausführung. Wechselweise werden entweder der **Atlas an der einen oder der Axiswirbel an der Gegenseite** in der oben beschriebenen Weise **fixiert und mit der jeweils gegenüberliegenden Hand ein Transversalschub von dorsal lateral nach ventral medial gegen die Fixationshand ausgeführt,** um so die Lateralverschieblichkeit (Bänderschwäche) von Atlas oder Axis zu prüfen.

Folgende Test werden durchgeführt:
- Axisfixation links – Linksschub am Atlas (Abb. 9.38),
- Axisfixation rechts – Rechtsschub am Atlas (Abb. 9.39),
- oder: Atlasfixation rechts – Rechtsschub am Axis (Abb. 9.40),
- Atlasfixation links – Linksschub am Axis (Abb. 9.41).

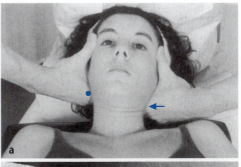
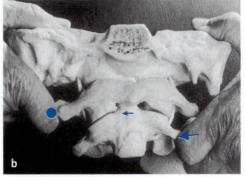

Abb. 9.40a,b. Axisschub nach rechts

348 Kapitel 9 · Halswirbelsäule, Kopf und kraniomandibuläres System (CMS)

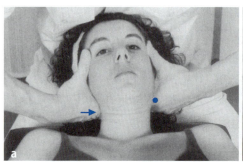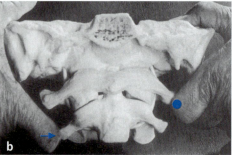

Abb. 9.41a,b. Axisschub nach links

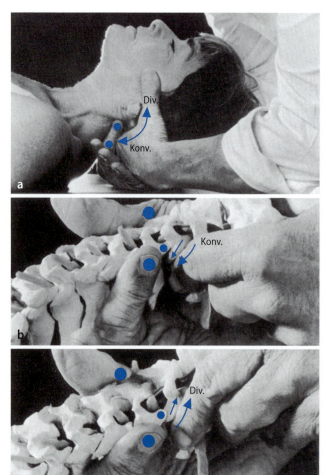

Abb. 9.42. a Konvergenz-Divergenz-Bewegung C2/C3, **b, c** am Skelettmodell

9.2 Untersuchung der HWS in Rückenlage

> **Normalbefund**
> Federung, aber keine Lateralverschieblichkeit.

▶ Pathologischer Befund

Eine **deutliche Verschieblichkeit** spricht für **Hypermobilität** (Bänderschwäche) im Segment C1/C2. Eine stärkere Hypermobilität liegt vor, wenn die Verschieblichkeit auch noch bei geringfügiger Neigung des Kopfes (wie auf den Abbildungen) **gegen** die Schubrichtung nachweisbar ist.

4.6 Segmente C2–C7: Konvergenz-Divergenz-Gleiten in den Wirbelbogengelenken (◘ Abb. 9.42 a–c)

Ausgangsstellung. Wie bei 4.2, d. h. die Fixationshand ergreift jeweils mit der aus Daumen und Zeigefinger gebildeten Gabel den Wirbelbogen des kaudalen Segmentpartners.

Die andere (bewegende) Hand umfasst mit der Volarseite des Zeigefingers den kranialen Partnerwirbel (◘ Abb. 9.42 a).

Ausführung. Die **Impulshand** macht eine **Bewegung nach dorsal-kaudal und lateral** (zum getesteten Gelenk hin) zur Testung der Konvergenzbewegung (◘ Abb. 9.42 b) oder eine Bewegung **nach ventral-kranial und medial** (vom getesteten Gelenk weg) (◘ Abb. 9.42 c) zur Prüfung der **Divergenzbewegung.** Die gleichseitige Schulter des U hat Kontakt mit der Stirn des P und führt die Bewegung mit aus (im Bild nicht sichtbar). Die Konvergenzbewegung wird immer zuerst getestet, da sie häufiger gestört und auch aussagefähiger ist.

Der Test wird beidseitig und segmentweise von kranial nach kaudal durchgeführt.

> **Normalbefund**
> Seitengleiche Beweglichkeit in den Segmenten. Bewegungsabnahme von kranial nach kaudal (◘ Abb. 3.14, S. 38).

▶ Pathologischer Befund
- Verminderte oder vermehrte Beweglichkeit in einem oder mehreren Segmenten.
- Schmerzhaftigkeit der Gleitbewegungen, besonders bei Konvergenz.

5 Widerstandstests der Halsmuskeln (◘ Abb. 9.43)

5	Muskeltests
	Widerstandstests Halsmuskeln (◘ Abb. 9.43)

Die Technik der wichtigsten Muskeltests wurde bereits bei der HWS-Untersuchung im Sitzen beschrieben (s. B/HWS/5 S. 335).

Ausgangsstellung. Der P liegt in entspannter Rückenlage. Bei schwacher Bauchmuskulatur und bei Kindern muss der Thorax fixiert werden. Die Schultern dürfen nicht von der Unterlage abgehoben werden.

Ausführung
Ventralflexion
1) Der U gibt **Widerstand an Kinn und Stirn.** Dagegen versucht der P, den Kopf senkrecht von der Unterlage abzuheben: Test für die **Sternocleidomastoidei.**
2) Der U gibt **nur Widerstand an der Stirn** des P, während dieser versucht, den Kopf nach vorn zu beugen und das Kinn in die Fossa jugularis zu bringen: Test für **die oberflächlichen Halsbeuger** (Skaleni, Longus capitis, Longus colli).

Alternativ kann der Kopf des P aktiv in leichte Vorbeuge gebracht werden und dieser dann aufgefordert werden, den Kopf in dieser Stellung zu halten (◘ Abb. 9.43 a).

> **Normalbefund**
> Die Kraft der Halsbeuger ist normal, wenn der Kopf aktiv ohne Zittern ca. 30 s in dieser Position gehalten werden kann.

Vornicken (◘ Abb. 9.43 b)
Der Kopf des P ruht in der einen Hand des U, mit der anderen Hand wird **Widerstand unter dem Kinn** gegeben. Hiergegen soll der P eine Nickbewegung (Vornicken) machen: Test für die **Kopfnicker (tiefe Halsbeuger)**.

Rücknicken (◘ Abb. 9.43 c)
Der **Widerstand wird am Hinterkopf** gegeben.

Lateralflexion
Der Kopf liegt in maximaler Rotation auf dem Untersuchungstisch. Mit der flachen Hand wird **Widerstand an der oben liegenden Stirnseite** gegeben. Hiergegen soll eine Lateralflexion ausgeführt werden: Test für Halsbeuger auf der Neigungsseite.

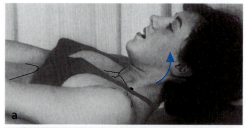
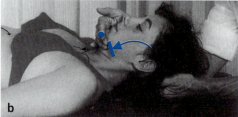
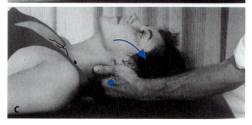

◘ **Abb. 9.43a-c.** Oberflächliche Halsbeuger (**a**), tiefe Halsbeuger (**b**), tiefe Halsstrecker (**c**)

9.3 Untersuchung des Kopfes (Sinnesorgane)

1 Inspektion
1.1 Gesichtsasymmetrien
1.2 Mimik
1.3 Sinnesorgane: Augen

2 Muskelfunktionstests
2.1 Mimische Muskulatur
2.2 Augenmuskeln
2.3 Zungenmuskeln

3 Palpationskreis Gesicht
3.1 Trigeminusdruckpunkte
3.2 Kornealreflex (1. Trigeminusast)
3.3 Druck auf den Tragus
3.4 Perkussion von Stirn- und Kieferhöhle

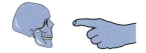

1 Inspektion

1 Inspektion
1.1 Gesichtsasymmetrien
1.2 Mimik
1.3 Sinnesorgane: Augen

Fast alle Gesichter sind unregelmäßig geformt. Die Asymmetrie ist das belebende Element. Das Gesicht ist die Ausdruckszone der Innerlichkeit.

1.1 Gesichtsasymmetrien

Kongenitale Gesichtsasymmetrien finden sich häufig zusammen mit kongenitalen Formänderungen im Bereich des HWS, besonders der Kopfgelenke: »**Gesichtsskoliose**« durch kongenitale metamere Segmentverschiebung (Torticollis osseus, Klippel-Feil-Syndrom).

Außerdem können **Gesichtsasymmetrien** entstehen **durch muskulären Schiefhals (Kontraktur des Sternocleidomastoideus)** einer erworbenen Schiefhalsform, die wahrscheinlich geburtstraumatisch (Kopfnickerhämatom), häufig bei Steißgeburten, verursacht wird und bei Lähmungen (Fazialisparese), wobei die Nasolabialfalte geringer ausgeprägt ist, die Mundwinkel tiefer stehen und die gelähmte Gesichtshälfte ausdruckslos ist. Systematisch untersucht wird die Parallelität der Augen-, Ohr- und Unterkieferebenen und die Mittelstellung des Unterkiefers.

1.2 Mimik

- Das verminderte Mienenspiel (Hypomimie) kommt bei Parkinson-Syndrom vor (Salbengesicht, Maskengesicht).
- Grob vermehrte Mimik (Zwangslachen und Zwangsweinen) bei Herden in der Großhirnhemisphäre.
- Choreatische Bewegungen der mimischen Muskulatur bei Läsionen des Neostriatums.
- Asymmetrische Mimik bei Fazialislähmung.

1.3 Sinnesorgane: Augen

Es wird v. a. auf Weite (Medikamente?) und Form der **Pupillen** geachtet.

Mydriasis
- Beiderseits abnorme Pupillenweite bei Erregung, Angst, Schmerz, bei Glaukom.
- Einseitig in Kombination mit erweiterter Lidspalte und Exophthalmus bei **Sympathikusreizung** als okulopupilläres Reizsyndrom (»Reiz-Horner«). Dieses Reizsyndrom kann das Anfangsstadium eines Horner-Syndroms sein und wird von den gleichen Ursachen ausgelöst (Finke).
- Die **Kardinalsymptome des Horner-Syndroms** sind eine Trias aus **Miosis, Ptosis** und **Enophthalmus** durch Läsion des N. sympathicus und zentraler Sympathieusbahnen.

Miosis
- Beiderseits abnorme Pupillenenge bei Gefäßsklerose und Neurolues (Lues III), und bei **Drogenkonsum**.
- Einseitig in Kombination mit verengter Lidspalte (Ptosis, Enophthalmus) bei **Sympathikuslähmung** (Horner-Syndrom).

- Vorkommen bei: Wurzelläsionen C8-Th2, z. B. bei radikulärer Plexuslähmung, Grenzstrangläsion (Pancoast-Tumor, Halsrippen, Struma), Karotisthrombosen (A. carotis interna), Tumoren oder Traumen des unteren Halsmarks und oberen Brustmarks, aber auch als Anomalie ohne Ursache.

Anisokorie
- (Einseitige Pupillenweite oder -enge:) Pupillenerweiterung bei Okulomotoriuslähmung »Reiz-Horner«, Amaurose,
- Pupillenverengung bei Sympathikuslähmung (Horner-Syndrom), Karotisverschluss.

Bulbusstellung
- Asymmetrische Bulbusstellung (Schielen) bei Augenmuskellähmungen.
- Funktionsprüfung der Sinnesorgane s. Neurologische Zusatzuntersuchungen (S. 542, 543).

2 Muskelfunktionstests

2	Muskelfunktionstests
2.1	Mimische Muskulatur
2.2	Augenmuskeln
2.3	Zungenmuskeln

2.1 Mimische Muskulatur
Funktionsprüfung:
- Stirn runzeln: Frontalis
- Augen zukneifen: Orbicularis oculi.
- Augenbrauen zusammenziehen (Steilfalte über Nasenwurzel): Corrugator glabellae.
- Nasenlöcher zusammenziehen: Nasalis
- Pfeifen (Lippen spitzen): Orbicularis oris.
- Lachen (Mundwinkel nach oben ziehen): Risorius, zygomaticus major.
- Mundwinkel nach unten ziehen: Triangularis.
- Mundwinkel und Nase nach oben ziehen: Caninus (Levator anguli oris).
- Unterlippe seitwärts und abwärts ziehen: Quadratus labii mandibularis.
- Haut am Kinn runzeln: Mentalis.
- Mundspalte erweitern (Lachen/Weinen): Buccinator.
- Querfalte zwischen den Augenbrauen machen: Depressor glabellae.

2.2 Augenmuskeln
Bei der Untersuchung der funktionell zusammenwirkenden 3 Augenmuskelnerven N. oculomotorius (III), N. trochlearis (IV) und N. abducens (VI) ist auf nachfolgende Symptome zu achten.
Inspektion:
Ptosis, Bulbusstand nach lateral-kaudal (durch Zugwirkung der Muskeln der IV. und VI. Hirnnerven): Ophthalmoplegia externa (N. oculomotorius). Weite **Pupille** ohne Reaktion, aufgehobene Akkommodation (Ausfall der inneren Augenmus-

9.3 Untersuchung des Kopfes (Sinnesorgane)

keln): Ophthalmoplegia interna (N. oculomotorius).

Funktionsprüfung:
- Beim **Blick nach kaudal und lateral** Abweichen des Bulbus nach kranial: Parese des **N. trochlearis**. Dabei entstehen **Doppelbilder**. Kompensatorisch erfolgt Neigung und Drehung des Kopfes zur Gegenseite.
- Beim **Blick nach beiden Seiten** wandert der Bulbus nicht nach lateral: Parese des **N. abducens**. Dadurch entstehen **starke Doppelbilder**. Kompensatorisch wird der Kopf zur Gegenseite gedreht.

2.3 Zungenmuskeln

Alle Zungenmuskeln werden vom N. hypoglosus innerviert.

Funktionsprüfung:
- **Stellung der Zunge.** Bei halbseitiger Lähmung Abweichen zur gesunden Seite, bei Atrophie: Abweichen zur kranken Seite.
- **Zunge herausstrecken.** Bei halbseitiger Lähmung Abweichung zur kranken Seite. Bei vorhandener Atrophie weicht die Zunge in beiden Fällen zur kranken Seite ab.
- **Zunge hin- und herbewegen.** Bei einseitiger Lähmung langsamere und weniger ausgedehnte Bewegungen zur Lähmungsseite.

3 Palpationskreis Gesicht

> 3   Palpationskreis Gesicht
> 3.1 Trigeminusdruckpunkte
> 3.2 Kornealreflex (1. Trigeminusast)
> 3.3 Druck auf den Tragus
> 3.4 Perkussion von Stirn- und Kieferhöhle

3.1 Trigeminusdruckpunkte

Über dem Auge
(Augenbraue):   N. supraorbitalis,
Unter dem Auge: N. infraorbitalis,
Am Kinn: N. mentalis.

Es muss zum Vergleich auch die Umgebung der Nervenaustrittspunkte geprüft werden, um festzustellen, ob es sich wirklich um einen Nervendruckschmerz handelt. Druckschmerz der Trigeminusäste kommt vor bei:
- Nasennebenhöhlenentzündungen,
- Zahn- und Kieferaffektionen,
- meningealen Reizzuständen,
- gesteigertem intrakraniellem Druck,
- seltener bei Erkrankungen des Trigeminus selber (Finke).

3.2 Kornealreflex (1. Trigeminusast)

Ausführung. Berührung der Kornea des Auges mit einem Wattebausch löst reflektorisch Lidschluss aus.

> **Pathologischer Befund**

Abschwächung des Reflexes auf einer Seite spricht bei intaktem Lidschluss (N. facialis) für eine Läsion des 1. Trigeminusastes.

> Die Sensibilitätsprüfung der Areale aller 3 Trigeminusäste erfolgt mit einem Wattebausch. Der motorische Anteil (3. Ast) wird durch Testung der Kaumuskeln untersucht.

3.3 Druck auf den Tragus

Bei Störungen im Bereich der Kiefergelenke und bei entzündlichen Veränderungen im Gehörgang werden damit Schmerzen ausgelöst. Der differenzialdiagnostische Druck von dorsal auf den knorpeligen Gehörgang ist nur bei Prozessen im Gehörgang schmerzhaft.

3.4 Perkussion von Stirn- und Kieferhöhle

Klopfschmerz über der Stirn- und Kieferhöhle (Jochbein) tritt bei entzündlichen Veränderungen (Sinusitis) auf.

9.4 Untersuchung der Kiefergelenke (kraniomandibuläres System) (CMS)

1   **Kiefergelenke:** Kraniomandibuläres System (CMS), Bewegungsprüfung
1.1   Mund öffnen und schließen
1.2   Vor- und Zurückschieben des Kiefers (Protusion und Retrusion)
1.3   Seitverschieben des Kiefers (Laterotrusion) (Mahlbewegungen)
1.4   Schluckbewegung

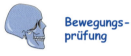
Bewegungsprüfung

2   **Passive und translatorische Gelenktests der Kiefergelenke**
Caput mandibulae kaudal (Traktion)
Caput mandibulae ventral (Protraktion)
Medial-lateral-Gleiten

3   **Palpation der Kiefergelenkmuskeln**

1 Bewegungsprüfung der Kiefergelenke

> 1 **Kiefergelenke:** Kraniomandibuläres System (CMS), Bewegungsprüfung
> 1.1 Mund öffnen und schließen
> 1.2 Vor- und Zurückschieben des Kiefers (Protusion und Retrusion)
> 1.3 Seitverschieben des Kiefers (Laterotrusion) (Mahlbewegungen)
> 1.4 Schluckbewegung

Bewegungsprüfung

1.1 Mund öffnen und schließen

Dabei muss auf eventuelles **Abweichen des Unterkiefers zu einer Seite** geachtet werden. Bei Bewegungseinschränkung in einem der beiden Kiefergelenke weicht der Kiefer zur behinderten Seite ab.

Das **Abweichen des Kiefers ist auch bei motorischer Trigeminusparese** durch Ausfall der Pterygoidei zu beobachten. Dann ist auch der Masseterreflex abgeschwächt. Bei Gelenkläsion ist das **Öffnen des Mundes behindert.**

Bei doppelseitiger schlaffer Lähmung des 3. Trigeminusastes dagegen hängt der Unterkiefer herab. Bei einseitiger Läsion ist nur der Kaudruck auf der lädierten Seite vermindert.

1.2 Vor- und Zurückschieben des Unterkiefers (Pro- und Retraktion)

1.3 Seitverschieben des Unterkiefers (Laterotrusion) (Mahlbewegungen)

Bei **Blockierung** eines Kiefergelenks ist die **Bewegung zur Gegenseite behindert.** Bei Trigeminusläsion sind durch Ausfall der Pterygoidei ebenfalls die Mahlbewegungen zur gesunden Seite hin beeinträchtigt.

1.4 Schluckbewegung

Schluckstörungen treten bei Läsionen des N. vagus auf. Globusgefühl ohne objektiven Befund in Pharynx oder Ösophagus findet sich auch bei zervikalen Funktionsstörungen (Blockierung von C2/C3/C4).

Diagnostik des kraniomandibulären Systems (CMS)

Das **stomatognathe System** setzt sich aus **3 Faktoren** zusammen (Abb. 9.44):
- **Kiefergelenk** (1): knöchernes Gelenk, Diskus mit bilaminärer Zone und Bandapparat;
- einer **intakten vertikalen Kieferrelation** (2): Okklusion;
- **Kaumuskulatur** (3).

Kommt es zur **Dekompensation des funktionellen Gleichgewichts** dieser 3 Komponenten, d. h. zur **Dysfunktion,** dann kann eine **Schmerzsymptomatik** entstehen, die sich nicht auf das Kiefergelenk beschränkt, sondern darüber hinaus in den Bereich der Halsregion und der Wirbelsäule sowie **durch**

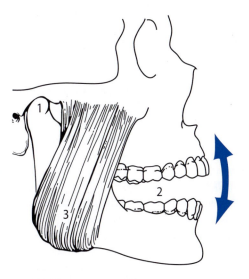

Abb. 9.44. Stomatognathes System: Kiefergelenk (1) vertikale Kieferrelation (2) Kaumuskulatur (3). 79)

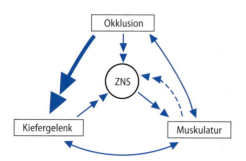

◻ Abb. 9.45. Nervale periphere und zentrale Verschaltung des Kiefergelenks

nervale Verschaltung in entferntere Organbereiche (◻ Abb. 9.45), ausstrahlen kann. Afferenzen aus den Kiefergelenken gelangen über das Ganglion trigeminale in den unteren Trigeminuskern in der Medulla oblongata, der sich kaudal bis zu den Halswirbeln C_2/C_3 erstreckt und geht von dort in die Substantia gelatinosa über, die durch das gesamte Rückenmark nach kaudal absteigt. Die Afferenzen gelangen so in die Kerne des V, VII, XII und XI Kranialnerven. Propriozeptive Afferenzen aus den Muskeln, Sehnen und der Gelenkkapsel kommen ohne Umschaltung im Ganglion trigeminale in den oberen Trigeminuskern und von dort ebenfalls in die gleichen Kerne des V, VII, XII und XI Kranialnerven nach kaudal. Die Modulation aller Informationen erfolgt in der Formatio reticularis, danach Weiterleitung in den Cortex.

Die funktionelle Verbindung des stomatognathen Systems mit dem Becken wird von Walther in einer »Applied-Kinesiology-Synopsis« global über die Duraspannung und die Rückenmuskulaturketten erklärt (Schupp).

Schon 1934 beschrieb der Otolaryngologe **Costen** ein **Syndrom** mit Gesichtsschmerzen, Kopfschmerzen, Otalgien und Hörstörungen sowie Störungen im stomatognathen System. Als **Ursache** wurden **zu niedrige Bisshöhe durch Zahnverlust und Zahnersatz** mit nicht ausreichender Bisshöhe angegeben (◻ Abb. 9.46 und 9.47).

Es erscheint daher auch heute berechtigt, **bei Patienten** mit chronischen Schmerzen, bei denen die Ätiologie nicht eindeutig geklärt ist, **eine Mituntersuchung des Kiefergelenks** auf Vorliegen einer Dysfunktion dieses Gelenks einzubeziehen, um ggf. eine **interdisziplinäre Therapie unter Mitwirkung eines gnatologisch ausgebildeten Zahnarztes** in die

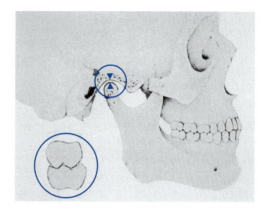

◻ Abb. 9.46. Harmonisches Gleichgewicht im System bei normalen anatomischen Verhältnissen

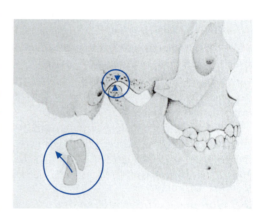

◻ Abb. 9.47. Pathologische Gelenkveränderung durch Bisssenkung (Stützzonenverlust)

Wege leiten zu können. Das gilt **aufgrund der engen Nachbarschaft des Kiefergelenks zum Ohr v. a. für Otalgien, Vertigo, Hörstörungen und Tinnitus,** Störungen, für die kein HNO-Befund erhoben werden konnte.

Basisuntersuchung des Kiefergelenks

Eine spezielle Basisuntersuchung des Kiefergelenks kann dann klären, ob ein primäres oder sekundäres **CMS** vorliegen kann.

   Anamnese
— **Was** schmerzt im Bereich von Kopf und Hals?
— **Wann** und seit wann bestehen Schmerzen und/oder Missempfindungen (Schwindel, Hörstörungen, Tinnitus, Knackgeräusche beim Kauen)?

- **Wie** ist der Schmerzcharakter?
- **Wodurch** werden die Beschwerden ausgelöst (Kauen, Gähnen, Kopfbewegungen)?
- **Womit** sind die Beschwerden verbunden (Knacken, Knirschen bei Kieferbewegungen)?

Aktive Bewegungen (des Unterkiefers)

Diese ergeben erste Hinweise. Inspektorisch und palpatorisch werden untersucht:
- **Mund öffnen und schließen**,
- **Vor- und Rückschieben des Unterkiefers** (Protrusion und Retrusion),
- **Lateralverschiebungen des Unterkiefers** (Laterotrusion verbunden mit einer Mediotrusion der anderen Seite), Mahlbewegungen.

Beurteilt werden **Veränderungen des Bewegungsausmaßes und Abweichungen** von der normalen Bewegungsbahn **in der vertikalen Kieferrelation** d. h. Mundöffnung und Mundschluss sollen geradlinig erfolgen. Das Bewegungsausmaß beim Mundöffnen wird an der **Schneidekantendistanz (SKD)** gemessen; sie beträgt **normal 40–52 mm**.

Bei der Laterotrusion nach rechts und links beträgt die Bewegungsstrecke **beidseits 10–13 mm**. Ein Abweichen des Unterkiefers von der Mittellinie zur Seite kann auf beiden Seiten der Oberkiefermittellinie auf den Oberkieferschneidezähnen markiert werden.

Registriert werden bei allen Bewegungen evtl. auftretende **abnorme Geräusche** (Knacken).

Passive Bewegungsprüfung

Bei der passiven Bewegungsprüfung wird v. a. das Endgefühl geprüft: normal ist ein nicht schmerzhafter Bänderstopp ohne Knacken oder Krepitation.

> **Pathologische Befunde:**
- **weich**: muskuläre Hemmung,
- **hart**: Apposition von Bindegewebe,
- **knöchern**: Apposition von Knochen,
- **federnd**: Diskus(verlagerung).

Es können passiv geprüft werden:
- passive Mundöffnung,
- passive Retrusion,
- passive Medio- und Laterotrusion.

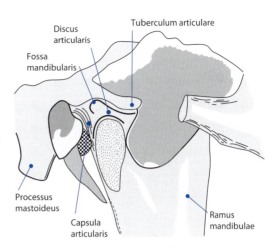

Abb. 9.48. Längsschnitt des Kiefergelenks mit Discus articularis

Schmerzen in nur einer dieser Gelenkpositionen sprechen eher **für eine arthrogene Störung**, Schmerzen in verschiedenen Positionen mehr für myogene Ursachen.

Strukturell und funktionell stellt das **Kiefergelenk eine Kombination von 2 Gelenken** dar (Abb. 9.48), dem unteren Gelenk zwischen dem **Caput mandibulae und dem Discus articularis** und dem oberen Gelenk zwischen **Discus und Fossa mandibularis**, die nach vorn durch das Tuberculum articulare begrenzt wird. Im unteren Gelenk finden Drehbewegungen (Rollen und Gleiten) des Caput mandibulae und im oberen Gelenk nur Gleitbewegungen des Diskus in der Fossa mandibularis statt (Abb. 9.49). Der **Diskus ist eine transportable Gelenkpfanne** für das Caput mandibulae, dessen Gleitbewegungen dorsal durch die Anheftungen des oberen Anteils der **bilaminären Zone** (Stratum Superius/Lig.discotemporale) auf der hinteren Wand der Fossa mandibularis und des unteren Anteils (Stratum inferius/Lig. discokondylare) sowie am Hinterrand des Caput mandibulae ventral durch die Gelenkkapsel begrenzt werden (Abb. 9.50).

Die Funktionsbewegungen des Mundöffnens und Schließens (Senken = Abduktion und Heben = Adduktion des Unterkiefers) finden durch die **mechanische Kopplung dieser beiden Gelenke** statt.

Man kann beim **Mundöffnen 3 Phasen** unterscheiden:

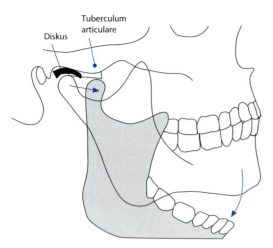

Abb. 9.49. Die Drehgleitbewegung im Kiefergelenk beim Mundöffnen

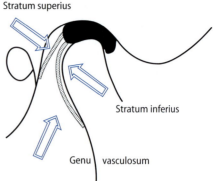

Abb. 9.50. Weichteil- und Bandanheftungen des Discus articularis in der bilaminären Zone: Anatomische Einteilung. Stratum superius (Elastin), Lig.discotemporale; Stratum inferius (Kollagen), Ligamentum discocondylare

- **initiale Mundöffnung** (bis 10 mm Schneidekantendistanz [SKD])
  Rotation des Kondylus nach ventral, relative Translation des Diskus nach dorsal;
- **intermediäre Mundöffnung** (SKD 10–35 mm):
  Rotation und Translation des Kondylus nach ventral,
  Diskustranslation nach ventral zum Tuberculum articulare, aber
  zum Kondylus relativ nach dorsal;
- **terminale Mundöffnung** (SKD >40 mm):
  Weiterrotation des Kondylus und dadurch relative Translation des jetzt fixierten Diskus nach dorsal.
  Beim Mundschluss laufen die Bewegungen in umgekehrter Richtung ab.
  Die Mundöffnung bewirken der M. digastricus und der untere Teil des M. pterygoideus lateralis, den Mundschluss der M. temporalis und M. masseter sowie M. pterygoideus medialis und lateralis.
- Die **Mahlbewegungen (Laterotrusion)** sind immer **mit einer Mediotrusion des anderen Gelenks kombiniert.**
  Bei der Laterotrusion rotieren Kondylus und Diskus um eine vertikale Achse nach lateral, mit leichter Translation nach dorsal. Die Translation zwischen den beiden Gelenkpartnern ist gegenläufig.
  Bei der **Mediotrusion der anderen Seite** führen Kondylus und Diskus eine unterschiedliche Translation nach ventral und medial aus, wodurch die Translation zwischen beiden Gelenkpartnern gegenläufig ist.
  Bei der **Protrusion** (Vorschieben des Unterkiefers) machen Kondylus und Diskus praktisch eine **reine Translation nach ventral,** mit gegenläufiger Translationsbewegung untereinander.
  Bei der **Retrusion** finden die Translationsbewegungen in umgekehrter Richtung statt.

> **Pathologische Befunde**
bei der Bewegungsprüfung

- **Seitabweichen aus der normalen geradlinigen Bewegungsbahn:**
  - **Dyskoordination:** Seitabweichung während der Öffnungs- und Schließungsphase, aber Rückkehr zur Mittellinie kommt vor bei myogenen Störungen des Kausystems, z. B. bei gestörter Okklusion.
  - **Deviation:** Starke vorübergehende Abweichung (zur kranken Seite) bei artikulären Defekten.
  - **Deflexion:** starkes Seitabweichen **ohne** Rückkehr zur Mittelstellung weist auch auf eine artikuläre Störung hin (Diskopathie). Die Abweichung erfolgt zur kranken Seite.
  - **Gelenkgeräusche**
    Knacken bei einer terminalen Mundöffnung oder initialen Schließbewegung kann ein Hinweis auf Hypermobilität der Gelenke sein.

- Später auftretendes Knacken, v. a. bei einer Kompression des Gelenks von kaudal, kann ein Hinweis auf eine Diskusverlagerung sein.
- Dumpfes Knacken an gleicher Stelle der Bewegung bei kranialer Kompression spricht für Gelenkflächenveränderungen.
- Krepitation bei normalem Bewegungsbefund kommt ebenfalls von den knöchernen Strukturen.

- Bewegungseinschränkung (des SKD)
  - Beim **Mundöffnen und normaler Lateralexkursion** nach beiden Seiten hat diese ihre Ursache im Muskel-Sehnen-Apparat.
  - Geringe Einschränkung oder fast **normale Öffnungsbewegung, aber** starke ein- oder doppelseitige **Einschränkung der Lateralexkursion** ist ein Hinweis auf arthrogene Ursache.

2   Passive und translatorische Gelenktests der Kiefergelenke

> **2   Passive und translatorische Gelenktests der Kiefergelenke**
> Caput mandibulae kaudal (Traktion)
> Caput mandibulae ventral (Protraktion)
> Medial-lateral-Gleiten

Kaudale, ventrale, mediale und laterale Bewegung des Caput mandibulae.
Palpation der Kiefergelenke. Vor den translatorischen Gelenktests (◘ Abb. 9.51–9.54).
Die Palpation ist einfach; sie gibt Auskunft über
- Symmetrie der Bewegungen (Koordination),
- Schmerzhaftigkeit der Bewegungen,
- pathologische Geräusche (Knacken, Reiben).

Die Palpation erfolgt in Ruhe und Bewegung.
Palpationsorte:
1) von lateral ca. 1,5 cm vor dem Tragusrand,
2) von dorsokaudal, d. h. am distalen Ende des Kondylus unterhalb der Gelenkwalze (bei leicht geöffnetem Mund),
3) von dorsal durch den Gehörgang.

Druckschmerz eines Kiefergelenks bei der Palpation spricht für **Reizung des Gelenks.** Dann besteht **meist auch Schmerz beim Kauen. Es können auch spontan Schmerzattacken** vor dem Ohr, in der Schläfengegend oder der ganzen Kopfseite auftreten.
Vorkommen von Spontan-, Funktions- und/oder Palpationsschmerzen bei Arthrosis deformans des Kiefergelenks, v. a. aber fanden sich (nach Plato und Kopp) bei funktionellen Kiefergelenkstörungen infolge Okklusionsstörungen. Chronische Kopfschmerzen, Dysphonie, Globusgefühl, chronische Nackenschmerzen sowie tiefe Kreuz- und Beckenbodenschmerzen.

Translatorische Gelenktests

Ausgangsstellung. Der P sitzt. Der U steht seitlich, umfasst dessen Kopf vom Nacken her und fixiert ihn am eigenen Körper. Die Kleinfingerkante liegt dabei unmittelbar oberhalb des Kiefergelenks, parallel zum Jochbein.

Ausführung

Kaudal (◘ Abb. 9.51)
Die andere Hand (steriler Handschuh) fasst den **Unterkiefer zwischen Daumen und Zeigefinger,** so dass der Daumen innerhalb des Mundes auf den Molaren, der Zeigefinger außen unter dem Kiefer liegt und bewegt den **Unterkiefer in kaudaler Richtung.**

Ventral (Protraktion) (◘ Abb. 9.52)
Mit der gleichen Handstellung kann der **Kiefer nach ventral** bewegt werden, wenn der **Zeigefinger des U** nicht unter dem Kiefer, sondern **dorsal hinter dem aufsteigenden Kieferast** liegt. Die Gleitbewegung im Gelenk geht dann **nach ventral** (unter leichter

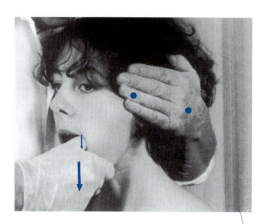

◘ Abb. 9.51. Caput mandibulae kaudal (Traktion)

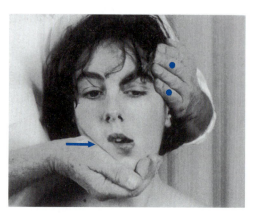

◘ Abb. 9.53. Medial-lateral-Gleiten

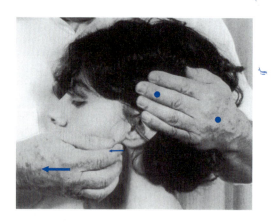

◘ Abb. 9.52. Caput mandibulae ventral (Protraktion)

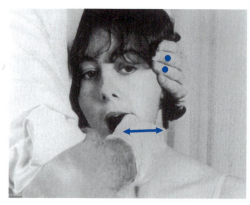

◘ Abb. 9.54. Medial-lateral-Gleiten

Traktion des Kiefers nach kaudal). Wenn der P den Mund nicht öffnen kann, wird die mobilisierende Hand nur von außen an den Unterkiefer angelegt und die Gleitbewegung nach ventral ausgeführt.

Medial – lateral (◘ Abb. 9.53, 9.54)

Der U steht jetzt hinter dem P und legt die **fixierende Hand von lateral an den Kopf** des P, so dass die **Handkante direkt oberhalb des Gelenks**, parallel zum Jochbein liegt. **Die andere (mobilisierende) Hand wird mit dem Daumenballen auf der Gegenseite von lateral gegen den Unterkiefer direkt unterhalb des Gelenks** angelegt, und es wird ein **Transversalschub nach medial** ausgeführt. Hierdurch wird das der bewegenden Hand anliegende Mandibulaköpfchen nach medial, das unterhalb der Fixationshand liegende Köpfchen nach lateral bewegt. ◘ Abb. 9.54 zeigt den gleichen Test mit anderer Handfassung.

Normalbefund

Bei allen 3 Tests schmerzfreie Gleitbewegung des Mandilaköpfchens und des Discus articularis (Transportable Gelenkpfanne) von der Fossa mandibularis auf das Tuberkulum articulare (◘ Abb. 9.49).

3 Palpation der Kiefergelenkmuskeln

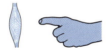

Eine differenzierte **Palpation von Muskulatur und Faszien** muss durchgeführt werden für folgende Muskeln:

Muskel	Funktion	Hinweis auf Art der Störung
Pars anterior des M. temporalis Palpation 1 cm hinter dem lateralen Orbitarand	Adduktor **(Mundschließer)**	Parietaler Kopfschmerz, zentrisches Pressen
Pars medialis des M. temporalis Palpation über dem Ohr	Adduktor, Retraktor mit Pars posterior	Okzipitaler Kopfschmerz, protrusive, retrusive Parafunktionen, Larynxschmerz
Pars posterior des M. temporalis Palpation oberhalb vom Ohr	Adduktor, **Retraktor** (◉ Abb. 9.55)	Protrusive, retrusive Parafunktionen, Larynx
Pars. prof. des M. masseter Palpation 1 cm vor dem Kiefergelenk	Adduktor (◉ Abb. 9.56)	Protrusives Bruxen (Zähneknirschen), frontaler Kopfschmerz
Pars superficialis M. masseter Palpation vor dem Kiefergelenk	Adduktor, **Protraktor**, Protrusion (beidseits) Mediotrusion (einseitig)	Schmerzen retrobulbär, Ausbreitungsgebiet N. V_2, protrusives Bruxen (Knirschen), Schmerzen retrobulbär, Ausbreitungsgebiet N. V_2
M. pterygoideus medialis Palpation Innenseite des Kieferwinkels	Adduktion, Protrusion, Mediotrusion (◉ Abb. 9.57)	Protrusives und laterotrusives Bruxen, zentrisches Pressen, Schmerzen Zunge, Zungengrund
M. pterygoideus lateralis (direkte Palpation nicht möglich)	**Diskus und Kondylus nach anterior** (◉ Abb. 9.57)	Bruxen, Schmerzen im Ohr, Kiefergelenk, Zunge, Mundboden
M. mylohyoideus Palpation Innenseite Unterkiefer Infrahyoidale Muskulatur	bildet Mundboden **Abduktion**	Globusgefühl, Schluckschmerzen, Dysphonie, Parafunktion Zunge Globus, Dysphonie
M. digastricus Palpation nur hinter dem Kieferwinkel (Venter posterior)	**Retraktion**, Abduktion (◉ Abb. 9.58)	Bruxen, Schmerzen an Zunge, Pharynx, Larynx
M. stylohyoideus Palpation hinter dem aufsteigenden Unterkieferast	Zungenbein und Mundboden nach anterokranial	Bruxen, Schmerzen an Zunge, Mundboden, Pharynx

Muskelwiderstandstests

Diese geben Auskunft über die Muskelkraft und die Schmerzhaftigkeit des Muskels und der Sehnenansätze. Sie sind bei einer Basisuntersuchung – zur Differenzierung »myogen-arthrogen« – erforderlich.

Schmerzen bei unterschiedlicher Schneidezahndistanz sprechen für eine myogene Ursache. Schmerzen, die nur in einer bestimmten Unterkieferposition bestehen sprechen mehr für eine arthrogene Ursache.

Diagnose

Die Anamnese zusammen mit den Befunden aus der angegebenen Basisuntersuchung führen zu der **Verdachtsdiagnose oder zum Ausschluss einer kraniomandibulären Dysfunktion.**

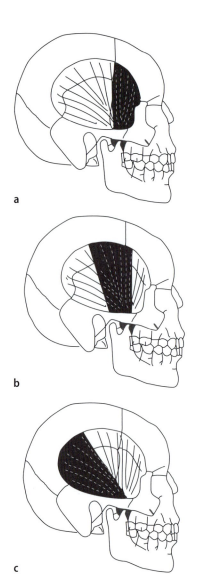

Abb. 9.55a-c. Palpation des **M. temporalis, a** Vorderer Anteil 1 cm hinter dem lateralen Orbitarand; **b** mittlerer und **c** hinterer Anteil kranial des Ohres.

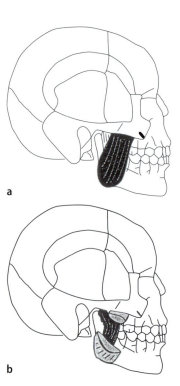

Abb. 9.56a,b. Palpation des **M. masseter. a** Oberflächlicher (pars superficialis) und **b** tiefer Teil (pars profunda). Palpationsorte: in entspanntem Zustand; bei maximaler Kontraktion. Ursprung, unterhalb des Arcus zygomaticus.
Bauch, bidigital bei geöffnetem Mund. Ansatz, 1 cm kranial des Kieferwinkels.
Aponeurose, bimanuell am Ramus horizontalis mandibulae.

Für eine kraniomandibuläre Dysfunktion sprechen in der Anamnese ein Kaleidoskop uncharakteristischer Symptome ohne entsprechenden objektiven Befund.
Eine Indikation zur genaueren Untersuchung sind dann die Kardinalsymptome
- Schmerz
- Störung und/oder Einschränkung der Funktion
- Missempfindungen
- Geräusche

Pathologische Befunde

Bei der Bewegungsprüfung:
- Dyskoordination, Deviation, Deflexion, Bewegungseinschränkungen;

Bei der Auskultation:
- Knack- und Reibegeräusche;

Bei Parafunktionen:
- Impressionen an Lippe, Zunge und Wange, Schliffacetten an den Zähnen;

Bei Palpation der Kiefergelenke:
- schmerzhafte Befunde.

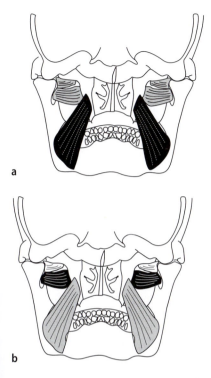

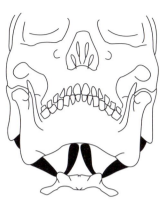

Abb. 9.58. Palpation des **Digastricus:** nur Venter posterior möglich; hinter dem Ramus ascendens ca. 1–2 cm kranial des Angulus mandibulae

Abb. 9.57a,b. Palpation des medialen und lateralen **Pterygoideus. a** Pars medialis: unter Kieferwinkel; bimanuell an der Innenseite des Kieferwinkels. **b** Pars lateralis: nur indirekt möglich; hinter dem letzten Molaren, bei halb geöffnetem Mund, zwischen Tuber maxillae und lateralem Flügel des Processus pterygoideus

Welche Dysfunktion liegt vor, eine:
1) Primär dento-okklusogene Ursache,
2) Primär myogene Ursache, oder
3) Primär arthrogene Ursache.

Die **Dysfunktion** kann im Arthon, d. h. **in den Kiefergelenken selber** stattfinden, sie kann aber auch in die Peripherie **ausstrahlen in das kraniozervikale System**, was durch eine Mituntersuchung der HWS-Strukturen abgeklärt werden kann. Diese kraniozervikale Dysfunktion (CCD) bezeichnen die Autoren Kopp, Sebald und Plato als »**Dysfunktion im Muster**«.

Die ebenfalls mögliche **Ausstrahlung in die LWS und den Beckenbereich** wird als »**Dysfunktion in der Verkettung**« bezeichnet. Hierzu muss der diagnostisch schwierige Beckenbereich manualtherapeutisch untersucht werden. Ob dazu die von Marx empfohlene Diagnostik aus:
- Vorlaufphänomen
- Thoracolumbale Rotation
- Variable Beinlängendifferenz
- Patrick-Test in der Priener Variante (90° Hüftflexion)
- und die Oberschenkelinnenrotation

im Seitenvergleich ausreichend ist muss der Untersucher selber entscheiden.

Beim Vorliegen einer kraniomandibulären Dysfunktion ist dann durch den Ganzkörperstatus und die spezifische Untersuchung durch einen gnathologisch ausgebildeten Zahnarzt in einer erweiterten Untersuchung festzustellen, ob eine primäre kraniomandibuläre Dysfunktion ursächlich für die Beschwerden des Patienten verantwortlich gemacht werden muss oder ob die Dysfunktion sekundär entstanden sein kann.

Im ersten Fall muss der Patient zunächst einer **gnathologisch-zahnärztlichen Behandlung** zugeführt werden. Manualtherapeut und Physiotherapeut werden durch ihre Therapie den Behandlungserfolg unterstützen können.

Bei der **sekundären kraniomandibulären Dysfunktion** liegt die primäre Behandlung in den Händen des **Manualtherapeuten und des Physiotherapeuten,** der gnathologisch versierte Zahnarzt kann ggf. unterstützend mitbehandeln.

HSA-Region (Halswirbelsäule, Schulter, Arm), Hand- und Fingergelenke

10.1 Untersuchung des Schultergelenks und der Arme im Sitzen – 366
1   Inspektion – 367
2   Aktive und passive Bewegungen des Schultergelenks – 368
3   Palpationskreis Schulter – 373
4   Translatorische Gelenktests (Caput humeri) – 377
5   Widerstandstest der Schultermuskeln – 380

10.2 Untersuchung der Schultergürtelgelenke – 388
1   Inspekton – 389
2   Aktive und passive Bewegungen des Schultergürtels – 389
3   Palpationskreis Schultergürtel – 390
4   Translatorische Gelenktests Klavikula und Skapula – 397
5   Widerstandstests der Schultergürtelmuskeln – 402
6   Untersuchung der Halswirbelsäule – 404

10.3 Untersuchung des Ellenbogengelenks, Ober- und Unterarm – 406
1   Inspektion – 407
2   Aktive und passive Ellbogenbewegungen – 410
3   Palpationskreis Ellbogen/Arm – 411
4   Translatorische Gelenktests – 416
5   Widerstandstests der Ellbogengelenkmuskeln – 421

10.4 Untersuchung der Hand- und Fingergelenke – 425
1   Inspektion – 426
2   Aktive und passive Handgelenk- und Fingerbewegungen – 430
3   Palpationskreis Hand – 432
4   Translatorische Gelenktests – 440
5   Widerstandstests der Hand- und Fingermuskeln – 459

10.1 Untersuchung des Schultergelenks und der Arme im Sitzen

1   Inspektion
1.1 Stellung der Schulter
1.2 Schulterkonturen

2   Aktive und passive Bewegungen des Schultergelenks
2.1 Genereller aktiver Test
2.2 Frontalebene: Seitheben und Rotation der Arme
2.3 Sagittalebene: Vor- und Rückheben der Arme

Bewegungsprüfung

3   Palpationskreis Schulter

4   Translatorische Gelenktests (Caput humeri)

5   Widerstandstests der Schultermuskeln
5.1 Synergien (2 × 4)
5.2 Differenzialtests (3 × 5)

1 Inspektion

> 1 Inspektion
> 1.1 Stellung der Schulter
> 1.2 Schulterkonturen

1.1 Stellung der Schulter

Normalbefund
- Die **Arme** hängen (in Ruhe) parallel zum Rumpf, die Schultern stehen auf gleicher Höhe, die Schulterrundung ist seitengleich.
- Die **Schlüsselbeine** stehen ungefähr in der Transversalebene, zur Medianebene bilden sie einen Winkel von ca. 60°.
- Die **Schulterblätter** befinden sich auf gleicher Höhe, der Angulus superior steht etwa in Höhe der 2. Rippe, der Angulus inferior dementsprechend etwa in Höhe der 7. Rippe, der Margo medialis verläuft parallel zur WS und hat einen seitengleichen Abstand von den Processus spinosi der WS von ca. 5 cm. Margo medialis und kaudaler Pol sind meist etwas vom Thorax abgehoben.
- Die **Wirbelsäule** weist keine wesentliche Verkrümmung auf.
- Der **Kopf** steht aufrecht, d. h. »im Lot«.

▶ Pathologischer Befund
Schulterhochstand
Hypertonus des Trapezius (Bettmann-Schulterkammsymptom) als Entlastungshypertonus zum Schutz des Schultergelenks (Verkürzung von Trapezius und Levator scapulae).
BWS-Skoliose. Rippenbuckel, auf der Konvexseite der Skoliose.
Sprengel-Deformität (selten): Einseitiger Skapulahochstand mit Scapula alata (s. dort) und Verlauf des Margo medialis von kranial-lateral nach kaudal-medial durch verkürzten Levator scapulae. Außerdem ist die Skapula meist verkleinert (Armhebung beeinträchtigt).

Parese der Schultergürtelsenker (Serratus lateralis, Trapezius inferior, Subclavius).
Spasmus des Levator scapulae durch Irritation des N. dorsalis scapulae im Scalenus medius.

Scapula alata
(»Engelsflügel« = stärker abgehobener Margo medialis und Angulus inferior) durch:
- Parese des Serratus lateralis (bei Läsion des N. thoracicus longus) durch einseitiges stumpfes Trauma (Säcke tragen), Schwerarbeit.
- Kontraktur des Pectoralis major und minor.
- Abgeschwächte Schulterblattadduktoren: Trapezius (Pars transversa) und Rhomboidei.
- »Schlechte Haltung« (beinhaltet die beiden vorgenannten Punkte).
- Exostosen an Thorax oder Skapula (»Skapulakrachen«).
- gelegentlich bei C6-Syndrom.

Rotationsstellungen der Skapula
Außenrotationsstellung (Angulus inferior nach lateral verlagert) bei Parese der Rhomboidei und/oder des Levator scapulae. Beidseitiges Auftreten bei Myopathie.
Innenrotationsstellung (Angulus inferior nach medial verlagert) bei Parese des Trapezius (pars descendens), z. B. bei Läsion des N. accessorius und/oder Parese des Serratus anterior.

Fixation des Oberarms in Abduktionsstellung
Schwellungen (Entzündungen) in der Achselhöhle.
Schulterluxationen:
- Luxatio axillaris (Luxation des Caput humeri nach kaudal in die Achselhöhle),
- Luxatio subcoracoidea (nach ventral unter den Processus coracoideus),
- Luxatio subacromialis (nach dorsal unter das Akromion),

- Luxatio infraspinata (nach dorsal unter die Skapula).

Bei allen Luxationen bestehen entsprechende Konturveränderungen der Schulter.

1.2 Schulterkonturen

Konturverdickung
- Traumatische Ergüsse (Hämatome),
- Schulterluxation unter das Akromion,
- Gelenkentzündungen,
- Tumoren.

Konturabflachung (Entrundung)
- Eckige Schulter; Atrophie des Deltoides bei Paresen des N. axillaris.
- Leichte Abflachungen (Inaktivitätsatrophie) bei längerdauernder Ruhigstellung des Gelenks (Desault-Verband, Abduktionsschiene).

Deformierungen
- **Stufe in der Klavikula oder im Akromioklavikulargelenk:** Klavikulafraktur oder Klavikulaluxation (Sprengung des Schultereckgelenks).

- **Mulde unter dem Akromion:** »leere Pfanne« durch Schulterluxation (Luxatio axillaris), Vorwölbung unter dem Korakoid oder neben der Skapula (Luxatio coracoidea oder infraspinata).
- **Hervortreten des Margo medialis** und Angulus superior bei Scapula alata.
- **Hervortreten der Spina scapulae** bei Atrophie des Supraspinatus und/oder des Infraspinatus.
- **Tiefere Fossa supraspinalis** (im Vergleich mit der anderen Schulter) bei der sog. Periarthritis humeroscapularis (Morbus Duplay) oder Ruptur der Supraspinatussehne.
- **Vertiefung der Fossa supra- und infraclavicularis** bei »schlechter Haltung« durch Hervortreten der Schlüsselbeine aus der Frontalebene nach ventral.
- **Abflachung der Fossa supra- und infraclavicularis** bei entzündlichen oder tumorösen Prozessen, z. B. Lymphknoten bei Magenkarzinom.

2 Aktive und passive Bewegungen des Schultergelenks

> **2 Aktive und passive Bewegungen des Schultergelenks**
> 2.1 Genereller aktiver Test (Abb. 10.1)
> 2.2 Frontalebene: Seitheben und Rotation der Arme (Abb. 10.2–10.5)
> 2.3 Sagittalebene: Vor- und Rückheben der Arme (Abb. 10.6)

Bewegungsprüfung

Für die Bewegungsprüfung gelten folgende **Untersuchungskriterien:**
- **Bewegungsausmaß,**
- **Endgefühl,**
- **Schmerz,**
- **Ausweichbewegungen,**
- **Koordination** (Arm–Schulterblatt).

Ausgangsstellung. Aufrechte Sitzhaltung. Der U steht hinter dem P. Bei den passiven Bewegungen, die jeweils an die aktiven angeschlossen werden, wird das Schulterblatt der getesteten Seite fixiert und der Ellenbogen gestreckt. Diese Ausgangsstellung gilt praktisch für alle Untersuchungen.

2.1 Genereller aktiver Test (Abb. 7.220 a,b)

Ausgangsstellung. Arme in Nullstellung.

Ausführung. Der P legt die **Hände wechselseitig über Kreuz auf den Rücken.** Der obere Arm macht dabei eine Flexion, Adduktion, Außenrotation, der untere Arm eine Hyperextension, Adduktion, Innenrotation.

10.1 Untersuchung des Schultergelenks... 369

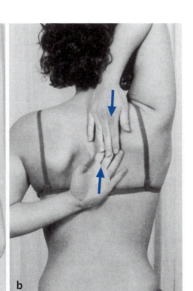

Abb. 10.1a,b. Genereller Mobilitätstest

Normalbefund
Die Fingerkuppen beider Hände berühren sich.

Pathologische Befunde
Bewegungseinschränkung. Die Finger der Hände können sich nicht berühren.

Hypermobilität. Die Hände können ganz oder größtenteils übereinandergelegt werden.

2.2 Frontalebene: Abduktion/Adduktion (um die sagittale Achse) und Rotation der Arme (um die Humeruslängsachse) (Abb. 10.2–10.5)

Ausgangsstellung I. Arm hängt gestreckt, in **Nullstellung** parallel zum Körper.
Unterarm in Semipronation, Hand parallel zum Körper.

Ausführung
Test 1: Abduktion (normal 160°–180°). Seitwärts Aufwärtsheben des Armes bis zur Senkrechten (Abb. 10.2 a).
Passives **Nachfedern in Abduktion** (Frontalebene) (Abb. 10.2 b) und **Hyperflexion** (Sagittalebene) (Abb. 10.2 c). Das Schulterblatt muss bei der einseitigen passiven Bewegungsprüfung evtl. fixiert werden. Die Bewegung wird durch die Adduktoren und kaudale Kapselanteile bei der Hyperflexion durch dorsale Kapselanteile begrenzt.

Ausgangsstellung II. Arm in 90°-Abduktion, Ellenbogen in 90°-Flexion, Unterarm in Semipronation.

Ausführung
Test 2: Außenrotation (normal 80°–90°) (Abb. 10.3 a). Der U hält dabei den Oberarm des P in einer Abduktionsstellung von 90°. Passives Nachfedern in Außenrotation (Test auf habituelle Luxation). Bewegungsbegrenzung: Gelenkkapsel, Lig. coracohumerale, Innenrotatoren.

Test 3: Innenrotation (normal 70°–80°) (Abb. 10.3 b). Ausführung wie beim vorigen Test. Passives Nachfedern in Innenrotation. Bewegungsbegrenzung durch Gelenkkapsel und Außenrotatoren.

Ausgangsstellung III. Arm in Nullstellung. Ellenbogen und Unterarm wie zuvor (90°-Flexion/Semipronation).

Ausführung
Test 4: Außenrotation (normal 40°–60°) (Abb. 10.4 a). Der Oberarm des P liegt dem Oberkörper an. Passives Nachfedern in Außenrotation.

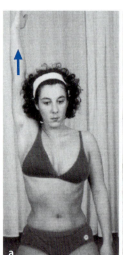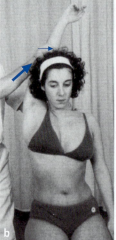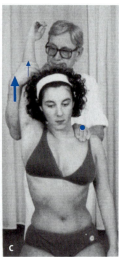

◘ **Abb. 10.2a-c.** Abduktion. a **aktiv**, **b** passiv, **c** Flexion passiv (Painfull arc)

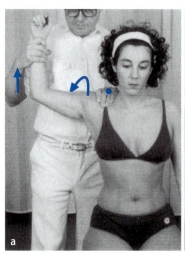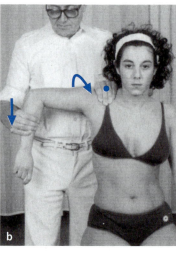

◘ **Abb. 10.3a,b. Rotation in 90°-Abduktion. a** Außenrotation, **b** Innenrotation

Test 5: Innenrotation (normal 95°) (◘ Abb. 10.4 b). Ausführung wie beim vorigen Test. Passives Nachfedern in Innenrotation **hinter** dem Rumpf mit etwas Extension. Bei dieser Innenrotationsprüfung ist der Oberarm in leichter Hyperextension und wie bei den Außenrotationstest in Nullstellung möglichst am Thorax fixiert, 90° flektiertes Ellbogengelenk. Passives Nachfedern in Innenrotation.

Die behinderte **endgradige** Innenrotation kann zuverlässig nur in dieser Stellung geprüft werden.

Test 6: Adduktion (normal 25°–30°) (◘ Abb. 10.5 a, b). Der P versucht, die Hand bzw. den Unterarm auf die andere Schulter zu legen. Passives Nachfedern in Adduktion.

Die Adduktion des gestreckten Armes vor dem Körper ist ca. 30° möglich.

Normalbefund

Seitengleiche, koordinierte, schmerzfreie Bewegungen, keine Ausweichbewegungen.
Endgefühl: Fest elastisch.

10.1 Untersuchung des Schultergelenks...

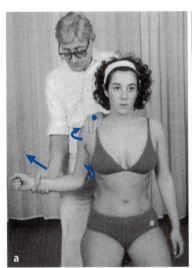

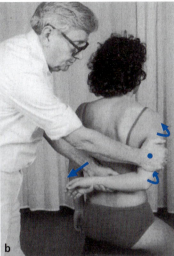

Abb. 10.4a,b. Rotation in Nullstellung. **a** Außenrotation, **b** Innenrotation

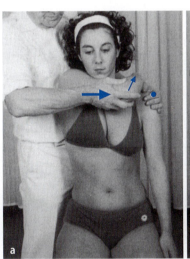

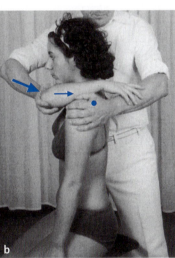

Abb. 10.5a,b. Adduktion

▸ Pathologische Befunde

Test 1: Abduktion. Behinderte Beweglichkeit kann vom Schultergelenk (Kapselmuster nach Cyriax, Stufe 2) oder von einer Bewegungsstörung im Sterno- oder Akromioklavikulargelenk verursacht werden. Das passive Nachfedern am Ende der Abduktion und Flexion prüft die Stabilität. Vermehrte Beweglichkeit spricht für Hypermobilität des Gelenks. Der »painful arc« nach Cyriax (Schmerz zwischen 70° und 100° Abduktion, der bei Heben über 100° hinaus oder durch Außenrotation des Armes verschwindet oder sich bessert) wird meist durch **Läsionen an der Rotatorenmanschette am Tuberculum majus oder durch eine Bursitis subacromialis** hervorgerufen. Der Schmerz entsteht durch Kontakt des gereizten Gewebes mit dem Akromion. Ein »painful arc« oberhalb von 100° hat seine Ursache meist in einer **Funktionsstörung der Klavikulagelenke.**

Bewegungseinschränkung kann auch durch **Parese des Trapezius** (N. accessorius) oder amyotrophische Lateralsklerose (Frühsymptom) verursacht werden.

Bei Rupturen der Rotatorenmanschette kann der Arm nicht in Abduktion gehalten werden (Fallarmtest).

Test 2: Außenrotation. Erste eingeschränkte Bewegungsrichtung bei degenerativen oder entzündlichen Gelenkprozessen (Stufe 1 Kapselmuster nach Cyriax). Eingeschränkte Bewegung auch bei Ruptur der Rotatorenmanschette und Bursitis.

Test 3: Innenrotation. Häufig letzte eingeschränkte Bewegungsrichtung nach Besserung von Schultersteifen. Bewegungseinschränkung bei Bursitis subcoracoidea oder subscapularis.

Test 4 und 5: Rotation. Wie Test 2 und 3.

Test 6: Adduktion. Die Adduktion ist immer deutlich vermehrt bei genereller und lokaler Hypermobilität. In diesem Fall kann der Unterarm oder Ellenbogen auf die gegenüberliegende Schulter gelegt werden (wie ◘ Abb. 10.5 b). Es finden sich außerdem immer auch Überstreckbarkeiten anderer Gelenke (Cubitus valgus, Überstreckbarkeit von Hand-, Finger- und Kniegelenken).

Im Gegensatz zu **Cyriax** ist **Sachse** der Ansicht, dass die Abduktion im Kapselmuster früher eingeschränkt ist als die Außenrotation. Das gilt jedoch nur bei guter Fixation der Skapula und einem Vergleich mit dem Rotationstest in 0=Stellung (◘ Abb. 10.4 a). Wird die Rotation beidseitig oder in 90° Abduktion geprüft dann ergibt sich durch die Kapselschrumpfung des unteren Recessus die Außenrotationseinschränkung **gleichzeitig** oder sogar früher als die Abduktionsbehinderung.

2.3 Sagittalebene: Flexion und Extension um die frontale Achse (◘ Abb. 10.6 a, b)

Ausgangsstellung. Arme in Nullstellung.

Ausführung

Test 1: Flexion (normal 150°–170°). Vorwärts-aufwärts-Heben des Armes bis zur Senkrechten. Passives Nachfedern in Flexion (s. 2.2, Test 1, ◘ Abb. 10.2 c).

Test 2: Extension (dorsal von Null) (normal 40°) (◘ Abb. 10.6 a). Passives Nachfedern in Extension bei fixiertem Schulterblatt.

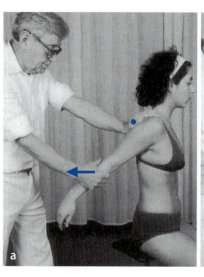 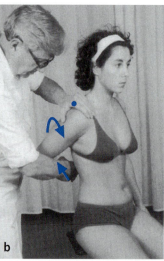

◘ Abb. 10.6. **a** Extension (von 0°), **b** Innenrotation in Extension

10.1 Untersuchung des Schultergelenks...

> **Normalbefund**
> Seitengleiche, koordinierte, schmerzfreie Bewegungen. Keine Ausweichbewegungen.
> **Endgefühl:** Fest elastisch.

Pathologische Befunde

Test 1: Flexion. Bewegungseinschränkung bei Parese der Außenrotatoren des Schulterblattes.

Test 2: Hyperextension. Schmerzen bei dieser Untersuchung können von Läsionen der langen Bizepssehne im Sulcus intertubercularis herrühren.

Die **aktiven Bewegungen** im Schultergelenk sind behindert bei arthrogenen Prozessen, myogenen und neurogenen Läsionen der Schultermuskulatur, wie rheumatischer Polymyalgie, Dermatomyositis, Polymyositis, klimakterischer Myopathie, neurologischen Erkrankungen (Plexusläsionen, Paresen peripherer Nerven).

Die **passiven Bewegungen** sind oft eingeschränkt (meist konzentrisch) nach Traumen, Operationen (Mammaamputation), bei kapsulären Prozessen (Periarthropathie »frozen shoulder«), **reflektorisch** (nach Herzinfarkt) **oder bei entzündlichen Gelenkerkrankungen** (Synovitis, Arthritis).

3 Palpationskreis Schulter (Abb. 10.7 a, b)

> 3 **Palpationskreis Schulter**
> (Abb. 10.7)

Es werden die knöchernen und muskulären **Verbindungen zwischen Humerus und Skapula** untersucht. Die **5 Palpationspunkte** (Abb. 10.7 a, b) am Caput humeri bzw. am Oberarmschaft sind:
1) Tuberculum minus,
2) Sulcus intertubercularis,
3) Tuberculum majus,
4) Fornix humeri,
5) Tuberositas deltoidea.

Es handelt sich um die Ansatzpunkte bzw. Gleitlager der Muskulatur, die den Humerus mit der Skapula verbinden. Die Palpation kann nur einseitig durchgeführt werden (Seitenvergleich). Bei Vorliegen schmerzhafter Muskelansatzpunkte kann sofort ein Widerstandstest für den inserierenden Muskel angeschlossen werden.

1) Tuberculum minus (Abb. 10.9)

Das Aufsuchen des 1. Palpationspunkts erleichtert folgender **Testgriff** (Abb. 10.8 a, b):

Aufrechte Sitzhaltung des P. Der U steht hinter ihm und fixiert mit einer Hand dessen Schulter. Der Palpationsfinger liegt ventral auf der Schulter (bei der rechten Schulter die linke Hand). Mit der anderen Hand rotiert er den Arm des P, der in ca. 70°-Abduktion steht (Ellenbogen in 90°-Flexion), etwa 20° nach innen (Abb. 10.8 a) und außen (Abb. 10.8 b). Der Zeigefinger der Fixationshand tastet dann ventral unter dem Akromion eine kleine knöcherne Prominenz, das Tuberculum minus, das sich entsprechend den Rotationsbewegungen des Armes unter dem Tastfinger nach lateral bzw. medial bewegt. Unmittelbar medial davon befindet sich eine zweite Prominenz von gleicher Größe, der Processus coracoideus. Dieser bewegt sich beim Testgriff nicht mit.

Das **Tuberculum minus** (Abb. 10.9) (und kaudal davon die Crista tuberculi minoris) ist der **Ansatz der Innenrotatoren:** Subscapularis, Latissimus dorsi, Teres major.

Der Ansatz des 4. Innenrotators, des Pectoralis major, liegt etwas mehr kaudal und lateral an der Crista tuberculi majoris.

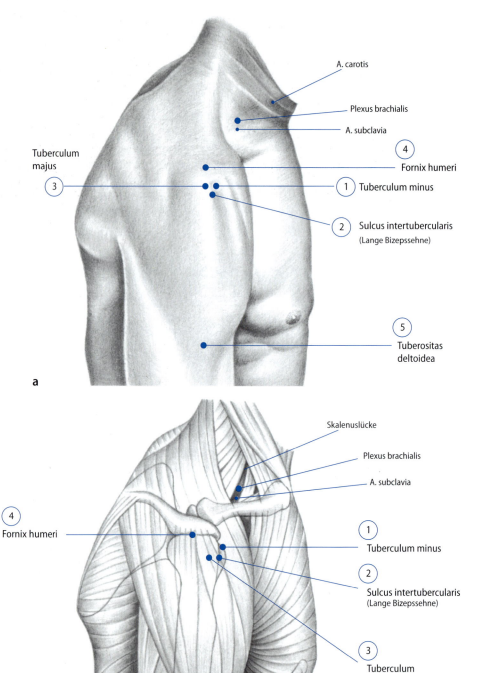

Abb. 10.7a,b. Palpationskreis Schulter (Palpationspunkte am Caput humeri und Oberarmschaft). (Nach Lanz-Wachsmuth)

10.1 Untersuchung des Schultergelenks...

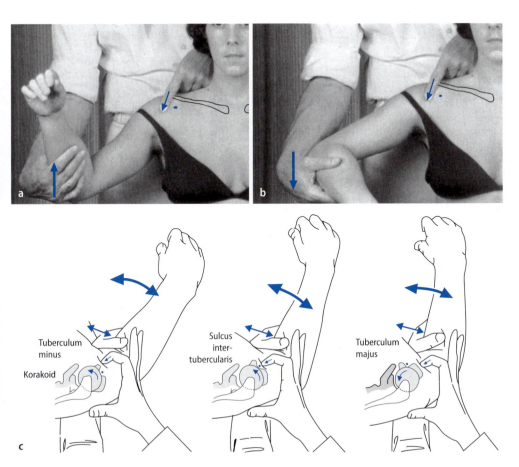

Abb. 10.8a,b. Testbewegung zur Differenzierung: Tuberculum majus, Sulcus intertubercularis, Tuberculum minus, Proc. coracoideus durch Rotation des Oberarms. **c** Differenzierung der Palpationspunkte an der Rotatorenmanschette

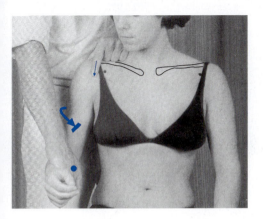

Abb. 10.9. Test 1: Tuberculum minus (Ansatz Subscapularis)

2) Sulcus intertubercularis (Abb. 10.10 a, b)

Er liegt unmittelbar lateral vom Tuberculum minus und ist **deutlich als Rinne zwischen Tuberculum minus und majus zu fühlen.** Das **Gleiten der Bizepssehne** wird durch eine passive Bewegung des außenrotierten Oberarms von ventral-lateral nach dorsalmedial **im Sulkus palpabel**, wenn pathologische Veränderungen an der Sehne oder im Sulkus vorliegen, da die Sehne bei dieser Bewegung eine ausgiebige Gleitbewegung im Sulkus macht.

3) Tuberculum majus (Abb. 10.11 a, b)

Der vordere Anteil (Supraspinatusansatz) des etwa 2 cm breiten **Tuberculum majus** ist in maximaler Innenrotation und in Extension des Armes, **ventral,**

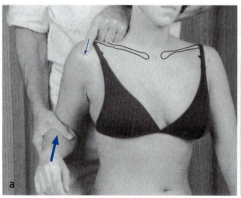
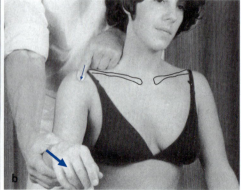

◘ Abb. 10.10a,b. Test 2: Sulcus intertubercularis (Gleiten der langen Bizepssehne)

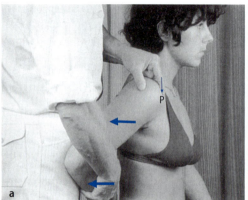
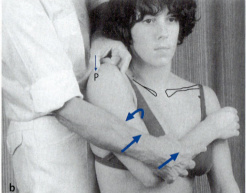

◘ Abb. 10.11a,b. Test 3: Tuberculum majus (Ansatz Außenrotatoren)

direkt unter dem Akromion zu tasten (ventraler Eckpunkt; ◘ Abb. 10.11 a). Der hintere Anteil (Ansatz des Infraspinatus und Teres minor) wird unterhalb der lateralen dorsalen Begrenzung des Akromions (dorsaler Eckpunkt; ◘ Abb. 10.11 b), palpiert, wenn der Arm des P gleichzeitig in maximale Adduktion und Außenrotation (Ellenbogen zur anderen Schulter) gebracht wird, wodurch **der dorsale Anteil des Tuberculum majus unter dem lateralen (und dorsalen) Rand des Akromions hervorgehebelt** wird.

4) **Fornix humeri (subakromialer Raum) (◘ Abb. 10.12)**

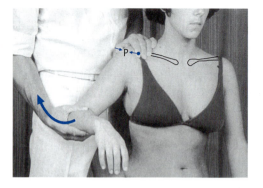

◘ Abb. 10.12. Test 4: Fornix humeri

Er ist **bei ca. 60° Abduktion des Oberarms als Rinne unmittelbar unter der seitlichen Begrenzung des Akromions** zu palpieren. Tastbar sind hier die Bursa subacromialis und darunter die Supraspinatussehne.

5) Tuberositas deltoidea (Abb. 10.13)

Der Tastpunkt liegt am sichtbaren kaudalen Ende des Deltoideus. Unter dem Muskel liegt die Bursa subdeltoidea.

> **Normalbefund**
> Für alle Palpationspunkte schmerzfreie Palpation in Ruhe und bei Armbewegungen. Keine tastbaren Resistenzen.

▶ **Pathologische Befunde**
Zunahme von Palpationsbeschwerden an den Sehnenansätzen bei passiver Dehnung oder aktiver Anspannung gegen Widerstand in maximaler Dehnung bei Insertionstendopathien. Bei Palpationspunkt 2 (Sulcus intertubercularis) spricht Krepitieren bei der passiven Armbewegung für eine Läsion der langen Bizepssehne im Sulcus intertubercularis.

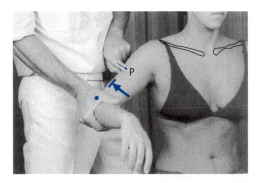

Abb. 10.13. Test 5: Tuberositas deltoidea (Widerstandstest Deltoideus)

Zuweilen kann es notwendig sein, auch die Achselhöhle zu palpieren (Lymphknoten, A. axillaris), z. B. nach Mammaamputation.

4 Translatorische Gelenktests (Caput humeri) (Abb. 10.14–10.17)

Es werden die Gleitbewegungen des Caput humeri nach kaudal, ventral und dorsal und die Traktion nach lateral getestet.

Ausgangsstellung. Aufrechte Sitzhaltung. Der U steht auf der Seite der getesteten Schulter und stellt diese möglichst in **Ruhestellung des Gelenks** (meist ca. 50° Abduktion, 30° horizontale Adduktion sowie leichte Innenrotation) oder eine dem angenäherte aktuelle Ruhestellung ein. Der Unterarm des P liegt dabei auf dem Unterarm des U, der Ellenbogen wird am Körper des U fixiert. Die aktuelle Ruhestellung wird durch den Zustand des Weichteilmantels bestimmt.

Ausführung
Test 1: Caput humeri kaudal (Abb. 10.14 a, b). Arm in Ruhestellung, wie beschrieben. Die bewegende Hand des U steht mit der durch Spreizung von Daumen und Zeigefinger gebildeten Gabel unmittelbar lateral vom Akromion senkrecht auf dem Humeruskopf. Der Unterarm steht senkrecht darüber und zeigt so die Impulsrichtung des **Gleitschubs nach kaudal** an.

Test 2: Caput humeri lateral (Traktion) (Abb. 10.15 a, b). Die **Fixationshand fasst** von dorsal und kranial mit der Gabel aus Daumen und Zeigefinger **die Skapula des P** (mit der Fossa glenoidalis) und fixiert sie an dessen Thorax. Der Daumen stützt sich am Akromion ab. Die andere Hand umgreift von ventral und kaudal in der Achselhöhle den Oberarm unmittelbar unterhalb des Caput humeri. Dabei liegen die Finger in der Achselhöhle, der Daumen auf der Ventrolateralseite des Oberarmkopfs, der Unterarm des P liegt wie beim ersten Test auf

378   Kapitel 10 · HSA-Region (Halswirbelsäule, Schulter, Arm)

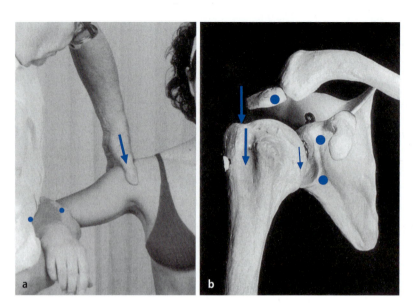

Abb. 10.14a,b. Test 1: Caput humeri kaudal

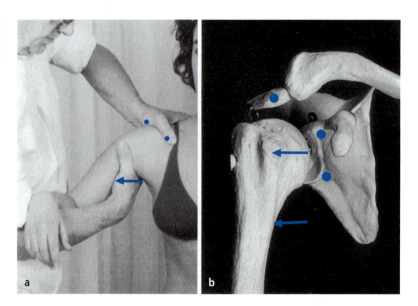

Abb. 10.15a,b. Test 2: Caput humeri lateral (Traktion)

dem Unterarm des U. Die Hand in der Achselhöhle bewegt den **Oberarmkopf nach lateral** und bewirkt damit eine **Distraktion des Humeruskopfs aus der Fossa glenoidalis.**

Test 3: Caput humeri ventral (**Abb. 10.16**). Die Daumen-Zeigefinger-Gabel der einen Hand fixiert die Skapula durch **Umgreifen des Akromions und der Fossa glenoidalis von ventral.** Die andere Hand umgreift in gleicher Weise das **Caput humeri gelenknah von dorsal.** Die Unterarme des U sind in einer Ebene gegeneinander gerichtet. Die von dorsal an das Caput humeri gelegte Hand gibt dann einen **Gleitschub (nicht rollen!) nach ventral.**

10.1 Untersuchung des Schultergelenks...

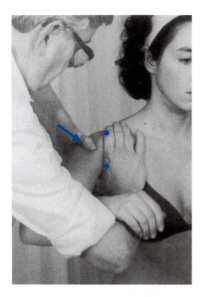

Abb. 10.16. Test 3: Caput humeri ventral

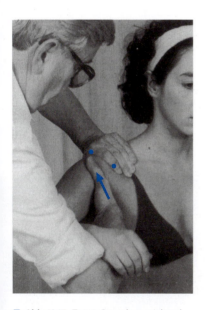

Abb. 10.17. Test 4: Caput humeri dorsal

Test 4: Caput humeri dorsal (Abb. 10.17). Die Technik ist die gleiche wie beim 3. Test, nur wechseln die Hände die Kontaktpunkte an Gelenkkopf bzw. Gelenkpfanne, und **der Bewegungsimpuls geht in die entgegengesetzte Richtung, d. h. nach dorsal**.

> **Normalbefund**
>
> Alle Tests ermöglichen eine kurze, schmerzlose Gleitbewegung in die getestete Bewegungsrichtung.

▸ Pathologische Befunde

Schmerzhafte Bewegungseinschränkungen finden sich bei Funktionsstörungen im Schultergelenk durch degenerative oder entzündliche Gelenkprozesse. Dabei bedeutet:

- **Störung des Kaudalgleitens:** Einschränkung der Abduktion und Elevation.
- **Störung des Ventralgleitens:** Einschränkung von Extension und Außenrotation.
- **Störung des Dorsalgleitens:** Einschränkung von Flexion und Innenrotation.
- **Störung der Lateralbewegung:** konzentrische Bewegungseinschränkung (erhöhter Gelenkdruck/Kapselschrumpfung).

Eine Hypermobilität zeigt sich durch vermehrte Gleitbewegungen an. Schmerz bei Hypermobilität im ersten Test entsteht durch Druck des Caput humeri auf den unteren Pfannenlimbus und verstärkten Zug an der Rotatorenmanschette.

5 Widerstandstest der Schultermuskeln

> 5 Widerstandstests der Schultermuskeln
> 5.1 Synergien (2 × 4) (◘ Abb. 10.18–10.24)
> 5.2 Differenzialtests (3 × 5) (◘ Abb. 10.25–10.32)

5.1 Synergien (2 × 4) (◘ Abb. 10.18–10.24)

Beide Seiten werden simultan in **2-mal-4-Tests** untersucht. Widerstand wird am Ellenbogen und am Handgelenk gegeben.

Ausgangsstellung. Aufrechte Sitzhaltung. Schultergelenk in Nullstellung, Ellenbogen in 90°-Flexion, Hand in Mittelstellung zwischen Pronation und Supination.
Der U steht hinter dem P.

Ausführung
Der U gibt beiderseits 4-mal Widerstand am Ellenbogen gegen die:
1. **Abduktion** (Deltoideus, Supraspinatus) (◘ Abb. 10.18 a), Gegenhalt **von lateral**.
2. **Adduktion** (Pectoralis major, Latissimus dorsi, Teres major, Subscapularis) (◘ Abb. 10.18 b). Gegenhalt **von medial**, indem man beiderseits seine Faust zwischen Thorax und Ellenbogen plaziert und dort vom P »einklemmen« lässt.

◘ **Abb. 10.18.** a Abduktoren, b Adduktoren

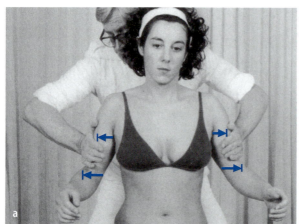

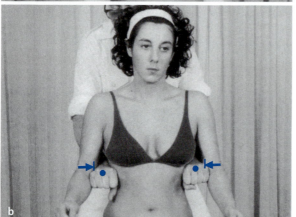

10.1 Untersuchung des Schultergelenks... 381

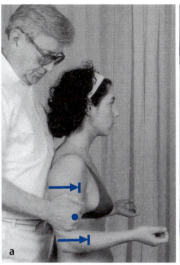
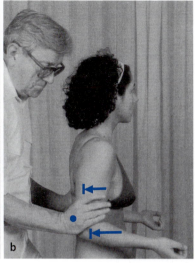

◘ **Abb. 10.19 a** Flexoren, **b** Extensoren

3. **Flexion** (Deltoideus, Coracobrachialis, Bizeps) (◘ Abb. 10.19 a). Gegenhalt mit beiden Händen **von ventral** gegen die Ventralflexion. Man kann aber auch seine Unterarme von lateral durch die Ellenbeugen des P führen und dabei den Handrücken auf dessen Rücken abstützen. Dann soll der P eine Flexionsbewegung im Schultergelenk machen.
4. **Extension** (Deltoideus, Latissimus dorsi, Teres major) (◘ Abb. 10.19 b). Gegenhalt **von dorsal** gegen die Dorsalflexion oder der U verschränkt beide Hände vor dem Bauch des P und lässt die Extension gegen seine Unterarme ausführen.

Der U gibt 4-mal Widerstand am Handgelenk gegen die:
1) **Außenrotation** (◘ Abb. 10.20 a). Gegenhalt **von lateral**.
2) **Innenrotation** (◘ Abb. 10.20 b). Gegenhalt **von medial**.
3) **Flexion Ellenbogen** (◘ Abb. 10.21 a). Gegenhalt **von kranial** gegen die jetzt supinierte Hand.
4) **Extension Ellenbogen** (◘ Abb. 10.21 b). Gegenhalt **von kaudal**. Handstellung des P wie zuvor.

Die bisher genannten Tests können, wie die nachfolgenden Bilder zeigen, **auch auf beiden Seiten getrennt durchgeführt werden** (◘ Abb. 10.22 a, b: Abduktoren, Adduktoren; ◘ Abb. 10.23 a, b: Flexoren, Extensoren; ◘ Abb. 10.24 a, b: Außenrotatoren, Innenrotatoren).

5.2 Differenzialtests (3 × 5) (◘ Abb. 10.25–10.32)

Ist eine weitere Differenzierung der Schultermuskeln erforderlich, so empfiehlt sich die Durchführung der **3-mal-5-Differenzialtests**.

Ausgangsstellung I. Schultergelenk in verschiedenen **Flexionsstellungen** (90°–180°).

Ausführung

1) **Innenrotatoren (Pectoralis major – Pars abdominalis, Latissimus dorsi, Teres major, Subscapularis)**
Der Test erfolgt aus maximaler Außenrotation (maximaler Dehnung).
Oberarm in ca. 160° Flexion (Elevation), Elle in 90°-Flexion.
Gegenhalt von ventral an der Beugeseite des Handgelenkes gegen die Innenrotation.

2) **Triceps brachii (langer Kopf; C_7–C_8, N. radialis)** (◘ Abb. 10.25)
Der Test erfolgt aus maximaler Dehnung, d. h. Oberarm in maximaler **Elevation (180°)** und Außenrotation, Ellenbogengelenk in maximaler Flexion. Der Oberarm wird gegen den Kopf gelehnt.
Ganz leichter Gegenhalt von kranial am Handgelenk (Ulnarseite) gegen die Extension des Unterarms im Ellenbogengelenk.

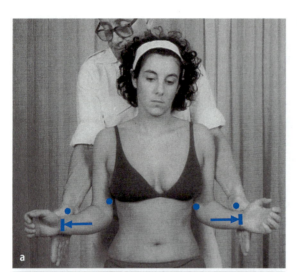

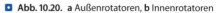
Abb. 10.20. a Außenrotatoren, b Innenrotatoren

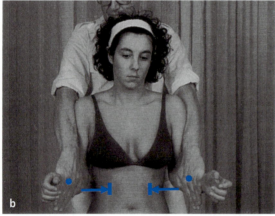

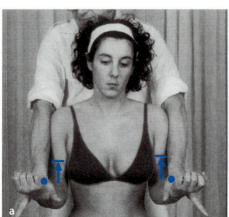
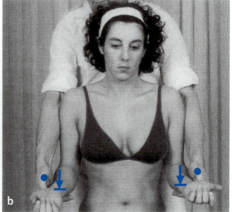

Abb. 10.21 a Ellenbogenflexoren, b Ellenbogenextensoren

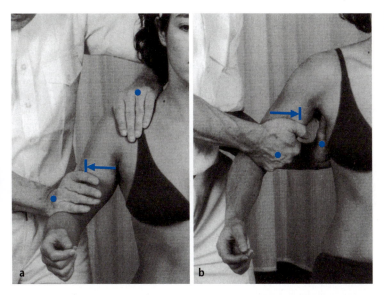

Abb. 10.22. a Abduktoren, b Adduktoren

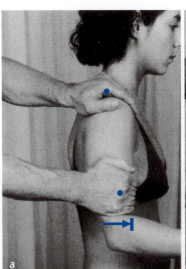
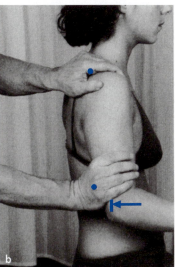

Abb. 10.23. a Flexoren, b Extensoren

3) **Serratus lateralis (anterior) (C_5–C_7, N. thoracicus longus) Test als Stabilisationsmuskel**
Gestreckter Arm des P in ca. **120° Ventralflexion**.
Gegenhalt am Oberarm von ventral gegen die Kaudalbewegung (Extension).
Der P macht eine Extension im Schultergelenk (Kaudalbewegung) oder presst die Arme ausgestreckt gegen eine Wand (◘ Abb. 11.42 b, S. 514).
Bei Parese des Muskels entsteht eine Scapula alata.

Die Testung des Serratus ist auch durch den Liegestütz möglich.

4) **Pectoralis major (C_5–Th_1, N. thoracicus ventralis)**
Vorwärts gestreckte Arme **(90°-Ventralflexion)**.
Der P presst die Hände der gestreckten Arme zusammen, oder man gibt Widerstand am Handgelenk, indem man seinen Unterarm vom P mit beiden Händen »zusammendrücken« lässt. Dabei

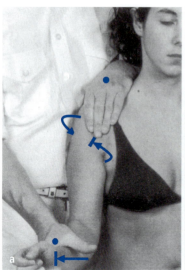
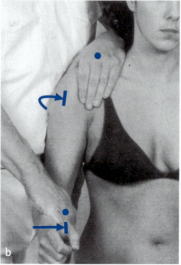

◘ Abb. 10.24. a Außenrotatoren, b Innenrotatoren

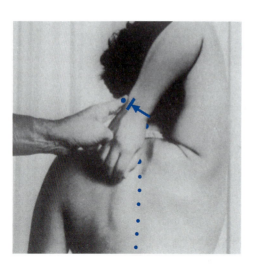

◘ Abb. 10.25. Differenzialtests (3 × 5): Triceps brachii, Caput longum

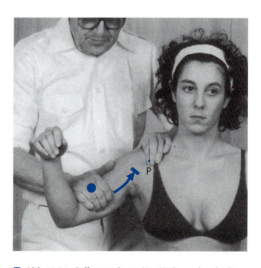

◘ Abb. 10.26. Differenzialtests (3 × 5): Coracobrachialis

wird die mittlere Portion des Pectoralis getestet (◘ Abb. 11.44 a, S. 516).

Bei einseitigem Test muss die andere Schulter fixiert werden.

5) **Korakoidmuskeln: Coracobrachialis und Biceps brachii, Caput breve (C_6–C_7, N. musculocutaneus)** (◘ Abb. 10.26, 10.27) **in Dehnstellung** (◘ Abb. 10.36 b und c)

Arm in 70°-(Coracobrachialis) bis 90°-Bicepsbrachii Caput-breve-Abduktion, Ellenbogengelenk in Flexion, Hand supiniert, bei Testung des kurzen Bizepskopfes proniert.

Gegenhalt oberhalb des Ellenbogengelenks nach dorsal gegen die Flexion und die horizontale Adduktion im Schultergelenk (◘ Abb. 10.26), Coracobrachialis.

Der P macht eine Flexionsbewegung und horizontale Adduktion im Schultergelenk.

Bei Testung des Biceps brachii (kurzer Kopf) erfolgt der Gegenhalt am pronierten Unterarm

10.1 Untersuchung des Schultergelenks... **385**

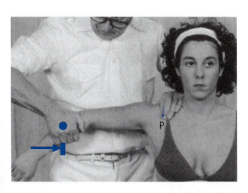

◘ **Abb. 10.27.** Differenzialtests (3 × 5): Biceps brachii, Caput breve in Dehnstellung

gegen die Flexion und Supination im Ellenbogengelenk (◘ Abb. 10.27).

> Bei der Testung des kurzen Bizepskopfes in maximaler Dehnung des Muskels am fast gestreckten, im Schultergelenk 90° abduzierten Arm (◘ Abb. 10.27) kann der Coracobrachialis durch horizontale Abduktion gegen den Körper des U ausgeschaltet werden.

Ausgangsstellung II. Schultergelenk in 40°- bis 60°-**Abduktion**, Elle in 90°-Flexion, Hand in Semipronation.

Bei allen Deltoideustests muss die Skapula fixiert werden (◘ Abb. 10.28 a–c).
Differenzialtests (3 × 5)

Ausführung
6) **Deltoideus (mittlere Portion; C_5–C_6, N. axillaris)** (◘ Abb. 10.28 b)
Gegenhalt gegen die Abduktion des nicht rotierten Oberarms.

7) **Deltoideus (hintere Portion)** (◘ Abb. 10.28 a)
Oberarm in leichter Innenrotation.
Gegenhalt von dorsal gegen die Abduktion und Extention des Oberarms.

8) **Deltoideus (vordere Portion)** (◘ Abb. 10.28 c)
Oberarm in leichter Außenrotation.
Gegenhalt von ventral an der Beugeseite des Oberarms gegen die Abduktion und Flexion.

9) **Außenrotatoren (Infraspinatus, Teres minor)**
Der Test erfolgt aus maximaler Innenrotation (Unterarm nach kaudal) (wie ◘ Abb. 10.3 b, S. 370).
Der Oberarm des P muss zur Vermeidung von Ab- oder Adduktionsbewegung in der Abduktionsstellung gehalten werden.
Gegenhalt an der Streckseite des Unterarms **gegen die Außenrotation im Schultergelenk.**

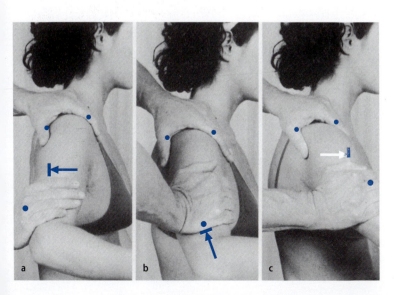

Abb. 10.28a–c. Differenzialtests (3 × 5): Deltoideus

10) Innenrotatoren (Pectoralis major, Latissimus dorsi, Teres major, Subscapularis)
Der Test erfolgt **aus maximaler Außenrotation** (Unterarm nach kranial). Fixation des Oberarms wie bei Test 9 (Abb. 10.3 a, S. 370).

Gegenhalt an der Beugeseite des Unterarms **gegen die Innenrotation im Schultergelenk.**

Die Tests 1–10 können auch in Bauch- bzw. Rückenlage durchgeführt werden.

Ausgangsstellung III. Arm gestreckt, d. h. Schulter- und Ellenbogengelenk **in Nullstellung. Hand in Semipronation.**

Ausführung
11) Supraspinatus (C_4–C_5, N. suprascapularis) (Abb. 10.29)
Gegenhalt am Unterarm von lateral **gegen die Abduktion** des gestreckten Armes. Gleichzeitig soll der P seinen Kopf etwas nach dorsal flektieren und ihn zur Gegenseite rotieren (Trapeziusentspannung).

12) Biceps brachii (langer Kopf; C_5–C_7, N. musculocutaneus) (Abb. 10.30)
Die Testung erfolgt möglichst **aus Dehnungsstellung des Muskels.** Die Hand des P ist proniert.

Gegenhalt am Handgelenk **von ventral gegen die Flexion im Ellenbogengelenk.**

13) Latissimus dorsi (C_6–C_8, N. thoracodorsalis) (Abb. 10.31)
Die Hand ist wieder proniert.

Gegenhalt von dorsal medial **gegen die Adduktion, Extension und Innenrotation des Armes** im Schultergelenk (AEI-Test).

14) Teres major (C_5–C_6, N. thoracodorsalis) (Abb. 10.32)
Der Ellenbogen ist 90° flektiert, die Hand des P liegt mit dem Handrücken auf der gleichseitigen Gesäßhälfte oder wird (wenn hierbei Schmerzen auftreten) alternativ gegen die Beckenschaufel gestemmt (wie Abb. 10.32).

Gegenhalt am Ellenbogen **von dorsal medial gegen die Adduktion und Extension des Oberarms** im Schultergelenk. Bei der alternativen Stellung drückt der P **die Hand gegen die Beckenschaufel** (»**Hände in die Seiten stemmen**«).

15) Außenrotatoren (Infraspinatus und Teres minor)
Getestet wird **aus maximaler Innenrotation.** Unterarm und Handrücken liegen auf dem Rücken (wie Abb. 10.11 a, S. 376). Der P macht eine **Außenrotationsbewegung.**

Gegenhalt ist das eigene Gesäß.

Die Tests 11–15 sind auch in Bauchlage möglich.

10.1 Untersuchung des Schultergelenks... **387**

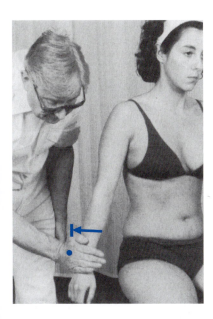

Abb. 10.29. Differenzialtests (3 × 5): Supraspinatus

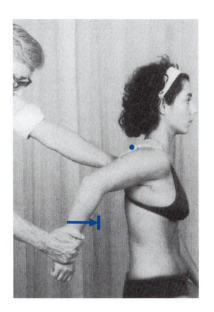

Abb. 10.30. Differenzialtests (3 × 5): Biceps brachii, Caput longum

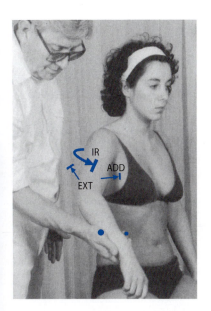

Abb. 10.31. Differenzialtests (3 × 5): Latissimus dorsi

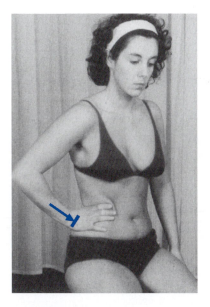

Abb. 10.32. Differenzialtests (3 × 5); Teres major

10.2 Untersuchung der Schultergürtelgelenke

| 1 | Inspektion (s. B/Schulter/1) |

2	Aktive und passive Bewegungen des Schultergürtels
2.1	Heben und Senken
2.2	Vor- und Rückführen

Bewegungs-
prüfung

3	Palpationskreis Schultergürtel
3.1	Palpation in Ruhe
3.2	Palpation in Bewegung

| 4 | Translatorische Gelenktests Klavikula und Skapula |

5	Widerstandstest der Schultergürtelmuskeln
5.1	Synergien
5.2	Skapularotatoren

| 6 | Untersuchung der Halswirbelsäule |

Die Unterteilung in Schulter und Schultergürtel soll die Untersuchung übersichtlicher machen und erlaubt es, die zahlreichen Tests besser zu programmieren.

1 Inspektion

| 1 Inspektion (▶ Abschn. 10.1, Schulter) |

Befunde (▶ Abschn. 10.1, Schulter).

2 Aktive und passive Bewegungen des Schultergürtels

| 2 Aktive und passive Bewegungen des Schultergürtels |
| 2.1 Heben und Senken |
| 2.2 Vor- und Rückführen |

Bewegungs-
prüfung

Wenn diese Bewegungsprüfung überhaupt erforderlich ist, kann sie in der Regel bereits mit der später beschriebenen Palpation der beiden Schlüsselbeingelenke kombiniert werden.

Die passiven Bewegungen werden wieder direkt an die aktiven Bewegungen angeschlossen.

2.1 Heben und Senken des Schultergürtels

Schulter heben. Aktives Schulterheben, danach beiderseits passives Hochziehen der 90° flektierten Ellenbogen nach kranial. Auf symmetrische Schulterhöhe und symmetrischen Stand der Skapulae ist zu achten.

Schulter senken. »Schultern fallen lassen«, dann beidhändig die Schultern nach kaudal drücken.

Normalbefund
Alle Bewegungen sind schmerzfrei und seitengleich möglich. Bei Heben und Senken des Schultergürtels Skapulabewegungen von 10–12 cm.

❯ Pathologische Befunde
1) Schmerzhafte **Bewegungseinschränkung bei Gelenkblockierungen** in den Gelenken der Klavikula und der 1. Rippe. Vermehrte Beweglichkeit bei Hypermobilität. Kaudalbewegung behindert bei Kontraktur im Pectoralis major und bei **Verkürzung im absteigenden Trapeziusteil und Levator scapulae**.
2) Ausstrahlende **neuralgische Armschmerzen bei Plexusirritationen** durch Einklemmung des Plexus in den Engpässen im Schultergürtel z. B. (Skalenussyndrom, kostoklavikuläres Syndrom).

2.2 Vor- und Rückführen des Schultergürtels

Schulter nach vorne nehmen. »Krummen Rücken machen« und »die Schultern nach vorne nehmen«. Beidseitig passives Nachfedern. Der Margo medialis scapulae bewegt sich unter Verstärkung der Brustkyphose nach lateral.

Schulter zurücknehmen. »Aufrechte Sitzhaltung und Schultern zurücknehmen.« Beidseitiges Nachfedern nach dorsal. Gegenhalt mit dem Knie im Rücken des P. Die Skapula geht nach medial.

> **Normalbefund**
> Alle Bewegungen sind schmerzfrei und seitengleich möglich. Beim Vor- und Rückführen der Schultern bewegt sich der Margo medialis ca. 5 cm nach lateral bzw. medial, unter gleichzeitiger Verstärkung bzw. Abflachung der Brustkyphose.

> **Pathologische Befunde**
> Wie bei 2.1.

3 Palpationskreis Schultergürtel

> 3 Palpationskreis Schultergürtel
> 3.1 Palpation in Ruhe (Abb. 10.33–10.38)
> 3.2 Palpation in Bewegung
>   (Abb. 10.39–10.43)

Es werden die knöchernen und muskulären Verbindungen zwischen Skapula und Thorax untersucht. **Palpiert werden folgende 5 Punkte** (Abb. 10.33 a, b):
1) Sternoklavikulargelenk,
2) Akromioklavikulargelenk,
3) Processus coracoideus,
4) Muskelgruppe der Schultergürtelheber und -senker,
5) erste Rippe.

Die 5 Palpationspunkte geben Hinweise, ob die Beschwerden den Gelenken oder Muskeln des Schultergürtels zuzuordnen sind. Finden sich schmerzhafte Palpationspunkte, dann wird die passive Gelenkbewegung geprüft bzw. ein Widerstandstest des inserierenden Muskels angeschlossen. Das Aufsuchen des 3. Palpationspunktes, Processus coracoideus, wurde bereits beim Palpationskreis Schulter beschrieben (S. 373). **Alle Tests, bis auf den letzten (1. Rippe), werden beidseitig simultan durchgeführt.**

3.1 Palpation des Schultergürtels in Ruhe
1) Sternoklavikulargelenk (Abb. 10.34)
Es wird beidhändig von ventral und kaudal her palpiert. Bei Druckschmerz muss die Funktion des Gelenks untersucht werden. Am Unterrand ist das Lig. costoclaviculare tastbar.

> **Normalbefund**
> Stufe zwischen Klavikula und Sternum, Palpation schmerzfrei.

2) Akromioklavikulargelenk (Schultereckgelenk) (Abb. 10.35)
Bei der beidhändigen Palpation **muss v. a. auf die Stufenbildung zwischen Akromion und Klavikula geachtet werden.** Am Oberrand ist das Lig. acromioclaviculare superius tastbar.

> **Normalbefund**
> Palpation schmerzfrei, Stufe zwischen Klavikula und Akromion, die bei maximaler Außenrotation des 90° abduzierten Armes am Vorderrand des Gelenks teilweise verschwindet und sich bei Innenrotation wieder herstellt.

3) Processus coracoideus (Abb. 10.36 a–c)
Am unteren Rand sind die 3 Muskelansätze tastbar: Pectoralis minor (Abb. 10.255 a), Coracobrachialis (Abb. 10.36 b) und kurzer Bizepskopf in Dehnstellung (Abb. 10.36 c): **am oberen Rand die Fixati-**

10.2 Untersuchung der Schultergürtelgelenke

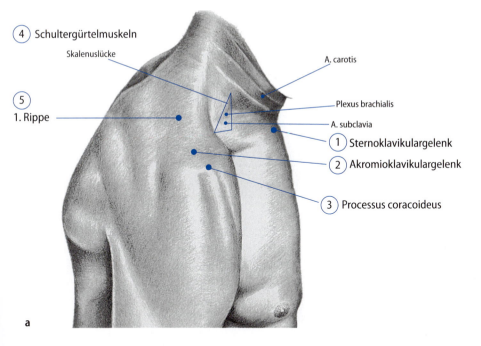

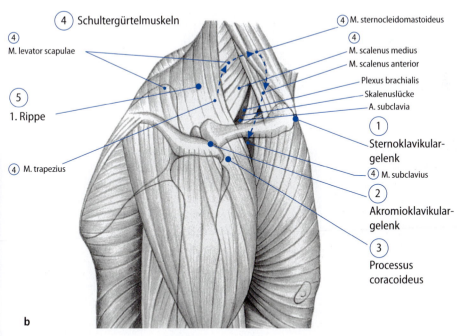

Abb. 10.33a,b. Palpationskreis Schultergürtel (Palpationspunkte an Klavikula und Skapula). (Nach Lanz-Wachsmuth)

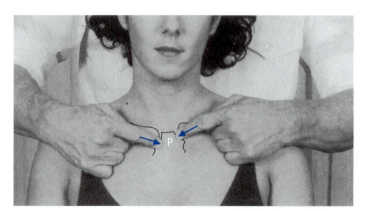

Abb. 10.34. Sternoklavikulargelenke

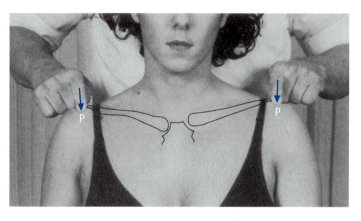

Abb. 10.35. Akromioklavikulargelenke

onsbänder: Coracoacromiale, Conoideum und Trapezoideum. Bei Schmerzen können entsprechende Widerstandstests (Abb. 10.36 a–c) klären, ob es sich um einen Muskelansatzschmerz handelt und um welchen.

4) Schultergürtelheber und -senker (Abb. 10.33 b,   Abb. 10.37)

Die Schultergürtelheber werden als Synergie geprüft. Dabei muss die Halswirbelsäule vor dem erhöhten Gelenkdruck, der bei isometrischer Anspannung von Muskeln in den Gelenken entsteht, die diese Muskeln überqueren, geschützt werden. Das geschieht durch Immobilisierung der Wirbelbogengelenke, in der HWS z. B. durch Linksseitneigen und Rechtsrotation. Dann wird die Schulter gegen Widerstand hochgezogen und Schmerz bzw. Kraft geprüft (Abb. 10.37). Verspannungen und Schmerzhaftigkeit der Ansätze dieser Muskeln erfordern jeweils eine funktionelle Untersuchung, zumal die Schultergürtelheber als vorwiegend tonische Muskeln zur Verkürzung neigen. Es sind von dorsal nach ventral:

1) **Trapezius (Pars descendens).** Ansatz an der Klavikula gegenüber dem Deltoideus.
2) **Levator scapulae.** Zu palpieren sind der Angulus superior der Skapula sowie die Muskelursprünge an den Querfortsätzen C1–C4.

> Der obere Trapeziusanteil und der Levator scapulae neigen besonders häufig zur Verkürzung.

3) **Skaleni** (an der 1. Rippe). Dazwischen (Skalenuslücke) auf Druckschmerzhaftigkeit des **Plexus brachialis** achten. Funktionstest durch maximale Ausatmung und HWS-Neigung zur Gegenseite. **Hinter der Klavikula ist der Puls der A. subclavia** zu tasten.

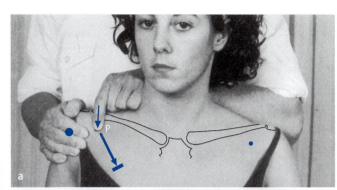
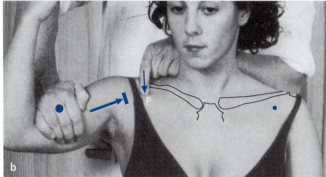
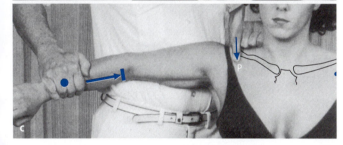

Abb. 10.36a-c. Processus coracoideus mit Muskelwiderstandstests **a** Pectoralis minor, **b** Coracobrachialis, **c** Biceps brachii, Caput breve

4) **Sternocleidomastoideus.** Ansatz an Sternum und Klavikula.

5) **Subclavius** (einziger »Schultergürtelsenker« dieser Gruppe) unter dem lateralen Teil der Klavikula.

5) **Erste Rippe** (Abb. 10.38)

Der Trapezius wird mit der Palpationshand nach dorsal abgedrängt. Gleichzeitig neigt man den **Kopf des P zur untersuchten Seite,** wodurch die Skaleni und der Trapezius entspannt werden, und **rotiert ihn so weit zur gleichen Seite, bis sich der 1. und 2. Halswirbel mitdrehen** (Palpationskontrolle!). Dann legt man die Radialseite des Zeigefingers von oben an die Rippe und **prüft in Richtung zur gegenüberliegenden Leistenbeuge** des P die **Gelenkfederung.** Diese Palpation ist eigentlich ein translatorischer Rippengelenktest und gehört streng genommen zu den nachfolgenden Bewegungstests. Da der Ring aus den beiden 1. Rippen, Sternum und 1. BWK die Basis für den Schultergürtel bildet, müssen diese Gelenke mituntersucht werden.

3.2 Palpation des Schultergürtels in Bewegung (Abb. 10.39–10.42)

Ausgangsstellung. Wie zuvor.

Es werden die Gelenkbewegungen am Sterno- und Akromioklavikulargelenk palpiert, während **die getestete Schulter passiv bewegt wird,** und zwar in folgenden Richtungen:
– kranial – kaudal (Abb. 10.39, 10.40),
– ventral – dorsal (Abb. 10.41 a, b),

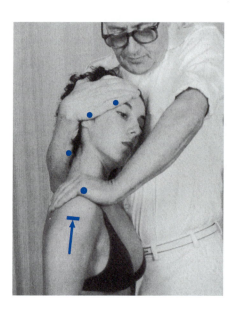

Abb. 10.37. Widerstandstests Schultergürtelheber

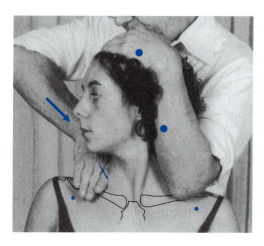

Abb. 10.38. Federungstest 1. Rippe

- in Außen- und Innenrotation (bei 90°-Abduktion des Oberarms) (◘ Abb. 10.42 a, b, 10.43 a, b).

Normalbefund
- Schmerzfreie seitengleiche Bewegung.
- Veränderung der Stufenbildung zwischen Klavikula und Akromion, v. a. bei den Rotationsbewegungen: Außenrotation vermindert durch Höhertreten des Akromions (infolge der Außenrotation der Skapula), die Stufe, Innenrotation stellt die Stufe wieder her.

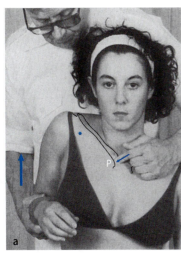
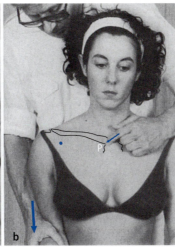

Abb. 10.39a,b. Sternoklavikulargelenk. Klavikula nach **a** kranial, **b** kaudal

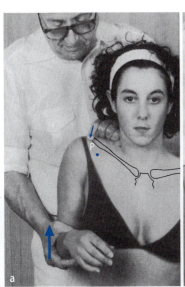
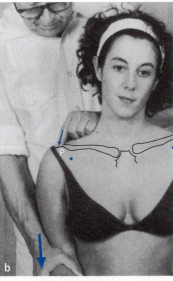

Abb. 10.40a,b. Akromioklavikulargelenk: Klavikula nach **a** kranial, **b** kaudal

396 Kapitel 10 · HSA-Region (Halswirbelsäule, Schulter, Arm): Schultergürtelgelenke

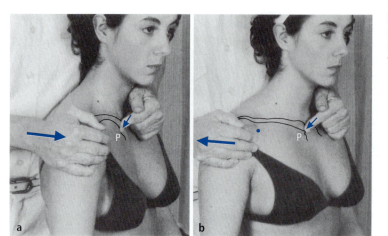

Abb. 10.41a,b. Sternoklavikulargelenk. **a** Protraktion: Klavikula nach ventral; **b** Retraktion: Klavikula nach dorsal

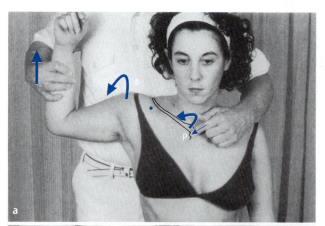

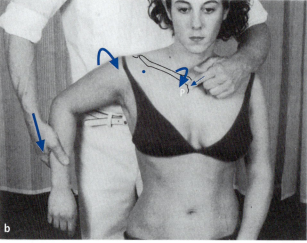

Abb. 10.42a,b. Sternoklavikulargelenk. **a** Außenrotation, **b** Innenrotation

10.2 Untersuchung der Schultergürtelgelenke

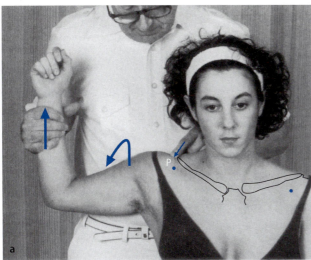

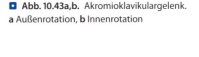

■ **Abb. 10.43a,b.** Akromioklavikulargelenk.
a Außenrotation, **b** Innenrotation

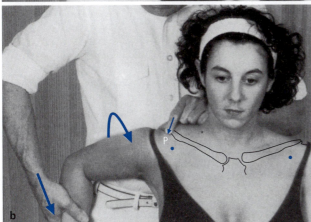

4 Translatorische Gelenktests Klavikula und Skapula (■ Abb. 10.44–10.46)

> 4 Translatorische Gelenktests
> Klavikula und Skapula
> (■ Abb. 10.44–10.46)

Es werden das Sternoklavikular-, Akromioklavikular- und das skapulothorakale Gleiten geprüft.

Die nachfolgend beschriebenen Untersuchungstechniken können sowohl im Sitzen wie auch bei Rückenlage des P benutzt werden. Die ■ Abb. 10.44–10.46 eignen sich außerdem als Behandlungstechniken.

Sternoklavikulargelenk (■ Abb. 10.44 a–d)

Ausgangsstellung. Wie bei den passiven Bewegungen, sitzend (■ Abb. 10.44 a) oder in Rückenlage (■ Abb. 10.44 b, c).

Ausführung. Der U steht **hinter** dem P, **fasst mit Daumen und Zeigefinger die Klavikula** neben dem **Gelenkspalt und prüft das kraniokaudale Gleiten.**

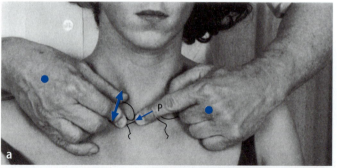
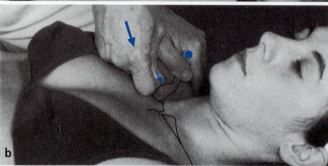
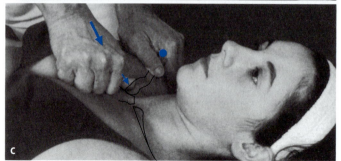
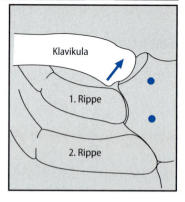

Abb. 10.44a–d. Sternoklavikulargelenk im Sitzen (**a**), Untersuchungs- (und Behandlungs)technik im Liegen (**b, c**), Gleitebene (**d**)

Die Hand bzw. Unterarm wird dabei von ventral auf den Humeruskopf gelegt und übt einen Druck nach dorsal aus, wodurch ein Traktionseffekt im Sternoklavikulargelenk entsteht, der die translatorische Gleitbewegung erleichtert und damit besser palpabel macht. Die andere Hand kann die andere Schulter fixieren und/oder die Gelenkbewegung tasten. Eine Fixation ist nicht erforderlich, da das Sternum im Thorax ausreichend fixiert ist.

Akromioklavikulargelenk (◘ Abb. 10.45 a, b)

Ausführung. Der U steht hinter dem P. Mit dem Daumen der Testhand (am rechten Gelenk die linke Hand) gleitet er an der Dorsalseite der Klavikula entlang nach lateral, bis er gegen das Akromion stößt und Daumen und Zeigefinger unmittelbar neben dem Gelenkspalt liegen. Die andere Hand fixiert das Akromion, indem die Finger von lateral den Humeruskopf umfassen und der Daumen über das laterale Ende des Akromions gelegt wird. Daumen und Zeigefinger der Testhand geben jetzt einen Impuls nach ventral und prüfen die kleine Gleitbewegung im Gelenk. Der **Gelenkspalt verläuft fast in der Sagittalebene,** d. h. etwas nach lateral.

Alternative Techniken

Diese eignen sich **besonders zur Therapie.**

Sternoklavikulargelenk (◘ Abb. 10.44 b–d)

Ausgangsstellung. Wie zuvor (oder in Rückenlage).

Ausführung. Der U steht **vor** dem P auf der Seite des zu untersuchenden Gelenks. Mit der einen Hand (bei Untersuchung der rechten Schulter mit der linken Hand) fixiert er die Schulter und das Akromioklavikulargelenk. Der **Zeigefinger** der anderen Hand wird mit der Dorsalseite des Mittel- und Endgliedes **von kaudal so an das mediale Ende der Klavikula** angelegt, dass er mit dem Sternoklavikulargelenkspalt abschließt. Der Daumen der gleichen Hand wird von oben auf den Zeigefinger und die Klavikula des P gelegt, so dass ein Abrutschen des Zeigefingers nach kranial (Verletzung der Halsweichteile) vermieden wird. Dann wird durch Kranialschub der Klavikula die Beweglichkeit im Gelenk geprüft **(Traktion mit Kranialgleiten).** Bei Schmerzhaftigkeit kann auch die Daumenkuppe angelegt werden (◘ Abb. 10.44 c).

Akromioklavikulargelenk (◘ Abb. 10.45 a, b)

Ausgangsstellung. Wie zuvor.

Ausführung. Der U steht **hinter** dem P (bei Rückenlage am Kopfende). Die testende Hand (bei der rechten Schulter die rechte Hand) gleitet wieder mit dem Daumen am Oberrand der Klavikula so weit nach lateral, bis der Daumen an das Akromion stößt. Die anderen Finger werden von ventral so über das Schultergelenk gelegt, dass der **Zeigefinger über dem Akromion** liegt und dieses fixieren kann. Dann drückt der dorsal liegende Daumen der Testhand die Klavikula nach ventral und prüft so die Gleitbewegung im Gelenk. Die andere Hand kann den Thorax des P von ventral fixieren (Bild) oder die Testhand unterstützen, indem der Daumen über den Testdaumen und die Finger über die fixierenden Finger gelegt und so der Bewegungsimpuls bzw. die Fixation verstärkt werden.

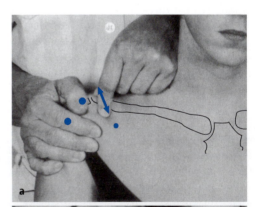
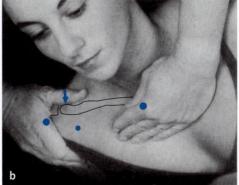

◘ **Abb. 10.45.** Akromioklavikulargelenk. **a** Untersuchungs- (und Behandlungs)technik im Sitzen, **b** im Liegen

Skapulothorakalgelenk (Gleitebene)
(◘ Abb. 10.46 a–f)

Die Schulterblattbewegungen lassen sich meist schon aufgrund der Schulterbewegungen beurteilen, da sich die Skapula bei allen Bewegungen des Schultergelenks im skapulohumeralen Rhythmus mitbewegt, d. h. die Bewegung im Schultergelenk wird jeweils zu 2/3 im Schultergelenk (Articulatio humeri) selber und zu 1/3 durch Außen- bzw. Innenrotation der Skapula bewirkt. Wenn translatorische Bewegungstests der Gleitbahn der Skapula erforderlich sind, dann können sie auch in Bauchlage durchgeführt werden (s. C/Thorax/4.2, S. 296, ◘ Abb. 8.19 a, b).

Da die **Behandlung** behinderter Schulterblattgleitbewegungen ebenfalls in Seitlage des P erfolgt, werden nachfolgend die Tests in der gleichen Ausgangsstellung beschrieben.

Ausgangsstellung. **Stabile Seitenlage,** tischnahes Bein und Arm gebeugt, der Kopf des P liegt in seiner tischnahen Hand. Der Arm des getesteten Gelenks hängt locker über den Unterarm des U.

Ausführung. **Das Schulterblatt wird beidhändig am Oberrand und Spina scapulae sowie am unteren Winkel gefasst.** Dann wird hintereinander das Bewegungsausmaß nach medial und lateral, Ab- und Adduktion (◘ Abb. 10.46 a, b), nach kranial und kaudal (◘ Abb. 10.46 c), sowie die Außen- und Innenrotation (◘ Abb. 10.46 d, e) geprüft. **Eine mobilisierende Mitbewegung im Glenohumeralgelenk kann durch Fixierung des Oberarms** (◘ Abb. 10.46 f) **erzielt werden.** Der P fasst dazu mit der Hand des 90° abduzierten Armes den Rand der Untersuchungsbank.

Normalbefund
Seitengleiche, schmerzfreie Bewegung in allen Bewegungsrichtungen. Weich-elastisches Endgefühl.
Bei unbehinderter Beweglichkeit in beiden Klavikulagelenken sind nachfolgende **schmerzfreie Verschiebungen der Skapula auf dem Thorax** möglich:
- Kranial – kaudal ca. 10–12 cm,
- medial – lateral ca. 15 cm,
- Innen- bzw. Außenrotation des unteren Schulterblattwinkels von 60°. Dabei verschiebt sich der **untere** Schulterblattwinkel etwa 10 cm in medial-lateraler und der **obere äußere** Schulterblattwinkel 5–6 cm in kranial-kaudaler Richtung.

Bewegungen im Akromioklavikulargelenk um die sagittale Achse:
Abduktion und Adduktion des Angulus inferior der Skapula sind jeweils um etwa 5° möglich. Die Schultergelenkpfanne wird entsprechend mehr nach kranial bzw. nach kaudal gerichtet.

Um die vertikale Achse:
Abduktion und Adduktion des Margo medialis der Skapula sind jeweils um ca. 10° möglich. Der Margo medialis der Skapula wird vom Thorax abgehoben (Scapula alata). Der Klavikula-Skapula-Horizontalwinkel von 60° vergrößert sich dabei ebenfalls um 10°. Die Schultergelenkpfanne wird dadurch mehr nach ventral bzw. dorsal gerichtet.
Dabei erfolgt endgradig eine Muskeldehnung der Rhomboidei und des Levator scapulae bei Abduktion.

Um die longitudinale Achse durch die Klavikula:
Außen- und Innenrotation der Skapula. Sie betragen jeweils 25°.
Dabei endgradige Muskeldehnung der Rhomboidei und des Levator scapulae bei Außenrotation, sowie des Trapezius (Pars descendens) und Serratus anterior bei Innenrotation.
Im **Sternoklavikulargelenk** finden Bewegungen um die gleichen Achsen statt.

10.2 Untersuchung der Schultergürtelgelenke

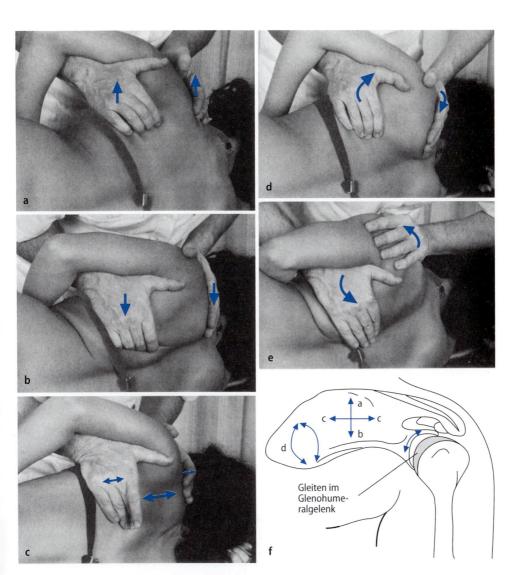

Abb. 10.46a–f. Skapulagleitbewegungen auf dem Thorax. **a, b** Lateral-medial (Ab- und Adduktion), **c** kranial-kaudal, **d, e** Außen- und Innenrotation, **f** schematische Darstellung (mit Begleitbewegung im Humerusgelenk)

Pathologische Befunde
- **Verminderte Kaudalbeweglichkeit** der Skapula bei reaktivem **Hypertonus der Schultergürtelheber** infolge Schultergelenkerkrankungen oder bei Verkürzung der Schultergürtelheber.
- **Verminderte Abduktion bei Pektoraliskontraktur** oder Verkürzung.
- Bewegungseinschränkung durch **Hypomobilität in den Klavikulagelenken**.

5 Widerstandstests der Schultergürtelmuskeln

> 5 Widerstandstest der Schultergürtelmuskeln
> 5.1 Synergien
> 5.2 Skapularotatoren

5.1 Synergien (Abb. 10.47 und 10.48)

Ausgangsstellung. Die Arme hängen zwanglos herab. Der U steht hinter dem P.

Ausführung

Schulter heben (Abb. 10.47 a). Gegenhalt auf dem Akromion nach kaudal. Bei einseitiger Prüfung Fixation des Kopfes durch Neigung zur Gegenseite und Rotation zur getesteten Seite (Verriegelung der Wirbelbogengelenke!). Geprüft werden:
- **Trapezius (obere Portion pars descendens** C_2–C_4, N. accessorius);
- **Levator scapulae** (C_3–C_5, N. dorsalis scapulae).

> Eine Verkürzung des Levator scapulae kann auch in Seitenlage durch Kaudalschub des Schulterblatts getestet und behandelt werden.

Schulter senken (Abb. 10.47 b). Gegenhalt am 90° flektierten Ellenbogengelenk in kranialer Richtung. Geprüft werden:
- **Trapezius (untere Portion pars ascendens** C_2–C_4, N. accessorius),
- **Pectoralis major** (C_5–Th_1 Nn. athoracici ventrales),
- **Pectoralis minor** (C_6–C_8, Nn. thoracici ventrales).

Schultern nach vorn bringen (Protraktion, Abb. 10.48 a). Gegenhalt an der Ventralseite beider Schultern nach dorsal. Der Rücken des P wird dabei am Körper des U abgestützt. Geprüft werden:
- **Pectoralis major** (C_5–Th_1, Nn. thoracici ventrales),
- **Pectoralis minor** (C_6–C_8, Nn. thoracici ventrales),
- **Serratus lateralis** (C_5–C_7, N. thoracicus longus).

Schulter zurücknehmen (Retraktion), Abb. 10.48 b). Gegenhalt an der Dorsalseite der Schulter nach ventral. Die andere Schulter oder der Thorax wird von vorne fixiert. Geprüft werden:
- **Trapezius (mittlere Portion;** C_1–C_2, N. accessorius),
- **Rhomboidei** (C_4–C_5, N. dorsalis scapulae).

Dieser Test kann nur einseitig durchgeführt werden.

5.2 Skapularotatoren (Abb. 8.21, S. 298)

Wenn es erforderlich ist, können noch Zusatztests für die Skapularotatoren durchgeführt werden.

Innenrotatoren (Rhomboidei, Pectoralis minor)

Ausführung. Die Hände des U stehen über Kreuz jeweils mit der Radialseite des Zeigefingers am Margo medialis der Skapula und drücken den **Angulus caudalis des Margo medialis nach lateral.** Der P soll dieser Bewegung Widerstand entgegensetzen.

Außenrotatoren (Serratus lateralis, Trapezius – Pars decendens)

Ausführung. Die Hände des U liegen dieses Mal mit den Radialseiten der Zeigefinger an der **Lateralseite der Skapula** und versuchen, diese **nach medial** zu schieben. Der P leistet Widerstand gegen diese Bewegung.

> Bei Verkürzung des Pectoralis minor ist die Außenrotation der Skapula behindert.

10.2 Untersuchung der Schultergürtelmuskeln

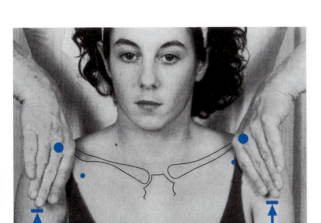
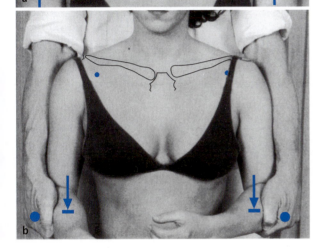

Abb. 10.47. a Trapezius, Pars decendens und Levator scapulae; **b** Trapezius, Pars ascendens, Serratus lateralis, Pectoralis minor

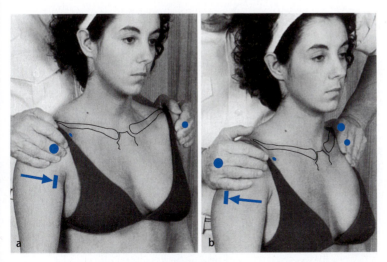

Abb. 10.48. a Pectoralis major und minor, **b** Trapezius und Rhomboidei

6 Untersuchung der Halswirbelsäule

6	Untersuchung der Halswirbelsäule

Funktionsstörungen an den Armgelenken erfordern ebenso wie die in den Arm ausstrahlenden Schmerzen **grundsätzlich eine Mituntersuchung der HWS,** um segmentale Störungen zu erkennen und mitbehandeln zu können.

Der Untersuchungsgang ist bei B/HWS (313–315) beschrieben.

Kurzgefasstes Untersuchungsschema Schulter (Die 10 wichtigsten Bewegungstests)
Gelenkbewegungen

◨ Abb. 10.2 a, S. 370	1) **Painful arc:** Genereller Bewegungstest, Schulter- und Schultergürtelgelenke
◨ Abb. 10.2 b, c, S. 370	2) **Hyperabduktion/Hyperflexion:** Gelenkstabilität
◨ Abb. 10.3 a, b, S. 370	3) **Rotation in 90°-Abduktion:** Gleitbewegungen des Gelenks/Kapselspannung/Endgefühl/Rotatorenmanschette
◨ Abb. 10.4 a, b, S. 371	4) **Rotation in 0°-Stellung:** Gleitbewegungen des Gelenks/Kapselspannung/Endgefühl/Rotatorenmanschette in mäßiger Anspannung
◨ Abb. 10.14–10.17, S. 378–379	5) **Gelenktests Glenohumeralgelenk:** Translatorisch: Caput kaudal, evtl. auch lateral, ventral, dorsal

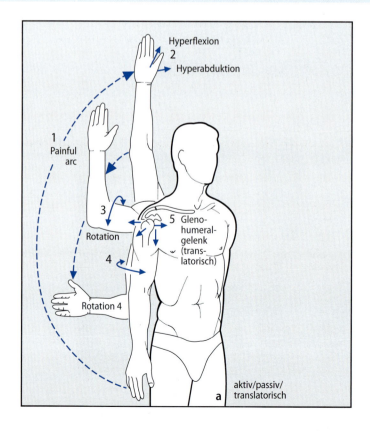

Muskeltests/HWS-Beteiligung

◼ Abb. 10.29–10.32, S. 387	6) **Muskelwiderstandstests am hängenden Arm:** Einzelmuskel in Dehnstellung, Supraspinatus, Bizeps: Caput longum, Latissimus dorsi, Teres major
◼ Abb. 10.18 (10.22), S. 380, Abb. 10.19 (10.23), S. 381	7) **Widerstandstests am Ellenbogen:** Synergien: Abduktoren, Adduktoren, Schulterflexoren, Extensoren
◼ Abb. 10.20 (10.24), S. 382, Abb. 10.21 (10.60), S. 382	8) **4 Widerstandstests am Handgelenk:** Synergien: Schulterrotatoren/Flexoren-, Extensoren Ellenbogengelenk (Differenzierung der Ellenbogenflexoren)
◼ Abb. 10.44/10.45, S. 398	9) **Klavikulargelenke:** translatorische Gleittests
◼ Abb. 9.12/9.18, S. 325, 10.47, S. 403	10) **HWS-Untersuchung:** Segmentbeweglichkeit/Test Schultergürtelmuskeln, Widerstandstests Schultergürtelheber

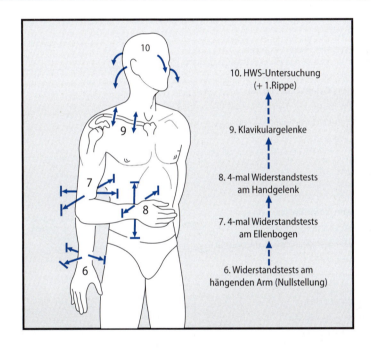

10.3 Untersuchung des Ellenbogengelenks, Ober- und Unterarm

1	Inspektion
1.1	Gelenkstellung
1.2	Gelenkkonturen
1.3	Veränderungen des Muskelreliefs von Ober- und Unterarm

2	Aktive und passive Ellenbogenbewegungen
2.1	Flexion – Extension
2.2	Pro- und Supination
2.3	Ab- und Adduktion (Stabilitätstest der Kollateralbänder)

Bewegungsprüfung

3	Palpationskreis Ellenbogen/Arm
3.1	Ellenbogenstreckseite
3.2	Epicondylus lateralis (radialis)
3.3	Epicondylus medialis (ulnaris)
3.4	Ellenbeuge
3.5	Ober- und Unterarm

4	Translatorische Gelenktests
4.1	Humeroradialgelenk
4.2	Proximales und distales Radioulnargelenk
4.3	Humeroulnargelenk

5	Widerstandstests der Ellenbogengelenkmuskeln
5.1	Flexoren und Extensoren
5.2	Pro- und Supinatoren

10.3 Untersuchung des Ellenbogengelenks... 407

1 Inspektion

> 1 Inspektion
> 1.1 Gelenkstellung
> 1.2 Gelenkkonturen
> 1.3 Veränderungen des Muskelreliefs von Ober- und Unterarm

1.1 Gelenkstellung
Von Volar

> **Normalbefund**
> **Physiologische Valgusstellung** von 20° (0°–26°). Veränderungen der physiologischen Valgusstellung sind nur in Nullstellung des Ellenbogengelenks bei supiniertem Unterarm erkennbar.
> Die Hautfalte der Beugeseite entspricht der Gelenklinie.

> **Pathologische Befunde**
>
> **Verstärkte Valgusstellung** bei:
> - Hypermobilität zusammen mit Cubitus recurvatus,
> - suprakondylären Frakturen,
> - im Wachstum (Epiphysenstörungen).
>
> **Verstärkte Varusstellung** bei:
> - Gelenkfrakturen,
> - Systemerkrankungen (Chondrodystrophie, enchondralen Dysostosen, Rachitis).

Von lateral

> **Normalbefund**
> Das Olekranon liegt in Streckstellung **hinter**, bei spitzwinkliger Beugung **vor** und bei rechtwinkliger Beugung **in der Oberarmschaftachse** (Abb. 10.49 d–f).

> **Pathologische Befunde**
> **Flexionsstellung** bei
> - Frakturen
> - Ergüssen,
> - **Arthrosen**/Arthritiden (Gicht, Chondrokalzinose, Infektionen),
> - Kontrakturen,
> - Luxationen (seltener),
> - Schlottergelenkbildung durch neurologische Prozesse,
> - aseptischer Nekrose des Caput radii bei Kindern (Panner-Syndrom).

1.2 Gelenkkonturen

> **Normalbefund**
> Von dorsal ist am Ellenbogengelenk bei 90°-Flexion des Unterarms das **Hüter-Dreieck** (Abb. 10.49 a–c und 10.51) erkennbar, ein gleichschenkliges Dreieck, gebildet aus den beiden Epikondylen und dem Olekranon. Das Dreieck ist nur bei 90°-Flexionsstellung zu sehen, in Streckstellung des Ellenbogens liegen die 3 Eckpunkte des Dreiecks auf einer horizontalen Linie.

> **Pathologische Befunde**
> - **Veränderungen des Hüter-Dreiecks** bei suprakondylären Humerusfrakturen (T- oder Y-Frakturen: **Kranialverschiebung des Olekranons** und/oder Seitverschiebung der Epikondylen) (Abb. 10.50, 1–10).
> - **Asymmetrisches Dreieck bei Verrenkungen** des Unterarms (Abb. 10.50, 1, 2), **Abrissfrakturen** der Epikondylen (Abb. 10.50, 2, 3–6).
> - **Veränderungen in der Seitenansicht: Verlagerung der Oberarmschaftachse** vor oder hinter

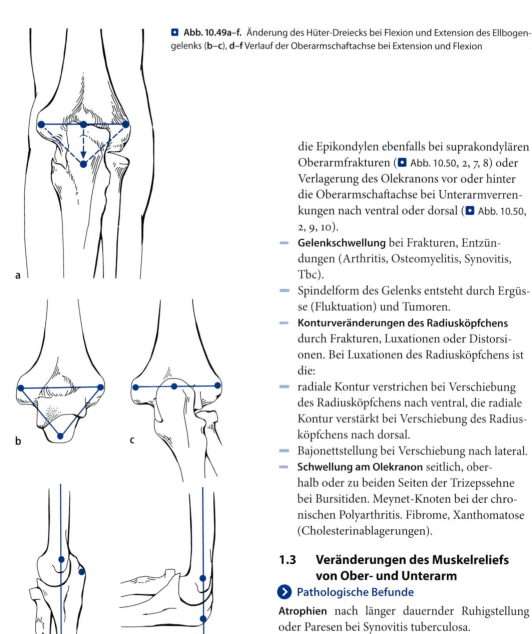

◘ Abb. 10.49a–f. Änderung des Hüter-Dreiecks bei Flexion und Extension des Ellbogengelenks (b–c), d–f Verlauf der Oberarmschaftachse bei Extension und Flexion

die Epikondylen ebenfalls bei suprakondylären Oberarmfrakturen (◘ Abb. 10.50, 2, 7, 8) oder Verlagerung des Olekranons vor oder hinter die Oberarmschaftachse bei Unterarmverrenkungen nach ventral oder dorsal (◘ Abb. 10.50, 2, 9, 10).
– **Gelenkschwellung** bei Frakturen, Entzündungen (Arthritis, Osteomyelitis, Synovitis, Tbc).
– **Spindelform** des Gelenks entsteht durch Ergüsse (Fluktuation) und Tumoren.
– **Konturveränderungen des Radiusköpfchens** durch Frakturen, Luxationen oder Distorsionen. Bei Luxationen des Radiusköpfchens ist die:
– radiale Kontur verstrichen bei Verschiebung des Radiusköpfchens nach ventral, die radiale Kontur verstärkt bei Verschiebung des Radiusköpfchens nach dorsal.
– **Bajonettstellung** bei Verschiebung nach lateral.
– **Schwellung am Olekranon** seitlich, oberhalb oder zu beiden Seiten der Trizepssehne bei Bursitiden. Meynet-Knoten bei der chronischen Polyarthritis. Fibrome, Xanthomatose (Cholesterinablagerungen).

1.3 Veränderungen des Muskelreliefs von Ober- und Unterarm

▶ Pathologische Befunde

Atrophien nach länger dauernder Ruhigstellung oder Paresen bei Synovitis tuberculosa.

Geschwulstähnliche Schwellungen durch
– Muskelrisse (Bizeps, Trizeps),
– Muskelhernien bei Faszienrissen,
– Myositis ossificans (Brachialis).

> Umfangsmessungen können ca. 15 cm ober- und unterhalb des gebeugten Ellenbogengelenks vorgenommen und mit dem anderen Arm verglichen werden.

10.3 Untersuchung des Ellenbogengelenks... 409

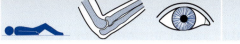

○ **Abb. 10.50.** Veränderungen des Hüter-Dreiecks bei Frakturen und Luxationen im Ellbogengelenk, pathologische Befunde. In 90°-Flexion a.-p. und seitlich
1. Verrenkung des Unterarmes nach lateral
2. Verrenkung des Unterarmes nach medial
3. Y-förmiger Gelenkbruch des distalen Oberarmendes
4. Abriss des Epicondylus lateralis
5. Abriss des Epicondylus medialis
6. Bruch des Olekranons
7. Suprakondylärer Flexionsbruch des Oberarmes
8. Suprakondylärer Extensionsbruch des Oberarmes
9. Verrenkung des Unterarmes nach ventral
10. Verrenkung des Unterarmes nach dorsal

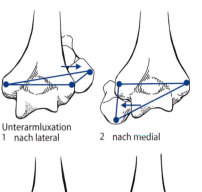

Unterarmluxation
1 nach lateral   2 nach medial

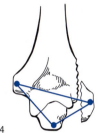

3
Y= Fraktur des distalen Humerusendes

4
Abriss des Epicondylus lateralis

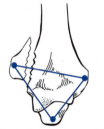
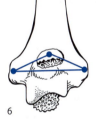

5
Abriss des Epicondylus medialis

6
Olekranonfraktur

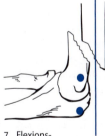
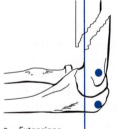

7 Flexionsfraktur

8 Extensionsfraktur

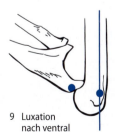
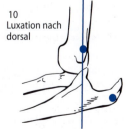

9 Luxation nach ventral

10 Luxation nach dorsal

2 Aktive und passive Ellbogenbewegungen

> **2 Aktive und passive Ellenbogenbewegungen**
> 2.1 Flexion – Extension
> 2.2 Pro- und Supination
> 2.3 Ab- und Adduktion (Stabilitätstest der Kollateralbänder)

Bewegungsprüfung

2.1 Flexion – Extension

Ausgangsstellung. Aufrechte Sitzhaltung, Ellbogen in Streckstellung, Unterarm supiniert (Nullstellung).

Ausführung. Aktive und passive Beugung mit passivem Nachfedern.
Aktive und passive Streckung mit passivem Nachfedern. Bei den passiven Bewegungen wird der Oberarm jeweils oberhalb des Ellbogengelenks fixiert.

> **Normalbefund**
> – Flexion 150°.
> – Hyperextension + 10° (von der Nullstellung).
> – Cubitus valgus (in Nullstellung des Armes) von 10° (Männer) bis 20° (Frauen). Seitengleiche Beweglichkeit.
> **Endgefühl:** Bei Flexion oft weich elastisch durch Muskelstopp, sonst fest-elastischer Bänderstopp und bei Extension hart-elastisch durch Knochenstopp des Olecranons in der Fossa olecrani. Bei muskelstarken Individuen kann evtl. auch die Extension durch die Bizepsspannung weich elastisch gebremst werden.

> **Pathologische Befunde**

Siehe Abb. 10.50.

2.2 Pro- und Supination

Ausgangsstellung. Ellbogengelenk in 90°-Flexion, Unterarm und Hand in Semipronation, d. h. der Daumen zeigt nach kranial, der Oberarm liegt dem Thorax an.

Ausführung. Aus dieser Mittelstellung des Ellbogengelenks zwischen Pro- und Supination des Unterarms werden aktive und passive Pronation (Handrücken nach oben) durchgeführt, wobei der Ellbogen oberhalb des Gelenks fixiert wird. Danach werden aktive und passive Supination angeschlossen.

> **Normalbefund**
> Pro- und Supination jeweils 80°–90°. Seitengleiche Beweglichkeit.
> **Endgefühl:** Pronation: hart-elastisch durch Knochenstopp (Radius auf Ulna).
> Supination: fest elastisch durch Bänderstopp.

> **Pathologische Befunde**

Schmerzhaft eingeschränkte Beweglichkeit durch Traumen, bei Kindern auch durch **Radiusköpfchensubluxation** (»nurse made elbow«, Pronatio dolorosa Chassaignac) (meist zwischen 2.–6. Lebensjahr). Plötzliche Bewegungssperren durch »**Gelenkmäuse**« kommen bei Chondromatose oder Osteochondrosis dissecans vor.

> Die Flexion ist meist früher und stärker eingeschränkt als die Extension. Eine **Einschränkung von Pro- und Supination findet sich nur, wenn auch Flexion und Extension behindert sind.**

Bei Störungen der Flexion – Extension sind das Humeroradial- bzw. das Humeroulnargelenk beteiligt, bei Störungen von Pro- und Supination zusätzlich noch das proximale und distale Radioulnargelenk.

2.3 Ab- und Adduktion (Stabilitätstest der Kollateralbänder)

Ausgangsstellung. Streckstellung oder leichte Flexion, Unterarm in Supination. Der Oberarm des P wird mit der einen Hand fixiert.

Ausführung. Mit der anderen Hand führt man eine gegenläufige Bewegung im Sinne der Ab- oder Adduktion aus (ähnlich wie ◘ Abb. 10.58, S. 420).

3 Palpationskreis Ellbogen/Arm

3	Palpationskreis Ellenbogen/Arm
3.1	Ellenbogenstreckseite (◘ Abb. 10.51)
3.2	Epicondylus lateralis (radialis) (◘ Abb. 10.52 b)
3.3	Epicondylus medialis (ulnaris) (◘ Abb. 10.52 a)
3.4	Ellenbeuge (◘ Abb. 10.54)
3.5	Ober- und Unterarm

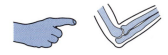

Der Palpationskreis Ellbogen enthält **5 Palpationsareale**, in denen verschiedene Palpationspunkte zu untersuchen sind. Die Bilder zeigen den rechten Ellbogen.

3.1 Ellbogenstreckseite (◘ Abb. 10.51)

Palpiert wird von distal nach proximal:

1) Olekranon

Untersucht wird die Stellung der Olekranonspitze zu den beiden Epikondylen. Das gleichschenklige (Hüter-)Dreieck aus diesen 3 Punkten ist in 90°-Flexionsstellung des Unterarms gut zu tasten (◘ Abb. 10.51). Bei Streckstellung des Gelenks liegen diese 3 Punkte, wie bereits erwähnt, auf einer Linie (s. auch 1, Inspektion). Veränderungen der Relationen finden sich bei Frakturen und Luxationen (s. S. 409), ◘ Abb. 10.50). Sind gleichzeitig Schwellungen oder Gelenkergüsse vorhanden, so lassen sich die 3 Knochenpunkte **nur** palpatorisch bestimmen.

> **Pathologische Befunde**
> - **Ventralverschiebung** des Olekranons bei Luxation.
> - **Lateralverschiebung** bei einseitiger Kondylenfraktur.
> - **Kranialverschiebung** bei Y- oder T-Frakturen des unteren Humerusendes.

2) Olekranonspitze

Hier findet sich der **Ansatz der Trizepssehne** und die Bursa olecrani. Manchmal sind Knochensporne bei Trizepstendopathien zu tasten (bzw. im Röntgenbild zu sehen).

3) Fossa olecrani

Sie ist **nur bei leichter Flexion** des Unterarms **palpabel.** Dann ist auch die Trizepssehne zu tasten.

3.2 Epicondylus lateralis (radialis) (◘ Abb. 10.52 b)

Er ist etwas kleiner und flacher als der mediale Epikondylus. Palpiert werden von distal nach proximal:

1) Gelenkspalt des Humeroradialgelenks (◘ Abb. 10.53 a–d)

Palpiert werden in Ruhe (analog ◘ Abb. 10.53 d) die **Stellung des Radiusköpfchens** und die Schmerzempfindlichkeit der Gelenkkapsel.

Beidhändige Palpation bei Bewegung des Radiusköpfchens in Flexion – Extension (◘ Abb. 10.53 a, b). Pro- und Supination werden einhändig getastet, eine Hand fixiert die Humerusepikondylen oberhalb des Gelenks und palpiert gleichzeitig mit dem Daumen die Rotationsbewegung des Radiusköpfchens wenn die andere Hand des U passiv die Pro- und Supinationsbewegung des Unterarms ausführt (◘ Abb. 10.53 c, d). **Bewegungseinschränkung** besteht bei Gelenkprozessen, Supinationsein-

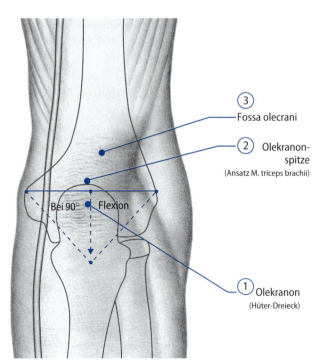

Abb. 10.51. Palpationskreis Ellbogen: Ellbogenstreckseite. (Nach Lanz-Wachsmuth). Das »Hüter-Dreieck« stellt sich nur bei 90°-Flexion dar (vgl. S. 407)

③ Fossa olecrani
② Olekranonspitze (Ansatz M. triceps brachii)
Bei 90° Flexion
① Olekranon (Hüter-Dreieck)

schränkung auch bei Schrumpfung der Membrana interossea.

Distal davon:
2) Ligamentum anulare radii
Es kann am Radiusköpfchen getastet werden, bei der **Radiusköpfchensubluxation** (sog. »Kindermädchenellenbogen«) bei Kleinkindern auch im Gelenkspalt. Diese Subluxation **entsteht durch Längszug am Unterarm in Pronation,** in der die Membrana interossea erschlafft ist und eine Längsbewegung des Radius nach distal erlaubt, **wobei das noch ungenügend profilierte Radiusköpfchen in das Lig. anulare subluxiert.**

3) Muskelansätze: Extensoren
Von distal nach proximal:
    Gemeinsamer Extensorensehnenansatz aus
– Extensor carpi radialis brevis,
– Extensor digitorum,
– Extensor digiti minimi,
– Extensor carpi ulnaris,
– Anconaeus.

Oberhalb des Epicondylus lateralis
– Extensor carpi radialis longus,
– Brachioradialis.

Die beiden Handextensoren und der Brachioradialis bilden am Unterarm ein mobiles laterales Muskelpolster, das in Höhe des Radiusköpfchens gut zwischen Daumen und Zeigefinger palpiert werden kann.

Die Muskeln können zusätzlich durch Widerstandstests geprüft werden.

Extensores carpi radialis et ulnaris: Gestreckter Ellenbogen, Unterarm proniert. Gegenhalt am Handrücken gegen die Dorsalflexion der Hand **(Epikondylitistest).**

Brachioradialis: 90° flektierter Ellbogen, Unterarm in Semipronation, Gegenhalt an der Radialseite des Unterarms gegen die Flexion im Ellenbogengelenk.

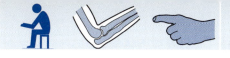

10.3 Untersuchung des Ellenbogengelenks... 413

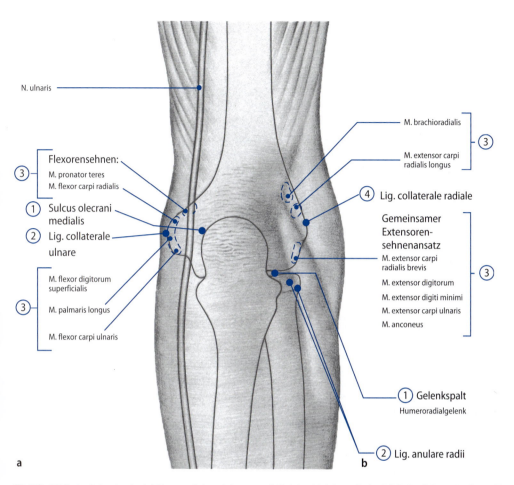

■ Abb. 10.52a,b. Palpationskreis Ellbogen: Epicondylus, **a** medialis (ulnaris). **b** lateralis (radialis). (Nach Lanz-Wachsmuth)

4) **Ligamentum collaterale radiale**

Es ist **am distalen Vorderrand des Epicondylus lateralis** oberhalb vom Gelenkspalt des Humeroradialgelenks **palpabel** und läuft von dort nach ventral und dorsal um das Radiusköpfchen zur Ulna. Der Provokationstest (Stabilitätstest) besteht in einer Ulnarabduktion des fast gestreckten und supinierten Unterarms. Schmerzhaftigkeit findet sich nach Distorsionen und Luxationen.

3.3 Epicondylus medialis (ulnaris) (■ Abb. 10.52 a)

Von distal nach proximal:

1) **Sulcus olecrani medialis**

Er liegt **zwischen dem Olekranon und dem Epicondylus medialis (Musikantenknochen)** und enthält den **N. ulnaris,** der dort gut zu tasten ist. Durch Narbenbildung kann hier ein Engpass entstehen, der **Parästhesien im 4. und 5. Finger** (d. h. im Bereich der vom N. ulnaris versorgten Finger) verursachen kann. **Im Sulcus ist medial und lateral vom Olekranon der Gelenkspalt des Humeroulnargelenks** bzw. die Gelenkkapsel zu palpieren.

2) **Ligamentum collaterale ulnare**

Hier sind Bandverletzungen häufiger als am radialen Kollateralband. **Stabilitätstest wie beim radialen Kollateralband,** aber in entgegengesetzter Richtung, d. h. durch Abduktion des Unterarms nach radial.

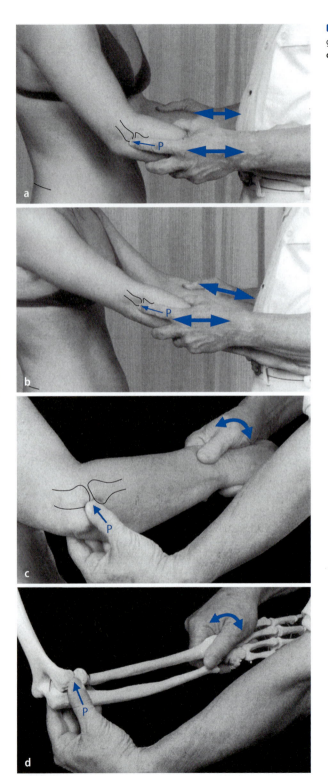

Abb. 10.53a-d. Palpation des Humeroradialgelenks in Bewegung. **a, b** Flexion, Extension, **c, d** Rotation im Radioulnargelenk

3) Muskelansätze: Flexoren

Von distal nach proximal:
- Flexor carpi ulnaris,
- Palmaris longus,
- Flexor digitorum superficialis,
- Flexor carpi radialis,
- Pronator teres.

Auch diese Muskeln können durch entsprechende Widerstandstests differenziert werden.

3.4 Ellenbeuge (Abb. 10.54)

In einem dreieckigen Areal, kranial begrenzt durch die Verbindungslinie der beiden Kondylen, lateral vom Brachioradialis und medial vom Pronator teres, liegen:

1) Bizepssehne

Die Sehne am medialen Rand des Brachioradialis wird **besser tastbar**, wenn der Unterarm **mit geballter Faust eine Flexionsbewegung gegen Widerstand** macht (Dabei kann ein Druckschmerz an der Tuberositas radii auftreten, wenn eine Insertionstendopathie vorliegt).

2) Bursa bicipitoradialis

Der Palpationsschmerz bei einer Entzündung ist stärker als bei einer reinen Bizepstendopathie. Die Bursa liegt unter dem Lacertus fibrosus. Lymphknoten finden sich ebenfalls in der Fossa cubiti.

3) Brachialarterie

Medial neben der Bizepssehne ist der Puls der Arterie zu tasten.

4) N. medianus

Er liegt **medial von der A. brachialis** und tritt **distal davon durch den Pronator teres.** In diesem Engpass kann er durch passive maximale Supination und Extension oder **durch Pronation gegen Widerstand provoziert** werden.

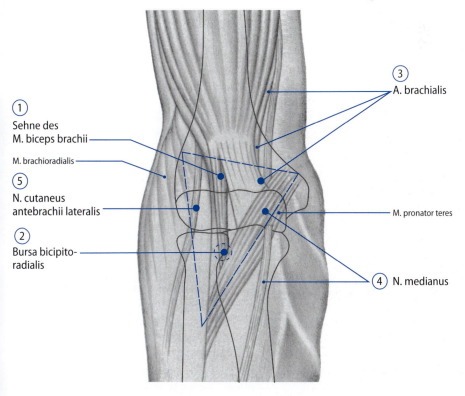

Abb. 10.54. Palpationskreis Ellbogen: Ellenbeuge. (Nach Lanz-Wachsmuth)

5) N. cutaneus antebrachii lateralis

Er liegt lateral von der Bizepssehne, ist aber nicht direkt tastbar.

3.5 Ober- und Unterarm
1) Oberarm (Dorsalseite)

Vom Olekranon nach proximal ist der Humerus palpabel. Konturabweichung und Stufenbildungen werden registriert. Im mittleren Drittel des Oberarms kreuzt der N. radialis den Knochen. Posteromedial vom Humerus ist im unteren Oberarmdrittel der lange Trizepskopf zu tasten, darüber der mediale Trizepskopf, posterolateral vom Humerus der laterale Trizepskopf.

2) Oberarm (Ventralseite)

Das Muskelrelief wird vom Biceps brachii bestimmt. Eine **Eindellung im Muskelbauch** wird **bei Muskel-** oder **Sehnenriss** beobachtet. Verlagerung des Muskelbauchs nach kranial: Riss im Bereich der Ellenbeuge, Verlagerung nach distal: Riss im Sulcus intertubercularis.

3) Radiusköpfchen

Von dort aus lässt sich nach distal der Radius tasten. Die laterale Muskelkontur wird von den Handstreckern und dem Brachioradialis gebildet.

4) Ulna

Sie ist vom ulnaren Olekranonrand nach distal zu palpieren. Die mediale Muskelkontur wird von den Hand- und Fingerbeugern sowie dem Pronator teres gebildet. Abflachungen der Muskelkonturen kommen bei Paresen vor.

4 Translatorische Gelenktests

> **4 Translatorische Gelenktests**
> 4.1 Humeroradialgelenk (◘ Abb. 10.55)
> 4.2 Proximales und distales Radioulnargelenk (◘ Abb. 10.56)
> 4.3 Humeroulnargelenk (◘ Abb. 10.57, 10.58)

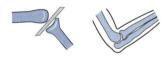

Im Folgenden wird die Untersuchung der rechten Ellbogengelenke beschrieben.

4.1 Humeroradialgelenk (◘ Abb. 10.55 a–c)

Ausgangsstellung. Der P sitzt neben dem Untersuchungstisch und hat den Ellbogen mit der Dorsalseite auf den Untersuchungstisch gesetzt. Das **Ellbogengelenk befindet sich in der Ruhestellung von ca. 70° Flexion und 10° Supination.** Die Ruhestellung ist eine »Kompromissruhestellung« des Ellbogens, **in der sowohl das Humeroradialgelenk** (Ruhestellung: volle Extension und Supination) **wie auch das proximale Radioulnargelenk** (Ruhestellung: 70° Flexion und ca. 30° Supination) **beweglich ist.** Die rechte Hand umfasst dann von der Ellenbeuge her den Oberarm des P und fixiert ihn auf dem Untersuchungstisch. Mit der linken Hand wird von der Radialseite her (nur) der Radius des P umfasst.

Ausführung. Dann wird eine Traktionsbewegung des Radius nach distal ausgeführt und diese gleichzeitig mit dem Zeigefinger der fixierenden rechten Hand im Gelenkspalt getastet (◘ Abb. 10.55 a, b). Die umgekehrte Richtung, der **Kompressionsschub nach proximal, bei Gegenhalt am Humerus ist ein Provokationstest für das Humeroradialgelenk** (◘ Abb. 10.55 c). Beide Tests bewirken gleichzeitig eine kaudal-kraniale Gleitbewegung im Radioulnargelenk.

4.2 Proximales und distales Radioulnargelenk (◘ Abb. 10.56 a–e)

Ausgangsstellung. Der Arm des P liegt jetzt mit der Ulnarseite des **Unterarms in Ruhestellung** von 70° Flexion und ca. 30° Supination auf dem Untersuchungstisch.

Man umfasst mit der linken Hand den distalen Teil des Oberarms und fixiert das Gelenk in die-

10.3 Untersuchung des Ellenbogengelenks... 417

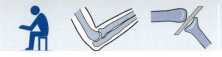

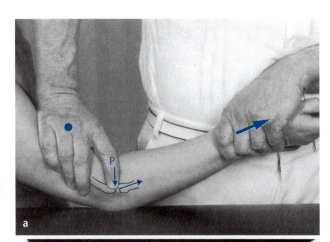

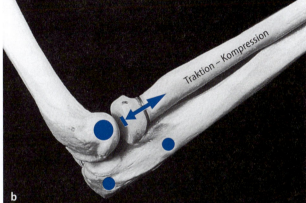

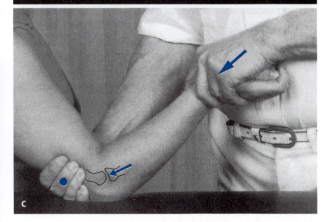

Abb. 10.55a–c. Humeroradialgelenk.
a, b Traktion; **b** Kompression

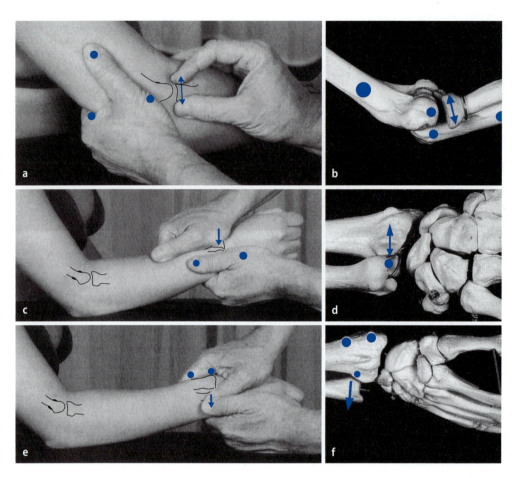

Abb. 10.56a–f. Radioulnargelenke. **a, b** proximales Gelenk volar-dorsal; **c–f** distales Gelenk: **c, d** Radius volar (**e, f**), Ulnar volar (= Radius dorsal)

ser Position am Tisch. Der Daumen der fixierenden Hand kann aber bei distalerem Griff auch falls erforderlich gleichzeitig den Gelenkspalt palpieren (Nicht dargestellt!).

Ausführung. Die rechte Hand fasst mit Daumen und Zeigefinger das **Radiusköpfchen** und **bewegt es nach volar und dorsal, bei Schmerzen** werden die Finger von volar im Septum intermusculare und der **Daumenballen** auf der Dorsalseite flächig an den **Radius** angelegt.

Bei einem pathologischen Befund muss auch das **distale Radioulnargelenk** untersucht werden (◘ Abb. 10.56 c–e).

Ausgangsstellung. Wie zuvor. Die **Ruhestellung** beträgt 10° Supination. Der U umfasst von der Kleinfingerseite her die Elle und das Handgelenk und fixiert den Unterarm in 10°-Supination auf dem Untersuchungstisch.

Ausführung. Die andere Hand umfasst von der Daumenseite her den Radius und prüft das Dorsovolargleiten im Gelenk. Alternativ kann der Radius fixiert und die Ulna bewegt werden (◘ Abb. 10.56 d).

4.3 Humeroulnargelenk (◘ Abb. 10.57 a–c, 10.58 a–c)

Traktion und Kompression (◘ Abb. 10.57 a–c)

Ausgangsstellung. Die Hand des P ist supiniert und liegt mit Handrücken und Unterarm an der rechten Schulter des U. Die **Ruhestellung** beträgt wieder ca. **70° Flexion** und ca. **10° Supination**. Der distale

10.3 Untersuchung des Ellenbogengelenks ... 419

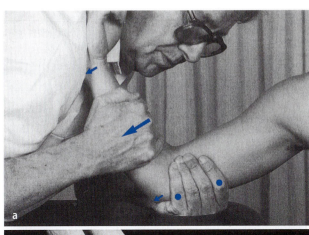
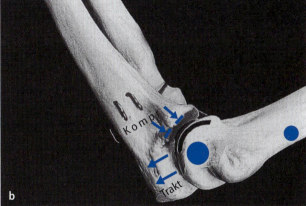
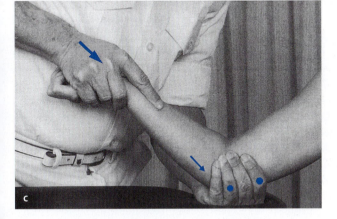

Abb. 10.57. Humeroulnargelenk. **a, b** Traktion, **c** Kompression

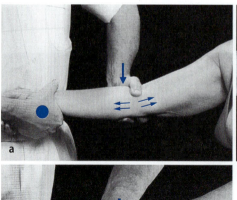
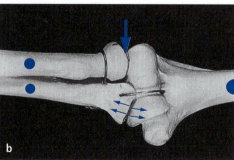
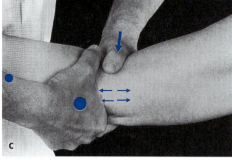

Abb. 10.58a–c. Humeroulnargelenk: Medial-lateral-Bewegung (»gapping«)

Teil des Oberarms wird mit der linken Hand von der Streckseite her umfasst und auf dem Untersuchungstisch fixiert. Mit der anderen Hand wird der Unterarm von der Beugeseite her unmittelbar unterhalb des Gelenkspalts gefasst.

Ausführung. Für die **Traktion** übt die rechte Hand des U einen Zug nach distal (und etwas nach dorsal) aus. Die Schulter des U geht entsprechend ebenfalls etwas mit zurück (◘ Abb. 10.57 a).

Die **Kompression** (◘ Abb. 10.57 c) wird bei gleicher Fixation durch Kranialschub des Unterarms geprüft. Der Unterarm wird dabei mehr distal, oberhalb des Handgelenks gefasst und steht in einem Winkel von ca. 45°–70° zum Oberarm. Der Kompressionsschub erfolgt durch Druck des Handtellers auf die Handwurzel des P.

Medial-lateral-Bewegung (◘ Abb. 10.58 a–c)

Ausgangsstellung. Der U steht auf der Radialseite des zu testenden Gelenks. Er umfasst mit der rechten Hand **Unterarm und Handgelenk des P und fixiert diese am eigenen Körper**. Die Elle ist leicht gebeugt (ca. 10°–20°).

Ausführung. Die linke Hand fasst den Ellenbogen von der Radialseite, so dass der Daumen in der Ellenbeuge und die Finger auf der Streckseite liegen. Dann werden mit dieser Hand **Schubbewegungen nach medial und lateral** ausgeführt. Diese bewirken etwas **Gleiten und eine Kippung (»gapping«) der Elle auf der Trochlea des Humerus.** Dadurch wird nicht nur das Gleiten der Gelenkflächen geprüft, sondern auch jeweils der **Kapsel-Band-Apparat auf der bewegungsabgewandten Seite im Sinne eines Stabilitätstests** angespannt.

Bei Ausweichtendenz des P im Schultergelenk sollte der Test in weitgehender Adduktionsstellung des untersuchten Armes vorgenommen werden.

> **Normalbefund**
> Schmerzlose, seitengleiche Gleitbewegungen bei allen Tests.

5 Widerstandstests der Ellbogengelenkmuskeln

> **5 Widerstandstests der Ellenbogengelenkmuskeln**
> 5.1 Flexoren und Extensoren (◘ Abb. 10.59, 10.60)
> 5.2 Pro- und Supinatoren (◘ Abb. 10.61)

5.1 Flexoren und Extensoren (◘ Abb. 10.59 a, b, 10.60 a–c)

Flexoren
Orientierungstest (◘ Abb. 10.59 a)

Ausgangsstellung. Oberarm des P in ca. 40° Flexion und etwas Abduktion in der Schulter. Er wird in dieser Stellung mit der einen Hand fixiert. Der Unterarm ist ca. 90° flektiert und supiniert.

Ausführung. Die andere Hand gibt Gegenhalt an der Beugeseite des Unterarms oberhalb des Handgelenks gegen die Flexion.

Differenzialtest der Beugergruppe (◘ Abb. 10.60 a–c)

Ausgangsstellung. Schultergelenk in Nullstellung. **Ellbogen in 90°-Flexion.** Der U steht hinter dem P oder bei einseitiger Testung auf der Seite des untersuchten Armes. Der Oberarm wird am Ellbogen gegen den Körper des P fixiert, um Mitbewegungen im Schultergelenk zu vermeiden.

Ausführung. Bei allen 3 Beugern der Flexorengruppe gibt man den **Gegenhalt am Handgelenk** gegen die Flexion. Kräftiger Gegenhalt aktiviert die gesamte Synergie, daher muss beim Versuch, die Muskeln zu differenzieren, der **Gegenhalt gering** sein (mäßiger Fingerdruck).

Biceps brachii (C_5–C_6, N. musculocutaneus). Er ist in allen Positionen des Gelenks aktiv.

Günstige Arbeitsstellung: Unterarm in **Supination**. Gegenhalt auf der **Beugeseite des Unterarms** (◘ Abb. 10.60 a).

Dehnstellung des **Caput longum**: Extension, Adduktion, Außenrotation des Oberarms, Extension und Pronation des Unterarms (◘ Abb. 10.30).

Dehnstellung des **Caput breve**: Extension, 90°-Abduktion, Außenrotation des Oberarms, Extension und Pronation des Unterarms (d. h. wie Caput longum, aber mit 90°-Abduktion im Schultergelenk) (◘ Abb. 10.36 c, S. 393).

Brachioradialis (C_5–C_6, N. radialis)
Günstige Arbeitsstellung: Unterarm in **Mittelstellung** zwischen Pro- und Supination. Gegenhalt auf der **Radialseite** des Unterarms (◘ Abb. 10.60 b).

Brachialis (C_5–C_6, N. musculocutaneus). Der Muskel ist nur Beuger.

Günstige Arbeitsstellung: Unterarm in **Pronation** (unter Beteiligung des Pronator teres). Gegenhalt auf der **Streckseite des Unterarms** (◘ Abb. 10.60 c).

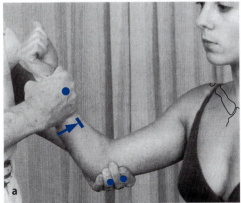
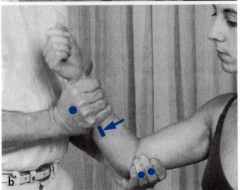

◘ Abb. 10.59. a Flexoren, b Extensoren

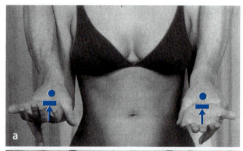
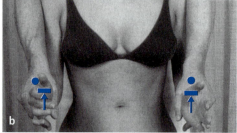
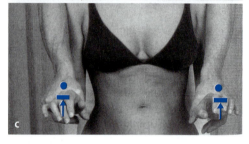

◘ **Abb. 10.60a,b.** Differenzierung der Flexoren. **a** Biceps brachii, **b** Brachioradialis, **c** Brachialis

Die Handextensoren (Extensor carpi radialis und ulnaris, Extensor digitorum) sollen bei diesem Test möglichst inaktiv bleiben.

Extensoren (◘ Abb. 10.59 b)

Ausgangsstellung. Wie beim Orientierungstest der Flexoren. Der Oberarm steht in ca. 40° Flexion, das Ellbogengelenk in 90°-Flexion, der Unterarm ist supiniert.

Ausführung. Triceps brachii (C_6–C_8, N. radialis). Der **Gegenhalt wird an der Streckseite des Unterarms** oberhalb des Handgelenks **gegen die Extension** im Ellbogengelenk gegeben. Bei einer Kontraktur des Muskels ist die Flexion im Ellbogengelenk endgradig behindert.

Dehnstellung des Caput longum (◘ Abb. 10.25, S. 384): Maximale Elevation (Flexion), Adduktion und Außenrotation des Oberarms; maximale Flexion des Unterarms. Geringer Gegenhalt an der Ulnarseite des Unterarms.

Anconaeus (C_7–C_8, N. radialis). Ausgangsstellung wie Orientierungstest, jedoch steht der Unterarm in Mittelstellung zwischen Pro- und Supination. **Gegenhalt erfolgt an der Ulnarseite des Handgelenks gegen die Extension.**

Dehnstellung: Maximale Flexion im Ellbogengelenk.

> Der **Anconaeus stabilisiert die Ulna bei der Pronation** und spannt die Kapsel bei der endgradigen Extension. Er ist in Pronation des Unterarms dicht neben dem Epicondylus radialis zu palpieren. Der Ausfall des Muskels ergibt eine Minderung der Extensionskraft von 20 %.

5.2 Pro- und Supinatoren (◘ Abb. 10.61)

Supinatoren (◘ Abb. 10.61 a)

Auswärtsdrehung des Unterarms.

Ausgangsstellung. Semipronation, wie beim vorigen Test. Fixation am Oberarm, um eine unterstützende Aktivität der Schultermuskeln zu verhindern.

Ausführung. Der Unterarm wird unmittelbar oberhalb des Handgelenks (mit Druck von dorsal gegen den Processus styloides radii oder von volar gegen den Processus styloideus ulnae) gefasst, und es wird **Widerstand gegen die Auswärtsdrehung** gegeben. Bei Testung aus maximaler Pronation ist auch der Brachioradialis beteiligt.

Biceps brachii (C_5–C_6, N. musculocutaneus)
Günstige Arbeitsstellung: Elle in 90°-Flexion. Dehnstellung: Ellbogengelenk in Nullstellung, Unterarm proniert.

Supinator (C_5–C_6, N. radialis)
Günstigste Arbeitsstellung bei ungünstiger Arbeitsstellung des Biceps brachii: Ellbogengelenk in maximaler Flexion, Unterarm in Pronation oder Arm in Streckstellung mit proniertem Unterarm.

Pronatoren (◘ Abb. 10.61 b)
Einwärtsdrehung des Unterarms.

10.3 Untersuchung des Ellenbogengelenks... 423

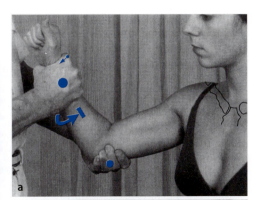

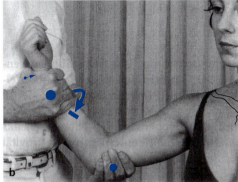

Abb. 10.61. a Supinatoren, b Pronatoren

Ausgangsstellung. Wie beim Supinatorentest. Der Unterarm ist **wieder in Mittelstellung** zwischen Pro- und Supination oder in Supination (Dehnstellung). Der Oberarm wird wieder oberhalb des Ellbogengelenks fixiert, um eine unterstützende Aktivität von Schultermuskeln zu verhindern.

Ausführung. Der Unterarm wird oberhalb des Handgelenks umfasst, und es wird **Widerstand gegen die Einwärtsdrehung** von volar gegen den Processus styloideus radii und/oder von dorsal gegen den Processus styloides ulnae gegeben. Wenn der Test aus maximaler Supination erfolgt, dann ist jedoch der Brachioradialis an der Pronationsbewegung beteiligt.

Pronator teres (C_6–C_7, N. medianus)
Günstige Arbeitsstellung: Ellbogengelenk in leichter Flexion.

Pronator quadratus (C_7–C_8, Th_1, N. medianus)
Günstige Arbeitsstellung: Ellbogen in maximaler Flexion, da dies eine ungünstige Arbeitsstellung für den Pronator teres ist.

Kurzgefasstes Untersuchungsschema Ellbogengelenke (Die 10 wichtigsten Bewegungstests)

	1) Flexion: Anguläre Gleitbewegung/Endgefühl/Gelenkstabilität
	2) Extension (Interpretation wie Flexion) Gelenke
	3) Pro- und Supination: Bewegungsausmaß/Endgefühl
▪ Abb. 10.85 a, 10.93, S. 459, 461	**4) Widerstandstests** Hand- und Fingerstrecker Muskeln
▪ Abb. 10.85 b, 10.92 a, b, S. 459, 461	**5) Widerstandstests** Hand- und Fingerbeuger
▪ Abb. 10.58 a, b, S. 420	**6) Translatorische Gelenktests:** Ulna-gapping: Ulnagleiten auf der Trochlea/Kollateralbändertest
▪ Abb. 10.55 a, S. 417	**7) Traktion Radius** (Gelenktraktion) Gelenke
▪ Abb. 10.57 a, S. 419	**8) Traktion Ulna** (Gelenktraktion)
▪ Abb. 10.56 a, b, S. 418	**9) Oberes Radioulnargelenk:** translatorisches Gleiten
▪ Abb. 10.56 c, S. 418	**10) Unteres Radioulnargelenk:** translatorisches Gleiten

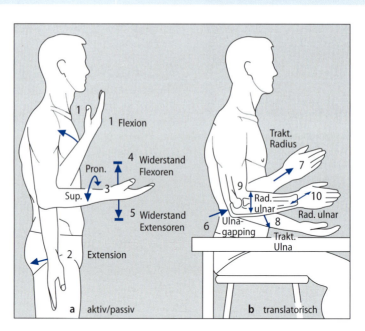

10.4 Untersuchung der Handgelenke ... **425**

10.4 Untersuchung der Hand- und Fingergelenke

1	**Inspektion**
1.1	Form- und Stellungsänderungen
1.2	Konturveränderungen
1.3	Haut- und Nagelveränderungen

2	**Aktive und passive Handgelenk- und Fingerbewegungen**
2.1	Handgelenkbewegungen in 2 Ebenen
2.2	Fingerbewegungen in 2 Ebenen
2.3	Daumenbewegungen

Bewegungs-
prüfung

3	**Palpationskreis Hand**
3.1	Radiale Handkante
3.2	Ulnare Handkante
3.3	Handrücken
3.4	Handteller
3.5	Finger und Daumen

4	**Translatorische Gelenktests**
4.1	Handgelenk (5 Tests)
4.2	Handwurzelgelenke (10 Tests)
4.3	Daumensattelgelenk (Mittelhandgelenk I) (5 Tests)
4.4	Karpometakarpal- und Interkarpalgelenke II–V (5 Tests)
4.5	Fingergelenke (5 Tests)

5	**Widerstandstests der Hand- und Fingermuskeln**
5.1	Handgelenkmuskeln
5.2	Fingermuskeln
5.3	Daumenmuskeln

1 Inspektion

> 1 Inspektion
> 1.1 Form- und Stellungsänderungen
> 1.2 Konturveränderungen
> 1.3 Haut- und Nagelveränderungen

1.1 Form- und Stellungsänderungen

Normalbefund

In Ruhestellung: Handgelenk in geringer Volarflexion (ca. 5°–10°) etwas ulnarabduziert (ca. 5°), Finger in leichter Flexion, Daumen in Extensionsstellung.

▸ Pathologische Befunde

Kongenitale Defekte

1) **Veränderungen von Fingerzahl und -form:**
   - Polydaktylie: überzählige Finger, meist am 1. Strahl.
   - Partieller Riesenwuchs: verlängerte und verdickte Finger.
   - Oligodaktylie: verminderte Fingerzahl.
   - Brachydaktylie: verkürzte Finger.
   - Arachnodaktylie (Spinnenfinger): verlängerte Finger, evtl. mit Atrophie des subkutanen Fettgewebes (oft im Zusammenhang mit Trichterbrust und Skoliose) beim Marfan-Syndrom.

2) **Dysmelien**
   - Peromelie: Aplasie eines distalen Extremitätenteils.
   - Ektomelie: partieller oder totaler Defekt eines der 3 Röhrenknochen des Armes.
   - Phokomelie: Finger- oder Handrudimente setzen direkt an der Schulter an.
   - Amelie: Fehlen des ganzen Armes.

3) **Fehlstellungen der Finger**
   - Syndaktylie (Löffelhand): Verschmelzung von Fingern.
   - Kamptodaktylie: Beugekontraktur im Mittelgelenk des 5., seltener des 4. Fingers.
   - Klinodaktylie: Seitabweichung der distalen Fingerabschnitte und geringe Flexionskontraktur der proximalen Interphalangealgelenke.

Fingerbeugekontrakturen

1) **Endgelenk bei Strecksehnenabriss.**
2) **Kleinfingergelenke** (ein- oder doppelseitig) bei Kamptodaktylie (angeborene, erbliche Missbildung).
3) **3.–5. Finger mit Knoten** und narbig geschrumpfter Haut in der Hohlhand bei Dupuytren-Kontraktur.
4) **Krallenstellung von Ring- und kleinem Finger** bei Ulnarisparese.
5) **Krallenstellung aller Finger** durch Schrumpfung der langen Fingerbeuger am Unterarm bei
   - ischämischer Muskelkontraktur (Volkmann) infolge falsch behandelter Unterarmbrüche,
   - zentralen neurologischen Prozessen, wie Syringomyelie und amyotropher Lateralsklerose.
6) **Krallenstellung des Mittelgelenks** bei überstrecktem Grund- und Endgelenk durch Lockerung der Sehnenscheiden (Knopflochdeformität/Boutonnière-Deformität) bei rheumatoider Arthritis.
7) **Krallenstellung von Grund- und Endgelenk** bei überstrecktem Mittelgelenk durch Spasmus und Kontraktur der intrinsischen Muskulatur (Schwanenhalsdeformität) bei
   - rheumatoider Arthritis,
   - Ulnarisparese,
   - Spastik oder Parkinson.
8) **Volar- und Ulnardeviation in den Grundgelenken** mit Gelenkschwellung bei rheumatoider Arthritis (klassischer pcP).
9) **Daumenbeugekontraktur.** Ausgleichbare Kontraktur des Flexor pollicis longus (schnellender Daumen). Angeborene Beugekontraktur des

10.4 Untersuchung der Handgelenke …

Daumenendglieds (Pollex rigidus). Beide sind durch eine Verengung der Sehnenscheide des Flexor pollicis longus bedingt.

Fehlstellungen bei Frakturen und Luxationen.

Fehlstellungen der ganzen Hand
1) **Hochhalten der Hand** bei frischen Verletzungen, entzündlichen Veränderungen und Gelenkergüssen.
2) **Fehlstellungen ohne Kontraktur bei schlaffen Lähmungen.**
– Fallhand: Radialisparese.
– Affenhand: Der gestreckte Daumen liegt der Radialseite des Zeigefingers an: Medianusparese.
– Schwurhand: Die ersten 3 Finger bleiben bei dem Versuch, die Faust zu schließen, in Streckstellung: Medianusparese.
– Krallenhand: Ulnarisparese (4. + 5. Finger: Beugung in den IP-Gelenken + Überstreckung im MP-Gelenk durch Lähmung der Intrinsicmuskeln).
3) **Fehlstellungen mit Kontraktur**
– Kontraktur der Hand nach volar oder dorsal bei Zerebralparese, Apoplexie.
– Klumphand: Fixierte Radialabweichung der Hand durch angeborene Knochenaplasie.
– Ulnardeviation der Hand (cave: Vortäuschung der Abweichung durch Ulnardeviation der Finger) bei rheumatoider Arthritis.
– Bajonettstellung des Handgelenks: Die ganze Hand ist nach volar versetzt, z. B. bei Radiusfraktur (Flexionsfraktur), Epiphyseolyse, Wachstumsstörung des Radius, wodurch die Gelenkfläche vermehrt nach volar und ulnar gerichtet ist und das Caput ulnae stärker hervortritt (Madelung-Deformität). Zu beobachten etwa vom 10. Lebensjahr an.

Fehlstellungen der Elle
– **Prominenz des Caput ulnae nach dorsal** tritt häufig bei jungen Mädchen auf.
– **Subluxationsstellung der Elle nach dorsal** ohne Fehlstellung der Hand bei lockerem Radioulnargelenk und leichter Volarverschieblichkeit der Elle (federnde Elle).

– **Ulnarer Vorschub der Elle mit Radialabweichung der Hand** bei Minusvariante des Radius oder Plusvariante der Ulna.

1.2 Konturveränderungen

> **Normalbefund**
> Keine Konturveränderungen durch Schwellungen, Atrophien oder Deformierungen.

> **Pathologische Befunde**

Schwellungen
1) **Schwellungen beider Hände**
   Akromegalie (Hypophysentumor).
2) **Schwellung der ganzen Hand**
– **Traumatisches Handrückenödem** (algodystrophisches Syndrom). Harte, kühl-zyanotische Schwellung mit unverschieblicher Haut. Auftreten nach zervikalen Wurzel- oder Nervenirritationen, Traumen, Ikterus.
– **Pralles, schmerzhaftes Ödem** mit blau-rötlicher Verfärbung der Haut und vermehrter Schweißbildung bei vasomotorischen Störungen, Sudeck-Syndrom/Komplexes Regionales Schmerzsyndrom.
– **Schwellungen bei Tendovaginitiden.** Die Schwellungen treten am Handrücken (Extensoren) oder am Handgelenk und Handteller (Flexoren) auf.
3) **Schwellungen von Teilen der Hand**
– **Handrückenschwellung** bei lokalen Blutergüssen nach Traumen.
– **Schwellung am ulnaren Teil des Handrückens** bei Tendovaginitis der Fingerextensoren 2–5.
– **Schwellung am radialen Teil des Handrückens** bei Tendovaginitis chronica fibrosa stenosans (de Quervain).
– **Spindelförmige Verdickung** der Sehnenscheiden an der ulnaren oder radialen Handkante (Beugeseite) bei Tendovaginitis einzelner Fingerflexoren.

Tendovaginitiden können entstehen durch:
– eitrige Entzündungen (starke Schmerzen),
– Tuberkulose (wenig schmerzhaft),
– rheumatoide Arthritis (pcP).

4) **Schwellungen am Handgelenk**
- **Arthritis** durch Gicht, Chondrokalzinose, Tbc, bakterielle Infektionen.
- **Halbkugelige Synovialzysten** (Ganglien aus dem Gelenk) am Handrücken von praller Konsistenz, besonders zwischen Scaphoideum, Lunatum, Capitatum und Trapezoideum.
- **Hygrome** an den Sehnenscheiden.

5) **Schwellungen an den Fingern**
- **Endphalangenverdickung** bei Akromegalie (Hypophysentumor).
- **Endphalangenhypertrophie mit Uhrglasnägeln** (Trommelschlägelfinger, »osteoarthropathie hypertrophicante pneumonique«) sind knöcherne Auftreibungen bei
    - Lungenerkrankungen (chronische Prozesse, Karzinome),
    - Herzerkrankungen (kongenitale Vitien, Endokarditis),
    - Magen-Darm-Erkrankungen (Kolitis, Ileitis, Karzinom),
    - Leberstörungen (Zirrhosen),
    - Schilddrüsenerkrankungen (Myxödem),
    - oder sie sind idiopathisch.
- **Diffuse Schwellungen der Finger** treten bei Frauen im Klimakterium auf, ebenso beim Karpaltunnelsyndrom (zusammen mit Handschwellungen).
- **Isolierte Schwellung einzelner Fingergelenke** bei Gicht, Chondrokalzinose und Reiter-Erkrankung.
- **Schwellung bestimmter Gelenke:**
Endphalangen: Panaritien.

Endgelenke: Heberden-Arthrose (meist mehrere Gelenke).

Mittelgelenke: Bouchard-Arthrose (meist alle Gelenke und mit Arthrosis deformans des Daumensattelgelenks).

End- und Mittelgelenke: Psoriasisarthropathie, Gicht (atypisch).
Mittel- und Grundgelenke (meist auch Handgelenke): Generalisierte Arthrose (meist bei Männern nach dem 40. Lebensjahr).
Daumensattelgelenk (1. Mittelhandgelenk): Rhizarthrose, auch nach Bennet-Fraktur (Stauchungsfraktur des Metacarpale I, Boxerfraktur).

Atrophien
1) **Abflachung der Hohlhandkonturen.** Atrophie der intrinsischen Muskulatur der Hand bei zervikaler Myeolopathie mit abgeschwächten Reflexen an den Armen (evtl. gesteigerte Beinreflexe).

2) **Interosseiatrophien** kommen vor bei
- rheumatoider Arthritis,
- am 3.–5. Mittelhandknochen bei Ulnarisparese,
- bei seniler Hand (mit atrophischer Haut).

3) **Spatium interosseum I bei Ulnarisparese** (Ramus profundus) durch Lähmung des Adductor pollicis. Meist ist dieser Befund verbunden mit einer Hyperextension des Daumengrundgelenks und einer Krallenstellung des 4. und 5. Fingers (»signe de Jeanne«).

4) **Daumenballenatrophie.** Meist verbunden mit angelegtem Daumen: **Affenhand durch Medianusparese** (Karpaltunnelsyndrom Pronator-teres-Syndrom und bei C6-Syndrom).
»Pseudokarpaltunnel«: Abgeflachter Thenar ohne Sensibilitätsstörung bei Schwerarbeitern.

5) **Kleinfingerballenatrophie.** Durch Ulnarisparese in der Loge de Guyon zwischen Pisiforme und Hamatum und bei C8-Syndrom. Durch Druck auf den motorischen Ast des N. ulnaris entsteht eine Atrophie des Hypothenars ohne Sensibilitätsstörung. Vorkommen bei Druckern und Maschinisten.

1.3 Haut- und Nagelveränderungen
Hautveränderungen

Topografie der Hautfalten zu den Fingergelenken:
Beugeseite:
Proximales Interphalangealgelenk (PIP, Fingermittelgelenk) über dem Gelenkspalt, distales Interphalangealgelenk (DIP, Fingerendgelenk) proximal vom Gelenkspalt, Metakarpophalangealgelenk (MCP, Fingergrundgelenk) distal vom Gelenkspalt.
Streckseite: Alle Falten stehen proximal vom jeweiligen Gelenk.

Beschwielung der Handflächen lässt den Benutzungsgrad der Hand erkennen.

Durchblutungsstörungen sind besonders an den Fingerspitzen erkennbar.

Normalbefund
Keine Haut- oder Durchblutungsveränderungen.

▶ Pathologische Befunde
1) Glatte, gespannte, glänzende Haut bei **rheumatoider Arthritis und Morbus Sudeck.**

2) Blasse, akrozyanotische Haut beim **Raynaud-Syndrom.**

Rötung und Schwellung bei Entzündungen an der Endphalanx **(Panaritien).**

Wichtigste sonstige Krankheiten der Haut: Ekzeme, Psoriasis, Erythema exsudativum multiforme, Sklerodermie.

3) **Weitere Hautveränderungen deuten auf Allgemeinerkrankungen hin:**
— vermehrte Hautwärme bei Entzündungen,
— warme und feuchte Haut bei Hyperthyreose,
— kalte und feuchte Haut bei vegetativer Dysregulation,
— kühle und trockene Haut bei Myxödem,
— trockene Haut bei peripheren Nervenläsionen.

Nagelveränderungen

Normalbefund
Bei Frauen längselliptisch, stärker gewölbt; bei Männern rechteckiger, flach, kräftig.

▶ Pathologische Befunde
1) **Größe**
   Große Nägel bei Akromegalie.
2) **Form**
— **Uhrglasnägel** bei pulmonalen oder kardialen Prozessen (Stauungen),
— bei toxischen Einflüssen und trophoneurotischen Noxen (Nervenerkrankungen).
— **Löffel- oder Plattnägel** (Koilonychie) bei Anämien, Ekzem, Traumen.

3) **Härte**
— **Weiche Nägel** bei konsumierenden Erkrankungen.
— **Harte Nägel bei Myxödem,** Hyperkeratosis subungualis, Ekzem, Psoriasis, Panaritien und angeboren.

4) **Oberfläche und Farbe**
— Normale Farbe: blassrosa.
— **Weißliche Querstreifen** (Mees-Streifenleukonychie) sowie Verdickungen, Unebenheiten und Risse bei Polyneuritis und Metallintoxikationen.
— **Schwarzfärbung** bei Mykosen, Ekzemen, chemischen und kosmetischen Veränderungen.
— **Wälle und Furchen** (Beau-Furchen) bei trophischen Störungen durch Infektionskrankheiten, Stoffwechsel- und Durchblutungsstörungen sowie bei einigen Nervenerkrankungen (Neuritis, Tabes, MS, Hemiplegie).

5) **Blutungen** bei Verletzungen und Bluterkrankungen (Petechien).

6) **Brüchigkeit und Nagelausfall** kommen bei einer Vielzahl innerer Erkrankungen vor, wie
— chronischen Infekten und Intoxikationen;
— Stoffwechselstörungen, Diabetes, Avitaminosen, Eisenmangel;
— Nervenkrankheiten und Läsionen peripherer Nerven;
— Hauterkrankungen (Ekzeme, Psoriasis u. a.).

> Viele neurologische Erkrankungen verursachen Symptome an den Händen.

2 Aktive und passive Handgelenk- und Fingerbewegungen

> **2 Aktive und passive Handgelenk- und Fingerbewegungen**
> 2.1 Handgelenkbewegungen in 2 Ebenen
> 2.2 Fingerbewegungen in 2 Ebenen
> 2.3 Daumenbewegungen

Bewegungsprüfung

2.1 Handgelenkbewegungen in 2 Ebenen

Ausgangsstellung. Handgelenk in Nullstellung, Finger in leichter Flexion.

Ausführung. Der P macht eine aktive Volarflexion, Dorsalflexion, Radial- und Ulnarabduktion. Am Ende jeder Bewegung prüft man durch Nachfedern des Handtellers die passive Endstrecke in der jeweiligen Richtung. Dabei fixiert man mit der anderen Hand den Unterarm oberhalb des Handgelenks. Bei Auftreten eines pathologischen Bewegungsbefundes muss die **ganze** Bewegungsstrecke passiv geprüft werden.

> **Normalbefund**
> Seitengleiche, schmerzfreie Bewegung in den Handgelenken.
> **Bewegungsausmaße**
> – Volarflexion ca. 80°
> – Dorsalflexion ca. 70°
> – Ulnarabduktion ca. 40°
> – Radialabduktion ca. 20°
>
> **Endgefühl:** Extension hart-elastisch (Knochenstopp). Alle übrigen Richtungen festelastisch (Bänderstopp).
> Bei der passiven Volarflexion gehen die Finger endgradig in Streckstellung, bei der Dorsalflexion in leichte Beugestellung.

▶ Pathologische Befunde
– Schmerzhafte aktive und passive Bewegungseinschränkung durch **entzündliche oder degenerative Gelenkprozesse.**
– Schmerzlose aktive Bewegungseinschränkung durch **Paresen.**
– Bei der endgradigen Volarflexion kann bei **Enge im Karpaltunnel** eine Schmerzausstrahlung in die ersten 3–4 Finger erfolgen (Phalen-Test).
– Behinderung der endgradigen Dorsalflexion bei **Verkürzung der Handbeuger.**
– Schmerz bei aktiver oder passiver Ulnarabduktion der gestreckten Hand [Mukkard-Test (◘ Abb. 10.63 b) oder der geballten Faust [Finkelstein-Test (◘ Abb. 10.63 a)] bei **Tendovaginitis stenosans.**

Differenzialdiagnose: Styloiditis radii, Neuritis des N. radialis.

2.2 Fingerbewegungen in 2 Ebenen

Ausgangsstellung. Wie bei den Handgelenktests

Ausführung. Faustschluss, ohne den Daumen in die Hohlhand zu legen, dann werden die Finger wieder gestreckt, danach gespreizt und geschlossen.

Die passive Bewegung erfolgt durch Druck mit dem Handballen des U an der Grund- und Mittelphalanx in Richtung Volarflexion bzw. Dorsalflexion. Dabei wird der Handteller des P mit der anderen Hand fixiert, indem der Daumen in der Hohlhand und die 4 Finger auf dem Handrücken liegen bzw. umgekehrt.

Die Abduktion prüft man, indem man Ring- und kleinen Finger mit der einen Hand ulnarwärts und Zeige- und Mittelfinger mit der anderen Hand radialwärts führt.

Bei der **passiven Bewegungsprüfung** in **einzelnen** Fingergelenken wird jeweils die proximale Phalanx mit Daumen und Zeigefinger seitlich fixiert.

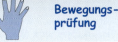

Normalbefund
Seitengleiche schmerzfreie Beweglichkeit an beiden Händen.

Bewegungsausmaße
- Grundgelenke: Flexion 90°, Hyperextension 20°–40°, Abduktion 20°.
- Mittelgelenke: Flexion 100°, Extension bis zur Nullstellung.
- Endgelenke: Flexion 90°, Hyperextension 0°–10°.

Endgefühl: Fest elastisch in allen Gelenken (Gelenkkapsel).
Bei Volar- bzw. Dorsalflexion zuerst weich elastisch durch die Sehnen des Flexor digitorum profundus bzw. Extensor digitorum communis, bei der Adduktion hart elastisch (Knochenstopp) durch Zusammentreffen der Fingerknochen.
Werden die Finger einzeln flektiert, dann stehen die Fingerkuppen endgradig auf dem Daumenballen über dem Scaphoideum.

▶ Pathologische Befunde
- **Streck- und Beugebehinderung** bei **Tendovaginitis**, degenerativen und entzündlichen **Gelenkprozessen**.
- **Streckhemmung** am 3., 4. und 5. Finger bei **Dupuytren-Kontraktur**.

2.3 Daumenbewegungen

Ausgangsstellung. Wie bisher. Man fixiert den Handteller bzw. den Unterarm des P zwischen Daumen und Zeigefinger.

Ausführung. Der P führt folgende Bewegungen aus:
- Zirkumduktion,
- Flexion – Opposition,
- Extension – Reposition,
- Abduktion nach radial und Abduktion nach volar (vom Handteller weg),
- Adduktion.

Bei den passiven Bewegungen wird jeweils die proximale Phalanx fixiert und beim Daumensattelgelenk das Trapezium und Scaphoideum.

Normalbefunde
- Daumengrundgelenk: Flexion 50°, Extension 0°.
- Daumenendgelenk: Flexion 80°, Extension 0°–10° (Hyperextension).
- 1. Mittelhandgelenk (Daumensattelgelenk): Radial- sowie Palmarabduktion jeweils 70°, Adduktion. Bis zur Nullstellung.

▶ Pathologische Befunde
Schmerzhafte Bewegungseinschränkung durch entzündliche und degenerative Prozesse (Rhizarthrose, **Daumensattelgelenkathrose nach Bennett-Fraktur**).

Kongenitale Hypermobilität.

3 Palpationskreis Hand

> **3 Palpationskreis Hand**
> 3.1 Radiale Handkante (◨ Abb. 10.62)
> 3.2 Ulnare Handkante (◨ Abb. 10.64)
> 3.3 Handrücken (◨ Abb. 10.65)
> 3.4 Handteller (◨ Abb. 10.66)
> 3.5 Finger und Daumen (◨ Abb. 10.67)

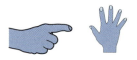

An der Hand werden **5 Palpationsareale** untersucht.

Schmerz- bzw. Druckpunkte können z. T. durch bestimmte Provokationstests differenziert werden.

Die **Haut der Hand** ist auf der Volarseite weniger verschieblich als auf der Dorsalseite.

3.1 Radiale Handkante (◨ Abb. 10.62)
Tabatiere (»snuff box«)

Die Tabatiere wird radial vom Abductor pollicis longus und Extensor pollicis brevis und ulnar vom Extensor pollicis longus begrenzt. Sie **stellt sich bei Extension und Reposition des Daumens gut dar.**

Man bringt die Hand in leichte Ulnarabduktion und palpiert an der radialen Handkante in der Tabatiere **von proximal nach distal.**

1) Processus styloideus radii

Auf dem Processus styloideus sind im 1. dorsalen Sehnenfach der Abductor pollicis longus und der Extensor pollicis brevis zu tasten.

Druckschmerz bei:
- **Brachioradialistendopathie** (Provokation: aktive Ellenbogenflexion gegen Widerstand in Semipronation),
- **Kollateralbandläsion** (Provokation: passive, maximale Ulnarabduktion),
- **Tendovaginitis stenosans** (De-Quervain-Erkrankung). Provokation durch Finkelstein-Test: scharfer Schmerz bei Ulnarabduktion der Faust mit eingelegtem Daumen (◨ Abb. 10.63 a) oder Muckard-Test: ulnare Abduktion der gestreckten Hand (◨ Abb. 10.63 b).

> Die Styloiditis radii kann ein Frühsymptom der rheumatoiden Arthritis sein.

2) Scaphoideum

Auf der Ventralseite liegt die **Tuberositas scaphoidei, die bei Dorsal- und/oder Radialbewegung der Hand gut zu tasten ist (durch Kippung des Scaphoideums)** und bei der umgekehrten Bewegung (nach ventral und ulnar) verschwindet. Sie ist Ansatz des **proximalen Bandzugs des Lig. transversum** carpi, des Lig. collaterale radii und des Abductor pollicis brevis.

> **Pathologische Befunde**

Schmerz bzw. Schwellung über dem Scaphoideum und **behinderte Dorsalflexion der Hand** bei:
- Fraktur oder Pseudarthrose des Scaphoideums,
- aseptischer Nekrose,
- Blockierung des Scaphoideums.

3) Trapezium

Volar liegt die Tuberositas trapezii. Hier setzen an: der **distale Bandzug des Lig. transversum** carpi, der Flexor pollicis brevis (Caput profundum), der außerdem vom Trapezoideum kommt, und der Opponens pollicis.

4) Basis des Metacarpale I

Hier setzen an volar: Flexor pollicis brevis (Caput profundum), dorsal: Abductor pollicis longus und Lig. collaterale radiale.

> Das Daumensattelgelenk ist bei Opposition und Reposition des Daumens besser zu tasten.

> **Pathologische Befunde**

Druckschmerz im Karpometakarpalgelenk I, d. h. zwischen Trapezium und Metacarpale I, **bei Arthrosis deformans (Rhizarthrose) und bei Traumen** (Bennett-Fraktur).

10.4 Untersuchung der Handgelenke...

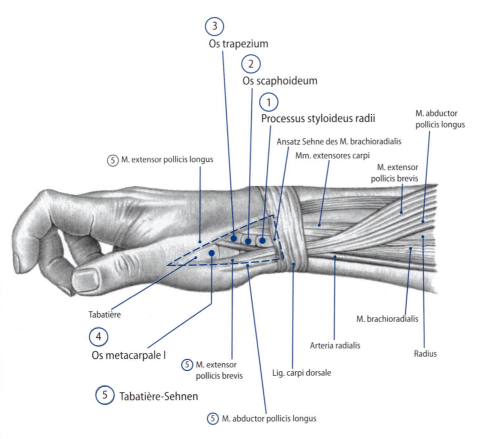

Abb. 10.62. Palpationskreis Hand: radiale Handkante mit Palpationspunkten. (Nach Lanz-Wachsmuth)

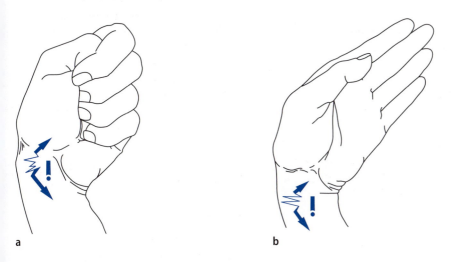

Abb. 10.63. Tests bei Tendovaginitis stenosans. **a** Finkelstein-Test, **b** Muckard-Test

5) Tabatieresehnen

Die Sehnen des **Abductor pollicis longus** und **Extensor pollicis brevis** werden bei extendiertem Daumen von radial getastet.

Die Sehne des **Extensor pollicis longus** wird von **ulnar** getastet.

Die Sehnen von Extensor carpi radialis longus und brevis liegen radial vom Extensor pollicis longus und Tuberculum dorsale radii (Lister-Tuberkel) am distalen Radiusrand. Sie sind am besten bei geballter Faust zu palpieren.

> Die Sehne des Extensor pollicis longus kann bei Rupturen fehlen, z. B. nach Radiusfrakturen.

Auf dem Grund der Tabatiere liegen außerdem der tiefe Ast der Radialarterie und der Endast des N. radialis superficialis (Hautast zum Daumen).

3.2 Ulnare Handkante (Abb. 10.64)

Die Hand soll bei der Palpation in leichter Radialabduktion stehen.

1) Processus styloideus ulnae

Er steht etwas proximaler als der Processus styloideus radii, ragt aber am Handrücken mehr nach dorsal vor. An der Ulnarseite verläuft in einer Knochenrinne die Sehne des Extensor carpi ulnaris. Außerdem geht **von hier das ulnare Kollateralband** aus. Der Palpationsfinger gleitet nach distal zum **Triquetrum**, auf dessen Volarseite sich das **Pisiforme** befindet.

2) »Pisiformestern« (volar)

Das Pisiforme lässt sich in entspannter Flexionsstellung der Hand leicht in radioulnarer Richtung auf dem Triquetrum bewegen.

Vom **Pisiforme** gehen **sternförmig** folgende **Bänder und Muskeln** ab:

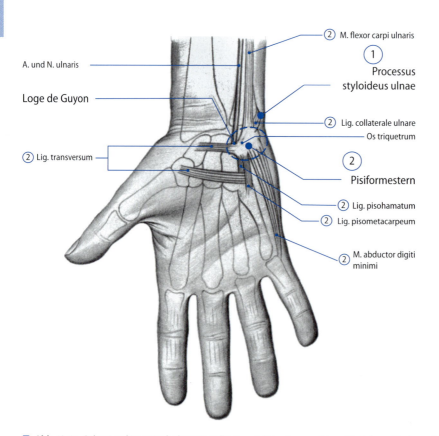

Abb. 10.64. Palpationskreis Hand: ulnare Handkante mit Palpationspunkten. (Nach Lanz-Wachsmuth)

- **Lig. collaterale ulnare** nach proximal zum Processus styloideus ulnae, nach distal zur Basis des Metacarpale V (Provokation: maximale passive Radialabduktion der Hand).
- **Lig. pisohamatum** nach distal und radial zum Hamatum (Hamulus). Es wird durch Kontraktion des Flexor carpi ulnaris gespannt. Darunter liegt die Loge de Guyon mit dem N. ulnaris (Nervenengpass).
- **Lig. pisometacarpeum** zum Metacarpale V.
- **Lig. transversum carpi** (distaler Bandzug) nach radial zur Tuberositas trapezii. Anspannung ebenfalls durch den Flexor carpi ulnaris.
- **Abductor digiti minimi** nach distal (Provokation durch Abduktion des 5. Fingers gegen Widerstand).

Flexor carpi ulnaris. In ihm liegt, wie bereits erwähnt, das **Pisiforme als Sesambein**. Er geht nach distal und proximal, lässt sich aber nur nach proximal hin palpieren. Radial von der Sehne liegen **A. und N. ulnaris**. Sie bilden zusammen das »**ulnare Trio**« an der Beugeseite des Handgelenks.

Durch Anspannung des Abductor digiti minimi und des Flexor carpi ulnaris kann das **Pisiforme auf dem Triquetrum fixiert** werden, gleichzeitig werden die dort ansetzenden Ligamente gespannt. Das fixierte Pisiforme wird therapeutisch genützt, wenn ein fester Knochenkontakt an der Hand des Therapeuten benötigt wird, um einen Manipulations- oder Mobilisationsimpuls zu vermitteln, z. B. an der Wirbelsäule.

3.3 Handrücken (Abb. 10.65 a, b)
Sehnenfächer (Abb. 10.65 a)

Auf dem Handrücken tasten wir die Sehnenfächer im Retinaculum extensorum und können von dort den Sehnenverlauf nach distal und teilweise auch nach proximal verfolgen. Wir haben von radial nach ulnar **4 knöcherne Orientierungspunkte, zwischen denen jeweils 2 Sehnenfächer liegen**:
1) Processus styloideus radii (radialer Rand),
2) Tuberculum dorsale radii (Tuberculum Lister) zwischen der Verlängerung des 2. und 3. Metacarpale,
3) Radioulnargelenk in Verlängerung des 4. Metacarpale,
4) Processus styloideus ulnae (ulnarer Rand).

Topografie
Radiales Duo. Zwischen Processus styloideus radii und Tuberculum dorsale radii liegen:
- **1. Sehnenfach.** Die ersten 2 Tabatieresehnen (Sehne des Abductor pollicis longus und des Extensor pollicis brevis). Die Tendovaginitis stenosans (de Quervain) lässt sich durch eine passive Ulnarabduktion der Faust (mit eingelegtem Daumen), die einen Schmerz im Sehnengebiet auslöst, diagnostizieren (Abb. 10.63a).
- **2. Sehnenfach.** Die **Sehnen der 2 radialen Handextensoren** (Extensor carpi radialis longus und brevis), die unmittelbar **radial vom Tuberculum dosale radii** noch innerhalb der Tabatiere, d. h. radial von der Sehne des Extensor pollicis longus, am distalen Radiusrand tastbar sind. Sie sind **nur bei Faustschluss zu tasten**.

Medianes Duo. Zwischen Tuberculum dorsale radii und Radioulnargelenk liegen:
- **3. Sehnenfach.** Die 3. Tabatieresehne (Sehne des Extensor pollicis longus). Da sie **unmittelbar ulnar vom Tuberculum dorsale radii (Lister)** verläuft, wirkt dieses als Hypomochlion für die Sehne und kann bei knöchernen Verletzungen des Radius **durch erhöhte Reibung zu Sehnenrupturen** führen.
- **4. Sehnenfach.** Die **4 Sehnen des Extensor digitorum communis**, die direkt **radial vom Radioulnargelenk** palpiert werden können (außerdem der Extensor indicis proprius). Einzeln können die Sehnen allerdings erst weiter distal palpiert werden.

Ulnares Duo. Zwischen Radioulnargelenk und ulnarem Ulnarand liegen:
- **5. Sehnenfach.** Die Sehne für den 5. Finger (Extensor digiti minimi), die an der Ulna, unmittelbar **ulnar vom Radioulnargelenk** gelegen ist.
- **6. Sehnenfach.** Die Sehne des **Extensor carpi ulnaris** auf der Ulnarseite der Ulna. Sie kann bei forcierter Pronation aus dem flachen Knochensulkus luxieren.

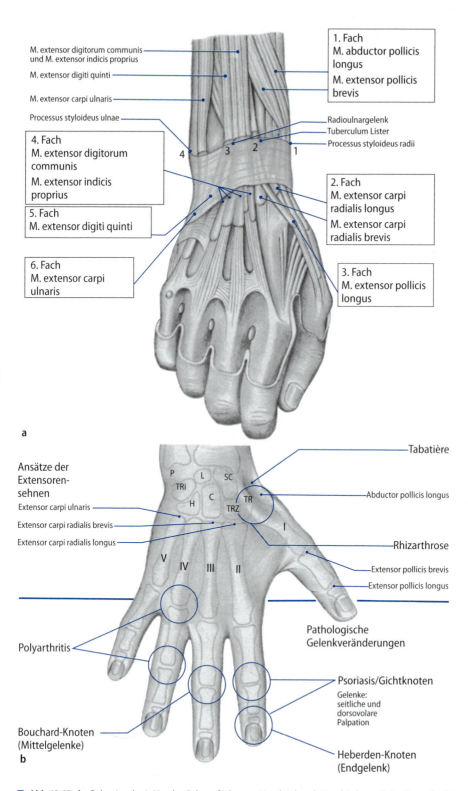

Abb. 10.65a,b. Palpationskreis Hand: **a** Sehnenfächer am Handrücken, **b** Handrücken mit Ansätzen der Extensorensehnen und den häufigsten pathologischen Gelenkveränderungen. (Nach Lanz-Wachsmuth)

Alle **Sehnen können besser palpiert werden, wenn sie aktiv bewegt werden,** und zwar:
- die 3 Tabatieresehnen durch Extension und Reposition des Daumens;
- die 2 radialen Handextensorensehnen durch Extension der geballten Faust nach dorsal und radial;
- die Sehne des Extensor digitorum communis durch Streckung des 2.–5. Fingers, der Extensor indicis durch isolierte Extension des Zeigefingers bei Flexion der übrigen Finger;
- die Sehne des Extensor digiti minimi durch isolierte Extension des kleinen Fingers (bei Flexion der übrigen Finger);
- die Sehne des Extensor carpi ulnaris durch Extension der geballten Faust nach dorsal und ulnar.

> Alle Strecksehnen können durch rheumatoide Arthritis schmerzhaft werden und später evtl. rupturieren.

Handwurzel- und Mittelhandgelenke
(◘ Abb. 10.65 b)

Die Gelenke lassen sich am besten von distal nach proximal tasten. Von den Fingergrundgelenken aus gleitet der Tastfinger bis zur Basis der Metacarpalia.
- **Metacarpale I.** Die Palpation wurde bereits in 3.1 beschrieben. An der Basis des Metacarpale I setzt der: Abductor pollicis longus an.
- **Metacarpale II.** An der Basis liegt der Muskelansatz des Extensor carpi radialis longus. Proximal davon sind Trapezoideum und Scaphoideum zu palpieren (Druckschmerz bei Scaphoidpseudarthrose und Blockierungen).
- **Metacarpale III.** An der Basis liegt der Muskelansatz des Extensor carpi radialis brevis. Proximal davon sind Capitatum und Lunatum zu tasten (Druckschmerz bei Lunatummalazie, Frakturen, Luxationen und Blockierungen).
- **Metacarpale IV und V.** Sie führen proximal zum Hamatum und Triquetrum. An der Basis des Metacarpale V setzt der Extensor carpi ularnis an.

3.4 Handteller (◘ Abb. 10.66 a, b)
Karpaltunnel und Muskelrelief (◘ Abb. 10.66 a)

Der Karpaltunnel wird durch die Handwurzelknochen und das Lig. carpi transversum gebildet, das mit einem proximalen Bandzug von der Tuberositas scaphoidei auf der Radialseite zum Pisiforme auf der Ulnarseite zieht, der distale Bandzug verläuft von der Tuberositas des Trapeziums (radial) zum Hamulus hamati (ulnar). Das Auffinden dieser Ansatzpunkte wurde bei der Palpation der radialen und ulnaren Handkante (s. 3.1 und 3.2) beschrieben.

Im Karpaltunnel verlaufen 5 Muskeln sowie Nerven und Gefäße. Sie sind mit Hilfe ihrer Leitmuskeln gut zu finden. Diese Leitmuskeln sind für den N. medianus der Palmaris longus und für den N. ulnaris der Flexor carpi ulnaris.

Topografie
Medianes Duo. In der Mitte des Karpaltunnels liegen:
- **Palmaris longus.** Er tritt durch Opposition von Daumen und kleinem Finger bei Volarflexion gegen Widerstand der Hand hervor (fehlt aber bei 7 % der Bevölkerung).
- **N. medianus.** Er liegt radial vom Palmaris longus. In der Tiefe liegen außerdem die beiden »Sehnenquartette« von Flexor digitorum superficialis und Flexor digitorum profundus.

Radiales Trio:
- **Flexor carpi radialis.** Er tritt durch Radialflexion der geballten Faust hervor.
- **A. radialis.** Sie liegt radial vom Flexor carpi radialis (Puls).
- **Flexor pollicis longus.** Er liegt in der Tiefe.

Ulnares Trio:
- **Flexor carpi ulnaris.** Er wird durch Flexion der geballten Faust nach ulnar und volar palpabel.
- **A. ulnaris und N. ulnaris.** Sie liegen in der Loge de Guyon, radial vom Hamulus des Hamatum unter dem Lig. pisohamatum.

Die ausstrahlenden Schmerzen und/oder Parästhesien beim **Karpaltunnelsyndrom** entstehen durch **Kompression des N. medianus.** Die Ausstrahlung geht nach distal in die ersten 3 Finger der Hand oder aber nach proximal in den Arm.

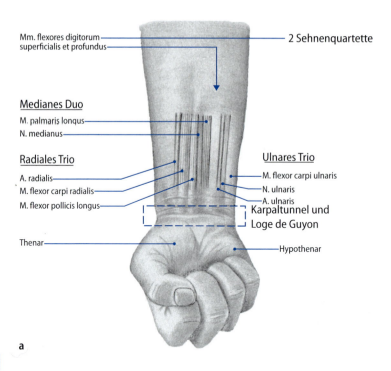

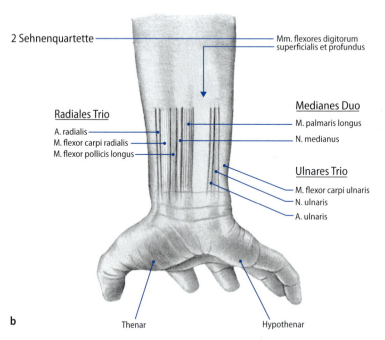

Abb. 10.66a,b. Palpationskreis Hand: Handteller. Verlauf der Beugesehnen der Hand bei Flexion (**a**) und Extension (**b**) des Handgelenks. Gefäß- und Nervenverläufe im Karpaltunnel und der Loge de Guyon (**a**). (Nach Lanz-Wachsmuth)

10.4 Untersuchung der Handgelenke...

Provokationstests:
1) Starker Druck mit beiden Daumen auf das Lig. carpi transversum.
2) Maximale Flexion des Handgelenks (Phalen-Test).
3) Starker Druck mit der Fingerspitze proximal vom Lig. carpi transversum neben dem Palmaris longus in die Tiefe in distaler Richtung.

Hohlhandweichteile (Abb. 10.67)
- **Daumenballen** (N. medianus) und **Kleinfingerballen** (N. ulnaris) können Tonusverlust und Atrophie bei Paresen dieser Nerven aufweisen.
- **Palmaraponeurose.** Harte Knotenbildungen kommen bei **Dupuytren-Kontraktur** vor. Die Weichteile der Hohlhand, d. h. die Sehnen der Hand- und Fingerbeuger sowie Nerven und Gefäße der Hohlhand, sind nicht tastbar. Phlegmonen der Sehnenscheiden verursachen Schwellungen am Handrücken.
- Die »**Schwimmfalte**« zwischen Metacarpale I und II besteht aus dem Adductor pollicis und dem Interosseus I. Atrophien kommen bei Ulnarisparesen vor.

3.5 Finger und Daumen (Abb. 10.67)
Gelenke

Die Gelenke werden mit Daumen und Zeigefinger palpiert. **Dorsovolar** ist der Tasteindruck weich (volar mehr als dorsal) durch die überlagernden Sehnen. Druckschmerz besteht bei Gelenkergüssen.

Die **seitliche Palpation** vermittelt einen mehr festen **Gewebseindruck von Gelenkkapsel und Kollateralbändern.** Schmerzempfindlichkeit besteht bei:
- Ligamentose der Kollateralbänder,
- Gelenkergüssen,
- Polyarthritis (rheumatoide Arthritis),
- Sudeck-Atrophie (Grundgelenke).

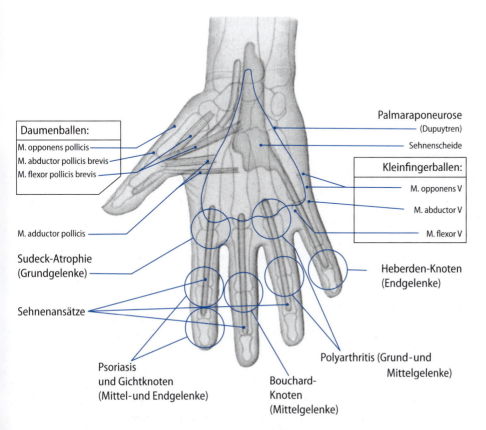

Abb. 10.67. Palpationskreis Hand: Hohlhandweichteile (Finger/Daumen). Muskulatur von Daumen- und Kleinfingerballen. Die häufigsten pathologischen Veränderungen an den Fingergelenken. (Nach Lanz-Wachsmuth)

> Palpable, **nichtknöcherne Verdickungen** finden sich bei den **Heberden-Knoten (Endgelenke)** und den **Bouchard-Knoten (Mittelgelenke)**.

Am **Daumengrundgelenk** ist ein ulnares (Ansatz des Adductor pollicis) und ein radiales Sesambein (Ansatz von Abductor pollicis brevis und Flexor pollicis brevis) zu tasten.

Kugelige **Auftreibungen an den Diaphysen** der Metacarpalia und Phalangen kommen bei Enchondromen (Enchondromatose) vor.

Sehnen und Weichteile

- **An den Endgelenken** finden sich Druckschmerz und weiche **Schwellungen bei Strecksehnenabriss**. Dabei steht dann die Endphalanx in leichter Beugestellung.

- An der **Volarseite der Endphalangen** kommen sehr schmerzhafte Schwellungen bei den verschiedenen Arten von Panaritien (Panaritium cutaneum, subcutaneum, tendinosum, articulare, osseum) vor.
- Erheblicher Druckschmerz besteht über der **Volarseite der Fingergrundgelenke** bei Schwielenabszessen.
- Ein **tastbarer Ruck** ist bei Durchtritt einer verdickten Fingerbeugesehne durch die verengte Sehnenscheide in Höhe des Fingergrundgelenkes **bei Tendovaginitis stenosans zu spüren**.
- Der »**schnellende Daumen**« ist über dem Daumengrundgelenk zu tasten (Pollex rigidus bei Kindern).
- Bei **entzündlichen Veränderungen der Sehnen** und Sehnenscheiden lässt sich auf der Volarseite der Finger keine Hautfalte von der Unterlage abheben (Savil-Test).

10.4 4 Translatorische Gelenktests

> 4 Translatorische Gelenktests
> 4.1 Handgelenk (5 Tests) (◘ Abb. 10.68–10.70)
> 4.2 Handwurzelgelenke (10 Tests)
>   (◘ Abb. 10.71–10.76)
> 4.3 Daumensattelgelenk (Mittelhandgelenk I)
>   (5 Tests) (◘ Abb. 10.77, 10.78)
> 4.4 Karpometakarpal- und
>   Interkarpalgelenke II–V (5 Tests)
>   (◘ Abb. 10.79–10.82)
> 4.5 Fingergelenke (5 Tests) (◘ Abb. 10.83, 10.84)

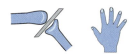

Die translatorischen Gelenktests an der Hand werden in den oben genannten **5 Gruppen** durchgeführt.

4.1 Handgelenk (5 Tests) (◘ Abb. 10.68–10.70)

Beschrieben wird jeweils die Ausführung der Tests an der **rechten** Hand.

Ausgangsstellung. Die Hand befindet sich in Ruhestellung, d. h. in Nullstellung mit leichter Ulnardeviation, das ist die Mittelstellung zwischen maximaler Radial- und Ulnarabduktion.

Ausführung. Der U steht oder sitzt an der Seite der getesteten Hand.

Fixation des Unterarms mit der von proximal kommenden linken Hand am eigenen Körper oder auf dem Untersuchungstisch. Der Unterarm wird dabei von der Dorsalseite her oberhalb des Gelenkspalts umfasst.

Die von distal kommende rechte Hand umfasst die Handwurzel (mit festem Kontakt am Scaphoideum und Triquetrum) distal vom Gelenkspalt.

1. **Traktion und Kompression** in der Längsrichtung der Unterarme. Zur Traktion abduziert der U seinen rechten Oberarm (◘ Abb. 10.68 a, b). Bei

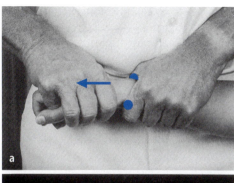
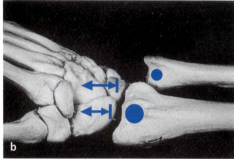
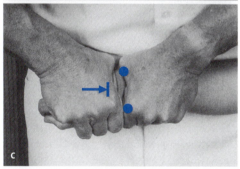

Abb. 10.68. **a, b** Traktion Handgelenk (Carpus distal), **c** Kompression des Gelenks als Provokationstest

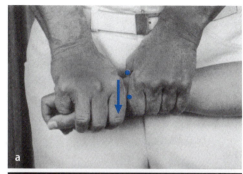
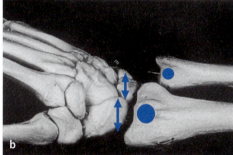
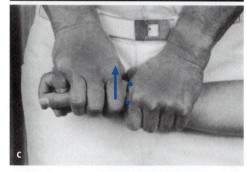

Abb. 10.69a–c. Volargleiten (**a, b**) und Dorsalgleiten (**c**) des Carpus im Radiokarpalgelenk

Schmerzlinderung folgt die Kompression als Provokationstest (Abb. 10.68 c).
2. **Volargleiten** (Abb. 10.69 a, b). Dabei stehen die Hände mehr senkrecht und parallel zur Tangenzialebene (= Behandlungsebene) des Handgelenks. Die bewegende distale Hand führt eine Gleitbewegung nach kaudal (Volargleiten im Handgelenk) aus.
3. **Dorsalgleiten** (Abb. 10.69 c). Mit dem gleichen Griff wird durch einen Kranialschub der Handwurzel das Dorsalgleiten im Handgelenk ausgeführt.

Für die Untersuchung ist es meist ausreichend, Volar- und Dorsalgleiten aus der gleichen Ausgangsstellung, d. h. mit pronierter Hand, zu prüfen. Für die therapeutische Anwendung der gleichen Technik ist es besser, die Hand des P in Supinationsstellung zu bringen und mit der Schwerkraft zu arbeiten oder in der gleichen Position bei fixierter Hand den Unterarm zu mobilisieren.

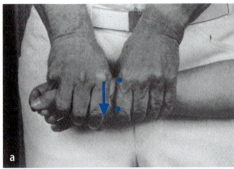

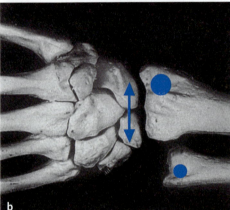

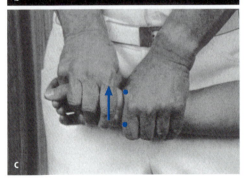

Abb. 10.70. a, b Ulnargleiten, c Radialgleiten des Carpus ins Radiokarpalgelenk

4. **Ulnargleiten** (Abb. 10.70 a, b). Die Hand wird in die Mittelstellung zwischen Pro- und Supination (Semipronation) gebracht und mit der gleichen Handfassung das Ulnargleiten getestet.
5. **Radialgleiten** (Abb. 10.90 c). Es wird in gleicher Weise das Gleiten nach radial getestet.

Alle Testbewegungen, mit Ausnahme der Traktion, werden entlang der **Tangenzialebene (Behandlungsebene) des Radius** ausgeführt, die schräg von distal–dorsal nach proximal–volar und von distal–radial nach proximal–ulnar verläuft.

> **Pathologische Befunde**

— Eingeschränkte Traktion bei eingeschränkter Beweglichkeit im Handgelenk.
— Eingeschränktes Volargleiten bei behinderter Dorsalflexion.
— Eingeschränktes Dorsalgleiten bei behinderter Volarflexion.
— Eingeschränktes Ulnargleiten bei behinderter Radialabduktion.
— Eingeschränktes Radialgleiten bei behinderter Ulnarabduktion.

4.2 Handwurzelgelenke (10 Tests) (Abb. 10.71–10.76)

Die Testung der Handwurzelgelenke klärt pathologische Befunde, die bei den vorhergehenden Tests erhoben wurden, weiter ab. Sie dient ferner zur Untersuchung von Schmerzzuständen an der Hand ohne Bewegungseinschränkung.

Die Handwurzelgelenke (Zehnertest) werden in 3 Abschnitten geprüft (Abb. 10.71 und 10.72):
— Kreisbogen um das Capitatum (**Test 1–4**),
— radiale Handkante (**Test 5–7**),
— ulnare Handkante (**Test 8–10**).

Es werden wieder die Tests an der rechten Hand beschrieben.

Kreisbogen um das Capitatum (Abb. 10.74 a–h)

Ausgangsstellung. Die Hand ist in Ruhestellung. Der U steht dem P gegenüber. Die eine Hand fixiert den Kleinfingerballen des P (bei Test 4 den Daumenballen) (Abb. 10.73 a), die andere Hand führt die Gleitbewegungen aus.

Eine gewisse **Differenzierung zwischen Karpal- und Interkarpalgelenk** (zwischen der proximalen und distalen Handwurzelreihe) ist dadurch möglich, dass die Fixationshand nicht nur den Unterarm, sondern auch die proximale Handwurzelreihe umfasst. Die Mobilisationshand fasst ebenfalls etwas mehr distal nur die distale Handwurzelreihe. Die Bewegungsrichtungen Traktion, volar und dorsal sind dieselben wie oben beschrieben.

10.4 Untersuchung der Handgelenke ...

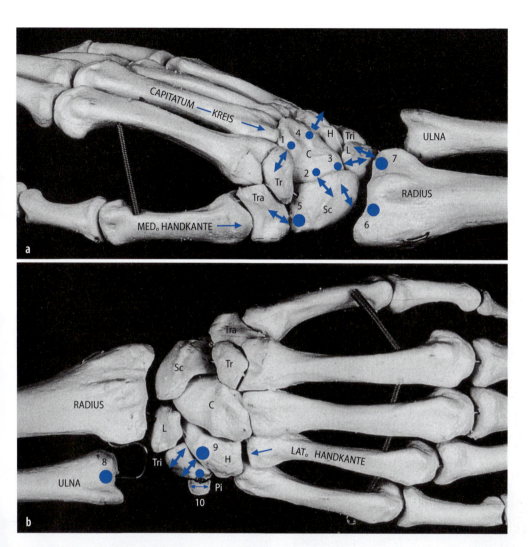

Abb. 10.71a,b. Translatorische Gelenktests an der Handwurzel (Übersicht): **a** Capitatumkreis und mediale Handkante, **b** laterale Handkante. Abkürzungen: C = Capitatum, Tr = Trapezoideum, Tra = Trapezium, Sc = Scaphoideum, L = Lunatum, H = Hamatum, Tri = Triquetrum, P = Pisiforme

Bei den therapeutischen Mobilisationen **fixieren die Zeigefinger** jeweils den zu fixierenden Knochen, **die Daumen führen die Mobilisation aus** (Abb. 10.73 b).

Ausführung (Abb. 10.73 a, b). Der U umfasst mit der linken Hand die ulnare Handkante, die Finger liegen volar auf dem Kleinfingerballen, der Daumenballen auf dem Handrücken über den Metacarpalia IV und V. **Daumen und Zeigefinger fixieren das Capitatum.** Bei therapeutischer Anwendung wird mit der rechten Hand von der radialen Handkante her der Daumenballen ebenso mit den 3 letzten Fingern von volar und mit dem Daumenballen von dorsal gefasst.

Zum Test fassen nur Daumen und Zeigefinger der rechten Hand nacheinander:
- **Test 1: Trapezium und Trapezoideum** (Abb. 10.74 a, b) zusammen, da diese eine funktionelle Bewegungseinheit bei der Scaphoideumkippung bilden,
- **Test 2: Scaphoideum** (Abb. 10.74 c, d),
- **Test 3: Lunatum** (Abb. 10.74 e, f).

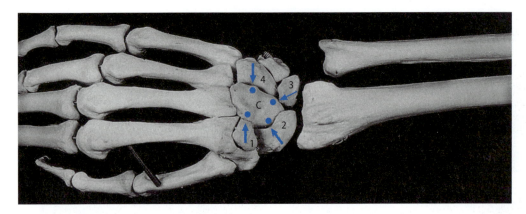

Abb. 10.72. Translatorische Gelenktests Handwurzel (10 Tests, nach Kaltenborn); Kreis um das Capitatum

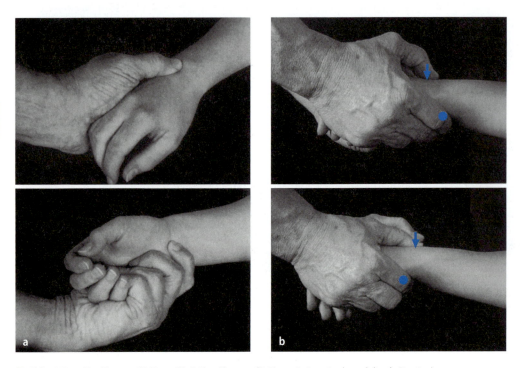

Abb. 10.73. a Handfassung für Testgriffe, b Handfassung für Therapie (proximale und distale Fixation)

– Geprüft wird jeweils die **dorsovolare Gleitbewegung dieser Knochen** gegenüber dem fixierten Capitatum.
– **Test 4: Hamatum** (Abb. 10.74 g, h). Die radialseitige bisherige Bewegungshand übernimmt die Fixation des Capitatums, die ulnar anliegende bisherige Fixationshand prüft die dorsovolare Gleitbewegung zwischen Hamatum und Capitatum.

Radiale Handkante (Abb. 10.75 a–f)

Ausgangsstellung. Die ulnare Handkante der pronierten Hand des P liegt am Körper des U. Mit der linken Hand umfasst der U den Unterarm von proximal und **fixiert das Scaphoideum** zwischen Daumen und Zeigefinger.

10.4 Untersuchung der Handgelenke ...

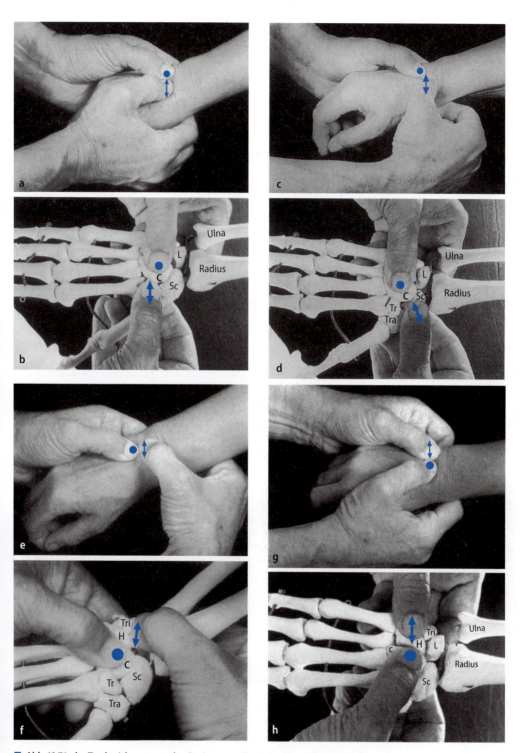

Abb. 10.74a–h. Testkreisbogen um das Capitatum. Test 1 Capitatum–Trapezii (a, b)
Test 2 Capitatum–Scaphoideum (c, d)
Test 3 Capitatum–Lunatum (e, f)
Test 4 Capitatum–Hamatum (g, h)

Ausführung.

— **Test 5: Trapezium und Trapezoideum** (Abb. 10.75 a, b). Die rechte Hand fasst mit Daumen und Zeigefinger von distal her die Trapezii und prüft die dorsovolare Gleitfähigkeit gegenüber dem Scaphoideum. **Das Dorsalgleiten der Trapezii** ist wichtig für die **Scaphoidkippung** bei Dorsal- und Radialbewegungen im Handgelenk.

> Gelegentlich kann es erforderlich sein, auch das Gelenk zwischen Trapezium und Trapezoideum zu testen.

— **Test 6 und 7: Scaphoideum und Lunatum.** Nach **Versetzen der Fixationshand nach proximal auf den Radius** wird in gleicher Weise die Beweglichkeit von Scaphoideum (**Test 6;** Abb. 10.75 c, d) und Lunatum (**Test 7;** Abb. 10.75 e, f) geprüft.

10.4 Ulnare Handkante (Abb. 10.76 a–f)

Ausgangsstellung. Die radiale Handkante der pronierten Hand liegt jetzt am Körper des U. Die rechte Hand des U umgreift von proximal den Unterarm und **fixiert die Ulna** (und den Diskus) zwischen Daumen und Zeigefinger.

Ausführung.

— **Test 8: Triquetrum** (Abb. 10.76 a, b). Die linke Hand fasst das Triquetrum und prüft dessen Beweglichkeit gegenüber Diskus und Ulna.
— **Test 9: Hamatum–Triquetrum** (Abb. 10.76 c, d). Nach Versetzen der rechten Fixationshand nach distal auf das **Triquetrum** kann von der linken Hand das Hamatum bewegt oder **besser das Hamatum fixiert und das an der Handkante beweglichere Triquetrum bewegt** werden (Abb. 10.76 c, d).
— **Test 10: Pisiforme** (Abb. 10.76 e, f). Das Pisiforme wird in Beugestellung des Handgelenks und Entspannung von Flexor und Abductor digiti minimi nach radial und ulnar bewegt. Hierbei wird wieder das Triquetrum fixiert.

Normalbefund
Schmerzfreie, gut fühlbare Beweglichkeit in allen genannten Gelenkverbindungen.

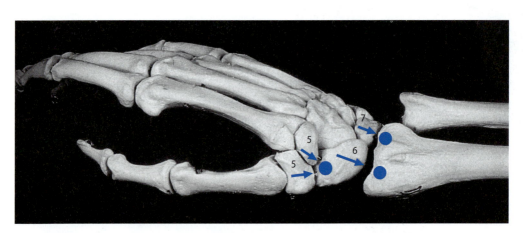

Übersicht. Tests 5–7 an der radialen Handkante zur Abb. 10.75 a–f

10.4 Untersuchung der Handgelenke... 447

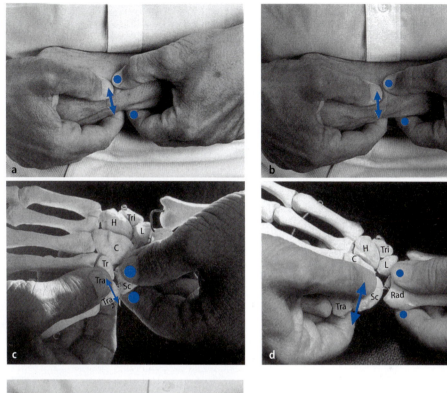
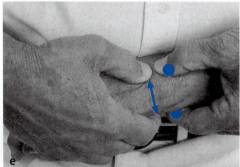
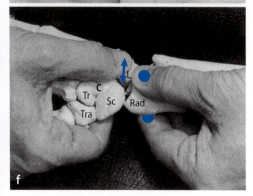

Abb. 10.75. a, b Test 5: Scaphoideum–Trapezii, **c, d** Test 6: Radius–Scaphoideum, **e, f** Test 7: Radius–Lunatum

4.3 Daumensattelgelenk (Mittelhandgelenk I) (5 Tests) (◘ Abb. 10.76, 10.78)

Folgende Tests werden ausgeführt:
1) Traktion/Kompression,
2) Dorsalgleiten,
3) Volargleiten,
4) Radialgleiten,
5) Ulnargleiten.

Test 1 (◘ Abb. 10.77 a–c) Traktion und Kompression

Ausgangsstellung. Die pronierte Hand des P ist in Ruhestellung, die **ulnare Handkante wird am Körper des U fixiert.**

Ausführung. Mit der von proximal kommenden linken Hand wird zwischen Daumen und Zeigefinger das **Trapezium fixiert** (◘ Abb. 10.77 a). Dann fasst die rechte Hand von distal nahe am Gelenkspalt die **Basis des Metacarpale I** und führt **Traktion und Kompressionsbewegung** aus (◘ Abb. 10.77 b, c).

Test 2–5 (◘ Abb. 10.78 a–e) Gleitbewegungen

Ausgangsstellung. Wie zuvor.

Ausführung. Dorsovolargleiten (Test 2, 3; ◘ Abb. 10.78 a, b). Handfassung wie beim vorigen Test. Die dorsovolare Gleitbewegung findet zwar in der Sagittalebene des Sattelgelenks statt, jedoch ist diese gegenüber dem **Handteller um ca. 45° zur Hohlhand hin gedreht,** so dass die **Volargleitbewegung zur ulnaren Handkante gerichtet ist.** Die Gleitbewegungen der konkav geformten Gelenkfläche des Metacarpale I gehen in die gleiche Richtung wie die aktiven und passiven Bewegungen des Metacarpale I, d. h. bei **Volargleiten nach volar (Flexion)** und bei **Dorsalgleiten nach dorsal (Extension)** (Konkavgleiten).

Radioulnargleiten (Test 4, 5; ◘ Abb. 10.78 c–e). Daumen und Zeigefinger der fixierenden Hand liegen wie bisher am Trapezium. Daumen und Zeigefinger der bewegenden Hand sind um 90° in die Frontalebene des Daumensattelgelenks versetzt. Die Gleitbewegungen der **konvex geformten Gelenkfläche** bestehen in einem **Radialgleiten der Basis des Metacarpale I zur Prüfung der Adduktionsbewegung** und einem **Ulnargleiten zur Prüfung der**

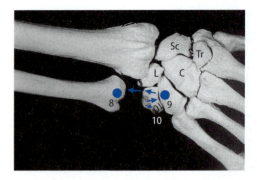

◘ Übersicht. Tests 8–10 an der ulnaren Handkante zur ◘ Abb. 10.76 a–f

Abduktionsbewegung im Gelenk, d. h. die Gleitbewegung läuft entgegengesetzt zur aktiven und passiven Gelenkbewegung (Konvexgleiten).

> **Normalbefund**
>
> Große Beweglichkeit (weite Gelenkkapsel) besonders in radioulnarer Richtung. Bänderstopp: fest–elastisch. Schmerzfreie Traktion und Kompression.

4.4 Karpometakarpalgelenke und Intermetakarpalgelenke II–V (5 Tests) (◘ Abb. 10.79–10.82)

Reihenfolge der Tests
1) Traktion/Kompression,
2) Dorsovolargleiten Karpometakarpalgelenke,
3) Dorsovolargleiten Intermetakarpalgelenke,
4) Dorsovolargleiten, distale intermetakarpale Syndesmosen,
5) Kompression intermetakarpale Syndesmosen (Gaenslen-Handgriff).

Beispiel: Karpometakarpalgelenk III.
Untersucht wird die rechte Hand.

Test 1 (◘ Abb. 10.79 a–d) Traktion und Kompression Karpometakarpalgelenke

Ausgangsstellung. Wie bei Karpometakarpalgelenk I (Daumensattelgelenk). Die Hand des P ist proniert.

10.4 Untersuchung der Mittelhandgelenke ...

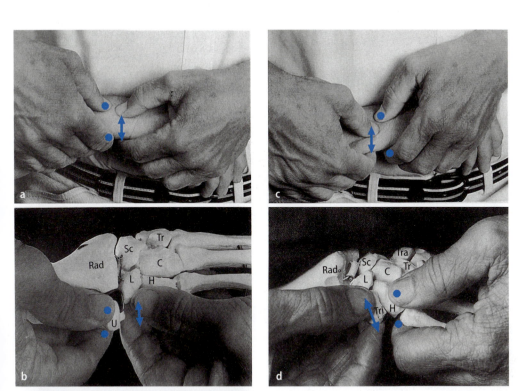
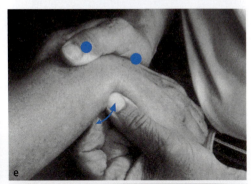
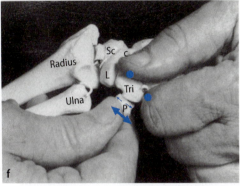

Abb. 10.76. a, b Test 8: Ulna–Triquetrum, c, d Test 9: Hamatum–Triquetrum, e, f Test 10: Triquetrum–Pisiforme

450 Kapitel 10 · HSA-Region (Halswirbelsäule, Schulter, Arm): Mittelhandgelenke

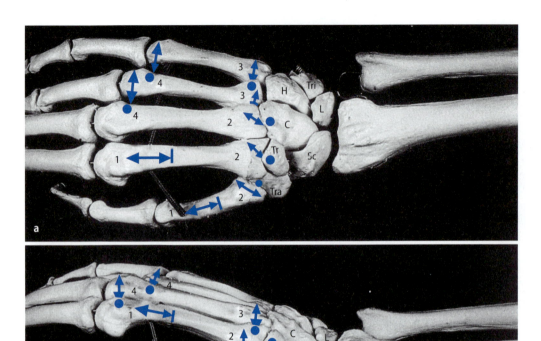

◘ **Übersicht a, b.** Mittelhandgelenke (**Tests 1–5**). A von dorsal; B seitlich. **1** = Traktion/Kompression; **2/3** = Volar-/Dorsalgleiten; in den Karpometakarpalgelenken.
3 = Dorsovolargleiten in den Intermetakarpalgelenken.
4 = Dorsovolargleiten in den intermetakarpalen Syndesmosen.
5 = Querkompression der Intermetakarpalgelenke

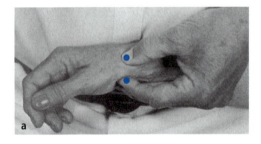

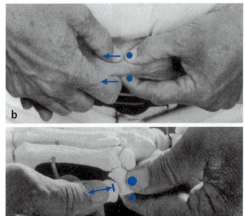

◘ **Abb. 10.77a–c.** Daumensattelgelenk (Karpometakarpalgelenk I). **Test 1: a** Fixation Trapezium; **b** Traktion Metakarpale I; **c** Traktion–Kompression am Skelettmodell

10.4 Untersuchung der Mittelhandgelenke ...

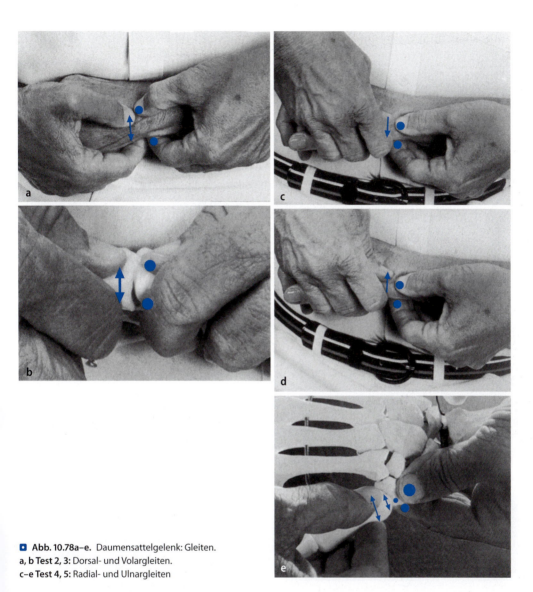

Abb. 10.78a–e. Daumensattelgelenk: Gleiten.
a, b Test 2, 3: Dorsal- und Volargleiten.
c–e Test 4, 5: Radial- und Ulnargleiten

Ausführung. Fixiert werden nacheinander mit der von proximal kommenden linken Hand
- für das Karpometakarpalgelenk II das **Trapezoideum**,
- für das Karpometakarpalgelenk III das **Capitatum**,
- und für das Karpometakarpalgelenk IV und V das **Hamatum**.

Traktion (Abb. 10.79 a, c, d). Mit dieser Fixation erfolgt dann jeweils die Traktion an den Metacarpalia II–V. **Die mobilisierende Hand fasst** dabei weiter **distal die Metakarpalköpfchen**, die durch ihre Verdickung griffiger sind als die Basen der Mittelhandknochen.

452 Kapitel 10 · HSA-Region (Halswirbelsäule, Schulter, Arm): Mittelhandgelenke

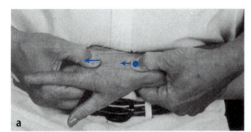

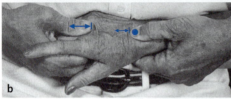

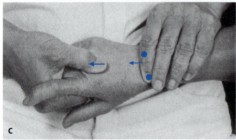

Test 2 (◘ Abb. 10.80 a, b): Dorsovolargleiten Karpometakarpalgelenke

Beispiel: Karpometakarpalgelenk III

Ausgangsstellung. Fixation der Handwurzelknochen wie Test 1.

Ausführung. Bewegt werden die jeweiligen Metakarpalblasen.

> **Normalbefund**
> Sehr geringe, kaum fühlbare Bewegung bei Traktion und Dorsovolargleiten in den Karpometakarpalgelenken.

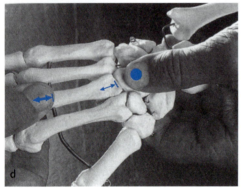

◘ **Abb. 10.79.** Mittelhandgelenke II–V, Traktion
Test 1: a Traktion, **b** Kompression des Karpometakarpalgelenks III, **c** Gleicher Test mit anderer Fixation des Capitatum, **d** Traktion am Knochenmodell

Kompression (◘ Abb. 10.79 b). Der Kompressionsschub am Metakarpalköpfchen erfolgt mehr von distal aus dem Gelenkspalt des Fingergrundgelenkes.
- ◘ Abb. 10.79 c zeigt eine andere Handfassung der Fixationshand.
- ◘ Abb. 10.79 d zeigt die Traktion und Kompression am Skelettmodell.

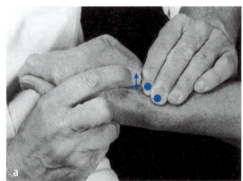

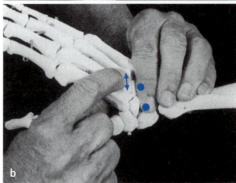

◘ **Abb. 10.80a,b.** Mittelhandgelenke II–IV: Dorsovolargleiten
Test 2: Dorsovolargleiten. Karpometakarpalgelenk III

Test 3: Dorsovolargleiten Intermetakarpalgelenke (Abb. 10.81 a–e).

Ausgangsstellung. Beide Hände kommen von proximal, da hierdurch auch der Unterarm des P mit am Körper des U fixiert werden kann.

Die Hand des P ist in Ruhestellung und proniert. Die Hände des U umfassen die ulnare und radiale Handkante.

Ausführung. Die Fixationshand fasst jeweils eine Metakarpalbasis und die Mobilisationshand prüft jeweils das Dorsovolargleiten der benachbarten Metakarpalbasis. In Abb. 10.81 a, b umfasst die von radial angelegte linke Hand das Metacarpale III so, dass der Daumen des U auf der Basis des Metacarpale III des P liegt und mit dem Gelenkspalt zum Carpus sowie zum Metacarpale IV abschließt.

Die von ulnar kommende rechte Hand (bewegende Hand) prüft die Beweglichkeit des Metacarpale IV durch Dorsovolargleiten gegenüber dem Metacarpale III.

Der gleiche Bewegungstest kann mit den Daumenballen ausgeführt werden (Abb. 10.81 d, e) **und eignet sich dann für die Therapie (Probebehandlung).**

Für das Karpometakarpalgelenk V werden Fixations- und Bewegungshand entsprechend nach ulnar, für das Karpometakarpalgelenk II/III nach radial versetzt.

> **Normalbefund**
> Fest-elastisches Endgefühl mit zunehmender Beweglichkeit in den Gelenken III/IV und IV/V.

Test 4: Distale intermetakarpale Syndesmosen Dorsovolargleiten (Bändertest: Ligg. metacarpea dorsalia interossea palmaria) (Abb. 10.82 a–f)

Beispiel: Intermetakarpalsyndesmose II/III/IV der rechten Hand.

Ausgangsstellung. Wie beim vorigen Test (Abb. 10.81 a, b) oder die Handfassung erfolgt mit den Daumenballen (wie Abb. 10.81 d, e).

Ausführung (Abb. 10.82 a). Mit der einen Hand wird von der Handkante her das Metakarpalköpfchen III so gefasst, dass der Daumen auf der Dorsalseite und der Zeigefinger auf der Volarseite liegt. Mit der anderen Hand wird von der anderen Handkante her in gleicher Weise das Metakarpalköpfchen II gefasst und eine Volar- und Dorsalbewegung in den intermetakarpalen Syndesmosen durchgeführt. Fixierende und bewegende Hand können gewechselt werden. Die **Testung mit Hilfe der Daumenballen** (Abb. 10.82 b, c) **eignet sich wieder besser für die Therapie.** Der Handgriff kann auch von distal her erfolgen (Abb. 10.82 d).

Test 5: Querkompression der intermetakarpalen Gelenke durch Händedruck (Gaenslen-Handgriff) (Abb. 10.82 f).

> **Normalbefund**
> Wesentlich größere Beweglichkeit als bei den Intermetakarpalgelenken. Zunehmende Beweglichkeit vom II.–V. Metacarpale.
> **Bänderstopp:** Fest elastisch.
> Kein Schmerz bei Querkompression.

❯ Pathologische Befunde

Schmerzhafte Bewegungseinschränkung nach:
- Traumen,
- Überlastung,
- degenerativen,
- entzündlichen Gelenkveränderungen.

Schmerzhafte Querkompression der Hand (Gaenslen-Test). **Frühzeichen der rheumatischen Arthritis.**

> Für die Untersuchung ist die Handfassung von distal vorteilhafter, weil man auch bei den meisten anderen Untersuchungen der Hand- und Armgelenke dem P gegenübersteht. **Für die Behandlung** ist der Griff von proximal, v. a. wegen der besseren Fixationsmöglichkeiten, günstiger.

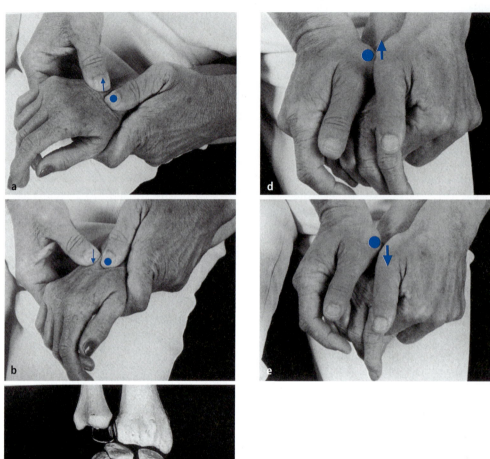
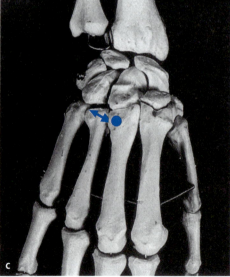

◘ **Abb. 10.81a-e.** Mittelhandgelenke II–V, Intermetakarpalgelenke. **a, b Test 3:**. Dorsovolargleiten im Intermetakarpalgelenk III/IV, **c** Test am Knochenmodell, **d, e** gleicher Test mit Hilfe der Daumenballen am Gelenk II/III (Diese Handhaltung eignet sich für die Therapie)

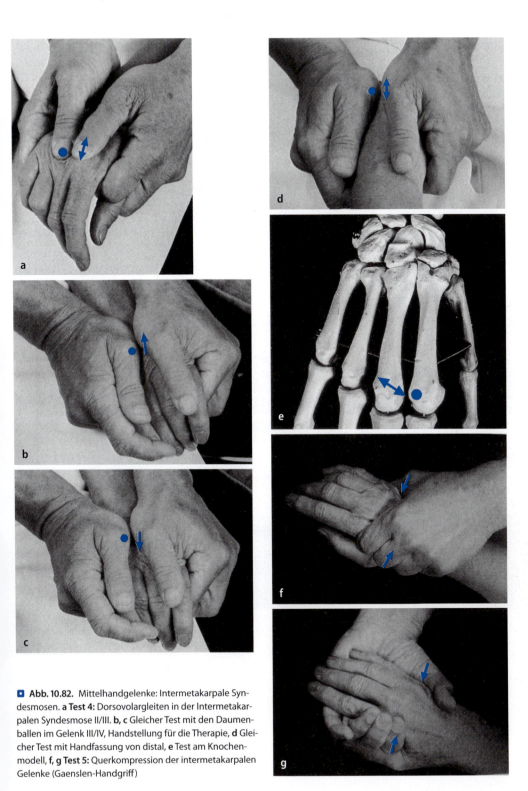

Abb. 10.82. Mittelhandgelenke: Intermetakarpale Syndesmosen. **a Test 4:** Dorsovolargleiten in der Intermetakarpalen Syndesmose II/III. **b, c** Gleicher Test mit den Daumenballen im Gelenk III/IV, Handstellung für die Therapie, **d** Gleicher Test mit Handfassung von distal, **e** Test am Knochenmodell, **f, g Test 5:** Querkompression der intermetakarpalen Gelenke (Gaenslen-Handgriff)

4.5 Fingergelenke (5 Tests) (◘ Abb. 10.83, 10.84)

Ausgangsstellung. Die Hand ist in Ruhestellung und Pronation. Die ulnare Handkante wird am Körper des U oder auf dem Untersuchungstisch fixiert.

Ausführung. Der **proximale Gelenkpartner** wird jeweils **mit Daumen und Zeigefinger** der von proximal kommenden Hand unmittelbar neben dem Gelenkspalt **fixiert**.

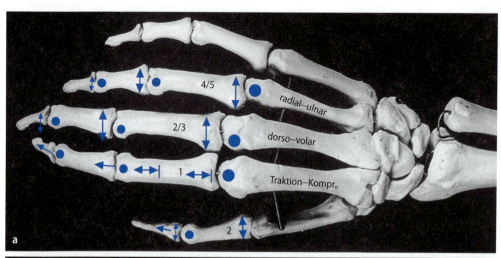

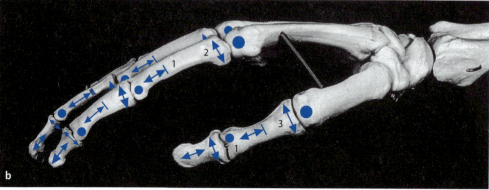

◘ **Übersicht a,b.** Finger- und Daumengelenke (Tests 1–5). A von dorsal; B seitlich. **1** Traktion–Kompression; **2/3** Dorsovolargleiten; **4/5** Radial-Ulnargleiten

10.4 Untersuchung der Fingergelenke ...

Fingergelenke

Die andere (von distal kommende) Hand greift, ebenfalls gelenkspaltnah, jeweils den distalen Gelenkpartner des getesteten Gelenks und führt damit folgende **Beweglichkeitsprüfungen** aus:
1) Traktion (Abb. 10.83 a) und Kompression (Abb. 10.83 b)
2) Volargleiten (Abb. 10.84 a, c),
3) Dorsalgleiten (Abb. 10.84 b, c),
4) Ulnargleiten (Abb. 10.84 d),
5) Radialgleiten (Abb. 10.84 e).

Bei Tests am 4. und 5. Finger der Hand wird statt der ulnaren die radiale Handkante am Körper des U fixiert.

Normalbefund
Schmerzfreies, seitengleiches Bewegungsausmaß in den entsprechenden Fingergelenken (DIP, PIP und MCP) beider Hände, wobei das Bewegungsausmaß der MCP-Gelenke größer ist als das der DIP- und PIP-Gelenke.

Pathologische Befunde
1) Traktion ist behindert bei konzentrischer Bewegungseinschränkung.
2) Volargleiten ist behindert bei eingeschränkter Volarflexion.
3) Dorsalgleiten ist eingeschränkt bei verminderter Dorsalflexion.
4) Radialgleiten ist behindert bei eingeschränkter Radialabduktion.
5) Ulnargleiten ist eingeschränkt bei verminderter Ulnarabduktion.

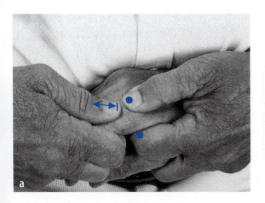
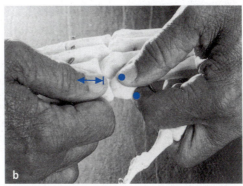

Abb. 10.83a,b. Fingergelenke: Traktion.
a Test 1: Traktion-Kompression, Metakarpophalangealgelenk II (Fingergrundgelenk). **b** Traktion–Kompression am Knochenmodell

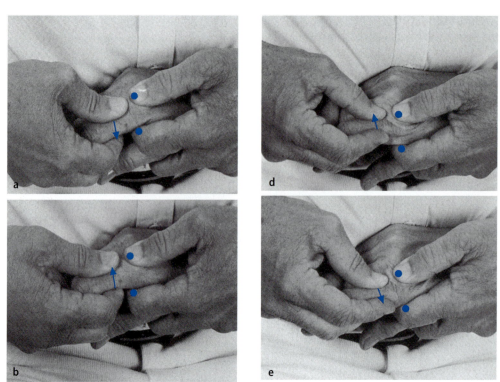

Abb. 10.84a–e. Fingergelenke: Gleiten. **Test 2–5:** Gleitbewegungen im Metakarpophalangealgelenk II (Fingergrundgelenk). **a** Volargleiten, **b** Dorsalgleiten, **c** Tests am Knochenmodell, **d** Ulnargleiten, **e** Radialgleiten

5 Widerstandstests der Hand- und Fingermuskeln

> **5 Widerstandstests der Hand- und Fingermuskeln**
> 5.1 Handgelenkmuskeln (◘ Abb. 10.85–10.91)
> 5.2 Fingermuskeln (◘ Abb. 10.92–10.95)
> 5.3 Daumenmuskeln (◘ Abb. 10.96)

5.1 Handgelenkmuskeln (◘ Abb. 10.85–10.91)

Synergistentests (◘ Abb. 10.85, 10.86)

Diese werden in der Hauptsache zur Diagnose von Insertionstendopathien (Epicondylopathia medialis und lateralis) verwandt.

Ausgangsstellung. Ellbogengelenk in leichter Flexion. Unterarm beim Extensorentest (◘ Abb. 10.85 a) **proniert** und etwas im Handgelenk **nach dorsal flektiert**, beim **Flexorentest** (◘ Abb. 10.85 b) **supiniert und etwas nach volar flektiert**, Finger völlig entspannt. Der Unterarm wird von der linken Hand und dem Unterarm des U fixiert.

Ausführung. Der P wird aufgefordert, die Hand gegen Widerstand zunächst nach dorsal (Extensoren), dann nach volar (Flexoren) zu bewegen.

Aus der Nullstellung der Hand werden nach dem gleichen Prinzip **die Radial- und Ulnarabduktion geprüft** (◘ Abb. 10.86 a, b).

Differenzialtests (◘ Abb. 10.87–10.91)

Ausgangsstellungen. Der U steht dem P gegenüber und **fixiert** dessen **Unterarm** oberhalb des Handgelenks. Dann wird die untersuchte Hand nacheinander eingestellt in:

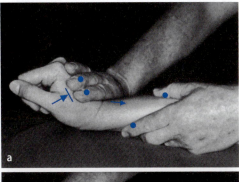
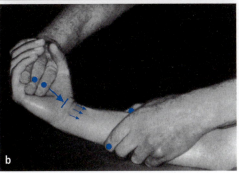

◘ **Abb. 10.85.** Widerstandstests (Synergien) **a** Handextensoren, **b** Handflexoren

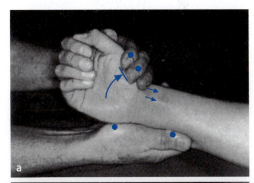
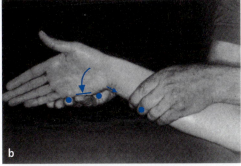

◘ **Abb. 10.86.** Widerstandstests (Synergien) **a** Radialabduktoren, **b** Ulnarabduktoren

- **Volarflexion und Radialabduktion:** Prüfung des Flexor carpi radialis (C_6-C_8, N. medianus; ◉ Abb. 10.87).
- **Volarflexion und Ulnarabduktion:** Prüfung des Flexor carpi ulnaris (C_7–Th_1, N. ulnaris; ◉ Abb. 10.88).
- **Dorsalflexion und Radialabduktion:** Prüfung der Extensores carpi radialis (C_6–C_8, N. radialis; ◉ Abb. 10.89).

Dorsalflexion und Ulnarabduktion: Prüfung des Extensor carpi ulnaris (C_7–C_8, N. radialis; s. ◉ Abb. 10.90). Die **Finger müssen beim Test entspannt sein und dürfen keine Mitbewegung zeigen** (Substitution durch Fingerflexoren bzw. -extensoren).

Ausführung. **Der P versucht, die eingestellte Hand gegen Widerstand zu halten** oder die Hand jeweils aus der Ausgangsstellung weiter in die Richtung des getesteten Muskels, d. h. bei den Flexoren nach volar–radial (◉ Abb. 10.87) bzw. volnar–ulnar (◉ Abb. 10.88) und bei den Extensoren nach dorsalradial (◉ Abb. 10.89) bzw. dorso–ulnar (◉ Abb. 10.90) gegen den Widerstand des U zu bewegen.

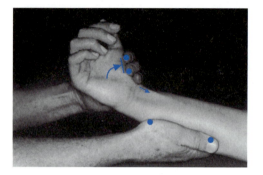

◉ **Abb. 10.87.** Widerstandstests (Differenzialtests): Flexor carpi radialis

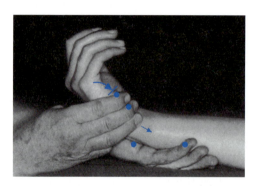

◉ **Abb. 10.88.** Widerstandstests (Differenzialtests): Flexor carpi ulnaris

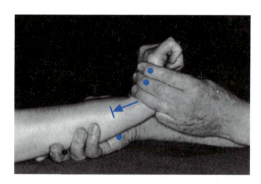

◉ **Abb. 10.90.** Widerstandstests (Differenzialtests): Extensor carpi ulnaris

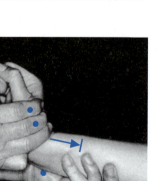

◉ **Abb. 10.89.** Widerstandstests (Differenzialtests): Extensores carpi radialis

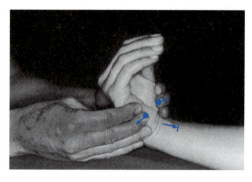

◉ **Abb. 10.91.** Widerstandstests (Differenzialtests): Palmaris longus

10.4 Untersuchung der Fingermuskeln ...

Bei dem selten benötigten **Test für den Palmaris longus** (Abb. 10.91) versucht man, die durch Opposition von Daumen und kleinem Finger angenäherten **Daumen- und Kleinfingerballen** gegen den Widerstand des P nach radial-dorsal bzw. ulnar-dorsal **auseinanderzuziehen** und gleichzeitig das Handgelenk zu strecken. Dabei werden über dem Handgelenk die angespannten Sehnen des Palmaris longus und des Flexor carpi radialis sichtbar.

5.2 Fingermuskeln (Abb. 10.92–10.95)

Ausgangsstellung. Hand- und Fingergelenke in **Ruhestellung (ca. 10° Flexion)**, Hand in Verlängerung der Unterarmachse. Der proximale Gelenkpartner wird bei der Prüfung der **einzelnen** Finger – um die Sehnen nicht zu quetschen – jeweils von radial und ulnar her zwischen Daumen und Zeigefinger fixiert. **Alle Gelenke proximal vom Testgelenk bleiben in Streckstellung.** Bei der simultanen Prüfung des gesamten Muskels werden **alle** proximalen Gelenkpartner zwischen Daumen und Zeigefinger des U fixiert (Abb. 10.92, 10.93).

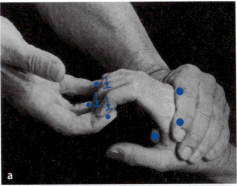

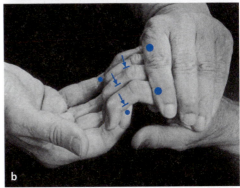

Ausführung. Man gibt **jeweils Widerstand gegen die Funktionsrichtung des getesteten Muskels.**
- **Flexoren** (Abb. 10.92). Widerstand in **Extensionsrichtung** gegen die Flexion.
- Endphalanx: Flexor digitorum profundus (C_7–Th_1, N. medianus, N. ulnaris; Abb. 10.92 a).
- Mittelphalanx: Flexor digitorum superficialis (C_7–Th_1, N. medianus; Abb. 10.92 b).
- Grundphalanx: Lumbricales und Interossei palmares (C_7–Th_1; N. ulnaris, N. medianus).
- **Extensoren** (Abb. 10.93). Widerstand in **Flexionsrichtung** gegen die Extension.
- Endphalanx und Mittelphalanx: Extensor digitorum communis (C_6–C_8, N. radialis), Interossei palmares und Lumbricales.
- Grundphalanx: Extensor digitorum communis.
- Bei **Extension aus starker Beugestellung** überwiegt dabei der **Extensor digitorum communis**, bei geringer Beugestellung die Interossei und Lumbricales.

Abb. 10.92.a,b. Widerstandstests Fingermuskeln: Fingerflexoren. **a** Flexor digitorum profundus. **b** Flexor digitorum superfilialis

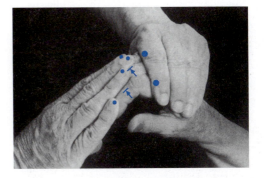

Abb. 10.93. Widerstandstests Fingermuskeln: Extensor digitorum communis

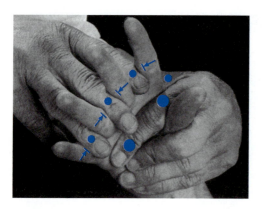

Abb. 10.94. Widerstandstests Fingermuskeln: Interossei palmares

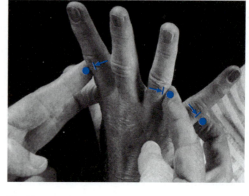

Abb. 10.95. Widerstandstests Fingermuskeln: Interossei dorsales

- **Adduktoren** (Abb. 10.94). Die Bewegung erfolgt in der Ebene der Handfläche. Der **Widerstand gegen die Adduktionsbewegung** erfolgt durch Einlegen der eigenen Finger zwischen die Finger des P. Dann soll der P die Finger schließen. Getestet werden die **Interossei palmares** (C_8–Th_1, N. ulnaris).
- **Abduktoren** (Abb. 10.95). Der **P soll die Finger spreizen.** Dabei gibt man **Gegendruck in Adduktionsrichtung** und zwar von radial gegen den 2. und von ulnar gegen den 4. und 5. Finger zur Prüfung der **Interossei dorsales** und des Abductor digiti minimi (C_8–Th_1, N. ulnaris). Die Bewegung erfolgt ebenfalls in der Ebene der Handfläche.

5.3 Daumenmuskeln (Abb. 10.96)

Ausgangsstellung. Fixation des Handgelenkes von der Ulnar- oder Radialseite.

Ausführung. Man gibt **Widerstand an der Endphalanx:**
- Volar gegen die Flexion: Flexor pollicis longus (C_7–Th_1, N. medianus).
- Dorsal gegen die Extension: Extensor pollicis longus (C_6–C_8, N. radialis).
- **Dann gibt man Widerstand an der Grundphalanx:** Volar gegen die Flexion: Flexor pollicis brevis (C_6–Th_1, N. medianus, N. ulnaris).
- Dorsal gegen die Extension: Extensor pollicis brevis (C_6–C_8, N. radialis).
- Ulnar gegen die **Adduktion zur Ebene der Handfläche:** Adductor pollicis (C_8–Th_1, N. ulnaris; Abb. 10.96 a).
- Radial gegen die **Palmarabduktion:** Abductor pollicis brevis (C_6–Th_1, N. medianus; Abb. 10.96 b).
- **Zuletzt erfolgt der Widerstand am Metacarpale I:** Radial und dorsal in ulnarer Richtung gegen die **Abduktion in der Ebene der Handfläche:** Abductor pollicis longus (C_6–C_8, N. radialis; Abb. 10.96 c).
- Ulnar und volar in radialer Richtung **gegen die Opposition:** Opponens (C_7–Th_1, N. medianus; Abb. 10.96 d).
- Ulnar gegen die **Adduktion zur Handfläche** (palmare Adduktion): Interosseus dorsalis I.

10.4 Untersuchung der Fingermuskeln...

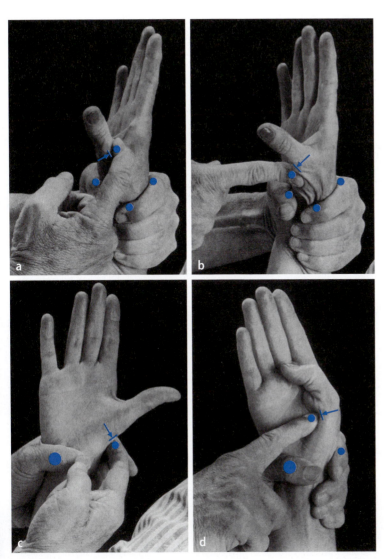

Abb. 10.96a-d. Daumenmuskeln: **a** Adductor pollicis (zur Handfläche), **b** Abductor pollicis brevis (von der Handfläche weg), **c** Abductor pollicis longus (in der Ebene der Handfläche), **d** Opponens

Zusatzuntersuchungen

11 Neurologische Untersuchungen – 467

12 Elektrountersuchungen bei neurologischen Störungen –547

13 Angiologische Untersuchungen – 551

Neurologische Untersuchungen

	1	**Reflexe und Kennmuskeln** – 469
	1.1	Übersicht – 469
	1.2	Prüfung der Reflexe – 470

	2	**Sensibilität** – 479
	2.1	Oberflächensensibilität – 479
	2.2	Tiefensensibilität – 481
	2.3	Dermatomschema für die segmentale Diagnostik (nach Hansen u. Schliack) – 482

	3	**Motorik** – 484
	3.1	Testschemen bei segmentalen Läsionen – 484
	3.2	Läsionen peripherer Nerven – 484
	3.3	Latente Paresen und psychogene Motilitätsstörungen – 526

	4	**Koordination** – 527
	4.1	Ataxien – 527
	4.2	Sensomotorische Entwicklung und Untersuchung von Säuglingen und Kleinkindern – 531
	4.3	Kiss Syndrom – 537

	5	**Hirnnerven** – 542
	5.1	Augen – 542
	5.2	Ohren – 544
	5.3	Nase – 545

468 Kapitel 11 · Neurologische Untersuchungen: Übersicht

1 Reflexe und Kennmuskeln
1.1 Übersicht
1.2 Prüfung der Reflexe

2 Sensibilität
2.1 Oberflächensensibilität
2.2 Tiefensensibilität
2.3 Dermatomschema für die segmentale Diagnostik

3 Motorik
3.1 Testschemen bei segmentalen Läsionen
3.2 Läsionen peripherer Nerven: Engpasssyndrome, Plexusparesen, periphere Nervenlähmungen
3.3 Latente Paresen und psychogene Motilitätsstörungen

4 Koordination
4.1 Ataxien
4.2 Sensomotorische Entwicklung und Untersuchung von Säuglingen und Kleinkindern
4.3 Kiss Syndrom

5 Hirnnerven
5.1 Augen
5.2 Ohren
5.3 Nase

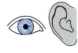

Neurologische Tests sind nur erforderlich, wenn im Untersuchungsblock Hinweise auf eine **neurogene Schädigung** gefunden wurden.

Diese Tests untersuchen im Einzelnen:
1. Reflexe und Kennmuskeln (**segmentale** Störungen),
2. Sensibilität,
3. Motorik (Störungen **peripherer** Nerven),
4. Koordination,
5. Hirnnervenfunktion.

Erforderliche Instrumente sind für:
1. Reflexhammer,
2. Wattebausch oder Pinsel bzw. Parästhesienadel (nach Frey), Glaskolben (Wärme/Kälte),
3. Bandmaß,
4. Lampe, Augenspiegel, Frenzel-Brille, Stimmgabel, evtl. Geruchs- und Geschmacksproben.

Die neurologischen Tests sollen die Erkrankungen von Hirn und Rückenmark von denen der peripheren Nervenbahn differenzieren. An der peripheren Nervenbahn erfolgt die weitere Differenzierung nach dem **Sitz einer Nervenläsion** im Bereich von
1. Nervenwurzeln (Radix),
2. Nervenplexus,
3. peripherem Nerv,
4. Grenzstrang des Sympathikus,
5. Muskulatur (motorische Endplatte).

1 Reflexe und Kennmuskeln

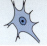

> 1 Reflexe und Kennmuskeln
> 1.1 Übersicht
> 1.2 Prüfung der Reflexe

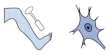

1.1 Übersicht

Ein Reflex ist eine unwillkürliche Reaktion auf einen Reiz, der außerhalb des Nervensystems zustande kommt, aber über das Nervensystem geleitet wird (Schadé).
  Man unterscheidet
1. **direkte, monosynaptische** (ohne Schaltneuron), **propriozeptive Eigenreflexe**, bei denen die Rezeptoren in Muskel, Sehne oder Gelenkkapsel selber liegen;
2. **indirekte, polysynaptische** (mit Schaltneuronen), **exterozeptive Fremdreflexe**, bei denen die Rezeptoren außerhalb der Funktionseinheit Gelenk-Muskel, d. h. in Haut, Unterhaut, Blutgefäßen oder inneren Organen, liegen.

Die Reflexe unterscheiden sich durch folgende Eigenschaften (nach Schadé):
  Propriozeptive Eigenreflexe (Regulation von Haltung und Bewegung)
- Der **Effekt** ist auf einen Muskel oder eine Muskelgruppe beschränkt.
- Die **Reflexzeit** zwischen Reiz und Reaktion ist kurz.
- Kurze **Muskelreaktion** mit nachfolgender kurzer Refraktärzeit.
- Geringe **Ermüdbarkeit**.
- Die **Reflexe können** willkürlich beeinflusst, aber **nicht unterdrückt werden**.
- Die Propriozeption arbeitet permanent.

Exterozeptive Fremdreflexe (Schutzfunktion, d. h. Nozizeption)
- **Effekt**: Ausgedehntere Wirkung über die Muskelgruppe hinaus (Fluchtreflex).
- **Reflexzeit** (durch die zwischengeschalteten Neuronen) verlängert.
- Verlängerte **Reaktion** und lange Refraktärzeit. Schnelle **Ermüdbarkeit**.
- Die **Reflexe können** willentlich gebremst und unterdrückt werden.
- Die Nozizeption arbeitet nur bei Auftreten von Störfaktoren.

Die Reflexe müssen jeweils im Seitenvergleich geprüft werden. Das wird durch sog. Minimalschläge (Finke) des Reflexhammers bei den Eigenreflexen erleichtert. Mit einem Minimalschlag wird die Reizschwelle bestimmt, bei der erstmalig eine reflektorische Kontraktion ausgelöst wird.
  Ist ein **Eigenreflex** nicht auszulösen, so kann man ihn durch Betätigung anderer Muskelgruppen **bahnen**, z. B. indem man beide Hände falten oder verhaken und auf Kommando auseinanderziehen lässt (**Jendrassik-Handgriff**).
  Die **Intensität der Reflexe kann man in 5 Stufen** einteilen:
1. fehlend,
2. schwach,
3. normal,
4. lebhaft (mit 2–3 klonischen Zuckungen),
5. gesteigert (mit unerschöpflichem Klonus).

Klonus = rhythmische Muskelzuckungen durch rasch aufeinanderfolgende, gleichförmige Muskelkontraktionen.
  Die Stufen 1 und 5 müssen als pathologisch, 2 und 4 als Grenzbefunde angesehen werden.

Segmentdiagnostik durch Kennmuskeln
Kennmuskeln im engeren Sinne sind nur die wenigen monosegmental versorgten Muskeln (z. B. Extensor hallucis longus für L_5).
  Es können aber auch motorische Störungen von Muskeln, die aus 2, evtl. sogar 3 Segmenten innerviert werden, zur diagnostischen Abklärung einer segmentalen Störung benutzt werden, wenn sie mit dem Palpationsbefund an der Wirbelsäule und der segmentweisen Beweglichkeitsprüfung in Bezie-

Tab. 11.1. Reflexe und Kennmuskeln im Lumbal- und Sakralbereich (in absteigender Segmentfolge)

Segment	Reflex	Kennmuskel	Auslösung	Reaktion	Peripherer Nerv
L_1, L_2	Cremasterreflex	Cremaster	Bestreichen der Haut an der oberen Innenseite der Oberschenkel	Hochsteigen des Hodens	N. genitofemoralis
L_2-L_4	Adduktorenreflex	Adduktorengruppe	Schlag auf den medialen Femurkondylus	Adduktion des Beines	N. obturatorius
L_3	Patellarsehnenreflex	Quadriceps femoris	Schlag auf die Patellarsehne unterhalb des Knies	Extension im Kniegelenk	N. femoralis
L_4	Patellarsehnenreflex	Vastus medialis Tibialis anterior	Schlag auf die Patellarsehne unterhalb des Knies	Extension im Kniegelenk	N. femoralis
L_5	Tibialis-posterior-Reflex	Tibialis posterior Ext. hall. Long.	Schlag auf die Sehne des Tibialis posterior hinter dem medialen Knöchel	Supination des Fußes (seitengleich)	N. tibialis
S_1	Achillessehnenreflex	Triceps surae Peronaen	Schlag auf die Achillessehne	Plantarflexion des Fußes	N. tibialis
S_2	Achillessehnenreflex	Peroneus brevis Plantare Fußmuskeln Adductor hallucis Adductor digiti quinti	Schlag auf die Achillessehne (bei gebeugtem Knie, Fuß in 90°-Stellung)	Plantarflexion des Fußes	N. tibialis
S_3, S_4	Bulbocavernosusreflex	Bulbocavernosus	Stechen oder Kneifen in das Dorsum penis	Kontraktion des Bulbocavernosus	N. pudendus
S_3-S_5	Analreflex	Sphincter ani externus	Stich in die Haut von Anus oder Damm	Kontraktion des Sphincter ani	N. pudendus

hung gesetzt werden. Diese sind in ◘ Tab. 8.1 und 6 ebenfalls als Kennmuskeln aufgeführt. Mit Hilfe der Reflexe und Kennmuskeln wird die Höhe der segmentalen Störung bestimmt.

1.2 Prüfung der Reflexe

(in absteigender Segmentfolge)

Teststellung: Rückenlage
Lumbalreflexe (◘ Abb. 11.1–11.4)

— **Cremasterreflex (L_1, L_2)** (◘ Abb. 11.1). Bestreichen des oberen Anteils der Oberschenkelinnenfläche bewirkt ein Hochsteigen des gleichseitigen Hodens. Nerv: N. genitofemoralis.
— **Adduktorenreflex (L_2-L_4)** (◘ Abb. 11.2). Die Beine des P sind etwas gespreizt. Schlag gegen den medialen Femurkondylus bewirkt eine reflektorische Kontraktion der Adduktorenmuskeln. Nerv: N. obturatorius.
— **Patellarsehnenreflex (Quadriceps-femoris-Reflex, L_3, L_4)** (◘ Abb. 11.3). Beide Kniegelenke sind leicht gebeugt. Schlag gegen die Patellarsehne unterhalb der Patella bewirkt eine reflektorische Streckung im Kniegelenk durch den Quadriceps femoris. Der Reflex kann auch beim sitzenden P durchgeführt werden. Nerv: N. femoralis.
— **Tibialis-posterior-Reflex (L_5) nach Bronisch** (◘ Abb. 11.4). Schlag gegen die Tibialis-posterior-Sehne hinter dem Innenknöchel bewirkt eine reflektorische Supination des Fußes. Nur einseitiger Ausfall ist als pathologisch anzusehen. Nerv: N. tibialis.

1 Reflexe lumbal

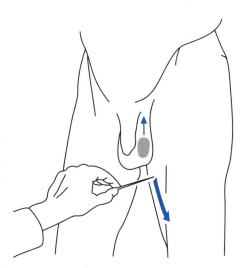

Abb. 11.1. Cremasterreflex (L_1, L_2)

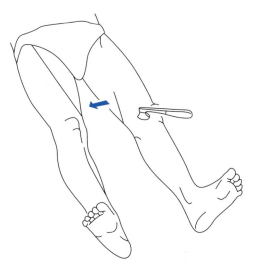

Abb. 11.2. Adduktorenreflex (L_2, L_4)

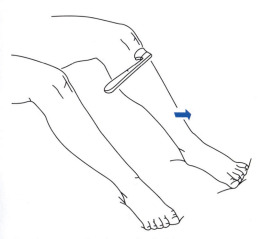

Abb. 11.3. Patellarsehnenreflex (L_3, L_4)

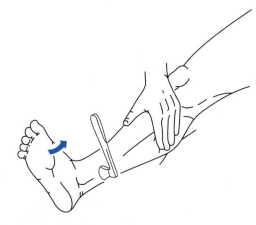

Abb. 11.4. Tibialis-posterior-Reflex (L_5)

Sakralreflexe (Abb. 11.5, 11.6)

- **Achillessehnenreflex** (Triceps-surae-Reflex, S_1, S_2) (Abb. 11.5 a–c). Bein etwas außenrotiert, Knie leicht gebeugt. Lockerung des Fußgelenks. Schlag gegen die Achillessehne oberhalb des Kalkaneus bewirkt eine reflektorische Plantarflexion des Fußes durch den Triceps surae. Nerv: N. tibialis.
- **Bulbocavernosusreflex** (S_3, S_4). Stichartige Reizung des Dorsum penis ruft eine Kontraktion des Bulbocavernosus hervor, die an der Peniswurzel oder am Damm zu tasten ist. Nerv: N. pudendus.

Teststellung: Seitenlage

- **Analreflex** (S_3–S_5) (Abb. 11.6). Hüft- und Kniegelenk sind gebeugt. Stichartige Reizung des Anus oder des Dammes ruft eine Kontraktion des Sphincter ani hervor. Nerv: N. pudendus.

Teststellung: Sitzend
Zervikalreflexe (Abb. 11.7–11.10)

- **Skapulohumeralreflex** (C_4–C_6). Ein Schlag auf den kaudalen Teil des Margo medialis der Skapula bewirkt Adduktion und Außenrotation des hängenden Armes. Nerv: N. suprascapularis und N. axillaris.

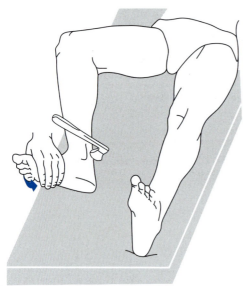

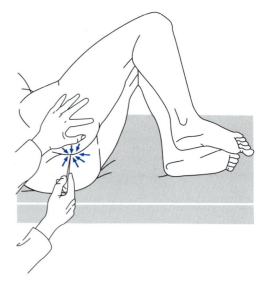

Abb. 11.6. Analreflex (S_3–S_5) (Sphincter ani)

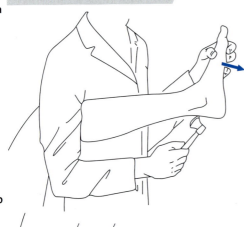

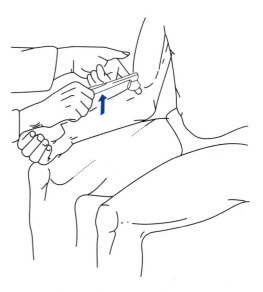

Abb. 11.7. Bizepssehnenreflex (C_5, C_6)

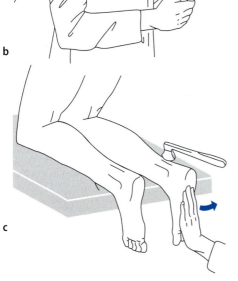

Abb. 11.5a–c. Achillessehnenreflex (S_1, S_2) in verschiedenen Teststellungen

1 Reflexe und Kennmuskeln: zervikal

Tab. 11.2. Bauchdeckenreflexe[a]. (Nach Mumenthaler u. Schliack)

Segment	Auslösung des Reflexes	Reaktion	Peripherer Nerv
Th_5–Th_6	Nadelstich von der Mamille abwärts	Einziehung des Epigastriums	Nn. intercostales
Th_6–Th_{12}	Schneller Strich über die Bauchhaut von der Flanke zur Mittellinie	Zuckung der Bauchhaut und Verschiebung des Nabels zur gereizten Seite hin	N. hypogastricus N. ilioinguinalis Nn. intercostales

[a] Die zugehörige Muskulatur der Segmente Th_5–Th_{12} ist der Rectus abdominis. Er wird geprüft, indem man den P auffordert, sich aus der Rückenlage mit hinter dem Kopf verschränkten Händen aufzurichten. Dabei beobachtet man, ob sich der Nabel zu einer Seite hin verzieht, was für ein Überwiegen der entsprechenden Muskelanteile sprechen würde (Beevor-Zeichen; ◘ Tab. 8.4, S. 487 und ◘ Abb. 11.24, S. 487)

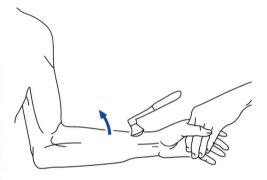

◘ **Abb. 11.8.** Radiusperiostreflex (C_5, C_6)

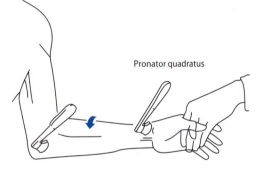

◘ **Abb. 11.9.** Pronatorreflex (C_6–C_8)

- **Bizepssehnenreflex** (C_5, C_6) (◘ Abb. 11.7). Ellenbogen gebeugt. Schlag auf den Finger des U, der auf der Bizepssehne liegt, ergibt eine reflektorische Kontraktion des Bizeps. Nerv: N. musculocutaneus.
- **Radiusperiostreflex** (Supinatorreflex, C_5, C_6) (◘ Abb. 11.8). Schlag auf das untere Radiusdrittel des in Mittelstellung zwischen Pro- und Supination liegenden Unterarms des P ergibt eine reflektorische Kontraktion der Ellenbeugermuskeln. Nerv: N. radialis und N. musculocutaneus.
- **Pronatorreflex** (C_6–C_8) (◘ Abb. 11.9). Unterarmstellung des P wie beim Radiusperiostreflex. Schlag gegen die distale Volarseite des Radius oder der Ulna ergibt eine leichte Pronation des Unterarms durch den Pronator quadratus. Dieser Reflex wird auch als Ulnareflex bezeichnet. Der Reflex kann auch proximal, direkt über dem Pronator teres ausgelöst werden. Nerv: N. medianus.
- **Daumenreflex** (C_6–C_8). Schlag auf die Sehne des Flexor pollicis longus im unteren Drittel des Unterarms ruft eine Flexion des Daumens hervor. Nerv: N. medianus.
- **Trizepssehnenreflex** (C_7, C_8) (◘ Abb. 11.10). Ellenbogen gebeugt. Schlag auf die Trizepssehne oberhalb des Olekranons ergibt eine reflektorische Streckung im Ellenbogengelenk. Nerv: N. radialis.

»Rückenmarkreflexe« (Finger- und Zehenzeichen) (◘ Abb. 11.11–11.21)

Zur **Differenzierung einer peripheren von einer zentralen Nervenläsion** können die nachfolgend beschriebenen **Finger- und Zehenzeichen** benutzt

◘ Tab. 11.3. Reflexe und Kennmuskeln im Zervikalbereich (Ø: Ausfall des Reflexes, –: leichte Abschwächung des Reflexes)

Segment	Reflex	Kennmuskeln	Auslösung	Reaktion	Peripherer Nerv
C_1	Keine Reflexe				
C_2	Keine Reflexe				
C_3–C_4		Zwerchfell			
C_4–C_6	Skapulohumeralreflex	Infraspinatus Teres minor	Schlag auf den medialen Rand der unteren Skapulahälfte	**Adduktion und Außenrotation des hängenden Armes**	N. suprascapularis N. axillaris
C_5	Bizepsreflex – (Radiusperiostreflex –)	Biceps brachii Brachioradialis Deltoideus	Schlag auf die Bizepssehne bei flektiertem Ellenbogen	**Beugung im Ellenbogen**	N. musculocutaneus
C_6	(Bizepsreflex Ø) Radiusperiostreflex –	Biceps brachii Brachioradialis	Schlag auf die Lateralseite des distalen Radiusendes	Beugung im Ellenbogen	N. radialis N. musculocutaneus
C_7	Trizepsreflex Ø	Triceps brachii	Schlag auf die Trizepssehne bei flektiertem Ellenbogen	**Streckung im Ilenbogen**	N. radialis
C_8	(Trizepsreflex –)	Triceps brachii Kleine Handmuskeln Kleinfingerballenmuskeln	Schlag auf die Trizepssehne bei flektiertem Ellenbogen	Streckung im Ellenbogen	N. radialis
C_6–C_8	Daumenreflex –	Flexor pollicis longus	Schlag auf die Sehne des Flexor pollicis longus	**Flexion im Daumenendglied**	N. medianus
C_7, C_8	Fingerflexorenreflex –	Flexor digitorum superficialis Flexores carpi	Schlag auf die Beugesehnen am Unterarm	**Flexion der Finger bzw. des Handgelenks**	N. medianus N. ulnaris

1 Reflexe und Kennmuskeln: zervikal

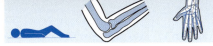

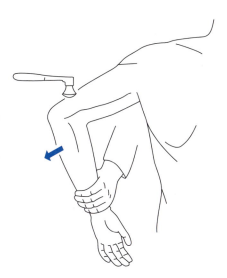

Abb. 11.10. Trizepssehnenreflex (C_7, C_8)

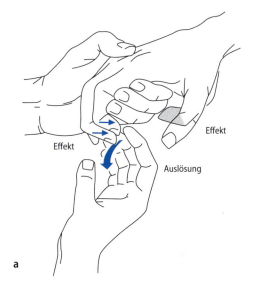

werden. Es sind **Reflexe**, die auf eine **Schädigung der Pyramidenbahn** hinweisen können. Es handelt sich dabei (nach Finke) um
- **Eigenreflexe (Muskeldehnungsreflexe)**, die normalerweise nicht auslösbar sind, und zwar an den
  - Fingerbeugern (Trömner- bzw. Knipsreflex),
  - Zehenbeugern (Rossolimo- bzw. Mendel-Bechterew-Reflex).
- **Fremdreflex** wie Babinski-, Gordon- und Oppenheim-Reflex.
- **Pathologische Mitbewegung** von Gliedmaßenabschnitten bei Innervation anderer Muskelgruppen:
  - Wartenberg-Zeichen an der Hand (Abb. 11.14),
  - Strümpell-Zeichen am Bein (Abb. 11.21).

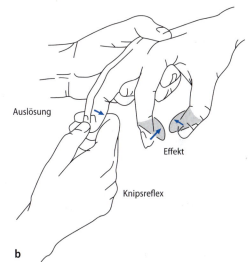

Abb. 11.11. **a** Trömner-Reflex, **b** Knipsreflex

Trömner-Reflex, Knipsreflex (Abb. 11.11 a, b)
Der U fasst die Hand des P in Höhe der Grundgelenke, die leicht gebeugten Finger hängen entspannt nach unten. Der U schlägt im Vorbeigleiten in einer schnellen Bewegung leicht mit seinen eigenen Fingerkuppen gegen die des P. Eine Variation ist der Knipsreflex (Knipsen der Fingerkuppe des P).

Pathologischer Befund
Es erfolgt eine **reflektorische Beugung der Endphalangen** aller Finger einschließlich des Daumens. Als **pathologisch ist nur eine Seitendifferenz und eine starke Reaktion** anzusehen, da der Reflex auch bei Gesunden und vegetativ Labilen auslösbar ist.

Mayer-Grundgelenkreflex (Abb. 11.12)

Eine kräftige passive Beugung eines Langfingers im Grundgelenk bewirkt eine reflektorische Beugung des Daumens.

❯ Pathologischer Befund

Die **Beugung des Daumens bleibt aus** bei N.-medianus- und N.-ulnaris-Schädigungen und bei Schädigungen der Pyramidenbahn, aber auch bei 10% der Gesunden.

Leri-Vorderarmzeichen (Abb. 11.13)

Dies ist eine Erweiterung der vorigen Tests. Die passive Beugung der Finger und des Handgelenks löst dabei eine Flexion im Ellenbogengelenk aus.

❯ Pathologischer Befund

Wie beim Mayer-Grundgelenkreflex, jedoch betrifft die periphere Läsion den N.musculocutaneus.

Wartenberg-Zeichen (Abb. 11.14)

Der U hakt die Endphalanx seines 2.–4. Fingers hinter die Endphalangen der entsprechenden Finger des P. Der aktive Zug der gebeugten Finger bewirkt keinerlei Bewegung.

❯ Pathologischer Befund

Beugung und Opposition des Daumens sprechen für eine Läsion der Pyramidenbahn.

Zehenzeichen (Abb. 11.15–11.21)

Teststellung: Rückenlage

Rossolimo-Reflex (Abb. 11.15)

Ein Schlag gegen die Zehenendglieder des P im Vorbeigleiten, wie beim Trömner-Reflex, ruft **normalerweise keine Reaktion** hervor.

❯ Pathologischer Befund

Plantarflexion und leichte Spreizung der Zehen sprechen für eine Läsion der Pyramidenbahn. Selten auch positives Ergebnis beim Gesunden.

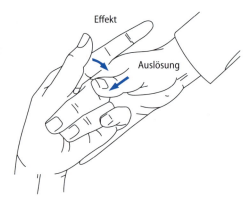

◼ Abb. 11.12. Mayer-Grundgelenkreflex

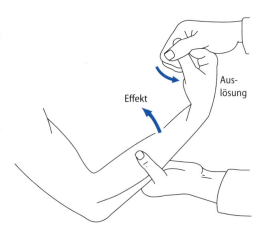

◼ Abb. 11.13. Leri-Vorderarmzeichen

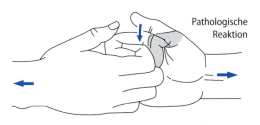

◼ Abb. 11.14. Wartenberg-Zeichen

Mendel-Bechterew-Reflex (Abb. 11.16). Hierbei wird der Reflex durch einen **Schlag auf** den Fußrücken über dem **Kuboid** ausgelöst. Die Bedeutung ist die gleiche wie beim Rossolimo-Reflex.

Fußsohlenreflex (Abb. 11.17). Physiologisch ist eine Plantarflexion der Zehen nach Bestreichen der Fußsohlenhaut mit einem stumpfen Gegenstand (Reflexhammerstiel).

▶ Pathologischer Befund

Fehlt diese Plantarflexion bei sonst erhaltener Sensibilität, so kann das auf eine Pyramidenbahnläsion hinweisen (»stumme Sohle«). Beweisend sind jedoch nur die Reflexe der Babinski-Gruppe: Babinski-, Gordon- und Oppenheim-Reflex.

Babinski-Reflex (Abb. 11.18)

Bestreichen der Fußsohlenaußenkante, aber nicht im Bereich des Großzehengrundgelenks.

▶ Pathologischer Befund

Sofortige, langsame Dorsalflexion der Großzehe sowie evtl. Beugung und Spreizung der übrigen Zehen (als Teil eines Beuge- und Fluchtreflexes). Ein kompletter Fluchtreflex mit Beugung aller Beingelenke wird durch Fixation am Knöchel verhindert.

Ein »**Spontan-Babinski**« ohne Bestreichen der Fußsohle hat bei eindeutiger, langsamer Dorsalflexion der Großzehe die gleiche Bedeutung. Ebenso der »gekreuzte Babinski«, bei dem die Dorsalflexion auf der Gegenseite der Reizung auftritt. Im ersten Lebensjahr ist der **Babinski-Reflex** als physiologisch anzusehen.

Oppenheim-Reflex (Abb. 11.19)

Langsames, aber kräftiges **Bestreichen der Tibiakante** mit Daumen- oder Zeigefingerkuppe. Gleicher Effekt und gleiche Bedeutung wie der Babinski-Reflex.

Gordon-Reflex (Abb. 11.20)

Gleicher Effekt wie beim Babinski-Reflex durch schmerzfreies Kneten des unteren Teiles der Wadenmuskulatur.

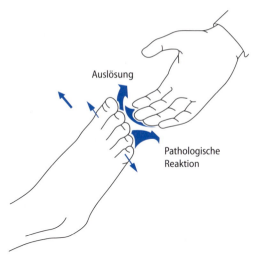

Abb. 11.15. Rossolimo-Reflex

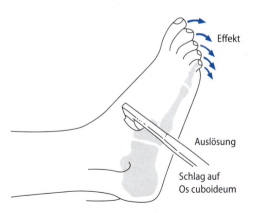

Abb. 11.16. Mendel-Bechterew-Reflex

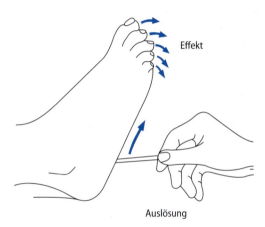

Abb. 11.17. Fußsohlenreflex

Chaddock-Reflex (Abb. 11.20)
Streichen der Haut unterhalb des lateralen Knöchels bewirkt als pathologische Reaktion ebenfalls eine Dorsalflexion der Großzehe.

Strümpell-Phänomen (Abb. 11.21)
Der U fixiert das Knie des P am gestreckten Bein und fordert ihn auf, eine **Kniebeugung gegen (mäßigen) Widerstand** auszuführen.

▸ Pathologischer Befund
Dorsalflexion, Adduktion und Supination des Fußes, eventuell auch Dorsalflexion der Großzehe. Bedeutung wie beim Babinski-Reflex.

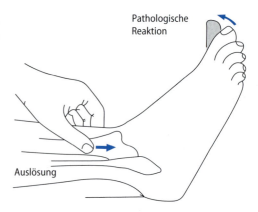

 Abb. 11.19. Oppenheim-Reflex

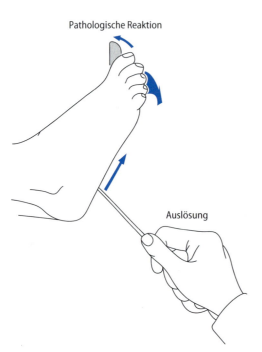

 Abb. 11.18. Babinski-Reflex

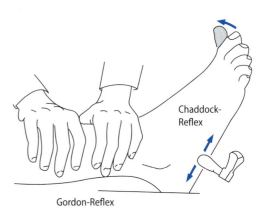

 Abb. 11.20. Gordon- und Chaddock-Reflex

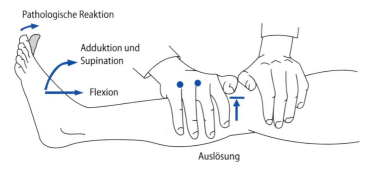

 Abb. 11.21. Strümpell-Phänomen

2 Sensibilität

> 2 Sensibilität
> 2.1 Oberflächensensibilität
> 2.2 Tiefensensibilität
> 2.3 Dermatomschema für die segmentale Diagnostik (◨ Abb. 11.22)

Bei der Prüfung der Sensibilität sind 2 verschiedene Qualitäten zu unterscheiden:

Oberflächensensibilität
- Berührung (Ästhesie),
- Schmerz (Algesie),
- Temperatur (Thermästhesie).

Tiefensensibilität
- Erkennen passiver Bewegungen an Fingern oder Zehen,
- Lage (Nachahmungsversuch),
- Vibrationsempfindung.

2.1 Oberflächensensibilität

- Die Untersuchung der Oberflächensensibilität erfordert Zeit und Geduld.
- **Untersuchungsgang.** Berührung, Schmerz, Temperatur.

Berührung (Ästhesie)

Mit dem Pinsel werden **lange Striche** mit gleichbleibender Intensität **in der Längs- oder Querrichtung der Nervenareale** bzw.
Dermatome vorgenommen. Der Patient soll jeweils angeben, ob und wann die Berührungsreize stärker bzw. schwächer wahrgenommen werden, er soll dabei nur mit »ja« oder »nein« antworten. Die Prüfung erst in der einen, dann in der Gegenrichtung ergibt normalerweise 2 auseinanderliegende Punkte: verminderte Reizwahrnehmung in der einen und vermehrte Reizwahrnehmung in der entgegengesetzten Richtung. Zwischen beiden Punkten liegen jeweils einige Zentimeter. Die Dermatomgrenze liegt zwischen diesen beiden Punkten.

Die Untersuchung beginnt im gestörten Areal und steckt die Grenzen der Störung ab (Markierung durch Fettstift).

> **Pathologische Befunde**

Taktile Hypästhesie bzw. Anästhesie (mehr bei neurologischen Erkrankungen) oder **Hyperästhesie bzw. Parästhesien** (mehr **bei Läsionen im Bewegungssegment**).

Schmerz (Algesie)

Mit der Parästhesienadel wird in der gleichen Weise vorgegangen wie mit dem Wattebausch bei der Berührungsempfindlichkeit. Dabei wird zwischen spitzem und stumpfem Ende gewechselt. Der **normale Schmerzreiz** wird vom P **in der Regel als spitz**, der **Reiz bei verminderter oder aufgehobener Algesie als stumpf** bezeichnet. Die Angaben können auch mit Verzögerung erfolgen, was ebenfalls für eine Störung spricht.

> **Pathologische Befunde**

Hypalgesie bzw. Analgesie, Hyperalgesie.

Temperatur (Thermästhesie)

Dieser Test ist nur bei gestörter Schmerzempfindung erforderlich. Mit 2 Glaskolben mit warmer bzw. kalter Flüssigkeit wird die Haut berührt. Ist die Temperaturwahrnehmung gestört, so werden unsichere oder verzögerte Angaben (Thermhypästhesie) gemacht oder eine Qualitätsänderung angegeben. Bei Thermanalgesie ist die Differenzierung völlig unmöglich.

> **Pathologische Befunde**

Thermhypästhesie bzw. Thermanalgesie, Hyperthermästhesie.

Eine Störung von Schmerz- und Temperaturwahrnehmung bei erhaltener Berührungswahrnehmung wird als »**dissoziierte Empfindungsstörung**« bezeichnet, die **bei Prozessen in der Nähe des Zentralkanals** vorkommt.

Arten und Vorkommen der Sensibilitätsstörungen

Parästhesien sind Missempfindungen, die bei den oben genannten taktilen Reizen, aber auch spontan auftreten können. Sie werden bezeichnet als:
- »Ameisenlaufen« (Kribbeln),
- Elektrisieren,
- Spannungsgefühl,
- Kältegefühl,
- Wärmegefühl.

Die bekanntesten und häufigsten Parästhesien sind:
a) Brachialgia paraesthetica nocturna in den Armen,
b) Meralgia paraesthetica in den Beinen (z. B. N. cutaneus femoris lateralis),
c) Restless-legs-Syndrom (»unruhige Beine«).

Hyperästhesie bzw. **Hyperalgesie**, d. h. die **verstärkte Wahrnehmung für Berührungs-, Druck- und Temperaturreize** ist oft mit Parästhesien kombiniert.

Auch der Schmerz kann als Reizsymptom auftreten, entweder als **Spontanschmerz** oder als **provozierter Schmerz**.

Man unterscheidet **3 Schmerzarten**, je nach den betroffenen Strukturen:
- **Neuralgischer Schmerz** (Dolor localisatus und Dolor projectus) aus der Körperoberfläche und der parietalen Auskleidung der Körperhöhlen.
- **Myalgischer Schmerz:** (Rezeptorenschmerz aus dem anatomischen Gelenk und der Muskulatur.
- **Vegetativer Schmerz** (Dolor translatus und Meralgien) aus dem Körperinneren (aus inneren Organen) und den Nervenbahnen, die einen starken Anteil an Sympathikusfasern führen.

Der **neuralgische Schmerz** ist:
1) Wie? Scharf, schneidend, stechend, oberflächlich, gut lokalisierbar.
2) Wo? Im Versorgungsgebiet eines peripheren Nervs oder einer Nervenwurzel.
3) Wann? Anfallsweise auftretend bei Reizung der Nervenbahn.
4) Wodurch? Auslösbar durch Druck oder Dehnung des Nervs.
5) Womit? Verbunden mit Reflexstörungen. Sensibilitätsstörungen und motorische Ausfälle sind möglich.

Vorkommen des neuralgischen Schmerzes: Bei Erkrankungen oder Reizung des peripheren Nervs oder der Nervenwuzel

Der **myalgische Schmerz** ist:
1) Wie? Dumpf, ziehend, drückend, bohrend.
2) Wo? Schwer lokalisierbarer Tiefenschmerz mit Ausbreitung in die Nachbarschaft (Muskelkette).
3) Wann? Besonders beim Beginn von Bewegungen (Anlaufschmerz).
4) Wodurch? Auslösung und Verschlimmerung durch Bewegungen.
5) Womit? Oft verbunden mit Rigor und/oder Zahnradphänomen.

Vorkommen des myalgischen Schmerzes: Bei funktionellen Gelenkstörungen oder pathologischen Muskelstereotypien, generalisiert auch bei bakteriellen Entzündungen, Virusinfektionen und Kollagenerkrankungen.

Der **vegetative Schmerz** ist:
1) Wie? Dumpf, glühend, brennend.
2) Wo? Ein schwer lokalisierbarer Tiefenschmerz, ebenfalls mit Ausbreitung in die Nachbarschaft und Überdauern des Schmerzreizes.
3) Wann? Dauerschmerz (oft wellenförmig).
4) Wodurch? Bei Läsionen von vegetativen Nervenfasern oder als »referred pain« aus den inneren Organen.
5) Womit? Verbunden ist der Schmerz häufig mit vegetativen und trophischen Störungen sowie einer Störung des Allgemeinbefindens.

Vorkommen des vegetativen Schmerzes: Bei inkompletten Verletzungen peripherer Nerven, die reichlich vegetative Fasern führen. Als »referred pain« aus inneren Organen.

Die **Hyperalgesie** ist die **gesteigerte Schmerzwahrnehmung** auf Schmerzreize (z. B. Anaesthesia dolo-

rosa, Stumpf-/Phantomschmerzen). Es gibt auch qualitative **Änderungen der Sensibilität**, die jedoch eine komplexe Leistungsstörung der Oberflächen- und der Tiefensensibilität darstellen:
- **Graphästhesie** (Erkennen von auf der Haut geschriebenen Zahlen),
- **Stereognosie** (Erkennen von Gegenständen durch Betasten).

Lokalisationstypen
- Beim **peripheren Nerv** entspricht die Störung dem Versorgungsgebiet des Nervs. Die Begrenzung der Störung ist scharf konturiert. Das Gebiet der Hypästhesie ist größer als das der Hypalgesie.
- Bei der **Nervenwurzel** entspricht das gestörte Areal dem Dermatom. Die Begrenzung ist verschwommen. Das **Gebiet der Hypästhesie ist kleiner als das der Hypalgesie** (durch Überlappung der Segmente). Da die Algesie aussagefähiger ist, sollte diese zuerst geprüft werden.
- Bei **Polyradikulitis** bzw. **Polyneuropathie** betrifft die Störung die Extremitäten mit Betonung der distalen Abschnitte.
- Bei **Rückenmarkstörungen** entsteht ein **Querschnittsyndrom** (d. h. der totale Ausfall der Segmente): **völlige Anästhesie, Analgesie und Thermanästhesie,** verbunden **mit Ausfall der Motorik** und evtl. Blasen- und Mastdarmstörungen. Das proximal von der Läsion gelegene Segment kann evtl. noch Reizerscheinungen für alle Sensibilitätsqualitäten zeigen.
- Bei der **halbseitigen Rückenmarkläsion** entsteht die bereits erwähnte, **dissoziierte Empfindungsstörung,** d. h. homolateral spastische Paralyse und Störung der Sensibilität, kontralateral Ausfall der Wahrnehmung von Schmerz und Temperatur (**Brown-Séquard-Syndrom**), z. B. bei Syringomyelie, Tumoren.
- Bei **Hinterstrangläsion** ist die **Störung der Berührungsempfindlichkeit mit einer Störung der Tiefensibilität, der Stereognosie und mit Ataxie kombiniert.** Keine Beeinträchtigung der Muskelkraft.
- Bei **psychogenen Störungen** findet man meist eine Hemihypästhesie oder Anästhesie, aber auch Hyperästhesien **ohne objektiven neurologischen Befund.**

2.2 Tiefensensibilität

Erkennen passiver Finger- oder Zehenbewegungen

Der U fasst ein Finger- oder Zehenendglied mit Daumen und Zeigefinger von beiden Seiten und beugt oder streckt es. Der P soll angeben, wohin es bewegt wurde. Das Finger- bzw. Zehenglied darf nicht von dorsal und volar (plantar) gefasst und auch nicht vom P aktiv bewegt werden, da hierdurch eine Orientierung auch bei gestörter Tiefensensibilität möglich ist. Normalerweise werden auch kleinste, passive Stellungsänderungen nach dorsal oder volar vom P erkannt.

▸ Pathologischer Befund

Es werden nur noch grobe Stellungsänderungen richtig erkannt.

Lagenachahmungsversuch

Der U lagert eine Extremität des P passiv in eine bestimmte Stellung, ohne die andere Extremität zu berühren. Der P soll die zweite Extremität bei geschlossenen Augen in die gleiche Position bringen. Das gelingt normalerweise exakt und ohne Schwierigkeiten.

Beispiel: Ferse auf dem Schienbein des anderen Beines entlanggleiten lassen.

▸ Pathologischer Befund

Abweichungen oder Ungenauigkeiten der nachgeahmten Stellung oder Bewegung.

Vibrationsempfindung

Dieser Test gilt als **empfindliches Frühsymptom bei Störungen der Tiefensensibilität.**

Eine vibrierende Stimmgabel wird auf einen nicht von Weichteilen bedeckten Arm- oder Beinknochen aufgesetzt. Der P soll angeben, ob er das Schwirren der Stimmgabel spürt, wobei auch Versuche mit nichtvibrierender Stimmgabel eingeschoben werden.

▸ Pathologischer Befund

Konstante Angaben, dass das **Vibrieren** auch bei mehrfachen Versuchen **nicht wahrgenommen** wird, sprechen für eine Läsion des peripheren Nervs, der hinteren Wurzel, der Hinterstränge oder zentraler Strukturen.

Auf den Dornfortsätzen kann die Vibrationsempfindung bei Tumoren der Wirbelsäule oder sonstigen extramedullären Tumoren gestört sein.

2.3 Dermatomschema für die segmentale Diagnostik (nach Hansen u. Schliack)

Die nachfolgenden **Merkworte und Hinweise sollen das Einprägen der Dermatome erleichtern** (s. auch Abb. 11.22 a und b).

Gesicht

Trigeminus
- V_1: »Halbmaske« (über den Augen).
- V_2: »Schnurrbartbinde«.
- V_3: »Kinnschleuderverband«.

Wechselwirkungen bestehen nicht nur zwischen Gelenk, Muskulatur und Haut, sondern auch mit den inneren Organen (Abb. 3.17). An diesen Zusammenhang wird man denken müssen, wenn in bestimmten Segmenten nach chirotherapeutischer Behandlung keine, oder nur kurzfristige Besserung zu erzielen ist oder häufiger Schmerzrezidive auftreten. Diese können dann durch funktionelle oder strukturelle Veränderungen in den zugehörigen inneren Organen verursacht werden (s. Aufstellung auf S. 483).

Halswirbelsäule (mit BWS-Übergang)

Hals und Arm werden von 9 Segmenten versorgt.
Davon liegen **3 am Hals** (C_2–C_4):
- C_2: »Mönchskäppchen« (Hinterkopf).
- C_3: »Schanz-Halskrawatte« (Hals).
- C_4: »Stola« oder »Schalkragen« (Schulter mit Akromioklavikulargelenk).

Den Arm teilen sich die **6 »Armauswanderer«** (C_5–Th_2):
- C_5: »Epauletten« (obere Hälfte des Oberarms).
- C_6: Daumenballen und radialer Unterarm.
- C_7: Mittelfinger und Seiten der Nachbarfinger.
- C_8: Kleinfingerballen.
- Th_1: »Der lange Ulnare«. Ulnarer Unterarm und halber Oberarm.
- Th_2: »Achselband« (Achselhöhle, Spina scapulae, 2. Rippe).

C_5 und Th_2 halbieren den Oberarm in Längsrichtung (C_5 außen und Th_2 innen).
C_6 und Th_1 halbieren Ellenbogen und Unterarm (C_6 außen und Th_1 innen).
C_6–C_8 dritteln die Hand im »Handschuhtrio«.

Brustwirbelsäule

Die HWS-BWS-**Dermatomgrenze** verläuft zwischen C_4 und Th_2, d. h. **dorsal zwischen den Processus spinosi Th_1 und Th_2, ventral zwischen der 1. und 2. Rippe.**
8 Brustkorbdermatome (Th_2–Th_9)
- Th_5: »Atemmessband« mit Mamillen.
- Th_6: Rippenwinkel.
- Th_7: Schwertspitze (Processus xiphoideus).
- Th_7–Th_9 liegen im Epigastriumwinkel.

3 Bauchdermatome (Th_9–Th_{11})
- Th_9–Th_{12} haben einen »Hängebauch«.
- Th_{10}: Gürtel mit »Nabelschnalle«.
- Th_{11}: Beckenkamm.

Lendenwirbelsäule

Die **Dermatomgrenze** verläuft in der S-S-Region, d. h. **am Oberrand von Sakrum und Symphyse.**
3 Beckendermatome (Th_{12}–L_2)
8 »Beinauswanderer« (L_2–S_4), die 4 lumbalen: vorderes Beinquartett, die 4 sakralen: hinteres Beinquartett.
- L_1: »pelvic belt« (Beckengurt).

Vorderes Beinquartett (L2–L5)

- L_2–L_3: Vorderes »Oberschenkelduo«.
- L_4–L_5: Vorderes »Unterschenkelduo« (Trennungslinie: Tibiavorderkante).
- L_3 und L_4 halbieren die Patella.
- L_5: »Generalsstreifen«.

Fußtrio (L4–S1)

Es bildet einen dorsalen und einen plantaren Fächer.
- L4: Medialer Fußrand.
- L5: 1. und 2. Zehe (nach Hoppenfeld 1.–4. Zehe) und Fußrücken.
- S1: Lateraler Fußrand mit 3.–5. Zehe (nach Hoppenfeld nur 5. Zehe).

2 Sensibilität: Dermatomschema

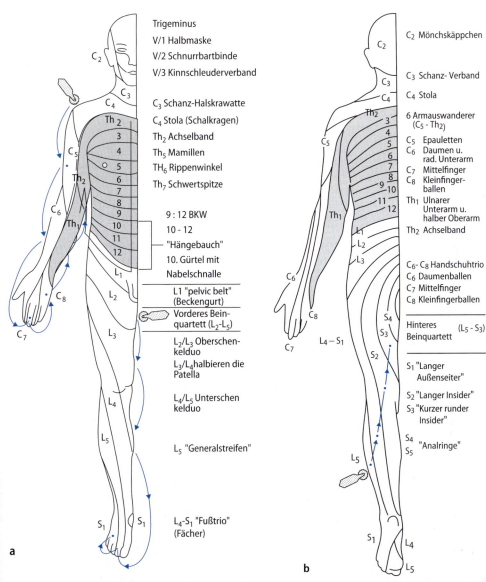

Abb. 11.22a. Dermatomschema für die segmentale Diagnostik. **a** Ventral

Abb. 11.22b. Dermatomschema dorsal

Sakrum

Die Dermatomgrenze L_2/S_2 verläuft im unteren Sakrumdrittel.

Hinteres Beinquartett

S1: »Langer Außenseiter«.
- S2: »Langer Insider«.

- S1 und S2 teilen die Kniekehle.
- S3 und S4: »Kurze runde Insider«.
- S4 und S5: »Analringe«.

S2, L2 und L3 versorgen Penis und Hoden.

3 Motorik

> 3 Motorik
> 3.1 Testschemen bei segmentalen Läsionen
>   (◘ Abb. 11.23, 11.24)
> 3.2 Läsionen peripherer Nerven:
>   Engpasssyndrome, Plexusparesen,
>   (◘ Abb. 11.25)
>   periphere Nervenlähmungen
>   (◘ Abb. 11.26–11.49)
> 3.3 Latente Paresen und psychogene Motilitätsstörungen

Die meisten Motorikuntersuchungen wurden bereits im Untersuchungsblock vorgenommen und zwar bei
- **Inspektion:** pathologische Spontanbewegungen und Trophik der Muskulatur;
- **Aktive Bewegungsprüfung:** Mobilität;
- **Passive Bewegungsprüfung und Palpation:** Tonus;
- **Muskeltests:** grobe Kraft.

Die Untersuchung der Motorik soll die Störungen durch segmentale Läsionen, Plexusläsionen, Läsionen peripherer Nerven und psychogene Motilitätsstörungen voneinander differenzieren.

3.1 Testschemen bei segmentalen Läsionen

◘ Tab. 11.4 und 11.8 sowie ◘ Abb. 11.23 und 11.24 zeigen die Testfolge, mit der motorische Störungen bei segmentalen Läsionen geprüft werden können.

Bei der **Differenzialdiagnose der Segmente C_7 und C_8** ist auf folgendes zu achten:

C_7-Syndrom
- Läsion am Karpaltunnel: klare Parästhesiegrenze am 2. und 3. Finger.
- Läsion an der Radix C_7: Abschwächung von Trizepsreflex und Trizepsmuskel.

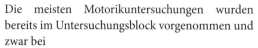

- Myopathien: spinale progressive Muskeldystrophie (Aran-Duchenne), myatrophe Lateralsklerose (beidseitig), Syringomyelie.

C_8-Syndrom
- Ulnarisparese: Atrophie und Parese der Interossei und des Hypothenars.

3.2 Läsionen peripherer Nerven

Engpasssyndrome, Plexusparesen, periphere Nervenlähmungen

Ein Testschema zur motorischen Schnelldiagnostik bei Läsion peripherer Nerven zeigen ◘ Tab. 11.7 (S. 492) für die Beine und 11.10 (S. 510) für die Arme.

> **10 Engpasssyndrome am Bein (◘ Abb. 11.25, ◘ Tab. 8.6)**
>
> Nervenwurzeln und periphere Nerven durchlaufen 10 Engpässe.

Davon kommen 5 häufiger (1, 4, 5, 6, 9), die anderen 5 seltener vor, da bei letzteren keine ausgesprochenen **anatomischen Engstellen** vorliegen, sondern solche, die erst durch sekundäre **Gewebeveränderungen** infolge Traumen, Narbenbildungen, Tumoren zu Engpassstellen werden.

3 Motorik: Testschema Lumbalsegmente

  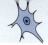

1) Foramen intervertebrale

Störungen können durch **Nucleus-pulposus-Prolaps** auftreten.

Tests
- Kemp-Handgriff: Schräg rückwärts Führen des Rumpfes am Ende der aktiven Dorsalbewegung des Thorax.
- Lasègue- und Bragard-Test.

▶ Pathologischer Befund
- Ausstrahlender Schmerz ins Dermatom,
- Reflexausfälle (Achilles- und Patellarsehnenreflex),
- Sensibilitätsstörung im Dermatom,
- radikuläre Paresen (Kennmuskeln).

2) Piriformiskanal

Das Piriformissyndrom tritt häufig im Anschluss an ein Trauma der Gesäßgegend auf durch **Einklemmung und Verwachsung des N. ischiadicus** bei Durchtritt durch den Piriformis.

Test
Prüfung des Lasègue in Innenrotation des Beines.

▶ Pathologische Befunde
- Intensive Schmerzen im Bereich des Glutaeus maximus, zeitweilige Ausstrahlung in Sakrum, Hüftgelenk, Oberschenkel.
- Bücken und Heben wirken schmerzverstärkend.
- Flexion und Innenrotation des Oberschenkels schmerzhaft.
- Druckschmerz im Foramen ischiadicum majus.
- Selten Atrophie der Glutäalmuskulatur.

3) Fibulaköpfchen

Chronischer Druck auf den N. peronaeus (L_4–S_2) am Fibulaköpfchen infolge harter Lagerung (Schienen) oder Ganglien aus dem Kniegelenk.

▶ Pathologischer Befund
Ausstrahlender Schmerz im Unterschenkel.

◻ Tab. 11.4. Testschema bei motorischen Läsionen der Lumbal- und Thorakalsegmente (Hauptsegmente fett gesetzt)

Test	Segment (nach Kaeser)	Muskel	Merkwort
1. Oberschenkel beugen	L_1–L_3 (L_4)	Iliopsoas	Treppensteigen
2. Oberschenkel anspreizen	L_2, L_3 (L_4)	Adduktoren	Reiten, **Beine übereinanderschlagen**
3. Knie strecken	(L_2) L_3 (L_4)	Quadrizeps (Vastus medialis)	Treppensteigen
4. Fuß dorsal flektieren	(L_4) (L_5, S_1)	Fußextensoren (Tib. ant.)	Hackenstand
5. Großzehe dorsal flektieren	L_5	Extensor hallucis longus	(Außenkantenstand)
6. Fuß plantar flektieren	(L_5) S_1	Fußflexoren	Zehenstand
7. Fußaußenrand anheben	(L_4, L_5) S_1	Peronaeus brevis	Innenkantenstand
8. Aufrichten aus Rückenlage mit hinter dem Kopf verschränkten Armen (Beevor-Test)	Th_5–Th_{12}	Rectus abdominis	Bauchmuskeltest
Kombinierte Läsionen	L_4, L_5 L_5, S_1	Quadriceps femoris und Zehenstrecker, Peronäen, evtl. auch Triceps surae und Glutäen	

Tab. 11.5. Testschema bei motorischen Läsionen der Zervikalsegmente (in absteigender Folge)

Bewegung	Segment	Muskeln	Merkwort
1. Kopf nicken und drehen	C_1, C_2 XI. Hirnnerv	Kurze Nackenmuskeln (Rektus, Obliquus capitis, Rotatores)	»Kleines Ja und Nein«
2. Hals vor- und rückbeugen	C_1–C_4 XI. Hirnnerv	Skaleni Longus colli et capitis Sternocleidomastoideus Longissimus capitis Iliocostalis cervicis	»Großes Ja«
3. Schultergürtel heben	C_3, C_4 XI. Hirnnerv	Trapezius Skaleni Levator scapulae	Achselzucken
4. Tief ein- und ausatmen	C_3, C_4	Diaphragma	Seufzer
5. Oberarm abspreizen, Ellbogengelenk beugen	C_5 (C_6)	Deltoideus Bizeps	Bodybuilding
6. Ellbogengelenk beugen, Handgelenk strecken	(C_5) C_6	Bizeps Brachioradialis	Kampfgruß
7. Ellbogengelenk strecken, Handgelenk beugen und radial abduzieren	(C_6) C_7	Trizeps (Caput longum) Flexores (Extensores) carpi Flexor digitorum	Bestechung
Daumen abspreizen	C_7	Abductor pollicis brevis	
8. Finger beugen, Daumen anspreizen	(C_7) C_8 C_8	Flexor digitorum Adductor pollicis Opponens pollicis	Jendrassik der Gehörnte
Kleinfinger abspreizen	C_8	Abductor digiti quinti	
9. Finger spreizen und schließen	(C_8) Th_1	Interossei	Schere

4) Tarsaltunnel (Canalis malleolaris)

Das **Tarsaltunnelsyndrom entsteht durch Kompression des N. tibialis bzw. seiner Endäste** N. plantaris medialis und lateralis **im Canalis malleolaris**, gebildet aus Malleolus internus und Lig. lanciniatum. Im Kanal liegen außerdem die Sehnen des Tibialis posterior, Flexor hallucis longus und Flexor digitorum longus und Gefäße.

Pathologische Befunde
- Brennende Füße (Kausalgie), auch Parästhesien der Fußsohle, die durch Gehen verstärkt werden; manchmal auch nächtliche Schmerzen.
- Druckdolenz des N. tibialis hinter dem Malleolus medialis.
- Sensibilitätsstörungen (Parästhesie, Hyperästhesie) an der Fußsohle.
- Versiegen der Schweißsekretion (Anhidrose) an der Fußsohle.
- Parese der kleinen Fußmuskeln (evtl. Atrophie).
- Eventuell auch Fieber, Leukozytose und BKS-Beschleunigung (bei Muskelnekrosen CPK-Anstieg).

Vorkommen
Idiopathisch nach Traumen (Fußdistorsionen),
- nach distalen Unterschenkelfrakturen, Malleolarfrakturen,
- evtl. auch nach ungewohnten Anstrengungen (Marschleistungen, Training).

3 Motorik: Schnelltests Bein/Arm

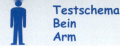

Testschema Bein Arm

Lumbaler Motorik-Schnelltest

a) L_1–L_3 = Treppensteigen

b) L_2–L_4 = „Reiter"

c) L_4 = Außenkantenhackengang

d) L_5 = Hackengang

e) S_1–S_2 = auf Zehenspitzen

Kennmuskeln

Iliopsoas
Rectus femoris

Psoas/Rectus
Adduktoren

L_4 Quadriceps fem.
Tibialis anterior
L_5 Zehenstrecker
S_1 Peroneus
Triceps surae
Zehenbeuger

Thorakaler Motorik-Schnelltest

f) Th_2–Th_{12} = Aufrichten aus Rückenlage
(Beevor-Test)

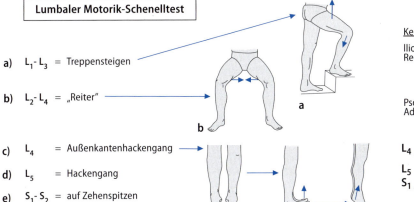

■ **Abb. 11.23a–f.** Motorische Schnelltests in der Lumbal- und Thorakalregion

Zervikaler Motorik-Schnelltest

C_1/C_2 = Kopfnicken
(Das „kleine Ja und Nein")

a) C_1/C_4 = Das „große Ja"

b) C_3/C_4 = „Der Seufzer"

c) C_5 = „Bodybuilding"

d) C_6 = „Kampfgruß"

e) C_7 = „Bestechung"

f) C_8 = Jendrassik
der „Gehörnte"

g) Th_1 = „Die Schere"

Diaphragma

Deltoideus
Bizeps

Bizeps-Brachioradialis
Handgelenkstrecker

Trizeps/Pron. teres
Handgelenkbeuger
Fingerstrecker
Daumenmuskeln

Fingerbeuger
Daumenadduktor
Kleinfingerabduktor

Interossei

■ **Abb. 11.24a–g.** Motorische Schnelltests in der Zervikalregion

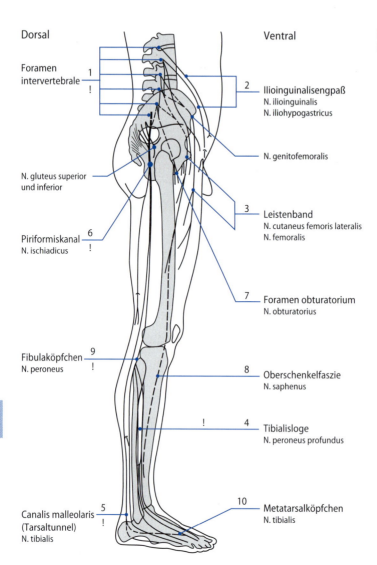

Abb. 11.25. Nervenengpässe am Bein (! = häufigeres Vorkommen)

Differenzialdiagnose
- Burning-feet-Syndrom (Simpson) bei Polyneuropathien,
- Morton-Metatarsalgie am 3. und 4. Metatarsale (Neurome der Nn. digitales).

5) Ilioinguinalisengpass (im Transversus abdominis)

Es kommt zu Druck- und Narbenparesen durch **Kompression des Nervs an den Durchtrittsstellen durch den Transversus abdominis und Obliquus internus.**

Test

Funktionsprüfung der schrägen Bauchmuskeln (Mm. obliquus internus und transversus abdominis; Abb. 11.26, S. 493).

Pathologische Befunde
- Kreuz- und Leistenschmerzen,
- vornübergebeugte Haltung beim Gehen (Vermeidung der Anspannung der Bauchdeckenmuskulatur),
- schmerzhafte Einschränkung der Hüftextension,
- schmerzhafte Einschränkung der Innenrotation im Hüftgelenk,

3 Motorik: Engpässe am Bein (Lokalisationen)

Tab. 11.6. Nervenengpässe am Bein

Engstelle	Nerv
1. Foramen intervertebrale	Nervenwurzeln
2. Piriformiskanal	N. ischiadicus
3. Fibulaköpfchen	N. peronaeus
4. Canalis malleolaris med. (Tarsaltunnel)	N. tibialis
5. Ilioinguinalisengpass im Transversus abdominis	N. ilioinguinalis
6. Leistenband	N. cutaneus femoris lat. und N. femoralis
7. Foramen (Canalis) obturatum	N. obturatorius
8. Oberschenkelfaszie am Kniegelenk	N. saphenus
9. Tibialisloge zwischen Tibia und den langen Zehenstreckern	N. peronaeus profundus
10. Metatarsalköpfchen	N. tibialis

— Druckdolenz medial und kaudal von der Spina iliaca anterior superior.

6) Leistenband

— **Meralgia paraesthetica:.** Kompression an der Durchtrittsstelle zwischen Lig. inguinale und Sartorius.
— Der **N. cutaneus femoris lateralis (L_2/L_3)** macht zwischen Lig. inguinale und Sartorius einen Knick von ca. 90°.

Tests
— »Umgekehrter Lasègue«: Hüftüberstreckung bei gebeugtem Kniegelenk (Abb. 11.28, S. 494),
— Sensibilitätsprüfung an der distalen Oberschenkelaußenseite (bis zum Kniegelenk),
— Palpation am Leistenband, medial von der Spina iliaca anterior superior und etwas unterhalb des Lig. inguinale.

Pathologische Befunde

— Intermittierende brennende Schmerzen an der vorderen Oberschenkelaußenseite nach längerem Stehen.
— Berührungsempfindlichkeit: Kleidungsstücke (besonders Gürtel) werden nicht vertragen.
— Sensibilitätsstörungen für alle Qualitäten an der Oberschenkelaußenseite (besonders Temperatur).

— Druckdolenz am Leistenband medial von der Spina iliaca anterior superior.
— Hüftstreckung schmerzhaft (umgekehrter Lasègue).

Hüftbeugung erleichtert Beschwerden.

Differenzialdiagnose
Es müssen ein radikuläres Reizsyndrom (L_3, L_4), eine beginnende Koxarthrose und eine proximale diabetische Neuropathie abgegrenzt werden.

N. femoralis (L2–L4)
Eine Läsion kann zustande kommen durch Kompression (Herniotomienarben, Hüftprothesen) und durch Fibrose nach Röntgenbestrahlung.

Pathologische Befunde (Abb. 11.29 a–e, S. 495)

— Gehen und Steigen behindert (Parese von Quadriceps femoris, Sartorius, Pectineus).
— Patellarsehnenreflex abgeschwächt oder fehlend.
— Sensibilitätsstörung an der Vorderseite des Oberschenkels und der Innenseite des Unterschenkels.

7) Foramen obturatorium

Der **N. obturatorius** (L_2–L_4) kann im Foramen obturatorius durch eine Hernie, ein Neoplasma oder nach Beckenfrakturen komprimiert werden.

❯ Pathologischer Befund

Schmerzen an der Innenseite des Kniegelenks (Howship-Romberg-Phänomen), z. B. bei Hüftgelenkentzündungen.

Differenzialdiagnose

Die Unterscheidung von Kniegelenkaffektionen erfolgt durch Feststellung von Paresen der Adduktoren, Verschwinden des Adduktorenreflexes, Hypalgesie im unteren Drittel der Oberschenkelinnenseite.

8) Oberschenkelfaszie

Hier kann der R. infrapatellaris des **N. saphenus** (aus N. femoralis, L_2–L_4) beim Durchtritt durch die Oberschenkelfaszie komprimiert werden.

❯ Pathologischer Befund

Schmerzen unterhalb der Patella (»Neuropathia patellae«).

9) Tibialisloge

Das **Tibialis-anterior-Syndrom** (N. peronaeus profundus, L_4–S_2) kommt akut und chronisch vor, als ischämische Nekrose der **3 Muskeln** (Tibialis anterior, Extensor hallucis longus sowie Extensor digitorum longus) und des **Nervus** peronaeus profundus in der Tibialisloge. Entstehung durch Gefäßthromben oder Überanstrengungen, z. B. bei Soldaten nach langen Märschen.

Tests

Prüfung der Dorsalflexion von Fuß und Zehen,
- Sensibilitätsprüfung im 1. Spatium interosseum,
- Druckschmerz an den beteiligten Muskeln,
- manchmal fehlender Puls der A. dorsalis pedis.

❯ Pathologische Befunde

- Intensiver Schmerz, Schwellung, Rötung in der Prätibialregion.
- Motorische Schwäche der Fußheber und Zehenstrecker (als myogene Parese).
- Motorische Schwäche der Extensores digitorum und hallucis brevis (neurogene Parese der N. peronaeus profundus).
- Sensibilitätsstörung im 1. Spatium interosseum des Fußrückens.
- Spätstadium: Keine Plantarflexion über 90° möglich und Hammerzehenstellung der Großzehe.

Sonderform. Der N. peronaeus superficialis kann mitbetroffen sein. Dann besteht eine Parese der Mm. peronaei (lateraler Fußrand hängt). Beidseitigkeit des Tibialis-anterior-Syndroms ist möglich.

Differenzialdiagnose

von der peripheren Peronäusparese durch:
- Anamnese: Beginn mit intensivem Schmerz.
- Fehlender Puls der A. dorsalis pedis.
- Phlebogramm der Unterschenkelvenen.

Therapeutischer Hinweis

Spaltung der Fascia cruris innerhalb von 24 h bei akuten Prozessen erforderlich.

10) Metatarsalköpfchen

Die **Morton-Metatarsalgie** des R. digitalis plantaris des N. tibialis entsteht durch chronische **Reizung des Nervs zwischen den Metatarsalköpfchen II, III und IV**, manchmal auch IV und V.

Test

Querkompression des Vorfußes (Gaenslen-Test, ◻ Abb. 7.120, S. 269).

❯ Pathologische Befunde

- Anfangs lokaler, später diffuser Vorfuß- bzw. Fußschmerz.
- Schmerzhafte Gangbehinderung.
- Plantarer Druckschmerz im Bereich des II.–V. Metatarsalköpfchens.
- Schmerz bei Querkompression des Vorfußes.
- Sensibilitätsausfall im distalen fibularen Fußsohlenbereich.

Plexusparesen im Lumbalbereich

Im Lumbalbereich gibt es 2 Nervenplexus:
1. **Plexus lumbalis (Th_2–L_4).** Bei Sensibilitätsstörungen sind Leiste und Oberschenkelvorderseite betroffen. Motorische Störungen betref-

fen die Hüftmuskeln: Flexoren, Außenrotatoren, Adduktoren, die Knieextensoren und die Bauchmuskeln.
Lumbale Plexusschädigungen sind wegen der geschützten Lage des Plexus selten. Engpässe fehlen.

2. **Plexus sacralis (L_4–S_4).** Störungen der Sensibilität betreffen die Oberschenkelrückseiten, die ganzen Unterschenkel und die Füße, Motorikstörungen die Knieflexoren sowie Unterschenkel- und Fußmuskeln.

Sakralplexusläsionen können aus folgenden Ursachen entstehen:
- **Traumatische Läsionen.** Nur bei schweren Becken- oder Kreuzbeinfrakturen.
- **Druckläsionen durch Organe des Beckenraums** z. B. Plexusläsionen bei Tumoren von Uterus bzw. Adnexen oder bei Gravidität bzw. Zangengeburten.

> **Pathologische Befunde**

Paresen der Peronäen (L_4, L_5) der Hüftadduktoren und Außenrotatoren (N. obturatorius).

Entzündungen und Tumoren

Entzündliche Paresen mit Symptomatik wie Stoffwechselplexusparesen.
- Neuritis carcinomatosa (Kollumkarzinom).
- Maligne Lymphome.
- Rektum- und Prostatakarzinom, Seminom.

> **Pathologische Befunde**

»Therapieresistenter Ischias«. Durch Grenzstrangbeteiligung bestehen
- diffuse Beinschmerzen ohne objektiven Befund,
- totale Anhidrose der Fußsohle,
- Temperaturerhöhung im betroffenen Fuß.

Differenzialdiagnose. Bei Wurzelläsionen (Prolaps) tritt **keine** Anhidrose auf.

Stoffwechselplexusparesen. Bei Diabetes mellitus.

> **Pathologische Befunde**

- Intensive Schmerzen in Hüfte und Oberschenkel (ventral) mit nächtlicher Verschlimmerung.

- Parese hüftnaher Muskeln (Quadriceps femoris), z. B. Schwäche beim Treppensteigen.
- Umgekehrter Lasègue positiv.
- Patellarsehnenreflex (manchmal auch Achillessehnenreflex) fehlt.
- Häufig auch Sensibilitätsstörungen.

Prognose gut.

Seltenere Paresen. Nach Röntgenbestrahlung Fibrose des perineuralen Bindegewebes mit Latenzzeit von Monaten.

Differenzialdiagnose der Plexusparesen
- **Intraspinale Prozesse:** Das **Kaudasyndrom** zeigt eine langsamere Progredienz und Beidseitigkeit der Paresen.
- Beim entzündlichen Kaudasyndrom (Elsberg-Syndrom) treten Miktionsstörungen und Liquorveränderungen auf.
- **Diskusprolapse** zeigen eine radikuläre einseitige Symptomatik.
- **Spondylolisthesen** können mit radikulären Ausfällen verbunden sein.
- **Entzündungen der Hüft- bzw. Iliosakralgelenke** können zu Pseudoparesen führen.
- Beckengürteltyp der **Dystrophia musculorum progressiva.**
- **Verschluss von Beckenarterien** (Thromben) mit Störungen im Gebiet des N. ischiadicus, tibialis, peronaeus.

Periphere Nervenlähmungen im Bereich des Plexus lumbalis (◘ Abb. 11.26–11.30) (in absteigender Segmentfolge)

1) **N. iliohypogastricus (Th_{12}, L_1)** (◘ Abb. 11.26)

- **Innervation der schrägen Bauchmuskeln**
- Der Nerv verläuft teilweise zusammen mit dem N. ilioinguinalis.

> **Normalfunktion**
>
> Rumpf drehen und aus der Rückenlage anheben.

Tests
- Motorik: **Schultern von der Unterlage abheben und Rumpf drehen.** Der U fixiert dabei die Beine. Prüfung von Obliquus abdominis internus und Transversus abdominis (◘ Abb. 11.26). Sensibilität: Prüfung der Haut an der Außenseite von Becken und Hüfte (R. cutaneus lateralis), sowie in der Leiste und an der Symphyse (R. cutaneus anterior).
- Die **Läsion des Nervs hat wenig Bedeutung,** da die schrägen Bauchmuskeln auch vom N. ilioinguinalis und den beiden letzten Thorakalnerven versorgt werden.

Vorkommen
Bei retroperitonealen oder Nierentumoren,
- Spätfolge nach paranephritischen Abszessen,
- durch Druckparese am Beckenkamm nur sensible Ausfälle (s. auch E/LBH-Region/3, S. 190, Palpationskreis Becken ventral).

N. ilioinguinalis (L_1) (◘ Abb. 11.26)
- Innervation der schrägen Bauchmuskeln
- Der Nerv verläuft kaudal und parallel zum N. iliohypogastricus.

◘ Tab. 11.7. Schnelldiagnostikschema bei Läsion peripherer Nerven im Lumbalbereich

Nerv	Segment	Test	Störung
Beinnerven **Lumbales Quintett (Th_{12}–L_4):**			
1. N. iliohypogastricus N. ilioinguinalis	Th_{12}–L_1 L_1	Aufrichten des rotierten Oberkörpers zur Prüfung der schrägen Bauchmuskeln	**Sensibilität:** Hüfte und Leistenregion
2. N. genitofemoralis	L_1, L_2	Cremasterreflex	
3. N. cutaneus femoris lateralis	L_2, L_3		**Sensibilität:** Außenseite der Oberschenkel
4. N. femoralis	L_1–L_4	Hüfte beugen, Knie strecken	**Parese:** Treppensteigen und Aufrichten aus Rückenlage behindert Sensibilität: Mediale Vorderseite von Ober- und Unterschenkel
5. N. obturatorius	L_2–L_4	Hüftadduktion	**Parese:** Abduktionsgang. Stehen behindert. Sensibilität: Hälfte der Oberschenkelinnenseite
Sakrales Quintett (L_4–S_3):			
1. N. glutaeus superior	L_4–S_1	Trendelenburg-Test zur Prüfung der Hüftabduktoren	**Parese:** Watschelgang
2. N. glutaeus inferior	L_5–S_2	Streckung des Hüftgelenks	**Parese:** Treppensteigen behindert
3. N. ischiadicus	L_4–S_3	Kniebeugung, Fuß- und Zehenbewegungen	
4. N. peronaeus communis	L_4–S_2	Hackengang zur Prüfung von Fuß- und Zehenhebern	**Parese:** Steppergang
5. N. tibialis	L_4–S_3	Zehengang und Abrollen des Fußes zur Prüfung der Fuß- und Zehenbeuger	**Parese:** Statik und Zehengang gestört

3 Motorik: Lumbale Plexusparesen

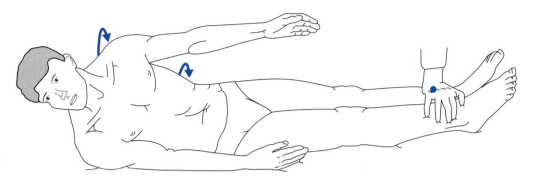

Abb. 11.26. N. iliohypogastricus (Th$_{12}$, L$_2$) und N. ilioinguinalis (L$_1$)

Normalfunktion
Rumpf drehen und aus der Rückenlage anheben.

Tests
- Motorik: **Prüfung der schrägen Bauchmuskeln wie bei 1** (Abb. 11.26).
- Sensibilität: Haut über Peniswurzel, Skrotum, Labia majora, Innenseite der Oberschenkel (R. cutaneus anterior und Nn. scrotales bzw. labiales anteriores).

Läsion des Nervs verursacht Neuralgien und Sensibilitätsausfälle in der Leistengegend. Symptome: Kreuz- und Leistenschmerzen, Vorneigung des Rumpfes beim Gehen, Behinderung von Innenrotation und Extension im Hüftgelenk.

Vorkommen. Bei Herniotomien (auch als Spätfolge durch Narbenstrikturen) und als Kompressionssyndrom.

2) N. genitofemoralis (L$_1$–L$_2$) (Abb. 11.27)
- Innervation des Cremaster

Normalfunktion
Cremasterreflex.

Tests
- Motorik: **Cremasterreflex**.
- Sensibilität: Prüfung in der Leistenbeuge (R. femoralis) sowie an der Haut von Skrotum bzw. Labia majora (R. genitalis).

Eine **Läsion** kann die sog. Spermatikusneuralgie verursachen.

Vorkommen: Nach Herniotomien.

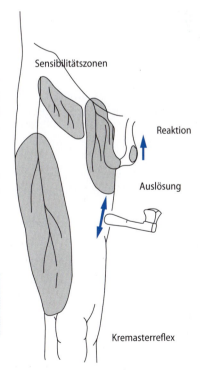

Abb. 11.27. N. genitofemoralis

3) N. cutaneus femoris lateralis (L$_2$–L$_3$) (Abb. 11.28 a, b)

- Sensibilität Außenseite Oberschenkel
- Es handelt sich hier um einen **rein sensiblen Nerven**. Austrittsstelle aus dem Becken, medial von der Spina iliaca anterior superior.

> **Normalfunktion**
>
> Er versorgt auf der anterolateralen Fläche des Oberschenkels eine gut handgroße Fläche oberhalb des Kniegelenks (Abb. 11.28 a).

Läsion. Symptome sind einseitig **brennende Schmerzen an der Außenseite des Oberschenkels**, und zwar meist intermittierend und nach längerem Stehen (Meralgia paraesthetica). Betroffen sind meist Männer mittleren Alters.

Tests
- Sensibilitätsprüfungen an der Außenseite des Oberschenkels.
- Umgekehrter Lasègue (Abb. 11.28 b).

▸ Pathologische Befunde
- Umgekehrter Lasègue positiv (Hüftstreckung schmerzhaft, neuralgischer Schmerz).
- Druckpunkt medial von der Spina iliaca anterior superior (s. E/LBH-Region/3, S. 190).
- Sensibilitätsstörungen für alle Qualitäten.
- In seltenen Fällen auch trophische Störungen (Hypotrichose) und Dyshidrose.

Vorkommen
- Meist **als Drucksymptom** (»Leistenbandsyndrom«) an der Austrittsstelle im Obliquus abdominis.
- Bei **Hüftoperationen** (Prothesen/Osteotomien),
- Appendixoperationen,
- Schwangerschaft,
- Gewichtszunahmen (Gürteldruck).

Differenzialdiagnose
- Reizsyndrom, L$_3$, L$_4$ (motorische Ausfälle und Abschwächung des Patellarsehnenreflexes).
- Koxarthrosen (ähnliche Beschwerden).
- Diabetogene Neuropathie.

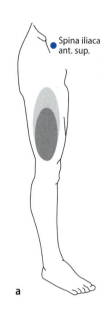

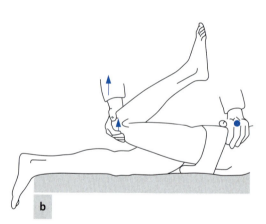

◘ **Abb. 11.28a,b.** N. cutaneus femoris lateralis. **a** Sensibilitätszone, **b** umgekehrter Lasègue

4) N. femoralis (L$_2$–L$_4$) (Abb. 11.29 a–e)

- **Innervation von Hüft- und Kniegelenkmuskeln/Sensibilität Innenseite Ober- und Unterschenkel**
- Der Nerv tritt durch den Psoas major und läuft dann an dessen Außenseite unter dem Lig. inguinale zum Canalis adductorius, den er als N. saphenus verlässt. Er versorgt sensibel die Haut an der Medialseite des Oberschenkels und an der Innenseite des Unterschenkels (Abb. 11.29 d).

3 Motorik: Lumbale Plexusparesen

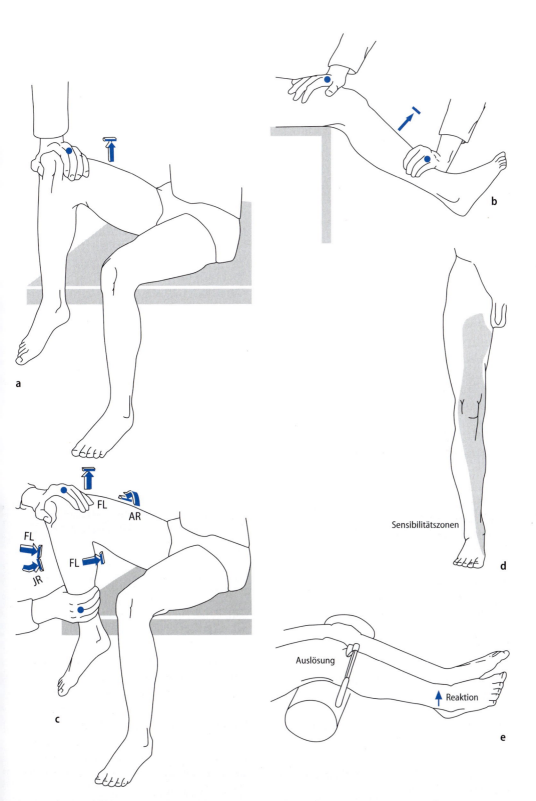

Abb. 11.29. a Test Iliopsoas, b Quadriceps femoris, c Sartorius, d Sensibilitätszone, e Patellarsehnenreflex.

Normalfunktion

- Innervation der Hüftbeuger (Psoas, Rectus femoris, Sartorius) und des Kniestreckers (Quadriceps femoris) sowie der Außenrotation des Hüftgelenks und Innenrotation und Beugung des Kniegelenks (Sartorius) (Abb. 11.29 a–e).
- Innervation der Haut an Oberschenkel- und Unterschenkelinnenseite (Abb. 11.29 d), N. saphenus (Unterschenkel), Rami cutanei anteriores (Oberschenkel).

Tests

- Psoas (Abb. 11.29 a),
- Rectus femoris (Abb. 11.29 b),
- Sartorius (Abb. 11.29 c) Schneidersitz,
- Sensibilitätsprüfung (Abb. 11.29 d),
- Patellarsehnenreflex (Abb. 11.29 e).

▶ Pathologische Befunde

Bei Läsion im Beckenbereich:

- Gehen und Steigen behindert (Iliopsoas). Restfunktion erhalten durch Plexusäste, L_2, L_3 für Psoas major, ferner Sartorius, Rectus femoris und Tensor fasciae latae.

Bei Läsion unterhalb des Leistenbandes:

- Bergaufgehen behindert (Quadriceps-femoralis-Ausfall). Bergab wird das kranke Bein vorgesetzt.
- Der Patellarsehnenreflex ist erloschen oder abgeschwächt.
- Sensibilitätsstörung an der vorderen Medialseite des Ober- und Unterschenkels.

Vorkommen

- Retroperitoneale Prozesse (Tumoren),
- Hüftoperationen,
- Appendizitiden,
- Blutgerinnungsstörungen (Antikoagulanzientherapie).
- Sensibles Syndrom durch stumpfes Trauma des N. saphenus oberhalb des Condylus medialis (Neuropathia patellae).

Differenzialdiagnose

- **Radikuläres Syndrom** (L_3–L_4 durch Diskusprolaps. Hierbei aber sensibler Ausfall auf der Oberschenkelstreckseite. Funktionsstörung an den Adduktoren, PSR abgeschwächt, bei L_4-Läsion auch Tibialis anterior betroffen.
- **Plexusparesen** haben ausgedehntere Paresen der hüftnahen Muskulatur zur Folge.
- **Diabetogene Neuropathie.**
- **Muskeldystrophie** (Parese des Quadriceps femoris, langsamer Verlauf, keine Sensibilitätsstörungen).
- **Muskelatrophie** bei Kniegelenkaffektionen, besonders des Vastus medialis.

5) N. obturatorius (L_2–L_4) (Abb. 11.30 a–c)

- **Hüftadduktor**
- Der Nerv verläuft im Psoas, den er am Medialrand verlässt, und tritt dann durch das Foramen obturatorium.

Normalfunktion

- Innervation der Adduktoren.
- Innervierte Muskeln: Pectineus, Obturatorius externus, Adduktorengruppe (der Adductor longus wird noch vom N. femoralis, der Adductor magnus vom N. ischiadicus mitversorgt), Gracilis.
- Innervation der Haut: Ovales Hautfeld in der unteren Hälfte der Oberschenkelinnenseite (Abb. 11.30 c).

Test

- Adduktion der Oberschenkel gegen Widerstand (Abb. 11.30 a, b),
- Sensibilitätsprüfung (Abb. 11.30 c).

▶ Pathologische Befunde

- Bein wird zirkumduziert (Überwiegen der Abduktoren),
- Parästhesien im Hautareal des Nervs.

Vorkommen

- Beckenfrakturen
- Hernia obturatoria,

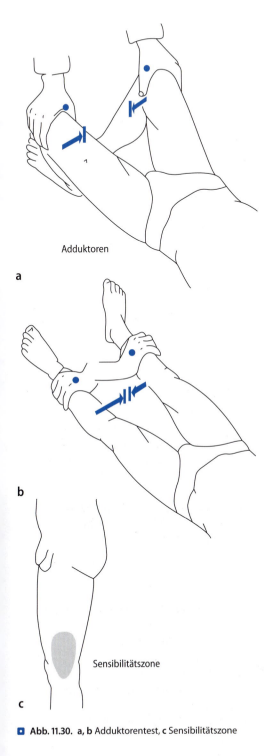

Abb. 11.30. a, b Adduktorentest, c Sensibilitätszone

- entzündliche Prozesse des Hüftgelenks (Knieschmerzen),
- spastische Parese (Howship-Romberg-Phänomen).

Periphere Nervenlähmungen im Bereich des Plexus sacralis (in absteigender Folge) (Abb. 11.31–11.35)

1) **N. glutaeus superior (L_4–S_1) (Abb. 11.31 a–f)**

- Hüftabduktor (Trendelenburg)
- Der »**Trendelenburg-Nerv**« verläuft durch das Foramen suprapiriforme und weiter zwischen Glutaeus medius und minimus zum Tensor faciae latae.

Normalfunktion
Abduktion und Innenrotation des Oberschenkels (Glutaeus medius und minimus und Tensor fasciae latae).

Tests
- Testung der Abduktion und Innenrotation (Abb. 11.31 a, b).
- Trendelenburg (Abb. 11.31 c–e).
- Sensibilitätsprüfung, Oberschenkelrückseite (Abb. 11.31 f).

Pathologische Befunde
- Abkippen des Beckens zur unbelasteten Seite **(Trendelenburg-Zeichen, Watschelgang)** (Abb. 11.31 d).
- Oberkörperverlagerung über das Standbein **(Duchenne-Zeichen)** (Abb. 11.31 e).
- Sensibilitätsstörungen (Abb. 11.31 f).

2) **N. glutaeus inferior (L_5–S_2) (Abb. 11.32)**

- Hüftstrecker
- Er verläuft durch das Foramen infrapiriforme.

Normalfunktion
Innervation der Oberschenkelstrecker, Glutaeus maximus.

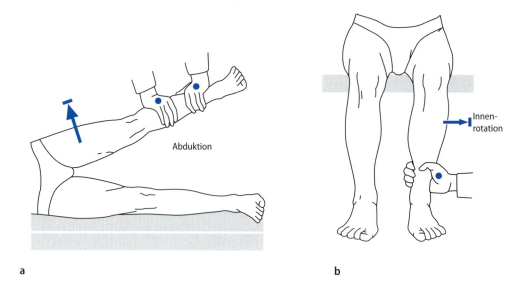

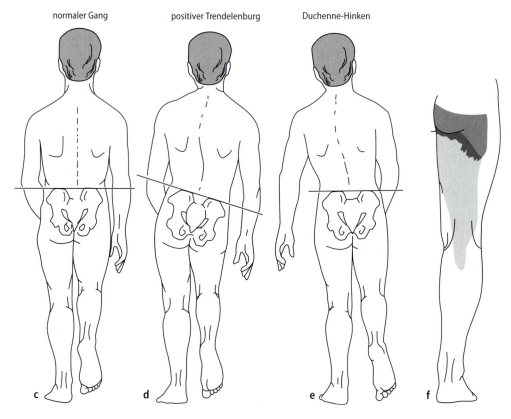

Abb. 11.31a,b. Glutaeus medius, minimus und Tensor fasciae latae. Normale und pathologische Befunde bei Läsion des N. glutaeus superior: Trendelenburg, **c** Normalbefund, **d** starke Parese (Trendelenburg +), **e** leichtere Parese (Duchenne-Zeichen), **f** Sensibilitätszone.

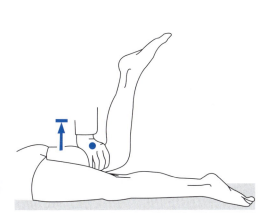

Abb. 11.32. Glutaeus maximus

Tests
Aufstehen vom Sitzen,
- Oberschenkelstreckung gegen Widerstand (Abb. 11.32).

▸ Pathologische Befunde
- Die Mulde dorsal vom Trochanter major fehlt.
- Atrophie der Gesäßhälfte.
- Die Glutäalfalte steht bei Parese tiefer.
- Treppensteigen erschwert oder unmöglich.
- Aufstehen aus dem Sitzen erschwert oder unmöglich.

Vorkommen
- Spritzenlähmungen (sofort nach der Injektion oder nach einigen Stunden),
- Entbindungslähmung,
- progressive Muskeldystrophie,
- andere Myopathien.

Differenzialdiagnose
- Kongenitale Hüftluxation,
- Coxa vara.

3) N. ischiadicus (L_4–S_1) (Abb. 11.33 a, b)
Hüftaußenrotator, Knie- und Fußbeweger
- Kräftigster und längster peripherer Nerv, verläuft durch das Foramen infrapiriforme am Gesäßunterrand, dann zwischen Trochanter major und Tuber ischiadicum zum Oberschenkel. Oberhalb des Kniegelenks Teilung in die Endäste N. tibialis und N. peronaeus communis.

Normalfunktion
- Innervation der Hüftaußenrotatoren, Kniebeuger, Knierotatoren und Fußbeweger. Innervierte Muskeln: Die ischiokrurale Muskulatur, fast alle Außenrotatoren des Hüftgelenks und alle Unterschenkel- und Fußmuskeln.
- Innervation der Haut: Laterale Oberschenkelrückseite und Fuß (außer medialer Knöchel und medialer Fußrand, die durch den N. saphenus major innerviert werden).

Tests
- Lasègue- und Bragard-Zeichen prüfen (Abb. 11.33 a).
- Knieflexion gegen Widerstand (Abb. 11.33 b).
- Fuß- und Zehenbewegungen (N. peronaeus und N. tibialis).

▸ Pathologische Befunde
- Kniebeugerparese (ischiokrurale Gruppe).
- Reflexe von Biceps femoris, Semitendinosus, Semimembranosus gestört.
- Eine gewisse Knieflexion durch Sartorius (N. femoralis) und Gracilis (N. obturatorius) ist möglich.
- Wenn der N. cutaneus femoris posterior betroffen ist, evtl. auch Sensibilitätsstörung der lateralen Oberschenkelrückseite und des Fußes, außer am medialen Knöchel und Fußrand.
- Ausfall sämtlicher Unterschenkel- und Fußmuskeln (N. peronaeus und N. tibialis).

Vorkommen (vorwiegend Peronäusanteil betroffen) bei:
- Luxation und Luxationsfrakturen des Hüftgelenks,
- Femur- und suprakondylären Femurfrakturen,
- nach Hüftoperationen,
- Spritzenlähmung: 75% der Patienten haben eine Sofortparese **ohne** Schmerzen, nur bei 15% Sofortschmerz und bei 10% nach Intervall (Stunden bis Tage) Auftreten von Paresen,
- Geburtslähmungen (selten),
- nach Verlängerungsosteotomien.

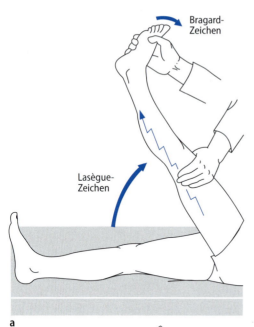

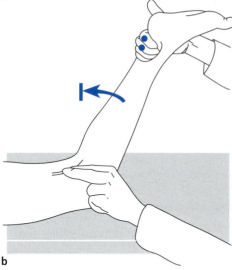

Abb. 11.33. a Nervendehnungsschmerz (Lasègue-Zeichen). **b** Testung der Ischiokruralmuskulatur

Differenzialdiagnose
Durch Anhidrose der Fußsohle, die bei radikulären Syndromen nie vorkommt.

4) N. peroneus communis (L_4–S_2) (Abb. 11.34 a–e)
— Sprunggelenkbeweger

> **Normalfunktion**
> Innervation der Sprunggelenkbeweger und der Gewölbespanner des Quergewölbes.
> N. peronaeus superficialis:
> — Plantarflexion im oberen Sprunggelenk,
> — Eversion (Pronation, Abduktion und Dorsalflexion) im unteren Sprunggelenk durch Peronaeus longus und brevis,
> — Versorgung der Haut des Fußrückens über die Nn. cutanei dorsalis intermedius und medialis.
> N. peronaeus profundus:
> — Dorsalflexion im oberen Sprunggelenk,
> — Inversion (Supination, Plantarflexion) Adduktion im unteren Sprunggelenk durch Tibialis anterior, Extensor digitorum longus und brevis sowie Extensor hallucis longus und brevis,
> — Versorgung der Haut des Spatium interosseum I über die Nn. digitales.

Leitmuskeln für die Palpation: Biceps femoris, an dessen Medialrand der Nerv oberhalb der Kniekehle zu tasten ist.

Tests
— Hackengang (Abb. 11.34 a),
— Dorsalflexion des Fußes (Abb. 11.34 b),
— Dorsalflexion der Zehen (Abb. 11.34 c),
— Heben des lateralen Fußrandes (Abb. 11.34 d),
— Sensibilitätsprüfung am Fußrücken, Unterschenkelaußenseite und Spatium interosseum I (Abb. 11.34 e).

3 Motorik: Sakrale Plexusparesen

❯ Pathologischer Befund

Lähmung des N. peronaeus superficialis
- Ausfall der Fußheber,
- Pes equinovarus,
- Steppergang,
- Hypästhesie an der Außenseite des Unterschenkels und am Fußrücken.

Lähmung des N. peronaeus profundus
- Ausfall der Zehenstrecker,
- Hypästhesie des Fußrückens zwischen der 1. und 2. Zehe.

Lähmung des Gesamtnervs
- Parese aller Fußheber und Zehenstrecker,
- Eversion behindert,
- Pes equinovarus (lateraler Fußrand hängt),
- Steppergang (Fuß wird höher gehoben als normal),
- Sensibilitätsstörung an der lateralen Unterschenkel- und Fußseite sowie im Spatium interosseum I.

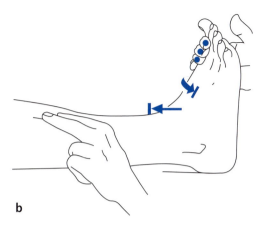
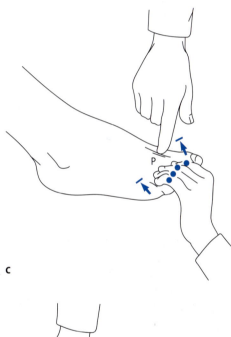
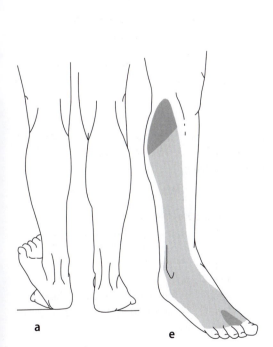
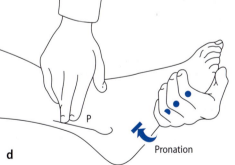

Abb. 11.34. a Hackengang, b Testung der Fußheber, c Dorsalflexion der Zehen, d Hebung des lateralen Fußrandes, e Sensibilitätszone.

Vorkommen
- Drucklähmung am Fibulaköpfchen durch Gipsverbände, knieende Arbeit,
- Fibulaköpfchenfrakturen,
- Kniegelenkluxationen,
- Verletzung des lateralen Kollateralbandes (Meniskusoperation),
- Ganglien,
- Diabetes mellitus (beidseitige Störungen).

Differenzialdiagnose
- **Wurzelsyndrom L_5.**
- **Polyneuropathien,** die beidseitig auftreten und mit Reflexabschwächungen und Sensibilitätsstörungen verbunden sind.
- **Spastische Parese** mit Zirkumduktion des Beines und ohne Steppergang.

5) N. tibialis (L_4–S_3) (Abb. 11.35 a–c)
- Fuß- und Zehenbeweger

Er entstammt der ventralen Schicht des N. ischiadicus. Bei hoher Teilung geht er bereits selbständig durch das Foramen infrapiriforme. In Höhe der Achillessehne verbindet er sich mit dem R. communicans des peronaeus aus dem N. cutaneus surae lateralis zum N. suralis und verläuft dann zusammen mit der V. saphena parva durch den Sulcus malleolaris zum lateralen Fußrand als N. cutaneus dorsalis lateralis. Der Hauptstamm verläuft durch den Canalis malleolaris zwischen Flexor hallucis und Flexor digitorum longus. Dort findet die Teilung in **die Endäste** N. plantaris medialis und N. plantaris lateralis statt.
- Der **N. plantaris medialis** (entspricht dem N. medianus am Arm) innerviert den **Großzehenballen,** die medialen Beuger und die Lumbricales I und II.
- Der **N. plantaris lateralis** (entspricht dem N. ulnaris am Arm) innerviert den **Kleinzehenballen,** die Interossei, die Lumbricales III und IV, den Adductor hallucis und den Flexor hallucis brevis (kurzer Kopf).

Leitmuskel für die Palpation: Flexor digitorum longus (hinter dem medialen Knöchel).

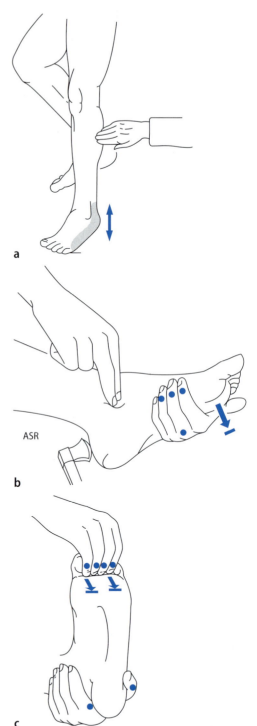

Abb. 11.35. **a** Untersuchung der Plantarflexion des Fußes durch Hüpfen auf dem getesteten Bein, **b** Testung der Fußflexoren und Achillessehnenreflex, **c** Testung der Zehenflexoren

Normalfunktion

– Innervation der Sprunggelenkbeweger (Flexoren, Supinatoren und Adduktoren), Längsgewölbespanner, Zehenbeuger und -spreizer. Außerdem sensible Innervation der dorsalen Unterschenkelfläche, der Ferse, Fußsohle und der Beugeseite der Zehen (am Endglied auch der Streckseite).
– Innervierte Muskeln: Gastrocnemius, Plantaris, Soleus, Popliteus, Tibialis posterior, Flexor digitorum longus, Flexor hallucis longus, kleine Fußmuskeln.

Tests

– Hüpfen auf einem Bein (◘ Abb. 11.35 a),
– Plantarflexion des Fußes (◘ Abb. 11.35 b),
– Zehen beugen und spreizen (◘ Abb. 11.35 c),
– Prüfung von Achillessehnen- und Tibialisposterior-Reflex (◘ Abb. 11.35 b),
– Sensibilitätsprüfung von Wade, Fußsohle und Zehen.

❯ Pathologische Befunde

– Hackenknickfuß, d. h. Hackengang und fehlende Fußabrollung,
– Parese der Fuß- und Zehenbeuger sowie der kleinen Fußmuskeln,
– Ausfall von Achillessehnen-, evtl. auch Tibialis-posterior-Reflex (Zehenspreizung möglich),
– schwache Plantarflexion durch den Peroneus longus möglich,
– Sensibilitätsstörung von lateralem Fußrand, Ferse und Fußsohle.

Zur **Symptomatik des Tarsaltunnelsyndroms** s. S. 486.

Bei Sitz der Läsion nach Abgang des N. suralis an der Ferse:
– Ausfall von Zehenbeugung und -spreizung,
– Plantarflexion des Fußes erhalten,
– Achillessehnenreflex erhalten,
– Sensibilitätsstörung nur an der Fußsohle,
– Anhidrose der Fußsohle.

Vorkommen

– Suprakondyläre Femurfrakturen,
– Kniegelenksluxationen, Tibiafrakturen,
– beruflich bei dauernder Tretbewegung (Fußhebel),
– Frakturen des Malleolus medialis und der subtalaren Region.

10 Engpasssyndrome am Arm (◘ Abb. 11.36, 11.37, ◘ Tab. 8.8) : Arme

Nervenwurzeln, Plexus und periphere Nerven durchlaufen **10 Engpässe an Hals und Arm**

1) Foramen intervertebrale

Test

Maximale Dorsalflexion und Rotation des Kopfes zur Seite der Beschwerden zur größtmöglichen Verkleinerung des Foramen intervertebrale (Spurling-Test).

❯ Pathologischer Befund

Schmerzausstrahlung in das Dermatom.

Vorkommen

– Bandscheibenprolapse und -protrusionen,
– Osteochondrosen, Spondylosen,
– Blockierungen in Divergenzstellung bei gleichzeitigen Bandscheibenprotrusionen.

2) Obere Thoraxapertur

Test

Druck auf die Schulter.

❯ Pathologische Befunde

– Schmerzausstrahlung in den Arm,
– Miosis, Ptosis, Enophthalmus (Horner-Syndrom),
– quadrantenförmige Anhidrose (Gesicht, Hals, Arm, oberes Thoraxdrittel).

Vorkommen

– Vor allem bei Tumoren der Lungenspitze (Pancoast-Tumor), Mammakarzinom, Lymphosarkom, Lymphogranulomatose.
– Seltener infolge Polyneuropathie bei Panarteriitis nodosa oder Diabetes mellitus.

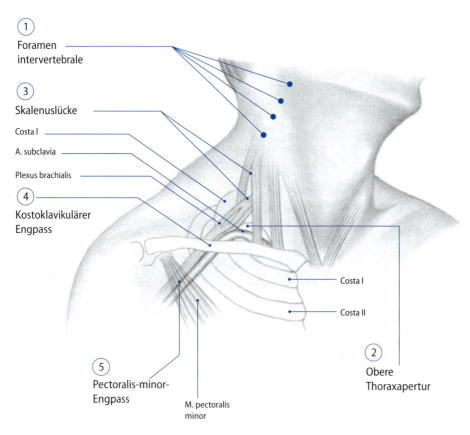

◘ Abb. 11.36. Nervenengpässe im Bereich des Schultergürtels

◘ Tab. 11.8. Nervenengpässe am Arm	
Engstelle	**Nerv**
Schultergürtel	
1. Foramen intervertebrale	Nervenwurzeln
2. Obere Thoraxapertur zwischen Lungenspitze und 1. Rippe	Plexus brachialis
3. Skalenuslücke zwischen Scalenus anterior, Scalenus medius und 1. Rippe	Plexus brachialis
4. Kostoklavikulärer Engpass zwischen 1. Rippe und Klavikula	Plexus brachialis
5. Pectoralis-minor-Engpass bei Hyperabduktion des Armes zwischen Pectoralis minor und Processus coracoideus	Plexus brachialis
Armbereich	
6. Supinatorkanal	N. radialis
7. Pronatorkanal	N. medianus
8. Karpaltunnel unter dem Lig. carpi transversum	N. medianus
9. Kubitaltunnel (Sulcus ulnaris olecrani)	N. ulnaris
10. Loge de Guyon unter dem Lig. pisohamatum	N. ulnaris

3 Motorik: Nervenengpässe am Arm

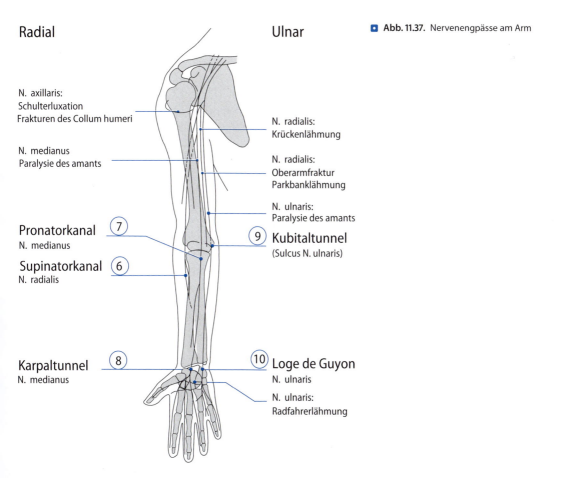

◘ Abb. 11.37. Nervenengpässe am Arm

Radial

N. axillaris:
Schulterluxation
Frakturen des Collum humeri

N. medianus
Paralysie des amants

Pronatorkanal (7)
N. medianus

Supinatorkanal (6)
N. radialis

Karpaltunnel (8)
N. medianus

Ulnar

N. radialis:
Krückenlähmung

N. radialis:
Oberarmfraktur
Parkbanklähmung

N. ulnaris:
Paralysie des amants

(9) Kubitaltunnel
(Sulcus N. ulnaris)

(10) Loge de Guyon
N. ulnaris

N. ulnaris:
Radfahrerlähmung

3) Skalenuslücke

❯ Pathologische Befunde

Die Symptome beim Skalenussyndrom entsprechen meist einer unteren Plexusparese:
- Missempfindungen und Schmerzen in der ulnaren Hand- und Unterarmseite, besonders bei hängendem Arm.
- Verstärkung durch Tragen von Lasten.
- Oft Handödem, Schmerzen und Blässe der Finger (A. subclavia).
- Sensibilitätsausfälle im ulnaren Bereich von Hand und Unterarm.
- Paresen, später Atrophien der kleinen Handmuskeln (Interossei), von Hypothenar und Thenar, evtl. auch der langen Fingerflexoren.

Tests

Adson-Probe: Der Kopf wird zur kranken Seite gedreht und in den Nacken gelegt (Kinn heben), dabei tiefe Inspiration. Dadurch werden die Skaleni angespannt und die Skalenuslücke verkleinert.

❯ Pathologischer Befund

Verschwinden oder Schwächerwerden des Pulses, Stenosegeräusch über der A. subclavia.

Plateauzeichen. Der 90° abduzierte gestreckte Arm wird mit einem Tablett belastet.

❯ Pathologischer Befund

Wie bei der Adson-Probe.

4) Kostoklavikulärer Raum

Das Kostoklavikularsyndrom zeigt das gleiche klinische Bild wie das Skalenussyndrom. Im Vordergrund steht hier das Handödem.

Test

Schulter nach hinten herunterziehen, dabei tiefe Inspiration oder Führen des 90° abduzierten Armes nach dorsal.

> **Pathologischer Befund**

Wie bei 3).

Vorkommen
- Bei Menschen mit hängenden Schultern,
- bei alten Menschen mit Rundrückenbildung,
- bei Halsrippe oder deformierter 1. Rippe,
- bei schlecht verheilten Klavikulafrakturen,
- bei Blockierung der 1. Rippe oder der Klavikula.

5) Pectoralis-minor-Engpass

Es kann zu einem Hyperabduktionssyndrom durch länger dauernde **forcierte Arbeit über dem Kopf** oder Schlafen mit über dem Kopf liegenden Arm kommen. Das klinische Bild ist das gleiche wie bei 4.

Test

Maximale Hyperabduktion des gestreckten Armes.

> **Pathologischer Befund**

Wie bei 3.

6) Supinatorkanal

Das Supinatorkanalsyndrom entsteht durch Läsion des Ramus profundus des N. radialis.

Tests

Es müssen alle Hand- und Fingerextensoren geprüft werden.
- Trizeps, Brachioradialis und Extensores carpi sind intakt.

> **Pathologische Befunde**
- Allmählich entstehende »Fallfinger« mit Radialabweichung (durch erhaltene Funktion der Extensores carpi radialis longus und brevis). Schwäche im Extensor digiti minimi.
- Parese aller Fingerextensoren und des Extensor carpi ulnaris.
  – Manchmal teigig ödematöse Schwellung (Gubler-Schwellung).

Vorkommen

Bei Entzündungen der Bursa bicipitoradialis?

7) Pronatorkanal

Das Pronatorkanalsyndrom entsteht durch **Druckläsion des N. medianus.**

> **Pathologische Befunde**
- Parästhesien der radialen Finger. Sensibilitätsstörungen können an den ersten 3½ Fingern und volar auch am Handteller auftreten,
- Druckdolenz am Pronator teres,
- allmähliche Entstehung einer Medianusparese (Pronatoren, Handbeuger, lange Fingerbeuger, Daumenballen).

Tests
Finger
- Faustprobe: Statt die Faust zu schließen, zeigt der Patient die »Schwurhand« (Parese des Flexor digitorum profundus).
- Falten der Hände behindert (ebenfalls durch Parese des Flexor digitorum profundus).

Daumen
- Flaschenzeichen: Durch Parese von Abductor und Opponens pollicis liegt die »Schwimmfalte« nicht an.
- Daumenmühle (Däumchen drehen): Die Bewegung ist nicht möglich bei Parese aller Daumenballenmuskeln.
- Zirkelzeichen: Daumenführung entlang den Fingergrundgelenken ist bei Parese des Opponens pollicis nur in der ersten Hälfte mit Hilfe des Adductor pollicis möglich.

Hand. Handbeugen: Es wird die Funktion des Flexor carpi radialis geprüft.

Unterarm. Durch Pronation des Unterarms werden der Pronator teres (in leichter Flexion) und der Pronator quadratus (in maximaler Flexion) geprüft.

8) Karpaltunnel

Das Karpaltunnelsyndrom entsteht **ebenfalls durch Druckläsion des N. medianus.**

▶ Pathologische Befunde

Brachialgia paraesthetica nocturna der ganzen Hand.
- Ausstrahlung bis in Oberarm, Schulter und Nacken.
- »Wurstfingergefühl« am Morgen ohne sichtbaren Lokalbefund.
- Intensive Arbeit wirkt auslösend.
- Häufig auch nächtliche Parästhesien.
- Besserung bei Hängenlassen des Arms.
- Später auch Parästhesie am Tag (zeigt sich z. B. beim Knöpfezumachen).
- Hypästhesie der Fingerkuppen (Münzentest) macht feinere Arbeiten unmöglich.

Vorkommen

Vor allem bei Handarbeitern und Frauen in bestimmten Lebensabschnitten (30–50 Jahre), besonders in Zeiten hormoneller Umstellung (Gravidität, Klimakterium).

Tests

- Druck auf den Nerv radial vom Palmaris longus und am Thenaransatz.
- Sensibilitäts- und motorische Tests wie beim Pronatorkanalsyndrom.
- Flaschentest zur Prüfung des Abductor brevis.

▶ Pathologische Testbefunde

- Druckschmerz und/oder Parästhesien durch Druck auf den Nerv bzw. durch Dorsalflexion der Hand.
- Druckschmerz am Thenaransatz und Palmaris longus. Dorsalflexion der Hand verstärkt die Parästhesien.
- Thenarmuskelparese, v. a. des Abductor pollicis, und Daumenballenatrophie.
- Motorische und/oder sensible Ausfälle wie bei Pronatorkanalsyndrom.

9) Kubitaltunnel (Sulcus N. ulnaris)

Das **Kubitaltunnelsyndrom** ist eine proximale Ulnarisparese, die durch Druck auf den Nerv entsteht. Beim Beugen des Ellenbogens wird der N. ulnaris nach medial gegen den Epicondylus ulnaris gedrückt, ferner wird der mediale Trizepskopf in den Sulcus gezogen. Das Lig. collaterale ulnare verhindert die Verlagerung des Nervs und übt damit ebenfalls einen Quetschdruck aus.

▶ Pathologische Befunde

- Einschlafgefühl in den 2 ulnaren Fingern.
- Druckdolenz und Verdickung (Seitenvergleich) des Nervs ist im Sulcus nervi ulnaris tastbar, Luxation des Nervs bei Ellenbogenbeugung evtl. sichtbar.
- Diskrete Sensibilitätsstörung im Ulnarisgebiet, an den letzten 1½ Fingern und den entsprechenden ulnaren Handanteilen.
- Motorische Schwäche der kleinen Handmuskeln und des Hypothenars; die Flexoren sind meist nur gering gestört.
- Trophische Störungen (Dupuytren-Kontraktur, Kleinfingerdeformitäten, Nagelveränderungen).

Tests

- **Daumen**
  Froment-Zeichen: Bei Parese des Adductor pollicis kann der Daumen nicht an den Zeigefinger adduziert werden. Das Daumenglied wird durch Substitution mit Hilfe des Flexor pollicis longus gebeugt.
- **Finger**
  – Spreizen und Schließen der Finger zur Prüfung auf Parese der Interossei und des Abductor digiti V.
  – Knipsbewegung: Schwäche der Endphalangen deutet auf Parese der Interossei hin.
  – Kratzbewegung mit dem kleinen Finger zur Prüfung des Flexor digitorum profundus.
  – Beugung der Grundgelenke des 4. und 5. Fingers zur Prüfung der Interossei und Lumbricales.
- **Hand**
  Ulnarbeugung des Handgelenks zur Prüfung des Flexor carpi ulnaris.

10) Loge de Guyon

Hier kann, lateral vom Karpaltunnel, eine **distale Ulnarisparese** entstehen.

> **Pathologische Befunde**
- Meist keine Sensibilitätsstörung (evtl. diskret volar am 4. Finger).
- Atrophie des Spatium interosseum I (dorsal) durch Parese des Adductor pollicis.
- Hypothenar meist intakt, d. h. keine Abduktions- und Krallenstellung des 4. und 5. Fingers.

Plexusparesen im Zervikalbereich

1) Obere Plexuslähmung (Duchenne-Erb-Lähmung, C_5–C_6) (◘ Abb. 11.38 a, ◘ Tab. 8.9)

Inspektion. Der hängende Arm steht in Innenrotation (Handfläche nach dorsal).

Tests

Die Funktionstests sind in ◘ Tab. 8.9 aufgeführt. Sensibilitätsausfälle können über dem Deltoideus und auf der Radialseite des Unterarms festgestellt werden (◘ Abb. 11.38 a).

◘ **Tab. 11.9.** Funktionstests bei oberer Plexuslähmung

	Test	Nerv	Muskel
Schulterblatt	Adduktion an die WS	N. dorsalis scapulae	Rhomboidei
Oberarm	Abduktion Außenrotation	N. axillaris N. suprascapularis	Deltoideus Supraspinatus Infraspinatus
Ellenbogen	Flexion Extension	N. musculocutaneus N. radialis	Biceps brachii, Brachialis Triceps brachii
Unterarm	Supination		Supinator
Hand	Dorsalextension	N. radialis	Handextensoren

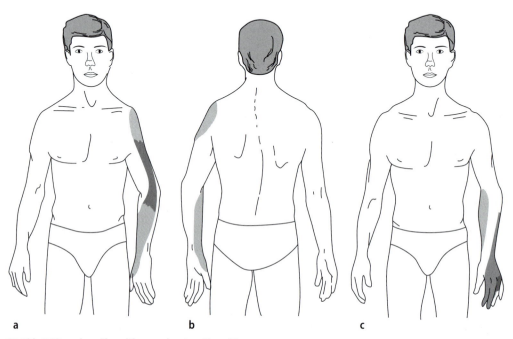

◘ **Abb. 11.38.** a obere Plexuslähmung, b untere Plexuslähmung

3 Motorik: Zervikale Plexusparesen

Vorkommen
Mechanische Kompression:
- in den Engpässen 2 (S. 503) und 5 (S. 506),
- durch Druck auf die Schultern bei Asthenikern mit Hängeschultern,
- als Rucksacklähmung durch Tragen von Lasten,
- durch Schlafen mit hochgeschlagenem Arm.

Traumen
- Wurzelausrisse (bei Motorradunfällen),
- Frakturen und Luxation des Schultergelenks,
- Geburtslähmung bei Steißlagen.

Entzündungen (Plexusneuritis). Sie treten meist bei Jugendlichen und Männern auf, betroffen ist v. a. der rechte Oberarm. Als **Vorerkrankung** sind oft Nasen-Rachen-**Infekte** festzustellen, seltener grippale Infekte oder Seruminjektionen. Zunächst treten heftige Initialschmerzen auf, die einige Tage bis zu 3 Monaten andauern, danach Lähmungen im Schulter-Oberarm-Bereich (häufig Serratus anterior). Sensibilitätsstörungen sind seltener (ca. 25%).

Tumoren. Beginn mit Brachialgie der ulnaren Finger bei Tumoren der Lungenspitze (Pancoast-Tumoren), Bronchialkarzinomen, Mammakarzinomen, Lymphosarkomen, Lymphogranulomatose. Besserung durch Röntgenbestrahlung und Operation der Tumoren (z. B. Ausräumung der axillären Lymphknoten).

Röntgenbestrahlung. Durch Induration des Bindegewebes können entstehen:
- Armödem,
- intensive therapieresistente Neuralgien,
- motorische und sensible Paresen eines Plexusteils,
- Osteolysen (Usuren) mit Klavikula- und Rippenfrakturen (Arrosionen auch an den Wirbelkörpern),
- Lungenfibrose.

2) **Untere Plexuslähmung (Klumpke-Lähmung, C_8–Th_1) (Abb. 11.38 b)**
▶ **Pathologische Befunde**
- Krallenstellung durch Hyperextension der Grundgelenke und Flexion der Interphalangealgelenke der Finger,
- Atrophie der Unterarmmuskeln,
- Parese der Handmuskeln.

Tests
- Finger spreizen und schließen (Prüfung der Interossei).
- Prüfung der langen Fingerbeuger (Flexores digitorum).
- Prüfung der Handbeuger (Flexores carpi).

Sensibilität
- Sensibilitätsstörung der ulnaren Hand- und Unterarmkante,
- Horner-Syndrom (75% der Fälle) zeigt Beteiligung des Halssympathikus durch Miosis, Ptosis, Enophthalmus.

Vorkommen
- Mechanische Kompression in der Skalenuslücke und im kostoklavikulären Raum,
- erstes Stadium bei Pancoast-Tumoren.

3) **Komplette Armplexuslähmung (D_5–Th_1)**
Vorkommen. Bei Traumen und Lungenspitzentumoren.

4) **Teillähmungen des Plexus (Faszikuläre Lähmungen)**
- Dorsaler Faszikel: N. axillaris und N. radialis.
- Lateraler Faszikel: N. musculocutaneus, lateraler Teil des N. medianus.
- Medialer Faszikel: N. ulnaris, medialer Teil des N. medianus.

Vorkommen
- operative Lymphknotenausräumung,
- lange Halsrippen (medialer Teil des N. medianus).

5) **Plexuslähmungen als Folge von Paresen des Schultergürtels**
Entstehung durch primäre Myopathien, Poliomyelitis, myatrophische Lateralsklerose, spinale Muskelatrophie.

▶ **Pathologische Befunde**
- Symmetrischer Befall,
- Befall auch anderer Körperteile,

◘ Tab. 11.10. Schnelldiagnostikschema bei Läsion peripherer Nerven im Zervikalbereich

Nerv	Segment	Test	Störung
Armnerven			
Dorsales Quintett:			
1. N. dorsalis scapulae	C_4–C_5	Schulterblätter zusammennehmen	
2. N. suprascapularis	C_4–C_6	Oberarm nach außen drehen	
3. N. subscapularis	C_5–C_7	Oberarm nach innen drehen	
4. N. thoracicus longus	C_5–C_7	Arme 90° anheben und gegen eine Wand stemmen/**Liegestütz**	Parese: **Scapula alata**
5. N. thoracodorsalis	C_6–C_8	Arme nach innen drehen und adduzieren	
Ventrales Trio:			
1. Nn. pectorales medialis et lateralis	C_5–Th_1	Arme horizontal adduzieren und zusammenpressen	
2. N. subclavius	C_5–C_6	Schultergürtel senken	
Armquintett:			
1. N. axillaris	C_5–C_6	Arm bis 90° abspreizen (»eckige Schulter«)	
2. N. musculocutaneus	C_5–C_7	Ellenbogenbeugung in Supination	Parese: selten
3. N. radialis	C_5–C_8	Armgelenke strecken Unterarm supinieren	Parese: **Fallhand**
4. N. medianus	C_5–Th_1	Handgelenk beugen, Unterarm pronieren, Daumenballen bewegen	Parese: **Affen-** bzw. **Schwurhand**
5. N. ulnaris	C_8–Th_1	Finger beugen, spreizen, schließen	Parese: **Krallenhand**

– Lähmungen gehen über das Versorgungsgebiet einzelner Nerven hinaus,
– keine Sensibilitätsausfälle (!).

Differenzialdiagnose der Plexuspareseñ
– Druckdolenz der subskapulären Thoraxmuskulatur, Schmerzausstrahlung in Arm, Nacken, Kopf und zur Wirbelsäule sowie häufig auch »trigger points« in der Thoraxwand treten auf beim:
  – **Karpaltunnelsyndrom,**
  – **bei radikulären und nozizeptiven Blockierungssyndromen** und
  – **beim skapulokostalen Syndrom** (Spontan- bzw. Druckschmerz ca. 7–8 cm paramedian auf den Rippen, bevorzugter Bereich Th_3–Th_6).

– Stark schmerzhafte Bewegungseinschränkungen des Schultergelenks nach geringfügigem Trauma weisen auf eine **Periarthropathia humeroscapularis** hin, ein aseptischer Reizzustand bei Degeneration der Rotatorenmanschette.
– Die »frozen shoulder«, ein stark vegetativ induziertes Krankheitsbild, betrifft v. a. ältere Frauen. Es tritt oft nach Ruhigstellung bei Verletzungen auf. Es kommt zu Kontrakturen, starken Muskelatrophien und Bewegungseinschränkungen, trophischen Störungen (Handödem/Schulter-Hand-Syndrom), meist auch zu Arthrosen und Tendopathien. Die **Chassaignac-Luxation** (schmerzhafte Pronation) ist eine Subluxation des Radiusköpfchens im Lig. anulare.

- Eine Hand- oder Armschwellung mit Schmerzen und Muskelschwäche nach Trauma oder Überanstrengung kann bei einer **Läsion peripherer Nerven oder einer Thrombose der V. axillaris (Paget-Schroetter-Syndrom)** auftreten.
- Lokale Schmerzen bei Druck auf die Geschwulst (bläuliche Knötchen) unter Haut oder Nagel deuten auf **Glomustumoren** hin.

Periphere Nervenlähmungen im Bereich des Plexus brachialis (in absteigender Segmentfolge) (Abb. 11.39–11.49)

Dorsales Quintett

1) N. dorsalis scapulae (C_4–C_5) (Abb. 11.39 a, b)
- Schulterblattheber

> **Normalfunktion**
> Innervation von Levator scapulae und Rhomboidei.

Tests
- Arme heben: Die Scapula alata gleicht sich durch Zug des Serratus anterior aus.
- Gestreckten Arm und Schulter in Bauchlage von der Unterlage abheben (Abb. 11.39 a).
- Schulterblätter zur Mittellinie führen, dabei Gegenhalt am Margo medialis scapulae, oder am Ellenbogen des in die Hüfte gestemmten Armes (Abb. 11.39 b).

> **Pathologische Befunde**
- Inspektion: **Leichte Scapula alata** und Außenrotation des Angulus inferior scapulae.
- Parese des Levator scapulae und der Rhomboidei.

Vorkommen. Nur bei Verletzungen.

2) N. suprascapularis (C_4–C_6) (Abb. 11.40 a, b)
- Abduktor und Außenrotator der Schulter

> **Normalfunktion**
> Innervation von Supraspinatus und Infraspinatus.

> **Pathologische Befunde**
> Inspektion
- Hängender Arm in Innenrotation (Handfläche zeigt nach dorsal).
- Sichtbare Atrophie ober- und unterhalb der Spina scapulae.

Tests
- Maximale Adduktion des Oberarms, wobei Dehnungsschmerz auftritt.
- Abduktion des Oberarm zur Prüfung des Supraspinatus.

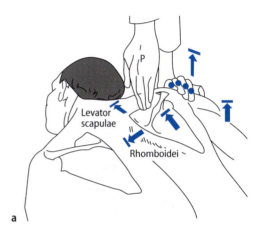

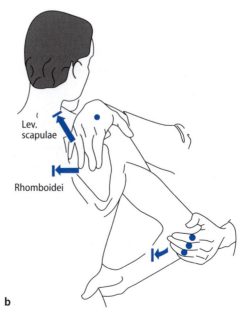

Abb. 11.39. a Widerstandstests Levator scapulae und Rhomboidei, b Gleicher Test im Sitzen

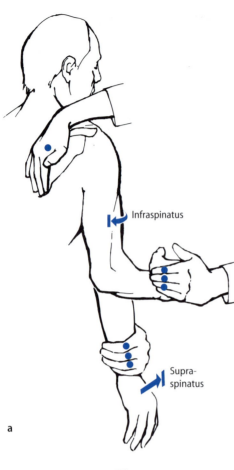

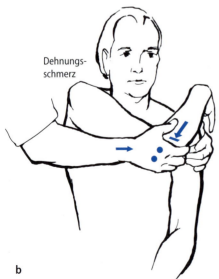

– Außenrotation des Oberarms zur Prüfung des Infraspinatus.

Vorkommen
- Tragen von Lasten,
- Verletzungen,
- neuralgischer Schultermyatrophie (Plexusneuritis),
- Kompression in der Incisura scapulae (z. B. bei Kunstturnern).

Differenzialdiagnose
Rupturen der Rotatorenmanschette.

3) **N. subscapularis (C_5–C_7)** (◨ Abb. 11.41)
- **Innenrotator der Schulter**

Normalfunktion
Innervation von Subscapularis und Teres major.

Tests
- Auf dem Rücken kratzen (Innenrotation).
- Innenrotation des Oberarms gegen Widerstand zur Prüfung von Subscapularis, Teres major (◨ Abb. 11.41) (Latissimus dorsi und Pectoralis major)
- Widerstandstest Latissimus dorsi (◨ Abb. 11.43).

Vorkommen. Traumatische Paresen (sehr selten) oder bei Plexuspasen.

4) **N. thoracicus longus (C_5–C_7)** (◨ Abb. 11.42 a, b)
- **Außenrotator Schulterblatt**

Normalfunktion
Außenrotation der Scapula durch den Serratus anterior.

Tests
- Arm vorwärts aufwärts heben (◨ Abb. 11.42 a),
- ausgestreckte Arme gegen eine Wand stemmen (◨ Abb. 11.42 b),
- Liegestützübung

◨ **Abb. 11.40.** a Widerstandstest Supraspinatus und Infraspinatus, b Dehnungstest Supraspinatus, Infraspinatus (Teres minor)

3 Motorik: Läsionen im Plexus brachialis

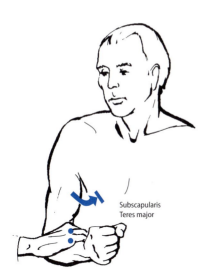

Abb. 11.41. Widerstandstest Subscapularis und Teres major

Pathologische Befunde
Inspektion
- **Scapula alata** und Stand der Skapula näher an der Wirbelsäule.
- Angulus inferior der Scapula steht in Innenrotation.
- Das Armheben ist behindert, Entstehung oder **Verstärkung einer Scapula alata** beim Armheben, bei Druck der ausgestreckten Arme gegen Widerstand (Wand) oder beim Liegestütz (Abb. 11.42 a, b).

Vorkommen
- Bei Lastträgern und Schwerarbeitern,
- durch Gipskorsette und Abduktionsschienen,
- operativ nach Lymphknotenausräumung in der Axilla,
- bei neuralgischer Schultermyatrophie (Plexusneuritis).

Differenzialdiagnose
Scapula alata bei
- primären Myopathien (immer beidseitig, dann auch andere Muskeln befallen),
- Morbus Scheuermann und Rundrücken.

Sprengel-Deformität. Einseitiger fixierter Hochstand der Scapula.

5) **N. thoracodorsalis (C_6–C_8)** (Abb. 11.43)
- Adduktor der Schulter

Der Nerv kommt manchmal auch als Ast aus dem N. axillaris oder N. radialis.

> **Normalfunktion**
> Innervation von Latissimus dorsi und Teres major.

Test
Widerstandstest Latissimus dorsi (Abb. 11.43 a–c)

Pathologische Befunde
- Relief der hinteren Axillarlinie verwaschen.
- Angulus inferior scapulae prominenter als auf der Gegenseite.
- Bei Druck gegen die Wand steht die paretische Schulter etwas höher.
- Der Arm kann nicht kräftig adduziert und innenrotiert werden.

Vorkommen. Meist im Rahmen von Plexuslähmungen, selten isoliert.

Ventrales Trio

1) und 2) **Nn. pectorales medialis et lateralis (C_5–Th_1)** (Abb. 11.44 a–d)
- Adduktoren und Innenrotatoren Oberarm

> **Normalfunktion**
> Innervation von Pectoralis major und minor.

Tests
- Beidseitige Adduktion (Hände gegeneinander pressen) und Palpation des Muskels (Abb. 11.44 a). Einseitiger Test bei unterschiedlicher Elevationshöhe des Armes zur Prüfung des klavikulären, sternalen und abdominalen Anteils des Pectoralis major (Abb. 11.44 b).
- Innenrotation des Oberarms.

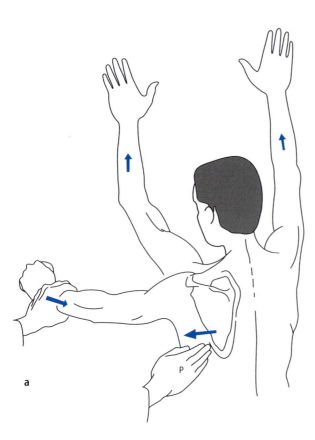

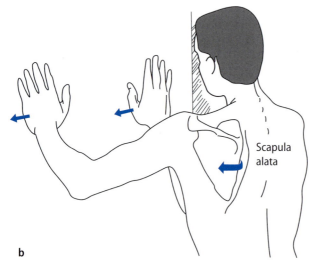

Abb. 11.42. a Scapula alata beim Heben des Armes durch Insuffizienz des Serratus anterior bei Läsion des Nerven, **b** Scapula alata beim Widerstandstest

3 Motorik: Läsionen im Plexus brachialis

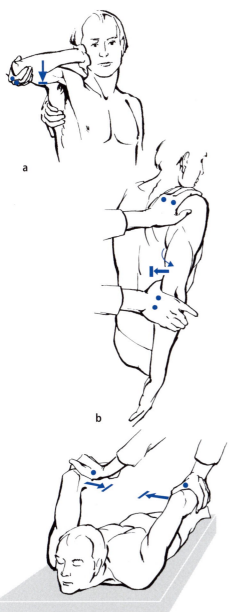

Abb. 11.43a–c. Widerstandstests Latissimus dorsi aus verschiedenen Ausgangsstellungen

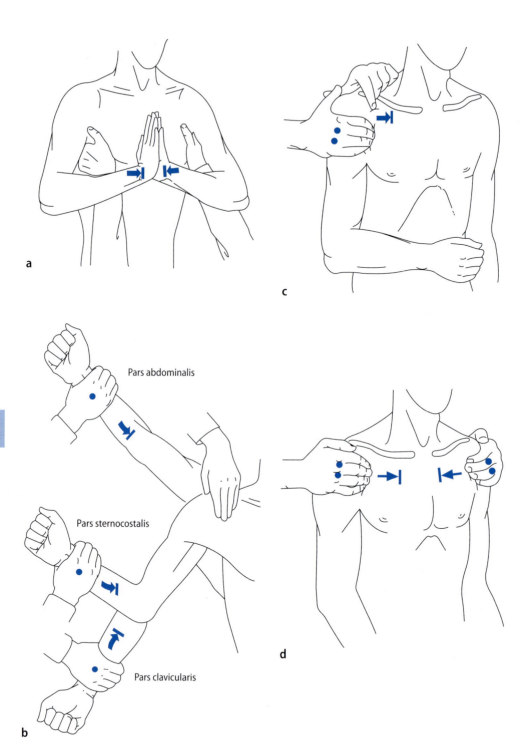

Abb. 11.44. a Widerstandstest Pectoralis major, b Differenzierung der verschiedenen Anteile des Pectoralis major, c Einseitiger Test des Pectoralis minor mit Palpation des Ansatzes am Proc. coracoideus, d Pectoralis minor: beidseitiger Test

- Führen des Schultergürtels nach vorn und unten zur Prüfung des Pectoralis minor (◘ Abb. 11.44 c, d).

❯ Pathologische Befunde
- Bei Inspektion: Sichtbare (und tastbare) Atrophie.
- Paresen des Pectoralis major und/oder Pectoralis minor.

Vorkommen. Bei ausgedehnten traumatischen Plexuslähmungen, selten isoliert.

Differenzialdiagnose
Pectoralisatrophien bei kongenitalen Aplasien und progressiver Muskeldystrophie.

3) N. subclavius (C5–C6)

> **Normalfunktion**
> Innervation des Subclavius. Der Muskel hat jedoch wenig klinische Bedeutung. Er gilt als Schultergürtelsenker, dürfte jedoch in erster Linie den Gelenkschluss im Sternoklavikulargelenk unterstützen.

Test
Schultergürtel gegen Widerstand abwärts führen wie ◘ Abb. 10.47 b, S. 403. Hierbei sind allerdings überwiegend der Trapezius, pars ascendens, Serratus lateralis und Pectoralis minor beteiligt: Die Anspannung des Subclavius muss palpiert werden.

> Eine Subklaviushypertrophie kann ein kostoklavikuläres Syndrom verstärken.

Armquintett
1) **N. axillaris (C$_5$–C$_6$) (◘ Abb. 11.45 a–d)**
- Innervation der Schulterabduktion und Außenrotation
- Der Nerv läuft durch die laterale Achsellücke.

> **Normalfunktion**
> - Innervation von Deltoides und Teres minor (Armabduktion und Außenrotation).
> - Sensible Innervation: Laterale Seite des Oberarms (Epauletten) durch den N. cutaneus brachii lateralis superior (◘ Abb. 11.45 d).

Tests
Abduktion, Ventralflexion und Dorsalflexion des Oberarms gegen Widerstand (◘ Abb. 11.45 a–c).

❯ Pathologische Befunde
- Eckige Schultern durch Atrophie des Deltoideus.
- Verminderte Kraftleistung in allen Schulterbewegungen, da der Deltoideus an allen Schulterbewegungen beteiligt ist.
- Auch bei Paresen oft keine Sensibilitätsstörung, da der Hautnerv getrennt vom motorischen verläuft.

Vorkommen
- Bei Traumen am Collum humeri und Skapulafrakturen, Luxationen und anderen stumpfen Traumen.
- Drucklähmungen (bei Narkosen, im Schlaf).
- Schultermyatrophie (Plexusneuritis).

Differenzialdiagnose
Zu unterscheiden sind die Dystrophia musculorum progressiva, die Inaktivitätsatrophie und schmerzhafte Prozesse im Schultergelenk.

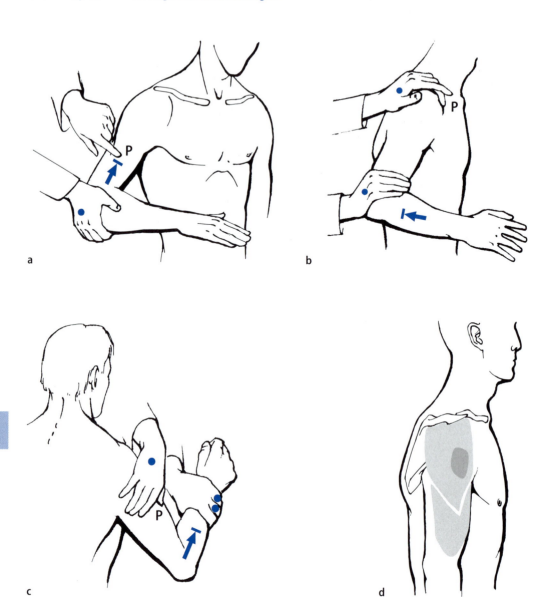

Abb. 11.45a–d. Widerstandstests am Deltoides. **a** Deltoideus, medialer Anteil, **b** dorsaler Anteil, **c** ventraler Teil, **d** Sensibilitätszone

2) N. musculocutaneus (C₅–C₇)
(○ Abb. 11.46 a–d)
- Innervation der Ellenbogen- und Schulterflexion

Normalfunktion
- Innervation von Coracobrachialis (der außerdem direkt aus dem Fasciculus lateralis des Plexus brachialis innerviert wird), Biceps brachii und Brachialis. (Oberarmbeuger, Unterarmbeuger und Supinator).
- Sensible Innervation: Radialseite des Unterarms bis zum Thenar über den N. cutaneus antebrachii lateralis (○ Abb. 11.46 d).

Tests
- Flexion des Unterarms (Biceps brachii und Brachialis) (○ Abb. 11.46 a),
- Flexion des Unterarmes und Adduktion des Oberarms (Biceps brachii, Coracobrachialis) (○ Abb. 11.46 b),
- Supination gegen Widerstand (○ Abb. 11.46 c),
- Sensibilitätsprüfung Radialseite Unterarm (○ Abb. 11.46 d).

Pathologische Befunde
- Elevation im Schultergelenk beeinträchtigt.
- Abgeschwächte Ellenbogenbeugung bei supiniertem Unterarm.
- Supination beeinträchtigt.

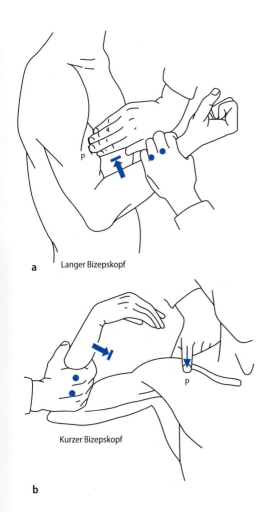

a Langer Bizepskopf

b Kurzer Bizepskopf

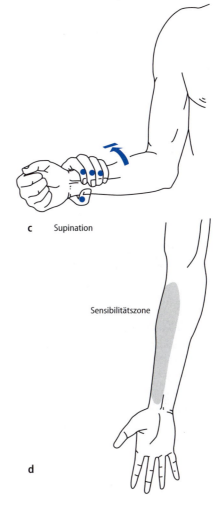

c Supination

d Sensibilitätszone

○ **Abb. 11.46.** Widerstandstests am Biceps brachii. **a** Caput longum, bei Flexion des Ellenbogens, **b** Caput breve bei Ellenbogenflexion, **c** bei Supination, **d** Sensibilitätszone (**P** Palpationsstelle).

— Sensibilitätsstörung gering, durch Anastomose mit dem N. radialis kann sie sogar fehlen.

Vorkommen. Isolierte Lähmung selten, **meist traumatisch** bedingt, sonst **bei Plexuslähmungen** (gute Regenerationstendenz).

3) **N. radialis (C_5–C_8)** (◨ Abb. 11.47 a–h)
— Innervation der Strecker-Supinator-Gruppe des Armes

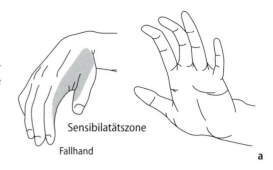

Kräftigster Ast aus dem Fasciculus posterior. Er läuft zwischen Caput longum und Caput mediale des Trizeps nach dorsal zum Oberarm und dann spiralig um den Humerus (Läsionsort) im Sulcus nervi radialis (zwischen Caput mediale und laterale des Trizeps) nach distal.

Im unteren Oberarmdrittel verläuft er zwischen Brachialis und Brachioradialis nach ventral in die Fossa cubiti. Oberhalb des Radiusköpfchens erfolgt Teilung in die Endäste R. superficialis (sensibel) und R. profundus (motorisch).

Der sensible Ast läuft im distalen Unterarmdrittel auf der Streckseite zur radialen Hälfte des Handrückens und des Daumens (◨ Abb. 11.47 a), der motorische Ast durch den Supinator zu den Hand- und Fingerstreckern.

> **Normalfunktion**
>
> Innervation der **Strecker-/Supinatormuskeln des Armes**, außerdem des Brachioradialis und Abductor pollicis longus.

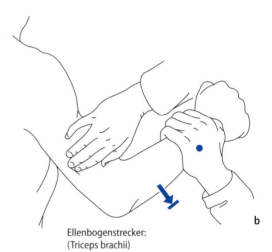

Tests

Es müssen **Funktionstests aller Streckmuskeln** des Armes durchgeführt werden:
— Ellenbogen strecken (◨ Abb. 11.47 b),
— Ellenbogen in Semipronation beugen (◨ Abb. 11.47 c),
— Hand- und Fingergelenke strecken (◨ Abb. 11.47 d, e),
— Daumen abspreizen (◨ Abb. 11.47 f),
— Daumengelenke strecken (◨ Abb. 11.47 g, h).

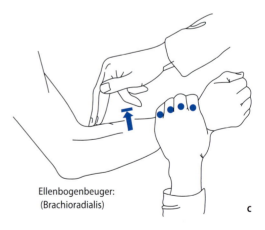

◨ **Abb. 11.47.** a Fallhand bei Radialislähmung, b Widerstandstest Triceps brachii, c Brachioradialis

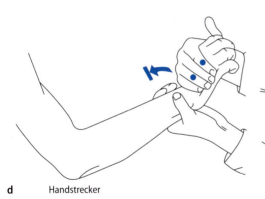
d Handstrecker

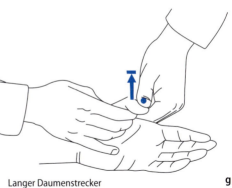
Langer Daumenstrecker g

e Fingerstrecker

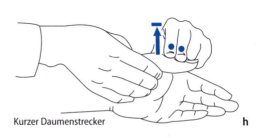
Kurzer Daumenstrecker h

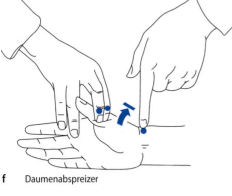
f Daumenabspreizer

Abb. 11.47 d Extensor carpi radialis, **e** Extensor digitorum, **f** Abductor pollicis longus, **g** Extensor pollicis longus, **h** Extensor pollicis brevis

Pathologische Befunde

- **Läsion in der Axilla** (eine isolierte Radialisparese ist möglich):
  - Diskrete Sensibilitätsstörung an der Rückseite des Oberarms (Überlappung mit N. cutaneus brachii medialis und N. cutaneus antebrachii lateralis).
  - Trizepsparese, d. h. eine Streckerschwäche im Ellenbogen.
- **Läsion am Oberarm** (Frakturen und andere Verletzungen) im Sulcus nervi radialis:
  - Brachioradialisparese, d. h. Beugerschwäche des Ellenbogens in Mittelstellung.
- **Läsion im Supinatorkanal** (relativ selten):
  - Fallfinger mit Radialabweichung der Hand (Abb. 11.47 c). Die Funktion von Trizeps, Brachioradialis und Extensores carpi bleibt erhalten.

- Keine Sensibilitätsstörung, da der R. superficialis oberhalb des Ellenbogengelenks abzweigt.
- Manchmal Handödem (Gubler-Schwellung).

Vorkommen. Außer bei den bereits erwähnten Läsionen an Axilla, Oberarm und im Supinatorkanal auch bei
- Verletzung am Unterarm (bei Verletzung des R. superficialis auch Sensibilitätsstörung an der Radialseite des Daumens),
- Bleiintoxikationen,
- Scheren etc. als Drucklähmung am Unterarm.

Differenzialdiagnose
- **Zentrale Radialisparese bei zerebralem Prozess:**
    - Dorsalflexion der Hand trotz Fallhand möglich als Mitbewegung beim festen Umfassen eines Gegenstandes.
    - Reflexsteigerungen und pathologische Reflexe nachweisbar.
- **C_7-Syndrom**
    - Trizepsparese,
    - Pronatorparese,
    - Flexoren- und Extensorenausfälle am Handgelenk,
    - Parese im Daumenballen (nicht häufig),
    - Sensibilitätsstörung im Dermatom C_7.
- **Strecksehnenrupturen** (Extensor pollicis longus, »Trommlerlähmung«).
- **Tendovaginitis stenosans (de Quervain).**
- **Tests:** ◘ Abb. 10.63 a, b, S. 433.
- **Pseudomedianusparese**
    - Schwacher Faustschluss bei mangelnder Dorsalflexion im Handgelenk durch Radialisparese.

4) **N. medianus (C_5–Th_1)** (◘ Abb. 11.48 a–g)
- Innervation der Flexor-Pronator-Thenargruppe

Der N.-medianus entsteht aus den beiden Medianuszinken um die A. axillaris. Er hat Fasern aus allen Segmenten des Plexus brachialis. Er läuft im Sulcus bicipitalis medialis zur Ellenbeuge. Dort wird er durch den Lacertus fibrosus fixiert. Weiter geht er durch den Pronator teres an die Unterseite des Flexor digitorum superficialis und an diesem entlang nach distal. An der Hand liegt er ulnar vom Flexor carpi radialis. Unter dem Nerv liegt die Zeigefingersehne des Flexor digitorum superficialis, ulnar von ihm der Palmaris longus. Distal vom Karpaltunnel ziehen Muskeläste zum Thenar. Der motorische Endast läuft zum 1. und 2. Lumbricalis, der sensible Endast zu den ersten 3½ Fingern palmar sowie zur Haut der Mittel- und Endphalanx der gleichen Finger auf der Dorsalseite.

Leitmuskel für die Palpation am Handgelenk ist der Palmaris longus.

Normalfunktion
- Innervation der **Flexor-Pronator-Thenar-Muskeln.**
- Innervierte Muskeln: Pronator teres, alle Hand- und Fingerflexoren (außer Flexor carpi ulnaris und ulnarem Teil des Flexor digitorum profundus) sowie alle Thenarmuskeln (außer Adductor pollicis und tiefem Kopf des Flexor pollicis brevis).
- Sensible Innervation: Radiale 3½ Finger auf der Volarseite und ihre distale Hälfte auf der Dorsalseite.

Funktionstests und pathologische Befunde
- **Faustschluss:** Durch Ausfall des Flexor digitorum profundus kommt es beim Faustschluss zur **Schwurhand**. Leichte Beugung in den Grundgelenken entsteht durch die Interossei und den N. ulnaris (◘ Abb. 11.48 a) = hohe Medianusparese.
- **Zirkelzeichen:** Der Daumen soll an den Metakarpalköpfchen entlanggeführt werden, was durch den Adductor pollicis (ulnaris) nur bis zum Mittelfinger möglich ist. Durch den Ausfall von Opponens und Flexor pollicis brevis ergibt sich eine **ungenügende pronatorische Kreiselung**, d. h. der Daumennagel ist mehr im Profil sichtbar (◘ Abb. 11.48 b).
- **Flaschenzeichen:** Die **Schwimmfalte liegt** durch den Ausfall des Abductor pollicis brevis **der Rundung nicht an** (◘ Abb. 11.48 d).
- **Hände falten:** Prüfung des Flexor digitorum superficialis. Zeige- und Mittelfinger können nicht gebeugt werden (Ochsner-Test) (◘ Abb. 11.48 e).

3 Motorik: N. medianus

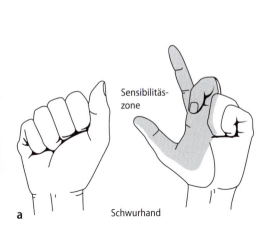
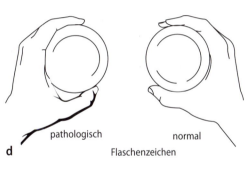

a Schwurhand — Sensibilitätszone

d Flaschenzeichen — pathologisch / normal

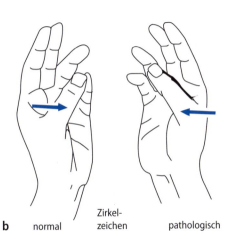
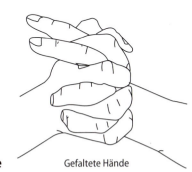

b Zirkelzeichen — normal / pathologisch

e Gefaltete Hände

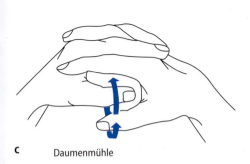
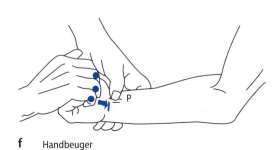

c Daumenmühle

f Handbeuger

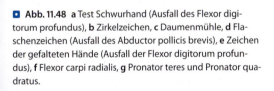
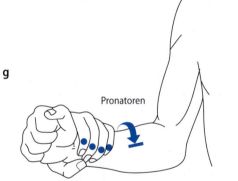

g Pronatoren

Abb. 11.48 a Test Schwurhand (Ausfall des Flexor digitorum profundus), b Zirkelzeichen, c Daumenmühle, d Flaschenzeichen (Ausfall des Abductor pollicis brevis), e Zeichen der gefalteten Hände (Ausfall der Flexor digitorum profundus), f Flexor carpi radialis, g Pronator teres und Pronator quadratus.

- **Daumenmühle:** Durch Ausfälle der Thenarmuskeln ist ein Umeinanderdrehen der Daumen **nicht möglich** (Abb. 11.48 c).
- **Handgelenk beugen:** Prüfung des Flexor carpi radialis (Abb. 11.48 f).
- **Pronation des Unterarms** (Abb. 11.48 g).

Vorkommen
- **Läsion am Oberarm:**
  - Blutleere am Arm (Esmarch-Binde),
  - Paralysie des amants (Abb. 11.37, S. 505),
  - traumatisch (selten) durch Fraktur des Processus supracondylaris humeri.
- **Läsion an der Ellenbeuge:** s. Pronatorkanalsyndrom (S. 506).
- **Läsion am Handgelenk:**
  - **Karpaltunnelsyndrom** (s. S. 507),
  - intensive manuelle Arbeit in Zeiten endokriner Umstellung bei Frauen,
  - Gicht, Sehnenscheidenverdickungen und Ganglien,
  - traumatisch durch Radiusfrakturen, Luxationsfrakturen der Handwurzel (Lunatum, Scaphoidpseudarthrosen), Schnittverletzungen.
- **Läsion an der Hohlhand:**
  - Dauerdruck (Radfahrerlähmung),
  - Infektionen,
  - Lepra (lepröse Neuritis).

5) **N. ulnaris (C_8–Th_1)** (Abb. 11.49 a–e)

Innervation der Flexor, Spreizer, Fingerschließer, Hypothenargruppe

Der Nerv verläuft mit der A. axillaris durch den Sulcus bicipitalis in der Mitte des Oberarms auf die Streckseite; von da zurück durch den Sulcus nervi ulnaris am Epicondylus medialis auf die Ventralseite des Unterarms. Weiter auf der Mitte des Unterarms (entlang dem Leitmuskel M. flexor carpi ulnaris), dann Teilung in die sensiblen Äste: R. dorsalis zur Streckseite (Haut der ulnaren 1½ Finger) und R. palmaris durch die Fascia antebrachii (ulnare Palmarfläche der Hand und proximales Hypothenar).

Der Stamm des Nervs geht durch die Loge de Guyon unter dem Lig. pisohamatum am Handgelenk. Danach erfolgt die Teilung in die Endäste: R. superficialis für die Haut an der Beuge- und Streckseite der Mittel- und Endphalanx der letzten 1½ Finger sowie den Palmaris brevis und in den R. profundus zum Hypothenar, zum Adductor pollicis und den Lumbricales III und IV sowie dem tiefen Kopf des Flexor pollicis brevis.

Normalfunktion
Innervation der **Flexor, Spreizer, Fingerschließermuskeln und der Hypothenarmuskeln.**

Tests
- **Froment-Zeichen:** Ein schmaler Gegenstand (Papier, Lineal) kann nicht zwischen Daumen und Zeigefinger festgehalten werden (durch Ausfall des Adductor pollicis), was durch Flexion des Daumenendglieds (Flexor pollicis longus) kompensiert wird (Abb. 11.49 a).
- **Knipstest:** Knipsbewegungen gegen die Hand des Untersuchers sind schwächer als an der gesunden Hand durch Ausfall der Interossei (»signe de la chiquenaude«) (Abb. 11.49 b).
- **Beugetest des 4. und 5. Fingers** (Flexor digitorum profundus IV und V) (Abb. 11.49 c).
- **Finger spreizen und schließen** (Interossei) (Abb. 11.49 d).
- **Kratztest des Kleinfingers** (Flexor digitorum profundus).
- **Ulnarbeugung des Handgelenks** (Flexor carpi ulnaris) (Abb. 11.49 e).
- Palpation der Nervenluxation im Sulcus nervi ulnaris am Ellenbogen.

▸ Pathologische Befunde
- **Krallenhand.**
- Grundgelenke I, IV und V hyperextendiert (Interossei fehlen).
- Hyperextension am 2. und 3. Finger, kompensiert durch die Lumbricales I und II.
- Klein- und Ringfinger durch lange Strecker leicht abduziert.
- Daumen hyperextendiert, da der tiefe Kopf des Flexor pollicis brevis ausgefallen ist (»signe de Jeanne«).
- **Atrophie im 1. Spatium interosseum dorsal** (Adductor pollicis).
- **Atrophie der Kleinfingerballen,** Kleinfingerdeformitäten (Dupuytren).
- Bei den Funktionstests Paresen.

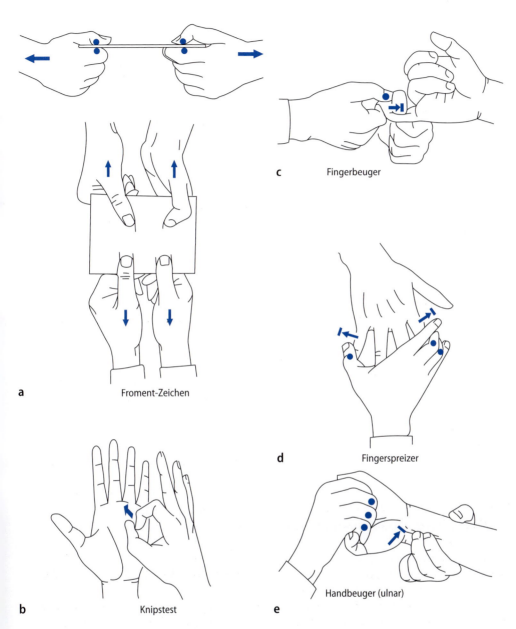

Abb. 11.49 **a** Froment-Zeichen (Ausfall des Adductor pollicis), **b** Knipstest abgeschwächt, **c** Flexor digitorum profundus, **d** Interossei dorsales, **e** Flexor carpi ulnaris.

Vorkommen
- **Die Läsionen des N. ulnaris sind die häufigsten peripheren Lähmungen.**
- Läsion in der Axilla und am Oberarm: Selten, nur traumatisch bedingt.
- Läsion im Sulcus nervi ulnaris:
  - Drucklähmung bei bestimmten Arbeiten (Aufstützen des Ellenbogens), z. B. an Bohrmaschinen, beim Telefonieren,
  - bei Bettlägrigen Luxationen des Nervs durch häufiges Beugen des Ellenbogengelenks,
  - Ellenbogenfrakturen,
  - Arthrosen und Chondromatosen, Enchondrome,
  - Hämatome, Ganglien.
- Läsion am Unterarm: Radiusfrakturen.
- Läsion am Handgelenk:
  - Kompression des Nervs in der Loge de Guyon (analog zum Karpaltunnel),
  - Fesselungslähmung (Uhrarmband),
  - Radfahrerlähmung (durch Aufstützen des Handgelenks auf den Lenker, z. B. bei Sporträdern).

Differenzialdiagnose
- **C_8/Th_1-Syndrom.** Dabei auch Parese am Thenar und den langen Fingerbeugern. Die Sensibilitätsgrenze ist verwaschen, bei Ulnarisparesen dagegen scharf begrenzt in der Mitte des Ringfingers.
- **Spinale Muskelatrophie:** Der Prozess ist beiderseitig,
  - auch der Thenar ist befallen,
  - die Reflexe sind gesteigert.

3.3 Latente Paresen und psychogene Motilitätsstörungen

Untersuchung latenter Paresen
Beintests
- **Einseitiger Zehenstand:** Der P steht barfuß etwa 1–2 min auf den Zehenspitzen eines Fußes (evtl. muss er sich dabei an einem Stuhl festhalten). Dann wird für die gleiche Zeit auf das andere Bein gewechselt. Der P kann in der Regel exakt angeben, auf welcher Fußspitze er besser bzw. länger stehen kann. Eine Verstärkung dieser Probe ist durch **Hüpfen auf einem Bein** möglich.
- **Beinhalteversuch nach Barré:** Bauch- oder Rückenlage. In Bauchlage werden beide Unterschenkel etwa 60° gebeugt, in Rückenlage werden Hüft- und Kniegelenk ca. 90° gebeugt. In beiden Positionen sollen die **Unterschenkel solange wie möglich in der Ausgangsposition gehalten werden.**

▶ Pathologischer Befund
Auf der Seite einer Parese kommt es vorzeitig zu einem Ermüdungs- und Schweregefühl, danach zum Absinken des Körpers bzw. des Unterschenkels.

Armtests

Armhalteversuch: Der P hält beide Arme mit supinierten Unterarmen für ca. 2 min ausgestreckt in gleicher Höhe. Die Augen sind dabei geschlossen, der Hinterkopf ist leicht angelehnt (Stuhllehne, Wand).

▶ Pathologischer Befund
- Es kommt **wie beim Beintest zu vorzeitiger Ermüdung** und Schweregefühl, **dann zum Absinken des Armes,** der eine latente Parese aufweist. Beim Absinken des Armes ist eine deutliche Pronationstendenz der Hand zu beobachten.
- Bei psychogenen Lähmungen erfolgt das Absinken sehr schnell, und die Pronationstendenz fehlt.
- In der gleichen Position kann der Hautant-Test (»Romberg im Sitzen«) durchgeführt werden (s. S. 530).
- Die Untersuchung der Motorik soll die Störungen durch segmentale Läsionen, Plexusläsionen, Läsionen peripherer Nerven und psychogene Motilitätsstörungen voneinander differenzieren.

Untersuchung psychogener Motilitätsstörungen (nach Bronisch)
Beintest

Der P wird aufgefordert, aus der Rückenlage heraus **das gesunde, nichtgelähmte Bein gegen Widerstand anzuheben.** Dabei wird normalerweise das andere, nichtangehobene Bein unwillkürlich zur Abstützung gegen den Untersuchungstisch gepresst. Die dabei entwickelte Kraft wird unauffällig vom U geprüft, indem er seine Hand unter das »gelähmte« Bein legt.

Deltoideustest
Der P soll **die abduzierten Arme** in dieser Position halten, während der U versucht, die Arme herunterzudrücken. Bei psychogenen Störungen kommt es dabei meist (wenn keine echte Parese vorliegt) zu einem **schnellen und übertriebenen Absinken der Arme**.

4 Koordination

4	Koordination
4.1	Ataxien
4.2	Sensomotorische Entwicklung und Untersuchung von Säuglingen und Kleinkindern (◘ Abb. 11.50–11.56)

Für den geordneten Ablauf der Bewegungen, vor allem der komplizierten kombinierten Alltagsbewegungen, ist eine Abstimmung der einzelnen Innervationen aufeinander erforderlich.
Koordinationsstörungen sind möglich bei:
- fehlerhaften motorischen Stereotypien,
- motorischen Paresen,
- extrapyramidalen Störungen.

Die Störung kann liegen im:
- sensiblen afferenten Schenkel (Nerv, Goll- und Burdach-Strang),
- motorischen efferenten Schenkel (Rückenmark, Nerv),
- Pyramidenbahnsystem,
- extrapyramidalen Strukturen,
- Kleinhirn.

4.1 Ataxien

Die eigentlichen Koordinationsstörungen werden als Ataxien bezeichnet. Man unterscheidet:
Tiefensensibilitätsataxie (Störung im Pyramidenbahnsystem und den extrapyramidalen Strukturen), die auf einer Störung der Tiefensensibilität, d. h. einem **Mangel an sensiblen Afferenzen**, beruht. Sie wird nach Poeck auch als »**sensible Ataxie**« bezeichnet (zitiert nach Finke). Der Mangel an sensiblen Informationen kann durch optische Informationen teilweise kompensiert werden. Diese Ataxieform verschlimmert sich daher nach Schließen der Augen bzw. ist dann erst nachweisbar.

Kleinhirnataxie. Hier liegt die Störung im Kleinhirn selber. Die sensiblen Afferenzen sind intakt. Ein Mehr an Informationen durch die Augen bringt keine signifikante Verbesserung. Diese Ataxie verändert sich nach Schließen der Augen nicht.

Koordinationstests
Standarduntersuchungen zum Nachweis einer Ataxie sind:
- Zeigeversuche (Finger-Nase/Knie-Hacken),
- Diadochokinesen,
- Blindstand nach Romberg,
- Blindgang,
- Hautant-Probe,

Untersuchung auf Seitabweichung bei Bewegungen:
- Barany-Zeigeversuch,
- Unterberger-Tretversuch,
- Kompass- oder Sterngang,
- Reboundphänomen,

Tests bei A.-vertebralis-Läsion:
- De-Kleyn-Hängeprobe (liegend),
- Hautant-Probe (im Sitzen),
- Unterberger-Tretversuch (stehend).

Zeigeversuche

Finger-Nase-Versuch. Der P soll weit mit dem Arm ausholen und abwechselnd den linken und rechten Zeigefinger auf die Nasenspitze setzen. Am besten macht der U den Test erst vor. Wenn die Bewegung exakt ausgeführt wird, soll der P die Augen schließen, wodurch sich in der Regel keine Veränderung der Ausführung ergibt.

Knie-Hacken-Versuch. Der P befindet sich in Rückenlage. Er soll dann, ebenfalls weit ausholend, die Ferse von oben her auf die Kniescheibe des anderen Beines setzen und danach an der Schienbeinkante nach unten gleiten. Auch dieser Versuch wird dann mit geschlossenen Augen wiederholt.

▶ **Pathologische Befunde**
- Verlangsamter Bewegungsablauf,
- ungleichmäßige ruckartige Bewegungen,
- Intentionstremor (Zittern), z. B. bei multipler Sklerose,
- konstantes oder inkonstantes Vorbeizeigen (dabei ist die Richtung zu beachten),
- Besserung eines solchen Befundes bei offenen Augen, d. h. bei optischer Kontrolle.

Diadochokinesen

Rasch und rhythmisch ausgeführte entgegengesetzte Willkürbewegungen:
- Reiben von Daumen und Zeigefinger (Bewegung des Geldzählens) an beiden Händen gleichzeitig.
- Unterarmdrehung (Birne einschrauben).
- Bein heben und senken im Sitzen (»Beifall trampeln«), gleichsinnig und gegensinnig.
- Unterschenkelpendeln (gleich- und gegensinnig).
- Fußspitzen heben und senken. Diese Bewegung im oberen Sprunggelenk kann im Sitzen und bei bettlägerigen Patienten auch im Liegen durchgeführt werden.

▶ **Pathologische Befunde**

Ungleichmäßige und/oder verlangsamte Bewegungen bis hin zur Unfähigkeit, die Bewegung auszuführen.

Vorkommen: Bei Kleinhirnläsionen, Störung der Tiefensensibilität, aber auch bei motorischen Paresen.

Blindstand nach Romberg

Aufrechter Stand mit geschlossenen Füßen und ausgestreckten Armen. Die Unterarme sind supiniert. Dann soll der P die Augen schließen. Normalerweise bleibt der Stand, von geringen Korrekturschwankungen abgesehen, ruhig, und es besteht **keine Fallneigung. Zu achten ist besonders auf das Muskelspiel an den Füßen.**

▶ **Pathologische Befunde**
- Stärkeres **Schwanken oder sogar Fallneigung**, wobei auf die Richtung einer eventuellen Fallneigung zu achten ist.
- **Verstärkung des Befundes nach Lidschluss** spricht für eine Störung der Tiefensensibilität, während sonst eher eine Kleinhirnstörung vorliegt.
- Bei Fallneigung in immer die gleiche Richtung wird der Versuch noch einmal mit dem Kopf in Links- und danach in Rechtsrotation wiederholt. **Ändert sich die Fallrichtung nicht,** spricht das ebenfalls für eine **Kleinhirnschädigung,** während bei **veränderter Fallrichtung nach Kopfdrehung** an eine **Läsion des Vestibularapparats** gedacht werden muss. Allerdings sollten diese Befunde dann **reproduzierbar** sein.
- Eine psychogene Überlagerung ist an übertriebenen Bewegungen erkennbar, die in der Regel sogar ein erhöhtes Koordinationsvermögen erfordern.

Blindgang

Der P soll einige Schritte geradeaus gehen, dann umdrehen und die gleiche Strecke zurückkommen. Nach mehrmaliger Wiederholung soll er **während des Gehens die Augen schließen.**

Eine Erschwerung des Tests ist durch den Seiltänzergang möglich, bei dem ein Fuß vor den anderen gesetzt werden soll, ohne dass sich die Füße berühren.

Bewegungsprüfung

❯ Pathologische Befunde

- Bei Störung der **Tiefensensibilität**:
  - Die Störung betrifft mehr die Extremitäten, weniger den Rumpf.
  - Neigung zu breitbeinigem Gang,
  - ausfahrende hackende Schritte.
  - Der Blick des P ist auf die Füße gerichtet,
  - Lidschluss verstärkt den Befund.
- Bei **Kleinhirnstörung**:
  - Die Störung betrifft den ganzen Körper.
  - Der Gang ist wie bei einem Betrunkenen.
  - Lidschluss verstärkt den Befund nicht sichtbar.

Hautant-Probe

Siehe »A.-vertebralis-Tests« (S. 529).

Untersuchung auf Seitabweichung bei Bewegungen

Wenn bei den Zeigeversuchen sowie beim Blindstand und Blindgang Fehlleistungen in Form von Seitabweichungen festgestellt wurden, so müssen diese weiter abgeklärt werden. Dazu sind folgende Versuche geeignet:

- Barany-Zeigeversuch,
- Unterberger-Tretversuch,
- Kompass- oder Sterngang,
- Reboundphänomen.

Barany-Zeigeversuch

Der P hebt und senkt langsam und in großem Bogen den ausgestreckten Arm. Er versucht dabei, **mit dem ausgestreckten Zeigefinger den Finger des U zu treffen,** den dieser (besonders bei einer Abweichungstendenz) entsprechend in die Bewegungsebene hält. Nach einigen Bewegungen soll der P die Augen schließen und die Bewegung fortsetzen. Normalerweise trifft er auch dann den Finger des U sicher und ohne Abweichung aus der Bewegungsebene.

❯ Pathologische Befunde

Abweichung aus der Bewegungsebene nach Lidschluss.

Unterberger-Tretversuch

Siehe »A.-vertebralis-Test«.

Kompass- oder Sterngang

Der P geht nach Vororientierung mit offenen Augen ca. 15- bis 20mal **mit geschlossenen Augen je 6 Schritte vor und wieder zurück.** Räumliche Orientierungshilfen (Licht, Sprache) müssen, wie beim vorigen Versuch, ausgeschaltet werden.

❯ Pathologische Befunde

- **Allmähliche Drehtendenz** mit Abweichung **in Richtung des Krankheitsherdes** bei vestibulären und Kleinhirnstörungen.
- Eine vestibuläre Störung wird durch eine otologische Zusatzuntersuchung mit Nystagmusprüfung erhärtet.
- Bei Verdacht auf eine Kleinhirnstörung kann folgender Zusatztest gemacht werden:

Reboundphänomen

Der U lässt einen **Widerstandstest machen, z. B. eine Ellenbeugung,** gibt aber den Widerstand plötzlich auf. Normalerweise kommt es dann beim P zur reflektorischen Bremsung (Rückstoßbremse) der plötzlich unbehinderten Beugung.

❯ Pathologische Befunde

Die **Rückstoßbremse fehlt** oder ist deutlich vermindert.

A.-vertebralis-Tests

Das klinische Bild einer Irritation, Läsion oder Striktur einer A. vertebralis ähnelt dem klinischen Bild, das durch eine Blockierung im Kopfgelenkbereich entsteht, es ist aber durch einige eindeutige Charakteristika von ihm unterschieden.

Die **A.-vertebralis-Läsion** kann mit **echten Bewusstlosigkeiten,** mit Hinfallen und evtl. mit Krampfäquivalenten einhergehen.

Bei Blockierungen treten zwar Schwindelzustände mit diversen Sensationen, aber niemals Bewusstlosigkeiten auf.

Jeder Patient, der über »synkopale Ohnmachten«, über Taumeligkeit mit Hinfallen oder Zusammensacken (»drop attacks«) berichtet, ist von vornherein von einer gezielten Handgrifftherapie im Bereich der HWS auszuschließen.

Bei der segmentweisen Untersuchung der HWS von Hand weisen folgende Befunde auf eine mög-

liche Gefahr von seiten der A. vertebralis hin (nach H. D. Wolff):
1. Wenn der Patient schon vor Erreichen des Endes der aktiven Bewegung über Beschwerden klagt oder reflektorischen Widerstand erkennen lässt. Das gilt besonders für die Untersuchung der Kopfgelenke.
2. Wenn das passive Bewegungsmuster auffällig von dem abweicht, das üblicherweise bei Blockierungen gefunden wird.
3. Wenn sich keine mechanischen Blockierungszeichen finden, aber die Klinik auf die HWS hindeutet.
4. Wenn die reflektorische Tonuserhöhung der segmental zugeordneten, autochthonen Muskulatur entweder fehlt oder nach Lokalisation, Intensität und Ausdehnung uncharakteristisch ist.
5. Wenn die segmentneurologischen Zeichen der Blockierung (Hyperästhesie und Hyperalgesie) fehlen oder in uncharakteristischem Muster auftreten.

Es müssen dann die nachfolgend beschriebenen A.-vertebralis-Tests angeschlossen werden.

Die sog. De-Kleyn-Hängeprobe (liegend)

Der Patient liegt so auf dem Rücken, dass der Kopf über das Tischende hinausragt. Der U sitzt in Schulterhöhe des P und hält dessen Kopf in beiden Händen. Er führt den Kopf dann passiv in eine endständige »Hängelage«, die aus maximaler Dorsalflexion und Rotation besteht. Der Kopf muss dabei sicher gehalten und geführt werden, damit sofort wieder die Mittellage eingestellt werden kann, wenn eine verdächtige Symptomatik einsetzen sollte. **Die Kopfeinstellung in der Hängelage soll ca. 15–30 s gehalten werden.**

Der P soll dabei sprechen (zählen) und die Augen geöffnet halten (Nystagmusbeobachtung). Nach dem Test ist noch für einige Zeit Überwachung des P erforderlich.

❯ Pathologische Befunde

Übelkeit, Schwindel, (Endstellungs)nystagmus treten
– sofort auf, nehmen aber dann an Intensität ab (Decrescendonystagmus): Wirbelblockierung,
– nach 15–30 s auf und nehmen an Intensität zu (Crescendonystagmus): Hinweis auf eine Vertebralisinsuffizienz,
– in der Anamnese evtl. synkopale Ohnmachten.

Hautant-Probe (Romberg-Test im Sitzen)

Der P sitzt angelehnt und hält **beide Arme gestreckt auf gleicher Höhe** vor sich. Die Hände sind **in Supinationsstellung** (Handflächen nach oben). Vor Beginn der Kopfbewegung werden die Augen geschlossen. Der **Kopf wird nach links und rechts rotiert** und beobachtet, ob es zu einer **Stellungsänderung der Hände** kommt. Dabei werden die Hände vom U initial etwas fixiert, um ein mechanisches Mitbewegen beim Kopfdrehen zu vermeiden.

> **Normalbefund**
>
> Die Arme bleiben auch bei rotiertem Kopf auf gleicher Höhe.

❯ Pathologische Befunde

– Ein Abweichen der Hände zeigt generell eine Gleichgewichtsstörung an.
– Abweichen der Hände nach rechts bei Rechtsrotation des Kopfes (nach links bei Linksrotation) sowie Seitabweichung oder Absinken der Hände bei Retroflexion weisen auf eine Störung im Bereich der Kopfgelenke hin. Die Anteflexion gleicht die Abweichung aus.
– Die **stärkste Abweichung der Hände** wird dann **bei der kombinierten Rotation und Seitneigung des Kopfes** beobachtet.

Reklinationsprobe im Sitzen

Der U steht hinter dem sitzenden P und bewegt dessen Kopf langsam in eine Endstellung aus Reklination und Rotation.

Diese Probe wird nach beiden Seiten ausgeführt. Man beginnt nach der Seite, auf der keine Symptomatik zu erwarten ist. Kommt es zu Symptomen, so ist die A. vertebralis möglicherweise auf der Seite, nach der hin die Bewegung erfolgte, in ihrem Kaliber eingeengt, denn die gegenseitige Arterie, die dann normalerweise die Durchblutung im Basilarisstrombereich gewährleistet, wird durch die HWS-Einstellung gedrosselt.

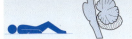

Unterberger-Tretversuch (stehend)

Es handelt sich dabei um einen weiterentwickelten Romberg-Versuch. Der P steht mit geschlossenen Augen und vorgehaltenen Armen und soll dabei ca. 2 min lang auf der Stelle treten. Dabei muss sein Fuß bei jedem Schritt deutlich den Boden verlassen. Während des Tretens bewegt nun der P den Kopf langsam in die endständige Rotations-Reklinations-Stellung. Bei diesem sehr empfindlichen Test taumelt der P zur Seite, wenn eine A.-vertebralis abgedrosselt wird.

Der Test kann allerdings auch dann positiv ausfallen, wenn die Steuerung des Gleichgewichts durch Fehlafferenzen aus dem Rezeptorenfeld des Kopfgelenkbereichs oder aus dem Innenohr beeinträchtigt wird. In jedem Fall sollte der U direkt hinter dem P stehen, damit er sofort zufassen kann, wenn dieser unsicher wird und zu taumeln beginnt.

▶ Pathologischer Befund

Drehtendenz bei einseitiger Vestibular- oder Kleinhirnstörung, und zwar **meist zur kranken Seite.** Der Befund ist nur beweisend, wenn er sich reproduzieren lässt.

4.2 Sensomotorische Entwicklung und Untersuchung von Säuglingen und Kleinkindern

Bei der Untersuchung von Säuglingen und Kleinkindern ist die Frage nach dem altersentsprechenden Entwicklungsstand wichtig. Es erschien daher angebracht, im Rahmen der programmierten Untersuchung der neurologischen Funktionen eine kurze Darstellung der normalen kindlichen Entwicklung und die wichtigsten Tests zur Erkennung von motorischen Entwicklungsstörungen, wie sie von Vojta angegeben wurden, anzufügen.

Die Entwicklung eines gesunden Kindes ist erkennbar an den

- **frühkindlichen tonischen Lagereflexen** (tonische Nacken- und Labyrinthreflexe),
- **Stellreflexen** [Labyrinthstellreflex, Nacken-, Körperstellreflex, Moro-, Landau-Reflex (Liftreaktion)],
- **statokinetischen Reflexen** (während der Aufrichtung aus dem Vierfüßlermodus).

Diese Reflexe lösen einander im Laufe der ersten 2 Jahre ab.

Vojta-Reflexe (◘ Abb. 11.50–11.56)

Die motorische Entwicklung des Säuglings kann nach dem **Testsystem von Vojta in 7 Tests** geprüft werden.

1) **Traktionsversuch (mod. nach Vojta; ◘ Abb. 11.50)**

Ausgangsstellung. Kind in Rückenlage, Kopf in Mittelstellung.

Ausführung. Der U legt einen Finger von ulnar in die Hand des Kindes und **umfasst mit seinen übrigen Fingern den Unterarm, ohne den Handrücken zu berühren.** Das Kind wird bis zu 45° hochgezogen.

Normalbefund

- 1. Phase (bis zur 6. Woche):
  Kopf hängt nach dorsal, Beine bleiben in Beugehaltung.
- 2. Phase (7. Woche–6. Monat):
  Zunehmende Beugung von Kopf, Rumpf und Beinen (durch Heranziehen!). Am Ende der Phase ist das Kinn bis zur Brust, die Beine sind bis zum Bauch flektiert.
- 3. Phase (7.–9. Monat):
  Nachlassende Beugebewegungen. Das Kind zieht sich hoch.
- 4. Phase (9.–14. Monat):
  Das Kind zieht sich hoch. Kopf in der Verlängerung des Rumpfes, Beine abduziert, Kniegelenke gestreckt, Abstützung auf den Fersen.

▶ Pathologische Befunde

Ausbleiben der oben geschilderten Reflexbewegungen in der jeweiligen Altersstufe.

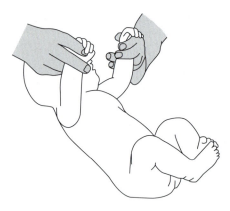

◘ Abb. 11.50. Traktionsversuch

2) **Kopfabhangversuch nach Peiper (Peiper-Isbert 1927, zit. nach Vojta;** ◘ **Abb. 11.51)**

Ausgangsstellung. Rückenlage.

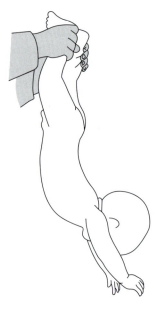

◘ Abb. 11.51. Kopfabhangversuch

Ausführung. Der U umfasst die Beine des Kindes an den Fuß- oder Kniegelenken und bringt es plötzlich in die Vertikale, mit dem Kopf nach unten.

Normalbefund
- 1. Phase (bis zum 3. Monat):
  Umklammerungsbewegung mit den Armen. Am Ende der Phase auch Seitwärtsstreckung der Arme mit geöffneten Händen und Nackenstreckung.
  Becken gebeugt.
- 2. Phase (4.–6. Monat):
  Arme mit geöffneten Händen ca. 45° hoch gestreckt.
  Nacken und Rumpf mehr gestreckt. Beckenbeugung vermindert.
- 3. Phase (7.–9. Monat):
  Arme mit geöffneten Händen ganz hochgestreckt.
  Totale Nacken- und Rumpfstreckung.
- 4. Phase (ab 9. Monat):
  Haltung wie bei Phase 3. Das Kind versucht, sich am U festzuhalten bzw. hochzuziehen.

3) **Kopfabhangversuch nach Collis (Collis 1954, zit. nach Vojta;** ◘ **Abb. 11.52)**

Ausgangsstellung. Rückenlage.

Ausführung. Der U erfasst nur ein Kniegelenk und bringt das Kind wieder mit dem Kopf nach unten in die Vertikale.

Normalbefund
- 1. Phase (bis zum 7. Monat):
  Leichte Beugehaltung aller Gelenke des freigelassenen Beines.
- 2. Phase (ab 7. Monat):
  Leichte Streckhaltung im Kniegelenk, sonst wie Phase 1.

Der Test ist sehr empfindlich.

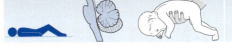

4 Koordination: Sensomotorische Entwicklung

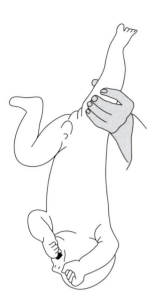

Abb. 11.52. Kopfabhangversuch

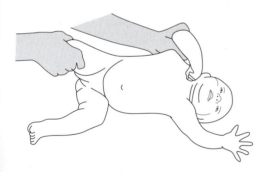

Abb. 11.53. Horizontalabhangversuch

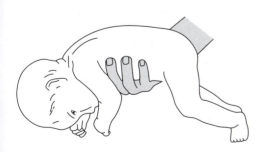

Abb. 11.54. Landau-Reflex

4) **Horizontalabhangversuch nach Collis** (Collis 1954, mod. nach Vojta; Abb. 11.53)

Ausgangsstellung. Rückenlage.

Ausführung. Der U ergreift das Kind an Oberarm und Oberschenkel und bringt es in hängende Seitenlage.

> **Normalbefund**
> - 1. Phase (bis zum 4. Monat):
>   Leichte Beugehaltung des freien Armes und Beines.
> - 2. Phase (4.–6. Monat):
>   Der freie Arm kann gestreckt in Pronation gebracht und zur Abstützung benutzt werden. Der Greifreflex ist erloschen.
> - 3. Phase (ab 8. Monat):
>   Das Kind versucht, sich auch mit dem Fuß des freien Beines abzustützen (Beginn der Vertikalorientierung).

5) **Landau-Reflex** (Landau 1923; Abb. 11.54)

Ausgangsstellung. Bauchlage.

Ausführung. Das Kind liegt mit dem Bauch in der flachen Hand des U und wird exakt in horizontaler Lage gehalten.

> **Normalbefund**
> - 1. Phase (bis zur 6. Woche):
>   Kopf, Rumpf und Extremitäten leicht gebeugt.
> - 2. Phase (Landau I, 7. Woche–4. Monat):
>   Nackenstreckung bis zur Schulterhöhe. Nur noch geringe Beugehaltung des Rumpfes. Extremitäten wie in Phase 1.
> - 3. Phase (Landau II, ab 6. Monat):
>   Nacken und Rumpf gestreckt in einer Linie. Extremitäten wie zuvor, aber leicht abduziert.

6) Axillarhängeversuch (Abb. 11.55)

Ausgangsstellung und Ausführung. Der U hält das Kind durch Umfassen des Rumpfes von dorsal in der Vertikalen, ohne den unteren Trapeziusrand zu berühren (was eine Streckhaltung der Beine auslösen würde).

> **Normalbefund**
> - 1. Phase (bis zum Ende des 3. Monats):
>   Lockere Beugehaltung beider Beine.
> - 2. Phase (4.–Ende des 7. Monats):
>   Aktive Beugung der Beine zum Bauch.
> - 3. Phase (ab 7.–8. Monat):
>   Lockere Streckhaltung der Beine.

7) Vojta-Reflex (Abb. 11.56)

Ausgangsstellung. Wie beim Axillarhängeversuch.

Ausführung. Der U kippt das Kind plötzlich in die horizontale Lage.

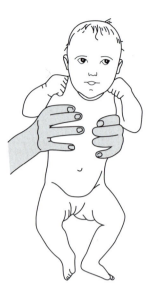

 Abb. 11.55. Axillarhängerversuch

> **Normalbefund**
> - 1. Phase (bis zur 10. Woche):
>   Umklammerungsbewegung beider Arme mit geöffneten Händen (am oberen Arm stärker). Beugung des oben liegenden Beines mit Dorsalflexion und Pronation des Fußes, Zehen gespreizt.
>   Streckung des unten liegenden Beines mit Dorsalflexion, Supination des Fußes, Zehen gebeugt.
> - 2. Phase (4.–Ende des 7. Monats):
>   Arme und Beine in lockerer Beugehaltung.
>   Hände geöffnet.
>   Füße in Mittelstellung oder supiniert.
> - 3. Phase (8.–14. Monat):
>   Abspreizung der oben liegenden Extremitäten (Schwebereaktion nach Peiper bei Beginn der Vertikalorientierung). Im Alter von 18 Monaten ist dieser Lagereflex erloschen.

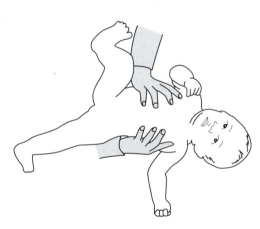

 Abb. 11.56. Vojta-Reflex

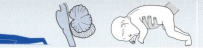

Weitere tonische Reflexe

- **Greifreflex** (bis zum 3. Monat). Das Kind hält den in die Hand gelegten Finger fest.
- **Saugreflex** (bis zum 12. Monat). Berühren des Mundes oder seiner Umgebung löst Saugbewegung der Lippen aus.
- **Tonische Nackenreflexe** (bis zum 10. Monat) sind nicht obligatorisch.
- **Symmetrischer tonischer Nackenreflex** (bis zum 10. Monat).
  - Beugung des Kopfes bewirkt Beugung der Arme und Streckung der Beine.
  - Streckung des Kopfes bewirkt eine Streckung der Arme und Beugung der Beine.
- **Asymmetrischer tonischer Nackenreflex:** Drehung des Kopfes bewirkt eine Streckung von Arm und Bein auf der Gesichtsseite und eine Beugung der Extremitäten auf der Hinterhauptseite mit Neigung des Rumpfes zu dieser Seite.
- **Tonischer Labyrinthreflex** (bis zum 3. Monat). Auslösung durch sensible, akustische oder psychische Erregung.
- In **Rückenlage:** Beugung des Kopfes bewirkt Flexion des Rumpfes sowie Flexion und Adduktion der Arme, sowie Flexion (manchmal Extension) der Beine.
- In **Bauchlage:** Streckung von Kopf und Rumpf bewirkt auch Streckung der Extremitäten mit Schulterretraktion.
- **Moro-Reflex** (2.–7. Monat). Akustische Reize lösen eine schnelle Streckbewegung der Extremitäten aus, die von einer ebensolchen Beugebewegung abgelöst wird.

Stellreflexe

Dies sind bereits höher differenzierte Bewegungsformen, ohne die keine koordinierte Bewegung des Körpers möglich ist.

- **Labyrinthstellreflex** (Beginn ab 2. Monat). Versuch senkrechter Kopfeinstellung bei Neigen des Rumpfes, d. h. der Kopf wird trotz Veränderung der Rumpfposition in normaler Position im Raum gehalten.
- **Körperstellreflexe auf den Kopf.** Die normale Kopfposition im Raum wird reflektorisch durch Berührung der Kopfoberfläche auf der Unterlage hervorgerufen.
- Beispiel: Seitenlage in der Luft, dann Seitenlage auf dem Untersuchungstisch.
- **Körperstellreflex auf dem Körper.** Der Kopf wird zur Seite gedreht. Dann folgt reflektorisch eine Drehung des Schultergürtels und Beckens um die Körperlängsachse in die gleiche Richtung.
- **Landau-Reflex.** Wird das Kind in Bauchlage auf der Hand des Untersuchers vom Untersuchungstisch abgehoben, dann erfolgt eine Dorsalflexion des Kopfes und eine Streckung bzw. Überstreckung der Wirbelsäule. Wird der Kopf aber passiv flektiert, so erlischt dieser Extensorentonus augenblicklich (Taschenmesserphänomen), s. auch Vojta-Reflex 5.

Physiologische Befunde in den einzelnen Altersstufen

Die **Diagnostik** berücksichtigt folgende Punkte:
- **Haltung von Kopf und Rumpf,**
- **Stellung der Extremitäten,**
- **Reaktionen** bei Lage- und Stellungswechsel (Reflexe),
- **Funktion der Sinnesorgane** (Sehen, Hören),
- **geistige Leistung** (Sprache, Spielinteresse, Sozialkontakt).

Neugeborenes

1. Kopf wird noch nicht gehalten und ist zur Seite gedreht.
2. Arme und Beine in Beugestellung, Hände zur Faust geschlossen.
3. Bei Lage- und Stellungswechsel:
   - Greifreflex: Festhalten des in die Hand gelegten Fingers (bis 4. Monat).
   - Saugreflex: Saugbewegungen bei Berührung des Mundes (bis 12. Monat).
   - Fluchtreflex: Auf Berührung, Druck oder Schmerz an der Fußsohle wird das betreffende Bein gebeugt.
   - Tonische Nackenreflexe: Asymmetrischer tonischer Nackenreflex positiv. Bei passiver Kopfdrehung zu einer Seite wird der gesichtsseitige Arm gestreckt, der andere Arm gebeugt. Die gleiche Reaktion kann, wenn auch schwächer, an den Beinen beobachtet werden.
   - Moro-Reflex (Schreckreaktion): Auf die verschiedensten Reize hin erfolgt zuerst eine Abduktion und Extension der Arme

(und Beine), danach eine Adduktion und Flexion (Umklammerungs- oder Umarmungsreflex). Der Reflex besteht in den ersten 3 Monaten. Bis zum 6. Monat ist er verschwunden; siehe Vojta-Reflexe (S. 531).
4. Schreckhaftigkeit bei Geräuschen, kein bewusstes Sehen.
5. Kein Befund.

2. Monat
1. Beginnende Kopfkontrolle, d. h. kurzes Anheben in Bauchlage. Rumpf bei passiver Sitzhaltung noch haltlos.
2. Beugehaltung von Armen und Beinen.
3. Lage- und Stellungswechsel:
   – Bei passiver Kopfreklination: Vermehrte Beugung der Arme mit Rückführung der Schultern, Strecktendenz der Beine.
   – Bei passiver Kopfdrehung: Gesichtsseitige Streckung des Armes (Beines), hinterhauptseitige Beugung des Armes (Beines).
   – Bei senkrechtem Anheben: Kurze Beinstreckung. Kopf haltlos.
   Beginnender Labyrinthstellreflex.
   – Nacken-, Greif-, Nackenstell- und Moro-Reflex werden inkonstant.
4. Wie bisher werden Gegenstände nur im Blickfeld verfolgt.
5. Lichtquellen werden fixiert, zweckbedingtes Weinen.

3. Monat
1. Sichere Kopfhaltung in Bauchlage. In aufrechter Haltung kann der Kopf kurzfristig gehalten werden, zunehmende Rumpfstreckung.
2. Beginnendes Abstützen durch die Ellenbogen (Bauchlage und Sitzen), beginnendes Greifen mit den Händen.
   Beginnendes Abstützen mit den Füßen bei gehaltenem Stehen.
3. Bei wechselnder Körperhaltung noch unkoordinierte Arm- und Beinbewegungen.
4. Gegenstand wird mit den Augen verfolgt (180° Gesichtsfeld).
5. Wie bisher.

4. Monat
1. Sichere Kopfhaltung in allen Positionen und aktive Kopfbewegungen.
   Passiv gesicherte Sitzhaltung mit kyphosierter Wirbelsäule.
2. Sichere Ellenbogenstützung. Greifen und Betasten. Beine gestreckt. Stützreaktion beim Hinstellen. Kann sich auf die Seite drehen.
3. Labyrinthstellreflex in Bauch- und Rückenlage positiv. Moro-Reflex verschwindet. Beginnender Landau-Reflex.
4. Bewusstes Sehen (Hand-Augen-Koordination beginnt).
5. Wiedererkennen. Beginn des Gedächtnisses. Stimme der Mutter wird erkannt.

5. Monat
1. Kopfhaltung sicher, aktive Kopfbewegungen in allen Positionen. Aktive Sitzhaltung noch unsicher.
2. Aktives Aufstützen mit gestreckten Armen, starkes Aufstützen bei gehaltenem Stehen, gleichzeitige Kopf- und Armbewegungen, symmetrisches Strampeln.
3. Landau-Reflex positiv. Beginnende statokinetische Reaktionen.
4. Optische Wahrnehmung wird mit Bewegungen koordiniert (Gegenstände greifen), Beginn des räumlichen Sehens. Lautere Stimme.
5. Reaktion auf optische Eindrücke: Greifen nach vorgehaltenen Gegenständen.

6. Monat
1. Selbständiges Umdrehen auf den Bauch und zurück. Abheben des Gesäßes von der Unterlage in Bauchlage. Totale Streckhaltung in Bauchlage.
2. Greifen nach Gegenständen (auch einhändig). In horizontaler Schwebehaltung symmetrische Nacken- und Rumpfhaltung.
3. Landau-Reflex positiv. Beginn der Körperstellreflexe. Beginnende statokinetische Reaktionen.
4. Optische und akustische Reaktionen aller Art.
5. Lachen, Schreie ausstoßen, Laute nachahmen.

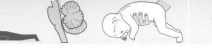

7. Monat

Bauchlage bevorzugt. Tendenz zum Sitzen.
1. Zusammenarbeit von Kopf und Rumpf. Noch unvollkommenes Gleichgewicht.
2. Kann kurzfristig allein sitzen. Sichere Bewegungen der Arme (v. a. Greifen). Noch unausgereifte Bewegungen der Beine, kräftiges Abstoßen der Beine bei gehaltenem Stehen. Robben in Bauchlage. Steckt viel in den Mund.
3. Stellreflexe positiv.
4. Beobachten der Umgebung.
5. Sprechversuch (Echolalie). Erkennen von Gegenständen. Beginn von Kaubewegungen.

8.–9. Monat

Zunahme aller bisherigen motorischen Leistungen.
1. Kurzfristiges selbständiges Sitzen mit Armabstützung zu den Seiten. Passiv gesichertes Stehen.
2. Vierfüßlerstand, beginnt zu kriechen, stellt sich kurzfristig auf. Kann 2 Sachen auf einmal greifen.
3. Alle Stellreflexe aktiv.
4. Gleichgewichtsreaktionen im Sitzen gut, im Vierfüßlerstand unsicher.
5. Wie bisher. Reagiert auf seinen Namen. Unterscheidet fremde Personen. Kann allein Keks essen.

10. Monat

1. Wie bisher. Stehen an der Hand.
2. Aktiver Haltungs- und Stellungswechsel, Drehung um die eigene Körperachse. Aktives Kriechen. Zangengriff mit der Hand. Kann ausdauernd sitzen, Rücken dabei gestreckt. Pinzettengriff beginnt.
3. Wie bisher.
4. Verbesserung der Sprache (Nachahmen).
5. Wie bisher.

11. Monat

1. Absicherung der Sitzhaltung zur Seite.
2. Erste Gehversuche an der Hand und an der Wand entlang. Selbständiges Essen beginnt.
3. Wie bisher.
4. Wie bisher.
5. Hört auf seinen Namen, versteht einfache Aufforderungen.

12. Monat

1. Sichere Sitzhaltung mit Drehbewegungen.
2. Selbständiges Kriechen und Aufstellen, Gehen an der Hand, Hinsetzen. Kann jetzt mit Daumenopposition greifen (Schreibhaltung).
3. Körperstellreaktionen schwächen sich ab. Hand- und Fußgreifreflexe sowie asymmetrische tonische Nackenreflexe verschwinden.
4. Gleichgewichtsreaktionen im Sitzen gut, im Stand noch unsicher.
5. Nachahmung von zweisilbigen Wörtern, Singversuche
   Äußerung von Affekten.

18. Monat

Freies Laufen, Treppensteigen an der Hand. Isst mit dem Löffel. Beginn der Stuhlkontrolle.

24. Monat

- Sicherer Gang, kann Treppen steigen und schnell laufen. Kann Schuhe und Strümpfe allein ausziehen.
- Hockstellung beim Spielen. Sprechen in kurzen Sätzen.
- Stuhlkontrolle am Tage.

4.3 Das Kiss-Syndrom der Neugeborenen und Kleinkinder (nach Biedermann)

Es handelt sich um eine Zusammenfassung von Erkrankungen des Säuglings- und Kleinkindalters, deren gemeinsames **Kardinalsymptom die formale oder funktionelle Asymmetrie** ist. Die **Kopfgelenk-Induzierten Symmetrie-Störungen** (**K**inematic **i**mbalance due to **s**uboccipital **s**train) = Kiss-Syndrom nach Biedermann, sind die häufigste Ursache für frühkindliche Form- und Funktionsstörungen. Dazu gehören Schiefhals, C-Skoliose, Gesichtsasymmetrie, opisthotone (Rückwärtsgebeugte) Kopfhaltung, motorische Asymmetrien und Formentwicklungen an den Extremitäten (Einseitige Hüftreifungsstörung, Sichelfußstellung).

Das **Kiss-Syndrom** wird nach seiner ersten optischen Auffälligkeit **auch als: »Schräglagesyndrom«** (Coenen) **bezeichnet.** Ätiologisch wurden für diese **funktionelle »Säuglingsskoliose«** verschiedene Strukturen verantwortlich gemacht: die Mus-

kulatur (Vojta), intrazerebrale Schäden (Bobath), der zervikookzipitale Übergang der Wirbelsäule (Gutmann, Biedermann). Es fragt sich **welche Strukturschädigung** letztendlich **die Symptomatik auslöst.** Das sind nach Biedermann
- **Intrauterine Fehllagen** (vor allem bei Mehrlingsgeburten)
- **Geburtstraumatische Schädigungen.** Dabei sind vor allem die Strukturen des kraniozervikalen Übergangs gefährdet.
- **Traumen in den folgenden Jahren.**

Das **Klinische Bild** entwickelt sich nach Biedermann aus der anfangs rein funktionellen, später, ohne therapeutische Beeinflussung, morphologisch (muskulär) fixierten Asymmetrie.

Nach den Beobachtungen von Hewera gibt es wahrscheinlich 2 Formen des Syndroms:
- **Primäre Form** (ca. 20% der Fälle) mit Blockierung der Kopfgelenke durch direkte Traumatisierung (z. B. Geburt). Hierbei ist meist nur eine Behandlung der Kopfgelenke erforderlich.
- **Sekundäre Form** (ca. 80% der Fälle) mit einer Kopfgelenkblockierung infolge anderer W. S.-Blockierungen (z. B. ISG) oder generelle Tonusasymmetrie durch Regulationsstörungen im Zwischenhirn oder Hirnstamm (?). Hierbei ist eine komplexe Behandlung **aller** gestörten Strukturen zur Verbesserung der Sensomotorik (z. B. durch Atlastherapie nach Arlen) erforderlich.

Coenen teilt das »**Symptomenbild des schiefen Säuglings« in 3 Symptomengruppen** ein:
- **Orthopädische Symptome**
    - Rumpfskoliose (C-Skoliose)
    - Rippenbuckel und Lendenwulst
    - Beckenasymmetrie
    - Hüftabspreizungshemmung
    - Schiefhals
    - Schädelasymmetrie/»Gesichtsskoliose«
    - Dorsolumbale Kyphose
    - Fußfehlhaltungen wie Knick- und Hackenfüße
    - Segmentale Dysfunktionen (an den Kopfgelenken, der oberen HWS, im dorsolumbalen Übergang und an den Ilioskralgelenken)
- **Neuromotorische Zeichen**
    - Haltungsstereotypien an den Extremitäten
    - Pathologische Befunde bei den Vojta-Testen (s. oben)
    - Opisthotonustendenz
    - Persistieren von Primitivreflexen (Tonischer Labyrinthreflex, Asymmetrischer und symmetrischer, tonischer Nackenreflex)
    - Tonusasymmetrien
    - Muskuläre Hypotonie mit intermittierenden Streckspasmen
- **Verhaltensauffälligkeiten**
    - Störung des Schlaf-Wachrhythmus
    - Störung der Nahrungsaufnahme (häufiges Erbrechen, Saugschwäche, Trinkschwäche)
    - Schreckhaftigkeit, Lärmempfindlichkeit
    - Aggressivität.

Untersuchungsabläufe (nach Biedermann):
Es muss nach Funktionsstörungen auf der spinalen Reflexebene und nach zerebralen Zeichen gesucht werden, da »jede Dysfunktion eine Quelle veränderter Propriozeption ist« (Janda).

In **Rückenlage**
1. **Prüfung der Gesamtbeweglichkeit** und der Aufbiegbarkeit des Rumpfes in der Frontalebene
2. **Testung** der beiderseitigen **Hüftgelenksbeweglichkeit** (Reifungsstörungen der Hüftgelenke finden sich meist an der Konkavseite der Skoliosierung)
3. **Traktionsversuch** (Abb. 11.50, S. 532) zur Testung der Griffstärke der Hände (auf Seitendifferenz achten) und der Kopfstabilisation (Opisthotone Tendenz?)

In **Bauchlage**
4. Inspektion der **Gewohnheitshaltung**
5. Hochnehmen des Kindes (wie Abb. 11.55, S. 534) und Prüfen der **Vojta-Kippreaktion** (Abb. 11.56, S. 534)
6. wenn möglich noch den **Landau-Test** (Abb. 11.54, S. 533)
7. und die beiden **Collis-Tests Kopfabhangversuch** (Abb. 11.52, S. 533) **Horizontalabhangversuch** (Abb. 11.53, S. 533)
8. Beim **Über-Kopf-Halten des Kindes** kann die **Skoliose** noch einmal **inspiziert** werden und durch vorsichtiges Kippen um die Längsachse

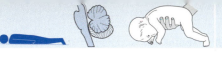

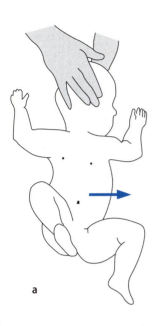
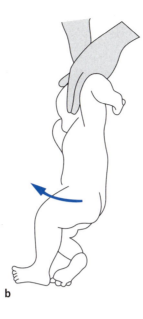

Abb. 11.57a,b. Rotationstest: a Normale Reaktion im Alter von 3–4 Monaten, b Normale Reaktion im Alter von 6–7 Monaten

die Reagibilität auf Seitneigung getestet werden.
Abschließend werden in **Rückenlage** mit Kopf zum Untersucher folgende **Funktionstests** vorgenommen:

9. **Rotationstest** (Abb. 11.57): Die passive Rotation des Kopfes führt (ab 3./4. Monat) zu einer gesichtsseitigen Rumpfkonvexität mit leichter Hüft- und Kniebeugung noch **ohne Mitrotation des Rumpfes** (Abb. 11.57 a). Diese erfolgt erst ab 6./7. Monat (Abb. 11.57 b).
Bei einer einseitigen **Blockierung** kommt es nach Coenen zu einer »En-block-Rotation« **von Kopf und Rumpf** oder zur Streckung von Rumpf-, Knie- und Hüftgelenken mit Innenrotation der Beine.

10. **Seitneigetest** (Abb. 11.58): Das passive Seitneigen des Kopfes bewirkt als **Normalbefund eine Rumpfkonvexität zur Gegenseite** und Schwenkung des Beckens zur Neigeseite (Abb. 11.59 b).
Bei einer **Blockierung** bleibt diese Reaktion aus.

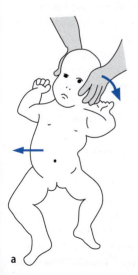
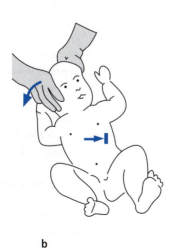

Abb. 11.58a,b. Seitneigetest: a Normale Reaktion, b Pathologische Reaktion

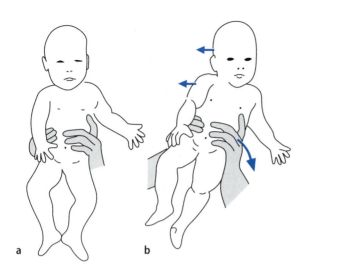
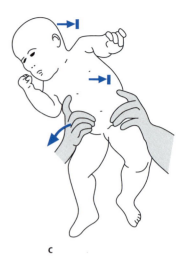

Abb. 11.59a–c. Kippreaktion: **a** Ausgangshaltung, **b** Normale Reaktion, **c** Pathologische Reaktion

11. **Frontale Seitkippreaktion** (Coenen) (Abb. 11.59): Das am Becken aufrecht gehaltene Kind wird langsam zur Seite gekippt. **Normale Reaktion** (ab 3. Lebensmonat) ist eine **Kompensatorische Aufrichtebewegung** in die Vertikale Körperhaltung), die wahrscheinlich aus dem Labyrinth und den Kopfgelenken gesteuert wird (Abb. 11.59 b).
Bei einer einseitigen **Blockierung** im Bereich der Kopfgelenke **gelingt die Aufrichtung auf der blockierten Seite nicht** oder ist zumindest sichtbar eingeschränkt (Abb. 11.59 c).
12. **Sakroiliakaler Federungstest** (Abb. 11.60) und **Sellsche Irritationspunkte** (Abb. 11.61)

Differenzialdiagnose der Asymmetrien

Die Asymmetrien in der Kopfhaltung und in der Wirbelsäule bedürfen noch differenzialdiagnostischer Überlegungen, um auch gravierendere Ursachen rechtzeitig zu erkennen und adaequat zu behandeln.
- **Muskulärer Schiefhals** (oft mit Hämatom im Sternocleidomastoideus). Diese Schiefhalsform, eventl. mit Progredienz in den ersten Lebenswochen bis zum Beginn der Kopfkontrolle als erste Phase der Vertikalisierung (im 2.–4. Monat) und Bewegungseinschränkung durch gestörte Kopfgelenkmechanik ist wohl **in erster Linie als Teil eines funktionellen Schieflagesyndroms** durch das Geburtstrauma anzusehen. Das Kopfnickerhämatom ist dann ebenso wie eine Traumatisierung des Kopfgelenkbereichs **als Folge einer intrauterinen Zwangslage oder eines engen Geburtskanals** zu betrachten.
- Eine **später einsetzende Schiefhalssymptomatik** ist dann in der Regel durch **postpartale** häusliche **Unfälle** (Fall vom Wickeltisch, Unfälle beim Spielen) verursacht.
- **Angeborene Fehlbildungen des Schädels und der Wirbelsäule** als Schiefhalsursachen lassen sich in der Regel nur röntgenologisch nachweisen. Blockwirbel und Halbwirbel sowie einseitige Aplasien der Condylen oder der Massae lateralis atlantis oder auch Knochenfusionen

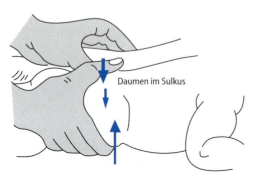

Abb. 11.60. Federungstest

4 Therapie beim Kiss-Syndrom

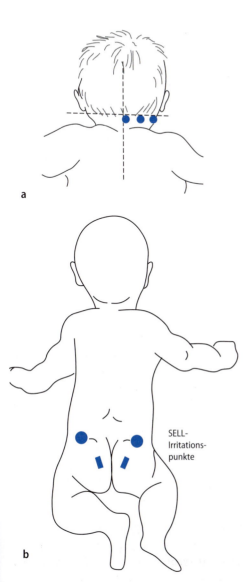

Abb. 11.61. a Irritationszonen im Kopfgelenkbereich, b Sellsche Irritationspunkte am Becken

SELL-Irritationspunkte

Andere Prozesse die als mögliche Schiefhalsursachen in Betracht gezogen werden müssen sind:
- **Entzündungen im Bereich der Halsweichteile** (Tonsillitis, Retropharyngealabszesse)
- **Otitiden oder Hörstörungen**
- **Augenmuskelstörungen oder andere Sehstörungen**
- **Entzündliche Wirbelsäulenerkrankungen**
- **Kindliche Tumoren** (Spinaltumoren), die aber in der Regel mit einer neurologischen Symptomatik verbunden sind.

Indikationen für Manualtherapeutische Maßnahmen bei Säuglingen und Kleinkindern

Nachdem die Formen der kindlichen Zerebralparese und andere zentrale und periphere Störungen der neuromuskulären Steuerung mit Rückständen in der motorischen Entwicklung bei Kindern und Säuglingen bisher rein physiotherapeutisch behandelt wurden, lag es nahe, auch die therapeutischen Möglichkeiten der Manuellen Therapie auf diesem Gebiet zu überprüfen.

Die **physiotherapeutische Behandlung** benutzt hierzu Bahnungssysteme, bei denen durch zeitliche und räumliche Summation propriozeptiver Reize **Bewegungsmuster entstehen, die Teile der normalen Motorik sind** (Vojta). Auch das Bobath Konzept, das die Regulierung eines pathologischen Muskeltonus zur Verhinderung pathologischer und zum Aufbau normaler Haltungs- und Bewegungsmuster benützt, bedient sich dazu eines Programms taktilkinästhetischer Stimulationen.

Die **Manuelle Therapie** – ebenfalls ein Reflexverfahren – **benutzt zur Stimulation** der Muskulatur vornehmlich das **Bewegungssegment bzw. das Gelenk,** das als extrazerebrale, periphere Instanz maßgeblich an der Steuerung von Haltung und Bewegung, das heißt auch an der Bildung der hierzu notwendigen Muskelprogramme, beteiligt ist. Besonderen Einfluss haben die ungewöhnlich **dicht mit neuralen Sensoren (vor allem Muskelspindeln) besetzten Kopfgelenke,** später auch der kaudale Pol der Wirbelsäule, der Beckenbereich.

Von hier gehen die propriozeptiven Afferenzen aus, die mitbestimmend **für die Bildung der physiologischen Bewegungsmuster** sind, die für eine normale Gelenkbeweglichkeit und aufrechte Haltung erforderlich sind. Die **hohe Spontanheilungsquote**

in diesem Bereich können durchaus sichtbare Asymmetrien oder skoliotische Verkrümmungen verursachen. **Solange die Funktion mechanisch ungestört ist, spielen diese Asymmetrien zunächst offenbar keine gravierende Rolle.** Ob aus diesen Kongenitalen Veränderungen auch ein verändertes Rezeptorenfeld und eine **veränderte (verminderte?) Propriozeption** resultiert, ist bisher nicht bekannt.
- Asymmetrien durch **kombinierte zerebral-zervikale Störungen**

bei den Säuglingsasymmetrien (Schiefhals, Schräglage, Skoliosen) im ersten Lebensjahr kann man mit dem **verstärkten Input propriozeptiver Afferenzen** aus dem Rezeptorenfeld der Kopfgelenke erklären. Dieser beginnt mit der Kopfkontrolle, der 1. Phase der Aufrichtung zur senkrechten Haltung. Allerdings tritt diese **Spontanremission** nach Biedermann **nur bei etwa 40% der Schräglagesäuglinge** auf. Nach Ansicht von Hewera könnte es sich hierbei aber auch nur um einen Symptomwechsel im Rahmen des Hirnreifungsprozesses handeln, da man oft noch dezente Asymmetriesymptome und motorische Unsicherheiten findet (z. B. beim Einbeinstand im Seitenvergleich), die häufig die Basis für **spätere Entwicklungsstörungen**, wie Haltungsschäden oder kognitive Störungen, sind. **Die anfänglich nur funktionellen Asymmetrien sind dann meist muskulär chronifiziert und fixiert und wesentlich aufwendiger zu behandeln als in den funktionellen Vorstadien.** Daher soll man in den frühen Stadien lieber ein Kind mehr funktionell behandeln als das Entstehen von Spätstadien zu riskieren, die dann nicht mehr vollständig beseitigt werden können.

Behandlung
Als Behandlungsverfahren werden z. Z. angewendet und empfohlen:
- **Atlastherapie nach Arlen**
  Der mit der Kuppe des Mittelfingers auf den Atlasquerfortsatz in Gegenrichtung der ermittelten Stellungsvariation gegebene Korrekturimpuls soll einen **unspezifischen Globalreflex** auslösen, der eine **Normalisierung des Sympathikotonus** und eine Normalisierung der Muskeldysbalancen bewirken soll.
- **Weichteiltechniken**
  Myofasziales Lösen, Muskelenergietechniken, postisometrische Dehnungen, osteopathische Techniken.
- **Manipulationen und Mobilisationen** analog zu den Techniken bei Erwachsenen.
- **Propriozeptionssteigernde und detonisierende Massagen**

Aus diesem Programm müssen die für Säuglinge und Kleinkinder geeigneten Techniken aufgrund der persönlichen Erfahrungen ausgewählt werden.

5 Hirnnerven

> 5 Hirnnerven
> 5.1 Augen
> 5.2 Ohren
> 5.3 Nase

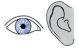

- Die Untersuchung der Hirnnerven ist in der Regel Sache des Neurologen oder der verschiedenen Organfachärzte.
- Nachfolgend werden daher nur solche Untersuchungen und Befunde erwähnt, die häufiger vorkommen und im Rahmen der Gesamtuntersuchung des Bewegungsapparats einige Bedeutung haben. Die Funktion von N. trigeminus (V), N. facialis (VII), N. glossopharyngeus (IX), N. vagus (X), N. accessorius (XI) und N. hypoglossus (XII) wurde zusammen mit der mimischen, der Kaumuskulatur und den Kiefergelenken bei der HWS-Untersuchung geprüft.
- So bleibt noch die Untersuchung derjenigen Hirnnerven, die Augen, Ohren und Nase versorgen.

5.1 Augen

- N. opticus (II),
- N. oculomotorius (III),
- N. trochlearis (IV),
- N. abducens (VI),
- N. statoacusticus, vestibulärer Anteil (VII).

N. opticus

Gesichtsfeldprüfung: Der P verdeckt ein Auge, mit dem anderen fixiert er das gegenüberliegende Auge des U. Der U kommt mit dem Finger von allen Seiten in die Blickrichtung des P und dieser muss angeben, wann der Finger in seinem Gesichtsfeld auftaucht.

❯ Pathologische Befunde

- **Ausfall des ganzen Gesichtsfelds eines Auges (Amaurose)**
  Erblindung des betreffenden Auges. Beweis durch Pupillenreaktion: Bei Belichtung des erblindeten Auges keine, bei Belichtung des anderen Auges reflektorische Pupillenverengung auf beiden Augen.
  Vorkommen:
    - Traumen (Schädelbasisfrakturen),
    - Tumoren,
    - Verschluss der A. carotis (Amaurosis fugax),
    - Verschluss der A. ophthalmica,
    - Optikusatrophie (Augenspiegelung).
- **Ausfall der äußeren Hälften der Gesichtsfelder beider Augen:**
  Bitemporale Hemianopsie. Läsion der im Chiasma nervi optici kreuzenden Fasern. Diese Ausfälle sind meist nicht glatt, sondern unregelmäßig begrenzt.
  Vorkommen: Bei Traumen und Tumoren.
- **Ausfall der inneren Hälften der Gesichtsfelder:**
  Binasale Hemianopsie. Sie ist äußerst selten.
  Vorkommen: Bei Tumoren.
- **Ausfälle gleichseitiger Gesichtshälften**
  Homonyme Hemianopsie. Die Läsion liegt irgendwo hinter dem Chiasma nervi optici der Kreuzungsstelle des Sehnervs bis zur Hirnrinde.

N. abducens, N. oculomotorius und N. trochlearis

Diese Nerven versorgen alle Augenmuskeln. Sie **bewirken Veränderungen der Pupille und der Beweglichkeit des Augapfels, Auftreten eines Nystagmus (N. statoacusticus).**

- Subjektive Symptome bei akuten Augenmuskellähmungen sind: Doppelbilder, Schwindel, Verschwommensehen, Kopfschmerzen.
- **Objektive Symptome:** Abnorme Stellung des Augapfels, Gesichtsfeldeinschränkung, evtl. kompensatorisch bedingte veränderte Kopfhaltung, Ptosis. Abweichung des Augapfels: Abduzensparese (häufigste Parese) nach innen. Okulomotoriusparese nach außen und unten. Eventuell Ptosis (dann keine Doppelbilder!)
- Trochlearisparese (relativ selten): Abweichen nach innen und oben.

Untersuchung der Pupille. Geprüft werden:

- **Weite:** abnorme Weite (Mydriasis), abnorme Enge (Miosis).
- **Seitengleichheit:** ungleiche Weite (Anisokorie).
- **Form:** gerundet, entrundet.
- **Reaktion auf Licht:** Ein Auge wird vom U durch die Hand abgedeckt. Das andere Auge wird mit einer starken Lichtquelle belichtet und die reflektorische Pupillenveränderung am belichteten Auge beobachtet, danach die gleiche Reaktion am unbelichteten Auge (konsensuelle Reaktion).
- **Reaktion auf Nahesehen:** Der P blickt in die Ferne, dann auf den Finger des U, was ebenfalls eine Pupillenverengung auslöst (konsensuelle Reaktion).

❯ Pathologische Befunde

Mydriasis
- Sympathikusreizung,
- Schmerz, Schock,
- Glaukom.

Miosis
- Vagusreizung

Anisokorie
- Pupillenerweiterung:
    - Okulomotoriuslähmung,
    - Erblindung.
- Pupillenverengung:
    - Horner-Syndrom (Sympathikuslähmung).

Das **Horner-Syndrom** (Miosis, Ptosis, Enophthalmus) kommt vor **bei Wurzelläsionen C_8-Th_2**, unterer Plexuslähmung, Grenzstrangläsionen, bulbären Herden. Anfangs kann ein sog. **Reiz-Horner** mit Mydriasis, erweiterter Lidspalte und Exophthalmus auftreten.

Entrundung
- Anomalien,
- Neurolues.

Fehlen der Pupillenreaktion
- Absolute Pupillenstarre: Okulomotoriuslähmung.
- Reflektorische Pupillenstarre auf Licht (Nahsehen erhalten): Lues.
- Amaurotische Starre: Erblindung.

Prüfung der Beweglichkeit des Augapfels. Der P fixiert den Finger des U vor seinen Augen und folgt mit dem Blick dem Finger in alle Richtungen. Dabei werden registriert:
- Augapfelbewegungen,
- Auftreten von Doppelbildern,
- evtl. Ptosis des Augenlids,
- Ausfall der Pupillenreaktion.

> **Pathologische Befunde**
- Lähmung der Augapfelbewegungen (N. oculomotorius, N. trochlearis und N. abducens),
- Ausfall der Pupillenreaktionen,
- Nystagmus,
- Doppelbilder.

Auftreten eines Nystagmus (N. statoacusticus)

Als Nystagmus bezeichnet man nichtwillkürliche, rhythmische Augapfelbewegungen.

Es gibt verschiedene Nystagmusformen. Die wichtigste ist der sog. **Rucknystagmus,** bei dem eine ruckartige und eine langsame Bewegungsphase abwechselnd auftreten. Zu beachten ist im Einzelnen, ob die **Nystagmusschläge schnell oder langsam, grob- oder feinschlägig sind und in eine bestimmte Richtung gehen** (horizontal, vertikal, rotatorisch), wobei die Richtung nach der schnellen Phase benannt wird. Es wird ferner geprüft, ob die Bewegungen **erschöpflich oder unerschöpflich** sind.

Ein Nystagmus kann auftreten
- als Spontannystagmus,
- bei Blickwendung,
- in einer bestimmten Kopfstellung,
- nach Kopfbewegungen (Drehen),
- nach Dreh- (Drehstuhl) oder Temperaturreizen.

Untersuchung. Nach Registrierung eines Spontannystagmus wird der **Blickrichtungsnystagmus** geprüft, indem der U seinen Zeigefinger vom P fixieren lässt und damit den Blick in alle Richtungen führt, wie bei der Prüfung der Augenmuskeln. Der Nystagmus tritt in der Regel in **grobschlägiger Form in der Endstellung** auf, und zwar nach der Seite der **Blickwendung.** Je mehr er auch bei Blick geradeaus oder in der entgegengesetzten Richtung auftritt, um so schwerer ist der Befund zu bewerten. Ein **feinschlägiger Endstellungsnystagmus** ist meist noch nicht als pathologisch anzusehen.

Genauere Untersuchungen (Frenzel-Brille) sind dem Neurologen, evtl. auch dem Ophthalmologen vorbehalten.

Vorkommen
- Bei **Wirbelblockierung und Vertebralisinsuffizienz** (s. De-Kleyn-Hängeprobe),
- Reizung oder Ausfall des **Labyrinths** oder des N. statoacusticus,
- Läsion der **Vestibulariskerne,**
- **Hirnstammläsionen,**
- **Kleinhirnschädigungen,**
- **Großhirnschädigungen.**

Die genauere Differenzierung der Nystagmusformen gehört in das Fachgebiet des Neurologen und Otologen.

5.2 Ohren

N. statoacusticus (VII)

Die orientierende Hörprüfung geschieht in Form der **Flüstersprache aus 5–6 m Entfernung,** wobei der P jeweils ein Ohr zuhält und durch eine Wendung um 90° vom U abgewandt ist. Dadurch wird ein Ablesen der Worte vom Mund des U vermieden.

Genauere Hörproben (**Audiogramm**) führt der Otologe durch.

5.3 Nase

N. olfactorius (I)

Die Prüfung erfolgt mit:
- aromatischen Stoffen (Parfum, Fruchtstoffen, Gewürzen),
- Trigeminusreizstoffen (Essigsäure, Ammoniak),
- kombinierten Geruchs- und Geschmacksstoffen.

▶ Pathologischer Befund

Herabgesetzte oder aufgehobene Geruchswahrnehmungen (Anosmie). Sie fordert eine HNO-Mituntersuchung zum Ausschluss einer lokalen Veränderung in der Nase.

Vorkommen. Bei Hirndruck, Traumen, Tumoren.

Elektrountersuchungen bei neurologischen Störungen

1 Untersuchungen bei Läsionen peripherer Nerven – 548
2 Untersuchungen bei zentralen Störungen – 550

> **1 Untersuchungen bei Läsionen peripherer Nerven**
> 1.1 Elektromyografie (EMG)
> 1.2 Nervenleitgeschwindigkeit
> 1.3 Elektrodiagnostik mit faradischen und galvanischen Strömen
> 1.4 Chronaximetrie

> **2 Untersuchungen bei zentralen Störungen**
> 2.1 Elektroenzephalografie (EEG)
> 2.2 Echoenzephalografie

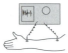

Die genannten Untersuchungsmethoden ergänzen falls erforderlich die neurologische Untersuchung.

1 Untersuchungen bei Läsionen peripherer Nerven

> **1 Untersuchungen bei Läsionen peripherer Nerven**
> 1.1 Elektromyografie (EMG)
> 1.2 Nervenleitgeschwindigkeit
> 1.3 Elektrodiagnostik mit faradischen und galvanischen Strömen
> 1.4 Chronaximetrie

1.1 Elektromyografie (EMG)

Technisches Prinzip. Gemessen werden die Aktionspotenziale von Muskeln oder Muskelgruppen mit Hilfe von Haut- oder Nadelelektroden. Die Messung mit Nadelelektroden ist genauer.

Erfasst werden können:
- **periphere Lähmungen** (neurogene und myogene),
- **zentrale Motorikstörungen** (Rigor, Spastik, Dyskinesien),
- **pathologische Ruheaktivitäten** (Fibrillationen, Faszikulationen).

▶ Pathologische Befunde

Einstichaktivität (Nadelelektrode) fehlt bei Muskelnekrosen und kompletten Lähmungen.

Ruheaktivitäten

Fibrillationen finden sich bei Schädigungen des peripheren Neurons (ab 3. Woche): der Vorderhornzelle, der Nervenwurzel, des peripheren Nervs und bei Polymyositis und Muskeldystrophie.

Faszikulationen kommen **auch bei Gesunden** vor.

Sonst **bei Erkrankungen der Vorderhornzellen oder Reizung der Nervenwurzel** oder des peripheren Nervs, bei Polyneuritis, Tetanie, Urämie, Thyreotoxikose.

Veränderungen der Muskelaktionspotenziale in Zahl, Amplitudengröße, Amplitudendauer, Ermüdbarkeit treten auf bei:
- Diskushernien,
- peripheren Nervenläsionen,
- Myopathien,
- Erkrankungen der Vorderhornzellen.

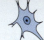

1.2 Nervenleitgeschwindigkeit

Technisches Prinzip. Elektrische Reizung motorischer Nervenfasern und Registrierung der reaktiven Muskelkontraktion über Haut- oder Nadelelektroden. Die Leitgeschwindigkeit gesunder Nerven liegt fest.

▶ Pathologischer Befund

Die Nervenleitgeschwindigkeit kann schon bei geringen Nervenläsionen, die sich noch dem klinischen Nachweis entziehen, herabgesetzt sein (z. B. bei Läsion des N. medianus im Karpaltunnel).

Es können außerdem umschriebene von diffusen Leitungsstörungen differenziert werden.

1.3 Elektrodiagnostik mit faradischen und galvanischen Strömen

Technisches Prinzip. Es wird die muskuläre Reaktion auf Stromreize mit Hilfe von 2 Elektroden gemessen. Die kleinere, differente Elektrode (Kathode) wird auf den Messpunkt (Muskel oder peripherer Nerv) gesetzt, die größere, indifferente Elektrode (Anode) auf eine zentrale Stelle der Extremität oder des Rumpfes.

Registriert wird die Kathodenschließungszuckung bei Anwendung von galvanischem und faradischem Strom. Absolute Schwellenwerte für die Reaktion gibt es nicht, da der Hautwiderstand und die Beschaffenheit der Elektroden größere Schwankungsbreiten des erforderlichen Stromimpulses verursachen.

> **Normalbefund**
> Gleichstarke blitzartige Muskelkontraktion bei galvanischem und faradischem Strom (Seitenvergleich).

▶ Pathologische Befunde

1. **Höhere Stromstärken sind erforderlich:** Quantitative Herabsetzung des Kontraktionseffektes ohne Entartungsreaktion. Vorkommen bei leichten peripheren motorischen Störungen und als Vorstadium einer Entartungsreaktion.
2. **Partielle Entartungsreaktion:** Träger Zuckungsablauf bei galvanischer Reizung, normale Reaktion auf faradischen Stromreiz.
3. **Entartungsreaktion:** Träge Zuckung bei galvanischer und fehlende Reaktion bei faradischer Reizung.

Die Entartungsreaktionen kommen bei mechanischen, entzündlichen oder toxischen Schädigungen peripherer motorischer Nerven vor.

1.4 Chronaximetrie

Technisches Prinzip. Hier wird die **Zeitdauer der Stromeinwirkung bis zur Reaktion des Muskels** gemessen.

Man bestimmt die Gleichstromschwelle für die Muskelzuckung (Rheobase), die meist zwischen 2 und 10 mA liegt. Dann wird, ausgehend von der verdoppelten Rheobase, mit faradischem Strom die **geringste Einwirkungszeit des Stroms, die zur Erzielung einer Muskelzuckung erforderlich ist, ermittelt (Chronaxie).**

> **Normalbefund**
> - Reaktionszeit <1 ms.
> - Keine Erholung bei Myopathien.

▶ Pathologischer Befund

Ein Chronaxie >1 ms findet sich **bei Läsionen peripherer Nerven.**

2 Untersuchungen bei zentralen Störungen

> **2 Untersuchungen bei zentralen Störungen**
> 2.1 Elektroenzephalografie (EEG)
> 2.2 Echoenzephalografie

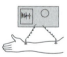

2.1 Elektroenzephalografie (EEG)

Technisches Prinzip. Potenzialschwankungen der Hirnaktionsströme werden mit Hilfe von Elektroden an der Kopfoberfläche abgeleitet und graphisch aufgezeichnet.

Es können registriert werden:
- Abweichungen vom Grundrhythmus,
- lokale Veränderungen,
- Krampfpotenziale.

> **Pathologische Befunde**

Können auftreten bei:
- **Traumen**
  - Grundrhythmusverlangsamung und Herdbefunde bei Commotio und Contusio cerebri,
  - Komplikationen von Traumen (epidurale und subdurale Hämatome),
- **Durchblutungsstörungen** (Herdbefunde und Allgemeinveränderungen),
- **Krampfleiden**
  - Epilepsie (generelle und lokale Krampfpotenziale),
  - Tetanie, synkopale Anfälle,
- **entzündlichen Erkrankungen** von Gehirn und Hirnhäuten,
- **Stoffwechselstörungen** (Diabetes) und medikamentösen Veränderungen,
- **Hirntumoren**
  - lokale Veränderungen,
  - Grundrhythmusveränderungen bei starker Steigerung des Hirndrucks.

Ein negativer EEG-Befund spricht nicht gegen das Vorliegen eines Hirntumors.

2.2 Echoenzephalografie

Technisches Prinzip. Mit Hilfe von Ultraschalllwellen können Veränderungen in der Hirnsubstanz nachgewiesen werden, und zwar
- raumfordernde Prozesse (Seitenlokalisation),
- Veränderungen der Hirnkammerweite,
- traumatische Veränderungen (Hämatome).

Angiologische Untersuchungen

Arterielle und venöse Erkrankungen – 552
1   Übersicht – 552

Untersuchungsgang – 554
2   Anamnese – 554
3   Befunderhebung – 556
4   Klinische Differenzialdiagnose bei Gefäßerkrankungen der Beine – 565
5   Apparative Zusatzuntersuchungen – 566

Arterielle und venöse Erkrankungen

1 Übersicht
1.1 Arterielle Erkrankungen
1.2 Venöse Erkrankungen

Untersuchungsgang

2 Anamnese
2.1 Schmerz
2.2 Funktionsstörungen
2.3 Risikofaktoren
2.4 Andere Gefäß- oder Organerkrankungen
2.5 Familiäre Belastung mit Gefäßkrankheiten

3 Befunderhebung
3.1 Inspektion
3.2 Palpation
3.3 Auskultation
3.4 Funktionsproben

4 Klinische Differenzialdiagnose bei Gefäßerkrankungen der Beine

5 Apparative Zusatzuntersuchungen

Arterielle und venöse Erkrankungen

1 Übersicht

1 Übersicht
1.1 Arterielle Erkrankungen
1.2 Venöse Erkrankungen

Die kausale Strukturanalyse von Beschwerden und Krankheitsbildern am Bewegungsapparat erfordert bei Hinweisen auf arterielle oder venöse Durchblutungsstörungen auch eine systematische Untersuchung des Gefäßsystems, zumal diese Untersuchungen überwiegend mit einfachen, nichtapparativen Methoden in jeder Praxis möglich sind.

1 Übersicht: Gefäßerkrankungen

Zu unterscheiden sind:
- akute und chronische arterielle Erkrankungen,
- akute und chronische Venenerkrankungen.

1.1 Arterielle Erkrankungen

1. **Funktionelle Störungen** (Vasoneurosen, Raynaud-Krankheit).
2. **Lokale organische Störungen** durch eine arterielle Thrombose oder Embolie.
3. **Generalisierte organische Störungen,** die mit Stenosierung oder Verschluss einer Arterie einhergehen (meist durch Arteriosklerose), d. h. chronische arterielle Verschlusskrankheit.

Stadieneinteilung der arteriellen Gefäßverschlüsse nach Fontaine:

Stadium I: **Symptomlos** (beginnende Einengung des Gefäßlumens).
Stadium II: **Krampfartige Schmerzen nach Muskeltätigkeit** (Claudicatio intermittens).
Stadium III: **Dauerschmerz** im Versorgungsbereich des erkrankten Gefäßes (bei herabhängenden Beinen gelindert). Eventuell statische Ödeme.

1.2 Venöse Erkrankungen

- Nichtentzündliche Erkrankungen
- Entzündliche Erkrankungen

Nichtentzündliche venöse Erkrankungen

Die **Varikosen** (früher variköser Symptomenkomplex) entstehen durch Erweiterung der oberflächlichen extrafaszialen Venen.

Primäre Varikose
- Stammvarikose,
- kutane Mikrovarizen,
- retikuläre Varikose,
- Schwangerschaftsvarikose.

Sekundäre Varizenbildung

Sie bildet die größte Gruppe der Venenerkrankungen. Es handelt sich um Varizenbildungen als Kollateralen zur **Kompensation einer thrombotischen Lumenverlegung im Bereich der tiefen Venen.** Der Befund ist weitgehend identisch mit dem postthrombotischen Syndrom.

»Warnvenen« treten auf bei sich entwickelnder tiefer Thrombose durch Bildung sekundärer Venenerweiterungen **über der Tibiakante.** (◘ Abb. 13.2, S. 560). Die **Differenzierung** der primären Varikose von der sekundären Varizenbildung erfolgt durch den **Trendelenburg- und Perthes-Test** (s. S. 562).

Chronische venöse Insuffizienz (Vv. saphena und communicantes)

Sie besteht aus verschiedenen Komponenten:
- Mehr oder weniger ausgedehnte, z. T. regellos angeordnete **Venektasien,**
- verstreute »blow outs« im Unterschenkelbereich als Zeichen einer Insuffizienz der Vv. communicantes,
- »Kölbchenvenen« an der Medialseite des Fußes,
- trophische **Hautveränderungen,** wie Hyperkeratose, Hyperpigmentierung, Dermatosklerose, Atrophie.

Als **Frühsymptom** zeigt sich bei der chronisch venösen Insuffizienz häufig das sog. **Kulissenödem in der Nähe der Knöchelgabel** (◘ Abb. 13.2, S. 560).

Entzündliche venöse Erkrankungen

Die Entstehung wird v. a. durch Druckanstieg und Blutfülle des Venensystems begünstigt. Unmittelbar **auslösender Faktor** ist die **Virchow-Trias:**
- **Veränderungen der Gefäßwand** (entzündlich, traumatisch, degenerativ, hyperergisch, allergisch),
- **Blutstromverlangsamung** (z. B. bei Bettlägerigkeit, Herzinsuffizienz, Adipositas),
- **erhöhte Gerinnungsfähigkeit** des Blutes.

Varikophlebitis bzw. oberflächliche Thrombophlebitis

Sitz außerhalb der Faszie (Saphenasysteme). Typisches Bild mit strangartiger Verhärtung eines Venenabschnitts, Rötung, Wärme, Schmerz. Prognose günstig.

Vorkommen. Traumatisch (auch Mikrotraumen), nach Infektionskrankheiten, idiopathisch.

Tiefe Phlebothrombose

- **Lokale Zeichen:** Schwere, Krampfgefühl, Wadenschmerz, Fußsohlenschmerz, ziehende Schmerzen entlang der Venenbahnen. Warn-

venen, typische Druckpunkte am Bein. Hohmann-Zeichen (● Abb. 13.2, S. 560).
- **Allgemeine Symptome:** Unruhe, Angst, Kletterpuls, Temperatur, Schüttelfrost, BKS-Anstieg.

Achtung! Emboliegefahr (Lunge), Ausbildung eines postthrombotischen Syndroms.

Sonderformen entzündlicher Venenerkrankungen
- **Phlebitis migrans sive saltans.** Rezidivierende Variokophlebitiden mit wechselnder Lokalisation an Armen und Beinen (idiopathisch, allergisch oder paraneoplastisch).
- **Akuter Achselvenenstau** (Paget-Schroetter-Syndrom). Abflussstörung im Bereich der Vv. axillaris und subclavia.

Untersuchungsgang

Lokalisation (Arterie/Vene) und Stadium der Störung (akut/chronisch) sind festzustellen. Anamnestische, inspektorische und palpatorische Hinweise auf das Vorliegen einer Gefäßerkrankung lassen sich häufig schon bei der Basisuntersuchung (Untersuchungsblock) feststellen.

2 Anamnese

> 2   **Anamnese**
> 2.1 Schmerz
> 2.2 Funktionsstörungen
> 2.3 Risikofaktoren
> 2.4 Andere Gefäß- oder Organerkrankungen
> 2.5 Familiäre Belastung mit Gefäßkrankheiten

2.1 Schmerz

Die nach dem Anamneseschema zu stellenden Fragen versuchen, die strukturspezifischen Schmerztypen zu ermitteln. Die Fragen beziehen sich fast ausnahmslos auf Extremitätenschmerzen.

1) **Was schmerzt?**

In der nachfolgenden **differenzialdiagnostischen Aufzählung** werden die Schmerzlokalisationen, dazu die möglichen Gefäßbeteiligungen und andere differenzialdiagnostische in Frage kommende Erkrankungen genannt. Im Allgemeinen treten **Schmerzen bei arteriellen und venösen Prozessen immer distal vom Ort der Läsion auf.**

Kreuzschmerzen
- Aorta abdominalis,
- Wirbelsäulenerkrankungen,
- Lumbago (nozizeptive Funktionsstörung).

Gesäß- und Oberschenkelschmerzen
- A. iliaca,
- Coxarthrose,
- Ischias.

Wadenschmerzen
- A. femoralis,
- A. poplitea,
- Wadenkrämpfe bei venösen Erkrankungen,
- orthopädische Erkrankungen (z. B. Senkfüße, rheumatische Schmerzen),
- neurologische Erkrankungen (z. B. Ischias),

- Stoffwechselstörungen (z. B. Hypokaliämie, Diabetes mellitus, Gicht),
- toxische Gefäßreizung (Nikotin, Alkohol),
- Infektionskrankheiten (Morbus Weil, Trichinose, Choleraexsikkose),
- idiopathisch (durch Kälte?, konstitutionelle Krämpfe).

Fersenschmerzen
- A. tibialis posterior,
- Fersensporn,
- Wirbelsäule: S_1-Syndrom,
- Morbus Bechterew,
- Haglund-Ferse (Wachstumsstörung an der Apophyse des Calcaneus).

Fuß- und Zehenschmerzen
- A. dorsalis pedis,
- Senk- und Spreizfüße (Hallux valgus, Hallux rigidus),
- aseptische Nekrosen (Os naviculare, 2. Metatarsalköpfchen),
- Arthrosen,
- Morton-Neuralgie (zwischen Metatarsale II und III).

Schultergürtelschmerzen
- A. subclavia,
- Zervikalsyndrom,
- Periarthropathie,
- Skalenussyndrom.

Oberarmschmerzen
- A. axillaris,
- Achselvenenstau (Paget-Schroetter-Syndrom),
- unteres Zervikalsyndrom,
- Syndrom der 3. Rippe (P. Wolff), das sind therapieresistente, ausstrahlende Schmerzen in die Außenseite des Oberarms, den Epicondylus lateralis oder in den kleinen Finger, häufig verbunden mit einer endgradigen Bewegungsbehinderung im Schultergelenk.

Unterarmschmerzen
- A. brachialis,
- Tendomyosen,
- Epikondylitis,
- Tendovaginitis.

Hand- und Fingerschmerzen
- A. radialis,
- A. ulnaris,
- Morbus Raynaud,
- Fingergelenkarthrose,
- Polyarthritis (rheumatoide Arthritis).

2) **Wann treten Schmerzen auf? (Schmerzmodalität)**

Anlaufschmerz nach längerer Ruhe: Arthrosen.
- Belastungsschmerz:
    - Claudicatio intermittens bei arteriellen Verschlüssen (Stadium II), »Raucherbein«, »Schaufensterkrankheit«,
    - akute Thrombophlebitis.
- Dauerschmerz (Ruhe- und Nachtschmerz): arterielle Verschlüsse (Stadium III und IV).
- Nächtliche Wadenkrämpfe bei Varikose.

3) **Wie ist der Schmerz? (Schmerzcharakter)**
- Plötzlicher **peitschenschlagartiger** Beginn: akuter **arterieller Gefäßverschluss** (arterielle Embolie).
- Allmählicher Beginn: tiefe Phlebothrombose.
- Imperativer Schmerz, der zum Stehenbleiben zwingt: arterieller Schmerz.
- Mäßiger Schmerz und/oder Missempfindungen (Schwere- und Spannungsgefühl oder dumpfe, ziehende Schmerzen, gelegentliche Wadenkrämpfe): venöse Ursache.
- Kältegefühl und/oder Schmerz: arterielle Herkunft.

4) **Wodurch wird der Schmerz verändert? (Auslösung, Besserung oder Verschlimmerung)**
- **Lagerung**
    - Hochlegen der Beine bessert: venös.
    - Tieflage der Beine bessert (Druckerhöhung): arteriell.
- **Belastung**
    - Gehen verschlimmert: arteriell.
    - Gehen erleichtert: venös.
    - Stehen (nach ca. 20–30 min) verschlimmert: venös.
- **Wärme und Kälte verschlimmern: arteriell.**

5) **Womit sind die Schmerzen verbunden? (Begleitphänomene)**
- **Allgemeinbefinden** gestört (Müdigkeit, Frösteln, Dyskardie, Tachykardie, Angstgefühl): tiefe Phlebothrombose.
- **Parästhesien,** Jucken und Unruhe in den Beinen: venöse Störungen.
- **Hautveränderungen** s. Inspektion.

2.2 Funktionsstörungen
Es können auftreten:
- Kalte Füße, heiße brennende Füße, Hinken.
- Schwellungen an Armen und/oder Beinen.
- Kraftlosigkeit in Beinen oder Armen bzw. Händen.

2.3 Risikofaktoren
In der Anamnese ist besonders zu achten auf:
- höheres Alter, Rauchen, Übergewicht, Bewegungsarmut,
- Unfälle, Operationen (Becken, Bein), Kontrazeptivaeinnahme, Bewegungslosigkeit (Bettlägerigkeit, Lähmungen),
- Diabetes mellitus, Hypertonie, Hyperlipidämie, Hyperurikämie.

2.4 Andere Gefäß- oder Organerkrankungen
Hypo-, Hypertonie, Kopfschmerzen, Migräne, Schlaganfall, kardiale Erkrankungen, insbesondere koronare Herzkrankheit, Nephropathien, Bluterkrankungen, Unterleibserkrankungen.

2.5 Familiäre Belastung mit Gefäßkrankheiten
Zu fragen ist besonders nach dem Vorkommen von: Krampfadern, offenen Beinen, Thrombosen, Brand, dicken Beinen, Schlaganfall, Herzkrankheiten.

3 Befunderhebung

> 3 **Befunderhebung**
> 3.1 Inspektion
> 3.2 Palpation
> 3.3 Auskultation
> 3.4 Funktionsproben

3.1 Inspektion
Bei der Inspektion achtet man auf:
- Veränderungen der Hautfarbe,
- Veränderungen der Hautgefäße,
- Veränderungen der Hautstruktur,
- Veränderungen des Beinumfangs (Ödeme, Muskelatrophien).

Dies sind jedoch keine spezifisch angiologischen Symptome. Sie müssen bezüglich ihrer Ursache (dermatologisch, internistisch, neurologisch) differenziert werden.

> **Pathologische Befunde**

Veränderungen der Hautfarbe
Die Untersuchung muss im Stehen, Sitzen und Liegen durchgeführt werden.

- **Akrozyanose** an Händen und Füßen durch Funktionsstörungen der venösen Endstrombahn infolge vegetativer bzw. hormoneller Dysregulation.
- **Blauviolette Verfärbungen an den Außenseiten der Unterschenkel** durch Störung der Kapillarinnervation oder Behinderung des Venenabflusses (bei jungen Mädchen).
  - **Blauviolette Verfärbung des ganzen Beines**
    - Mit warmer Haut: Akute Thrombose der tiefen Venen (mit verstärkter Venenzeichnung und leicht eindrückbaren Ödemen).
    - Mit kalter Haut: Postthrombotisches Syndrom.
  - **Alle Blaufärbungen** bessern sich bei Hochlagerung.

3 Befunderhebung: Inspektion

- **Hautblässe**, die akut einsetzt und mit großen Schmerzen verbunden ist, bei arteriellem Gefäßverschluss (Embolie).
- **Rötungen**
  - Strangförmige Rötung bei oberflächlicher Thrombophlebitis.
  - Fleckige Rötung beim Thrombophlebitis migrans.
  - Kleinfleckige Blaurotfärbung bei Erythema nodosum.
- **Bräunliche Verfärbungen** treten nach abgelaufenen entzündlichen Prozessen auf.

Veränderungen der Hautgefäße

Die Untersuchung muss vergleichend im Stehen, Sitzen und Liegen vorgenommen werden.
Zu achten ist auf:

- **Besenreiserkapillaren.**
- Knotige Erweiterungen der oberflächlichen Venen (**Varizen**) bei primärer und sekundärer Varikose.
- Halbkugelige Vorwölbungen an den Einmündungsstellen der V. saphena magna in die V. femoralis und der V. saphena parva in die V. poplitea: sog. »Krosseninsuffizienz«.
- **Pratt-Warnvenen über der Schienbeinkante:** Frühzeichen bei tiefer Phlebothrombose (◘ Abb. 13.2, S. 560).
- Eventuell Venektasien im Bereich der Symphyse, des Leibes oder des Thorax (Caput medusae, Kollateralkreisläufe).

Veränderungen der Hautstruktur

- **Bei arteriellen Verschlüssen**
  - Ulcus cruris arteriosum,
  - Nekrosen (trockener Brand),
  - Gangrän (feuchter Brand).
- **Bei venösen Erkrankungen**
  - Seidenpapierhaut mit Pigmentierung, Hyperkeratosen, Zehennagelabhebungen und subungualen Mikroembolien,
  - Ekzeme (trockene und feuchte),
  - Ulcus cruris varicosum mit und ohne Ekzematisierung,
  - Pigmentstörungen.

Veränderungen des Bein- bzw. Armumfangs
Ödeme

- Bei arteriellen Erkrankungen, außer bei der Gangrän.
- **Bei Venenerkrankungen** (Thrombophlebitis, postthrombotisches Syndrom). Zunächst endofaszial und nur palpatorisch feststellbar (s. Palpation, S. 557). Diese Ödeme sind in der Regel:
  - einseitig bzw. asymmetrisch,
  - meist am ganzen Bein,
  - eindrückbar und evtl. druckschmerzhaft,
  - wetterabhängig (Wärme verstärkt),
  - sie schwellen beim Liegen teilweise ab.
- **Bei internistischen und neurologischen Erkrankungen.** Die Ursachen können sein:
  - **Kardial:** Statisches kaltes Ödem mit Nykturie, Zyanose und Dyspnoe.
  - **Renal:** Warmes generalisiertes Ödem (nephrotisch) von Gesicht und Augenlidern, dann Anasarka (lageabhängige Ödeme).
  - **Endokrin:**
    - Bei Amenorrhö, prämenstruell, bei Gravidität und im Klimakterium,
    - Myxödem (nicht eindrückbar) mit rauher, abschilfernder, rissiger, trocken kalter Haut,
    - Tetanie (an Händen und Füßen sowie im Gesicht).
- **Allergisch:** Insektenstiche, Injektionen, Intoxikationen (häufig mit Juckreiz).
- **Neurogen:** Bei peripheren Nervenläsionen (Morbus Raynaud).
- **Kachektisch:** Eiweißmangel, Tumoren (auch durch lokale Kompression im Becken oder Thorax),
- **Lymphstauung** des Armes bei metastasierendem Mammakarzinom.
- **Arzneimittel:** Kortison, Hormone.

Muskelatrophien

Bei chronischen arteriellen Gefäßverschlüssen und neurologisch bedingten Muskelatrophien.

3.2 Palpation

Die Palpation erfolgt am völlig entspannten Patienten. Es wird sanft, breitflächig und quasi schichtweise palpiert. Bei drohender Ablösung eines venösen Thrombus muss die Vene proximal der Palpationsstelle komprimiert werden.

Die **Pulspalpation beurteilt den Gefäßabschnitt proximal der Palpationsstelle.** Die Pulstastung muss immer im Seitenvergleich erfolgen, wodurch nicht nur Verschlüsse (fehlender Puls), sondern auch unterschiedliche Pulsqualitäten erfassbar sind. Ödeme oder adipöse Hautpartien erschweren das Tasten.

Die **Venen werden entlang ihres anatomischen oberflächlichen Verlaufs palpiert,** dabei wird auf Verhärtungen und/oder Schmerzhaftigkeit geachtet. Die **beste Information** erhält man bei der **Palpation im Stehen** (Beine) bzw. bei hängenden Armen.

Untersucht werden an den Beinen:
- **V. saphena magna,** vom Fußrücken über die Innenseite von Unter- und Oberschenkel bis zur Fossa ovalis unterhalb des Leistenbandes;
- **V. saphena parva,** von der lateralen Knöchelregion zwischen den Gastroknemiusköpfen bis zur Kniekehle;
- **V. femoralis,** in der Fossa ovalis.

An den Armen:
- **V. basilica antebrachii** vom mittleren Unterarm über die V. basilica bis zu ihrem Tiefertreten medial des Biceps brachii,
- **V. cephalica antebrachii** von der Radialkante des Unterarms nach proximal zur V. cephalica, bis etwa zum Bauch des Biceps brachii,
- **V. mediana cubiti,** die Verbindungsvenen zwischen V. cephalica und basilica in der Ellenbeuge.

> **Normalbefund**
> 1. Seitengleiche Hauttemperatur.
> 2. Seitengleiche Pulse.
> 3. Normaler Gewebsturgor (weich-elastisch).
> 4. Keine Gefäßverhärtungen oder Schmerzhaftigkeit. Die weiche Venenwand erlaubt einen schmerzlosen prall-elastischen Palpationsdruck.
> 5. Keine muskulären Druckschmerzpunkte.

> **Pathologische Befunde**
> 1) **Hauttemperatur**
> – **Kühl bis kalt:**
>   – Bei arteriellem Verschluss (blass),
>   – Lymphödem (blass),
>   – postthrombotischem Syndrom (bläulich-violett),
>   – Akrozyanose (bläulich-rot).
> – **Warm:** Bei akuten venösen Erkrankungen.
> – **Heiß:** Bei Arteriosklerose.
>
> 2) **Pulsstatus** (Abb. 13.1)
> – In seltenen Fällen fehlt der Puls infolge von Gefäßanomalien (A. radialis, A. dorsalis pedis).
> – Schwirren bei der Pulstastung spricht für Arterienstenose, arteriovenöse Anastomosen, Aneurysmen in der Nachbarschaft der Palpationsstelle.

3) **Gewebsturgor**

Hier handelt es sich um die palpatorische Erfassung (breit, quasi schichtweise) der bei der Inspektion beobachteten Veränderungen an den Extremitäten, also der Hautstruktur und des Extremitätenumfangs, insbesondere der verschiedenen Ödemarten. **Besondere Aufmerksamkeit erfordern der Unterschenkel und die »Kulissenregion« um die Sprunggelenke herum.** Die Differenzierung zwischen sub- bzw. epifaszialer Turgoränderung erlaubt eine exakte Beurteilung der verschiedenen Venenerkrankungen.

Nach Haid-Fischer **ähnelt der normale Gewebsturgor weich elastischem Schaumgummi,** eine chronische Venenstauung ist dagegen hart elastisch, »wie feuchter Sand«.

4) **Venenpalpation**

Fest elastischer (»plastilinähnlich« nach Haid-Fischer) **Palpationsdruck mit Schmerzhaftigkeit und Rötung: Oberflächliche Thrombophlebitis.**

Derber bis harter Eindruck, gelegentlich mit Pigmentierung: Zustand **nach Venenverödung.** Derb-elastischer Eindruck der Kubitalvene mit darüber erkennbaren Narben (Flügelkanülen!): Zustand nach Transfusionen, Infusionen oder Blutspenden.

Prall- bis derb-elastisch, häufig mit Entzündungszeichen, stichartige Narben: Bei Drogenabhängigen.

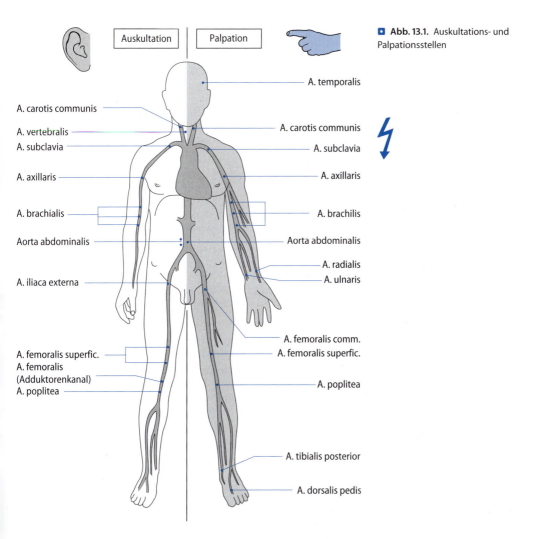

Abb. 13.1. Auskultations- und Palpationsstellen

Im übrigen wird auf die Inspektion (S. 556) verwiesen.

5) Druckschmerzpunkte (Abb. 13.2)
Sie entstehen durch Myogelosen, perivasale und entzündliche Infiltrate und durch interstitielle Ödeme, v. a. bei tiefer Phlebothrombose.
Die wichtigsten Punkte sind:
1. **Leistenschmerz**,
2. Sartorius und Gracilis im Bereich ihres gemeinsamen Verlaufs **im distalen Oberschenkeldrittel** im Adduktorenkanal,
3. **medialer Gastroknemiuskopf**, Soleus, Pes anserinus im Kniegelenkbereich
4. Meyer-Druckpunkte im Verlauf der V. saphena magna,
5. **Wadenschmerz** bei Druck oder Dorsalflexion des Fußes,
6. **Deltaband am Innenknöchel**, Kulissendruckschmerz,
7. Plantarmuskulatur der **Fußsohlenmitte** (Payr-Zeichen).

3.3 Auskultation

Es wird nach pulssynchronen Strömungsgeräuschen über den Arterien gesucht. Dabei handelt es sich um eine **Frühdiagnose, wenn der Pulsstatus noch normal ist.** Es sollte in Ruhe und nach Belastung auskultiert werden.
Strömungsgeräusche entstehen:
- in der Nähe von Gefäßgabelungen,
- bei Arterienstenosen,

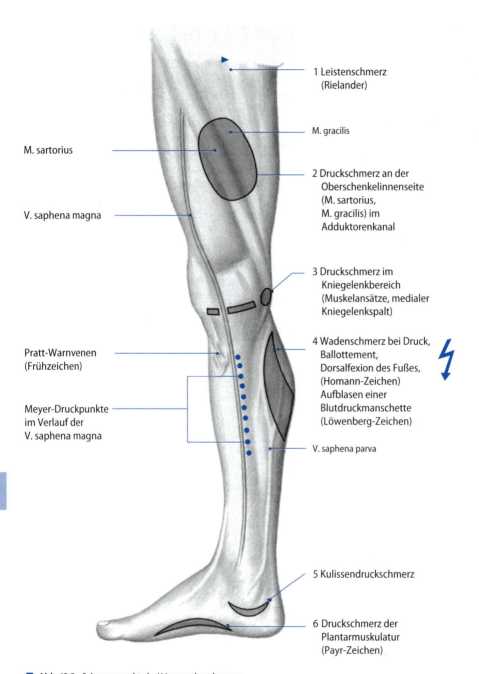

Abb. 13.2. Schmerzpunkte bei Venenerkrankungen

- bei hyperzirkulatorischen Zuständen (Hypertonie, Anämie, Aorteninsuffizienz, Hyperthyreose),
- durch physische Arbeit,
- durch zu hart aufgesetztes Stethoskop.

Die Auskultation muss im Seitenvergleich durchgeführt werden.

Auskultationsstellen (Abb. 13.1):
- A. carotis communis,
- A. subclavia,
- A. axillaris,

- A. brachialis,
- Aorta abdominalis,
- A. iliaca externa,
- A. femoralis,
- A. poplitea.

3.4 Funktionsproben: Beine
Gehprobe nach Hürlimann

Zur Diagnostik und Verlaufsbeurteilung von Arterienverschlüssen wird die **Gehstrecke bis zum Eintreten von Schmerzen** gemessen.

Ausführung. U und P gehen gemeinsam die Teststrecke im Tempo 120 Schritte/min (2 Schritte/s).

> **Normalbefund**
> Keine Schmerzen.

Pathologische Befunde

Registriert werden:
1. Zeitpunkt bzw. Gehstrecke bis zum Auftreten der ersten Schmerzen.
2. Beginn des Hinkens (Claudicatio).
3. Schmerzbedingtes Anhalten des P.
4. **Lokalisation der Schmerzen:**
   - Krampfartige Schmerzen in der Kreuzbeingegend bei Aortaverschlüssen,
   - krampfartige Hüftschmerzen (A. iliaca communis),
   - krampfartige Oberschenkelschmerzen (A. iliaca externa),
   - krampfartige Wadenschmerzen (A. femoralis und A. poplitea),
   - krampfartige Vorfußschmerzen (A. tibialis anterior),
   - krampfartige Fersenschmerzen (A. tibialis posterior).

Bei Verschluss der A. dorsalis pedis, A. plantaris pedis und Zehenarterien treten **keine** Belastungsschmerzen auf.

Es soll außerdem auf stenokardische Beschwerden und Atemnot geachtet werden.

Lagerungsprobe nach Ratschow (Abb. 13.3)

Ausführung
- **Phase I. Rückenlage.** Der P soll beide Beine fast 2 min in senkrechter Stellung halten. Zur Verstärkung können die Füße Beuge- und Streckbewegungen ausführen (ca. 40-mal). Registriert wird **Abblassen des Fußes,** der Fußsohle, Ferse oder des Vorfußes.
- **Phase II. Aufsetzen und Beine herunterhängen** lassen.

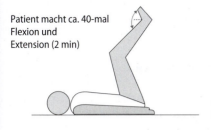

Patient macht ca. 40-mal Flexion und Extension (2 min)

Abb. 13.3. Lagerungsprobe nach Ratschow

Phase I
Abblassen von Fußsohle, Zehen:
seitengleich? gleichmäßig?

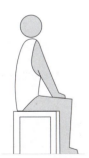

Phase II
1. Rötung von Fuß und Zehen:
   seitengleich? gleichmäßig?
   rechtzeitig (innerhalb 5 sec)?
2. Beginn der Venenfüllung am Fußrücken:
   rechtzeitig (innerhalb 5 sec)?
   seitengleich?

Registriert wird:
- die Zeit bis zum **Eintreten der reaktiven Rötung** von Fuß und Zehen,
- die Zeit bis zum **Beginn der Venenfüllung.**

Normalbefund
- **Phase I.** Fuß und Zehen blassen kaum ab.
- **Phase II.** Hautrötung nach ca. 5 s. Venenfüllung nach 10 s (Mörl).

▸ Pathologische Befunde
Bei chronischen arteriellen Verschlüssen treten folgende Befunde auf:

Phase I
Blässe (Ischämie) bei Hochlage, bei schweren Störungen auch schon in Horizontallage. **Je weiter proximal die Stenose liegt, umso schneller und intensiver ist die Blässe.**

Zu beobachten ist (nach Klüken):
- **Totales Abblassen des Fußes** bei Verschluss von Aorta und Beckenarterien oder aller 3 Unterschenkelarterien.
- Allmählich auftretende **Fußsohlenblässe nach Fußbewegungen** bei Verschluss der Oberschenkelarterien.
- **Vorfußblässe** bei Verschluss der A. tibialis anterior (A. dorsalis pedis).
- **Fersenblässe** bei Verschluss der A. tibialis posterior.

Phase II
- Die pathologischen Zeitwerte von reaktiver Hyperämie und Venenfüllung zeigt ◘ Tab. 13.1.
- Alternativ kann der Zehenstandtest (60-mal aktiver Zehenstand beider Beine) durchgeführt werden, der normalerweise ohne Eintreten eines Hypoxieschmerzes verläuft.

Trendelenburg-Test
Der Test **prüft die Funktion der Venenklappen** von Vv. saphena magna und parva sowie Vv. perforantes.

Ausführung. P in Rückenlage. Anheben des Beines über die Horizontale. Der U streicht die Varizen aus und legt eine Staubinde an oder komprimiert die V. saphena magna manuell an der Einmündungsstelle in die V. femoralis in der Fossa ovalis.
Der P steht auf.

Normalbefund
Kein Einschießen der Blutsäule von oben in die V. saphena magna, sondern allmähliche Auffüllung von unten. Das Venensystem einschließlich der Vv. perforantes ist intakt.

▸ Pathologische Befunde
- Füllung der V. saphena magna trotz Kompression: Insuffizienz des tiefen Venensystems und der Vv. perforantes (Strömungsumkehr).
- Füllung der Venen nach Aufhebung der Kompression von **oben** her: Verdacht auf Klappeninsuffizienz der V. saphena magna.

Perthes-Test
Der Test dient dem **Nachweis eines ausreichenden Kollateralkreislaufs zwischen oberflächlichen und tiefen Beinvenen** (Funktion der Vv. perforantes und der Venenpumpe).

Ausführung. Am stehenden P wird oberhalb oder unterhalb des Kniegelenks eine Staubinde angelegt. Dadurch werden vorhandene Varizen künstlich aufgestaut. Die genaue Lokalisation einer eventuellen Insuffizienz des Kollateralkreislaufs ist durch das Anlegen mehrerer Staubinden unter- und ober-

◘ Tab. 13.1. Pathologische Zeitwerte bei der Lagerungsprobe nach Ratschow

Befund	Verzögerung Reaktive Hyperämie	Venenfüllung
Verschluss von Aorta und Beckenarterien	>20 s	>25 s
Verschluss der Oberschenkelarterien	>30 s	>35–40 s
Verschluss der Unterschenkelarterien	50–60 s	1–1,5 min

halb des Kniegelenks sowie hoch am Oberschenkel möglich. Ein arterieller Gefäßverschluss muss vorher ausgeschlossen werden.

Dann geht der P mit angelegten Staubinden einige Minuten umher.

> **Normalbefund**
> Leeren sich durch die Pumpwirkung der Muskulatur die aufgestauten Varizen, so ist der Kollateralkreislauf intakt.

> **Pathologischer Befund**
> – Füllen sich die Venen stärker und treten außerdem Schmerzen auf, so besteht eine Insuffizienz des tiefen Venensystems.
> – Eine Variation stellt der **Linton-Test** dar, bei dem nur eine Staubinde unterhalb des Kniegelenks angelegt wird. Entleeren sich die gestauten Unterschenkelvarizen beim Heben des Beines über die Horizontale, so ist der Kollateralkreislauf zu den tiefen Venen intakt.

Löwenberg-Test

Der Test dient der **Diagnose einer symptomarmen tiefen Phlebothrombose.**

Ausführung. An Ober- oder Unterschenkel wird eine Blutdruckmanschette angelegt und aufgepumpt.

> **Normalbefund**
> Schmerzfreie Stauung ist möglich bis ca. 150–180 mmHg (20–24 kPa).

> **Pathologischer Befund**
> Schmerzen beim Vorliegen einer tiefen Thrombose schon bei 100 mmHg, (entspricht 13,3 kPa), aber auch bei Vorliegen anderer entzündlicher Prozesse.

Funktionsproben: Arme

Faustschlussprobe (Abb. 13.4)

Der Test dient dem **Nachweis arterieller Durchblutungsstörungen** im Bereich von Armen und Händen. Durchführung und Bedeutung entsprechen dem Ratschow-Test an den Beinen (S. 561).

Ausführung
– Der sitzende P streckt die Arme senkrecht über den Kopf. Dann schließt und öffnet er im Sekundenrhythmus die Hände für ca. 1 min (mindestens 30- bis 40-mal).
– Der U achtet auf die richtige Ausführung und ein eventuelles Abblassen der Hand oder einzelner Finger.
– Dann unterbindet er die arterielle Blutzufuhr durch festes Umfassen beider Handgelenke für 30–60 s.
– Der P soll in dieser Zeit den rhythmischen Faustschluss fortsetzen (bis 60-mal).
– Dann wird die Drosselung der Gefäße beendet und auf den Eintritt einer gleichmäßigen Rötung von Hand und Finger geachtet. Danach lässt der P die Arme herunterhängen.

> **Normalbefund**
> Nach Aufhebung der Kompression fleckförmige Rötung und Blässe von Handfläche und Fingern. Handfläche und Finger röten sich nach 2–5 s gleichzeitig, gleichmäßig und intensiv. Bei hängendem Arm tritt wieder normale Hautfärbung ein. Bei Eintreten von Schmerzen wird der Versuch beendet.

> **Pathologischer Befund**
> Verzögerte Rötung des Handtellers oder einzelner Finger spricht für Verschluss von Hohlhand-, Finger- oder Armarterien (Tab. 13.2).

Allen-Test

Dieser Test ermöglicht eine **Lokalisation arterieller Gefäßverschlüsse** im Bereich von distalem Unterarm und Hand. Es handelt sich um eine **modifizierte Faustschlussprobe.**

Ausführung. Der P soll 30 s lang die Hand kräftig öffnen und schließen, während der U die A. radialis bzw. die A. ulnaris durch Daumendruck komprimiert.

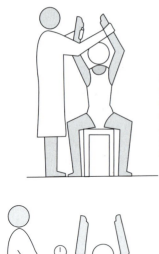

Abb. 13.4. Faustschlussprobe

Eine Minute Flexion und Extension der Finger mindestens 30- bis 40-mal. (Auf Abblassen achten!) Arterielle Zufuhr wird für 30–60 sec gestoppt. Patient setzt dabei rhythmischen Faustschluss fort

↓

Drosselung der Gefäße beenden

↓

Rötung: Handflächen und Finger innerhalb 2–5 sec gleichmäßig und seitengleich

Normalbefund
Keine Veränderung der Hautfarbe bei Kompression einer Arterie.

Pathologische Befunde
Abblassen der Hand bedeutet:
- bei Kompression der A. radialis: Verschluss der A. ulnaris;
- bei Kompression der A. ulnaris: Verschluss der A. radialis.

Vergleichende Blutdruckmessungen an beiden Armen
- Zur Feststellung einer Hypertonie (Risikofaktor).
- Druckdifferenz als Hinweis auf eine Gefäßstenose.
  Differenzen von mehr als 30 mmHg (4 kPa) systolisch und mehr als 10 mmHg (1,3 kPa) diastolisch sprechen für eine Stenose auf der Seite der geringeren Druckwerte. Auch benachbarte Gliedmaßenabschnitte dürfen keine größere Druckdifferenz aufweisen.
- Die Messung kann auch an den Beinen durchgeführt werden.

Löwenberg-Test (Venentest)
Der Löwenberg-Test am Bein (s. S. 563) wird entsprechend am Arm angewandt.

Kältetoleranztest (Arterientest)
- Beide Hände umschließen mehrere Eiswürfel. Gemessen wird die Zeit, während der die Eiswürfel ohne starke Schmerzen gehalten werden können.
- Dieser Test wird nur benötigt, wenn die bisherige Untersuchung keine eindeutigen Befunde erbrachte.

Normalbefund
Halten der Eiswürfel über 5 min.

Tab. 13.2. Pathologische Befunde bei der Faustschlussprobe

Arterieller Verschluss	Kompression der Gefäße	Hängender Arm
Schultergürtelbereich	Blässe der Hand	Reaktive Hyperämie erst nach 3–5 s
Ober- und Unterarmbereich	Blässe der Hand	Reaktive Hyperämie erst nach 5–30 s
A. radialis	Blässe des Daumenballens	Blässe des Daumenballens bleibt, normale Rötung der übrigen Handfläche
A. ulnaris	Blässe des Kleinfingerballens	Blässe des Kleinfingerballens bleibt, normale Rötung der übrigen Handfläche
Fingerarterien	Fleckförmige Blässe der Finger	Fingerblässe bleibt, reaktive Rötung der Haut von Fingern und Hand lässt nach

> **Pathologische Befunde**
- Halten der Eiswürfel **bei Rauchern** häufig unter 2 min, **beim Raynaud-Syndrom** unter 45 s.
- Man versteht dabei unter **primärem** Raynaud-Syndrom einen erhöhten Vasokonstriktorentonus, unter **sekundärem** Raynaud-Syndrom eine Thrombose oder Embolie durch Endangitis obliterans der Fingerarterien, ferner entsprechende Symptome bei Kollagenkrankheiten und Bluterkrankungen mit Instabilität der Suspension.

4 Klinische Differenzialdiagnose bei Gefäßerkrankungen der Beine

> 4 Klinische Differenzialdiagnose bei Gefäßerkrankungen der Beine

Arterieller Gefäßverschluss		Phlebothrombose
Plötzlicher Beginn	Anamnese	Allmählicher Beginn
	Inspektion	
Blass (weiß bis zitronengelb)	Farbe	Leicht zyanotisch (im Stehen)
Kollabiert	Venen	Vergrößert, gestaut, Pratt-Warnvenen
Normal bis vermindert	Beinumfang	Vergrößert (Spätsymptom)
	Palpation	
Kalt	Hauttemperatur	Warm
Fehlen	Pulse	Normal (außer bei Ödemen)
Normale Frequenz		Tachykardie
	Funktionsproben	
Zunahme der Beschwerden	Beinhochlagerung	Besserung der Beschwerden
Besserung der Beschwerden	Beine hängen lassen	Eher Zunahme der Beschwerden

5 Apparative Zusatzuntersuchungen

> **5 Apparative Zusatzuntersuchungen**

Folgende Untersuchungsverfahren können eingesetzt werden:
- Ultraschall-Doppler-Verfahren,
- Ergometrie,
- Oszillografie,
- Rheografie,
- Lichtsphygmografie,
- Venenverschlussplethysmografie,
- Muskelgewebsclearance,
- Hautthermometrie,
- Röntgenuntersuchungen (Angiografie, Phlebografie).

Diese Untersuchungen dienen zur Bestätigung der klinisch-angiologischen Diagnose und zur objektiven Verlaufs- und Therapiekontrolle. Sie dürften, mit Ausnahme des Ultraschall-Doppler-Verfahrens, der Ergometrie und der Oszillografie, den angiologischen Kliniken vorbehalten sein.

Ultraschall-Doppler-Verfahren
Technisches Prinzip. Korpuskuläre Objekte (Erythrozyten) reflektieren die von einem piezoelektrischen Kristall abgesandten Ultraschallwellen, die in akustische Signale umgewandelt und registriert werden (Piezoelektrizität ist das Auftreten einer elektrischen Polarisation bei mechanischer Verformung von Kristallen mit polaren Achsen, z. B. Quarz).

Das **Verfahren wird zum Strömungsnachweis in den Arterien** verwandt. Außerdem zur Feststellung des poststenotischen Druckes mit Hilfe einer proximal der Untersuchungsstelle angelegten Blutdruckmanschette.

Gemessen wird nach 30 min Ruhe in Horizontallage und nach Arbeitsbelastung (10 Kniebeugen) an der A. brachialis und der A. tibialis posterior.

> **Normalbefund**
> Der Fußarteriendruck liegt 5–10 mmHg (0,7–0,9 kPa) über dem Armarteriendruck. Die Druckwerte, die nur 5–10 mmHg (0,7–0,9 kPa) unter dem Druck der A. brachialis liegen, weisen bereits auf eine Strombahneinengung oberhalb der Messstelle hin.

> **Pathologischer Befund**
> Systolische **Druckwerte von 100 mmHg (13,3 kPa) und weniger weisen auf eine Ischämie hin.** Unter 50 mmHg (6,7 kPa) besteht eine akute **Gefährdung für die Extremität** (Mörl).

Ergometrie
Messung der Arbeitsleistung in einem bestimmten Zeitraum (analog der Gehprobe) mit Hilfe eines Geräts (Ergomat).

Oszillografie
Graphische Aufzeichnung der Puls-Druck-Schwankungen in der Arterie durch mechanische oder elektronische Übertragung.

Die Untersuchung erfolgt in Ruhe und nach Belastung.

Sonstige Untersuchungsverfahren
Rheografie
Kurvenmäßige **Registrierung von Blutvolumenschwankungen** in einem Blutgefäß mit Hilfe von Widerstandsänderungen in der elektrischen Leitfähigkeit bei einer Durchströmung der Extremität mit Wechselstrom von 20 000–30 000 Hz.

Lichtsphygmografie
Aufzeichnung von Blutfüllungsschwankungen in einem Blutgefäß durch Registrierung von Änderungen der Lichtreflexion eines angestrahlten Gewebes mittels Photozellen.

Venenverschlussplethysmografie
Quantitative Messung der Volumenzunahme distaler Gliedmaßenabschnitte bei Blockierung des venösen Rückflusses (Blutdruckmanschette) und ungehindertem arteriellen Zufluss.

Muskelgewebsclearance mit radioaktiven Isotopen
Beurteilung der **Gewebsdurchblutung der Skelettmuskulatur** durch Registrierung der Gewebsclearance mit radioaktiven Isotopen (Krypton, Xenon).

Hautthermometrie
Messung der Hauttemperatur mit Hilfe von Thermoelementen. Das Verfahren gilt als wenig aussagefähig.

Thermografie
Aufnahme der Infrarotstrahlung, der **Wärmestrahlung der Körperoberfläche,** durch einen Detektor und elektronische Umwandlung in ein Fernsehbild. Da die abnormen thermographischen Zonen vieldeutig sind, muss die Diagnostik des Gefäßverschlusses, mit anderen Methoden vorausgehen. Das Verfahren eignet sich zur Kontrolle des Verlaufs und der Therapie.

Röntgenverfahren (Angiografie, Phlebografie)
Sie geben einen **Überblick über die morphologischen Verhältnisse,** Stadium der Erkrankung und Ausdehnung der dargestellten Gefäße. Ein venöser Verschluss kann nur sicher mit der Phlebografie nachgewiesen werden.

Technisch-apparative Untersuchungen

14 Röntgenuntersuchungen und andere bildgebende Verfahren – 571

15 Laboruntersuchungen – 643

16 Feingewebliche Untersuchungen – 659

17 Organuntersuchungen – 661

Röntgenuntersuchungen und andere bildgebende Verfahren

1   Regeln für die Röntgenaufnahmetechnik an der Wirbelsäule und den Extremitätengelenken – 573

2   Analyse des Röntgenbildes – 574

3   Spezielle Aufnahmetechniken – 576

4   Morphologische Diagnostik – 610

5   Andere bildgebende Verfahren – 624

Röntgen

1 Regeln für die Röntgenaufnahmetechnik an der Wirbelsäule und den Extremitätengelenken	

2 Analyse des Röntgenbildes

3 Spezielle Aufnahmetechniken 3.1 LBH-Region im sagittalen (a.-p.) Strahlengang (nach Gutmann) **LWS** 3.2 Lendenwirbelsäule im frontalen Strahlengang (seitlich)	
3.3 Brustwirbelsäule	
3.4 Halswirbelsäule im sagittalen (a.-p.) Strahlengang (nach Sandberg und Gutmann) 3.5 Funktionsaufnahmen der Halswirbelsäule im sagittalen Strahlengang (Lateralflexion) 3.6 Halswirbelsäule im frontalen **HWS** Strahlengang (seitlich) 3.7 Funktionsaufnahmen der Halswirbelsäule im frontalen Strahlengang (Ante- und Retroflexion)	
3.8 Funktionsdiagnostik an der Halswirbelsäule nach Arlen **Funkt. nach Arten** 3.9 Digitale Direktradiografie	

4 Morphologische Diagnostik
4.1 Röntgenstandardsymptome bei Traumen, Arthrosen, Arthropathien, Arthritiden
4.2 Differenzialdiagnose der Röntgenzeichen

5 Andere bildgebende Verfahren
5.1 Computertomografie (CT)
5.2 Kernspintomografie (MRT)
5.3 Szintigrafie
5.4 Sonografie
5.5 Osteodensitometrie
5.6 Indikationstabelle der bildgebenden Verfahren

Röntgen

1. Regeln für die Röntgenaufnahmetechnik an der Wirbelsäule und den Extremitätengelenken

2. Analyse des Röntgenbildes

Die Röntgenuntersuchung erfolgt erst nach der körperlichen Untersuchung als gezielte diagnostische Ergänzung zum bisher erhobenen Befund.

Die allgemein gebräuchlichen **Techniken** sind:
1. **Standardprojektionen:** Aufnahmen im sagittalen (a.-p.) und frontalen (seitlichen) Strahlengang.
   Aus Kosten- und Strahlengründen sind zur Ausschlussdiagnose in der Regel 2 senkrecht aufeinander projizierte Aufnahmen ausreichend, um eine Knochenaufbaustörung, entzündliche oder tumoröse Veränderung zu erkennen oder auszuschließen.
2. **Spezialprojektionen:** Aufnahmen außerhalb der Standardprojektionen, z. B. Tubusaufnahmen (zur Feldbegrenzung der Röntgenstrahlen), Schrägaufnahmen (zur besseren Einsicht in Gelenkspalte an der Wirbelsäule), Funktionsaufnahmen (in Endstellung), gehaltene Aufnahmen (bei Bänderverletzungen an Gelenken).
3. **Kontrastmittelaufnahmen zur Darstellung von Hohlräumen und nicht schattengebenden Strukturen:**
   Diskografien, Arthrografien, Myelografien, Arteriografien, Ossovenografien.
4. **Schichtaufnahmen** (Tomografie/Computertomografie) zur räumlichen Ortung und Ausdehnungsbestimmung eines pathologischen Prozesses, z. B. kleinerer Defekte in spongiösen Knochen.
   Dadurch, dass sich Strahlenquelle und der Rö.-Film um das abzubildende Objekt drehen, lassen sich bestimmte Schichten (z. B. des Knochens) scharf darstellen, während die davor und dahinter liegenden Schichten verwischt werden.

Bei der Computertomografie wird diese Schichteinstellung durch den Computer berechnet. Weichteile und Knochenstrukturen sind gleich gut zu erkennen (z. B. bei Wirbelsäulenaufnahmen), allerdings ist die Strahlenbelastung doppelt so hoch wie bei einer Standardaufnahme.

5. **Stereoskopische Aufnahmen** zur Lokalisation von freien Gelenkkörpern oder Fremdkörpern.

1 Regeln für die Röntgenaufnahmetechnik an der Wirbelsäule und den Extremitätengelenken

1. **Ganzaufnahmen** (Format 30/90) nur in Ausnahmefällen. Der Aussagewert steht nicht in adäquatem Verhätnis zur Strahlenbelastung und sollte, wenn überhaupt, nur noch bei ganz speziellen Fragestellungen (Statik) verwendet werden.
2. **Detailaufnahmen** der LWS mit Becken (LBH-Region) (a.-p. Format 30/40, seitlich 20/40), der BWS (Format 20/40) und der HWS (Format 18/24) sind meist ausreichend, da auf diesen Aufnahmen der Wirbelsäule die häufigsten funktionellen Störungsstellen (ISG, Hüftgelenke und Kopfgelenke), die die Haltung der WS entscheidend beeinflussen, ausreichend dargestellt werden.
3. **Aufnahmen in aufrechter Körperhaltung (Belastungsposition)** haben in den Standardprojektionen (a.-p. und seitlich) in der Regel den Vorzug vor Aufnahmen im Liegen.

4. **Aufnahmen im Liegen** sind angezeigt, wenn die Strukturzeichnung der Stehaufnahmen keine ausreichende Diagnostik erlaubt (Unschärfe durch Verwackeln), und für kompliziertere Einstellungen bei Spezialprojektionen (s. 3.4, S. 588 und 591).
5. **Spezialprojektionen** (Tubusaufnahmen, Tomografien, Funktions- und Kontrastmittelaufnahmen) **sollten nicht routinemäßig,** sondern nur dann **angefertigt werden,** wenn die Diagnose mit der klinischen Untersuchung und den Standardprojektionen nicht geklärt werden kann oder zur Bestätigung einer klinischen Diagnose mit weitergehenden therapeutischen Konsequenzen (Operationsindikation).

Die Aufnahmen können in folgenden **Positionen des Patienten** hergestellt werden:
- im Liegen (Entlastung vom Körpergewicht),
- im Stehen oder Sitzen (Belastung durch das Körpergewicht),
- mit (zusätzlicher) Gewichtsbelastung,
- gehaltene Aufnahmen an den Extremitätengelenken (bei Verdacht auf Kapsel- und Bandläsionen, d. h. bei pathologischer Hypermobilität),
- in Endstellung einer Bewegungsphase (sog. Funktionsaufnahmen).

Die Röntgenaufnahmen an den Extremitätengelenken dienen dem Nachweis morphologischer, d. h. traumatischer, degenerativer, entzündlicher und neoplastischer Veränderungen. **Gehaltene Aufnahmen** in Traktion oder Parallelverschiebung der Gelenkpartner können **zum Nachweis einer pathologischen Hypermobilität** (z. B. durch Verletzung des Bandapparats) erforderlich sein, z. B. ▣ Abb. 14.19 a–f, S. 611:

Für die Beurteilung von Röntgenbildern bei Kindern müssen die Besonderheiten des wachsenden Skeletts in den einzelnen Altersstufen bekannt sein. Projektionsfehler durch ungenaue Einstellung können zu Fehldeutungen von Knochenbefunden führen. Dies gilt besonders für die Darstellung sehr kleiner Strukturen. Vergleichsaufnahmen mit der entsprechenden Knochenpartie der anderen Seite können die Diagnose notfalls erleichtern.

14

2 Analyse des Röntgenbildes

Die Analyse des Röntgenbildes beginnt mit der **Überprüfung der Aufnahmetechnik (orthograde Einstellung),** um Fehldeutungen von Projektionsphänomenen zu vermeiden. Das gilt ganz besonders für Wirbelsäulenaufnahmen.

> Die **systematische Analyse kann in 5 Stufen** vorgenommen werden:
> 1. **Stellung** (Extremitätengelenke) **und Haltung** (WS) der abgebildeten Skeletteile,
> 2. **Form** der einzelnen Knochenelemente,
> 3. **Kontur** von Knochen und Gelenken,
> 4. **Struktur (Dichte)** der dargestellten Knochen,
> 5. Weichteilveränderungen.

Praktisches Vorgehen bei der Röntgenanalyse

Folgende **Fragen** sind zu beantworten:
1. Stehen die abgebildeten **Skeletteile orthograd im Strahlengang** oder liegt eine fehlerhafte (ungenaue) Einstellung vor?
2. Sind trotz orthograder Einstellung **Haltungs- oder Stellungsabweichungen** zu verzeichnen (Hilfslinienauswertung an der Wirbelsäule)?
3. Sind **morphologische Veränderungen** (Form, Kontur, Struktur, Weichteilveränderungen) als Ursache dieser Abweichungen anzusehen? (s. S. 610–625).
4. Sind diese Veränderungen bereits auf früher angefertigten Aufnahmen erkennbar, und welche diagnostische Bedeutung haben sie?
5. Sind **weitere Aufnahmen zur Klärung** einer funktionellen oder morphologischen Störung **erforderlich** und welche?

Die Forderung nach einer **Standardaufnahmetechnik,** die möglichst allen diagnostischen Belangen gerecht wird, liegt auf der Hand.

Die Standardaufnahmen sollten Übersichtsbilder mit möglichst vielen Einzelheiten sein. Sie müssen der morphologischen Diagnostik ebenso wie den funktionellen Gesichtspunkten (z. B. der Chirotherapie) gerecht werden. **Das Ausblenden wichtiger Details (z. B. ISG, Hüftgelenke) stellt keinen echten Strahlenschutz dar,** da hierdurch oft weitere Aufnahmen (d. h. weitere Strahlenexpositionen) erforderlich werden. Gezielte Zusatzaufnahmen

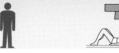

zur Klärung pathologischer Details können dann jedoch auf kleine Formate (oder durch Tubusaufnahmen) ausgeblendet werden.

Notwendig ist der **Vermerk, ob die Aufnahme im Liegen, Sitzen oder Stehen angefertigt wurde.** Diese Angabe ist für die funktionelle Wirbelsäulendiagnostik wichtig. Man sollte – außer bei Verdacht auf einen entzündlichen oder osteolytischen Prozess – **Bilder in aufrechter Körperhaltung,** d. h. im Stehen bzw. bei der HWS im Sitzen anfertigen, da die Beschwerden bei den meisten Wirbelsäulenbefunden in aufrechter Körperhaltung auftreten. Als **Standardprojektion der LWS im a.-p.-Strahlengang sollten Becken und LWS auf einen Film 30/40,** evtl. auch 40/40 aufgenommen werden. Das Becken ist die Basis für die Wirbelsäule. Die von den ISG, Hüftgelenken und der Symphyse ausgehenden Einflüsse überschneiden sich so häufig mit der WS-Symptomatik, dass es immer wieder zu Fehldeutungen von Kreuzschmerzen kommt und die nachträgliche Anfertigung einer Beckenübersichtsaufnahme erforderlich wird.

Für die **Seitenaufnahme der Lendenwirbelsäule** genügt das **Filmformat 20/40,** jedoch sollte der Oberrand der Hüftköpfe (auf denen das Becken balanciert) möglichst mit dargestellt werden. Die Einstellung des Zentralstrahls auf L4 erscheint günstig, weil die meisten Veränderungen in den unteren Lendensegmenten zu finden sind.

Die auf den Standardaufnahmen registrierten Veränderungen werden in Übereinstimmung mit den übrigen Befunden einer der **5 Krankheitsgruppen am Bewegungsapparat zugeordnet** (s. 4, S. 19):

- **Traumen,**
- **degenerative Prozesse** (Arthrosen),
- **symptomatische Prozesse** verschiedener Genese (Arthropathien),
- **entzündliche Prozesse** (Arthritiden),
- **Neoplasien.**

Jede Röntgenbildanalyse erfordert die Aufzeichnung der gefundenen Form- und Funktionsabweichungen. Der Vermerk einer Diagnose allein ist nicht ausreichend, weil – abgesehen von möglichen Fehldiagnosen – auch kein Vergleich mit den Befunden früher angefertigter oder späterer Aufnahmen anderer Untersucher möglich ist.

Mit dem nachfolgend Dargestellten sollte es auch dem Nichtröntgenologen möglich sein, Röntgenzeichen einer evtl. vorliegenden Funktionsstörung dem erhobenen klinischen Befund zuzuordnen und morphologische Abweichungen von der normalen Röntgenanatomie zu erkennen. Die genaue Zuordnung (v. a. seltener) pathologischer morphologischer Veränderungen gehört in die Kompetenz des Röntgenologen, Orthopäden oder Rheumatologen.

3 Spezielle Aufnahmetechniken

3 Spezielle Aufnahmetechniken	
3.1 LBH-Region im sagittalen (a.-p.) Strahlengang (nach Gutmann) (◘ Abb. 14.1)	LWS
3.2 Lendenwirbelsäule im frontalen Strahlengang (seitlich) (◘ Abb. 14.2–14.4)	
3.3 Brustwirbelsäule	
3.4 Halswirbelsäule im sagittalen (a.-p.) Strahlengang (nach Sandberg und Gutmann) (◘ Abb. 14.5, 14.6)	HWS
3.5 Funktionsaufnahmen der Halswirbelsäule im sagittalen Strahlengang (Lateralflexion) (◘ Abb. 14.7)	
3.6 Halswirbelsäule im frontalen Strahlengang (seitlich) (◘ Abb. 14.8)	
3.7 Funktionsaufnahmen der Halswirbelsäule im frontalen Strahlengang (Ante- und Retroflexion) (◘ Abb. 14.9)	Funkt. A
3.8 Funktionsdiagnostik an der Halswirbelsäule nach Arlen (◘ Abb. 14.10–14.18)	
3.9 Digitale Direktradiografie	

Röntgenaufnahmen, die auch auf (statische und dynamische) funktionelle Störungen analysiert werden sollen, müssen – soweit als möglich – **in der Individualhaltung des Patienten** aufgenommen werden. Zur Diagnostik morphologischer **und** funktioneller Details eignen sich an der WS besonders die im Flgenden dargestellten Aufnahmen.

3.1 LBH-Region im sagittalen (a.-p.) Strahlengang (nach Gutmann) (◘ Abb. 14.1) (S. 578)

Technik
- Aufnahme im Stehen (a.-p.).
- Filmformat 30/40 aufrecht bzw. 40/40.
- Fokus-Film-Abstand 1–1,5 m.

Einstellung des Patienten
1. **Ausrichten der Füße auf ein Balkenkreuz,** dessen sagittaler Schenkel der Filmmitte (Medianebene) entspricht. Der frontale Schenkel des Kreuzes verläuft parallel zur Filmebene.
2. **Zwanglose Haltung mit gleichmäßiger Gewichtsbelastung beider Beine** (1 min stehen lassen). Der P kann sich leicht an der Blendenwand anlehnen. Knie- und Hüftgelenke sind gestreckt.
3. **Geringe Seitabweichung des Beckens wird nicht korrigiert.** Dabei muss beachtet werden, dass das Becken auf der Seite der Verschiebung leicht angehoben sein kann, ohne dass eine Beinlängendifferenz besteht (Trochanterphänomen nach Edinger). Stärkere Beckenverschiebungen müssen durch entsprechende Verschiebung der Kassette ausgeglichen werden. Eine **Rotationsabweichung wird ebenfalls nicht korrigiert.**

Einstellung des Geräts
4. Der **Unterrand der Kassette halbiert** wenigstens **den vertikalen Durchmesser der Symphyse** (bei kleineren Patienten steht er am Unterrand der Schambeinfuge).
5. **Zentralstrahl in Höhe des Beckenkamms** (L_4).

Die von de Sèze vorgeschlagene Aufnahmetechnik p.-a. statt a.-p. hat zwar den Vorteil, dass die Bandscheibenräume durch die Strahlendivergenz mehr orthograd getroffen werden, bringt aber in

3 Röntgen: LBH-Aufnahme a.p.

der Regel trotz Kompression des Bauches durch die Entfernung der WS von der Filmebene eine gewisse Unschärfe der Strukturen. Vorzuziehen ist dann die Aufnahme in Steinschnittlage.

Analyseschema
1. Beckenstellung
2. Iliosakralgelenke (ISG)
3. Hüftgelenke
4. Symphyse
Lendenwirbelsäule

> **Normalbefund (Abb. 14.1) (S. 578)**
> Bei **orthograder Einstellung** des Beckens liegen Crista sacralis mediana und Symphyse in der Medianebene und in der Mittellinie des Films.
> 1. **Beckenstellung**
>   Folgende **Hilfslinien** verlaufen bei orthograder Einstellung und normalen morphologischen Verhältnissen horizontal und parallel zueinander: **Hüftkopflinie** (HKL) durch die obere Begrenzung beider Femurköpfe.
>   - **Beckenkammlinie** (BKL) durch die obersten Punkte beider Beckenkämme. Diese Linie verläuft normalerweise durch den 4. Lendenwirbelkörper.
>   - **Kreuzbeinbasis** (KB).
>   - **Hintere Darmbeinstachellinie** (HDL) durch die unteren Pole beider hinterer Darmbeinstachel.
>   - **Beckenausgangslinie** (BAL) durch die untere Begrenzung beider Iliosakralgelenke.
> 2. **Iliosakralgelenke** (ISG)
>   Der horizontale Durchmesser durch beide »ISG-Ovale« (Ovale, die aus der vorderen und hinteren Gelenkbegrenzung gebildet werden) ist seitengleich. Die Durchmesser (normal 3–4 cm) werden in Höhe der hinteren Darmbeinstachellinie gemessen. Die vertikalen ISG-Durchmesser sind ebenfalls seitengleich. Konvergenter Verlauf der beiden vorderen ISG-Gelenkkonturen von kranial-lateral nach kaudal-medial.
>   ▼
> 3. **Hüftgelenke**
>   Gleiche Höhe und Form beider Hüftgelenke. Schenkelhalswinkel (CCD-Winkel) 120°–130°.
> 4. **Symphyse**
>   Normal breite, glatt begrenzte Schambeinfuge, gleiche Höhe beider Schambeinäste (d. h. **keine** Symphysenstufe).
> 5. **Lendenwirbelsäule**
>   Lotrechter Aufbau der Wirbelkörperreihe. Keine Wirbelkippstellungen. Keine Bandscheibenverschmälerungen.

▶ Pathologische Befunde

Das Kopflot (von der Protuberantia occipitalis externa aus) **liegt normalerweise in der Medianebene des Körpers.** Ein Abweichen zu einer Seite spricht für Mehrbelastung des Beines auf der Seite der Abweichung.

1 Beckenstellung

1.1 Beckenschiefstände

Einseitige Neigung aller horizontalen Hilfslinien zur gleichen Seite:
- **Anatomische Beinlängendifferenz** infolge einseitiger, angeborener oder erworbener morphologischer Störung durch
  - Minderwuchs des gleichseitigen Beines (z. B. auch bei Lähmung im Wachstumsalter, Poliomyelitis),
  - einseitigen, stärkeren Knick- oder Senkfuß,
  - einseitiges O- oder X-Bein,
  - Hüftpfannendysplasie (einseitig oder einseitig vermehrt ausgebildet),
  - einseitige Hüftkopfabflachung (z. B. Perthes-Krankheit),
  - Folgezustände von Beinfrakturen.

Konvergenz aller horizontalen Hilfslinien zur gleichen Seite:
- Kongenitaler oder erworbener **Minderwuchs einer Beckenhälfte** (Lähmung).

Einseitige Neigung und Konvergenz von Beckenkammlinie und Kreuzbeinebene (BKL und KB) bei horizontaler Hüftkopflinie (HKL) und verbreitertem

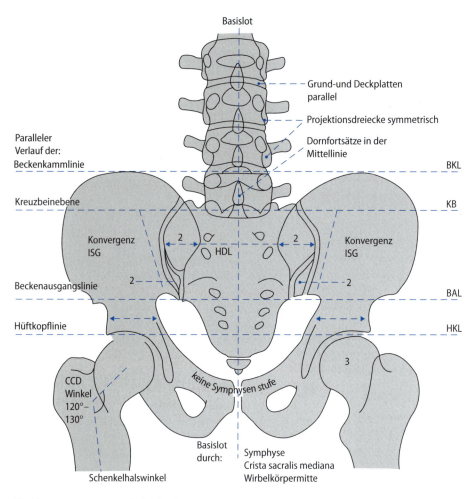

Abb. 14.1. Röntgennormalbefund in der LBH-Region

ISG-Durchmesser an der tiefer stehenden Beckenhälfte:
- **Verdacht auf Beckenverwringung** (Beckenringlockerung, ISG-Verschiebung). In jedem Fall ist aber der klinische Befund (Bewegungsprüfung und Palpation) ausschlaggebend.

1.2 Seitenverschiebung des Beckens
- Beckenverwringung,
- Entlastungshaltung durch Wirbelblockierung oder Bandscheibenprolaps in der LWS,
- Kompensationsstellung durch Wirbelblockierung im Bereich der Kopfgelenke (seltener).
- kongenitale Lendenskoliose (Beckenverschiebung zur Seite der Konkavität).

1.3 Rotationsstellungen des Beckens
Crista sacralis mediana und Symphyse liegen nicht mehr auf einer Linie. Die horizontalen ISG-Durchmesser sind verschieden, d. h. auf der »rückrotierten« Beckenhälfte verbreitert. Die Beckenrotation kann entstehen durch:
- Einseitige Hüftbeugekontraktur (die Beckenhälfte der kontrakten Seite ist nach dorsal »rotiert«),
- Entlastungshaltung bei Wirbelblockierung oder Bandscheibenprolaps in der LWS,
- Wirbelblockierung im Bereich der Kopfgelenke.

2 Iliosakralgelenke

2.1 Stellung s. Beckenstellung.

2.2 Form
Unterschiedliche Breite der horizontalen ISG-Durchmesser bei orthograder Beckeneinstellung:
- Beckenverwringung oder anatomische Asymmetrie.

Verschmälerte horizontale ISG-Durchmesser (<2 cm) und steiler, nichtkonvergenter Verlauf der ISG-Gelenkspalte:
- Verdacht auf ISG-Labilität (z. B. beim Lockerungsbecken nach **Gutmann**). Bei längerem Bestehen häufig auch subchondrale Sklerosierung an den Gelenkflächen.

2.3 Kontur
Es können **Destruktions-, Sklerose- und Ankylosezeichen (Dihlmann)** beobachtet werden, mit deren Hilfe die ankylosierende Spondylitis (Bechterew) von den anderen entzündlichen oder degenerativen Erkrankungen abgegrenzt werden kann.

Destruktionen:
- Gelenkspaltverbreiterung (glatt begrenzt) bei traumatischer Gelenkslockerung.
- Pseudogelenkspaltverbreiterung (girlandenförmig, unscharf begrenzt) bei Morbus Bechterew (meist beide Gelenke befallen, kleine perlenschnurartige Usuren), bakteriellen Infektionen (meist nur ein Gelenk befallen, größere Usuren und Osteolysen), Gicht, Osteomalazie, Hyperparathyreoidismus.

Ankylosen: Sie entstehen
- durch intraartikuläre oder kapsuläre und Bandverknöcherungen.
- Traumatisch nach Kapsel- und Bandrissen.
- Angeborene Störungen (dabei keine Destruktionszeichen).
- Überlastungsschäden (keine Destruktionszeichen).
- Ankylosierende Spondylitis (Bechterew): Neben Destruktionen und Sklerosen finden sich brückenartige Knochenspangen oder eine Gesamtverknöcherung, und zwar fast ausschließlich im vorderen Gelenkspalt.
- Progrediente chronische Polyarthritis – rheumatoide Arthritis (gleichzeitige Osteoporose und Usuren im Tomogramm, aber keine Sklerosezeichen).

Ob eine Beckenringlockerung oder eine Beckenstarre vorliegt, kann durch **Funktionsaufnahmen der Iliosakralgelenkspalte im schrägen Durchmesser und der Symphyse im axialen Strahlengang** mit Standbeinwechsel geklärt werden (Technik nach Kamieth).

Leitsymptome für diese Aufnahmen sind: Einseitig abfallende Kreuzbeinbasislinie im horizontal stehenden, symmetrisch geformten Becken bei gleichzeitiger Symphysenstufe über 1–2 mm.

2.4 Struktur (Dichte)
Sklerosen kommen als dreieckige, runde oder bandförmige Verknöcherungen im Bereich des Gelenkspalts vor.

Dreieckige Formen:
- **Beidseitiger Iliumschatten bei Ostitis condensans ilii,** meist bei fettleibigen Frauen (Multipara). Weitere Symptome: subchondrale Sklerosierung des Gelenkspalts, keine Usuren, Randwülste am Gelenkunterrand. Es handelt sich um **statisch adaptive arthrotische Vorgänge.**
- **Beidseitige Iliumsklerose** bei Erkrankungen **in der Druckaufnahmezone des ISG,** bereits während des floriden Stadiums (Nachgiebigkeit des Knochens) bei Osteodystrophia deformans (Paget), primären Knochentumoren, osteoplastischen Metastasen, Marmorknochenkrankheit (Albers-Schoenberg-Krankheit), Hyperparathyreoidismus.
- **Beidseitige Iliumsklerose bei ankylosierender Spondylitis,** meist bei Männern. Weitere Symptome: BKS-Beschleunigung, HLA-Faktor positiv, Usuren im Gelenkspalt, Ankylosen (röntgenologisch: »buntes Bild«).

Rundliche oder bandförmige Formen:
- **Verknöcherte Kapselüberlastungsschäden.** Der Gelenkspalt wird durch die Verknöcherung überdeckt. Es finden sich keine Usuren.

Rundliche Formen:
- **Gelenknahe Osteolysen gibt es bei entzündlichen Prozessen** (Osteomyelitis) und Knochenzysten (Enchondrom, Fibrom). Tendenz zur Ankylosierung bei der Osteomyelitis.

— Verdichtungsbezirke um den usurierten Gelenkspalt ohne Tendenz zur Ankylosierung bei der Sacroilitis circumscripta (Dihlmann, Schüler).

Osteoporosen mit (nur im Tomogramm erkennbaren) Usuren im Gelenkspalt und Ankylosen, aber ohne Sklerosezeichen, treten bei progredient chronischer Polyarthritis auf.

3 Hüftgelenke

3.1 Stellung

Hüftköpfe nicht auf gleicher Höhe (s. S. 577, Beckenschiefstände).

3.2 Form

— **Schenkelhalswinkel:** (CCD-Winkel bei Erwachsenen 126°, bei Säuglingen und Kleinkindern bis 144°).
 – **Coxa vara:** Verkleinerter Winkel.
 – **Coxa valga:** Vergrößerter Winkel, entsteht bei Beinverkürzungen, Amputationen, Lähmungen, durch Störungen im Bereich der proximalen Femurepiphyse, bei kongenitaler Hüftluxation, bei rheumatoider Arthritis.
— **Hüftkopfabflachungen:**
 Durch Wachstumsstörungen (Perthes-Krankheit), Epiphyseolyse, entzündliche Prozesse.
— **Formveränderungen des Pfannendachs:** Hüftdysplasie.
 Die genannten Veränderungen können bei einseitigem Auftreten eine Beinlängendifferenz mit ihren statischen Folgen für das ISG und die WS bewirken.

Die übrige Diagnostik der Hüftgelenke erfolgt nach den Röntgenleitsymptomen (s. S. 614).

4 Symphyse

Manchmal sind zur Darstellung der Schambeinvorder- bzw. Hinterfläche auch Axialaufnahmen erforderlich, die bei Verdacht auf Beckenringlockerung die Verschieblichkeit des einen Schambeinasts gegen den anderen in der Sagittalebene darstellen (Aufnahmen mit Standbeinwechsel).

4.1 Stellung

Eine **Symphysenstufe** findet sich auf Beckenbereichsaufnahmen bei etwa jedem 5. Erwachsenen. Dabei bestehen häufig Kreuzschmerzen. Die Symphysenstufe spricht in der Regel für eine Lockerung in den ISG oder in der Symphyse. Sie kann aber auch sekundär fixiert sein. Die Differenzierung, ob es sich um Lockerung oder Starre in den ISG handelt, lässt sich nur klinisch oder durch die bereits erwähnten Funktionsaufnahmen der ISG und der Symphyse mit Standbeinwechsel (nach Kamieth) differenzieren. Die vermehrte Beweglichkeit führt häufig zu degenerativen Symphysenveränderungen.

4.2 Form

Veränderungen der Spaltbreite entstehen:
— durch traumatische Diastase (mit anderen Verletzungszeichen),
— durch Geburtstrauma (ohne Verletzungszeichen) hormonal,
— nach mehreren Geburten (geringfügig),
— als Gracilsyndrom der Leistungssportler (Konturdefekt am Ansatz des Gracilis mit Verdichtungszone und Zeichen der Symphysenlockerung und des Knorpelverschleißes).

Arthrotische Veränderungen finden sich mit arthrotischem Erscheinungsbild bei der ochronotischen Osteoarthropathie, mehr arthritische Form zeigen die renale Osteopathie und der Hyperparathyreoidismus.

Entzündliche Veränderungen treten auf bei
— progredient chronischer Polyarthritis (rheumatoide Arthritis),
— ankylosierender Spondylitits (Spätsymptom),
— lokalen bakteriellen Infektionen,
— hämatogener Osteomyelitis,
— Symphysentuberkulose,
— Ostitis pubis (selten),
— aseptischen Nekrosen.

Neoplasien. Osteolytische und osteoplastische Metastasen.

5 Lendenwirbelsäule

5.1 WS-Haltung und Stellung der Wirbelkörper

Skoliotische Fehlhaltungen (reversible Skoliosierungen) müssen von Skoliosen (irreversiblen Verkrümmungen) differenziert werden. Bei morphologisch und funktionell intakter WS liegen die Wirbelkörper auf einer harmonisch gerundeten Bogenlinie. Wir müssen daher unterscheiden zwischen Fehlhaltungen des gesamten WS-Abschnitts und segmentaler Fehlstellung in einem oder mehreren Wirbelsegmenten.

Haltungsänderungen (skoliotische Fehlhaltung). Die Fehlhaltung ist umso stärker, je ausgeprägter die Lendenlordose ist. Sie ist kompensiert, wenn thorakolumbaler und lumbosakraler Übergang auf einer Lotlinie liegen.
- Leichte **Skoliosierung** bei **einseitiger Beckenneigung**: statische Skoliosierung **bei anatomischer und funktioneller Beinlängendifferenz.**
- Skoliosierung bei **Beckengeradstand und schräger Kreuzbeinbasis**: statische Skoliosierung **bei Sakrumasymmetrie.**
- Skoliosierung bei **Beckengeradstand und horizontaler Kreuzbeinbasis**: meist kongenitale Skoliose **durch Keilwirbelbildung** (meist L_5) aber auch gelegentlich durch Blockierung im Bereich der Kopfgelenke.
- Starke Skoliosierung mit **horizontalem, aber rotiertem Becken: lumbaler Bandscheibenprolaps.**

Segmentale Wirbelfehlstellung. Sie ist praktisch immer Folge von Veränderungen der Zwischenwirbelscheibe oder einer Wirbelkörperasymmetrie. Symmetrische und asymmetrische Bandscheibenverschmälerungen kommen oft bei degenerativen und entzündlichen Prozessen vor, während sie bei Traumen und Tumoren eher selten sind.

Symmetrisch verschmälerte Bandscheibe ohne Wirbelfehlstellung:
- Diskushypoplasie,
- Wachstumsstörungen, Morbus Scheuermann (in Verbindung mit Deckplattenauflockerung, Schmorl-Knötchen, Kantenhernien),
- postoperative Bandscheibenverschmälerungen (nach Prolapsoperation),
- Chondrose und Osteochondrose (Deckplattensklerosierung) (◘ Abb. 14.27, S. 616),
- Spondylitis (Deckplattendefekt, Osteoporose) (◘ Abb. 14.29, S. 617).

Asymmetrisch verschmälerte Bandscheibe mit **Wirbelkippstellung:**
- Bandscheibenprolaps,
- Wirbelblockierung,
- Wirbelgleiten (mit gleichzeitiger Wirbelrotation zur Konvexseite der skoliotischen Fehlhaltung.

Wirbelrotationsstellungen dürfen nur bei folgenden Symptomen angenommen werden:
- Abweichung des Dornfortsatzes und der Bogenwurzel zur Gegenseite der Rotation,
- Verbreiterung der Bogenwurzel und des durch den Wirbelbogen projektionsbedingten Wirbelkantensegments auf der Rotationsseite,
- besser einzusehender Gelenkspalt auf der Rotationsseite,
- verkürzter und verschmälerter Querfortsatz auf der Rotationsseite.

5.2 Form
Formveränderungen der Wirbelkörper zeigen sich besser im frontalen Strahlengang und werden dort beschrieben (◘ Abb. 14.24, S. 614/14.23 und 14.25 S. 613, 614).

5.3 Kontur
Traumatische Veränderungen (◘ Abb. 14.31, S. 619):
- Kortikalisimpressionen bei Frakturen,
- Kantenabbrüche,
- Querfortsatzbrüche,
- Syndesmophytenbildung (systemische Bandverknöcherung an den Gelenken) (vereinzelt) als Reparationsosteophyten.

Degenerative Veränderungen:
- **Schmorl-Knötchen** und Deckplattenunregelmäßigkeiten bei der Scheuermann-Krankheit.
- **Osteophytenbildungen** bei Spondylosis deformans. Sie gehen oberhalb der Wirbelkörperkante ab und können ohne Bandscheibenverschmälerung auftreten. Besonders bei verlagertem Diskus wachsen sie unter seinem Druck oft mehr horizontal.
- **Morbus Forrestier** (Spondylosis hyperostotica).

Entzündliche Veränderungen:
- **Syndesmophyten bei ankylosierender Spondylitis.** Sie gehen vom äußeren Teil des Anulus

fibrosus von der Wirbelkörperkante aus und wachsen im Gegensatz zu den Osteophyten mehr kraniokaudal. **Endstadium ist die Bambusstabform,** dabei bleibt das vordere Längsband im frontalen Strahlengang in der Regel frei.
- **Syndesmophyten bei Wirbelosteomyelitis.**
- **Mixtaosteophyten** sind Syndesmophyten in einer bereits degenerativ veränderten WS. Die Wachstumsrichtung ist dann eine Mischform aus senkrechter und mehr waagrechter Wachstumstendenz.
- **Parasyndesmophyten** sind stierhornförmige, vom Wirbelkörper ausgehende Knochenspangen, oft mit gleichzeitigen paraspinalen Knochenneubildungen, die keinen Kontakt zum Wirbelkörper haben. Sie kommen vor bei Psoriasisarthritis und Reiter-Erkrankung.

Neoplasien:
- **Stachlig-wulstige Osteophyten** durch Periostreiz bei Geschwülsten (Osteophytosis maligna).
- **Konturauslöschungen** am Wirbelkörper, Bogenansatz (»einäugiger« Wirbel) oder Querfortsatz finden sich bei tumorösen Prozessen (Metastasen; ◘ Abb. 14.25, S. 614).

5.4 Struktur (Dichte)
Die Struktur ist besser (ohne Überdeckung durch die Wirbelbögen) auf den Aufnahmen im frontalen Strahlengang zu erkennen und wird dort besprochen.

5.5 Weichteilveränderungen
Bandverknöcherungen finden sich an der Wirbelsäule am ausgeprägtesten **bei der ankylosierenden Spondylitis** in Form der Bambusstabwirbelsäule. Ossifikationen des Lig. supraspinale und der Lig. interspinalia kommen auch als Überlastungsschäden vor und an der BWS auch im Rahmen der Spondylosis hyperostotica. Bei älteren Menschen sieht man manchmal glatt begrenzte, stiftartige Fibroostosen an den Processus spinosi. Das Lig. iliolumbale kann gelegentlich verknöchern.

3.2 Lendenwirbelsäule im frontalen Strahlengang (seitlich) (◘ Abb. 14.2–14.4)

Technik
- Aufnahme im Stehen.
- Filmformat 20/40 aufrecht.
- Fokus-Film-Abstand 1–1,5 m.
- Bei weniger leistungsfähigen Geräten, oder wenn es besonders auf einwandfreie Darstellung der Struktur ankommt, kann die Aufnahme auch im Liegen angefertigt werden.

Stellung des Patienten
1. **Einstellung auf das Balkenkreuz** wie bei der a.-p.-Aufnahme (s. S. 576).
2. Die Fersen des P sollen auf gleicher Höhe auf dem sagittalen Schenkel des Balkenkreuzes stehen. Die Innenknöchel sollen ca. 2 cm hinter dem frontalen Schenkel des Balkenkreuzes stehen (Kopflotlinie). Der P kann sich leicht an die Filmwand anlehnen.
3. **Seitabweichungen des P werden nicht korrigiert.** Eine eventuelle Rotationsstellung des Beckens wird ausgeglichen.

Einstellung des Geräts
4. Der **Unterrand der Kassette befindet sich in Trochanterhöhe** (zur Darstellung der Hüftköpfe).
5. **Zentralstrahleinstellung auf den Beckenkamm** (L_4).

Analyseschema
1) Beckenstellung und Wirbelsäulenhaltung
2) Wirbelstellung
3) Wirbelform
4) Wirbelkonturen
5) Wirbelstruktur
6) Weichteilveränderungen

Normalbefund

1. **Beckenstellung** (Abb. 14.2)
   - **Normalbecken** (nach Gutmann): Kreuzbeinbasiswinkel zur Horizontalen (α) und Winkel der hinteren Kreuzbeinkante zur Horizontalen (δ) jeweils ca. 45°. Die Hüftgelenkquerachse steht vor dem Promontorium und vor dem Basis- und Kopflot. Bandscheibe L_4/L_5 in Höhe der Beckenkammlinie.
   Die Körperlast verteilt sich gleichmäßig auf die Bandscheibe L_5/S_1, das zugehörige Wirbelbogengelenk und den oberen Pol des Iliosakralgelenks. Infolgedessen können die Störungen sowohl die Bandscheibe (Protrusionen/Prolaps) wie auch das Wirbelbogengelenk (L_5/S_1 oder das ISG (Blockierungen) betreffen.
   - **Wirbelsäulenhaltung**
   Bei kompensierter LWS liegen das Kopflot (Lot vom äußeren Gehörgang aus) und das Basislot (Senkrecht 1 cm vor der Knöchelgabel) auf einer Linie. Der thorakolumbale Übergang steht etwas mehr dorsal als der lumbosakrale Übergang.

2. **Wirbelstellung**
   Die **Wirbelkörperreihe** bildet einen harmonischen Bogen ohne Stufenbildungen der vorderen und hinteren Wirbelkörperkonturen oder der Bogenabschlusslinie (und der Dornfortsatzreihe), keine Kippstellungen.

3. **Wirbelform**
   Keine pathologischen Formabweichungen.

4. **Wirbelkonturen**
   Keine Doppelkonturen der hinteren Wirbelkörperbegrenzung (Doppelkonturen entstehen bei Rotationsstellung der Wirbelkörper), keine Konturunterbrechungen.

5. **Wirbelstruktur**
   Keine Veränderungen der Bälkchenstruktur und des Kalkgehaltes.

6. **Weichteilveränderungen**
   Keine Verkalkungen oder Verknöcherungen.

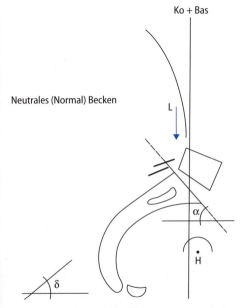

Abb. 14.2. Neutrales (Normal)becken (»Blockierungs«becken, »Prolaps«becken) (nach Gutmann).
δ = 35–45°
α = 35–45°
H = Hüftgelenk leicht ventral vor Promontorium
L = Hauptlast: dorsaler Anteil Bandscheibe L_5/S_1 Mechan.
Störungstendenz:
Blockierung der kleinen Wirbelgelenke
Blockierung der Iliosakralgelenke
Sprengwirkung des Nucleus pulposus nach dorsal mit Prolaps
Muskuläre Fixierung dorsal

> **Pathologische Befunde**

1) Beckenstellung

Überlastungsbecken (horizontales Becken nach Gutmann) (Spondyl- und Kox»arthrose«becken). Symptome (Abb. 14.3):
- Annähernd horizontal stehendes Sakrum, Promontoriumtiefstand.
- Kopf- und Basislot **vor** der Hüftgelenkquerachse und nicht auf einer Linie.
- Winkel δ 15–30°, Winkel α 45–70°.
- Keilform des 5. LWK und der Bandscheibe L_5/S_1.
- Bandscheibenraum L_4/L_5 unterhalb der Beckenkammlinie.
- Vermehrte Lordosierung der LWS.

Hauptlasteinwirkung auf die Gelenke (Wirbelbogengelenke L_5/S_1, oberer Pol des ISG, Hüftgelenk) und Tendenz zur arthrotischen Degeneration. Später evtl. auch Vorneigung des Oberkörpers und Mehrbelastung der Knie- und Fußgelenke.

Lockerungsbecken (steiles oder Osteochondrose-Becken nach Gutmann) bzw. hohes Assimilationsbecken (Erdmann). Symptome (Abb. 14.4):
- Steilstehendes Sakrum, Promontoriumhochstand.
- Kopf- und Basislot weit **hinter** der Hüftgelenkquerachse und ungefähr auf einer Linie.
- Winkel δ 50–70°, Winkel α 15–30°.
- Rechteckform des 5. Lendenwirbelkörpers (LWK), hoher Bandscheibenraum L_5/S_1.
- Oberrand des 5. LWK über der Beckenkammlinie.
- Steilstellung der LWS, d. h. verminderte Lordosierung.
  Hauptlasteinwirkung auf die Bandscheibe L_5/S_1. Dadurch Tendenz zur Zermürbung der Bandscheibe und lumbosakralen Instabilität (Gefügelockerung).

Wirbelsäulenhaltung
Die Krümmungen der morphologisch und funktionell intakten WS sind harmonisch. Die Umschlagpunkte der physiologischen Krümmungen (C_2, C_7, L_1, S_1) liegen auf der statischen Achse. Abweichungen von den physiologischen Krümmungen müssen ätiologisch abgeklärt werden. Die Aufhebung der physiologischen Lendenlordose ist als pathologisch anzusehen.

Verminderte Lordosierung (Hypolordose) findet sich bei:
- Lockerungsbecken,
- Bandscheibenprolaps,
- Wirbellockerung,
- Wirbelblockierung,
- Scheuermann-Krankheit in der LWS.

Vermehrte Lordosierung (Hyperlordose) findet sich bei:
- Sacrum acutum (identisch mit Überlastungsbecken?),
- ISG-Verschiebung (Beckenringlockerung) mit Psoashypertonus,
- Beugekontraktur im Hüftgelenk,
- Schwäche der Bauchdeckenmuskulatur (verkürzter Erector spinae),
- trophostatischem Syndrom des Postklimakteriums,
- Fettleibigkeit,
- Schwangerschaft.

2) Wirbelstellung
- Wichtiger als die Haltungsabweichung ist aber **die segmentale Fehlstellung.** Normalerweise passt sich die Bandscheibe der WS-Krümmung an, ist also in lordotischen Abschnitten ventral höher als dorsal, in der BWS-Kyphose umgekehrt.
- **Segmentale Streck- oder kyphotische Kippstellung** mit dorsalem Klaffen des Bandscheibenraumes wird meist durch Dorsalverlagerung von Diskusgewebe, d. h. **Bandscheibenprotrusion oder -prolaps** verursacht. Durch die Erweiterung des dorsalen Bandscheibenraums und der Foramina intervertebralia wird zusätzlicher Ausweichraum für das Diskusgewebe (Nucleus pulposus) zur Entlastung der Nervenwurzel geschaffen. Bei einseitiger Verlagerung ist aus den gleichen Entlastungsgründen im a.-p.-Bild noch zusätzlich eine Rotationsstellung des Wirbels festzustellen.
- Die **Streckstellung mehrerer Wirbel (Güntz-Zeichen)** über einem gelockerten Wirbelsegment hat die gleiche Bedeutung. Auch traumatische, entzündliche oder tumoröse Veränderungen kommen als Ursache in Frage, ebenso die reflektorische Sperre durch eine Blockierung in den Wirbelbogengelenken.

3 LWS seitlich, Befunde: Beckentypen

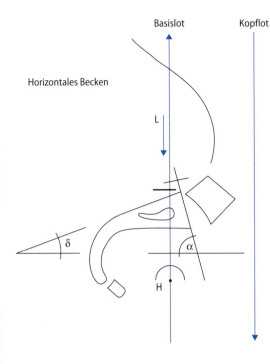

Abb. 14.3. Horizontales Becken: (Spondyl- und Kox»arthrose«becken) (nach Gutmann).
δ = 15–30°
α = 45–70°
H = Hüftgelenk unterhalb S_1 oder S_2, d. h. dorsal von Promontorium
L = Hauptlast auf Gelenken L_5/S_1 iliosakral koxal
mit zunehmendem Alter Anteversion des Oberkörpers (Kopflot nach ventral) mit Mehrbelastung der Knie- und Fußgelenke
(Schematisch mit Haupttendenzen)

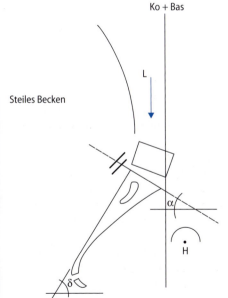

Abb. 14.4. Steiles Becken (»Osteochondrose«becken) (nach Gutmann).
δ = Kreuzbeinneigungswinkel (dorsale Kante S_1, S_2/Horizontale) 50–70°
α = Kreuzbeinbasiswinkel n. Leger 15–30°
H = Hüftgelenk-Querachse stark ventral vor Promontorium
L = Hauptlasteinwirkung (Bandscheibe L_5/S_1 Mitte)
Ko + Bas. = Kopflot + Basislot
Mechan. Störungstendenz:
Zermürbung Bandscheibe L_5/S_1 Osteochondrose L_5/S_1
Lockerung Gefüge L_5/S_1 Dorsal-Dislokation L_5
Instabilität lumbosakroiliakal
(Schematisch mit Haupttendenzen)

- **Stufenbildung durch Ventral- oder Dorsalverschiebung in einem Segment ist immer als pathologisch anzusehen.** Funktionsaufnahmen in Ventral- oder Dorsalflexion (Endstellung) müssen dann klären, ob es sich um eine fixierte oder labile Wirbelverschiebung handelt. Erfolgt dabei keine Veränderung der Stufenbildung, so handelt es sich um eine fixierte Fehlstellung. Ebenso spricht das Fehlen einer endgradigen Diskusverformung für eine stärkere Degeneration der Bandscheibe, auch wenn die Höhenminderung noch nicht ausgeprägt ist.
- **Stärkere dorsale und ventrale Stufenbildung (Wirbelgleiten) entsteht v. a. am 4. oder 5. LWK durch Spondylolisthese.** Das ventrale Wirbelgleiten wird dabei durch Spaltbildung in der Interartikularportion (Spondylolyse) oder Dysplasie des Interartikularstücks (Pseudospondylolisthese) verursacht (Abb. 14.23 a–c). Es handelt sich sowohl um angeborene wie auch erworbene Veränderungen. Da der Wirbelbogen des Gleitwirbels in situ bleibt, während der Wirbelkörper nach ventral gleitet, ist die Ventralverschiebung (des Dornfortsatzes) nur im darübergelegenen Segment palpabel.
- Als **Pseudospondylolisthese (Junghanns)** wird der **Gleitvorgang** bezeichnet, der **aufgrund einer Hypoplasie der Gelenkfortsätze** oder Arthrose der Wirbelbogengelenke bei der Osteochondrose entsteht (Abb. 14.27 d).
- **Röntgenzeichen:** Bei Spondylolisthese Stufenbildung in der Wirbelkörperreihe, »**Halsband**« (retrosomatische Spalte) **oder** »**Bauchbinde**« (retroisthmische Spalte) **des** »**Lachapele-Hündchens**« auf der Schrägaufnahme; bei der Interartikulardysplasie »Hund mit langem Hals« (Abb. 14.23 c).
- **Dorsale Stufenbildung (Retrolisthesis).** Sie entsteht ebenfalls **infolge Bandscheibendegeneration.** Durch die Höhenminderung des Bandscheibenraums gleitet der obere Wirbel auf der Fläche des Wirbelbogengelenks etwas nach dorsal und führt so zur dorsalen Stufenbildung in der Wirbelkörperreihe (Abb. 14.27 e, S. 616).
- Als **Pseudoretrolisthesis** (Dihlmann) muss man die dorsale Stufenbildung dann bezeichnen, wenn sie ohne Bandscheibendegeneration aufgrund einer Differenz der Sagittaldurchmesser von L_5 und S_1 entsteht. Röntgenologisch ist dies daran zu erkennen, dass es nicht zur Annäherung des oberen Gelenkfortsatzes von S_1 an den Bogen von L_5 kommt, wie dies bei der echten Retrolisthesis der Fall ist.
- **Berührung der Dornfortsätze (»kissing spines«, Baastrup-Phänomen)** entsteht durch Hyperlordose bei Überlastungsbecken.

3) **Wirbelform** (Abb. 14.22 a–e, S. 613)
- **Hochwirbel** (vermehrter Höhendurchmesser) entstehen durch Unterbelastung oder als Kompensation bei Destruktion von Nachbarwirbeln im Verlauf des Wachstumsalters (Abb. 14.22 a).
- **Flachwirbel** (verminderter Höhendurchmesser) kommen vor als kongenitale Form (Chondrodystrophie) oder werden erworben durch destruierende Wirbelprozesse, z. B. nach Traumen (dann meist auch Konturveränderungen), bei Scheuermann-Krankheit (Flach- und Keilwirbel) (Abb. 14.22 d).
- **Keilwirbel** ohne Strukturveränderung sind meist **angeboren.** Es handelt sich dabei um hintere (seitliche Aufnahme) und seitliche (a.-p.-Aufnahme) Halbwirbel (Abb. 14.22 b). Erworbene Keilwirbel entstehen traumatisch nach Hyperflexion der WS. Bei Spontanfrakturen muss nach Strukturveränderungen (Entzündungen oder Metastasen) gefahndet werden. Osteolytische Prozesse führen röntgenologisch fast immer zu einer Gibbusbildung, die aber äußerlich oft nicht erkennbar ist (Abb. 14.32 h, i, S. 620).
- **Kastenwirbel** zeigen begradigte Wirbelkörperwände durch Randleistenosteophyten.
- **Tonnenwirbel** (Vorwölbung der Wirbelvorderfläche) können entstehen bei:
  - Traumen,
  - endochondralen Dystosen,
  - Scheuermann-Wachstumsstörung,
  - ankylosierender Spondylitis (Bechterew).
- **Fischwirbel** zeigen bikonkave Eindellungen der Deckplatten durch Deckplattenschwäche gegenüber dem Druck des Nucleus pulposus und kommen v. a. bei der Osteoporose vor (Abb. 14.22 e, S. 613).

- **Spaltwirbel** (im a.-p.-Bild als Schmetterlingswirbel) oder Halbwirbel sind angeboren (◐ Abb. 14.22 c).
- **Blockwirbel** entstehen durch die Synostose (Zusammenwachsen) zweier oder mehrerer Wirbel durch Fehlen oder Zerstörung der Zwischenwirbelscheibe (dadurch oft enge Foramina intervertebralia).
  - Kongenitale Blockwirbel: Auch Wirbelbögen und Dornfortsätze sind synostosiert.
  - Erworbene Blockwirbel: Durch traumatische und entzündliche Prozesse. Getrennte Wirbelbögen bei hypoplastischer Bandscheibe und fehlendem Gelenkspalt. Sie kommen als Folge eines kindlichen Rheumas, als Altersblockwirbel und bei synostosierender Osteochondrose vor. Erworbene Blockwirbel gehen meist mit Gibbusbildung einher.
- **Rechteckwirbel** (5. LWK), meist verbunden mit hohem Intervertebralraum L5/S1 bei hohem Assimilationsbecken **(Erdmann)** bzw. Lockerungsbecken **(Gutmann).**
  Folge: vorzeitige isolierte Osteochondrose L_5/S_1 bzw. Prolaps.

4) Wirbelkonturen

Traumatische Veränderungen:
- Abbrüche der oberen Wirbelvorderkante bei Hyperflexionsfrakturen,
- Grund- und Deckplattenimpression bei axialen Stauchungsbrüchen,
- Gelenkfortsatz-, Querfortsatz- und Dornfortsatzfrakturen.

Traumatische Veränderungen gehen **meist mit Strukturverdichtungen** einher.
  Degenerative Prozesse (◐ Abb. 14.27 a–e, S. 616):
- **Randwülste** bei Spondylosis deformans.
- **Vorderkante:** Retromarginalhernien und persistierende Apophysen bei Scheuermann-Krankheit (◐ Abb. 14.24 a–d, S. 614).
- **Hinterkante:** Dorsaler retromarginaler Diskusprolaps. Nichttraumatische hintere Wirbelkörperabtrennungen.
- **Deckplatten:** Schmorl-Knötchen bei Scheuermann-Krankheit.

- **Wirbelbögen:** Spaltbildungen bei Spondylolysen und Spina bifida (Hasenschartenwirbel).
- **Wirbelbogengelenke:** Kapselverknöcherungen, subchondrale Sklerosierungen, Usuren finden sich sowohl bei degenerativen als auch bei entzündlichen Gelenkveränderungen.

Symptomatische Prozesse
- **Deckplattenimpressionen** bei Osteoporose und Osteomalazie.

Entzündliche Prozesse (◐ Abb. 14.31 a–f, S. 619)
- **Defektbildung bei Spondylitiden verschiedenster Genese und Spondylitis anterior. Diese Defekte sind meist unscharf begrenzt (Pott-Höhlen), auch Randwulstbildungen kommen vor. Entzündliche Veränderungen der Wirbelbogengelenke s. oben.**

Neoplasien
- **Konturauslöschung** der Wirbelkörperkanten oder der Bogenansätze (»einäugiger« Wirbel) (◐ Abb. 14.25 a, b, S. 614).
- Spontanfrakturen durch Neoplasien sind von Strukturauflockerungen begleitet.

5) Wirbelstruktur (◐ Abb. **14.31 a–i, S. 619**)

Die Strukturveränderungen sind (wie bei allen Knochen) **Veränderungen der normalen Bälkchenstruktur.** Die Dichte wird durch den Kalkgehalt bzw. das Strahlenabsorptionsvermögen der Knochen bestimmt. Entkalkte Partien sind eher geschwärzt und verkalkte Stellen weiß gezeichnet.
Veränderungen der Struktur:
- Kompaktaverdünnung bei Osteoporose (verstärkte Randkonturen),
- wabenartige Struktur bei Hämangiomen,
- watteartige Knochenzeichnung bei Morbus Paget,
- fleckige Struktur bei Wirbelmetastasen (Elfenbeinwirbel).

6) Weichteilveränderungen

Sklerosierungen der Längsbänder, Bandscheiben, Lig. iliolumbale (s. S. 622–623).

3.3 Brustwirbelsäule

— Die Röntgenaufnahmen der BWS bedürfen keiner besonderen Technik wie die vorher beschriebenen LWS-Aufnahmen. Um Wirbelfehlstellungen diagnostizieren zu können, ist aber **ebenfalls eine orthograde Aufnahmetechnik erforderlich** (Seitenaufnahme z. B. mit Deckung der Rippenbögen beider Seiten).
— Filmformat 20/40.
— **a.-p.-Aufnahme** (sagittaler Strahlengang). Skoliotische Verkrümmungen finden sich häufig. **Die Wirbelbegleitrotation geht meist in Richtung der Konvexität (Rippenbuckelbildung!).** Für segmentale Veränderungen gelten die gleichen Kriterien, die bei der LWS genannt wurden.
— **Seitliche Aufnahmen** (frontaler Strahlengang). Für kyphotische und lordotische Knickbildungen gilt das bei der LWS Gesagte. Ventral- und Dorsalverschiebungen kommen in der BWS durch die stabilisierende Ringform des Brustkorbs praktisch nicht vor. Wirbelverformungen durch morphologische Ursachen sind häufig.

▸ Pathologische Befunde

Vermehrte Kyphosierung der BWS. Die Ursache kann u. U. durch die Höhe des Kyphosescheitels differenziert werden:
— **Hochsitzender Kyphosescheitel:** Morbus Bechterew.
— **Kyphosescheitel in der mittleren BWS:**
   – vermehrte LWS-Lordose (Überlastungsbecken usw.),
   – labile Haltung bei Jugendlichen.
— **Tiefsitzender Kyphosescheitel:**
   – Sitzkyphose der Säuglinge,
   – Morbus Scheuermann,
   – Alterskyphose,
   – Flachrücken in der oberen BWS.

Verminderte Kyphosierung
— bei abgeflachter Lendenlordose (hohes Assimilationsbecken usw.),
— als Flachrücken bei Jugendlichen.
— Eine umschriebene Abflachung der Kyphose bei Jugendlichen kann Frühzeichen eines spinalen Tumors sein (Jirout).

3.4 Halswirbelsäule im sagittalen (a.-p.) Strahlengang (nach Sandberg und Gutmann) (◘ Abb. 14.5, 14.6)

Technik
— Die Aufnahme wird **im Liegen** angefertigt, da sich die erforderliche komplizierte Position des Patienten während der Aufnahme im Stehen verändern könnte und damit zu unbrauchbaren Resultaten führen würde. Außerdem kann der Vergleich einer seitlichen Aufnahme in aufrechter Haltung (Belastungsposition) und einer a.-p.-Liegeaufnahme (Entlastungsposition) besonders im Bereich der Kopfgelenke für die funktionelle Aussage von Nutzen sein.
— Format 18/24 aufrecht.
— Fokus-Film-Abstand 1 m.

Stellung des Patienten
1. Der P wird mit der **Analfalte auf die Mittellinie des Bucky-Tisches** ausgerichtet und legt sich dann mit leichter Abstützung (durch die Assistentin) zurück auf den Rücken. Der Vorgang wird noch einmal wiederholt, um festzustellen, ob eine eventuelle Seitabweichung des Kopfes zufälliger Natur war oder nicht.
2. **Eine konstante Seitabweichung des Kopfes wird nicht korrigiert,** eine Rotationsabweichung wird in der Regel ausgeglichen. (Bei Seitabweichungen Filmkassette entsprechend verschieben.) Eine (reproduzierbare) **Spontanrotation sollte** nach Gutmann **ebenfalls nicht ausgeglichen werden.**
3. Der **Mund wird maximal geöffnet** (evtl. Fixation durch einen Plexiglaskeil mit Zahnkerbe an beiden Seiten oder einen Korken). Die Kinn-Stirn-Linie soll parallel zur Tischebene verlaufen. Der P soll geradeaus sehen.

Einstellung des Geräts
4. Die **Röntgenröhre** wird **in Schulterhöhe** gefahren und **ca. 15–20° nach kranial gekippt.** Der Kassettenoberrand befindet sich etwas oberhalb der Ohrmuschel des Patienten.
5. Dann erfolgt die **Einstellung des Zentralstrahls.** Diese wird mit Hilfe eines an der Röhrenmitte (Röntgenfokus) befestigten Fadens vorgenommen, da das Lichtvisier wegen der Verzerrung

des Lichtstrahls durch die Kopfkonturen nicht brauchbar ist.

Das **Fadenende wird an einem Punkt 1 cm oberhalb der Protuberantia occipitalis externa angelegt,** bei Zahnprothesenträgern und Kleinkindern unmittelbar an den untersten Punkt des Hinterhauptes.

Der **Kopf des P** wird dann **so eingestellt, dass der Faden den Winkel des geöffneten Mundes halbiert** (d. h. ca. 1 cm unterhalb des oberen Prämolaren steht).

Dann wird die **Röhrenmitte ebenfalls auf die Fadenlinie eingestellt.**

Bildumfang. Bei orthograder Einstellung ist die gesamte HWS bis zur oberen BWS einschließlich der Schädelbasis und des 1. bzw. 2. Halswirbels abgebildet.

Analyseschema bei HWS-Aufnahmen
1. **Orthograde Einstellung prüfen** (auf fehlerhafte Technik)
2. **Wirbelstellung** (Hilfslinien ziehen, Dornfortsätz in der Mittellinie)
3. **Wirbelform** (Proc. spinosi transversi, uncinati, Bogenabgänge)
4. **Wirbelbogengelenke und Bandscheiben**
5. **Weichteilveränderungen**

Normalbefund (◧ Abb. 14.5, 14.6)

Folgende Punkte liegen auf der Mittellinie (Medianebene):
1. Septum nasi, obere und untere Schneidezahnmitte. Dens axis, Protuberantia occipitalis externa.
2. Grund- und Deckplatten der Wirbel verlaufen parallel und horizontal.
3. Die ovalären Bogenwurzeln liegen beidseits der Medianebene auf paramedianen Lotlinien. Diese Linien stellen gleichzeitig die Begrenzung des Zentralkanals dar und enden kranial im Foramen occipitale magnum.
4. Die Dornfortsätze stehen untereinander in der Mittellinie.
5. Die Processus uncinati sind spitz und zeigen keine Degenerationserscheinungen.

Segment C_0/C_1 (◧ Abb. 14.6 a)
1. **Wirbelkörper.** Symmetrie der Kondylen, des Foramen magnum und der Massae laterales, der Foramina transversaria und Querfortsätze des Atlas.
2. **Hilfslinien.** Horizontaler und paralleler Verlauf der Kondylen- und Atlaslinie durch die untersten Kondylenpunkte bzw. die untere Atlasbegrenzung.
3. **Gelenkspalt.** Symmetrie der artikulierenden Flächen zwischen Okziput und Atlas.

4. **Stellung des Atlas.** Der Schnittpunkt der diagonalen Atlasdurchmesser durch die unteren äußeren und oberen inneren Begrenzungen der Massae laterales steht, wenn keine Verlagerung oder morphologische Veränderung des Atlas vorliegt, in der Mitte des Foramen magnum. Der tiefste Punkt des Arcus dorsalis atlantis liegt in der Mittellinie.
5. **Atlasquerfortsätze.** Die Querfortsätze haben gleiche Länge und gleichen Abstand von der Schädelbasis.

Segment C_1/C_2 (◧ Abb. 14.6 b)
1. **Wirbelkörper.** Symmetrische Form von Atlas (s. oben) und Axis.
2. **Hilfslinien.** Horizontaler und paralleler Verlauf der Kondylen- und Atlaslinie wie bei C_0/C_1.
3. **Dens-Massa-lateralis-Abstand.** Symmetrische Abstände zwischen Dens axis und Massae laterales.
- **Stellung des Atlas.** Tiefster Punkt des Arcus dorsalis atlantis in der Mittellinie und Symmetrie der projektionsbedingten Dreiecke an den äußeren unteren Kanten der Massae laterales durch Überschneidung mit dem hinteren Atlasbogen.
- **Gelenkspalte.** Symmetrie der artikulierenden Kontaktflächen und seitengleiche Gelenkspaltbreite in den unteren Kopfgelenken (zwischen Atlas und Axis)

▼

Diese Kriterien gelten nur bei nichtrotiertem, symmetrischem Axis als kaudalem Bezugswirbel.

Der Axiswirbel ist als symmetrisch und mittelständig anzusehen bei folgenden Kriterien:
- **Stand des Dens axis** in der Mittellinie.
- **Symmetrie der seitlichen Gelenkflächen** (Länge und Neigungswinkel).
- **Symmetrische Foramina transversaria.**
- **Symmetrische Abstände der Bogenansätze** des Axis zum Axisdorn und zur lateralen Wirbelbegrenzung.
- **Stand des Processus spinosus** in der Mittellinie.

> **Pathologische Befunde**

Abweichungen von den obigen Kriterien des Normalbefundes weisen auf morphologische oder funktionelle Veränderungen hin. Sie müssen durch die manuelle Untersuchung oder die nachfolgend beschriebenen Funktionsaufnahmen weiter abgeklärt werden.

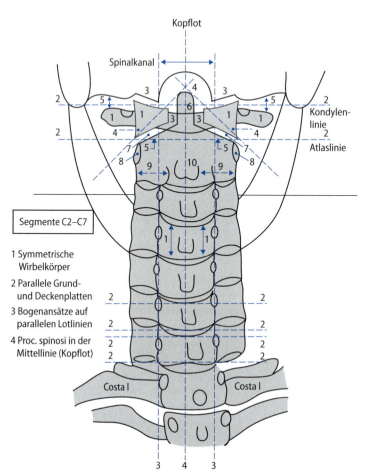

Abb. 14.5. Röntgennormalbefund in der Halswirbelsäule (Röntgenpause)

3 Spezielle Aufnahmetechnik Kopfgelenke

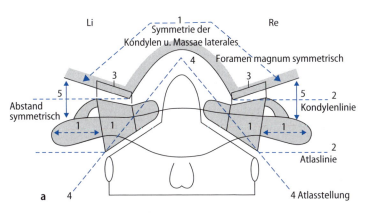

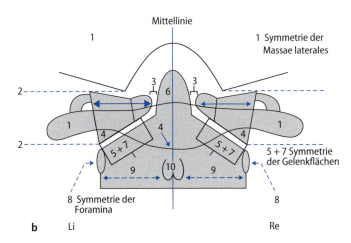

Abb. 14.6a,b. Röntgennormalbefund. **a** Segment C_0/C_1, **b** Segment C_1/C_2

3.5 Funktionsaufnahmen der Halswirbelsäule im sagittalen Strahlengang (Seitneigung) (Abb. 14.7)

Aufnahmetechnik

- Die Vorbereitung erfolgt **wie bei der a.-p.-Aufnahme im Liegen**. Dann wird der **Kopf in maximale Seitneigung** gebracht, dabei **aber nicht rotiert**.
- Die **Kassette wird entsprechend der Seitneigung verschoben**.
- Es wird je eine Aufnahme in Links- und Rechtsneigung angefertigt.

Normalbefund (Abb. 14.7)

Der Atlas verlagert sich bei normalen morphologischen Verhältnissen und bei Fehlen einer Funktionsstörung zur Seite der Kopfneigung (Rotation). Das ergibt folgende physiologische Veränderung der bei der a.-p.-Aufnahme genannten Normalbefunde:

Segment C_0/C_1

- **Wirbelkörper**: Keine Konturveränderungen an den Kondylen oder im Foramen magnum. Veränderungen finden sich hier nur bei kongenitaler Atlasasymmetrie oder Atlasrotation.

▼

- **Gelenkspalt:** Die Kontaktflächen von Okziput und Atlas werden asymmetrisch, d. h. sie werden durch das Gleiten der Kondylen zur Gegenseite auf der Neigungsseite länger als auf der neigungsabgewandten Seite.
- **Stellung des Atlas:** Der Schnittpunkt der diagonalen Atlasdurchmesser im Foramen magnum ist zur Seite der Atlasverlagerung, d. h. zur Neigungsseite verschoben.
- **Atlasquerfortsatz** und Massa lateralis sind auf der Neigungsseite dem Okziput angenähert.

Segment C_1/C_2
- **Wirbelkörper:** Beim Atlas Asymmetrie des horizontalen Durchmessers der Massae laterales, der medialen Aufhellung zum vorderen Atlasbogen, der Querfortsätze und der Foramina transversaria, die auf der Neigungsseite größer werden.
- Beim Axis durch die funktionsbedingte gegenläufige Rotation ebenfalls asymmetrisch geneigte Gelenkflächen und asymmetrische Foramina transversaria. Der Processus spinosus wandert zur neigungsabgewandten (rotationsabgewandten) Seite.
- **Hilfslinien:** Die Kondylen- und die Atlaslinie konvergieren zur Seite der Atlasverlagerung (s. oben).

- **Der Dens-Massa-lateralis-Abstand** ist auf der Neigungsseite nur etwas größer, da die gegenläufige Rotationsstellung von Atlas und Axis (hervorgerufen v. a. durch die Axisrotation auf C_3) die bei reiner Seitneigung (theoretisch) vergrößerte Distanz auf der Neigungsseite durch die Rotationsabweichung des Dens axis zur Neigungsseite wieder verringert.
- **Hinterer Atlasbogen:** Der tiefste Punkt des Arcus dorsalis atlantis ist im Verhältnis zum Axiswirbel zur Neigungsseite verschoben.
- **Gelenkspalt:** Der Atlas kann am Ende der Seitneigung die seitliche Kontur des Axiswirbels in Form einer Stufenbildung überragen. Der Gelenkspalt stellt sich verbreitert dar.

Segment C_2/C_6
- **Wirbelkörper:** Die Wirbelkörper sind zur Neigungsseite gekippt und liegen auf einer harmonisch gekrümmten Bogenlinie.
- **Dornfortsätze:** Die Processus spinosi sind zur rotationsabgewandten Seite verlagert und liegen asymmetrisch zwischen den Bogenwurzelansätzen.
- **Intervertebralräume:** Die Bandscheibenräume sind asymmetrisch keilförmig. Die Linien benachbarter Grund- und Deckplatten konvergieren auf der Neigungsseite.
- **Die Processus uncinati** stellen sich auf der rotationsabgewandten Seite verbreitert dar.

Pathologische Befunde an der HWS

Die meisten der oben genannten Normalbefunde bei Seitneigung sind als pathologische Befunde anzusehen, wenn sie in Neutralhaltung der HWS festzustellen sind.

Seitverlagerung des Atlas

Auf der Neigungsseite (Verlagerungsseite) finden sich folgende Veränderungen:
- **Hilfslinien.** Kondylen- und Atlaslinie konvergieren.
- **Dens-Massa-lateralis-Abstand** auf der Verlagerungsseite etwas vergrößert.
- **Gelenkspalt:** Asymmetrische Länge der Gelenkkontaktflächen von Okziput und Atlas bis zur seitlichen Stufenbildung des Atlas über dem Axis auf der Seite der Verlagerung und Gelenkspaltverbreiterung.
- **Verschiebung des Schnittpunkts der diagonalen Atlasdurchmesser** zur Seite der Verlagerung.
- **Atlasquerfortsatz** und Massa lateralis sind auf der Neigungsseite dem Okziput angenähert.

Atlasrotation

Auf der nach vorn gehenden (d. h. sich von der Filmebene entfernenden) Seite des Atlas, z. B. bei Linksrotation der rechten Seite, **werden folgende Veränderungen hervorgerufen:**
- **Wirbelkörper:** Der horizontale Durchmesser der Massa lateralis bzw. der medialen Aufhellung wird größer.

3 HWS a.p. in Seitneigung

- **Der Arcus dorsalis atlantis** verschiebt sich zur rotationsabgewandten Seite und verkleinert dadurch auf dieser Seite das Projektionsdreieck auf der Massa lateralis, das Foramen transversarium und den Querfortsatz.
- Der **Dens-Massa-lateralis-Abstand** wird kleiner.
- Der **Gelenkspalt** wird größer (breiter).
- Eine positive **Stufenbildung** kann in der Bewegungsendphase an der seitlichen Wirbelbegrenzung auftreten.

Seitneigung bzw. Rotation des 2.–6. Halswirbels.

- Da in diesen Segmenten die Rotation mit einer gleichsinnigen Seitneigung verbunden ist, sind die Symptome weitgehend dieselben:
- **Wirbelkörper:** Wirbelkippung und Rotation zur gleichen Seite. Bei C_2 erscheinen durch die Rotation die seitlichen Gelenkflächen asymmetrisch.
- Der **Dornfortsatz** wandert ebenso wie die Lotlinie durch die Bogenwurzeln aus der Mittelstellung zur rotationsabgewandten Seite.

- **Die Foramina transversaria** sind auf der rotationsabgewandten Seite kleiner.
- **Die Intervertebralräume** sind keilförmig verbreitert, und zwar oberhalb eines gekippten Wirbels zur Seite der Rotation und unterhalb des gekippten Wirbels zur Gegenseite.
- **Der Dens axis** verlagert sich zur Rotationsseite.

Klinische Bemerkungen

Die »Seitverlagerung« (Rotation) des Atlas ist in aufrechter Haltung infolge des Kopfgewichts ausgeprägter als im Liegen.

Nach Jirout (zit. nach Lewit) ist der **Axiswirbel der Leitwirbel**. Wenn C_2 blockiert ist, setzen sich Seitneigung bzw. Rotation nicht nach kaudal fort. Demgegenüber stört eine Blockierung im Segment C_0/C_1 die Seitneigung nur wenig. Bestand bereits in Neutralstellung eine Seitverschiebung (Rotation) des Atlas, so wird diese durch Seitneigen nicht mehr verstärkt.

Die häufigsten **Zeichen für eine Funktionsstörung in der HWS** sind nach **Lewit** skoliotische Ein-

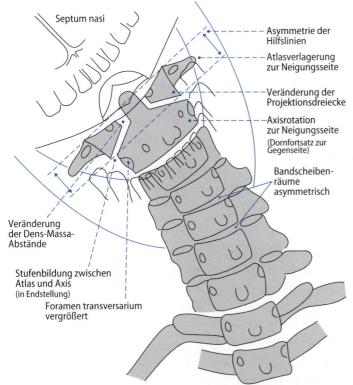

☐ **Abb. 14.7.** Röntgennormalbefunde bei Lateralflexion der HWS (Röntgenpause)

stellung der HWS und Rotationsstellung der Wirbel. Allerdings sind Wirbelfehlstellungen an sich noch kein Beweis für eine Funktionsstörung. Die Beweglichkeitsstörung muss mit der segmentweisen Untersuchung oder durch Aufnahmen in Lateralflexion nach **beiden** Seiten nachgewiesen werden.

3.6 Halswirbelsäule im frontalen Strahlengang (seitlich) (◘ Abb. 14.8)

Technik
- Die Aufnahme wird **im Sitzen** angefertigt. Format 18/24 aufrecht.
- Fokus-Film-Abstand 1–1,5 m.

Stellung des Patienten
1. Entspannte Sitzhaltung, die Hände liegen locker auf den Oberschenkeln. Der P soll die **Schultern »fallen lassen«**, damit die untere HWS nicht überdeckt wird.
2. Der **Kopf wird parallel zur Filmebene** eingestellt, d. h. eine eventuelle Seitneigung und Rotationsstellung werden ebenso wie Ante- oder Retroflexion des Kopfes korrigiert.
3. Der P fixiert ein Ziel in Augenhöhe (Neutralstellung).

Einstellung des Geräts
4. Der Oberrand der Kassette steht etwa 1 cm oberhalb des Gehörgangs.
5. Der Zentralstrahl wird auf einen Punkt unterhalb des Gehörgangs, d. h. auf den Atlas gerichtet.

Bildumfang. Die seitlichen Aufnahmen sollen die Schädelbasis einschließlich Clivus und Sella turcica sowie den horizontal verlaufenden harten Gaumen darstellen, die Unterkieferäste sollen sich decken. Der untere Bildrand liegt in Höhe der oberen BWK.

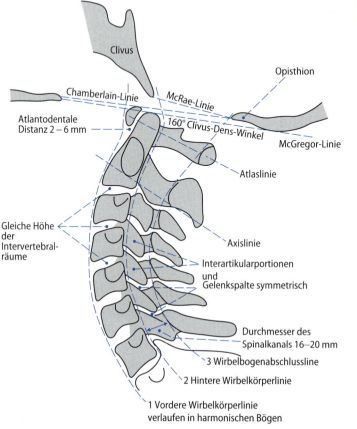

◘ **Abb. 14.8.** Röntgennormalbefunde HWS – seitlich (Röntgenpause)

3 HWS seitlich: Funktion

Normalbefund (Abb. 14.8)
1. **Hilfslinien**
   a) **Foramen-magnum-Ebene** (zwischen dem Clivusende, dem Basion und dem Hinterrand des Foramen magnum, dem Opisthion = McRae-Linie),
   b) **Atlasebene** (horizontale Halbierungslinie des Atlas),
   c) **Axisebene** (vom Unterrand der Bogenwurzel zum Unterrand des Bogenschlusses).
   In Neutralstellung des Kopfes laufen diese Linien im Idealfall parallel. Konvergenz der Linien nach vorn bedeutet Anteflexion, Konvergenz nach hinten Retroflexion des oberen zum unteren Wirbel.
2. **Dens-axis-Stellung**
   Der Dens axis liegt unterhalb des Clivus und der palatookzipitalen Linie (Chamberlain-Linie). Der Clivus-Dens-Winkel beträgt ca. 160°.
3. **Wirbelkörperlinien**
   Die vordere und hintere Wirbelkörperlinie und die Wirbelbogenabschlusslinie verlaufen weitgehend parallel und in harmonischen Bögen. Die hintere Wirbelkörperlinie und die Wirbelbogenabschlusslinie schließen zwischen sich den Zentralkanal ein, der sich nach kranial trichterförmig erweitert und dessen Durchmesser nicht kleiner als 13 mm sein soll.
   Gelenkspalte und Intervertebralräume
   Die Wirbelbogengelenke sind alle einzusehen, da sie fast in der Frontalebene verlaufen, mit Ausnahme des Gelenks C_2/C_3, das durch seinen etwas mehr sagittalen Verlauf meist nicht einzusehen ist.
   Der Gelenkspalt des vorderen Atlasgelenks (Arcus ventralis atlantis – Dens axis) ist normal nicht breiter als 2 mm (bei Kindern maximal bis 5 mm). Die artikulierenden Flächen stehen parallel.
   Die Bandscheibenräume haben gleiche Höhe.
4. **Wirbelbogenstücke**
   Sie sind auf beiden Seiten symmetrisch und decken sich weitgehend.

3.7 Funktionsaufnahmen der Halswirbelsäule im frontalen Strahlengang (seitlich) (Abb. 14.9)

Die Aufnahmen werden ebenfalls **im Sitzen** angefertigt.

Während **Blockierungen röntgenologisch gut in Lateralflexion erkennbar** sind, stellen sich **Hypermobilitäten besser bei Ante- und Retroflexionsaufnahmen** dar.

Normalbefunde bei Ventralflexion (Abb. 14.9)

Das »**Vornicken**« (bzw. »**Rücknicken**« bei Dorsalflexion) ist der Bewegungsanteil der Ventralflexion, der sich in den Kopfgelenken zwischen Okziput, Atlas und Axis abspielt. Physiologische Bewegungen und Störungen der Nickbewegungen kann man am besten durch Beobachtung der Hilfslinien feststellen.

1. **Hilfslinien**
   a) **Foramen-magnum-Linie** (McRae-Linie) (a),
   b) **Atlaslinie** (b),
   c) **Axislinie** (c).

Die Hilfslinien verlaufen bei Ventralflexion nicht mehr parallel. Sie divergieren beim Vornicken dorsal, um am Ende der Vorneigebewegung zwischen Okziput und Atlas wieder bis zum fast parallelen Verlauf zu konvergieren. Das Verhalten des Atlas zwischen Foramen-magnum- und Axisebene wird als »**paradoxe Atlaskippung**« (Gutmann) bezeichnet. Diese Kippung des Atlas nach ventral nach Überschreiten der Schwerelinie erfolgt durch das Kopfgewicht und findet auf den konvexen seitlichen Axisgelenkflächen statt (Wiederannäherung der Atlaslinie an das Okziput). **Durch die Atlaskippung wird der Clivus-Dens-Winkel (160°) zum Schutz der Medulla oblongata konstant gehalten.** Die Linien a und b, die vorher divergierten, verlaufen wieder fast parallel. Meist steht aber (nach Lewit) der Atlas auch in Neutralstellung bereits in leichter Ventralflexion. Der Arcus ventralis atlantis befindet sich dabei in leichter Inferiorstellung.

▼

2. **Stellung des Dens axis**
   Er steht normalerweise unterhalb der palatookzipitalen Linie (zwischen Os palatinum und Opisthion), der **Chamberlain-Linie, bzw. unterhalb der McGregor-Linie** (zwischen Os palatinum und tiefstem Punkt des Okziput). Der Clivus-Dens-Winkel beträgt normalerweise 160°. Er verkleinert sich beim Vornicken und erreicht am Ende des Vorneigens (infolge der Atlaskippung) wieder den Ausgangswert.
3. **Wirbelkörperlinien**
   Der lordotische Verlauf dieser Linien flacht ab. Etwaige dorsale Stufenbildungen des oberen Wirbels auf seinem kaudalen Partnerwinkel in Neutralstellung können verschwinden oder neue **Stufenbildungen** entstehen (**Gefügelockerungen**). Stufenbildungen, die sowohl in Mittel- wie in Endstellung bestehen bleiben, sprechen für eine Segmentblockierung.
4. **Gelenkspalte und Intervertebralräume**
   Die Kontaktflächen in den Wirbelbogengelenken werden infolge der Divergenzbewegung bei Ventralflexion kleiner. Am Ende kommt es, v. a. bei labilen Gelenken (z. B. bei Kindern), zu einem **Klaffen der dorsalen Gelenkanteile und Stufenbildung in der hinteren Wirbelkörperlinie** nach ventral, indem sich der obere Wirbel vermehrt nach ventral schiebt. Selten ist diese Stufenbildung auch in der vorderen Wirbelkörperlinie erkennbar.
   Das vordere Atlas-Dens-Gelenk zeigt einen klaffenden Gelenkspalt in Form eines nach oben offenen V (Inferiorstellung des anterior arcus atlantis).
   Die Bandscheiben werden verformt: Grund- und Deckplatten der Wirbelkörper verlaufen jetzt mehr parallel als in Neutralstellung.
5. **Wirbelbogenstücke**
   Die Deckungsgleichheit, d. h. die Parallelität bleibt bei Fehlen von Asymmetrien unverändert.

Normalbefunde bei Dorsalflexion
1. **Hilfslinien**
   Die Linien b und c zwischen Atlas und Axis konvergieren nach dorsal, die Konvergenz der Linien a und b, d. h. zwischen Okziput und Atlas ist in aufrechter Haltung gering (Kopfgewicht), aber im Liegen ausgeprägt.
2. **Clivus-Dens-Winkel**
   Der Winkel bleibt weitgehend unverändert.
3. **Wirbelkörperlinien**
   Der lordotische Verlauf der Neutralstellung verstärkt sich. Es kann in labilen oder hypermobilen Gelenken zum Verschwinden von in Neutralstellung vorhandenen **Stufenbildungen** oder zum Neuauftreten von Stufen kommen, allerdings seltener als bei Ventralflexion.
4. **Gelenkspalte und Intervertebralräume**
   Durch die Konvergenzbewegung in den Wirbelbogengelenken bei Dorsalflexion kommt es zu maximalem Kontakt der Gelenkflächen in bezug auf die Länge der Kontaktstrecke und den Gelenkdruck (Sklerosierungen). Bei labilen bzw. hypermobilen Gelenken kann es jetzt zu einem ventralen **Klaffen der Gelenkspalte** kommen und zu einer **dorsalen Stufenbildung** in der hinteren Wirbelkörperlinie. Das vordere Atlas-Dens-Gelenk zeigt in dieser Endstellung einen nach kaudal V-förmig klaffenden Gelenkspalt (Superiorstellung des Arcus anterior atlantis). Asymmetrische Verformung der Bandscheiben (ventral höher als dorsal).
5. **Wirbelbogenstücke**
   Die Wirbelbogenstücke beider Seiten decken sich. Genauso wie bei den a.-p.-Aufnahmen sind ein Teil der physiologischen Wirbelrelationsänderungen bei Ventral- und Dorsalflexion dann als pathologisch anzusehen, wenn sie auch in Neutralstellung festzustellen sind.

3 HWS seitlich: in Ventralflexion

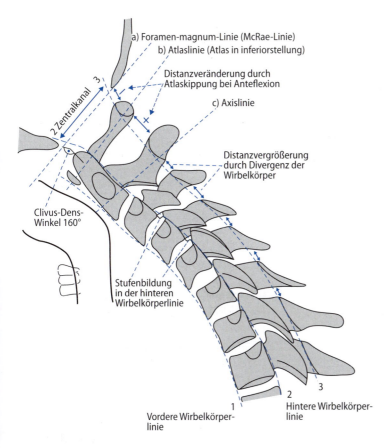

Abb. 14.9. Röntgennormalbefunde. HWS in Ventralflexion (Röntgenpause)

▶ Pathologische Befunde

1) Hilfslinien
- Ausgeprägte Inferior- bzw. Superiorstellung des Atlas in Neutralstellung der HWS.
- Die Pseudosuperiorstellung des Atlas bei dem häufig vorkommenden »Retroknick« des Dens axis **(Denslordose)** muss als physiologischer Stellungsbefund bei morphologischer Variation angesehen werden. Die Gelenkflächen im vorderen Atlasbogengelenk klaffen dabei nicht V-förmig, sondern stehen parallel.

2) Stellung des Dens axis
- **Überschreiten der** palatookzipitalen Linie **(Chamberlain-Linie):** Basilarimpression.
- Clivus-Dens-Winkel kleiner als 160° in Neutralstellung: Atlasblockierung; in Ventralflexion der HWS: Hypermobilität des Bandapparats der Kopfgelenke.

3) Wirbelkörperlinien
- Teilweise Aufhebung der HWS-Lordose (Plateaubildung) bei Ante- und Retroflexion findet sich bei Hypermobilität in den Segmenten und bei Blockierung (muskuläre Fixierung).
- Die **Steilstellung der gesamten HWS** bei Kindern und Jugendlichen sowie bei Erwachsenen mit labilen Gelenken wird allgemein noch als physiologischer Variante angesehen.
- **Ventrale und dorsale Stufenbildungen** finden sich bei Gefügelockerungen infolge Bandscheibendegeneration, und zwar oberhalb blockierter Segmente oder oberhalb kongenitaler Blockbildungen. Dabei sind dann meist auch diskrete Bandscheibenverschmälerungen festzustellen.

4) **Gelenkspalte**
- **Klaffen der Gelenkspalte und Stufenbildungen in nur einem oder zwei Segmenten** in Neutralstellung und/oder Ventral- bzw. Dorsalflexion ist als **pathologische Segmentlockerung** anzusehen.
- **Superior- und Inferiorstellungen des Atlas (V-förmiger Gelenkspalt) in Neutralstellung** sind meist Zeichen einer Atlasblockierung. Stufenbildungen s. bei 3 Wirbelkörperlinien.

5) **Wirbelbogenstücke**
- Bei Asymmetrie der Wirbelbogenstücke oder Gelenkfortsätze kommt es durch den unterschiedlichen Neigungswinkel der Gelenkflächen zu physiologischen Wirbelrotationsstellungen. Die Wirbelbogenstücke projizieren sich dann so auseinander, dass Doppelkonturen erkennbar werden.
- Bei ausgeprägten Asymmetrien kann es (nach Lewit) angeblich auch zu Durchblutungsstörungen der A. vertebralis und synkopalen Anfällen kommen.

3.8 Funktionsdiagnostik an der Halswirbelsäule nach Arlen (◘ Abb. 14.10–14.18)

Dieses **Messverfahren** dient der quantitativen Erfassung der intervertebralen Beweglichkeit der Segmente C_0-C_7 in der Sagittalebene.

Anwendung
- Zur **gutachtlichen Befundobjektivierung bei posttraumatischen Syndromen.**
- Nachweis von zervikalen segmentalen Mobilitätsstörungen bei neurovaskulären, neurologischen und klinisch stummen Segmentstörungen.
- Verlaufskontrollen.

Aufnahmetechnik
Es werden **3 seitliche HWS-Aufnahmen** angefertigt.
1. Neutral- (Gewohnheits-)haltung des Patienten.
2. Maximale Flexionsstellung (HWS wird »eingerollt«, Kinn möglichst nahe an Manubrium sterni).
3. Maximale Extensionsstellung.

Keine Stellungskorrekturen außer groben Rotations- oder Seitneigestellungen.

Auswertung der Aufnahmen
Einzeichnen der **Bezugslinien** (◘ Abb. 14.10)
- **Lotlinie parallel zum Bild-(Film-)rand.** (Bei starker Flexion eventl. mehrere Lotlinien.)
- **Palatooccipitale Linie nach McGregor** (vom Hinterrand des harten Gaumens zum tiefsten Punkt des Occiput).
- **Atlaslinie** (Halbierungslinie durch vorderen und hinteren Atlasbogen).
- **Wirbelbasislinien C_2–C_7** durch die untere Vorderkante des Wirbelkörpers und den Schnittpunkt der Wirbelbogenabschlusslinie mit dem Unterrand des Processus spinosus.

Alle Linien müssen die eingezeichnete Lotlinie schneiden um die Winkelmessung vornehmen zu können.

- In allen 3 Aufnahmen werden **die rechten oberen Winkel** (Schnittpunkt des Lotes mit den Bezugslinien) gemessen (◘ Abb. 14.10) und in die Tabelle (◘ Abb. 14.11) eingetragen. Aus diesen **Grundwinkeln** werden die
- **Intervertebralwinkel für Flexion-, Normal-, und Extensionsstellung** ermittelt durch Subtraktion des oberen Grundwinkels vom nächstunteren (z. B. C_0 von C_1, C_1 von C_2 usw.). Es ergeben sich dabei positive und negative Werte.
- Die **Mobilitätswerte** der einzelnen Segmente werden **aus der Winkeländerung zwischen Neutral- und Flexionsstellung, sowie Neutral- und Extensionsstellung** und zwar bei gleichem Vorzeichen (+ oder –) durch die Ermittlung der Differenz, bei ungleichem Vorzeichen durch Addition der Zahlen ermittelt. Die **Gesamtmobilität** ergibt sich aus der **Addition aller Werte für Flexion bzw. Extension.**

Normalbefund (Abb. 14.12 und 14.13)
- Altersentsprechende hohe (d. h. uneingeschränkte) Mobilität. **Größte Beweglichkeit bei C_4–C_6, niedrigste bei C_1–C_3.**
- **Annähernd gleichmäßige Verteilung der Beweglichkeit** auf Flexion und Extension (Dorsalflexion).
- **Paradoxe Atlaskippung** (s. auch S. 595) bei Flexion. (Der Intervertebralwinkel C_0/C_1 ist bei Flexion kleiner als bei Neutralstellung und muss als negativer Wert bei der Gesamtmobilität berücksichtigt werden.)
- Abnahme der Gesamtmobilität (pro Lebensjahrzehnt ca. 5%).

Pathologische Befunde
- **Aufhebung der physiologischen Beweglichkeit** (weniger als 2° in einer Bewegungsrichtung).
- **Ungleiche Beweglichkeit** (weniger als 2° in einer Richtung) bei erhaltener Gesamtbeweglichkeit des Segments.
- **Bewegungseinschränkung** (Mobilitätswerte in einer Bewegungsrichtung nicht über 3–4°) jedoch keine vollständige Aufhebung der Beweglichkeit.
- **Hypermobilität** (Beweglichkeitswerte um 20° für eine Bewegungsrichtung. Nur bei Extension C_0/C_1 sind hohe Werte normal.)
- **Fehlen der Atlaskippung** (s. unter Normalbefund) oder Auftreten bei Extension.
- **Paradoxe Wirbelkippung** bei Flexion oder Extension in einem der übrigen HWS-Segmente von C_1–C_7.

Anmerkung. Niedrige Extensionsmobilität bei C_6/C_7 ist nach Arlen ebenso wie hohe bei C_0/C_1 als normal anzusehen.

Klinische Anwendung
Nachfolgend werden 3 Beispiele von Funktionsdiagrammen vorgestellt. (Die Lotlinien sind auf den Röntgenfilmen jeweils punktiert eingezeichnet.)

Die klinischen Diagnosen waren:
1. Zervikoenzephales Syndrom (Abb. 14.15 a–c/ Diagramm, s. S. 604 und 606)
2. Migräne, Zervikalmyalgien, Schwindelerscheinungen (Abb. 14.16 a–c/Diagramm, s. S. 605 und 606)
3. Zephalgie, Brachialgie, chron. Lumbalgie (Abb. 14.17 a–c/Diagramm, s. S. 607 und 608)

Das Bildmaterial stellte Herr Dr. A. Arlen zur Verfügung, das Computer-Funktionsdiagramm Herr Dr. med. Grisar. Das Funktionsdiagramm kann auch mit Hilfe eines Computers ausgewertet werden (Abb. 14.14).

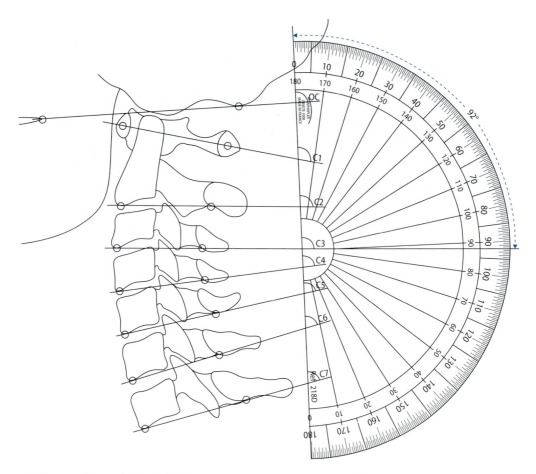

Abb. 14.10. Messung der Grundwinkel

3 Funktionsdiagnostik nach Arlen

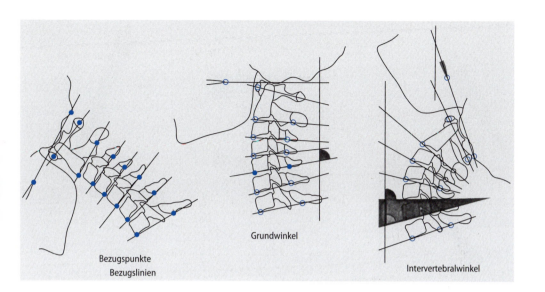

BIOMETRISCHE RÖNTGENFUNKTIONSDIAGNOSTIK DER HWS nach Dr. A. ARLEN

Name   Vorname   geb.   Datum   Nr.

	STATIK						DYNAMIK						BEWEGUNGSDIAGRAMM	
	Grundwinkel			Intervert. Winkel			Intervert. Beweglichkeit						Flexion	Extension
	Flex.	Norm.	Ext.	Flex.	Norm.	Ext.	Norm. Flex.	Norm. Ext.	Flex. Ext.	Pathol. Niveaus.				
OC														
C1											OC/C1			
C2											C1/C2			
C3											C2/C3			
C4														
C5											C3/C4			
C6											C4/C5			
C7														
				$C2/\overline{C6}$							C5/C6			
											C6/C7			
												25 20 15 10 5 0	5 10 15 20 25	

▪ **Abb. 14.11.** Tabelle für Grundwinkel, Intervertebralwinkel und Bewegungsdiagramm

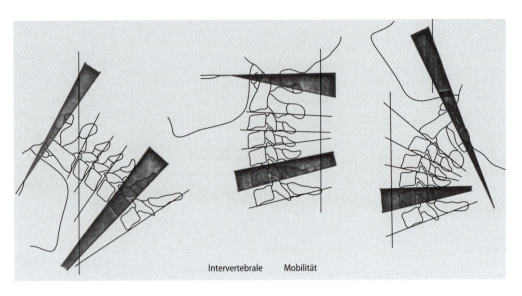

☐ **Abb. 14.12.** Normales Funktionsbild (22 Jahre, ♂)

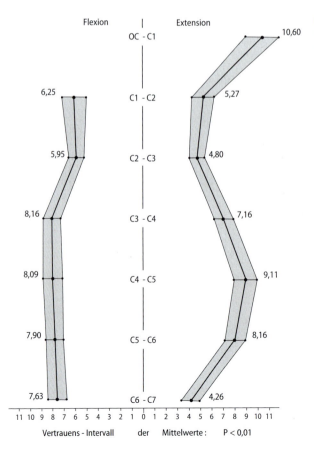

☐ **Abb. 14.13.** Bewegungsdiagramm aus den Mobilitätsmittelwerten einer Gruppe von 100 Patienten ohne zervikale Symptomatik

3 Funktionsdiagnostik nach Arlen

PATIENTENDATEN

NACHNAME   :

VORNAME   : Sebastian

GEB. DATUM   : 01.09.1936

GEB.D AUFNAHME : 25.05.1987

KATALOG NUMMER : 17

BEMERKUNG   : RL

Mobilitätswerte

Basiswinkel			Intervertebralwinkel			Beweglichk.		Intervertebral	
Flex.	Norm.	Ext.	Flex.	Norm.	Ext.	Norm. Flex.	Norm. Ext.	Flex. Ext.	F %
36	87	126	3	3	0	51	39	90	56
65	100	124	29	13	-2	16	15	31	51
55	86	107	-10	-14	-17	4	3	7	57
44	75	95	-11	-11	-12	0	1	1	0
36	65	81	-8	-10	-14	2	4	6	33
32	53	68	-4	-12	-13	8	1	9	88
36	55	64	4	2	-4	2	6	8	25
40	62	58	4	7	-6	3	13	10	30

Mobilitätsdiagramm

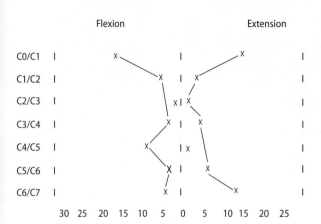

Abb. 14.14. Computerauswertung eines Funktionsdiagramms

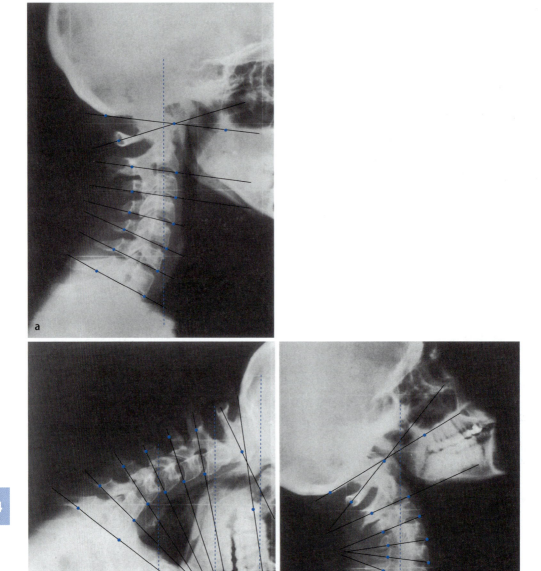

Abb. 14.15a–c. Patientin: Anne V., geb. 3. 8. 56. Klinische Diagnose: Zervikoenzephales Syndrom. **d** Mobilitätswerte und Diagramm S. 606

3 Funktionsdiagnostik nach Arlen

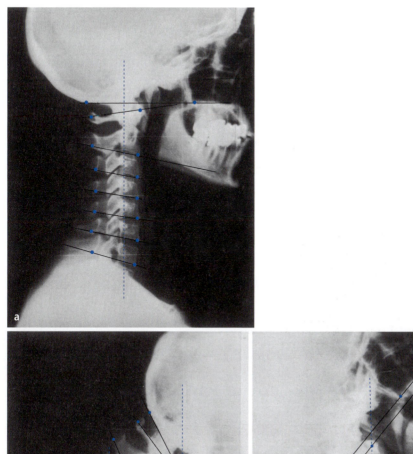
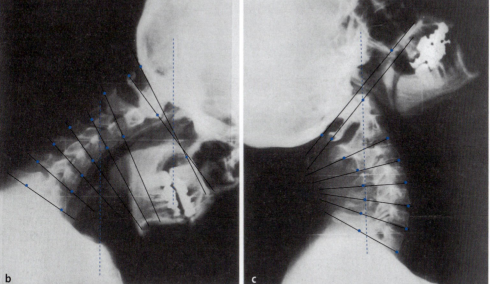

Abb. 14.16a–c. Patientin: Beatrice X., geb. 1.5.39. Klinische Diagnose: Migräne, Zervikalmyalgien und Schwindelerscheinungen. **d** Mobilitätswerte und Diagramm S. 606

EXPLORATION RADIO-FONCTIONNELLE DE LA COLONNE CERVICALE

Nom V. Prénom Anne né(e) date N°

	STATIQUE			DYNAMIQUE						
	Angles de base			Angles inter-vert.			Mobilité inter-vertébrale			
	Flex.	Norm.	Ext.	Flex.	Norm.	Ext.	Norm. Flex.	Norm. Ext.	Flex. Ext.	F%
OC	9	84	120				75	36	111	
C1	28	107	140	+19	+23	+20	-4	3	-1	
C2	11	83	114	-17	-24	-26	7	2	9	
C3	18	82	111	+7	-1	-3	8	2	10	
C4	26	76	98	+8	-6	-13	14	7	21	
C5	34	67	81	+8	-9	-17	17	8	25	
C6	46	64	69	+12	-3	-12	15	9	24	
C7	54	63	62	+8	-1	-7	9	6	15	
	+45	-21	-58				66	37	103	
	66	3+		C2/C6 = -19						
	103									

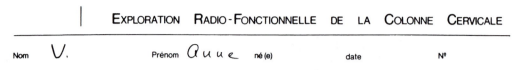

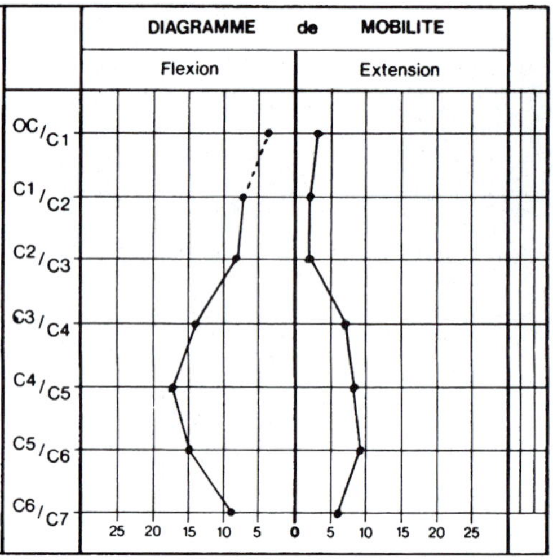

○ Abb. 14.15d. Klinische Diagnose: Zervikoenzephales Syndrom

EXPLORATION RADIO-FONCTIONNELLE DE LA COLONNE CERVICALE

Nom Prénom Béatrice né(e) 15 39. date X. 1 87 N° 87/58.

	STATIQUE			DYNAMIQUE						
	Angles de base			Angles inter-vert.			Mobilité inter-vertébrale			
	Flex.	Norm.	Ext.	Flex.	Norm.	Ext.	Norm. Flex.	Norm. Ext.	Flex. Ext.	F%
OC	99	90	139				61	49	110	
C1	38	98	140	+9	+8	+1	1	7	8	
C2	24	78	112	-14	-20	-28	6	8	14	
C3	29	80	103	+5	+2	-9	3	11	14	
C4	36	81	93	+7	+1	-10	6	11	17	
C5	42	82	81	+6	+1	-12	5	13	18	
C6	50	79	70	+8	-3	-11	11	8	19	
C7	56	74	60	+6	-5	-10	11	5	16	
	127	-16	-79				43	63	106	
	43	63		C2/C6 = +1						
	106								4	

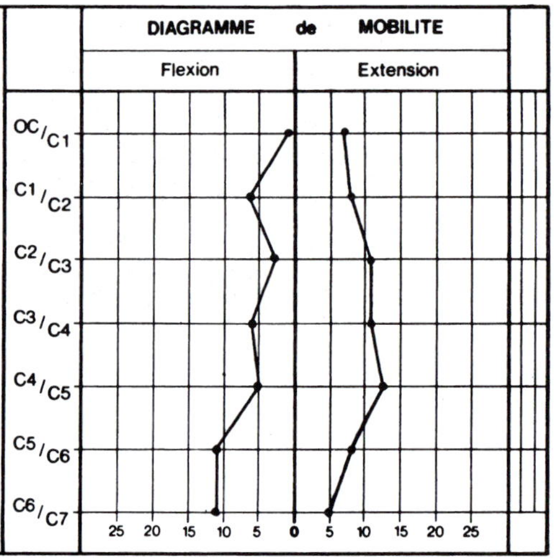

○ Abb. 14.16d. Klinische Diagnose: Migräne, Zervikalmyalgien und Schwindelserscheinungen

3 Funktionsdiagnostik nach Arlen

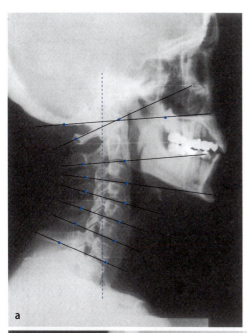

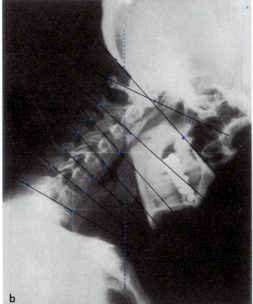
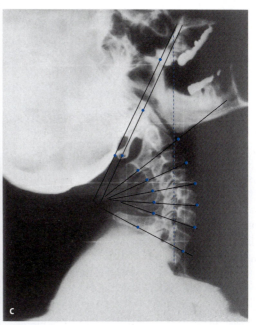

Abb. 14.17a–c. Patientin: Anna E., geb. 14. 6. 35. Klinische Diagnose: Zephalgie, Brachialgie, chron. Lumbalgie. **d** Mobilitätswerte und Diagramm S. 608

EXPLORATION RADIO-FONCTIONNELLE DE LA COLONNE CERVICALE

Nom Prénom Annabelh. •né(e) 14 6 35 date 15 11 86 N° 86/1028.

	STATIQUE						DYNAMIQUE			
	Angles de base			Angles inter-vert.			Mobilité inter-vertébrale			
	Flex.	Norm.	Ext.	Flex.	Norm.	Ext.	Norm. Flex.	Norm. Ext.	Flex. Ext.	F %
OC	43	94	154				51	60	111	
C1	66	114	154	+23	+20	0	3	20	23	
C2	50	94	126	-16	-20	-28	4	8	12	
C3	43	82	113	-7	-12	-13	5	1	6	
C4	42	74	100	-1	-8	-13	7	5	12	
C5	48	71	86	+6	-3	-14	9	11	20	
C6	52	67	71	+4	-4	-15	8	11	19	
C7	62	67	61	+10	0	-10	10	10	20	
	+19	-27	-93				46	66	112	
	46	66		C2/C8 = -27						
	112								1	

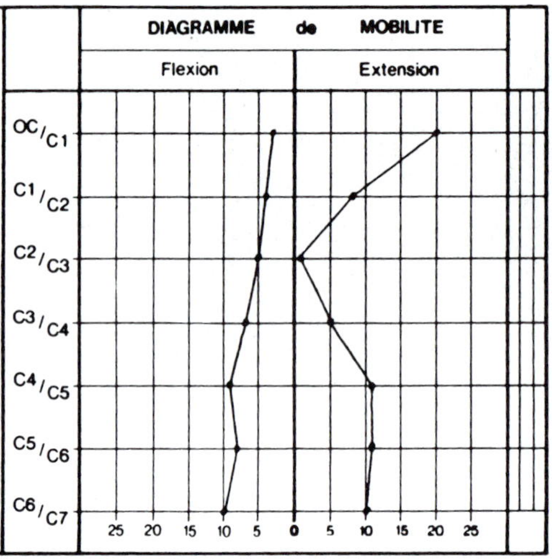

Abb. 14.17d. Klinische Diagnose: Zephalgie, Brachialgie, chron. Lumbalgie

3.9 Digitale Direktradiografie

In den letzten Jahren wurde zunehmend versucht, die **Möglichkeiten der digitalen Bilderzeugung und Bildbearbeitung** zu nutzen. So wurden beispielsweise das Lumineszenz- und anschließend das Speicherfolienverfahren entwickelt, bei dem die Röntgeninformation auf einer Speicherfolie fixiert wird, die statt des Röntgenfilms in die Röntgenkassette eingelegt wird. Den Vorteilen der digitalen Bildbearbeitung steht ein hoher Arbeitsaufwand gegenüber, da die Speicherfolien zunächst über ein entsprechendes Gerät ausgelesen werden müssen. Dafür sind viele Foliensysteme notwendig, zudem sind der notwendige Folien- und Kassettenwechsel und das Auslesen der Folien sehr zeitaufwendig, so dass das Röntgenbild nicht kurzfristig zur Befundung zur Verfügung steht.

Die **neueste Entwicklung** auf diesem Gebiet ist die sog. **Direktradiografie.** Bei dieser Methode wird statt der Röntgenkassette einschließlich Röntgenfilm und Verstärkerfolie ein **digitaler Flachdetektor** in die Buckyblende eingebaut. Der Detektor wandelt die auf ihn **auftreffende Röntgenstrahlung** direkt in eine **digitale Information** um, die auf einen Rechner übertragen wird. Der **Bildaufbau** erfolgt dabei in wenigen Sekunden, so dass eine bildwandlerähnliche Funktion entsteht. Hierdurch lassen sich Punktionen und Infiltrationen unter röntgenologischer Ortungshilfe oder auch Repositionen dislozierter Frakturen durchführen. Das fertige Röntgenbild lässt sich bei Einbindung des Rechners in ein Netzwerk in jedem beliebigen Raum der Praxis abrufen und kann dort mit einer entsprechenden Software weiter bearbeitet werden (Abb. 14.18).

Für die Auflösung ist die sog. Matrix entscheidend. Bei einer Bildgröße von ca. 30 × 40 cm ergeben sich bei einer Matrix von 2232 × 3200 insgesamt 7,1 Mio. Pixel, was einer Pixelgröße (Auflösung) von ca. 0,126 × 0,126 mm entspricht.

Für eine optimale Bildbefundung ist ein entsprechend hochauflösender Monitor erforderlich.

Der große dynamische Dosisbereich und verbundene entsprechend große Graustufenbereich ermöglicht eine **Reduzierung der Strahlungsdosis.** Selbst bei Belichtungsfehlern, die sonst eine Wiederholung der Aufnahme erforderlich machen, lassen sich die Aufnahmen trotzdem gut auswerten. Über die digitale Nachbearbeitung der Daten kön-

3 Digitale Direktradiographie

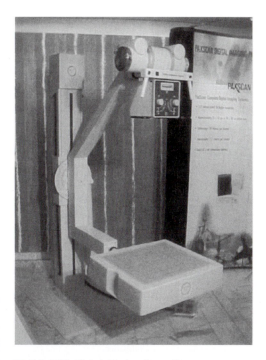

◨ **Abb. 14.18.** Digitale Direktradiographie

nen mit einer Aufnahme sowohl Knochen als auch Weichteile dargestellt werden. Insofern ist auch die Verwendung unterschiedlicher Kassetten und Verstärkerfolien nicht erforderlich.

Die Bildbearbeitungsprogramme erlauben über eine Lupen- und Zoomfunktion das Vergrößern besonders interessanter Areale. Konturen können durch Kantenanhebung markant dargestellt werden.

Die **Bildarchivierung** ist mit allen gängigen Datenträgern möglich. Große Archivräume sind nicht mehr erforderlich.

Über eine Laserkamera können die Aufnahmen auf Folien (ähnlich CT- oder NMR-Aufnahmen) ausgedruckt und versandt werden. Mit einem hochauflösenden Laserdrucker lassen sich **qualitativ hochwertige Papierbilder** herstellen. Zudem ist eine Übermittlung der Bilder über Datenleitung an Krankenhäuser, Kollegen oder sonstige Institutionen möglich. Der z. Z. noch sehr hohe Anschaffungsaufwand wird zum Teil durch **Einsparungen vor allem bei der Filmentwicklung** kompensiert. So entfällt die gesamte Dunkelkammereinrichtung einschließlich der Beschaffung und Entsorgung von Filmen und Chemikalien, der Anschaffung, Wartung und Konstanzprüfung der Entwicklungsmaschine und des Zubehörs. Weiterhin entfallen für die Helferinnen zeitraubende Tätigkeiten wie beispielsweise das Wechseln der Kassetten, das Entwickeln und Archivieren der Filme oder das Erstellen der Scriborstreifen. Durch den schnellen Bildaufbau ist ein **höherer Patientendurchgang** und ein **effektiverer Einsatz der Helferinnen** möglich.

Schwenkbügelgerät

Es ist das Idealgerät für den Flachdetektor, da nur eine Buckyblende digitalisiert werden muss!
 (Buckytisch und Rasterwandgerät benötigen 2 Detektoren = doppelte Investition!)

Vorteile des Schwenkbügelgerätes:
- geringer Platzbedarf
- die flexiblen Einstellmöglichkeiten des Gerätes erleichtern das Lagern und Positionieren des Patienten
- Aufnahmen können am stehenden, sitzenden oder liegenden Patienten gemacht werden
- Wirtschaftlichkeit: Bei Digitalisierung muss nur ein Detektor angeschafft werden.

Der Bildversand kann ebenfalls digital erfolgen. Hierzu sind eine ISDN-Anlage sowie ein handelsüblicher PC notwendig, auf dem die passende Software installiert ist.
 Bild- und Befundversand bringen bei gleicher Ausstattung von Sender und Empfänger Bilder in Originalqualität. Befundrelevante Bilder können auf diese Weise auch vom Empfänger als Papierausdruck zur Dokumentation in der Krankenakte ausgedruckt werden.

4 Morphologische Diagnostik

> **4 Morphologische Diagnostik**
> 4.1 Röntgenstandardsymptome bei Traumen, Arthrosen, Arthropathien, Arthritiden (Abb. 14.19–14.32)
> 4.2 Differenzialdiagnose der Röntgenzeichen

Nachfolgend werden die wichtigsten Röntgensymptome an **Beispielen** erläutert, um auch dem Nichtröntgenologen das Erkennen pathologischer Veränderungen der normalen Röntgenanatomie zu ermöglichen.

4.1 Röntgenstandardsymptome bei Traumen, Arthrosen, Arthropathien, Arthritiden

Traumen: Fraktur- und Luxationszeichen

Traumen werden in der Regel bereits nach Anamnese und klinischem Befund diagnostiziert.

1) **Stellung und Haltung**
- Fehlstellungen wie Luxation, Subluxation und Fraktur sind die häufigsten Befunde. Aber auch alle anderen Veränderungen der physiologischen Relation der Gelenkpartner zueinander, die nicht technikbedingt (Projektion) sind oder durch die Stellung des P verursacht wurden, können traumatische Ursachen haben.
- Die Abb. 14.19 a–f zeigt z. B. **Stellungsänderungen am Kniegelenk durch Verletzungen des Kapselbandapparates**. Die a.-p.-Aufnahmen zeigen Verletzungen des lateralen bzw. medialen Bandapparats, die seitlichen Aufnahmen Rupturen des vorderen bzw. hinteren Kreuzbandes.
- Die Abb. 14.20 a–c zeigt als Beispiel **Stellungsänderungen des Radius und der Ulna im Ellenbogengelenk durch Luxationsfraktur** des Unterarms.

2) **Form**
- Bei den Deformierungen in der Wirbelsäule handelt es sich meistens um traumatische Höhenverminderung von Wirbeln durch Kompression oder um **abgetrennte Knochenteile, z. B.** Abb. 14.21 a–d.

- Diese müssen von **kongenitalen Formabweichungen** (Abb. 14.22 a–e, 14.23 a–c) differenziert werden. Auch erworbene Veränderungen wie **Degenerationen oder Spätformen entzündlicher Prozesse** müssen abgegrenzt werden (Abb. 14.24 a–d, 14.31 a–f). Dann muss auch nach Kontur- oder Strukturveränderungen gesucht werden.

> **Differenzialdiagnose der Wirbelkörperdeformierungen**
> - Frakturen durch Trauma
> - Osteoporotische Frakturen
> - Osteochondrosen/Skoliosen
> - Metastasen
> - Osteolysen
>
> Verformung der Deckplatten bei:
> - Frakturen
> - Juvenile Wachstumsstörungen (Schmorl Knötchen)
>
> Spondylitiden

3) **Kontur**
- **Unterbrechungen der Kortikaliskontur** sind auch bei Fehlen sonstiger Frakturzeichen als diskrete Hinweise auf eine vorliegende **Knochenverletzung** anzusehen (Abb. 14.21 a, b).
- In der Regel sind die Konturunterbrechungen aber auch **ohne Verschiebung der Fragmente** gut erkennbar, wie **z. B. auf** Abb. 14.20 b am Beispiel einer Olekranonfraktur zu sehen ist. Für die Therapie ist es dann wichtig, ob die Konturunterbrechung auch in der Gelenkgleitfläche besteht und dort zu einer Stufenbildung geführt hat, aus der in der Regel kurzfristig arthrotische Veränderungen des Gelenkes resultieren.
- **Periostale Reaktionen, Usuren und Dissektionen** werden ebenfalls bei Traumen gesehen.

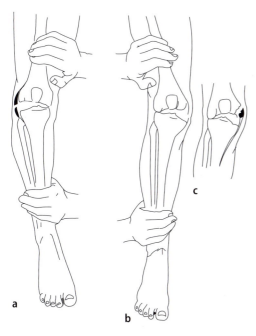
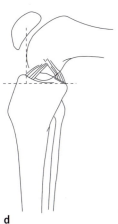
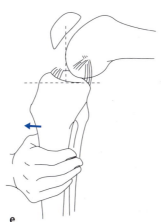
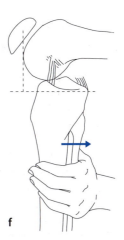

◘ **Abb. 14.19a-f. Stellungsänderungen** am Kniegelenk durch Verletzung des Kapsel-Band-Apparates. **a–c** im sagittalen Strahlengang: **a** Ruptur des lateralen Bandapparates, **b** Ruptur des medialen Bandapparates, **c** Ausriss des medialen Bandansatzes (**a–c** sind gehaltene Aufnahmen). **d–f** im frontalen Strahlengang: **d** Normalstellung, **e** Ruptur des vorderen Kreuzbandes, **f** Ruptur des hinteren Kreuzbandes (**e** und **f** sind gehaltene Aufnahmen)

4) **Struktur und Dichte**
- Meist liegt eine **Strukturunterbrechung** (Bruchspalt), häufig aber auch eine **verdichtete Knochenzone** durch Kompression vor.
- **Zystische Strukturunterbrechungen** und rundliche Sklerosierungen weisen fast immer auf eine **Vorschädigung anderer Genese** hin.
- **Osteoporosen** treten als **Inaktivitätsfolge** oder im Rahmen eines Sudeck-Syndroms oder einer Kausalgie sowie in der Menopause auf.

5) **Weichteilveränderungen**
- Eine Instabilität durch **Verletzung der Gelenkkapsel** oder der Ligamente kann, wenn sie nicht zu sichtbaren Fehlstellungen der Gelenkpartner geführt hat, meist nur durch sog. **gehaltene Aufnahmen** (◘ Abb. 14.19 a, b, e, f) oder Kontrastmittelaufnahmen nachgewiesen werden.

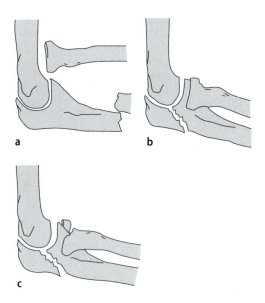

Abb. 14.20a–c. Stellungs- und Konturveränderungen durch Frakturen im Bereich des Ellenbogengelenks. **a** Luxationsfraktur des Unterarms, **b** Olekranonfraktur, **c** Fraktur des Olekranons und des Radiusköpfchens

Degenerative Prozesse, Arthrosen

1) **Stellung**
   - **Gelenkfehlstellungen** finden sich entweder mit weiteren Degenerationszeichen **im Endstadium einer Arthrose** oder ohne Arthrosezeichen als Ausdruck einer kongenitalen Formabweichung.

2) **Form**
   - Die **Gelenkspaltverschmälerung** gehört mit zu den **Frühzeichen der Arthrose**. Sie ist im Gegensatz zur Verschmälerung bei entzündlichen Prozessen **nur im Bereich erhöhter Druckbelastung** anzutreffen (Abb. 14.26 a).
   - Auch die **Plaquezeichen** am Schenkelhals sind nach Dihlmann Frühzeichen einer beginnenden Koxarthrose (Abb. 14.26 b, c).
   - **Deformierungen** finden sich nur bei fortgeschrittener Arthrosis deformans. Eine beginnende Gelenkfehlstellung ist am **Dezentrierungszeichen** (Abb. 14.26 b) erkennbar. Dabei deckt sich z. B., wie in der Abbildung dargestellt, der Mittelpunkt der Hüftgelenkpfanne nicht mehr mit dem Kreismittelpunkt des Hüftkopfes.

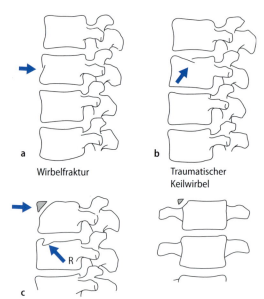

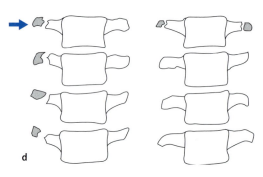

Abb. 14.21a–d. Form- und Konturveränderungen bei Wirbelfrakturen. **a** Konturunterbrechung der Kortikalis durch Wirbelfraktur, **b** Konturunterbrechung der Wirbelkörperdeckplatte durch Wirbelfraktur, **c** Konturunterbrechung bei Wirbelkantenbrüchen und eine **nicht** traumatische Retromarginalhernie (R), **d** Fehlstellungen und Konturunterbrechungen durch Querfortsatzfrakturen

3) **Kontur**
   - **Osteophyten** (Randwülste) sind **Frühzeichen** in druckfreien Gelenkabschnitten (Abb. 14.26 d, e).

4) **Struktur (Dichte)**
   - Subchondrale Sklerosierungen entstehen in Zonen erhöhter Druckbelastung, ebenso die sog. Geröllzysten, die meist erst im letzten Stadium des Gelenkverschleißes auftreten (Abb. 14.26 d, e).

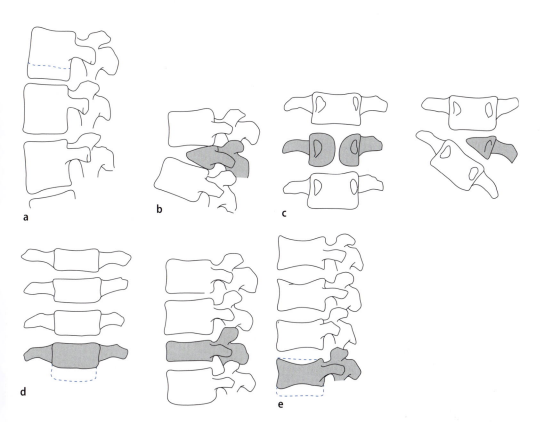

Abb. 14.22a–e. Angeborene und erworbene Veränderungen der Wirbelform. **a** Hochwirbel, **b** kongenitaler Keilwirbel, **c** Spaltwirbel, **d** Flachwirbel, **e** Fischwirbel

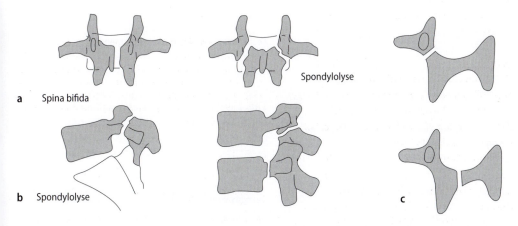

Abb. 14.23a–c. Angeborene Form- und Konturveränderungen. **a** Spina bifida, **b** Spondylolyse, **c** Spondylolyse im schrägen Strahlengang. »Hund mit Halsband« = Spalt in der Interartikularportion und bei retroisthmischer Spalte

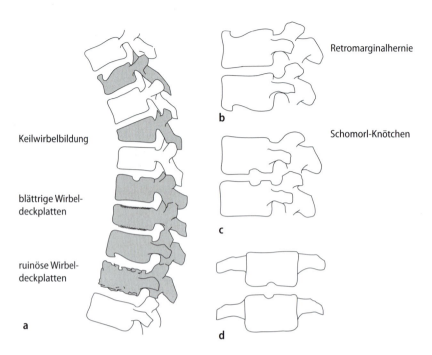

Abb. 14.24. a **Kontur- und Formänderungen verschiedener Genese,** b Retromarginalhernie, **c, d** Schomorl-Knötchen (bei Wachstumsstörungen, Morbus Scheuermann)

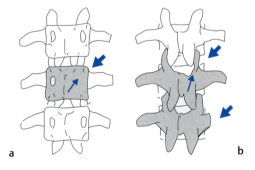

Abb. 14.25a,b. Konturveränderungen im Wirbelbogenbereich durch Strukturveränderungen (Osteolysen). **a** »Einäugiger Wirbel« bei Osteolyse des Wirbelbogenansatzes, **b** Osteolyse des Querfortsatzes (Tumorzeichen)

5) **Weichteilveränderungen**
- **Kapselchondrome oder Kapselosteome** finden sich manchmal in morphologisch veränderten Gelenkkapseln. Auch **Meniskus- und Diskusverkalkungen** kommen vor.

Die **zeitliche Reihenfolge der Arthrosezeichen** ist (Abb. 14.26 a–e)
- Gelenkspaltverschmälerung,
- Osteophytenbildung,
- subchondrale Sklerosierung,
- Zystenbildung (Geröllzysten),
- Deformierung,
- Gelenkfehlstellung.

Die gleichen degenerativen Veränderungen gibt es an den Wirbelsegmenten als Chondrose, Osteochondrose, Spondylose und Wirbelfehlstellung (z. B. Drehgleiten in der LWS) (Abb. 14.27 a–e, 14.28 a–d).

Symptomatische Prozesse, Arthropathien

Sie können **unter dem Bild der Arthrose und/oder Arthritis** verlaufen. Die wichtigsten sind:
1. **Gichtarthropathie.** Sie tritt **vornehmlich an kleineren Gelenken** auf. Die akute Form (**Arthritisform**) befällt meist das Großzehengrundgelenk. Auftretende Zysten sind nicht gleichmäßig, sondern unregelmäßig gerundet und fin-

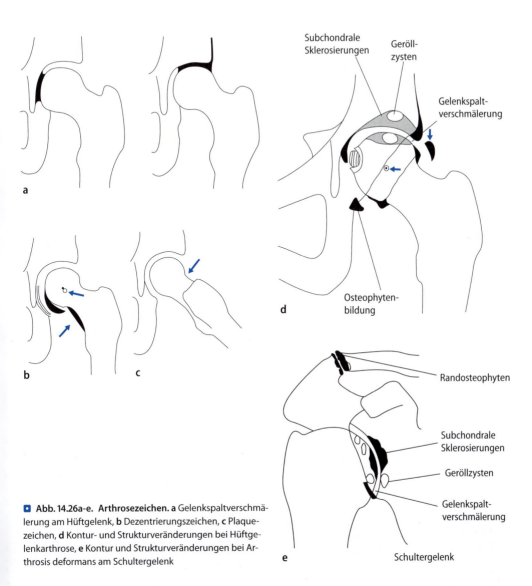

Abb. 14.26a–e. Arthrosezeichen. a Gelenkspaltverschmälerung am Hüftgelenk, **b** Dezentrierungszeichen, **c** Plaquezeichen, **d** Kontur- und Strukturveränderungen bei Hüftgelenkarthrose, **e** Kontur und Strukturveränderungen bei Arthrosis deformans am Schultergelenk

den sich nicht nur gelenknah, sondern auch zur Diaphyse hin.

Die chronische Form (**Arthroseform**) entsteht durch **Uratablagerungen** im Gelenk mit mehr proliferativer Form der Entzündung.

2. **Ochronose.** Es handelt sich um einen **enzymatischen Gendefekt mit Ablagerung eines Homogentisinpolymerisats** in Knorpel und Bandscheiben. Hierdurch entstehen **Arthrosen und Fibroostosen** (Bindegewebsverknöcherungen an Kapsel-, Band- und Sehnenansätzen). Die Prozesse treten **an großen Gelenken sowie im Bereich der thorakalen und lumbalen Bandscheiben** auf. Sie imponieren als schnell progrediente Arthrosen und Bandscheibenverknöcherungen bei noch jungen Patienten. An der WS finden sich streifige Sklerosierungen, Vakuumphänomene und Knochenspangen an den verschmälerten Bandscheiben sowie deckplattennahe, rundliche Aufhellungen mit verdichteten Rändern.

3. **Hämophilie.** Erhebliche Kapsel- und Gelenkknorpelbeschädigungen führen zu starken Zerstörungen und Deformierungen der Gelenke mit gelenknahen, aber auch gelenkfernen **Zystenbildungen**.

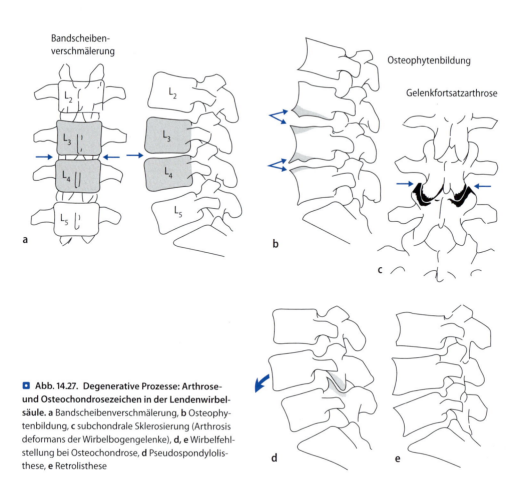

Abb. 14.27. Degenerative Prozesse: Arthrose- und Osteochondrosezeichen in der Lendenwirbelsäule. **a** Bandscheibenverschmälerung, **b** Osteophytenbildung, **c** subchondrale Sklerosierung (Arthrosis deformans der Wirbelbogengelenke), **d, e** Wirbelfehlstellung bei Osteochondrose, **d** Pseudospondylolisthese, **e** Retrolisthese

Die Hämophilie imponiert als **arthritisches Krankheitsbild**. Es entsteht **durch die intraartikuläre Blutung** und befällt **v. a. Knie- und Ellenbogengelenke**.

4. **Neurogene Arthropathien.** Der **hochgradige Knochenabbau zu Beginn und die spätere gleichzeitige Knochenneubildung** bedingen meist ein **arthritisches Krankheitsbild** bis hin zur stärksten Zerstörung bei den sog. **Mutilansformen**. Es ist aber auch ein langsamer, chronischer Verlauf möglich. Am Ende stabilisieren sich die überstürzten Umbauvorgänge und bleiben eine Zeitlang stationär. An den Armen handelt es sich dabei meist um eine Syringomyelie, an den Beinen um Tabes dorsalis oder eine diabetogene/neurogene Arthropathie.

Entzündliche Prozesse, Arthritiden

Nach **Dihlmann** kann man unterscheiden:

Direktzeichen: Sie treten nach Wochen bis Monaten durch histologische Veränderungen infolge des Entzündungsprozesses auf, und zwar in etwa dieser **Reihenfolge: Erguss, Zystenbildung, Gelenkspaltverschmälerung, Destruktionen, Gelenkfehlstellung, Ankylosen** (Abb. 14.29 a–h) **und Kollateralphänomene** (Abb. 14.30).

Arthritiszeichen (Direktzeichen):
1) **Stellung**
   - **Fehlstellungen** sind wie bei den Arthrosen meist das Endstadium arthritischer Gelenkprozesse, besonders in stark zerstörten Gelenken, Mutilansformen (Abb. 14.29 g). Die Fehlstellungen erscheinen als Deviation, Subluxation und Luxation und sind **Folgen der Kapselschrumpfung, einer Lockerung des liga-**

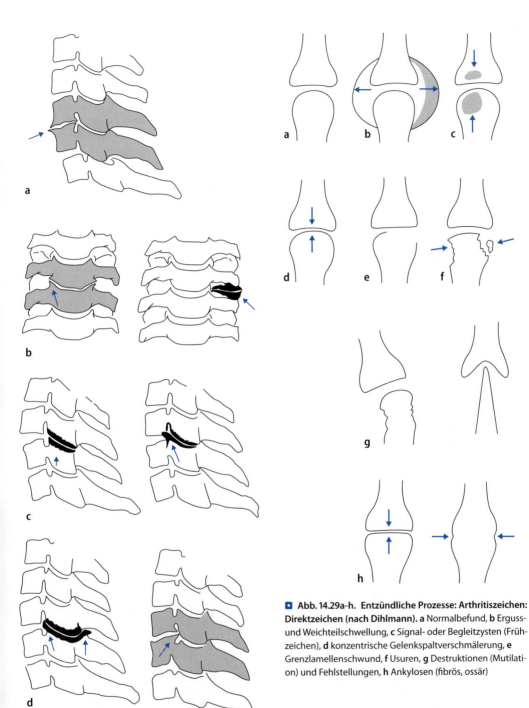

Abb. 14.28a–d. Degenerative Prozesse: Arthrose- und Osteochondrosezeichen in der Halswirbelsäule. a Bandscheibenverschmälerung, **b** Gelenkfortsatzarthrose (Uncovertebralarthrose), **c** Gelenkfortsatzarthrose mit Osteophytenbildung, **d** ausgeprägte Osteophytenbildungen, die zu Irritationen der Nervenwurzel führen können

Abb. 14.29a–h. Entzündliche Prozesse: Arthritiszeichen: Direktzeichen (nach Dihlmann). a Normalbefund, **b** Erguss- und Weichteilschwellung, **c** Signal- oder Begleitzysten (Frühzeichen), **d** konzentrische Gelenkspaltverschmälerung, **e** Grenzlamellenschwund, **f** Usuren, **g** Destruktionen (Mutilation) und Fehlstellungen, **h** Ankylosen (fibrös, ossär)

mentären Apparats und der knöchernen Zerstörungen. In frühen Stadien können sie auch durch die entzündungsbedingte Schonhaltung auftreten.
- Gelenkergüsse, die Frühzeichen arthritischer Gelenkprozesse (Abb. 14.29 b), bedingen lediglich **klinisch** eine Schonhaltung in Ruhestellung des Gelenks, aber keine ausgesprochene Fehlstellung.

2) Form
- **Gelenkspaltverschmälerungen** (Abb. 14.29 d) sind im Gegensatz zur Arthrose konzentrisch, d. h., sie bestehen **im Bereich des gesamten Gelenkspalts.**
- **Gelenkspaltverbreiterung** am unbelasteten Gelenk kann auf einen **Erguss** hinweisen (Abb. 14.29 b).
- **Ankylosen** (ossär/fibrös) finden sich **nur im Endstadium** entzündlicher Prozesse (Abb. 14.29 h).
- **Mutilation** ist die stärkste **Formzerstörung im Endstadium** arthritischer Prozesse, und zwar meist an mehreren Gelenken gleichzeitig (Abb. 14.29 g).

3) Kontur
- **Zystenbildungen**, die sog. Signal- oder Begleitzysten (Abb. 14.29 c), findet man **bereits im Frühstadium** entzündlicher Prozesse neben anderen Symptomen. Sie entstehen entweder durch Chondroosteolyse infolge des entzündlichen Ergusses oder durch den Kapselpannus aus der Synovialmembran.
- **Periostale Reaktionen** (durch Periostödem?) am epiphysär-diaphysären Übergang verändern ebenfalls die Knochenstruktur (verdickte oder verdünnte Kontur). **Grenzlamellenschwund, Usuren, Destruktionen und Dissektionen** (Abb. 14.29 e–g) sind graduell unterschiedliche arthritische Zerstörungen der Gelenkkonturen durch Erguss oder Pannus.

4) Struktur (Dichte)
- Durch den entzündlichen Prozess werden ferner Strukturveränderungen verschiedenster Art verursacht. Diese sind gelenknahe **Osteoporose** (Entkalkung) bis zum völlig entkalkten »**Glasknochen**« und verwaschene, fleckige oder strähnige Strukturveränderungen (Abb. 14.30).

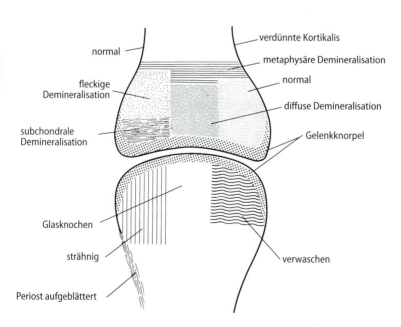

Abb. 14.30. Arthritiszeichen: Kollateralphänomene. (Nach Dihlmann)

5) Weichteilveränderungen

- Artikuläre oder periartikuläre Weichteilveränderungen (Aufweichungen) entstehen ebenfalls durch den entzündlichen Gelenkerguss, das arthritische Kapselödem oder Pannusbildung. Diese Veränderungen können meist früher als die knöchernen Symptome registriert werden.
- **Kollateralphänomene (Dihlmann).** Sie entstehen durch örtliche **Knochendurchblutungsstörungen** und bestehen aus Demineralisation, Strukturveränderungen am Knochen sowie Periostveränderungen (Abb. 14.30).
- Die gleichen entzündlichen Knochenveränderungen können **bei der Spondylitis** (Abb. 14.31 a–f) an der Wirbelsäule beobachtet werden.
- Während das vieldeutige Symptom einer Verschmälerung des Intervertebralraumes noch keinen sicheren Hinweis auf eine entzündliche Genese dieser Veränderung darstellt, sind mit Beginn der osteolytischen Verschmälerung in Form von **Deckplattenschwund und Deckplattenauflösung** (Abb. 14.31 b) **dem Wirbelknocheneinbruch** (Abb. 14.31 c) **und der Bildung einer Knochenhöhle (Kaverne)** (Abb. 14.31 d–f) gesichert.
- Die Kontur- und Formveränderungen, die durch pathologische Veränderungen der Knochenstruktur entstehen (Osteolysen, Osteosklerosen), können **auch Folge maligner Prozesse** verschiedenster Genese sein, was differenzialdiagnostisch abgeklärt werden muss.
- Die Veränderungen im Bereich des Wirbelbogens zeigt die Abb. 14.25 a, b. Die wichtigsten Veränderungen an den Wirbelkörpern sind in der Abb. 14.32 a–i zusammengestellt. Sie sind dem Heft **Röntgendiagnostik der Wirbelsäule** von de Sèze und Djian entnommen.

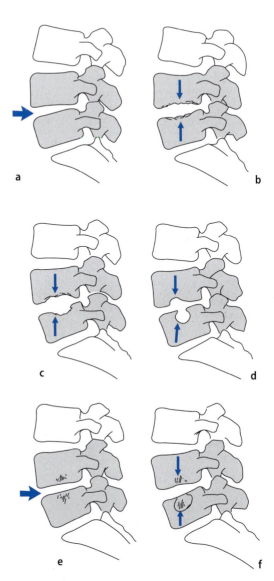

Abb. 14.31a-f. Entzündliche Prozesse; Spondylitiszeichen. a Deckplattenschwund und Bandscheibenverschmälerung, **b** Deckplattenabtragung, **c** Wirbelknocheneinbruch, **d** Wirbelknochenhöhle, **e** verdeckte Kavernenbildung, **f** Kaverne im Tomogramm

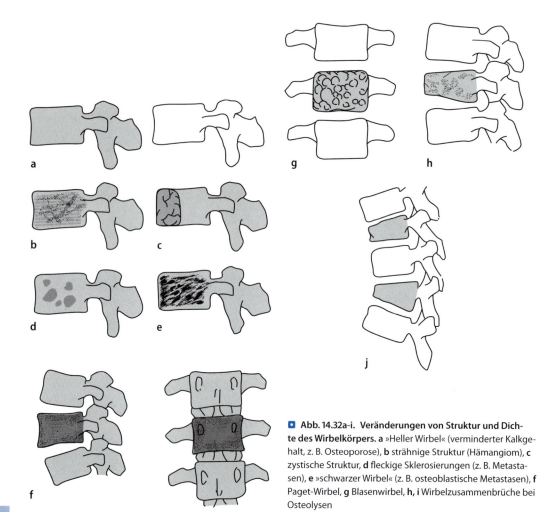

◘ **Abb. 14.32a–i.** Veränderungen von Struktur und Dichte des Wirbelkörpers. **a** »Heller Wirbel« (verminderter Kalkgehalt, z. B. Osteoporose), **b** strähnige Struktur (Hämangiom), **c** zystische Struktur, **d** fleckige Sklerosierungen (z. B. Metastasen), **e** »schwarzer Wirbel« (z. B. osteoblastische Metastasen), **f** Paget-Wirbel, **g** Blasenwirbel, **h, i** Wirbelzusammenbrüche bei Osteolysen

4.2 Differenzialdiagnose der Röntgenzeichen

Sie soll stichwortartige Hinweise zur weiteren diagnostischen Abklärung von Röntgenbefunden geben.

1) Haltung und Stellung

Fehlstellungen können entstehen durch:
– Traumen,
– angeborene Veränderungen (Aplasien) des Muskel-Sehnen-Apparats,
– Arthrosen (Endstadium),
– Arthritiden infolge Kapsel- und Sehnenkontrakturen (Endstadium).

Gelenkergüsse finden sich bei:
– Traumen,
– Arthrosen (aktivierte Arthrose nach Otte),
– Arthritiden.

2) Formveränderungen

Gelenkspaltverschmälerungen (◘ Abb. 14.29 d)
Konzentrisch bei:
– Immobilisierungen (Inaktivität durch Traumen, Entzündungen, Poliomyelitis),
– trophischen Störungen,
– Reflexdystrophien,
– entzündlichen Prozessen.

Exzentrisch bei: Arthrosen (in der Druckaufnahmezone).
Gelenkspaltverbreiterungen bei Ergüssen (◘ Abb. 14.29 b).

Ankylosen (ossär, fibrös) (◘ Abb. 14.29 h) kommen vor bei:
- Traumen (Endstadium),
- angeborenen Synostosen,
- Arthrodesen (operative Versteifungen),
- Arthritiden (Endstadium),
- Uehlinger-Syndrom (Hände, Füße, Rippen, Becken).

Mutilationen (hochgradige Gelenkzerstörungen) (◘ Abb. 14.29 g)
- Neurogen bedingte Destruktionen mit oder ohne weitere Arthritiszeichen, aber auch mit Periostitiden und Ostitiden.
- Destruktive Polyarthrose der Hände (an Fingerend- und -mittelgelenk).
- Entzündliche Prozesse: chronisch progrediente Polyarthritis, rheumatoide Arthritis (Endstadium), Psoriasisarthropathie, Retikulohistiozytose (Syn.: Retikulose = Proliferation von Zellen des Monocyten-Makrophagensystems).

3) Konturveränderungen

Periostale Reaktionen treten auf infolge:
- **Traumen** (besonders bei Kindern).
- **Durchblutungsstörungen** (venöse und arterielle) bei:
  - symptomatischen Arthropathien,
  - Hyperparathyreodismus,
  - Disproteinämie,
  - Vitaminmangel (Rachitis, Skorbut),
  - Sichelzellenanämie,
  - Leukosen;
- **entzündlichen Prozessen:**
  - Arteriitis,
  - Osteomyelitis,
  - Tuberkulose,
  - Lues;
- **Neoplasien** (benigne und maligne Tumoren).
Grenzlamellenschwund (◘ Abb. 14.29 e)
- Er ist nur in Vergleichsaufnahmen mit dem gesunden Gelenk erkennbar und findet sich bei:
  - aseptischen Nekrosen, z. B. Femurkopfnekrose, Arthritiden,
  - allgemeinen Kalziumstoffwechselstörungen (Rachitis, Osteomalazie, Hyperparathyreoidismus).

Usuren (◘ Abb. 14.29 f)
Normal sind usurähnliche **Formvarianten an verschiedenen Handwurzelknochen**. Als pathologische **Veränderungen** finden sie sich bei entzündlichen und nicht entzündlichen Prozessen:
- **Traumen** (Erfrierungen, Strahlenschäden).
- **Arthropathien:**
  - Neurogene Arthropathien (Frühstadium),
  - Gichttophi,
  - Cholesterinxanthome,
  - Retikulohistiozytose (s. unter: Mutilationen),
  - Hyperparathyreoidismus.
- **Arthritiden:** Chronische Polyarthritis/rheumatoide Arthritis (Rheumaknoten).
- **Neoplasien:**
  - Fibrome (gutartige Tumore aus gefäßreichem Bindegewebe),
  - Hämangiome (»Blutschwamm« = benigner Blutgefäßtumor),
  - Lipome (Metacarpalia) (gutartige Fettgeschwulst),
  - Neurofibrome,
  - osteogenes Sarkom, Synovialom (von der Synovia ausgehender Tumor im Bereich von Knie, Fuß, Oberschenkel und Hand/ benigne und maligne Formen).

Dissektionen (◘ Abb. 14.29 f)
Zur **Abtrennung von Knochenteilen** kann es bei traumatischen, degenerativen und entzündlichen Prozessen kommen.

Von arthritischen Dissektionen **müssen differenziert werden:**
- traumatische Absprengungen (z. B. auch Pressluftschäden im Ellenbogengelenk),
- persistierende Apophysen,
- Osteochondrosis dissecans,
- Kapselchondrom und Osteome (bei Arthrosen),
- Osteomyelitissequester.

4) Struktur (Dichte)

Zystenbildungen

Zysten, d. h. **rundlich projezierte Knochendefekte** kommen bei zahlreichen Krankheitszuständen **verschiedener Ätiologie** vor:

- Traumen (manchmal im Bereich der Karpalknochen),
- Osteoporosen (nach längerer Immobilisierung),
- Arthrosen (Endstadium) (◐ Abb. 14.26 d, e),
- intraossäre Ganglien (Tibia, Talokruralgelenk),
- Elektro- und Frostschäden,
- Gichttophi (Uratablagerungen),
- Stoffwechselstörungen (Rachitis, Osteomalazie, Hyperparathyreoidismus),
- Arthritiden: Rheumaknoten (Wirbelkörper, Schenkelhals),
- bakterielle Entzündungen (Osteomyelitis, Tuberkulose, Ostitis multiplex Jüngling bei Sarkoidose, Lepra),
- enchondralen Dystosen,
- Arthropathien durch Echinokokken.

Osteoporose

- Inaktivitätsatrophie nach längerer Ruhigstellung,
- Stoffwechselstörungen (Rachitis, Osteomalazie, Hyperparathyreoidismus).

Osteoporose mit fleckig strähniger Strukturveränderung bei:

- Morbus Sudeck nach:
  – Traumen,
  – Erfrierungen, Verbrennungen, Elektrounfällen,
  – Reflexdystrophien (vasomotorische Fehlsteuerung) nach Myokardinfarkt, Apoplexie, Lungen- und Pleuraerkrankungen,
  – Reflexdystrophie des Hüftgelenks (Lequesne).
- Kausalgie **nach Nervenverletzungen**, v. a. von N. tibialis, medianus und ulnaris.
- **Entzündlichen Gelenkprozessen:** fleckige **Knochenatrophien** nach Thrombosen, Lymphstauungen und operierten Mammakarzinomen.

5) Weichteilveränderungen

Es kommen Kalkschatten (strukturlos) und Knochenschatten (strukturiert mit dünner Kortikalis) vor. Allerdings ist diese Differenzierung erst von einer gewissen Größe an möglich. Nach dem Sitz der Veränderungen können wir unterscheiden: intrakapsuläre, kapsuläre und periartikuläre Verkalkungen und Verknöcherungen, Verkalkungen von Sehnen- und Bandansätzen, Kalkablagerungen in Gelenknähe.

Intrakapsuläre Verkalkungen

- Hierzu gehören Verkalkungen von **Gelenkknorpel, Menisken und Disken.**
- Bevorzugter Sitz: Kniegelenke (Menisken), Klavikular- und Radioulnargelenke.
- Vorkommen **bei Traumen und Arthrosen** (besonders im Senium).
- In mehreren Gelenken **als Pseudogicht** (Chondrokalzinose), bei der Kalziumpyrophosphat in Streifenform im Knorpel, und in den Menisken und Disken abgelagert wird. Befallen werden können **alle Gelenke, am häufigsten Kniegelenke und Symphyse,** am seltensten Finger- und Zehengelenke. Klinischer Verlauf: **Schubweise Arthralgien,** häufig auch als Arthritis, aber auch ohne subjektive Beschwerden. Später entsteht meist eine Arthrose oder eine Synovialitis durch die verschiedensten Kristalle (Pyrophosphat, Urate, Kortikosteroide).
- Auslösend sind: Hyperurikämie, Hyperparathyreoidismus, idiopathische Hämochromatose, Vitamin-D-Intoxikation, Morbus Wilson, Morbus Paget, manchmal Säuglingsosteomyelitiden, aber auch familiär idiopathisch.
- Die Bursitis calcarea des Schultergelenks ist eine Synovialitis der Bursa subacromialis, die auch bei neurogenen Arthropathien des Schultergelenks entstehen kann.

Kapselverkalkungen und Verknöcherungen Knorpelige **Metaplasien der Gelenkkapsel** können von der Ansatzstelle aus entstehen (Palpation). **Klinische Bedeutung** bekommen diese Kapselchondrome und Kapselosteome, wenn sie sich ablösen und zu **freien Gelenkkörpern** werden.

Differenzialdiagnose freier Gelenkkörper:

- Pressluftschäden (Ellenbogen),
- Kapselchondrome und Osteome bei Arthrosen,
- Knorpelusuren bei der Chondropathia patellae,

- Meniskusfragmente,
- abgebrochene arthrotische Randwülste,
- Osteochondrosis dissecans,
- Gelenkchondromatose (erblich, Morbus Reichel), die selten auch an Schleimbeuteln und Sehnenscheiden vorkommt. Von den Gelenken werden vornehmlich Knie und Ellenbogen befallen.

Alle freien Gelenkkörper verursachen Funktionsstörungen (Einklemmungen) und führen später zur Arthrose bzw. Arthroseverstärkung. Selten können Gelenkchondrome auch maligne entarten und zum Chondrosarkom werden. Sie müssen von den monotopen, monoartikulären Gelenkosteomen (Kniegelenk) differenziert werden.

Periartikuläre Verkalkungen und Verknöcherungen
Sie kommen bei verschiedenen Erkrankungen vor:
- **Traumen:** In Hämatomen, bei Gelenkbinnenschäden, Kapsel- und Sehnenverletzungen, Nervenverletzungen, bei Verbrennungen.
- **Arthropathien** (bei Stoffwechselstörungen) vor allem bei Störungen des Kalziumphosphatstoffwechsels:
  - Kalzinosen bei Systemerkrankungen (Lupus erythematodes, Sklerodermie, Dermatomyositis, Polyarteriitis nodosa, Raynaud-Syndrom, alte Polyarthritis),
  - Gichttophi,
  - Ochronose (schwärzliche Pigmentablagerungen in Knorpel, Sehnen, Bandscheiben),
  - Myositis ossificans progressiva (dabei Mikrodaktylie von Daumen und Großzehe, kartilaginäre Exostosen). Die Verknöcherungen verlaufen in der Längsrichtung der befallenen Muskeln.
- Neoplasien:
  - benigne und maligne Neubildungen.

Verkalkungen von Sehnen und Bandansätzen
- Insertionstendinosen (Fibroostosen, Insertionstendinitis, Fibroostitis).
- **Es handelt sich um Überlastungen und Abnützungserscheinungen in der Faserknorpelzone zwischen fibrösem Bindegewebe der Sehnen und dem Knochen. Man unterscheidet 2 Formen:**

- Fibroostosen
  Produktive Form: Stiftartige bucklige Ansatzsporne.
  Sie entstehen bei beruflicher Überlastung, Spondylosis hyperostotica (Morbus Forrestier), Ochronose, Fluorose, Akromegalie.
- **Rarefizierende Form:** Scharf begrenzte Ansatzdefekte.
  Klinischer Verlauf: Symptomlos oder mit lokalen reaktiv entzündlichen Erscheinungen.
- Fibroostitiden (produktive und rarefizierende Form):
  Unscharf konturierte, wie ausgefranste Knochensporne, manchmal verbunden mit muldenförmigen, unscharf konturierten Ansatzdefekten.
  Sie finden sich als Begleitbefund entzündlicher Erkrankungen der Bandansätze bei chronischer Streptokokkenarthritis, progredient chronischer Polyarthritis (rheumatoider Arthritis), ankylosierender Spondylitis (Bechterew-Krankheit), Reiter-Erkrankung, Psoriasisarthropathie.
  Verknöcherungen ganzer Bänder sind entweder anatomische Varianten oder Überlastungsfolge. Beispiel: Lig. iliolumbale auf der Konkavseite schwerer Lumbalskoliosen.

Kalkablagerungen in Gelenknähe
Tendinitis, Myotendinitis, Peritendinitis und Bursitis calcarea. Es handelt sich um Kalkablagerungen in der Umgebung der Sehneninsertionsstellen, in Sehnenscheiden, Schleimbeuteln und fibrösen Gelenkkapselanteilen.
Die **Ätiologie ist unbekannt.**
Klinisch zeigt sich eine entzündliche Gewebsreaktion mit schmerzhafter Bewegungseinschränkung des benachbarten Gelenks, aber auch symptomloser Verlauf. **Die Kalkniederschläge können sich spontan wieder auflösen.**

5 Andere bildgebende Verfahren

> 5 Andere bildgebene Verfahren
> 5.1 Computertomografie (CT)
> 5.2 Kernspintomografie (MRT)
> 5.3 Szintigrafie
> 5.4 Sonografie
> 5.5 Osteodensitometrie
> 5.6 Indikationstabelle der bildgebenden Verfahren

5.1 Computertomografie (CT) (◘ Abb. 14.33 a–c)

Das Schichtbild wird mit Hilfe eines Computers erstellt. Durch ein spezielles Blendensystem wird ein **Röntgenimpuls als schmaler Flächenstrahl erzeugt.** Dieser Strahl wird in der durchstrahlten Körperschicht **von den Strukturen verschieden stark absorbiert.** Durch lineare Abtastung aus einem stetig leicht veränderten Winkel entstehen ca. 100 000 Messwerte. Die abgeschwächte Röntgenstrahlung wird von einem Detektorenkranz empfangen und einem Rechner zugeführt, der aus den Messdaten aus verschiedenen Projektionen über Dichtemessungen eine Ortsverteilung errechnet und in ein Bild umsetzt. Die neueren Spiral-CT-Geräte arbeiten mit weniger Strahlenbelastung.

CT-Bilder haben höhere Kontrast- und geringere Struktur- und Formauflösung. Darstellbar sind Veränderungen ab 3 mm Durchmesser.

Indikationen (allgemein)
- Umschriebene und diffuse **morphologische Veränderungen** wie Tumoren, Metastasen und Abszesse,
- **Schädel-Hirn-Verletzungen** mit intrazerebralen oder subduralen Blutungen,
- **Knochentumoren,**
- paravertebrale und **intraspinale Raumforderungen** (z. B. Bandscheibenprolaps).

Risiken
- **Hohe Strahlenbelastung** des Knochenmarks v. a. im Bereich der BWS,
- Beklemmungen bei ängstlichen Patienten während der Untersuchung in der geschlossenen Röhre.

Am **Bewegungsapparat** wird das CT vorwiegend zur axialen Darstellung der Wirbelsäule und des Spinalkanals verwendet. Strukturen mit starker Strahlenabsorption, z. B. Knochen, werden weiß, die geringere Strahlenabsorption der Luft ganz schwarz dargestellt. Die Schnittführung soll parallel zur Bandscheibe erfolgen. Auf einem Übersichtsbild wird zunächst mit einer elektronischen Linie die darzustellende Schicht einprojiziert, und der Computer errechnet dann die dazu notwendige Einstellung des Gerätes.

Indikationen (Bewegungsapparat)
- **Traumatische Veränderungen:** Wirbelfrakturen mit Verlagerung von Knochenfragmenten in den Spinalkanal und ebenfalls **Bandscheibenverletzungen sowie Hämatome.**
- **Postoperative Veränderungen an der Wirbelsäule:** Hernienrezidive und Narbenbildungen entlang des Duralsacks sowie ossäre Einengungen des Recessus lateralis; ferner Hämatome und Diszitis.
- **Tumoren, die zu Veränderungen am Knochen geführt haben:** Neurinome, Tumormetastasen und die Knochentumoren selbst.

Die ◘ Abb. 14.33 a–c zeigen die normale Anatomie im CT und einen Bandscheibenprolaps (◘ Abb. 14.33 a 3).

Eine bedauerliche – kostenträchtige – **Fehlentwicklung** ist die routinemäßige Anwendung des CT anstelle der Standardaufnahmen der WS im Stehen, auf denen auch oft die relevanten funktionellen (skoliotischen) Anpassungen an Schiefebenen infolge Beinlängendifferenz, Übergangswirbel usw. als Ergänzung zur Funktionsuntersuchung erkennbar sind.

5 NMR (Kernspintomografie)

Das CT sollte eine gezielte Antwort auf eine gezielte Fragestellung sein: bei **radikulären Syndromen, bei Therapieresistenz** oder zur weiteren Abklärung **nach unklaren Röntgenbefunden.** Unter diesem Aspekt sind CT und Kernspintomografie unverzichtbar.

5.2 Kernspintomografie (NMR)

Das Schichtbild dieses Tomografieverfahrens (»nuclear magnetic resonance«, NMR) entsteht aus Kernresonanzmessungen, die beim kodierten Abtasten von Körperquerschnitten registriert werden. Es handelt sich um die **Messung elektromagnetischer Wellen.** Nach **Anlegen eines starken Magnetfeldes** wird durch einen kurzen Hochfrequenzimpuls Einfluss auf die **Einstellung der Wasserstoffkerne** (vor allem der Protone) ausgeübt. Diese sind normalerweise verschieden ausgerichtet. **Unter dem Hochfrequenzimpuls richten sie sich zu einem Feld** (parallel) **aus; sie absorbieren dabei elektromagnetische Wellen bestimmter Frequenzen. Bei der Rückkehr in die Ausgangslage** senden die Wasserstoffkerne ihrerseits messbare elektromagnetische Wellen aus. Aus diesen **Resonanzsignalen** kann auf deren Entstehungsort in der abgetasteten Gewebeschicht geschlossen werden. Die Signale werden **mit Hilfe eines Rechners zu einem zwei- oder dreidimensionalen Bild** zusammengesetzt, **dessen hohes Auflösungsvermögen die Darstellung auch kleiner anatomischer Strukturen in völlig unterschiedlichen Geweben ermöglicht.**

Die Bildqualität ist mit der des CT absolut vergleichbar, wobei jedoch die **Strahlenbelastung eines CT vermieden wird, da keine ionisierenden Strahlen verwendet werden.** Erkennbar sind Strukturen, die weniger als 1 mm voneinander getrennt liegen. **Je kleiner die differenzierbaren Strukturen sind, desto besser ist das Auflösungsvermögen.** Es können Schichten von 1–30 mm Stärke dargestellt werden. Vorteile sind:
- Die Durchblutung ist messbar.
- Verschiedene Schnittführungen können dargestellt werden.

Indikationen
- **Bandscheibenvorfälle:** Bei der Fahndung nach Bandscheibenvorfällen ist eine genaue **segmentale** Untersuchung zur exakten Eingrenzung des zu untersuchenden Areals erforderlich.

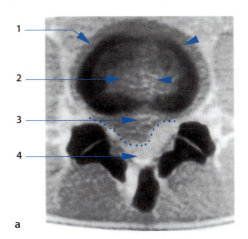
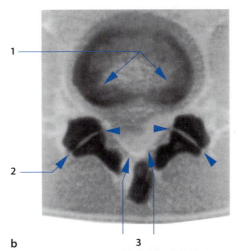
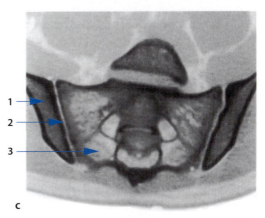

Abb. 14.33a–c. Computertomografie.
a 1 Wirbelknochen, 2 Bandscheibe, 3 Bandscheibenvorfall, 4 Zentralkanal. **b** 1 Wirbel, 2 Wirbelbogengelenk, 3 Zentralkanal. **c** 1 Ilium, 2 Iliosakralgelenk, 3 Sakrum

In diesem Bereich sollten die **Schichten dann möglichst eng gelegt werden,** damit Befunde im Intervertebralkanal nicht unerkannt bleiben.
- **Weichteiltumoren** (Muskulatur und Bindegewebe) und tumorähnliche Veränderungen können wegen der kontrastreichen Darstellung und der exakten topographischen Zuordnungsmöglichkeit **besonders gut differenziert** werden. Weitere Verbesserungen des Bildes sind evtl. durch Verwendung eines Kontrastmittels (z. B. Gadolinium-DTPA-Schering) möglich (Bruns et al. 1994).
- **Postoperative Kontrollen** der arthroskopisch behandelten **Osteochondrosis dissecans.** Dabei konnten Schneider et al. (1994) die defekten **Knorpeloberflächen im Bereich der Osteochondrosis dissecans** besser darstellen als im Röntgenbild, das (nach Literaturangaben) vor allem im Frühstadium noch keine Veränderungen zeigt.
- **Verletzungen der Menisken und des Kapsel-Band-Apparats** der Kniegelenke können nach Ansicht verschiedener Autoren mit großer diagnostischer Sicherheit erfasst werden. Dabei ist die Treffsicherheit des Verfahrens mit **nur 3–5% falsch-negativen Resultaten,** d. h. mit bis zu 96% zutreffenden negativen Testergebnissen dann ein Beweis für das tatsächliche Fehlen pathologischer Befunde (Jerosch et al. 1990). In Anbetracht dieser Ergebnisse können nach Ansicht derselben Autoren **die diagnostischen Arthroskopien deutlich reduziert** werden, vor allem bei Berücksichtigung der Risiken der Arthroskopie (mögliche Infektionen [?], Blutungen, Verwachsungen, Thrombosen) und deren Folgekosten.

Eine Einschränkung muss allerdings gemacht werden. **Bei der NMR handelt es sich nur um Untersuchungen in Ruhe.** Für funktionelle Tests und die Therapie behält die Arthroskopie daher ihren bisherigen Stellenwert.

Risiken
- **Ängstliche Unruhe** des Untersuchten beim Liegen in der geschlossenen Röhre mit möglichen Bewegungsartefakten. Neuere Geräte sind zum Teil offen.
- **Nichtherausnehmbare magnetische Metalle** (z. B. TEP) sind **Fremdkörper,** die Artefakte verursachen und damit die Bilder unbrauchbar machen. **Herzschrittmacher** (deren Funktion gestört werden kann) sind eine **Kontraindikation für die NMR.**
- Bei **Untersuchungen des Gehirns** wegen Schwindel, Kopf- und Gesichtsschmerzen sowie Parästhesien oder Lähmungen sind **Fehlinterpretationen von Kernspinbefunden nicht ganz auszuschließen.** Dabei handelt es sich um kleine hyperdense Herde, die als »unidentified bright objects« (UBO-Syndrom) bezeichnet werden. Multifokale, periventrikuläre Veränderungen kommen bei einer Reihe von Hirnerkrankungen, wie zerebralen Gefäßprozessen, Sarkoidose und zerebellären Gefäßprozessen, vor, aber auch bei einfacher Migräne und **bei bis zu 10% der Gesunden** (Stöhr 1994).
- **Die Kernspintomografie kann nicht zwischen Ödem, Infarkt, gliösen Narben und Demyelinisierung unterscheiden.** Daher ist bei solchen Befunden neben der Untersuchung des Bewegungsapparates unbedingt eine fachneurologische Mituntersuchung erforderlich, um eine Fehlbeurteilung und falsche Behandlungsmaßnahmen zu vermeiden.

5.3 Szintigrafie

Die **Knochenszintigrafie ist eine nuklearmedizinische Technik, die Einblicke in den Knochenmetabolismus gibt. Kurzlebige Radionuklide werden inkorporiert.** Nach parenteraler oder oraler Zufuhr verteilen sich diese Stoffe selektiv in den Organen bzw. Geweben, d. h. sie werden entweder angereichert oder sie werden nicht gespeichert. Die räumliche Verteilungsdichte (Aktivitätsverteilung) der von diesen Stoffen ausgehenden unterschiedlichen Strahlung wird mit einem Szintillationszähler als zweidimensionales Szintigramm aufgezeichnet – zur **Lokalisationsdiagnostik** bei ruhendem Objekt oder mit einer Gammakamera als Szintigrammserie für die **Funktionsdiagnostik.**

Die Ganzkörperszintigrafie eignet sich besonders für die Suche nach Skelettmetastasen, da sie nur einen geringen Prozentsatz falsch-negativer Befunde ergibt.

Risiken

»Die hierbei verwendeten Substanzen – z. B. Methylendiphosphonat (MDP), eine mit 99 m-Technetium markierte Phosphatverbindung – haben aufgrund ihrer minimalen Menge keinerlei Einfluss auf den Knochenstoffwechsel oder gar das Wachstum des Knochens bei Kindern« (Hahn u. Heine 1990). Man muss sich aber fragen, über welchen Zeitraum und in welchem Umfang hierfür statistisch relevante Beobachtungen vorliegen.

Technik

Zur Abklärung eines lokalisierten Skelettbefalls wird eine **Dreiphasentechnik** angegeben; sie besteht aus

1. **Radionuklidangiografie,** durch die die Erstpassage der Substanz durch das arterielle Gefäßsystem registriert wird; dabei ist auch eine quantitative Beurteilung eines Knochenprozesses möglich;
2. **Frühaufnahmen,** die sofort angeschlossen werden; diese lassen die arterielle und venöse Durchblutung eines Skelettabschnitts erkennen und können somit schon **Hinweise auf einen stärker durchbluteten entzündlichen Bereich** im Gegensatz zu degenerativen Veränderungen geben.
3. Spätaufnahmen erfolgen nach 2–4 h, meist in Form von Ganzkörperaufnahmen von ventral und dorsal.

Es können außerdem Einzelaufnahmen und Schichtaufnahmen (»Spect-Tomografie«) von bestimmten Bereichen angefertigt werden, die dann genaue Aussagen über Lokalisation, Ausdehnung und Intensität pathologischer Knochenprozesse ermöglichen.

Indikationen

- **Entzündliche Knochen- und Weichteilveränderungen** können zu einem Zeitpunkt erfasst werden, zu dem das normale Röntgenbild noch keine Veränderungen zeigt. Das kann für die **Frühdiagnose einer Osteomyelitis** von Bedeutung sein, außerdem für die differenzialdiagnostische **Abgrenzung von aseptischen Knochennekrosen,** z. B. auch beim Morbus Perthes, der im Szintigramm sehr früh diagnostiziert werden kann. Auch mechanische Veränderungen wie Ermüdungsfrakturen und Endoprothesenlockerungen können erfasst werden. Da **die Knochennekrosen, wie z. B. der Perthes aber normalerweise mit der Kernspintomografie besser erfasst** werden können, ist diese hierfür zu bevorzugen. Erst wenn klinischer Befund und negativer Kernspinbefund deutlich differieren, kann die endgültige Entscheidung u. U. durch ein Szintigramm erfolgen.
  Auch bei anderen entzündlichen Gelenkerkrankungen, etwa bei
  - **primär chronischer Polyarthritis,**
  - **ankylosierender Spondylitis,**
  - **Reiter-Erkrankung**

  lassen sich Lokalisation, Umfang und Aktivität genauer bestimmen, wenn hierfür eine therapierelevante Notwendigkeit besteht, die weder durch den klinischen noch durch den röntgenologischen Befund ausreichend abgeklärt werden konnte.
- Eine z. Z. noch wichtige Indikation für ein Knochenszintigramm ist die **Suche nach Knochentumoren und -metastasen.** Hier kann ein Ganzkörperszintigramm u. U. eine Basisuntersuchung sein, wenn der klinische Befund keine lokalisatorische Vorprogrammierung erlaubt. In der Regel sind die **malignen Prozesse durch einen deutlich verstärkten Knochenstoffwechsel und durch eine Hyperämie gekennzeichnet.** Geringe Hyperämie und nur wenig verstärkter Knochenstoffwechsel, sind in der Regel ein Indiz für benigne Veränderungen. Diese können z. B. bei schnell wachsenden juvenilen Knochenzysten oder Osteoidosteomen, also primär gutartigen Prozessen, durch ein mehr für Malignität sprechendes Szintigramm auch falsch bewertet werden.
- **Traumatische Skelettveränderungen** – wie z. B. primär nicht erkannte Frakturen, Ermüdungsbrüche oder die Sudeck-Dystrophie – **lassen sich heute mit weniger belastenden Verfahren (z. B. Kernspintomografie) ausreichend sicher abklären** und dürften nur noch selten eine Indikation für die szintigraphische Untersuchung sein. Das gleiche gilt für Verlaufskontrollen bei Endoprothesen, die ebensogut durch normale Röntgenbilder erfolgen kann.
- **Pseudarthrosenbildungen,** auch bei den postoperativen Kontrollen nach Spondylodesen, las-

sen sich durch Computer- oder Kernspintomogramm ausreichend sicher feststellen.
— Die **Osteoporose** ist ebenfalls keine Indikation für eine szintigraphische Untersuchung, da sie **besser mit der Osteodensitometrie** (Knochendichtemessung, s. dort) festgestellt werden kann.

5.4 Sonografie

Nach der erfolgreichen Anwendung der Ultraschalldiagnostik in der inneren Medizin bei den Organen des Abdomens und in der Gynäkologie wird diese Methode seit Beginn der 1980er Jahre auch zunehmend in der Diagnostik am Bewegungsapparat eingesetzt. Dazu hat sicher beigetragen, dass die **Ultraschalluntersuchung ohne Strahlenbelastung** erfolgt und damit auch bei häufigerer Anwendung **kein Risiko für den Patienten** darstellt.

Technische Grundlagen

Die **Schallwellen breiten sich** abhängig von ihrer Frequenz und der Dichte des durchdrungenen Gewebes **mit unterschiedlicher Intensität in alle Richtungen aus.** An der Grenze von Geweben mit unterschiedlicher Durchdringungsfähigkeit wird ein Teil der Ultraschallintensität reflektiert (Impedanz). An diesen Grenzflächen werden die Schallwellen nur zum Teil reflektiert oder absorbiert, es können Streuungen, Beugungen und Brechungen auftreten. **Die veränderten Schallwellen werden vom Schallkopf wieder aufgenommen und über einen Rechner zur Bildherstellung auf den Monitor übertragen.**

Das so gewonnene Bild ist in erster Linie von der Bauart und der Abstrahlungsfrequenz des Schallkopfes abhängig. **Die hohen Frequenzen (7–10 MHz)** erreichen nur eine **Tiefe von ca. 5 cm;** die **mittleren Frequenzen (4–6 MHz)** erreichen Tiefen **bis zu 10 cm.** Die **tiefen Frequenzen dringen bis zu 20 cm ein** (Abdominalsonografie). Am Bewegungsapparat werden gewöhnlich Linearschallköpfe benutzt, die parallele Schallwellen mit Frequenzen zwischen 5 und 12 MHz und einem Fokusbereich zwischen 2 und 5 cm abstrahlen. Der Differenzierungsgrad der Darstellung der Strukturen hängt v. a. vom Auflösungsvermögen ab, definiert als der »kleinstmögliche Abstand, bei dem 2 nahe beieinanderliegende Objekte noch differenziert werden können«. Das Auflösungsvermögen wird durch die Wellenlänge bestimmt. Objektpunkte sind noch differenzierbar, wenn sie mehrere Wellenlängen auseinanderliegen. Da mit höherer Frequenz die Wellenlänge abnimmt, verbessert sich das Auflösungsvermögen entsprechend, und zwar sowohl in axialer wie in lateraler Richtung des Strahlenverlaufs. **Die beste Bilddarstellung entsteht im Bereich der parallel gebündelten Strahlen in der Fokuszone;** sowohl im (davorliegenden) Nah- wie im (dahinterliegenden) Fernbereich ist die Auflösung schlechter.

Aufnahmetechnik

Zur Optimierung der Bildqualität muss je nach Lage der zu untersuchenden Struktur in der Tiefe des Gewebes die Sendeenergie entsprechend eingestellt werden. Andererseits muss die verminderte Empfangsintensität infolge der Schallabsorption in den tieferen Gewebeschichten durch einen »Tiefenausgleich« angehoben werden. Die störungsfreie Überleitung der Schallwellen durch die Körperoberfläche erfolgt mit Hilfe eines Kontaktgels.

Das physikalische **Verhalten der Schallwellen** in den untersuchten Geweben **kann auch zu einer Reihe von Artefakten führen, die bei der Beschreibung und Beurteilung des Schallbildes** auf dem Monitor **richtig gedeutet werden müssen,** um diagnostische Fehlschlüsse zu vermeiden.

Der **Schallschatten** hinter Grenzflächen mit sehr großem Impedanzsprung entsteht durch eine **fast völlige Reflexion des Schalls.** Mehrere ungefähr parallel verlaufende Grenzflächen können als **Wiederholungsecho oder Spiegelartefakte** Linien in verschiedenen Tiefen zeigen, die nicht den untersuchten Strukturen entsprechen. **Durch Veränderung des Einstrahlungswinkels können weitere Artefakte auftreten.** So entsteht aus den reflektierten Schallwellen und den möglichen Artefakten auf dem Monitor bzw. dem dokumentierten Schallbild eine »virtuelle« Abbildung, die nicht wie beim Röntgenverfahren den untersuchten Strukturen genau entspricht. **Das bedeutet, dass der Untersucher das Bild zunächst beschreiben und in einem weiteren Arbeitsgang die Phänomene** unter Berücksichtigung der klinischen Fragestellung anatomisch, klinisch und evtl. auch funktionell **zuordnen und werten muss,** wozu eine große praktische Erfahrung gehört. Die **Dokumentation der Befunde erfolgt durch Standbilder** mit technisch optimal eingestelltem Schallkopf, die durch den Videoprinter, eine Kamera oder – bei Funktionsuntersuchungen – auf einem Videoband aufgezeichnet werden.

Darstellbare Strukturen am Bewegungsapparat:
- **Knochen:**
  Von den Gelenkstrukturen **reflektiert der Knochen bei senkrechtem Auftreffen der Schallwellen diese praktisch vollständig,** wodurch es hinter dem Knochen zu dem bereits erwähnten Schallauslöschphänomen, d. h. einer echoleeren Zone kommt. **Bei schrägem Auftreffen** kann dagegen ein **Artefakt** entstehen, **das als Pseudousur bezeichnet** wird und von echten Unterbrechungslinien infolge von Frakturen, Usuren oder Epiphysenfugen differenziert werden muss.
- **Knorpel:**
  Hyaliner Knorpel ist an sich echoleer, stellt sich aber **mit dem darunterliegenden Knochen** zumeist **differenzierbar** dar. **Faserknorpel ist echoreich.**
- **Sehnen:**
  Die parallel verlaufenden Fasern **reflektieren den Schall gut,** wenn der Schallkopf parallel zum Sehnenverlauf steht. Das ist die Voraussetzung für eine optimale Darstellung der Sehnen. Schwierigkeiten in der Darstellung ergeben sich eher durch den anatomischen (abgewinkelten) Verlauf der Sehnen.
- **Muskulatur:**
  Das Muskelgewebe und die Bindegewebssepten lassen sich v. a. **durch gezielte Bewegungen gut darstellen** und als Längs- oder Querschnitt des Muskels identifizieren. Eine **Echoverstärkung** lässt sich **durch eine Traktion oder Kompression des Muskels,** die das Gewebe verdichtet, erzielen.
- **Flüssigkeiten:**
  Die Flüssigkeiten in den Gefäßen können ebenso wie pathologische Flüssigkeitsansammlungen in Gewebshohlräumen (Zysten, Gelenkergüsse, Hämatome, Abszesse) dargestellt werden.

Am Bewegungsapparat sind folgende Strukturen und ihre pathologischen Veränderungen **diagnostizierbar:**

Im knöchernen Gelenk:
- Knochenform,
- Knorpeldicke,
- Epiphysenfugen,
- Frakturen,
- freie Gelenkkörper (auch röntgennegative),
- Tumoren.

Im Weichteilmantel:
- Bursen, Ganglien,
- Verkalkungen,
- Atrophien,
- Rupturen (es lässt sich nicht nur die Ruptur als solche bestätigen, sondern bei nichtoperativer Therapie kann auch der Heilungsprozess kontrolliert werden),
- Muskelrisse,
- Kapsel- und Bandverletzungen,
- Hämatome,
- Ergüsse,
- Zysten,
- Abszesse,
- Tumoren.

Außerdem kann die normale oder gestörte Stabilität und Muskeldynamik mit Hilfe der Schallwellen gut untersucht werden.

Bei der Frage, ob die Ultraschalldiagnostik den anderen bildgebenden Verfahren ebenbürtig oder überlegen ist, muss man – außer einigen Weichteildarstellungen – bis heute noch generell den **Schädel und die Wirbelsäule als dafür ungeeignet** ausklammern.

An den **Extremitätengelenken** haben sich bisher folgende diagnostische Untersuchungen **bewährt:**
- **Hüftgelenk** im Säuglingsalter,
- **Schultergelenk** (Läsionen der Rotatorenmanschette und der langen Bizepssehne),
- **Kniegelenk** (zur Bänderdarstellung und zum Nachweis einer Apophyseolyse),
- **Fußgelenk** (Achillessehnenverletzungen),
- **Ellbogengelenk** (Pronatio dolorosa des Radiusköpfchens).

Die **Domäne der Ultraschalldiagnostik** in der Orthopädie ist bisher die **Hüftsonografie beim Säugling,** da **bereits unmittelbar nach der Geburt** der Stand der Hüftentwicklung festgestellt werden kann. So ist frühzeitig eine Differenzierung der nur kontrollbedürftigen von den schon zu behandelnden Hüften möglich, wobei allerdings die **mögliche Nachreifung der Gelenke im 1. Lebensjahr** berücksichtigt

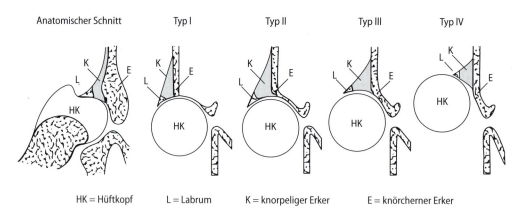

Abb. 14.34. Anatomischer und schematisierter sonographischer **Schnitt durch die Neugeborenenhüfte mit der Typeneinteilung nach Graf** aus Deutsches Ärzteblatt 91 Heft 27, Juli 94

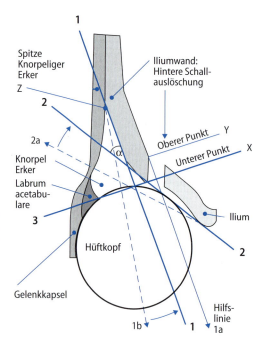

Abb. 14.35. Schema der Messlinien und Fehlermöglichkeiten nach Graf (1986). Die **Grundlinie** (1) verläuft durch den proximalsten Punkt des knorpeligen Pfannendaches (z) und wird tangenzial von 1 b zu 1 an die Iliumwand angelegt. Die korrekte **Hilfslinie** durch die hintere Schallauslöschung (1 a) geht durch den oberen Punkt der hinteren Schallauslöschung (y). Die **Pfannendachlinie** (2) durch den Unterrand des Os ilium wird tangenzial an den lateralsten Punkt der knöchernen Pfanne gelegt (2 a–2). Die **Ausstellungslinie** (3) beginnt am lateralsten Punkt der knöchernen Pfanne (= Umschlagpunkt = unterster Punkt der hinteren Schallauslöschung am Umschlagpunkt (x).

werden muss. Diese frühen Sonogramme werden je nach Entwicklungsstand des knöchernen Pfannenerkers und des knöchernen Pfannendaches in 4 Grundtypen eingeteilt (Abb. 14.34). Ein von Graf entwickeltes Sonometer erlaubt aufgrund der ermittelten Winkelparameter anhand einer Zeitskala eine Zuordnung zu den noch nicht ausgereiften Hüfttypen.

Zur **Ausmessung des Gelenks nach Graf** (1985; Abb. 14.35) **muss der Unterrand des Os ilium in der Fossa acetabuli** aufgesucht und von diesem aus die **Pfannendachlinie** (2) tangenzial zum lateralsten Punkt der knöchernen Pfanne eingezeichnet werden. Ohne die Darstellung des Iliumunterrandes, der das Zentrum des Acetabulums markiert, ist ein Hüftsonogramm nach Graf unbrauchbar. Die **Grundlinie (Iliumwandlinie) (1)** wird vom Übergangspunkt des Perichondriums in das Periost tangenzial an die Iliumwand gelegt, es kann dazu auch eine Hilfslinie durch den oberen Punkt der hinteren Schallauslöschung benutzt werden. Die **3. Messlinie – die Ausstellungslinie (Knorpeldachlinie) (3)** – verbindet den lateralsten Punkt der knöchernen Pfanne mit der Mitte des Labrum acetabulare.

Der Winkel a aus Grund- und Pfannendachlinie ermöglicht eine Beurteilung der knöchernen Überdachung des Hüftkopfes. Der Winkel b aus Grund- und Ausstellungslinie ist das Maß für die Beurteilung des knorpeligen Pfannendaches.

Nach Graf (1994) ist etwa ein Drittel der heute implantierten Totalendoprothesen aufgrund von Arthrosen infolge schwerer Reifungsstörungen erforderlich. Diese Reifungsstörungen sind zunächst klinisch unauffällig und werden somit bei der klinischen Untersuchung auch nicht diagnostiziert. Mit der nichtinvasiven und strahlenbelastungsfreien Sonografie lassen sie sich jedoch bald nach der Geburt erkennen und einer von Graf erstellten Typeneinteilung zuordnen.

Beurteilungskriterien
- **Morphologie**: die **Form der knöchernen und knorpeligen Anteile der Gelenkpfanne**, insbesondere des **Pfannenerkers**, und die **Stellung des Hüftkopfes** (Dezentrierung),
- **Bestimmung der Pfannendachwinkel**,
- **Alter des Säuglings**.

Typen nach Graf (Abb. 14.34)
- I: **ausgereifte Hüfte**,
- II: **Verknöcherungsverzögerung bei ausreichender knöcherner Form (Typ II a+)** oder **mangelhafter knöcherner Ausformung (Typ II a–)**; **gefährdete Hüften (Typ II c)**,
- III/IV: **schwere Reifungsstörungen** verschiedenen Ausmaßes,
- IV: **Luxationen**.

Als **Risikogruppen** gelten **familiäre Belastung und Beckenendlagen**, die häufig Reifungsstörungen aufweisen. Eine vergleichende Studie der klinischen und sonographischen Untersuchungsergebnisse von Becker et al. (1994) ergab, dass nur 13,2% von 570 sonographisch als pathologisch erkannten Hüftgelenken der Gruppen II a–, III und IV auch bei der klinischen Untersuchung Auffälligkeiten zeigten. Somit ist es berechtigt, die sonographische Untersuchung der Hüftgelenke des Neugeborenen **obligat als Screeningmethode** einzusetzen.

Das 3 D-Verfahren

Nach Ausführungen von R. Graf sollte die sonographische **Untersuchung der Säuglingshüfte nicht nur** der **Differenzierung von luxierten Gelenken** und Hüftdysplasien dienen, **sondern eine Beurteilung des Pfannendachs** ermöglichen, um physiologische altersabhängige Formvarianten von echten Dysplasien zu differenzieren. **Knöcherne und knorpelige Pfannen sollen in Beziehung zum Alter beurteilt werden.** Physiologische Deformierungen der knorpeligen Pfanne sollen von echten Gelenkinstabilitäten sicher differenziert werden.

Das seit 1992 in Österreich und 1996 auch in Deutschland durchgeführte **generelle Screening** (U_3-Untersuchung) **anstatt des Selectivscreenings** bei klinisch auffälligen Kindern ergab, dass durch diese Frühdiagnosen die Behandlungsrate um 50% gesenkt werden und andererseits eine Übertherapie vermieden werden konnte.

Die von Graf für eine verbesserte Diagnostik aufgestellten **technischen Grundprinzipien eines 3 D-Verfahrens** beruhen auf einer reproduzierbaren standardisierten Projektions-Ebene durch das Gelenk, die folgenden 3 Bedingungen erfüllen muss:
- **Die Schnittebene soll durch die Mitte des Acetabulums gehen.** Dazu muss der Unterrand des Os iliums in der Fossa acetabuli dargestellt werden, weil dieser als das sonographische Zentrum der Pfanne gilt.
- **Die Schnittebene soll durch die Mitte des tragenden Pfannendachbereichs ziehen.**
- **Klare Darstellung des Labrum acetabulare** durch senkrechtes Auftreffen des Ultraschallstrahls.

Bei eindeutig dezentrierten Gelenken müssen diese Prinzipien außer Kraft gesetzt werden und die **Schallebene dem luxierten Hüftkopf folgen**, damit die Stellung des Gelenkkopfes zur Gelenkpfanne eruiert werden kann. Die geforderte Standardschnittebene ist nicht mehr relevant, wenn der Hüftkopf diese Ebene verlassen und das knorpelige Pfannendach nach kranial oder kaudal verdrängt hat, weil Diagnose und Therapie durch die Verdrängungsrichtung des Pfannendachknorpels bestimmt wird.

Aus den 4 Grundtypen: Typ 1 = gesund, Typ II = dysplastisch, Typ III und IV = luxiert, entwickelten sich durch diese exakte Untersuchungstechnik **im Bereich des Typ II eine neue Untergruppe, der Typ II c**, durch den eine **pathologische Instabilität**, die unter dem Druck des Hüftkopfes entsteht, abgegrenzt und definiert wird. Dieser neue Typ II c kann im Laufe der Entwicklung in den Typ D (dezentriert) übergehen. Im Bereich des Typs II lässt sich so die unter 3 Monate alte, physiologisch noch unreife Hüfte, Typ II a, die noch mit einem gewissen Reifungspotenzial versehen ist, von der über 3 Monate alten **reifungsverzögerten Hüfte II**

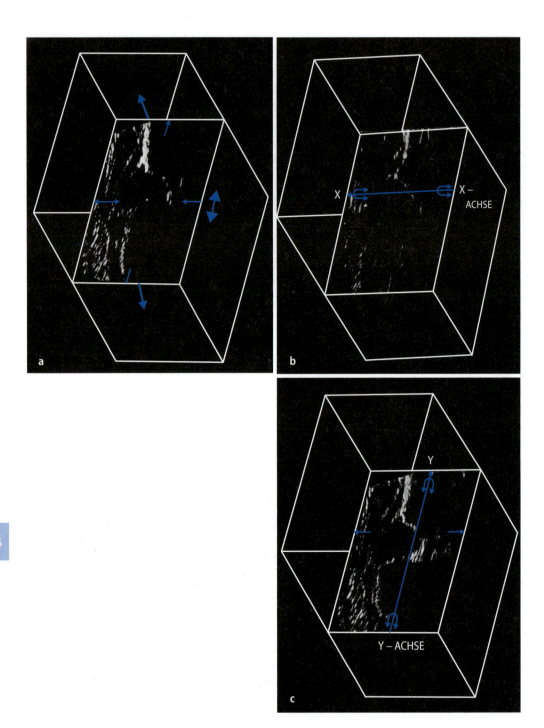

Abb. 14.36a–c. Hüftsonogramm in der Volumebox nach dem 3 D-Verfahren. **a** Verschiebung des Sonogramms in Pfeilrichtung bis das Os Ilium eindeutig sichtbar ist, **b** Einzeichnung der X-Achse. Um diese Achse wird das Sonogramm zur Einstellung der korrekten Schnittebene am Pfannendach geschwenkt. **c** Um die eingezeichnete y-Achse wird die eingestellte Schnittebene gedreht, bis auch das Labrum acetabulare eindeutig sichtbar ist

b und der pathologisch unreifen (instabilen) Hüfte II c abgrenzen. Es ist so möglich, physiologisch adaptive Verbiegungen am knorpeligen Pfannendach von echten Instabilitäten mit Krankheitswert (II c) zu unterscheiden. Durch Verkippungseffekte (schräg einfallender Schallstrahl) kann es aber auch in der standardisierten Schnittebene zu Beugungs- und Brechungseffekten kommen, so dass die **Abtastung des Gelenks unbedingt mit senkrecht auftreffendem Schallstrahl** erfolgen muss. Um diese technischen Voraussetzungen zu erfüllen, ist auch eine **standardisierte Positionierung des untersuchten Säuglings** wünschenswert. Das ist z. Zeit nur in der sog. **Volumbox** möglich. In dieser Lagerungsschale kann das eingespannte Hüftgelenk in allen Raumrichtungen tomogrammartig durchgesehen werden (Abb. 14.36 a–c). Diese 3 D-Technik erfordert folgende Einstellungen:

1. **Einstellung des Iliums am Bildunterrand** (Abb. 14.36 a).
2. Durch den Iliumunterrand **Einzeichnung einer Raumachse (X-Achse)**, um die Rotation der mittlere Pfannendachbereich (Standardebene) eingestellt wird (Abb. 14.36 b).
3. Senkrecht auf dieser X-Achse **Einzeichnung einer 2. Raumachse, die Y-Achse**, um die rotierend das Labrum acetabulare eingestellt wird (Abb. 14.36 c).

Die Abb. 14.37 zeigt ein korrektes Sonogramm einer Neugeborenenhüfte nach dem 3 D-Verfahren von Graf. Die Abb. 14.38 gibt ein Sonogramm im Alter von 6 Monaten nach der üblichen Technik wieder.

Durch diese neue Technik wird nach Graf zwar noch keine komplette räumliche Darstellung auf Grund der großen Impedanzsprünge im Gewebe erreicht, aber eine technische Standardisierung mit besser vergleichbaren Befunden und genaueren Diagnosen erzielt.

5.5 Osteodensitometrie
Klinische Bedeutung

Der wesentliche Faktor der **Strukturanalyse** ist die **Untersuchung der Knochenfestigkeit** und damit der **Belastbarkeit**, da die »Alterskrankheiten« am Bewegungsapparat (Schenkelhals-, Wirbel-, Radiusfrakturen) mit steigender Lebenserwartung zahlenmäßig zunehmen und damit zu echten Volks-

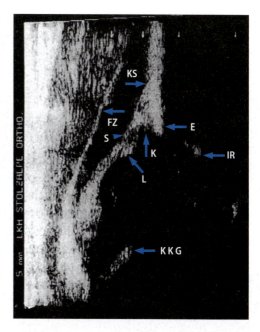

 Abb. 14.37. Korrektes Sonogramm einer Neugeborenenhüfte (nach Graf). IR = unterer Iliumrand, E = knöcherner Erker, K = knorpeliger Erker, L = Labrum acetabulare, KS = Spitze des knorpeligen Erkers, KKG = Knorpel-Knochen-Grenze, FZ = Faszie, S = Schall-Lücke (Perichondrium-Loch)

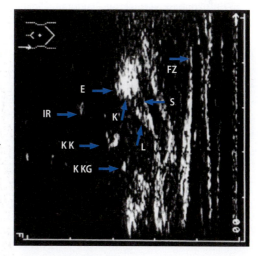

 Abb. 14.38. Hüftsonogramm im Alter von 6 Monaten. IR = unterer Iliumrand, E = knöcherner Erker, K = knorpeliger Erker, L = Labrum acetabulare, KK = Knochenkern Hüftkopf, KKG = Knorpel-Knochen-Grenze, S = Schall-Lücke (Perichondrium-Loch), FZ = Faszie

krankheiten avancieren, die eine Belastung für die Volkswirtschaft darstellen. Die **Osteoporose als systemische Skeletterkrankung mit verminderter Knochenmasse und erhöhtem Frakturrisiko** ist daher in den letzten Jahren mehr und mehr in den Mittelpunkt des ärztlichen Interesses gerückt. Dabei bestand vor allem der Wunsch, **vor** Eintritt der Phase vermehrter Knochenbrüchigkeit durch Messung der Knochenmasse rechtzeitig Hinweise auf mögliche präventive Maßnahmen zu bekommen. Eine Osteoporose findet sich bei ca. 20–30% der weiblichen und 8–10% der männlichen Bevölkerung. Die wirtschaftlichen Konsequenzen haben **Ringe u. Kunczik** am Beispiel der Schenkelhalsfrakturen infolge einer altersbedingten Osteoporose (Typ II) aufgezeigt; es ergaben sich bereits bei den Kosten für stationäre Behandlung und Rehabilitation **ohne** Berücksichtigung der Folgekosten durch Arbeitsausfall, vorzeitige Berentung, Invalidität und vorzeitige Mortalität bei geschätzten 8000 Schenkelhalsfrakturen im Jahr eine Summe von 1 Mrd. DM pro Jahr, die in den nächsten 30 Jahren durch die weitere Überalterung noch erheblich zunehmen dürfte.

Somit liegt es nahe, nach Untersuchungsmethoden zu suchen, die eine **Osteopenie vor Eintritt der Risikophase vermehrter Frakturanfälligkeit erkennen** lassen.

Risikofaktoren sind:
- vorgerücktes Alter (60 Jahre und älter)
- weibliches Geschlecht (nach der Menopause)
- Hormonmangel (vorzeitige Menopause)
- geringes Gewicht
- Rauchen/Alkohol
- genetische Faktoren
- blond und Hellhäutigkeit
- Kalzium- und Vitamin D-Mangel
- längere Einnahme von Cortison

Von Osteoporose wird nach einer Definition der WHO dann gesprochen, wenn der Messwert bei der Knochendichtemessung um mehr als 2,5 Standardabweichungen vom Mittelwert der »peak bone mass« (Idealwert, der in der dritten Lebensdekade aufgebaut wird) abweicht.

Für die Knochenstabilität interessieren von den Knochengeweben die:
- Kortikalis (70–80%),
- Spongiosa (20–30%),
- Faserknochen bei Knochenneubildungen

besonders die Spongiosa, da das statische Gitterwerk der Trabekel auch bei wenig Masse eine optimale Stabilität gewährleistet.

Die Abnahme der Knochenmasse ist bedingt durch eine **Abnahme der osteoblastären Tätigkeit,** die sich in einer **Verminderung der Trabekelanzahl bei fast normaler Trabekelbreite** bemerkbar macht. Dieser Trabekelverlust ist bei Frauen größer als bei Männern. Der Verlust ganzer Trabekel durch **die Tätigkeit der Osteoklasten, führt nicht zur Verschmälerung, sondern zur Durchtrennung (Perforation) der Trabekel.** Das bedeutet zwar nur einen geringen (aber unwiederbringlichen) Verlust an Knochenmasse; die Folge ist jedoch eine Stabilitätseinbuße, da **den Osteoblasten dann das Substrat zur Anlagerung von Neuknochen fehlt.** Nur 20% des altersbedingten Knochenmasseverlustes beruhen auf einem Ungleichgewicht von Knochenab- und -anbau, 80% sind auf diese Perforationen an den Knochentrabekeln zurückzuführen. Um das 50. Lebensjahr herum ist eine Häufung dieser Perforationen in Mazerationspräparaten des Knochens erkennbar. Auch vom Standpunkt dieser Strukturveränderung ist eine frühzeitige Diagnose der Osteopenie in der vorklinischen Phase zur rechtzeitigen Nutzung der therapeutischen Möglichkeiten erforderlich.

25% der über 60jährigen Frauen weisen z. B. eine klinisch manifeste Osteoporose auf in Form der
- **Postmenopausenosteoporose** (Typ-I-Osteoporose: **nach dem 5. Lebensjahrzehnt**). Sie betrifft v. a. die Spongiosa;
- **Altersosteoporose** (Typ-II-Osteoporose: **Manifestation im 6. und 7. Lebensjahrzehnt**), die sowohl die Spongiosa wie auch die Kompakta (Kortikalis) an Schenkelhals, Femurdiaphyse und Radius betrifft.

Obwohl in mehreren Studien in den vergangenen Jahren eine überdurchschnittliche Knochendichte bei Patienten mit ausgeprägten Arthrosen festgestellt wurde, stellt sich die Frage, inwiefern auch eine Osteoporose Vorliegen kann.

Bei einer Gruppe von 76 Patienten im Alter von 42–87 Jahren, die wegen Hüft- oder Kniearthrosen eine Endoprothese erhalten sollten, wurde bei 50% eine reduzierte Knochendichte an den Oberschenkeln und der LWS festgestellt, die bisher nicht diagnostiziert war. Die T-Werte (bezogen auf die »peak bone mass«) lagen zwischen −1,0 und −2,5.

Es empfiehlt sich, bei Gelenkarthrosen, die zur endoprothetischen Versorgung anstehen, neben Röntgenaufnahmen auch eine Knochendichtemessung vorzunehmen, um osteoporotische Frakturen und eine Lockerung der Prothese zu verhindern.

- **sekundäre Osteoporosen:** Reduzierung der trabekulären Knochenmasse, z. B. **bei**
  - Steroidmedikation (schmale Trabekel, Resorptionsdefekte werden nicht wieder aufgefüllt), Morbus Cushing,
  - Immobilisationsosteoporose,
  - intestinale Malabsorptions- und Maldigestionssyndrome,
  - renale Osteopathie,
  - entzündliche und neoplastische Osteopenien,
  - primärer und sekundärer Hyperparathyreodismus.

Die **physiologische Altersatrophie**, d. h. **ca. 1–2% pro Jahr beim älteren Menschen,** muss von einem vermehrten Verlust an Knochenmasse über diesen Wert hinaus abgegrenzt werden. Das ist nur durch ein morphometrisches Verfahren möglich, bei dem aber die Grenzziehung zum Normalen eine Schwierigkeit darstellt.

Leitsymptome für den Verdacht auf Osteoporose sind
- **Schmerz,** v. a. belastungsabhängige Rückenschmerzen,
- **Buckelbildungen** durch BWS-Kyphosen,
- **Körpergrößenverlust,**
- **Frakturen** (Wirbel-, Schenkelhals-, Beckenring-, Radius- und Mittelfußfrakturen)
- **verminderte Knochendichte im Röntgenbild,** die allerdings erst bei ca. 30% Verlust an Knochenmasse auffällig wird.

Technik

Dass im Laufe einer Entwicklung von apparativen Messmethoden auch immer wieder Kosten-Nutzen-Argumente ins Feld geführt werden, solange ein Verfahren nicht durch entsprechende Versuchsreihen seine Brauchbarkeit durch zuverlässige reproduzierbare Wertermittlungen bewiesen hat, ist zunächst verständlich. Andererseits zwingt der oben aufgezeigte Kostendruck bei Behandlung der Osteoporose und ihrer Folgen dazu, nach entsprechenden Verfahren zu suchen.

Verfahren zur Knochendichtebestimmung

- **Radiographische Morphometrie**
  zur qualitativen Analyse mit Hilfe konventioneller Röntgenaufnahme von BWS, LWS und Becken; **Knochenmasseverluste können aber erst ab 30% und mehr erkannt werden.** Dafür können Wirbeldeformierungen und Frakturen exakt dargestellt und auch differenzialdiagnostische Hinweise gewonnen werden so weist ein fleckförmiges Strukturmuster eher auf Metastasierung als auf Osteoporose hin. Wirbelfrakturen von L5 und oberhalb Th5 sind eher **nicht osteoporotischer Natur.**

- **Quantitative Computertomografie (QCT)**
  Mit Hilfe von Ganzkörpertomographen und Detektoren werden Schnittbilder erzeugt. **Aus den Schwächungsprofilen,** die aus möglichst vielen Winkelansichten aufgenommen werden, **berechnet man Profile, die sich zu einem Bild zusammensetzen lassen,** das dem Objekt entspricht. Durch Mitmessung von Eichstandards, die dem Hydroxylapatit äquivalent sind, lassen sich die CT-Werte in absolute Volumenwerte der Knochendichte umrechnen. Die QCT-Messung wird üblicherweise an der Wirbelsäule zwischen Th12 und L3 durchgeführt. Neuerdings sind auch Messungen am Schenkelhals und am Radius möglich. Als **nachteilig** stellte sich bei dieser sogenannten Einenergiemessung (SEQCT) heraus, dass die **Richtigkeit der Messwerte durch sog. Fettfehler** (Ersatz von rotem durch gelbes Knochenmark) nicht unerheblich vom echten Mineralgehalt abwich. Bei der ersatzweise eingesetzten **Zweienergiemessung (DEQCT),** die mit unterschiedlichen Röhrenspannungen arbeitet, war dagegen die **erforderliche Strahlenexposition zu hoch.**

- **Kernspintomografie (MRT)**
  Die Bildherstellung erfolgt **ohne wesentliche Strahlenbelastung,** jedoch sind die **Ergebnisse der Knochendichtemessung noch unbefriedigend.** Außerdem sind die Kosten dieses Verfahrens für eine routinemäßige Anwendung zu hoch.

- Bei der Osteosonodensitometrie werden keine Röntgenstrahlen benötigt. Die Messorte sind Finger, Calcaneus und Tibia. Die Schallgeschwindigkeit wird von der Knochendicke, -dichte, -mikrostruktur und -elastizität beeinflusst. Der normale Knochen schwächt den Schall stärker ab als der demineralisierte. Unterschiedliche Schallwerte erlauben daher Rückschlüsse auf die Knochenfestigkeit. Ein Problem hierbei ist die mangelnde Vergleichbarkeit von allen Verfahren. Für die Diagnose ist die Ultraschallsonografie (nach Kneer) ausreichend, zur Therapiekontrolle wird noch die Dexamessung benötigt

Heutige Standardverfahren in der Osteodensitometrie:
- **D**ual energy **X**-ray **A**bsorptiometry **(DXA)** Die DXA ist ein **zweidimensionales planares Verfahren zur Erfassung der Knochenmineralien.** Es werden Röntgenstrahlen mit 2 unterschiedlichen Energiebereichen eingesetzt und die Schwächungswerte, die beim Durchgang durch das Messobjekt entstehen, zur Berechnung der Knochenmineralien benutzt. Die berechneten Werte sind jedoch nur zweidimensional, flächenbezogen (g/cm²) und **stellen keinen echten Dichtewert (Masse pro Volumen) dar.** Die unterschiedlichen Messergebnisse der verschiedenen Geräte sollen mit einem standardisierten Phantom (European Spine Phantom) vergleichbar gemacht werden. Eine Frakturrisikogrenze wird anhand statistischer Werte ermittelt. Ein Unterschreiten dieser Grenze bedeutet ein signifikant höheres Frakturrisiko. Ein **Nachteil dieser Methode** ist die Tatsache, dass bei der **Messung nur die Quantität, nicht aber die Qualität, d. h. die Knochenarchitektur erfasst wird** (Fehlerquelle: Spondylose).
- **P**eriphere **q**uantitative **C**omputer**t**omografie (pQCT)
Diese Art der Computertomografie wurde 1976 von Rüegsegger und seiner Schweizer Arbeitsgruppe vorgestellt. Der spezielle Computertomograph wurde **für die Messungen der Knochendichte aus dem peripheren Skelett (Radius, Tibia, Kalkaneus) konzipiert.** Der Scanner arbeitete zunächst mit ^{125}Jod als Strahlenquelle; seit 1983 wird in der Schweiz eine Röntgenröhre benutzt.
  - Diese Geräte haben eine **hohe Reproduzierbarkeit** mit Variationskoeffizienten von weniger als 1%.
  - Es handelt sich im Gegensatz zur oben genannten DXA um eine **dreidimensionale Technik,** die eine **Messung der Knochendichte in Volumeneinheiten (mg/cm³) ermöglicht.**
  - Es werden **Schwächungsprofile aus 72 Winkelansichten** aufgenommen.
  - Die aufgenommenen linearen Schwächungskoeffizienten werden durch vorherige Kalibrierung mit einem Hydroxylapatitstandard in Volumwerte der Einheit mg/cm³ umgerechnet.
  - Die **Volumwerte von Spongiosa und Kompakte** können getrennt ermittelt werden.
  - Der **Fettfehler ist auch bei der pQCT nicht auszuschließen,** er dürfte aber bei den osteoporosebedrohten älteren Jahrgängen, deren Knochen schon größtenteils Fettmark enthalten, keine gravierende Rolle mehr spielen.

Nachfolgend wird die **Knochendichtemessung** mit dem in unserer Praxis benutzten pQCT-Scanner der Firma Stratec **(CT-Bone-Scanner XCT 900)** beschrieben:

Der XCT-900-Bonescanner ist ein **vollautomatisiertes Messgerät mit einer speziell entwickelten Röntgenröhre mit sehr kleinem Fokus.** Das Detektorsystem besteht aus neuartigen Miniaturhalbleiterkristallen. Die interne Steuerung der 3 Bewegungsachsen und die parallele Verarbeitung der Detektormesswerte regeln Microcontroller und ein 32-Bit-Rechner. **Der Computer übernimmt die Auswertung der Messdaten und die Berechnung der Knochendichte.**

Ablauf der Messung
(s. auch Messblatt, ◘ Abb. 14.39)
- Menüpunkt »Messen« wird aufgerufen und die **Patientendaten** werden eingegeben.
- Der zu messende **Unterarm des Patienten** wird mittig in der Knochendichte-Messplatzöffnung positioniert.

Anmerkung: Arme mit Callusbildung durch handgelenknahe Fraktur sind nicht zur Messung geeignet. Es soll auch nicht die Arbeitshand gemessen werden.

- **Abmessung des Längsdurchmessers** des Unterarms vom Processus styloideus ulnae bis zur Olekranonspitze.
- **Herstellung eines Übersichtsbildes** (Scout view) (Abb. 14.39 a). Mit diesem Bild wird die genaue Position der eigentlichen Knochendichtemessung festgelegt (wichtig für Wiederholungsmessungen). Nur dadurch ist eine hohe Reproduzierbarkeit bei Wiederholungsmessungen sicherzustellen.
- Die **Festlegung der Schnittebene** am Arm (»scout view«; Abb. 14.39 c). Die am Ende des Übersichtsscans erscheinende horizontale Linie wird auf die am weitesten proximal liegende Stelle der Gelenkfläche von Radius und Ulna als Referenzpunkt eingestellt.
- Als **Standardmessort wird eine Schnittebene von 5% der Armlänge** (z. B. bei 250 mm Unterarmlänge 12,5 mm) **oberhalb des Referenzpunktes empfohlen,** die automatisch oder manuell eingestellt werden kann.
  Technisch wird allerdings die **günstiger einzustellende** Referenzlinie in Höhe des Zusammentreffens von Ulna und Radius empfohlen. Von dieser ist 4% nach proximal zu gehen = CT-Schnittebene.
- An dieser Stelle wird die **etwa 2 min dauernde Messung** gestartet. Das Schnittbild (Abb. 14.39 b) zeigt den gesamten Knochenschnitt (Abb. 14.39 d) und die Dichte der Spongiosa (Abb. 14.39 e). Diese **Werte werden mit Mittelwerten des Referenzkollektivs (gleichen Alters und Geschlechts) verglichen.**
- **Werte, die mehr als 1,5% Standardabweichungen von den Mittelwerten des Referenzkollektivs abweichen, sollten nach 6–12 Monaten kontrolliert werden,** um eine Konstanz der Werte bzw. ein weiteres Abweichen von den Mittelwerten zu registrieren. Letzteres müsste dann zur weiteren Abklärung des Befundes führen (Labor usw.).

Ziele der Knochendichtemessung sind:

1. eine **Osteopenie im präklinischen (Fraktur)-stadium zu ermitteln** und einer diagnostischen Abklärung bzw. einer frühzeitigen Therapie zuzuführen;
2. Vorhersage eines individuellen **Frakturrisikos;**
3. **Verlaufskontrollen** im Rahmen einer laufenden Therapie (z. B. mit Kortikoiden).

In den letzten Jahren sind neue, spezifische Knochenstoffwechselmarker hinzugekommen, die eine Differenzierung des physiologischen Knochenaufbaus (ca. 1–2% beim älteren Menschen) zu einem vermehrten (high turnover) oder verlangsamten Abbau (low turnover) ermöglichen.

Abbaumarker sind Pyridinium-Cross-Links oder NTx, Aufbaumarker knochenspezifische, alkalische Phosphatasen, die im Urin gemessen werden. Hierdurch kann beispielsweise das Ansprechen einer Therapie überprüft werden. Klinische Studien fehlen allerdings noch.

Bei einer langfristigen Kortikoidtherapie hält Ringe die Knochendichtemessung für unverzichtbar. Die erste Messung sollte sogar, wenn möglich, vor Beginn der Therapie mit Kortikoiden erfolgen, **um ein Therapieschema festzulegen. Bei Normalwerten** reicht dabei meist Kalzium und Vitamin D aus, **bei bereits vorhandener Osteopenie** hat Ringe bei der sekundären Osteoporose des Mannes gute Erfahrungen mit Monofluorphosphat (MFP) in Kombination mit Kalzium (Tridin) gemacht, womit sogar ein Knochenzuwachs erzielt werden konnte.

Die bisher bekannten effektiven therapeutischen Möglichkeiten sind:

- **Hormontherapie** (Östrogen/Gestagen) für die ca. 25–30% latenter Osteoporosen (Typ I) in der Postmenopause,
- **Kalzium und Vitamin D** im Rahmen der altersbedingten Malabsorption durch entsprechende Umstellung der Ernährung und/oder Substitution mit diesen Stoffen,
- **physiotherapeutische Behandlung** (Bewegungstherapie/leichte Sportarten),
- **andere spezifische Medikationen** (Fluoride, Kalzitonine, neuerdings auch Bisphosphonate), soweit sie sich als wirksam erweisen, was wiederum nur mit Hilfe einer brauchbaren Messmethode objektiviert werden kann.

Ziel der Therapie ist eine Hemmung der Osteoklasten bei unveränderter Funktion der Osteoblasten.

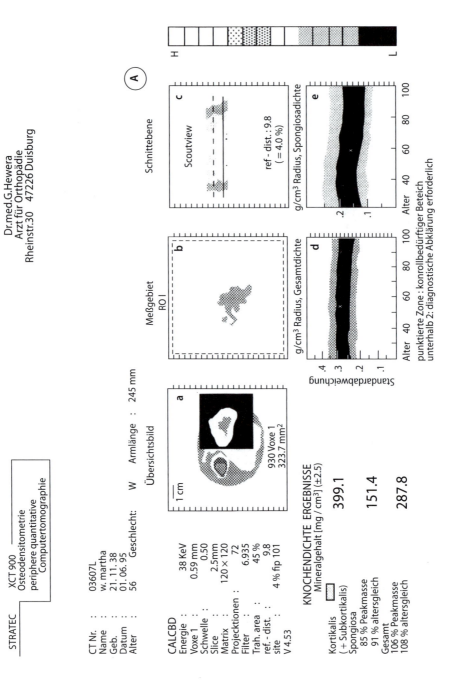

5 Osteodensitometrie: Ergebnisse

INTERPRETATION DER SCORES

T-Score: Der Meßwert einer Standardabweichung bezieht sich auf die Normabweichung der „peak-bone-mass".

Z-Score: Der Meßwert (Abweichung) bezieht sich auf den Mittelwert eines Referenzkollektivs gleichen Alters und gleichen Geschlechts.

ERGEBNISSE DER KNOCHENDICHTEMESSUNG

Spongiosa	:	0.440 (1 / cm)
		= 151.4 ± 2.5 (mg / cm³)
normal	:	166.8 (mg /cm³) Mittelwert aus Referenzkollektiv gleichen Alters und Geschlechts
entspricht	:	85 % vom max. Mittelwert 20 - 44 J.
		91 % gleichen Alters
Referenzkollektiv	:	98.5 - 240.5 (mg / cm³)
Corticalis	:	0.692 (1 / cm)
		= 399.1 ± 2.5 (mg / cm³)
Gesamtdichte	:	0.579 (1 / cm)
		= 287.8 ± 2.5 (mg / cm³)
entspricht	:	106 % vom max. Mittelwert 20 - 44 J.
		108 % gleichen Alters

BEURTEILUNG

Normwert, keine Maßnahmen erf., Kontr. 1 Jahr
unterer Wert, Kontrolle 6 Monate
Stark erniedrigter Wert:
Abklärung der Diff. D. notwendig:
(z.B.: BKS, Blutbild, anorg.P, Ca, AP, Krea, Harnstoff, Urinstatus, Serum Elektroph.)
gyn. Konsil empfohlen

Abb. 14.39a–e. Messprotokoll für die pQCT am Radius mit einem hochauflösenden Spezialscanner. Messprotokoll: a Übersichtsbild, **b** Messgebiet (»region of interest«), **c** Schnittebene (»scout view«), **d** Gesamtdichte, **e** Spongiosadichte; **Beurteilung:** Normalbefund

5.6 Indikationstabelle der bildgebenden Verfahren

Die bildgebenden Verfahren sind generell nicht als Screeningmethoden oder als Ersatz für eine gründliche klinische Untersuchung gedacht;

> Das **Röntgenverfahren (inkl. CT, NMR und Szintigrafie) soll eine gezielte Antwort auf eine gezielte Fragestellung geben**, die sich aus der gründlichen klinischen Untersuchung (inkl. der segmentalen chirodiagnostischen Exploration) ergibt.

Ausnahme: die Sonografie der Säuglingshüfte, bei der weder die klinische noch die Röntgenuntersuchung bald nach der Geburt eine sichere Diagnose von Reifungsstörungen ermöglicht.

- **Röntgenstandardaufnahmen** in 2 Ebenen geben Auskunft über
  - intakte oder pathologische Knochenstruktur,
  - angeborene oder erworbene Formveränderungen,
  - Hinweise auf mögliche Funktionsstörungen durch Fehlstellungen und unphysiologische Relationsstellungen der Gelenkpartner.

Röntgenfunktionsaufnahmen sind Aufnahmen **in Endstellung der normalen Bewegungsbahn,** die dann latente Bewegungsstörungen der Gelenkpartner aufdecken können, z. B. WS-Aufnahmen in Ante-, Retro- oder Lateralflexion, bei denen der **»harmonische Bogen« der Wirbelkörper oder der Wirbelbogengelenkreihe gestört** ist – entweder durch Steilstellung eines oder mehrerer Gelenke (Hinweis auf Hypomobilität) oder Stufenbildungen (Hinweis auf Hypermobilität).

  - **Stufenbildungen in 1 oder 2 Segmenten** weisen auf eine Gefügelockerung in diesen Segmenten hin, **generelle Stufenbildung** in einem ganzen WS-Abschnitt spricht für allgemeine Labilität (Hypermobilität).
  - Stufenbildungen bei Aufnahmen im Stehen (Belastung!), die sich bei Aufnahmen im Liegen nicht darstellen, bestätigen ebenfalls die Annahme einer pathologisch vermehrten Beweglichkeit.

Schrägaufnahmen (auch in Ante- oder Retroflexion) geben Auskunft über die **Beschaffenheit der Foramina intervertebralia** und der Segmentbeweglichkeit.

- **Computertomografie (CT).** Diese sollte nur dann eingesetzt werden, wenn gezielt nach Veränderungen im Weichteilmantel der Gelenke oder nach Raumbeengung im Zentralkanal oder im Bereich der Nervenwurzelaustritte im Canalis intervertebralis durch Bandscheibenprotrusion oder -prolaps zu suchen ist. Dabei muss die Röntgendarstellung durch eine segmentale Untersuchung der Beweglichkeit auf die klinisch verdächtigen Segmente aus Strahlenschutzgründen eingeengt werden. **Indikationen:**
  - Tumoren,
  - Metastasen,
  - unklare traumatische Veränderungen.
- **Kernspintomografie (NMR).** Hier gelten im Prinzip dieselben Indikationen wie beim CT. Die NMR-Untersuchung ermöglicht eine weiter **verfeinerte Weichteildiagnostik ohne Strahlenbelastung.** Das ist besonders relevant, wenn Verlaufskontrollen eines Befundes erforderlich sind.
Am **Kniegelenk** können durch NMR falschpositive Arthropathiediagnosen reduziert werden.
Nachteil der Methode: erheblich höhere Kosten.
- **Szintigrafie** und andere nuklearmedizinische Untersuchungen haben ihre Hauptindikation bei der gezielten Suche nach
  - entzündlichen Knochen- und Weichteilveränderungen im Frühstadium,
  - Knochentumoren und -metastasen,
  - als Methode der 2. Wahl, wenn mit den vorgenannten Verfahren ein Prozess nicht abgeklärt werden konnte.

Das Szintigramm vermag v. a. über den Umfang und die Aktivität der entzündlichen und neoplastischen Prozesse zu orientieren.

Sonografie

Die Sonografie ermöglicht eine **strahlenfreie Darstellung der knöchernen Gelenke und des Gelenkweichteilmantels (Kapsel, Muskulatur)**. Normale und pathologisch veränderte Strukturen können differenziert werden.

- **Domäne der Sonografie** ist die Untersuchung der Säuglingshüfte.

Weitere Indikationen sind:
- **Schultergelenk** (Rotatorenmanschette, Biceps),
- **Kniegelenk** (Meniskus, Bandapparat),
- **Fußgelenk** (Achillessehne),
- **Ellenbogengelenk** (Lig. anulare radii).

Vorteile der Sonografie sind die risikolose (weil strahlenfreie) Untersuchung und Kontrolluntersuchungen im Rahmen von Verlaufskontrollen.

Nachteil: Mögliche diagnostische Fehlinterpretationen der Befunde durch mangelnde Erfahrung des Untersuchers.

Osteodensitometrie

Messung der **Knochendichte und ihrer pathologischen Veränderungen bei den Osteoporosen** verschiedener Genese bei nur geringer Strahlenbelastung.

Indikation
- Feststellung eines erhöhten Frakturrisikos durch pathologische Osteoporose.
- **Differenzierung der physiologischen Altersosteoporose von pathologischen Osteoporoseformen:**
    - endokrin-metabolisch (Cushing-Syndrom, Hyperthyreose),
    - bei intestinalbedingten Osteopathien,
    - medikamentös (Steroide),
    - neoplastisch (Plasmozytom, Metastasen),
    - genetisch.
- **Verlaufskontrollen** im Abstand von 6–12 Monaten zur Erkennung eines erhöhten Frakturrisikos (Hüfte, Wirbelsäule).

Laboruntersuchungen

Aktualisiert von Dr. med. Angelika Koggenhorst-Heilig

1	Blut	– 645
2	Serum	– 647
3	Urin	– 651
4	Immundiagnostik	– 653

5 Synovialflüssigkeit – 657

1 Blut
1.1 Blutkörperchensenkungsgeschwindigkeit
1.2 Blutbild
1.3 Blutungs- und Gerinnungszeit

2 Serum
2.1 Elektrophorese
2.2 Serumeisen und Serumkupfer
2.3 Harnsäure
2.4 Kalzium, anorganische Phosphate, Phosphatasen
2.5 Kreatin, Kreatinin, Enzyme

3 Urin
3.1 Farbe (Dichte)
3.2 Eiweiß und Sediment
3.3 Kalzium
3.4 Kreatin und Kreatinin

4 Immundiagnostik
4.1 Antikörper gegen Bakterien
4.2 Rheumafaktoren
4.3 Antinukleäre Antikörper (ANA)
4.4 Immunkomplexe
4.5 Histokompatibilitätsantigene

5 Synovialflüssigkeit
5.1 Aussehen
5.2 Viskosität
5.3 Chemische Analyse
5.4 Mikroskopische Untersuchung
5.5 Bakterielle Untersuchung

Die Laboruntersuchungen sollen entzündliche und tumoröse von degenerativen, metabolischen oder traumatischen Krankheitsbildern differenzieren helfen. Die »Laborlinie« geht mitten durch die Gruppe 3 der am Anfang dieses Buches genannten Krankheitsgruppen (s. S. 19). Es ist die Gruppe der metabolisch, endokrin oder organpathologisch entstandenen Erkrankungen, die z. T. mit einer entzündlichen, z. T. mit einer degenerativen Symptomatik verlaufen. Mit Ausnahme des Nachweises spezifischer Erreger oder einiger Salze (bei Gicht oder Ochronose) sind die Labortests alle mehr oder minder unspezifisch, so dass es gerechtfertigt ist, in entsprechenden Fällen mehrere Testverfahren der gleichen Gruppe anzuwenden, um die Aussagekraft spezifischer und beweiskräftiger zu machen. Es gibt daher auch kein allgemeingültiges Screeningprogramm, sondern nur mehrere »Laborraster«, die aufgrund des klinischen Bildes und der Anamnese mit einer gezielten Fragestellung eingesetzt werden sollten, um eine gezielte Antwort zu erhalten.

Das diagnostische (und therapeutische) Hauptanliegen ist die Differenzierung entzündlicher von nichtentzündlichen Prozessen, weil durchaus einmal ein primär degenerativer Prozess eine entzündliche Symptomatik zeigen kann (z. B. die aktivierte Arthrose nach **Otte**), während ein primär entzündlicher Prozess im inaktiven (vielleicht auch schon degenerativen) Stadium therapeutische Methoden (manuell, physikalisch) erlaubt, die sonst nur bei nichtentzündlichen Krankheitsbildern angewendet werden können. Besprochen werden nur die Labortests, die differenzialdiagnostische Bedeutung haben und die im Untersuchungsgang bei entsprechender Indikation routinemäßig eingesetzt werden können. Es werden daher jeweils **nur Aussagewert, Normalwerte und klinisches Vorkommen angegeben. Die technische Ausführung muss in den entsprechenden Fachbüchern nachgelesen werden**, zumal ein Teil der Verfahren ohnehin nur von Speziallabors ausgeführt werden kann.

Schema einer gezielten Laboruntersuchung bei Erkrankungen des Bewegungsapparats (Hagemann 2007, Jakob 2000, Thomas 1992, Paumgartner u. Steinbeck 2003)
- Basisuntersuchung **Vollblut** (zum Nachweis entzündlicher Prozesse).
- **Serumuntersuchungen** (zum Nachweis entzündlicher und metabolischer Störungen: Harnsäure, Kalzium, Phosphatasen, Enzyme).
- Basisuntersuchung **Urin** (bei Verdacht auf Nierenbeteiligung, bei entzündlichen Prozessen, bei Knochen- und Muskelstoffwechselstörungen, zur Differenzialdiagnose bei Lumbalgien).
- **Serologische Untersuchungen** (zum Nachweis rheumatischer Erkrankungen).
- **Punktatanalysen** (bei Gelenkergüssen).

Da es je nach Labor zu unterschiedlichen Referenzbereichen kommen kann, sind die angegebenen Normalwerte als Anhaltspunkte zu sehen. Bei grenzwertigen bzw. fraglichen Befunden sollte mit dem behandelnden Arzt des Labors Rücksprache genommen werden.

1 Blut

1 Blut
1.1 Blutkörperchensenkungsgeschwindigkeit
1.2 Blutbild
1.3 Blutungs- und Gerinnungszeit

1.1 Blutkörperchensenkungsgeschwindigkeit (BKS, BSG)

BKS-Normalwerte (nüchtern)

	Senkung nach 1 h [mm]	Senkung nach 2 h [mm]
Männer	3–8	5–18
Frauen	6–12	8–24
Kleinkinder	7–11	
Säuglinge	5–10	

Pathologische Werte
Die Werte der 1-h-Senkung werden folgendermaßen eingestuft:
- <3 mm: verlangsamt,
- <20 mm: leicht beschleunigt,
- <50 mm: beschleunigt,
- >50 mm: stark beschleunigt.

Veränderungen der Werte nach Nahrungsaufnahme sind möglich. **Die BKS steigt an bei Vermehrung der $α_2$- und γ-Globuline, des Fibrinogens und anderer Akute-Phase-Proteine.** Ihre Bestimmung eignet sich besonders zur Verlaufskontrolle. Ähnlich, aber **schneller und empfindlicher reagiert das C-reaktive**

Protein (CRP), das bei akuten Entzündungen und Gewebszerfall (Infarkt, Tumoren) vorkommt und daher auch als »Akute-Phase-Protein« bezeichnet wird.
– **Erhöhte BKS** bei allen entzündlichen Prozessen.
– **Stark erhöhte BKS** bei Kollagenosen, septischen Prozessen, Malignomen, v. a. Plasmozytomen.

Plasmafarbe
– Stark gelb bei vermehrter Hämolyse, wässrig hell bei vermindertem Blutfarbstoff (Eisenmangel),
– weißlich trüb bei Lipämie, Nephrose, Diabetes,
– weißgelbe Überschichtung des Erythrozytensediments bei Leukämie.

1.2 Blutbild

Blutbild – Normalwerte

	Leukozyten [$\cdot 10^9$/l = $\cdot 10^3$/µl]	Erythrozyten [$\cdot 10^{12}$/l = Mio./µl]	Hämoglobin (Hb)[a]
Männer	4–10	4,5–6,0	8,7–11,2 mmol/l (= 14–18 g/dl)
Frauen		4,0–5,5	7,5–9,9 mmol/l (= 12–16 g/dl)
Kinder	8–12	4,5–5,5	7,5–9,9 mmol/l (= 11–17 g/dl)

[a] **Hämoglobingehalt des Einzelerythrozyten (Hb_E) = mittleres korpuskuläres Hämoglobin (MCH):** 1,61–1,99 fmol (= 28–32 pg). Wenn das Hb stärker vermindert ist als die Erythrozytenzahl, dann wird das Hb_E kleiner als 1,61 fmol, sind aber die Erythrozyten stärker vermindert, steigt das Hb_E über 1,99 fmol an (hypo- bzw. hyperchrome Anämie).

Hämatokrit (Volumen der Erythrozyten in 100 ml Blut)
Männer 0,40–0,54 Vol.-%
Frauen 0,37–0,47 Vol.-%

Thrombozyten
150–400·10^9/l (= 150.000–400.000/µl)

Differenzialblutbild Leukozyten

	Erwachsene	Kleinkinder
Granulozyten		
Stabkernige Neutrophile	3–5%	10%
Segmentkernige Neutrophile	50–70%	25–65%
Eosinophile	2–4%	1–5%
Basophile	0–1%	0–1%
Monozyten	2–7%	1–6%
Lymphozyten	25–45%	25–50%

> **Pathologische Werte**

– **Leukozytose** (bis zu 15·10^9/l)
  – Polyarthritiden, v. a. juvenilen Formen und bei Arthritis,
  – infektiöse Arthritiden,
  – Periarthritis nodosa,
  – Leukämie.

– **Leukopenie** (unter 5·10^9/l)
  – Lupus erythematodes,
  – Felty- und Sjögren-Syndrom,
  – Sarkoidose,
  – Viruserkrankungen,
  – Medikamentenunverträglichkeit.

- **Anämien** (Hb 5-6 mmol/l)
  - Polyarthritis, rheumatoide (Komplikationen),
  - Kollagenosen,
  - Sichelzellanämie,
  - Amyloidosen,
  - Neoplasmen.

Anämien und erniedrigte Serumeisenwerte reagieren nicht auf Eisentherapie.

Zur Differenzierung von **Leukämien**, Metastasen und Myelom sind **evtl. Knochenmarkpunktionen** erforderlich.

1.3 Blutungs- und Gerinnungszeit

Gerinnung – Normalwerte
- Blutungszeit: 3–5 min
- Gerinnungszeit: je nach Methode

2 Serum

- 2 Serum
- 2.1 Elektrophorese
- 2.2 Serumeisen und Serumkupfer
- 2.3 Harnsäure
- 2.4 Kalzium, anorganische Phosphate, Phosphatasen
- 2.5 Kreatin, Kreatinin, Enzyme

2.1 Elektrophorese

Bei **Verdacht auf entzündliche Prozesse und Neoplasmen** ist die Elektrophorese als quantitative Methode der Proteinanalyse einzusetzen.

Eiweiß – Normalwerte

Eiweiß gesamt	60–80 g/l (= 6–8 g/dl)
Albumin	33–55 g/l = 57–68%
α_1-Globulin	1–4 g/l = 2–7%
α_2-Globulin	5–9 g/l = 5–9% (bei Gewebszerfall)
β-Globulin	6–11 g/l = 8–10%
γ-Globulin	8–15 g/l = 10–19% (bei vermehrter Antikörperbildung)

Normoproteinämie
- Eiweißgehalt normal.

Euproteinämie
- Relation der **Eiweißfraktionen normal**.

▶ Pathoproteinämien

Dysproteinämien (gestörte Relation der Eiweißfraktionen) kommen vor bei:
- Entzündlichen Erkrankungen,
- Malignomen,
- Nephrosen,
- Lebererkrankungen.

Hypoproteinämien
Diese treten bei Entzündungen, Nephrosen und malignen Prozessen auf.
- **Akute Entzündungen:**
  - Gesamteiweiß vermindert (<60 g/l),
  - Albumin vermindert (auf ca. 40-50%),
  - α_1- und α_2-Globulin vermehrt
- **Chronische Entzündungen:**
  - Gesamteiweiß vermindert (bis ca. 50 g/l),
  - Albumin vermindert (auf ca. 30-40%),
  - γ-Globuline stark vermehrt (auf ca. 30-40%).
- **Maligne Prozesse:**
  - Stärkere Reduktion von Gesamteiweiß und Albumin (etwa wie bei akuten Entzündungen).

- **Nephrosen:**
  - Gesamteiweiß extrem niedrig (ca. 30 g/l),
  - Albumin extrem niedrig (10-30%),
  - α_1-Globulin normal,
  - α_2- und β-Globulin stark vermehrt,
  - γ-Globulin stark vermindert.

Bei Agammaglobulinämie zeigen 30% der betroffenen Kinder Krankheitsbilder wie bei chronischer rheumatoider Arthritis oder Kollagenosen.

Hyperproteinämien
- **Plasmozytom:**
  - Gesamteiweiß erhöht (>80 g/l),
  - γ-Globulin stark vermehrt.
- **Makroglobulinämie** (Morbus Waldenström):
  - Gesamteiweiß stark erhöht.

2.2 Serumeisen und Serumkupfer

Die Untersuchung ist erforderlich bei **Verdacht auf entzündliche Prozesse, Kollagenosen, Neoplasien.**

Normalwerte	Eisen [µmol/l]	Kupfer [µmol/l]
Männer	9–27 (= 50–150 µg/dl)	11–22 (= 70–140 µg/dl)
Frauen	7–25 (= 40–140 µg/dl)	13–24 (= 80–150 µg/dl)

▶ Pathologische Werte
- **Erniedrigte Eisenwerte:**
  - Ungenügende Aufnahme,
  - Blutung (z. B. Darmblutung bei Behandlung mit Antirheumatika),
  - Entzündungen,
  - Neoplasien.
- **Erhöhte Eisenwerte:**
  - Hämochromatose,
  - Polyarthrose großer Gelenke,
  - Hepatitis.
- **Erhöhte Kupferwerte:**
  - Kollagenosen,
  - Neoplasien.

2.3 Harnsäure

Die Harnsäure im Blut muss bei **Verdacht auf Gichtarthritis** bestimmt werden.

Harnsäure – Normalwerte	
Männer	208–416 µmol/l (= 3,5–7,0 mg/dl)
Frauen	149–339 µmol/l (= 2,5–5,7 mg/dl)

▶ Pathologische Werte
- **Verminderte Harnsäure**
  - Behandlung mit Antirheumatika.
- **Vermehrte Harnsäure**
  - Gichtarthritis,
  - Niereninsuffizienz,
  - Blutkrankheiten mit erhöhtem Zellzerfall.

Bei Hyperurikämie (ohne Gichtsymptome) erkrankt ein erheblicher Teil der Betroffenen später an Gicht. Bei Werten bis 416 µmol/l sind es 1/5, bei Werten bis 476 µmol/l etwa 1/3 und bei Werten bis 535 µmol/l etwa 4/5 der Patienten. Bei Werten >387 µmol/l ist deshalb eine ständige Kontrolle erforderlich.

Hyperurikämie kommt auch vor bei Psoriasisarthropathie, Sarkoidose, Sekundärgicht (bei starkem Zellzerfall), Diabetes mellitus, Spondylosis hyperostotica (Morbus Forestier).

2.4 Kalzium, anorganische Phosphate, Phosphatasen (◘ Tab. 15.1)

Die Untersuchung muss bei **Verdacht auf Störung des Knochenmetabolismus** durchgeführt werden.

Normalwerte	
Kalzium	2,2–2,8 mmol/l (= 4,4–5,6 mg/dl)
Phosphat	0,8–1,5 mmol/l (= 2,5–4,8 mg/dl)
Alkalische Phosphatase	
Männer	50–190 U/l
Frauen	40–190 U/l
Kinder (2–9 Jahre)	110–550 U/l
Kinder (9–15 Jahre)	130–700 U/l
Saure Phosphatase	
Erwachsene	4,8–13,5 U/l
Kinder	7,8–21,2 U/l

Die saure Phosphatase ist fast ausschließlich beim Prostatakarzinom und bei Morbus Gaucher erhöht. Diskrete Erhöhungen finden sich evtl. bei anderen osteolytischen Metastasen. Dann ist meist auch der Kalziumspiegel erhöht.

2.5 Kreatin, Kreatinin, Enzyme

Diese Werte müssen bei **Verdacht auf degenerative muskuläre Prozesse bzw. Muskelschwund** bestimmt werden.

Normalwerte

	Männer	Frauen
Kreatin	22,9–53,4 µmol/l	
Kreatinin	53–110 µmol/l	44–80 µmol/l
	(= 0,58–1,24 mg/dl)	(= 0,48–0,88 mg/dl)
GOT (Aspartataminotransferase)	5–13 U/l	5–15 U/l
GPT (Alaninaminotransferase)	5–23 U/l	5–19 U/l
γ-GT	6–28 U/l	4–18 U/l
GLDH (Glutamatdehydrogenase)	bis 3,5 U/l	
LDH (Laktatdehydrogenase)	100–240 U/l	
CK, aktiviert (Kreatinkinase)	bis 50 U/l	
LAP (Leuzinaminopeptidase)	11–35 U/l	

Die Enzyme katalysieren im Organismus chemische Prozesse. **Man unterscheidet Zellenzyme, die nur in ihren Herkunftzellen wirksam sind, und Sekretenzyme, die außerhalb der Herkunftzelle wirken.** In der **Pathologie muskulärer Erkrankungen** spielen **nur die Zellenzyme** eine Rolle.

Zellverteilung der Enzyme
- Nur im Zytoplasmaraum: GPT und LDH.
- Nur in den Mitochondrien: GLDH.
- Im Zytoplasmaraum und den Mitochondrien (mit je einem Isoenzym): GOT.

Organverteilung (Enzymmuster)
Die Enzyme kommen in einigen Organen in hoher Konzentration, in anderen Organen nur in Spuren vor.
- **Fast ubiquitär**: LAP und LDH.
- **Quergestreifte Muskulatur und Herz**: CK.
- Skelettmuskulatur, Leber, Herz, Niere, Pankreas: LDH.
- Skelettmuskulatur, Herz, Leber (geringer auch Niere und Pankreas): GOT.
- Niere (sehr wenig auch Leber, Galle und Pankreas): γ-GT.
- Leber (geringer auch Niere, Herz, Skelettmuskulatur): GPT, GLDH, LDH, LAP.
- Knochen: alkalische und saure Phosphatase, Aldolase.

▸ Enzymanstieg im Serum
Es kommt dann zu einem Enzymanstieg, wenn das geschädigte Organ
1. groß und enzymreich ist (z. B. Leber);
2. nicht groß und enzymreich, aber schwer geschädigt ist (z. B. bei Herzinfarkt);
3. klein, aber enzymreich ist (z. B. Prostata);
4. wenn die Lokalisation in der Zelle (Plasma oder Zellkern) und die Diffusionsgeschwindigkeit durch die Zellmembran einen schnellen Übertritt in das Serum erlauben (bei leichten Zellschädigungen werden nur die Enzyme des Zellplasmas, bei schweren Schädigungen die Enzyme der Kernstrukturen frei);
5. wenn die kurze Halbwertszeit des jeweiligen Enzyms noch nicht zu einer Inaktivierung geführt hat.

Tab. 15.1 Differenzialdiagnostische Bedeutung pathologischer Veränderungen des Phosphatstoffwechsels

	Serumkalzium	Alkalische Phosphatase	Anorganisches Phosphat	Kalzium im Urin
Akromegalie	↑			
Primärer Hyperparathyreoidismus	↑	↑	↓	↑
Immobilisierungsosteoporose	↑			
Hyper- und Hypothyreose	↑			
Tumoren				
Plasmozytom	↑	↑	(↓)	↑
Sarkoidose	↑	↑		
Osteoporose	Normal			
Osteomalazie	Normal oder ↓	↑	↓	↑ (auch Phosphate)
Rachitis	Normal oder ↓	↑	↓	↑
Sekundärer Hyperparathyroidismus	Normal oder ↓	↑	↓	↓ (auch Phosphate)
Morbus Paget	Normal	↑		↑
Tumoren				
Prostatakarzinommetastasen	Normal	↑		↑
Hypernephrom	Normal	↑		↑
Mammakarzinommetastasen	Normal oder ↑			↑
Lungenkarzinommetastasen	Normal oder ↑			↑
Sarkom	Normal oder ↑	↑		↑
Akute Leukämie	Normal oder ↑			↑
Morbus Hodgkin	Normal oder ↑			↑

Halbwertszeiten:
- GOT   18–58 h
- GPT   60–88 h
- LDH   ca. 50 h
- GLDH   ca. 65 h
- γ-GT   ca. 72 h

Enzymdiagnostik
Eine Enzymdiagnostik ist also aus folgenden Parametern möglich:
Organverteilung der Enzyme,
Enzymverteilung in der Zellstruktur,
Halbwertszeit der Enzyme.

3 Urin

> 3 Urin
> 3.1 Farbe (Dichte)
> 3.2 Eiweiß und Sediment
> 3.3 Kalzium
> 3.4 Kreatin und Kreatinin

3.1 Farbe (Dichte)

Urin – Normalwerte	
Farbe	Hell- bis dunkelgelb, klar
Relative Dichte	1,028
pH-Wert	5,5–6,5 (4,8–7,4)

Physiologische Veränderungen
- **Hellgelb** durch niedrige relative Dichte, alkalisch.
- **Dunkelgelb** durch hohe relative Dichte, stark sauer, Luftoxidation.
- **Getrübt** durch Erdalkali in alkalischem Harn.

▶ **Pathologische Veränderungen**
- **Farblos oder blassgelb:**
  - Polyurie (Diuretika),
  - Diabetes mellitus oder insipidus,
  - Schrumpfniere.
- **Intensiv gelb:**
  - Medikamente (Furadantin, Riboflavin, Vitamin B).
- **Rotgelb bis orange:**
  - Vermehrtes Urobilin,
  - Medikamente (Senna und Rhabarber in Abführmitteln).
- **Rot:**
  - Hämoglobin (Hämaturie),
  - Porphyrien,
  - Nahrungsmittel (rote Beete, Heidelbeeren),
  - Medikamente (z. B. Salizylsäure, Veramon),
  - Farben (Anilinfarben, Phenolrot).
- **Rotbraun bis dunkelbraun:**
  - Methämoglobin,
  - Bilirubin,
  - Phenol in Laxanzien (Entfärbung nach Säurezusatz).
- **Braunschwarz:**
  - Nach längerem Stehen (Hämatoporphyrinbildung),
  - Hämoglobin in großen Mengen,
  - Medikamente (Salizylsäure),
  - Melanin (Melanosarkom).
- **Schwarz:**
  - Homogentisinsäure (nach längerem Stehen oder durch Alkalizusatz, Vorkommen bei Ochronose).
  - Schwarzwasserfieber bei Malariainfektionen.

Trübungen
Trüber Harn bei der Entleerung ist meist pathologisch:
- Chylurie bei Verschluss des Ductus thoracicus,
- Lipurie
  - bei starker Fettaufnahme, Alkoholintoxikation,
  - bei ausgedehnten Frakturen (Trümmerfrakturen),
- bei Nephritiden und Nephrosen,
- Hämaturie (rötlich),
- Phosphaturie (durch Essigsäure zu beseitigen),
- Uraturie (durch Erwärmen zu beseitigen),
- Oxalurie (durch Salzsäure zu beseitigen).

3.2 Eiweiß und Sediment

Die Bestimmungen sind bei **Verdacht auf primäre Nierenerkrankung oder Nierenbeteiligung** durchzuführen.

> **Normalwerte**
> Bis zu **70 mg Eiweiß im 24-h-Urin**. Dieser Wert wird nicht im Stäbchentest, sondern mittels quantitativer Eiweißbestimmung erfasst.

> **Pathologische Werte**

Vermehrtes Eiweiß
- Nierenerkrankungen,
- Arthritis urica (Differenzialdiagnose Lumbalgien),
- Morbus Reiter,
- Kollagenosen,
- Amyloidosen,
- Plasmozytom (Bence-Jones-Eiweißkörper).

Sediment
Bei Eiweißbefunden ist immer auch eine Sedimentuntersuchung erforderlich. Untersucht wird auf:
- Erythrozyten (Vorkommen bei Hämaturie bei Nephritiden),
- Leukozyten (Vorkommen bei Nephritis, Pyelitis, Zystitis),
- Zellen (Epithelien),
- Zylinder (granulierte, Leukozyten-, Wachszylinder),
- Salze (Kalziumoxalate, Kalziumphosphat, Urate).

3.3 Kalziumausscheidung

Die Bestimmung ist bei Verdacht auf Störung des Knochenmetabolismus erforderlich.

Kalzium im Urin – Normalwert
- Bis 7,5 mmol/Tag (= 300 mg/Tag).

> **Pathologische Werte**
- **Vermehrte Kalziumausscheidung** bei Hyperparathyreoidismus.
- **Verminderte Kalziumausscheidung** bei Osteomalazie.

3.4 Kreatin und Kreatininausscheidung

Untersuchung bei **Verdacht auf degenerativen muskulären Prozess**.

Urin – Normalwerte

	Kreatin [µmol/Tag]	Kreatinin
Männer	84–1440	13,3–22,1 mmol/Tag (= 1,5–2,5 g/Tag)
Frauen	145–2060	7,1–13,3 mmol/Tag (= 0,8–1,5 g/Tag)

> **Pathologische Werte**
- **Bei Muskelschwund und Niereninsuffizienz.**
- **Medikamentenwirkung.**

4 Immundiagnostik

> 4   Immundiagnostik
> 4.1 Antikörper gegen Bakterien
> 4.2 Rheumafaktoren
> 4.3 Antinukleäre Antikörper (ANA)
> 4.4 Immunkomplexe
> 4.5 Histokompatibilitätsantigene

Die Immundiagnostik wird i. Allg. nur bei Verdacht auf entzündliche Erkrankungen des rheumatischen Formenkreises benötigt, entweder bei der Erstdiagnostik oder zu Verlaufskontrollen. Dazu ist die Zusammenarbeit mit einem Rheumatologen und die Einschaltung eines entsprechenden Fachlabors oder einer Klinik erforderlich. Die nachfolgend aufgeführten Verfahren sind eine Übersicht der diagnostischen Möglichkeiten.

4.1 Antikörper gegen Bakterien

▸ Streptokokkeninfektionen

Antikörperbestimmungstests zur Diagnostik und Verlaufsbeurteilung von Streptokokkeninfektionen sind:
- Anti-Streptolysin-O-Reaktion (ASL),
- Anti-Streptokokken-Desoxyribonuklease (ADNase-B)-Reaktion (= Streptodornase B),
- Anti-Streptokokken-Hyaluronidase-Reaktion.

Der am einfachsten durchführbare und **am weitesten verbreitete Test ist die Anti-Streptolysin-O-Reaktion**. Da jedoch keiner der genannten Tests alle Streptokokkeninfektionen erfasst, ist zur Diagnostik die Anti-Streptolysin-O-Reaktion allein nicht ausreichend und somit eine Kombination aus mehreren Antikörperreaktionen anzustreben.

Anti-Streptolysin-O-Reaktion (ASL)
Antistreptolysine entstehen bei der Infektion mit hämolysierenden Streptokokken der Gruppe A. Wegen molekularer Ähnlichkeit des Streptolysins mit verschiedenen organständigen Gewebestrukturen wirken die vom Körper gebildeten Antistreptolysin-Antikörper nicht nur gegen Streptokokken, sondern ebenfalls destruierend in verschiedenen Organen und manifestieren sich dort. Es entsteht eine Streptokokkenfolgeerkrankung mit Tendenz zum chronischen Verlauf.

Ein positives Testergebnis ist zu erwarten bei:
- Akuter rheumatoider Arthritis (rheumatisches Fieber) in 80% der Fälle,
- Morbus Bechterew in 30–40% der Fälle,
- chronischer rheumatoider Arthritis in ca. 30% der Fälle,
- akuter Glomerulonephritis,
- Scharlach.

Anti-Streptokokken-Desoxyribonuklease(ADNase-B)-Reaktion
DNase-B wird von fast allen Streptococcus-pyogenes-Stämmen (Streptokokken Gruppe A) gebildet. Bei Infektion des Organismus mit Streptokokken reagiert das Immunsystem mit der Bildung von Antikörpern gegen DNase-B. **Der DNase-B-Antikörpernachweis ist spezifischer zu bewerten als der ASL-Test. Erhöhte Antikörpertiter** werden von **ca. 80% der Patienten mit akutem rheumatischen Fieber und akuter Glomerulonephritis** gebildet, ebenso finden sich erhöhte Titer nach Hautinfekten trotz im Normalbereich liegender ASL.

Anti-Streptokokken-Hyaluronidase-Reaktion
Streptokokken der Serogruppe A, B, C, G, H und L bilden Hyaluronidase, ein Enzym, das die Hyaluronsäure der Bakterienkapsel abbaut. Die Infektion mit hyaluronidaseproduzierenden Streptokokken führt zur Antikörperbildung. **Erhöhte Antikörpertiter finden sich bei Streptokokkeninfektionen der Haut und bei kardiorheumatischen Streptokokkenfolgeerkrankungen.**

▸ Staphylokokkeninfektionen
Anti-Staphylolysin-Antikörper (ASTA)
Bei der Besiedlung des Organismus mit Staphylokokken reagiert der Körper mit Bildung von **Antikörpern gegen das Staphylokokkentoxin Staphylolysin**.

Ein **positives Ergebnis** ist zu erwarten **bei Staphylokokkeninfektionen**, z. B. Meningitis, Sepsis, Osteomyelitis, Pneumonie oder Endomyokarditis. **Rheumatische Erkrankungen des Bewegungsapparates** (z. B. akute Polyarthritis, Morbus Bechterew, rheumatoide Arthritis) haben in **20–40% der Fälle erhöhte Antistaphylolysinwerte**. Dies weist zumindest auf ein zusätzliches Infektionsgeschehen hin.

Weitere Tests
- Antikörperbestimmungen gegen andere Bakterien wie Yersinien, Salmonellen, Shigellen, Campylobacter, Borrelien, Brucellen, Chlamydien, Neisserien.

4.2 Rheumafaktoren

Rheumafaktoren sind Immunglobuline mit differenter Antikörperspezifität. Sie agglutinieren IgG in Antikörperkomplexen.

Tests
- **Waaler-Rose-Test:** Agglutination mit Kaninchenantierythrozytenserum oder sensibilisierten Hammelerythrozyten. Es können auch rhesuspositive Humanerythrozyten verwendet werden. Der Waaler-Rose-Test ist **der spezifische Test bei rheumatoider Arthritis**.
- **Latexagglutination:** Eingesetzt werden Latexpartikel, die mit IgG sensibilisiert wurden. **Positive Testergebnisse** treten **häufiger** auf **als beim Waaler-Rose-Test**. Der Test ist somit unspezifischer als der Waaler-Rose-Test, zeigt jedoch sensitiver auch niedrige Titer an.
- **ELISA, Immunnephelometrie:** Diese werden auch zur differenzierten Bestimmung von IgG-, IgA- und IgD-Rheumafaktoren eingesetzt.

Auftreten von Rheumafaktoren
- Nach etwa einem Jahr bei rheumatoider Arthritis;
- bei chronischer rheumatoider Arthritis in 80% der Fälle (bei juvenilen Formen nur in 10–20% der Fälle);
- bei Kollagenosen in 30% der Fälle (Lupus erythematodes 35,7%, Panarteriitis nodosa 32,1%, Dermatomyositis 26,1%, Sklerodermie 35,6%);
- gehäuft auch bei Leberzirrhose und Hepatitis, Pneumokoniosen, Sarkoidose, Lues, Tuberkulose, Lepra, Endokarditis;
- bei 10–20% der Gesunden >60 Jahre und bei 2–4% der jungen Gesunden.

Rheumafaktoren können **auch in Gelenkergüssen** nachgewiesen werden. Insgesamt weist der Rheumafaktor nur eine relative Assoziation zur rheumatoiden Arthritis auf. Der Rheumafaktor ist **nur im Zusammenhang mit einer entsprechenden Klinik diagnostisch relevant**. Der absolute Titer bzw. die RF-Einheit ist kein sicheres Maß für die Krankheitsaktivität.

4.3 Antinukleäre Antikörper (ANA)

Antinukleäre Antikörper (ANA) umfassen die Gesamtheit aller Autoantikörper gegen nukleäre Antigene. Sie sind gegen verschiedene kernständige Proteine und Nukleoproteinkomplexe gerichtet und **überwiegend organ- und speziesunspezifisch**. Die globale Erfassung (Screeningtest) der ANA erfolgt im indirekten Immunfluoreszenztest.

Der Nachweis von ANA ist von **zentraler Bedeutung für die serodiagnostische Abklärung rheumatisch entzündlicher Erkrankungen** (◘ Tab. 15.2).

Hinweise auf bestimmte ANA-Typen liefert das **Immunfluoreszenzmuster:**
- homogen: Antikörper gegen Desoxyribonukleotide und Histone;
- ringförmig: Antikörper gegen Doppelstrang-Desoxyribonukleinsäure (ds-DNS) und Einzelstrang-Desoxyribonukleinsäure (ss-DNS), aber auch Antikörper gegen Desoxyribonukleotide und Histone;
- gesprenkelt: Antikörper gegen viele Nichthistonnukleoproteine;
- nukleolär: Antikörper gegen Einzelstrang-Ribonukleinsäure.

Differenzialdiagnostisch wichtig ist die Differenzierung der ANA mit speziellen Methoden. Es können folgende Autoantikörper, die gegen definierte nukleäre Antigene gerichtet sind, bestimmt werden.

Antikörper gegen Doppelstrang-Desoxyribonukleinsäure (ds-DNS-AK)

Sie sind hauptsächlich gegen die Phosphoribosekette der Doppelstrang- und Einzelstrang-DNS gerichtet. Antikörper gegen ds-DNS werden **überwiegend im aktiven Stadium des Lupus erythema-**

4 Laboruntersuchungen: Immundiagnostik

Tab. 15.2 Erkrankungen mit erhöhtem ANA-Titer. (Nach Thomas 1992)

Krankheitsbild	ANA-Nachweis [%]
Autoimmunhämolytische Anämie	40–50
Autoimmune chronisch aktive Hepatitis	45–100
Autoimmune Thyreoiditis	20–40
CREST-Syndrom[a]	95
Diskoider LE	21–50
Dermatomyositis	40
Medikamenten-induzierter LE	95
Mononukleose	30–70
Myasthenia gravis	35–50
Poly-/Dermatomyositis	40
Primäre biliäre Zirrhose	40
Rheumatoide Arthritis	50
Schwangerschaft	50
Sharp-Syndrom (MCTD)[b]	50
Sjögren-Syndrom	50
Sklerodermie	30
Systemischer LE	30
Wegner-Granulomatose	99

[a] Calcinosis cutis, Raynaud-Phänomen, ösophageale Dysfunktion, Sklerodaktylie, Teleangiektasien im Gesicht.
[b] Mixed Connective Tissue Disease, Mischkollagenose.

todes systemicus (**SLE**) nachgewiesen und haben hier eine diagnostische Sensitivität von 97%. Die Höhe des Titers **korreliert mit der Krankheitsintensität**. Beim medikamenteninduzierten SLE treten diese Antikörper fast nie auf.

Antikörper gegen Einzelstrang-Desoxyribonukleinsäure (ss-DNS-AK)
Antikörper gegen Einzelstrang-DNS sind überwiegend gegen Basengruppen auf der DNS gerichtet und reagieren nicht mit der ds-DNS. Sie kommen **beim medikamenteninduzierten Lupus erythe**matodes und **bei jugendlicher rheumatoider Arthritis** vor, werden aber auch bei Patienten mit SLE in einer Häufigkeit bis zu 87% und auch bei anderen Kollagenosen gefunden.

Antikörper gegen Histone
Histone sind basische Proteine (H1, H2A, H2B, H3 und H4), die mit ds-DNS ein Nukleosom bilden. Antikörper gegen Histone werden **in ca. 80% der Fälle bei SLE** gefunden. Außerdem werden sie **beim medikamenteninduzierten LE (ca. 90% der Fälle), bei progressiv systemischer Sklerodermie, jugendlich chronischer Arthritis und beim Felty-Syndrom** gefunden.

Antikörper gegen Proteinkomponenten der uridinreichen Ribonukleoproteinkomplexe (U-sn-RNP-Komplexe)
Bei den Antigenen handelt es sich um eine Gruppe kleiner Ribonukleoproteine (snRNP, »small nuclear ribonucleoproteins«), die aus niedermolekularer Ribonukleinsäure (RNS) mit einem hohen Uridingehalt (U-RNS) und verschiedenen Proteinen bestehen. Die RNP-Partikel sind beteiligt am Spleißen der Vorläufer-Boten-Ribonukleinsäure (Prämessenger-RNS), d. h. beim Zurechtschneiden der genetischen Transkripte. Unterschieden werden z. Z. U1-, U2-, U5- und U4/U6-RNP-Komplexe.

Besondere diagnostische Bedeutung besitzen Antikörper gegen das U1-sn-RNP-Partikel. Hohe Antikörpertiter gegen U1-snRNP sind charakteristisch für die Mischkollagenose (MCTD, Mixed Connective Tissue Disease, Sharp-Syndrom), die diagnostische Sensitivität beträgt 95-100%. Antikörper gegen U1-snRNP treten auch bei 30-40% der Patienten mit Lupus erythematodes disseminatus auf, dann aber meist kombiniert mit Antikörpern gegen Sm.

Antikörper gegen Sm
Die Bezeichnung erfolgte nach der Abkürzung des Patientennamens (**Sm**ith), bei dem der Autoantikörper erstmals beschrieben wurde. Sm ist als Antigen ein Teil des U-sn-RNP-Komplexes und besteht aus den Proteinen B, B', D, E, F und G.

Antikörper gegen Sm sind hochspezifische Marker für SLE (5–40% der Fälle). Das Auftreten von gegen Sm gerichteten Antikörpern weist **fast immer auf einen schweren Krankheitsverlauf, Nierenbetei-**

ligung und Multiorganversagen hin. Antikörper gegen Sm kommen nur bei SLE vor.

Antikörper gegen Ro

Die Bezeichnung erfolgte nach der Abkürzung des Patientennamens (**Ro**bert), bei dem der Autoantikörper erstmals beschrieben wurde. Antikörper gegen Ro sind gegen Zellkernantigene gerichtet, die aus 2 Proteinen und 45 kleineren Ribonukleinsäurenketten bestehen. Anti-Ro wurde zuerst bei SLE beobachtet und später als SS-A (Sjögren-Syndrom-Antikörper A) identifiziert. Autoantikörper gegen Ro (SS-A) kommen außer **beim Sjögren-Syndrom (90–95%) oder SLE (25–50%) auch bei der rheumatoiden Arthritis (25%) sowie anderen Kollagenosen und Vaskulitiden vor.**

Antikörper gegen La

Die Bezeichnung erfolgte nach der Abkürzung des Patientennamens (**La**ne), bei dem der Autoantikörper erstmals beschrieben wurde.

Antikörper gegen La entsprechen den Sjögren-Syndrom-Antikörpern B (SS-B). Anti-SS-B wird **beim SLE (45%), Sjögren-Syndrom (90%) und bei monoklonaler Gammopathie mit Zeichen einer Kollagenose** gesehen.

Antikörper gegen Scleroderma-Antigen mit einem Molekulargewicht von 70.000 (Scl-70)

Antikörper gegen Scl-70 sind gegen die DNS-Topoisomerase I (Funktion: Entspannung von verdrillter - »supercoiled« - Desoxyribonukleinsäure) des Zellkerns gerichtet und werden **bei progressiv systemischer Sklerodermie mit einer Häufigkeit von 70%** gefunden. Ungefähr 20–30% der Sklerodermiepatienten zeigen das **CREST-Syndrom (**kutane Kalzinose, Raynaud-Phänomen, ösophageale Dysfunktion, Sklerodaktylie, Teleangiektasien).

Antikörper gegen das Zentromerprotein B (CENP-B)

Antikörper gegen CENP-B sind gegen das Zentromerprotein B (Funktion: Bildung der Kontaktzone der Schwesterchromatiden bei der Zellteilung) gerichtet. Sie kommen beim **CREST-Syndrom (70–80%) und beim Raynaud-Phänomen (25%)** vor. Das Raynaud-Phänomen tritt häufig als das erste klinische Symptom des CREST-Syndroms und der progressiv systemischen Sklerose auf.

Antikörper gegen Jo 1

Die Bezeichnung erfolgte nach der Abkürzung des Patientennamens, bei dem der Autoantikörper erstmals beschrieben wurde. Antikörper gegen Jo 1 sind gegen die Histidyl-t-RNS-Synthetase (Jo 1) gerichtet. Die Histidyl-t-RNS-Synthetase ist ein für die Proteinsynthese notwendiges Enzym. Das Auftreten der Antikörper gegen Jo 1 ist **praktisch ausschließlich an Dermatomyositis/-polymyositis gekoppelt**.

4.4 Immunkomplexe

Von den zirkulierenden Immunkomplexen spricht man, wenn Antigen-Antikörper-Komplexe in so großer Menge im Blut auftreten, dass sie nicht mehr in ausreichendem Maße vom phagozytierenden System abgebaut werden können. **Vermehrte Immunkomplexe finden sich ebenfalls beim Gesunden**, so dass eine einzige Bestimmung **nicht ohne Kenntnis der klinischen Symptomatik bewertet** werden darf. Persistierende Immunkomplexe deuten auf den Ablauf einer chronischen Grunderkrankung hin.

Diese Komplexe können **im Serum und in anderen Körperflüssigkeiten (Synovialflüssigkeit)** nachgewiesen werden. In Zellen und Geweben werden sie immunfluoreszenzmikroskopisch nachgewiesen.
  Vorkommen:
- in den Glomerula der Niere bei Lupus erythematodes (LE) und Sklerodermie,
- in der Haut (Stratum germinativum) bei LE und Epidermolysis bullosa,
- in Gefäßwänden bei Panarteriitis nodosa,
- in der Synovia bei rheumatoider Arthritis, seronegativen Arthritiden und juveniler Arthritis.

4.5 Histokompatibilitätsantigene

Die **Antigene des HLA-Systems (»human leukocyte antigen«)** sind auf vielen Zellen des Organismus nachweisbar und werden von den Genen des Haupthistokompatibilitätskomplexes (MHC) auf dem Chromosom 6 kodiert. Den Klasse-I-Antigenen liegen die Genorte HLA-A, -B und -C zugrunde. Die Klasse-I-Antigene sind auf allen kernhaltigen Zellen vorhanden. Den Klasse-II-Antigenen liegen die Genorte HLA-DR, -DQ und -DP zugrunde. Die HLA-DR-Antigene sind nur an B-Lymphozyten, aktivierten T-Lymphozyten, Monozyten sowie an einigen Endothel- und Epithelzellen nachweisbar.

Der MHC ist maßgeblich an der immunologischen Abwehr beteiligt. **Bei einem Fehlen der HLA-Antigene treten schwere Immundefekte auf.** Durch das HLA-System erhält der Organismus die Möglichkeit zwischen »Selbst« und »Fremd« zu unterscheiden. Die Bedeutung des HLA-Systems zeigt sich auch bei der Assoziation zwischen Krankheiten und verschiedenen HLA-Antigenen.

Das HLA-B27-Antigen kommt vor bei
- Morbus Bechterew (Spondylitis ankylosans) in 94% der Fälle,
- Morbus Reiter in 85% der Fälle,
- rheumatoider Arthritis in ca. 10% der Fälle,
- Gesunden in ca. 6,5% der Fälle.

Etwa 90% der Patienten mit einem Morbus Bechterew weisen das HLA-B27 auf. Jedoch hat <1% der Bevölkerung einen Morbus Bechterew, obwohl ca. 6,5% der Bevölkerung HLA-B27-positiv sind. **HLA-B27-positive Patienten mit Lendenwirbelbeschwerden haben nur dann einen Morbus Bechterew, wenn eine Sakroileitis radiologisch nachgewiesen wurde.**

Das relative Risiko (gibt an, um wie viele Male die Krankheit bei einem Antigenträger häufiger vorkommt als bei einem antigennegativen Individuum) eines HLA-B27-Anlageträgers bezüglich Morbus Bechterew beträgt ca. 87.

5 Synovialflüssigkeit

5 Synovialflüssigkeit
5.1 Aussehen
5.2 Viskosität
5.3 Chemische Analyse
5.4 Mikroskopische Untersuchung
5.5 Bakterielle Untersuchung

Aus gesunden Gelenken kann keine Synovialflüssigkeit genommen werden. **Das Punktat aus Gelenkergüssen muss (in einem sterilen Gefäß) möglichst schnell zur Laboruntersuchung gebracht werden.**

5.1 Aussehen

Synovialflüssigkeit – Normalbefund
- Klar und farblos bis strohgelb.

Pathologische Befunde
- Klar bis trübe und strohgelb bis blutig nach Traumen.
- Klar und leicht gelb bei Arthrosen.
- Trübe und milchig bei Arthritis urica.
- Trübe und gelb bis grünlich bei rheumatoider Arthritis.
- Trübe und gräulich bis blutig (auch eitrig) bei septischen Prozessen.

Der Trübungsgrad hängt von der Zellzahl ab.

5.2 Viskosität

Synovialflüssigkeit – Normalbefund
Beim Austropfen aus der Spritze erscheint ein langer, zusammenhängender Faden (ca. 3 cm lang).

Die genauere Untersuchung erfolgt mit Viskosimetern.

Pathologischer Befund
Bei entzündlichen Veränderungen und Gicht ist **die Viskosität vermindert** und es kommt zu keiner Fadenbildung.

Muzinfällung
Man lässt einige Tropfen Synovialflüssigkeit in 5%ige Essigsäure fallen (Ropes-Test).

> **Synovialflüssigkeit: Muzinfällung – Normalbefund**
> Es bildet sich ein kompakter Klumpen.

❯ Pathologischer Befund

Zerfall in einzelne Teile mit wolkiger Trübung bei entzündlichen Exsudaten.

5.3 Chemische Analyse

> **Synovialflüssigkeit – Normalwerte**
> Albumin und Globuline   10,7–21,3 g/l
> Albumin   10,2 g/l
> Globulin   0,5 g/l
> Glukose   60–95 mg/dl

❯ Pathologische Befunde

Bei entzündlichen Prozessen **herabgesetzter Zuckergehalt** und **erhöhtes Gesamteiweiß**. Die Elektrophoresewerte verhalten sich wie die entsprechenden Blutwerte: Anstieg der α_2-Globuline bei akuten Entzündungen und Anstieg der γ-Globuline bei chronischen Entzündungen, dabei Albuminwerte vermindert.

5.4 Mikroskopische Untersuchung

Zellzahl

> **Synovialflüssigkeit – Normalwert**
> – <200/µl (meist Lympho- und Monozyten).

❯ Pathologische Werte

- 200–2000/µl (wenig Granulozyten) **nach Traumen oder bei Arthrosen**;
- 2000–10.000/µl (mit phagozytierten Uratkristallen in den Zellen) **bei Arthritis urica**;
- 5000–20.000/µl (mit 50% Granulozyten und hohem Anteil an Phagozyten) **bei rheumatoider Arthritis**;
- bis 25.000/µl (mit 50% Granulozyten und vermehrt Lymphozyten) **bei Tuberkulose**;
- 50.000–200.000/µl (mit 75% Granulozyten) **bei septischer Arthritis**.

Weiterführende Zelldifferenzierung zytoflow-photometrisch in Speziallaboratorien.

Kristalle

Uratkristalle treten bei Arthritis urica auf. Bei Chondrokalzinose (Pseudogicht) sind Kalziumphosphatkristalle festzustellen.

5.5 Bakterielle Untersuchung

Ein **Keimnachweis** wird v. a. **bei stark trüben Punktaten und entzündlichen Gelenkprozessen** erforderlich sein (Tuberkulose, septische Arthritiden) und sollte mit einer **Resistenzbestimmung** (Antibiotika, Tuberkulostatika) verbunden werden.

Feingewebliche Untersuchungen

Punktionen – 659
Biopsien und Probeexzisionen – 659
Arthroskopie – 660

Punktionen
Biopsien und Probeexzisionen
Arthroskopie

Die dargestellten Verfahren dienen der
- **Flüssigkeitsentnahme** (Punktion von Gelenkergüssen, Schleimbeutelschwellungen),
- **Gewebsentnahme** (Knochen-, Synovia-, Muskelbiospie, Organ- und Hautbiopsien, bei Gewebsschwellungen),
- **Direktinspektion des Gelenkinneren** mit und ohne Flüssigkeits- oder Gewebsentnahme (Arthroskopie, Arthrotomie).

Die weitere labormäßige oder pathologischanatomische Untersuchung der Punktate und exzidierten Gewebe dient der
- **Abklärung unklarer Befunde** (entzündliche oder tumoröse Veränderungen),
- **Verlaufskontrolle** eines Krankheitsprozesses,
- **Überprüfung von Therapieergebnissen.**

Punktionen

Die bei Gelenkpunktaten gewonnene Synovialflüssigkeit wird untersucht auf Aussehen, Viskosität, chemische Beschaffenheit, mikroskopische und bakterielle Befunde.

Biopsien und Probeexzisionen

Synovialbiopsien werden durchgeführt bei Verdacht auf
- rheumatoide Arthritis,
- Arthritis tuberculosa,
- Sarkoidose;

Knochenbiopsien bei
- aseptischen Nekrosen,
- Brodie-Abszessen (chronisch verlaufende herdförmige Osteomyelitis in den langen Röhrenknochen),
- Tumoren;

Muskelbiopsien bei
- Periarteriitis nodosa,
- Myopathien (spinale und neurale Muskelatrophie, Polyneuritis, Polyneuropathie);

Hautbiopsien bei
- rheumatoider Arthritis (subkutane Knoten),
- Sklerodermie;

Organbiopsien u. a. bei Verdacht auf Neoplasien.

Die Blindbiopsie gewährleistet jedoch nicht, daß auch pathologisch verändertes Gewebe bei der Punktion gewonnen wird. Daher sind **nur positive Befunde aussagefähig**, während negative histologische Befunde die Verdachtsdiagnose nicht ausschließen.

Kristallnachweis (Uratkristalle, Kalziumpyrophosphat) oder **bakterielle Befunde** (Tb) hingegen sind auch ohne Gewebsveränderungen beweiskräftig. **Hämosiderin** findet sich häufig bei rheumatoider Arthritis, größere Mengen Siderophagen bei der villonodulären Synovitis. Bei rheumatoider Arthritis finden sich: **Nekrosen und Proliferationen der Bindegewebszellen** des Synovialstromas, der Synovialdeckzellen, Lymphozyten und Plasmazellinfiltrate.

Arthroskopie

Mit Hilfe der **Arthroskopie** ist in der Regel eine **gezielte Gewebsentnahme zu erreichen**. Bisher wird sie fast überwiegend für das Kniegelenk angewendet. Sie erfolgt infrapatellar, lateral (oder medial) vom Lig. patellae, gelegentlich auch suprapatellar zur Darstellung der Patellahinterfläche und des suprapatellaren Recessus.

Der Eingriff kann in Lokal-, Epidural- oder Allgemeinanästhesie vorgenommen werden. Untersucht wird zum Nachweis von
- Synovitis, Schleimhauttumoren,
- Chondropathia patellae,
- Defekten an den Femurkondylen bei Osteochondrosis dissecans und zur Beurteilung der Menisken.

Möglich ist auch eine **Gelenkspülung** (Arthrolyse) **bei entzündlichen Gelenkprozessen**.

Neuerdings wird die Arthroskopie auch an Schulter- und Hüftgelenk, sowie an kleineren Gelenken durchgeführt (oberes Sprunggelenk, Ellenbogen- und Handgelenk).

Organuntersuchungen

Internistische Erkrankungen
Gynäkologische Erkrankungen
Neurologische und angiologische
    Erkrankungen
Hals-Nasen-Ohren-Erkrankungen
Weitere Untersuchungsplanung bei Therapieresistenz

Die zentrale Stellung der **Wirbelsäule** bei den Funktionsabläufen im Organismus bedingt eine **enge Verknüpfung und teilweise Überschneidung von Krankheitssymptomen, die durch Störungen in den inneren Organen entstanden sind, mit solchen, die ihre Ursache in der Wirbelsäule selber haben.** »Referred pain«, Head- und Mackenzie-Zonen repräsentieren Organstörungen auf der Körperoberfläche. Die Afferenzen aus den Rezeptoren von Haut, Muskel, Gelenk und inneren Organen, die im Rückenmark gesammelt werden, verursachen diese Phänomene. **Die Wirbelsäule kann Empfänger, aber auch Sender von Störimpulsen sein und so Organerkrankungen vortäuschen.** Es ist daher häufig erforderlich, zur diagnostischen Klärung eines Krankheitsbildes **Organuntersuchungen** durch die verschiedenen Organfachärzte vornehmen zu lassen, v. a. dann, **wenn die Untersuchung des Bewegungsapparats selber keinen ausreichenden Befund zur Klärung eines Beschwerdebildes brachte** oder die Anamnese schon primär Hinweise auf eine Organstörung ergab. Die Organuntersuchungen können parallel zur Untersuchung des Bewegungsapparats vorgenommen werden. Andererseits sollte der **Organfacharzt bei negativem Organbefund immer auch an eine Funktionsstörung der Wirbelsäule denken,** ehe eine psychische Komponente oder Begehrensvorstellungen des Kranken als Ursache von Organbeschwerden ohne objektiven Befund vermutet werden.

Die vertebroviszeralen Wechselbeziehungen lassen sich nach **Rychlikova, Novotny** und **Dvořák** (zit. nach **Lewit**) folgendermaßen unterteilen:
1. Die vertebragene Störung täuscht eine Organerkrankung vor.
2. Eine Organerkrankung täuscht vertebragene Schmerzen vor.
3. **Die Organerkrankung verursacht eine reflektorische Reaktion im Segment, die zur Gelenkblockierung führen kann.**
4. Die Gelenkblockierung besteht auch nach Abklingen der Organerkrankung weiter und täuscht nunmehr eine Organerkrankung vor.
5. Die vertebragene Störung ist möglicherweise eine pathogenetische Komponente bei der Entstehung von Organerkrankungen (Hypothese der Autoren).

Bei der segmentalen Zuordnung von Organbeschwerden muss dabei die gesamte Segmentdiagnostik, wie reflektorische Fehlhaltungen, Gelenkblockierungen, Muskelhartspann, Hyperalgesien und Maximalpunkte, berücksichtigt werden. Die nachfolgend genannten Erkrankungen haben einen besonders engen **Zusammenhang zwischen Organ- und Wirbelsäulenbefund.**

Internistische Erkrankungen

Kardiovertebrales Syndrom mit und ohne Ischämie des Herzens (nach Schwarz)

Befunde im Bereich des Thorax:
- Druckschmerz an den kostosternalen Synchondrosen und Kostovertebralgelenken der 3.–5. Rippe.
- Segmentale Störungen C_3–C_5 und Th_3–Th_6, überwiegend links.
- Muskelverspannungen im Pectoralis major und den Interkostalmuskeln.
- Bei Schmerzausstrahlungen in den Arm Blockierungen im zervikothorakalen Übergang und in den Schultergürtelgelenken.

Vertebropulmonales Syndrom

Befunde im Bereich des Thorax:
- Rippenblockierungen auf der betroffenen Seite mit Druckschmerz über den Kostotransversalgelenken, meist in den oberen Thorakalsegmenten.

Syndrome der Bauchorgane

- Betroffene Segmente: C_3, C_4 und Th_5–L_2 rechts.
- Magen: Th_5–Th_9 links.
- Dünndarm: Th_6–Th_{11} rechts und links.
- Leber und Galle: Th_7–Th_9 rechts.
- Dickdarm: Th_{10}–L_1 rechts und links.
- Harnwege: Th_9–L_2 rechts und links.

Die vertebragene Dysphagie und der (seltene) vertebragene Singultus erfordern neben der Untersuchung des Ösophagus die Mituntersuchung der HWS.

Kopfschmerzen und Schwindel

Eine Mituntersuchung des Herz-Kreislauf-Systems ist erforderlich.

Gynäkologische Erkrankungen

- Der »**Kreuzschmerz der Frau**« hat seine Ursachen **häufig** im Bereich der LBH-Region **durch Beckenverwringungen und Blockierungen im lumbosakralen Übergang oder im Bereich des dorsolumbalen Übergangs** (Iliacusspasmen). Vor allem die funktionelle Dysmenorrhö ist oft vertebragen bedingt.
- Auch die **ligamentäre Insuffizienz** tritt, überwiegend bei schlanken Frauen, als gynäkologisch fehlgedeutete Schmerzquelle auf. In vielen Fällen werden die **Beschwerden einer ligamentären Insuffizienz noch durch Hormongaben (Ovulationshemmer) verstärkt**.
- Auch hier müssen möglicherweise gleichzeitig vorliegende organische Erkrankungen der Unterleibsorgane ausgeschlossen werden.

Neurologische und angiologische Erkrankungen

Die Untersuchungsgänge wurden bereits beschrieben. Die Mituntersuchung durch den Neurologen und Neurochirurgen wird dann erforderlich, wenn es sich um die technischapparative Abklärung peripherer Nervenläsionen mit Hilfe von **Elektrountersuchungen** oder um eine **Erkrankung des Zentralnervensystems** handelt.

Die apparativen angiologischen Zusatzuntersuchungen erfordern die Überweisung zu einem Angiologen oder einer entsprechenden Fachklinik.

Hals-Nasen-Ohren-Erkrankungen

Die wichtigsten vertebragen mitverursachten oder vorgetäuschten Krankheitsbilder sind:
- **Kopfschmerzen,**
- **Schwindel (und Menière-Krankheit),**
- **Sinusitis und chronische Tonsillitis,**
- **akuter Hörsturz und Ohrgeräusche (Tinnitus).**
  Die **vertebragenen Ursachen** dieser Erkrankungen liegen **meist im Bereich der Kopfgelenke.** Störungen der Durchblutung in der A. vertebralis können aber nicht nur im Bereich der Atlasschleife bei C_1, sondern auch im Bereich der unteren HWS durch Reizung des perivaskulären Geflechts der Arterie und dadurch ausgelösten Gefäßspasmus verursacht werden.
- **Globusgefühl und Dysphagie.**

Bei der **Suche nach Fokalinfekten** ist die Mituntersuchung durch den HNO-Arzt unverzichtbar.

Der **Fokus ist nach Eder u. Tilscher** anzusehen als eine »**Störungsstelle an einem beliebigen Körperort** die über unphysiologische Gewebsveränderungen und Fehlreaktionen das komplexe Regelkreisgeschehen der Gesamtregulation **durch Reizüberflutung belastet und an vorbelasteten Strukturen Fernstörungen auslöst**«.

Die meisten **Herde liegen** nach der ärztlichen Erfahrung **im Kopfbereich**, so dass in erster Linie **eine HNO-ärztliche und die Untersuchung** eines gnathologisch ausgebildeten Zahnarztes erforderlich sind, danach sollte an Herde **im Bereich des kleinen Beckens** (Adnexe, Prostata) **und im Bereich der inneren Organe** (z. B. Galle, Appendix) gedacht werden. **Narben als Störquellen** sieht Eder nur dann als wahrscheinlich an, wenn eine gestörte Wundheilung vorlag, eine segment- oder quadrantenentsprechende Beziehung zum Beschwerdebild besteht und/oder Akupunkturmeridiane gravierend betroffen wurden.

Weitere Untersuchungsplanung bei Therapieresistenz (nach A und H. J. Petersohn)
Bioenergetische Regulationsverfahren

Wenn es trotz erfolgreicher chirotherapeutischer Behandlung immer wieder zum Auftreten des gleichen Blockadebildes kommt, sollte sich wie zuvor beschrieben die Frage nach einem verursachenden Fokus oder einem Störfeld stellen. Die Definition eines Herdes, formuliert von der Deutschen medizinischen Arbeitsgemeinschaft Herd- und Regulationsforschung (D. A. H.) lautet: »**Ein Herd ist ein infizierter Gewebebezirk, von welchem Bakterien, Viren oder deren Toxine via Lymph- oder Blutbahn in andere Körperteile gestreut werden und dort Krankheiten auslösen**, z. B. kann ein Eiterherd an den Zähnen als Folgekrankheit eine Nephritis, eine Polyarthritis oder eben auch rezidivierende Wirbelblockaden verursachen« (Vergleiche die oben zitierte Definition von Eder und Tilscher).

Ein funktionierendes Immunsystem ist durchaus in der Lage, einen **Herd auf seine Lokalwirkung zu begrenzen**. Erst mit Zusammenbruch der lokalen Abwehrschranke durch endogene oder exogene Faktoren beginnt eine Fernwirkung des Fokus auf den Organismus und damit die allgemeine Herderkrankung.

Das **Herdgeschehen** spielt sich **stets im interzellulär gelegenen weichen Bindegewebe** ab (mesenchymales Grundsystem) und führt über dessen Funktionseinschränkungen zu Fernwirkungen.

Lymphsystem und vegetative Fasern enden blind in diesem interzellulären Milieu. Humoral wird das Grundsystem als eine Art Transmitter der Organzelle von Flüssigkeits-, Elektrolyt- und Säure-Basen-Haushalt beeinflusst. **Über die kapillare Durchblutung** mit vasoregulatorischen Einflüssen wie Lymphabfluss und vegetativen Fasern **bestehen Kontakte zum Restorganismus**, ebenso über das spezifische Abwehrsystem sowie über das Hormonsystem. Vermutlich hat auch die Zellmembran einen wesentlichen Anteil an der mesenchymalen Funktion.

Die zahlreichen Herd- und Stoffwechselfaktoren machen Diagnostik und Therapie chronischer Erkrankungen häufig sehr kompliziert. **Mit Hilfe der bioelektronischen Funktionsdiagnostik (BFD) angewendeter Kinesiologie und/oder anderen Muskeltests** können die **Ursachen oft besser erkannt** und therapiert werden.

Die **BFD beruht auf den Grundlagen der Elektroakupunktur** (nach Voll: EAV). Diese wiederum entstand aus der Kenntnis der Akupunkturlehre. Danach gibt es Akupunkturpunkte, an denen eine Potenzialdifferenz gegenüber einer indifferenten Hautfläche besteht.

Der Hautwiderstand des Akupunkturpunktes ändert sich mit der Verfassung seines korrelierenden Organs oder eines Funktionsgeschehens (z. B. Fokus), entsprechend seiner meridianen Verbindung.

Mittels eines entsprechenden Elektroakupunkturmessgerätes (mit Messgriffel) können diese elektrischen Hautwiderstände an den einzelnen Akupunkturpunkten reproduzierbar ermittelt werden. Man erhält bei dieser elektrischen Untersuchung der Akupunkturpunkte einen charakteristischen Messwert, der dem Zustand des meridianzugehörigen Organs bzw. dem Funktionsgeschehen entspricht.

Die Einschaltung sogenannter Nosoden in den Messkreislauf ermöglicht dann unter anderem Aussagen über die Lokalisation eines Herdgeschehens.

Folgende Störfelder, Fokusse und herdwirksame Belastungen können zu Regulationsstörungen führen.

I. **Endogene Faktoren**
1. **Kopfherde:**
   Zahn-, Kieferherde, Tonsillen, Nebenhöhlen oder Mastoid;
2. **Körperherde:**
   Appendix, Gallenblase, Prostata, Adnexen, Niere;

3. **Narben,** Frakturen, Fremdkörper, z. B. retrograde Wurzelfüllungen, Implantate;
4. **Restbelastungen von nicht ausgeheilten Infekten** z. B. Grippe, Masern, Keuchhusten, Tbc, Impfbelastungen;
5. **Latente Darmerkrankungen** (häufig bei rezidivierenden LWS-Blockaden):
wie bei Dysbiose, Dysbakterie, Enteritis, Kolitis;
6. **Erworbene oder ererbte Organschwäche und Fehlfunktionen.**

II. **Exogene Faktoren**
1. **Akute Infektbelastungen:**
Bakterien, Viren, Würmer, Pilze, Protozoen;
2. **physikalische Belastungen:**
geopathische Belastungen werden verursacht durch **Strahlungen oder Magnetfelder,** welche von unterirdischen Wasserläufen, Lagerstätten von Erzen, Mineralien etc., aber auch Erdverwerfungen, Spalten oder Hohlräumen ausgehen. Mittlerweile sind diese Strahlungen durch Messgeräte eruierbar. **Mundströme** durch den Einbau verschiedener Metalle **bei Zahnsanierung, Wechselfelder, Mikrowellen, elektromagnetische Felder** (C-Netz) und gepulste Wellen (D- und E-Netze);
3. **chemische Belastungen:**
   a) Haut- und Schleimhautkontakte: Amalgam, Metalle, Kunststoffe,
   b) durch **Nahrungsaufnahme: Konservierungsmittel, Emulgatoren, Pharmaka, Insektizide,**
   c) durch **Atemluft: Nikotin, Reizgase** wie Formaldehyd etc.;
4. **Ernährung:**
Unverträglichkeit eines Nahrungsmittels, intestinale Immunopathie.

Wenn man die mit bioelektronischer Funktionsdiagnostik und nach erfolgreicher Eliminierung eines Fokus erstaunlichen Heilungserfolge oder zumindest anhaltende Besserung chronischer Krankheitszustände erlebt hat, wird man diese Diagnostik als Hilfe empfinden.

Wer z. B. nach Extraktion eines beherdeten Zahnes die dauerhafte Heilung eines therapiersistenten Schulter-Arm-Syndroms erlebt hat oder nach einer erfolgreichen Darmsanierung die Rezidivfreiheit chronischer LWS-Syndrome, wird ungern auf diese Diagnose- und Therapiemöglichkeit verzichten wollen.

> Bei der Elektroakupunktur nach Voll sowie bei der bioelektronischen Funktionsdiagnostik handelt es sich allerdings um sehr komplexe Untersuchungsmethoden, die Zeit und Geduld erfordern.

Chirotherapie und Osteopathie im Vergleich

18 Was ist Osteopathie? – 667

19 Kraniosakrale Osteopathie – 693

20 Viszerale Osteopathie – 715

Was ist Osteopathie?

Im immer umfangreicher werdenden Fort- und Weiterbildungsangebot der medizinischen Fachzeitschriften taucht in den letzten Jahren immer häufiger der Begriff »**Osteopathie**« auf, in der Regel mit einem entsprechenden Angebot an Ausbildungskursen.

Was ist Osteopathie?

In den medizinischen Lexika, auch in den neueren Auflagen, waren bisher keine befriedigenden Definitionen des Begriffes zu finden. Unter dem Wort »Osteopathie«, das als allgemeine Knochenerkrankung definiert wird, fanden sich nur Hinweise auf pathologische Knochenstrukturveränderungen durch alimentäre, intestinale, renale, toxische **Störungen des Knochenmetabolismus** und die dadurch entstehenden klinischen und morphologischen Erscheinungen. (Pschyrembel: Klinisches Wörterbuch, 258. Auflage, 1998; Roche Lexikon Medizin, 1984; Medizin-Duden, 3. Auflage, 1979).

Erst im »**Springer Wörterbuch Medizin**« (2001) findet sich ein **Eintrag unter dem Stichwort »Osteopathie«**:

»*Diagnostik und Therapie reversibler Funktionsstörungen des Stütz- und Bewegungsapparates. (Syn.: Chiropraktik, Chirotherapie, Manipulationstherapie, manuelle Medizin, Manualtherapie*«)

Osteopathie wird hier erstmalig gleichgesetzt mit dem in der 2. Hälfte des vorigen Jahrhunderts entstandenen Begriff für eine Handgrifftherapie bei Funktionsstörungen am Bewegungssystem.

Was also ist »Osteopathie«, womit offensichtlich ein neues, effektives therapeutisches Verfahren am Bewegungssystem bezeichnet wird? Der interessierte Therapeut, der seine Behandlungsmöglichkeiten erweitern möchte, kann also entweder die meist kostspieligen Aus- oder Weiterbildungskurse für Osteopathie »auf Verdacht« besuchen. Dabei ist eine **Vororientierung über die Dozenten** und den Veranstalter, aus der die Kompetenz und Wertigkeit des Gebotenen zu eruieren wäre, meist schwierig zu bekommen. Oder er versucht, die begleitende bzw. **empfohlene Kursliteratur** zu studieren, wenn denn solche verfügbar ist, um zu entscheiden, ob die angebotene Ausbildung eine Erweiterung der eigenen bereits vorhandenen therapeutischen Möglichkeiten darstellt.

Die **deutschsprachige Literatur** umfasste anfänglich kaum ein Dutzend Bücher, aus denen die Frage zu klären gewesen wäre, ob die **manuelle Medizin (Chirotherapie) ein Teil der Osteopathie ist oder ob letztere ein Verfahren der manuellen Medizin ist**.

Beides scheint zu stimmen. Die Osteopathie, wie sie heute dargestellt wird, ist sicher ebenso wie die Chirotherapie eine Handgriffbehandlung, wenigstens in dem Bereich, der bei der z. Z. üblichen Einteilung der verschiedenen osteopathischen Techniken **als parietale Osteopathie bezeichnet** wird. Diese hat sich im Bereich des Bewegungssystems in Deutschland bereits als Behandlung bewährt und ist als **Chirotherapie** diagnostisch und therapeutisch in die Allgemeinmedizin und das orthopädische Fachgebiet integriert worden.

Wie ist die derzeitige Stellung dieser Osteopathie in Deutschland?

In den letzten Jahren erschienen nun plötzlich eine größere Anzahl von Veröffentlichungen über den bis dahin weitgehend unbekannten »neuen« Begriff Osteopathie in den verschiedensten Titelvariationen vom »Lehrbuch« bis zur »Notfalltechnik«. Inzwischen ist dieser Bestand aus dem Jahr 2001 wohl noch erheblich überschritten durch inzwischen erschienene Monografien über funktionelle Techniken wie »Strain-Conterstrain, die Muskelenergietechnik, Faszientechniken, Peritoneal Release usw.« Es gibt inzwischen osteopathische

Therapie für einzelne Organe oder Organsysteme sowie für ganze Fachbereiche, wie Pädiatrie und Gynäkologie, für die Behandlung der Prostata, aber auch osteopathische Automobilisationen für den Patienten.

Eine neue Zeitschrift: »Osteopathische Medizin« erscheint ab Anfang 2000. Die bereits 1962 als »FAC-Information« gegründete Zeitschrift: »Manuelle Medizin« (Springer-Verlag) wird seit dem 39. Jahrgang (2000) ebenfalls mit dem Untertitel »Osteopathische Medizin« versehen.

W.F. Beyer hat die selbstgestellte Frage: »Was ist osteopathische Medizin«? in der »Manuellen Medizin« 6/2001, S. 301 mit der Gegenüberstellung der Definitionen von 3 Gesellschaften zu beantworten versucht:

- **Die Deutsche Gesellschaft für Osteopathie (1992)** erklärt:
  »Osteopathie ist die Wissenschaft von der Forschung, Lehre und Therapie der Strukturen und Verbindungen sowie der Funktionen jedes Teils und Gewebes des menschlichen Körpers.«
- **Die Deutsche Gesellschaft für osteopathische Medizin (DGOM 2001)** definiert:
  »Die osteopathische Medizin beinhaltet eine umfassende manuelle Diagnostik und Therapie von somatischen Dysfunktionen am Bewegungssystem, den inneren Organen und am Nervensystem.«
- **Die American Academy of Osteopathy (AAO)** erklärt:
  »Osteopathie oder osteopathische Medizin ist eine Philosophie, eine Wissenschaft und eine Kunst.«

Beyer kommt aufgrund dieser Definitionen zu dem Ergebnis, dass es bisher keine einheitliche Beschreibung gibt und dass nach der zuerst zitierten Definition bei kritischer Interpretation alle medizinischen Fachgebiete, aber auch viele Bereiche aus der Biologie, der Psychologie und den Sozialwissenschaften bis hin zur Gentechnologie Teil der Osteopathie sein müssten.

In den populärwissenschaftlichen Sendungen der Fernsehprogramme taucht der Begriff ebenfalls auf, ebenso wie in einer aktuellen Tagessendung (ARD-Mittagsmagazin im August 2000). Wie viel »Informationshinweise« im Internet auf den Homepages der verschiedenen medizinischen Berufe zu finden sind, lässt sich nicht abschätzen. Zweifel an der Seriosität der Homepage-Informationen über die neue Behandlungsmethode sind aber kaum angebracht, wenn sich auch in der ärztlichen Presse positive Ausführungen zur Osteopathie finden. So zum Beispiel in den »Orthopädie Mitteilungen« 3/01 der Deutschen Gesellschaft für Orthopädie und Orthopädische Chirurgie und dem Berufsverband der Fachärzte für Orthopädie (Thieme-Verlag).

Dort stellt sich eine offensichtlich neu gegründete »**Deutsche Gesellschaft für Osteopathie – Schmerztherapie**« vor. Die Osteopathie wird in einem Artikel definiert, und eine an Omnipotenz grenzende Indikationsliste von der Säuglingsbehandlung bis zur Therapie von Erwachsenen und alten Menschen quer durch alle Fachgebiete vorgestellt, auch hier nicht ohne Angebot von Ausbildungskursen für Therapeuten und Hinweise auf die (wahrscheinlich »wegen des extrem hohen zeitlichen und therapeutischen Aufwandes«) auch **höheren Liquidationen**.

Eine solche Materie, die möglicherweise einen Quantensprung wirksamer therapeutischer Verfahren gegenüber den heutigen schulmedizinischen Möglichkeiten in sich bergen könnte, kann eine verantwortungsbewusste Medizin nicht ohne gewissenhafte Prüfung und ggf. auch Nutzung vorüber gehen lassen. Daher ist es sicher nützlich und geboten, aus den jetzt reichlich vorliegenden Veröffentlichungen und Angeboten **eine ergänzende orientierende Übersicht über das Gesamtgebiet Osteopathie** zu versuchen, nachdem der Inhalt auch dieses Buches aus dem »Rohmaterial« der sog. parietalen Osteopathie und verwandten Techniken von Mitchell, Jr., Mennell, Stoddard, Lewit, Kaltenborn, Evjenth entstanden ist und eine praktische Brauchbarkeit in den vergangenen Jahrzehnten erwiesen hat.

Nur so lassen sich wahrscheinlich die sich ergebenden folgenden Fragen beantworten:
- Worin besteht der Unterschied zwischen Chirotherapie und Osteopathie?
- Welche osteopathischen Verfahren gibt es außer der parietalen Osteopathie?
- Welches sind osteopathisch behandelbare pathologische Befunde?
- Behandlungstechniken (und ihre theoretischen Konzepte)?
- Indikationen und Kontraindikationen für osteopathische Verfahren?
- Wie und wo kann diese Osteopathie erlernt werden?

Die Zeitschrift »**Osteopathische Medizin**« mit dem mehr allgemeinen Untertitel »**Zeitschrift für ganzheitliche Heilverfahren**« (Verlag Urban und Fischer; Jena) verfolgt aber wohl außer der medizinischen Darstellung der Methode auch noch berufspolitische Belange. Aus dem Editorial der ersten beiden Nummern (1/2000 und 1/2001) geht hervor, dass die Zeitschrift als »Forum und übergeordnetes Medium **aller** osteopathisch arbeitenden Therapeuten gedacht ist und dem Austausch zwischen international anerkannten Experten, erfahrenen Praktikern und Lernenden dienen soll«. Es soll **ein Netzwerk der Osteopathie aufgebaut werden, das auch interdisziplinäre Verbindungen herstellt und erhält, da sich gezeigt hat, dass die Osteopathie auch in vielen als austherapiert geltenden Fällen (noch) helfen könne!**

Die Herausgeber stellen fest, **dass ärztliche und nichtärztliche Osteopathen in Deutschland zusammenarbeiten wollen(!)**, zumindest auf wissenschaftlicher Ebene. Ein weiteres Anliegen der neuen Zeitschrift ist »die **Qualitätssicherung,** da es nicht **die** Osteopathie, sondern weltweit sehr unterschiedliche, zum Teil **auseinanderdriftende Auffassungen** gibt und z. Z. **nur wenige kontrollierte wissenschaftliche Studien (welche zum Beispiel?) zur Osteopathie vorliegen**«. Die deutschen Osteopathenverbände und Akademien werden in der Zeitschrift aufgefordert, sich schleunigst auf einheitliche (möglichst hohe) Qualitätsstandards zu einigen, wohl auch in Anbetracht des Kampfes der »osteopathisch Tätigen« (wer immer auch dazuzurechnen ist) zur Anerkennung ihres Berufsstandes in Deutschland.

Allen Verbänden wird angeboten, die Verbandstermine und Mitteilungen in der neuen Zeitschrift zu publizieren. Nach einer Übersicht in Heft 2/2001 boten **seinerzeit bereits etwa 15 Schulen bzw. Seminare Ausbildungsgänge zum Osteopathen an:**

Die 3 **Ärzteseminare** der Deutschen Gesellschaft für Manuelle Medizin (DGMM) haben durch **Gründung der Deutschen Gesellschaft für Osteopathische Medizin (DGOM)** oder Erweiterung ihres Kursprogramms osteopathische Weiterbildungskurse für Ärzte und Physiotherapeuten geschaffen und ihre seit 40 Jahren bestehende **Zeitschrift »Manuelle Medizin« ab 2001 mit dem Untertitel: »Osteopathische Medizin«** versehen. Die Zugangsvoraussetzungen zu den Osteopathiekursen der Ärzteseminare sind hoch: abgeschlossene Berufsausbildung als Arzt oder Physiotherapeut und abgeschlossene Weiterbildung in Manueller Medizin bzw. Therapie sowie mindestens eine 2-jährige Berufserfahrung als Manualtherapeut. Diese Seminare, die aus **150–440 h für Ärzte und 180–320 h für Physiotherapeuten (50% Theorie und 50% Praxis)** bestehen, bieten in Kursgruppen von 15–40 Teilnehmern (!!) auch eine **Ausbildung in der Behandlung des kraniosakralen und des viszeralen Systems** an, die in den chirotherapeutischen Kursen der Ärzteseminare nicht oder nur in geringem Umfang vermittelt wurden. Die Lehrkräfte sind teils amerikanische Osteopathen, teils eigene osteopathisch ausgebildete Lehrkräfte der Seminare. Die 20 Kurse werden nach einer **Prüfung mit dem Diplom »Osteopathische Medizin« (für Ärzte) oder »Osteopathische Therapie«** für Physiotherapeuten/Krankengymnasten abgeschlossen. Die Kosten dieser Fortbildung belaufen sich z. Z. auf 5000,– Euro für Physiotherapeuten bzw. 8500,– Euro für Ärzte.

Das **Programm der seit 1998 angebotenen Ausbildung** besteht aus **20 Kursen von jeweils 22-stündiger Dauer,** und zwar:
- 1 Grundlagenkurs (30 h),
- 2 Anatomiekurse,
- 3 Kurse Muskelenergietechnik,
- 2 Kurse myofasziale Release Technik,
- 2 Kurse Counterstrain Techniken,
- 3 (4 für Ärzte) Kurse kraniosakrale Techniken,
- 3 (4 für Ärzte) Kurse viszerale Techniken,
- 2 Kurse funktionelle Techniken,
- 1 klinischer Kurs,
- 1 Prüfungskurs.

Zum Teil wurden solche Kurse als Sonderkurse auch schon vorher von verschiedenen Anbietern als Ergänzung zu den Chirotherapiekursen durchgeführt, ohne dass hierfür einheitliche Programme vorgelegen hätten. Die bisher wenig angebotene **kraniosakrale Technik und die viszerale Technik können jetzt mit nur je 4 Kursen zu 22 h d. h. ca. 90 h erlernt werden.**

Die Deutsche Gesellschaft für Osteopathische Medizin (DGOM) wurde bereits im Sommer 1996 gegründet als, wie es heißt, Reaktion »auf eine Diskussion in Deutschland, in der die osteopathische Medizin nicht immer mit der erforderlichen Qualität dargestellt wurde, um eine ärztliche Einrichtung ins Leben zu rufen, die die osteopathische Medizin in unser Gesundheitssystem integriert«(!!).

Die Gründung erfolgte, wie es hieß, nach vielen Vorgesprächen, u. a. mit der American Osteopathic Association (AOA) und der American Academy of Osteopathy (AAO) sowie deutschen Gesundheitsbehörden (Bundesärztekammer/Bundesministerium für Gesundheit). Ein Indikationskatalog und ein Gebührenordnungsvorschlag wurden von der Gesellschaft aber bereits erarbeitet.

Der größte Teil der übrigen Ausbildungsstätten gehört zu den nichtärztlichen Verbänden:
- Akademie für Osteopathie in Deutschland e. V. in München (AOD),
- Deutsche Akademie für Osteopathie e. V. in Neubeuren (DAO),
- Verband der Osteopathen Deutschland e. V. Wiesbaden (VOD).

Letzterer wurde bereits 1994 gegründet, die AOD 1997, und seit 1999 finden Arbeitsgespräche mit der Deutschen Akademie (DAO) statt. **Der VOD hat auch bereits ein Register gegründet und den Titel D. O. = Diplom der Osteopathie und das Kürzel M. R. O. = Mitglied im Register der Osteopathen markenrechtlich(!) schützen lassen.** Der VOD sieht sich mittlerweile als zentraler Ansprechpartner in Sachen Osteopathie in Deutschland an. Die beiden Akademien streben einen Zusammenschluss an. Der »markenrechtlich geschützte« Titel D. O. darf allerdings nicht mit dem amerikanischen akademischen Titel D. O. = Doctor of Osteopathy verwechselt werden. **Den deutschen nichtärztlichen Privattitel führten im Jahr 2001 etwa 35 der 800 Mitglieder des Verbandes der Osteopathen Deutsch**lands nach Angaben von Dr. J. Mayer, dem Vizepräsidenten der DGOM (Manuelle Medizin, Heft 3/2001).

Bei den verschiedenen Titeln der einzelnen Schulen und Vereine müsste man wissen, welche Fähigkeiten damit Graduierten attestiert werden.

Die Schulen der Osteopathieverbände

Zur Akademie für Osteopathie in Deutschland gehören:
1) Europäisches College für Osteopathie in München (seit 1990),
2) College Sutherland (seit 1973) in Schlangenbad,
3) Still-Akademie GmbH (seit 1995) in Münster,
4) Deutsches Osteopathie Kolleg (DOK; seit 1991) in Riedering,
5) Privatschule für Klassische Osteopathische Medizin (SKOM; seit 1994) in Hamburg,
6) Institut für angewandte Osteopathie (JFAO; seit 1998) in Bitburg,
7) Osteopathieschule Deutschland (OSD; seit 2000) in Hamburg.

Ausbildung

Konditionen der Ausbildung

- **Dauer der berufsbegleitenden Ausbildung** zwischen 3 und 7 Jahren, in der Regel 5 Jahre **Zugelassen** werden meist alle Medizinberufe vom Arzt oder Heilpraktiker bis zum Masseur.
- Die **Anzahl der Pflichtstunden** ist sehr unterschiedlich von 570 h bis 1500 h, als Vollzeitschule (College Sutherland) auch 6300 h. Als Pflichtstunden werden Unterrichtseinheiten von 45–60 min. Dauer gerechnet.
- **Lehrstoff:** ist in der Regel das gesamte Osteopathiegebiet (kraniale, viszerale und parietale (strukturelle) Osteopathie.
- **Stoffverteilung:** 30–50% Theorie, der Rest ist Praxis.
- **Größe der Arbeits- bzw. Kursgruppen** zwischen 10 und 40 Teilnehmern.
- **Größe des Lehrkörpers:** zwischen 10 und 50 Personen, meist sind auch 2–8 Ärzte vertreten je nach Gesamtgröße. In 3 Schulen sind auch 2–4 Professoren beteiligt, deren Funktion bzw. Fachgebiet aber nicht zu erkennen ist. Das Gros der Dozenten sind D. O.-Osteopathen, wobei nicht erkennbar ist, ob es sich um den universitären Titel oder um ein D. O.-Kursdiplom handelt.
- Die **Gesamtkosten der Ausbildung** schwanken je nach Schule zwischen 10.000,– und 22.500,– Euro.

Die Daten dieser vergleichenden Übersicht wurden einer Auflistung von Selbstdarstellungen der Schulen im Heft 2/2001 der »Osteopathischen Medizin« (Urban & Fischer) entnommen. Die Anzahl der Schulen dürfte inzwischen noch größer sein.

Die meisten der genannten Ausbildungsstätten entstanden erst in den letzten 5 Jahren, nur 5 nahmen die Ausbildungstätigkeit bereits in der 1. Hälfte der 1990er Jahre auf, darunter das College Sutherland, das die berufsbegleitenden Lehrgänge nach eigenen Angaben bereits 1973 durchgeführt hat, während die erste Vollzeitschule, die Abiturienten zu Heilpraktikern ausbildet, erst seit 1998 besteht. Bei meist 5-jähriger Ausbildungsdauer können so erst relativ wenige Ausbildungsgänge abgeschlossen sein. Das mag auch ein Grund für die sehr unterschiedlichen Ausbildungsprogramme und Ausbildungszeiten (Zahl der Pflichtstunden) sein. Auch könnte dadurch eine gewisse »Kopflastigkeit« von fast 50% Theorie der gesamten Ausbildung bei einer Diagnostik und Therapie, die sehr viel praktische Übung und Kontrolle erfordert, zu erklären sein. Dies kann natürlich durch eine großzügige Zuordnung von kompetentem Lehrpersonal für die praktischen Palpationsübungen kompensiert werden, ist aber aus den Angaben ebenfalls nicht zu entnehmen. Ebensowenig kann man folgern, ob der gesamte Lehrkörper ständig zur Verfügung steht oder ob Professoren (welcher Fachrichtungen?) und Ärzte nicht nur zeitweilig als Referenten für Spezialthemen zur Verfügung stehen.

Von diesen Faktoren wird es aber abhängen, ob die lobenswert hochgesteckten Ziele und breitgefächerten Kenntnisse für die selbständige Tätigkeit am Patienten nach Verabfolgung des Diploms erreicht wurden. Nur dann werden sich die hohen Kurskosten, zu denen ja noch die Lebenshaltungskosten, Reisekosten und der Verdienstausfall bei den berufsbegleitenden Lehrgängen hinzukommen, für den Studierenden rechnen.

Entscheidend für den Erfolg der Ausbildung ist weiterhin, **wie lange der jeweilige Referent selber auf dem Gebiet tätig ist und welche berufliche Vorbildung er hat.** Es ist wichtig, ob er seine Erfahrungen als Arzt/Facharzt, Krankengymnast oder Heilpraktiker erworben hat, da die genannten Berufsgruppen unterschiedliches Patientengut behandelt haben und dadurch auch unterschiedliche Erfahrungen haben dürften.

Es ist auch wichtig, ob es sich um **fremdsprachige Referenten** handelt. Die **Sprachbarriere** kann zu Missverständnissen führen, oder die meist erfolgende Übersetzung »halbiert« von vorn herein die Menge des angebotenen Stoffes.

Die **Nachteile vieler Fachbücher** des entsprechenden Gebietes sind: eigene Nomenklatur, wenig Text (Abkürzungen), der sich meist auf die Beschreibung der Technik beschränkt, aber keine Angaben zu Indikationen und Wirkweise sowie zum zu erwartenden Effekt macht. Außerdem ist oft nur die persönliche Meinung des Autors oder der Schule dargestellt (d. h. im Literaturverzeichnis nur oder überwiegend frühere Veröffentlichungen des jeweiligen Autors).

Die beiden Akademien (AOD und DAO), die ja eine engere Zusammenarbeit anstreben, **wollen einheitliche Qualitätsstandards** in der Zulassung, Ausbildung, Überprüfung und Diplomierung von Osteopathen entwickeln. Eine Liste mit qualifizierten Therapeuten hält der VOD, der Verband der Osteopathen Deutschland e. V. in Wiesbaden, wie übrigens auch eine Reihe anderer Seminare schon jetzt bereit. Die einheitlichen Standards und die wissenschaftliche Untermauerung v. a. in der kraniosakralen und viszeralen Osteopathie sollten allerdings auf dem Weg zum wissenschaftlich untermauerten Behandlungsverfahren Priorität haben, da sonst kaum das angestrebte neue Berufsbild des Osteopathen entstehen wird.

Eine kleine Nachlese an neuen Akademien und Gesellschaften für Osteopathie brachten die Hefte 1 und 3/2001 der »Osteopathischen Medizin«. Wer glaubte, sich in der »Kürzelwelt« der Gesellschaften und Akademien etwas auszukennen, muss nun erfahren, dass es außer der jungen DAO (Deutsche Akademie für Osteopathie) von 1997 noch weitere Nachkömmlinge gibt, nämlich die **Deutsch Amerikanische Akademie für Osteopathie (DAAO)**, die im Dezember 2000 das Licht der wissenschaftlichen Welt erblickte. **Diese Neuschöpfung wurde von Mitgliedern des 2. Seminars der DGMM, dem Dr. Karl-Sell-Ärzteseminar (MWE) in Isny-Neutrauchburg initiiert.** Das Ziel dieser Institution ist es, außer den eigenen MWE-Mitgliedern auch osteopathisch interessierte Manualmediziner aus anderen Schulen in der Osteopathie auszubilden. »Um diese Lehre auf höchstem universitärem Niveau durchführen zu können«, wurden Kooperationen in den USA mit dem ältesten osteopathischen College in Kirksville und dem größten osteopathischen College in Philadelphia verabredet. An der DAAO lehren ausschließlich Professoren dieser Colleges (oder entsprechend von diesen akkreditierte Lehrer!).

Die **6 Basiskurse** sind:
- Strain-counterstrain-Kurs,
- Muscle-energy-Kurs,
- Cranio-sacral-Kurs,
- Myofaszialkurs,
- Viszeralkurs,
- Integrationskurs.

Das **Curriculum für die Ärzte mit abgeschlossener manualmedizinischer Ausbildung** endet mit einem qualifizierten Abschluss (schriftliche und mündliche Prüfung) nach **Teilnahme an einem Kraniosakral-Aufbaukurs und Lymphatic-Techniken sowie Teilnahme an der osteopathischen Woche am Philadelphia College of Osteopathic Medicine (PCOM) in den USA. Das »Osteopathie-Diplom« der DAAO berechtigt dann zum Titel: Dipl. Osteopath DAAO (Kürzel: D. O. DAAO). Die Zertifizierung sollte aber noch von der zuständigen Landesärztekammer vorgenommen werden. Auch hier wird eine Liste der zertifizierten Mitglieder geführt.**

Außerdem gibt es seit einiger Zeit die **Deutsche Akademie für Osteopathische Medizin e. V. (DAOM) in Hamm/Westfalen.** Das angebotene **Ausbildungssystem mit einer Vielzahl von Kursen**, die von amerikanischen und deutschen Dozenten und Osteopathen geleitet werden. **Die Kurse können einzeln zertifiziert werden. Das für Ärzte (MD) und Physiotherapeuten vorgesehene Ausbildungssystem entspricht angeblich vollständig und in allen Details dem Ausbildungssystem der Michigan State University in East Lansing (USA).** Die Supervisoren sind Dr. Harry Friedman, D. O., San Francisco, und Dr. med. Schwerdtner, ehemaliger Chefarzt der Klinik für manuelle Therapie in Hamm, sowie Dr. med. Roger Seider, D. O., Hamm. Ein Zertifikat »Postgraduierte Ausbildung in osteopathischer Medizin« von 430 h mit Prüfung kann erworben werden. Eine **Ausweitung der Ausbildung auf 1300 h ist vorgesehen** und wird mit dem Zertifikat »Diplom für Osteopathie« beendet. Kursteilnehmer können Mitglied in der DAOM werden.

Bei den langen Studienzeiten und strengen Examina fragt sich auch, ob schon einmal ein Prüfungskandidat die Prüfung wiederholen musste, denn das würde den Wert der Ausbildung, Prüfung und Graduierung erheblich steigern. Diesen Maßstab wird man ja zukünftig auch bei den Bachelor- und Masterstudiengängen anlegen müssen.

Dann stellen sich noch 2 weitere Organisationen vor:
- Die **Österreichische Gesellschaft für Osteopathie (OeGO).** Die vor 5 Jahren gegründete Gesellschaft hat z. Z. über 70 Mitglieder(!) Der Präsident Eric Gery, D. O., ist zugleich Vizepräsident der:

– **Europäische Föderation der Osteopathen (EFO).** Letztere wird als Dachverband der osteopathischen Vereinigungen in Europa(!) vorgestellt. Dieser bisher eher unbekannte Verband gibt als sein wichtigstes Anliegen die seit 1999 bestehende Mitgliedschaft in einem: **Europäischen Rat der intellektuellen und wissenschaftlichen Freiberufler »Ceplis« genannt** an, die angeblich offizieller Gesprächspartner aller Organe der Europäischen Union ist. In dieser Richtung will auch die vorgenannte OeGO arbeiten, deren besonderes Anliegen es nun wieder ist, die **Niederlassungsfreiheit für Osteopathen in der EU zu erreichen**. Es handelt sich damit wohl in erster Linie um berufspolitische und weniger um fachliche Anliegen.

Es fragt sich nur, welche von den Schulen und Akademien mit ihren Programmen in wenigen Jahren noch bestehen und ob die zahlreichen Titelvariationen und Vereinsregister dann noch von Interesse sind, oder ob die inzwischen bewährten Behandlungsverfahren dann nicht längst zum medizinischen Können gehören.

Es gibt also inzwischen **eine Menge Institutionen** (**Vereine, Schulen** und **Akademien** bis hin zur berufspolitischen europäischen Organisation), **deren primäres Anliegen es sein müsste, diagnostische und therapeutische Standards zu schaffen**, dazu die wissenschaftlichen Konzepte zu erarbeiten, die geeignet sind, die Phänomene der Osteopathie nach dem Stand der derzeitigen osteopathischen Erkenntnisse (und der Schulmedizin!) erklärend zu untermauern. Damit wäre die Entwicklung einer einheitlichen osteopathischen Grundausbildung möglich, die Diagnostik- und Therapieergebnisse vergleichbar machen würde. **Das gilt besonders für die kraniosakrale und die viszerale Osteopathie**, die im Vergleich mit der parietalen (strukturellen) Osteopathie noch deutlich weniger angewendet werden. **Diese Arbeit wäre in erster Linie Aufgabe von entsprechenden Kliniken und den Institutionen, die sich als Akademien bezeichnen.**

Ist bei so vielen noch unbewiesenen Thesen und Konzepten im Gesamtgebiet der Osteopathie die Einführung als »neue Medizin« und die Schaffung eines neuen Berufsbildes und Berufsstandes mit dem anschließenden Anspruch der Integration ins medizinische Versorgungssystem zum gegenwärtigen Zeitpunkt schon gerechtfertigt? Handelt es sich z. Z. schon um »wichtige, wirksame, wissenschaftlich begründete und wirtschaftliche Verfahren«, die eine wesentliche Verbesserung der Chirotherapie darstellen oder letztere sogar ersetzen könnten? Die Chirotherapie hat sich, wie noch darzustellen sein wird, im Verlauf von 5 Jahrzehnten aus dem »osteopathischen Rohmaterial der parietalen Osteopathie« kontinuierlich zu dem wirksamen Therapeutikum unserer Tage entwickelt in stetem **Abgleich mit den Erkenntnissen der Schulmedizin, die immer noch die Basis der heute praktizierten medizinischen Versorgung ist.** Warum sollte eine gleiche Entwicklung kritischer Überprüfung der bisher noch nicht routinemäßig angewendeten osteopathischen Verfahren nicht auch für kraniosakrale und viszerale Osteopathie in der »Ära« der evidenzbasierten Medizin ein zumutbarer, seriöser, wissenschaftlicher Weg sein? Erkennen – erlernen – praktizieren – überprüfen – integrieren!

Entstehung und Entwicklung von Chirotherapie und Osteopathie

Worin unterscheiden sich die Osteopathie und die Chirotherapie voneinander?

Chirotherapie

Die Ursprünge der Handgrifftechniken sind sicher so alt wie die Menschheit. Der Münchner Chirurg Arno Sollmann hat sich schon in den siebziger Jahren des vorigen Jahrhunderts auf Spurensuche gemacht und den Weg der Mechanotherapie v. a. an der Wirbelsäule durch die Jahrtausende der Medizingeschichte verfolgt (A. Sollmann: »5000 Jahre Manuelle Medizin«). Verrenkungen und Verstauchungen im Kampf und auf der Jagd, insbesondere bei Wettkämpfen, wurden durch die Zeiten immer durch Ziehen, Strecken, und Kneten behandelt. Auch die Ärzte des griechisch-römischen Altertums **Asklepios, Hippokrates** und **Galen** (der Arzt an einer Gladiatorenschule war) kannten und praktizierten eine Mechanotherapie an den Gelenken v. a. der Wirbelsäule. Im Mittelalter tritt das Interesse an der Mechanotherapie etwas in den Hintergrund, wenn man von **Ambroise Paré** und **Francis Glisson**, Professor in Cambridge (und Erfinder der Glisson-Schlinge zur Streckung der Halswirbelsäule) absieht.

In den letzten 100 Jahren waren es v. a. der Schweizer Arzt **Otto Naegeli**, der mit seinem Buch »Nervenleiden und Nervenschmerzen, ihre Behandlung und Heilung durch Handgriffe« sowie der Schwede **Kellgren** und der englische Orthopäde **James Cyriax**, die das Interesse an funktionellem Denken und der Mechanotherapie aufrechterhielten.

Die wissenschaftlichen Grundlagen brachten in den fünfziger Jahren des letzten Jahrhunderts die pathologisch-anatomischen Arbeiten von **Schmorl und Junghanns** und des Orthopäden **Max Lange** über die Wirbelbogengelenke (1935) sowie die Arbeiten von **Mixter und Barr** (1934) über die sog. Bandscheibenschäden. Diese Arbeiten lösten zunächst eine operative Behandlungswelle aus, führten aber aufgrund von mancherlei Misserfolgen auch zu einer Gegenbewegung mit konservativen Behandlungsansätzen. **Der Internist Gutzeit und der Chirurg Zuckschwerdt machten nach dem 2. Weltkrieg durch ihre positive Beurteilung die aus den USA kommenden Techniken der Chiropraktik und Osteopathie »hoffähig«.**

Diese neuen Untersuchungs- und Behandlungsverfahren wurden v. a. auch durch die 1962 veröffentlichten Arbeiten des Schweizer Neurologen **Brügger** (in den Acta rheumatologica der Fa. Geigy, Basel) über vertebrale, radikuläre und pseudoradikuläre Syndrome gefördert. Für den von ihm formulierten **»nozizeptiven somatomotorischen Blockierungseffekt« für eine funktionelle nichtradikuläre hypomobile Bewegungsstörung an den Wirbelbogengelenken** erwiesen sich die Techniken der **Chiropraktik und der parietalen Osteopathie** als optimale Behandlung.

Immer standen das Wirbelsegment und die von ihm abhängigen Strukturen im Mittelpunkt des diagnostischen Interesses und der Therapie. **Daraus ergaben sich durch die Kombination mit den sog. schulmedizinischen Verfahren der verschiedenen Fachrichtungen, ein erstes ganzheitliches funktionelles Denken und eine entsprechende reproduzierbare Therapie.** Diese wurden durch die praktischen Erfahrungen in den Jahrzehnten ihrer schulmäßigen Anwendung und durch systematische wissenschaftliche Untersuchungen und Beobachtungen der Wirksamkeit ergänzt.

Der Chirurg **Freimut Biedermann** rief die Bücherreihe »**Die Wirbelsäule in Forschung und Praxis**« (Hippokrates-Verlag) ins Leben. Darin wurde nicht nur der Kenntnisstand der Wirbelsäulenpathologie der fünfziger und sechziger Jahre dargestellt, sondern auch das »**Lehrbuch der osteopathischen Technik**« von **Alan Stoddard** und ein entsprechendes Werk des Franzosen **Robert Maigne** veröffentlicht. Bei Haug kam die »**Technik der Chiropraktik**« des Chiropraktors **Werner Peper** heraus. Später kamen die Veröffentlichungen der **Norwegischen Arbeitsgruppe von Kaltenborn und Evjenth** über die Behandlung der Wirbelsäule dazu: »Test und Therapie Segmenti mobilis Columnae Vertebralis« und die »Manuelle Therapie der Extremitätengelenke«, an deren späteren Auflagen auch der Autor mitgearbeitet hat. Kritische Ergänzung und Abgleich erfolgten durch die Arbeiten von **Lewit, Janda, Dvorák, Tilscher** und besonders durch die Monografie von **H. D. Wolf**: »**Neurophysiologische Aspekte des Bewegungssystems**« (Springer-Verlag). **Gottfried Gutmann**, der Gründer der Klinik für Manuelle Therapie in Hamm gab die **Bücherreihe: »Funktionelle Pathologie und Klinik der Wirbelsäule«** heraus.

So entstand im Laufe der Jahre durch ein spontanes Teamwork und praktische Erfahrungen in den deutschsprachigen Ländern die Chirotherapie, d. h. die manuelle Medizin in der heutigen Form. Chirodiagnostik und Chirotherapie können heute als ein auf »evidence« basierender Teil einer konservativen Orthopädie angesehen werden.

Bei dieser Biografie der Chirotherapie ist es umso erstaunlicher, dass im Editorial der »Manuellen Medizin« 3/2006 unter der Überschrift: »**Die nächste Generation ist verantwortlich**« noch die Feststellung getroffen wird, dass es nie leicht war, eine **wissenschaftliche Zeitschrift zu gestalten (gemeint ist die »Manuelle Medizin«), wenn kaum quantitativ ausreichende Beiträge akquiriert werden können oder eingereicht werden,** ganz zu schweigen von der qualitativen Frage. »**Eine rühmliche Ausnahme sei ein Beitrag mit Einmaligkeitscharakter über den Thoraxschmerz** gewesen« (E.G. Metz: Thoraxschmerz. Vom Fallbeispiel zu den Leitlinien).

Es ist wohl oft eine Frage der Definition, was jeweils als wissenschaftliche Arbeit zu verstehen ist. Erinnern wir uns: **In der Mitte des vorigen Jahrhunderts erschienen in Deutschland die ersten Veröffentlichungen unter dem Titel »Chiropraktik«**, die für schulmedizinisch ausgebildete Therapeuten, Ärzte oder Fachärzte in vielen Punkten kaum mit dem in der Ausbildung erworbenen Wissen in Einklang zu bringen waren. **Erste therapeutische Versuche mit der neuen Methode stießen auf Kritik und** der Versuch des stufenweisen Abgleichs der theoretischen Untermauerung mit dem damaligen Erkenntnisstand der Naturwissenschaften **auf Vorbehalte.** So muss man es wohl eher als eine Wahrnehmungsdifferenz ansehen, dass seinerzeit diese Bemühungen von manchen nicht als wissenschaftliche Arbeit bemerkt wurden.

Als ein Zeichen aus der letzten Zeit für die permanenten Bemühungen um die wissenschaftliche Untermauerung der Chirotherapie durch Abgleich mit dem schulmedizinischen Erkenntnisstand mag auch eine Veranstaltung gelten, die unter der Bezeichnung **die Bodensee-Konferenz auf Initiative von H. Locher (MWE) und K. Böhm (ÄMM) vom 22.–24. Juli 2005 in Bad Hornau, Bodensee stattfand. Es war ein Treffen von 20 Vertretern der Manualmedizin und 6 Vertretern aus dem universitären Bereich, um über die diagnostischen und therapeutischen Probleme bei schmerzhaften Störungen der Haltungs- und Bewegungsorgane und deren neurophysiologischen Phänomene zu sprechen.** Die eingeladenen Gäste waren:

- Prof. S. Mense (Institut für Anatomie und Zellbiologie), Universität Heidelberg
- Prof. W. Magerl (Institut für Physiologie und Pathophysiologie), Universität Mainz
- Prof. W. Neuhuber (Institut für Anatomie), Universität Erlangen
- Prof. G. Radanov (Institut für Psychiatrie), Universität Zürich
- Prof. J. Sandkühler (Abteilung für Neurophysiologie, Zentrum für Hirnforschung), Universität Wien
- Prof. W. Zieglgänsberger (Abteilung für klinische Neuropharmakologie, Max-Planck-Institut für Psychiatrie) München

Das **Programm**
1. Tag: Darstellung der derzeitigen Sicht der Diagnostik und Therapie in der Manualmedizin
2. Tag: Derzeitiger Forschungsstand in der Grundlagenforschung
3. Tag: Konsensusdiskussion

Die **Blockierung** (segmentale Dysfunktion) entsteht durch nozizeptive Afferenzen infolge Verspannung der kurzen tiefen autochthonen Muskeln. Diese Erklärung einer blockierten Fehlstellung gilt heute nicht mehr als stichhaltig und ausreichend.

Es handelt sich **nach derzeitigen Erkenntnissen vielmehr um ein komplexes nozireaktives pathologisches Reflexgeschehen unter Beteiligung eines oder mehrerer Segmente mit allen daran beteiligten Strukturen, vorwiegend der Muskulatur. Das Phänomen des segmentalen Irritationspunktes ließ sich bis jetzt nicht erklären.** Die schmerzhafte Muskulatur weist primär eine Tonusminderung auf. Trotzdem wird eine Anspannung in der autochthonen Muskulatur getastet, die als nozireaktiver Hypertonus angesehen werden muss. Auch andere **Afferenzen zum »wide dynamic range neuron (= WDR-Neuron)« können dort durch multifunktionale Faserkonvergenz die motorische Systemaktivierung auslösen. Da die zentrale Wahrnehmung allein auf dem Afferenzüberlauf beruht**, ist eine lokalisierbare Differenzierung nicht möglich. Dadurch wird Schmerz bei der Weiterleitung vom Thalamus oder der Großhirnrinde irgendwo lokalisiert, was als zentrale Wahrnehmungstäuschung bezeichnet wird. Dazu gehören: der pseudoradikuläre Schmerz, der »referred pain«, der Projektionsschmerz und der fortgeleitete Schmerz. Ein Unterschied kann derzeit nicht definiert werden.

Zusammengefasst wurden **3 neurophysiologische Phänomene:**
1. **Der gerichtete Rezeptorschmerz,** über C- und A-Delta-Fasern zum WDR-Neuron als Ausdruck einer reversiblen Blockierung.
2. **Die primäre Hyperalgesie** durch eine Veränderung des 1. Neurons infolge chronifizierter Funktionsstörung oder Strukturläsion.
   Die primäre Hyperalgesie hat einen gleichartigen Bewegungsschmerz in allen Richtungen. Ursachen können sein: eine stark chronifizierte Funktionsstörung durch chronischen Afferenzüberschuss oder eine stark aktivierte strukturelle Schädigung.
   Fazit: Ein in alle Bewegungsrichtungen eines Gelenks auftretender Bewegungsschmerz spricht **für eine primäre Hyperalgesie. Das bisherige Modell »gate control« gilt als überholt. Das neue Modell heißt synaptische Langzeithemmung.** Es erklärt die in der Praxis beo-

bachtete Funktionsänderung von Rezeptorenpopulationen. Der Mechanismus der Funktionsänderungen von rezeptiven Nervenzellen wurde von **Sandkühler beschrieben.** Bei einer Störung durch Überforderung der Nervenfaser wird der Transport des Chlorids gestört. Das bedeutet (ohne Aufzählung der Einzelheiten) ein hemmender Neurotransmitter wird zu einem erregenden Neurotransmitter.

3. **Die sekundäre Hyperalgesie als neuroplastische Veränderung des 2. Neurons.** Hierunter versteht man heute zahlreiche unter Chronifizierungsmechanismen subsummierte Vorgänge, **die die Reaktionslage des WDR-Neurons verändern.** Dabei soll die zentrale Produktion von Prostaglandin E2 eine wesentliche Rolle spielen. Als Ursache wird heute die chronische Einleitung von Noziafferenzen (aber auch anderen Afferenzen) angesehen, die zu einer dauerhaften Spontanaktivität führt.

Das **klinische Bild** ist ebenfalls eine sekundäre Hyperalgesie, dazu ein Schmerz bei der Berührung der unverletzten, nichtentzündeten Haut (Allodynie), **Ruheschmerz** und der **allseitige Bewegungsschmerz**. Diese Veränderungen sind nur sehr schwer rückgängig zu machen. Opioide sind unzuverlässig. Therapeutisch wichtig ist die Aktivität des Patienten (Manuelle Medizin 6/2005).

Der anatomische Aspekt der therapeutischen Wirkung der verschiedenen Behandlungsmaßnahmen ging von dem Modell der Nervendekompression nach einer Bandscheibenoperation aus. Diese kann Rücken- und oder Beinschmerzen beseitigen, oder nur einen von beiden oder keinen, je nachdem, ob die multipotente Konvergenz im ersten Neuron den Ramus ventralis oder dorsalis betroffen hatte, oder beide oder keinen.

Muskelschmerzen entstehen durch freie Nervenendigungen, die quer durch die Muskel- oder Fasernetze in der Muskulatur verlaufen. Der adäquate Reiz für die Nozizeptoren sind wahrscheinlich Scherkräfte innerhalb des Muskels.

Die Längsdehnung des Muskels und noch wirksamer die Querdehnung bekommen ein besonderes Gewicht durch die damit verbundene **Rebalancierung der unterschiedlichen Fasersysteme,** die so harmonisiert werden. Die **neurophysiologische Grundlage aller muskulären Techniken ist das Gammasystem der Spindelrezeptoren.** Zur besonderen **Wirkung der Manipulation** wurde festgestellt, dass dieser blitzschnelle Impuls offensichtlich »spezielle Afferenzcharakteristika«, insbesondere Aktionspotenzialfrequenzen erzeugen kann (was aber nicht weiter begrifflich erläutert wurde). **Auf die Rolle des pathologisch veränderten Gelenkdrucks wurde** ebenfalls **nicht weiter eingegangen, obwohl das eine der wesentlichen Fragen bei der Anwendung der manualtherapeutischen Gelenktechniken ist.**

2006: »Quo vadis, Manuelle Medizin?« So lautet die besorgte Frage aus der Schriftleitung der »Manuellen Medizin« im Juni 2005. Und weiter heißt es:

»Warum verstecken wir uns hinter wenig fruchtbaren Diskussionen über die Osteopathie, warum folgen wir nicht den Beispielen unserer Kollegen z B. in den Niederlanden, den USA, Canada und Australien? Weil wir an den akademischen Einrichtungen in unserem Land absolut unterrepräsentiert sind und daher eigenen finanzielle und organisatorische Ressourcen freisetzen müssten«.

Damit wäre die selbst gestellte Frage der Schriftleitung eigentlich schon beantwortet, wenigstens aus der Sicht des Fragenden. Eine Reihe von internationalen Bibliotheksadressen und Autoren werden genannt und der neue Präsident Dr. Heimann zitiert, der noch Wochen zuvor den Mangel an zuverlässigen Studien beklagt und 3 Thesen genannt hatte: Wissenschaft und Erfahrung für die Arbeit zu kombinieren und **die Neurophysiologie als Basis für manualmedizinische Befunde zu nutzen.** Also kein Mangel an »wissenschaftlichem Lesestoff« dem abgeholfen werden müsste, sondern **Rückbesinnung auf die Angelegenheiten der Manuellen Medizin im deutschen Sprachraum, das heißt Darstellung und Vergleich der gelehrten Techniken unter Nutzung der Erkenntnisse der anderen Fachgebiete und Abstimmung mit den Erkenntnissen der Grundlagenfächer Anatomie, Physiologie, Biomechanik und Neurologie.**

Die ersten 50 Jahre nach Gründung der Ärzteseminare für Manuelle Medizin orientierten sich an diesen »Leitlinien«. Im Vordergrund stand die Präzisierung der Techniken durch Austausch der Erfahrungen, da nur Erfolge in Diagnostik und

Therapie die Skeptiker in den Fachgesellschaften überzeugen konnten. Dabei führte die Bearbeitung des Grundlagenmaterials das aus den verschiedensten Quellen des vergangenen Jahrhunderts, aus der Volksmedizin, der Chiropraktik und der Osteopathie stammte, zu einem Wettbewerb der Seminare, wenn auch mit gelegentlichen Abschottungstendenzen. Das Interesse an den verletzten oder erkrankten Strukturen wandte sich zuerst dem Bewegungsapparat und besonders den Gelenken zu, dann der Muskulatur und zuletzt der Steuerung der Gelenk-Muskel-Funktionseinheit. **Die getrennte Erforschung der neuen Therapie führte erst allmählich zu Zusammenschlüssen der Seminare (DGMM) und auch international (FJMM).** So entstand aber auch jene »babylonische Spachverwirrung« bei der Beschreibung von Techniken oder den Beobachtungen pathologischer Verläufe.

Auch bei den Publikationen (z. B. Lehrbüchern) dieser Zeit bestand keine Tendenz, die eigenen Darstellungen, wenn möglich, mit denen anderer Autoren zu vergleichen oder diesen anzugleichen, und Definitionen, wenn sie auch der eigenen Meinung entsprachen, zu übernehmen, eventuell aber auch begründet zu korrigieren, was schon frühzeitig eine Annäherung der Darstellungen begünstigt hätte. Der Autor dieses Lehrbuchs hat schon seinerzeit Hinweise auf Übereinstimmungen und differente Meinungen in der Literatur für wichtig gehalten. Wahrscheinlich haben aber die meisten Autoren damals Publikationen anderer Autoren über das gleiche Gebiet gar nicht zur Kenntnis genommen und waren an dieser Art eines Meinungsaustausches nicht interessiert.

Trotzdem wuchs auf Grund der therapeutischen Erfolge die Akzeptanz der Manuellen Medizin und führte schließlich zur Anerkennung durch die Ärztekammern und zur Einführung der Zusatzbezeichnung Chirotherapie.

Kontakte im universitären Bereich entstanden durch **vereinzelte Lehraufträge.** Manualmedizinische Erfahrungen, Untersuchungs- oder Behandlungstechniken fanden **Eingang in die sich bildenden Fachsparten**: in die Schmerztherapie, bei der Pädiatrie, in die Kieferorthopädie und die Hals-Nasen-Ohrenheilkunde. Die **Behandlungsmöglichkeiten der Physiotherapeuten wurden damit bedeutend erweitert.**

— 1996 erfolgt eine überraschende Kursänderung im Weiterbildungsprogramm durch die Gründung der Deutschen Gesellschaft für osteopathische Medizin (DGOM) e.V., deren Ausbildungsprogramm seither laufend in der »Manuellen Medizin« beschrieben wird.

Man fragt sich, welchen Sinn damals die Gründung einer zweiten Gesellschaft mit ähnlichen Untersuchungs- und Behandlungsprinzipien und vielfach fast gleichen Techniken haben sollte. Medizinische Notwendigkeiten sind kaum erkennbar, eher wohl wirtschaftliche Aspekte, da auch seiner Zeit schon Nichtärzte als Heilpraktiker Zugang zu den zahlreichen Ausbildungsstätten und zur Krankenbehandlung hatten.

— Im Dezember **1997** wird bereits in einem Editorial der Schriftleitung der »Manuellen Medizin« (6, 97) vorgeschlagen, »wissenschaftlich begründete« und wirtschaftliche **Verfahren der osteopathischen Medizin in das Versorgungssystem zu etablieren,** da sie auch Gegenstand der manuellen Medizin seien und in Hamm (Gottfried-Gutmann-Akademie) und in Hamburg (Institut für medizinische Impulse) bereits angeboten würden.

— Ein weiteres Editorial Dezember **1998** argumentiert in der gleichen Richtung: »Es gebe nicht nur **eine** Manuelle Medizin. Es seien stets persönliche Interessen, die das Ziehen am gemeinsamen Strang (die Osteopathie zu etablieren!) verhinderten, weil hier wieder partikuläre Einzelinteressen verfolgt würden.

— **1999** wird zwar die unterschiedliche Ausbildung in manueller Medizin beklagt, aber die Zusammenarbeit trotzdem befürwortet: »Osteopathie als zweiter Bildungsweg zu einer manualtherapeutischen Tätigkeit ohne oder mit Medizinstudium(!) Warum nicht?!« Heißt es jetzt!

— Im **Sommer 2001** betont der damalige Präsident der DGMM H. Tlusteck noch einmal, das Ziel sei **eine** Gesellschaft, die mehr als bisher in das schulmedizinische Umfeld integriert werden müsse mit einem evidenzbasierten einheitlichen Kurssystem. Die **Zeitschrift der DGMM »Manuelle Medizin« erscheint jetzt** trotzdem zum ersten Mal **mit dem Untertitel »Osteopathische Medizin« und in demselben Heft das Programm der Osteopathie von der historischen Entwicklung seit A. T. Still und der von ihm ver-

fassten Grundsätze sowie einer Erklärung der philosophischen Basis und den Einzelheiten des Ausbildungsprogramms, an dem auch Ärzte und Physiotherapeuten nach Absolvierung einer chirotherapeutischen Ausbildung und mindestens 2-jähriger Berufserfahrung teilnehmen dürfen.
- Das nächste Editorial nach dem Migräne- und Kopfschmerzkongress im **Juni 2001** in Fulda berichtet von heftigen Auseinandersetzungen in den Gremien der DGMM wegen der Titeländerung der »Manuellen Medizin« und von vielen Protestschreiben aus der MWE und der ÄMM an der initiierten Entwicklung. **Der erste Schritt einer gewollten Entwicklung** (von wem eigentlich) **konnte aber wohl nicht mehr korrigiert werden.**

Der Neurologe und Psychiater J. Buchmann jun. stellt die Frage: **Was ist Neues an der Osteopathie?** Und stellt fest: »Die neue Art« manueller Medizin, die sog. **Osteopathie, habe z. Z. kein einheitliches Krankheitsmodell, v. a. die kraniosakrale und die viszerale Osteopathie.** Den kraniosakralen Rhythmus und die Motilität der inneren Organe kennen, so Buchmann, viele Schulen überhaupt nicht. Dazu kommt die große Variabilität der als Osteopathie bezeichneten Techniken, die einfach nach ihren Entdeckern bzw. Erstbeschreibern benannt seien. **Die osteopathischen Techniken behandeln ebenso wie der Manualmediziner die augenblickliche Störung der Gewebe.**

Auch die Behauptung, dass **nur die osteopathische Behandlung »ganzheitlich«** ist, sei daher sehr kühn, da dafür die Zusammenarbeit aller Fachgruppen erforderlich sei.

»**Das Besondere der Osteopathie ist ihre Philosophie,** nicht ihre Techniken« (so ein **Zitat des derzeitigen Lehrstuhlinhabers des Kirksville College** für Osteopathie). Die Osteopathie hat uns für die Chirotherapie der Schulmedizin viel Neues gebracht, folgert dagegen Buchmann: »Für uns ist **das Besondere der Osteopathie nicht ihre Philosophie, sondern ihre Techniken!** Daher benötigen wir heute keinen neuen Krankheitsbegriff und keine neue Art von Medizin!«

Erforderlich sind Grundlagenforschung, Methodenforschung und klinische Forschung einschließlich der Beantwortung sozioökonomischer Fragen (Prof. U. Smolenski, 1. Vorsitzender des Ärzteseminars Berlin der DGMM).

Im März 2006 definiert das Präsidium der Deutschen Gesellschaft für Manuelle Medizin (DGMM) noch einmal das Wesen und den Inhalt der manuellen Medizin und der manuellen Therapie und betont, dass zur Ausübung der manuellen Medizin das Vorliegen einer Approbation als Arzt unverzichtbar ist.

In einem **Positionspapier zur Osteopathie erklärt die DGMM,** dass viele osteopathische Techniken auf neurophysiologisch nachvollziehbaren Denkmodellen beruhen, andere Teile aber auf Erklärungsansätzen fußen, die bisher mit den Inhalten moderner naturwissenschaftlicher Forschung nicht zur Deckung zu bringen sind. **Den Strömungen, ein nichtärztliches Berufsbild des Osteopathen mit eigener Diagnose- und Therapieverantwortung in Deutschland einzuführen, stehe die DGMM vehement entgegen.** Der nichtärztliche Osteopath ist nicht in der Lage, Komplikationen zu beherrschen.

Trotzdem bieten **alle deutschsprachigen Seminare für manuelle Medizin auch Kurse für Osteopathie an,** meist durch die von ihnen gegründeten Parallelgesellschaften, und auch über Techniken, für die es bisher noch keine naturwissenschaftlichen Erklärungen oder zumindest keinen eindeutigen Wirksamkeitsnachweis gibt. **Gibt es also doch zweierlei Osteopathie?**
- Warum hat man nicht alle angeblich wirksamen Verfahren, wie in den vergangenen Jahrzehnten bei der Chirotherapie längst auf ihre Wirksamkeit untersucht?
- Wie soll der interessierte Therapeut wissen, welche Osteopathie bei einem gebuchten O-Kurs angeboten wird, die »mit« oder die »ohne« Philosophie?
- **Wie soll der Gesetzgeber wissen, welche der beiden Arten gemeint ist, wenn ihm ein Antrag auf Übernahme in das Gesundheitssystem vorgelegt wird?**
- Wann bekommt das »Quo vadis, Manuelle Medizin« endlich Konturen?

Auch **K. Lewit,** der Altmeister der manuellen (muskuloskelettalen) **Medizin in Europa** hat sich zu den Gruppen, die am Haltungs- und Bewegungsapparat tätig sind, in einem **Vortrag vor der Generalversammlung der FJMM** am 21. September 2005 in London geäußert, dass die Analyse der Änderungen an den Haltungs- und Bewegungsorganen eine ärztliche Aufgabe sei.

»Die **Chiropraktiker**, so Lewit möchten mit den anderen Gruppen kooperieren, wissen aber z. Z. noch nicht, ob sie weiter Subluxationen einrenken sollen oder sich zur muskuloskeletalen Medizin bekennen sollen.«

»Die **Osteopathen** haben die manuellen Techniken erheblich ausgeweitet, aber sie **kleben an einem unwissenschaftlichen Denken.** Sie sprechen von einer osteopathischen Medizin und Philosophie.« Zwei Zitate aus der Rede Lewits: »Auch betreibt man **eine wissenschaftlich völlig unbewiesene kraniosakrale Osteopathie sowie eine** in ihrem Konzept **äußerst zweifelhafte viszerale Osteopathie«**. Die Osteopathen haben einen äußerst ominösen Einfluss auf die Ärzte, die sich mit manueller Medizin beschäftigen. Dies zeigt sich an den **beschämenden Bedingungen, unter denen ausgebildete Ärzte zu Osteopathiekursen zugelassen werden.** Mit anderen Worten – die von uns organisierte Ausbildung in manueller Medizin ist quasi nur die Grundschule, der wirkliche Hit ist dann erst das Osteopathiediplom.

Die 3. Gruppe, die **Physiotherapeuten** sieht Lewit mit Recht als **Teamwork-Partner der Ärzte** an. Von Bedeutung für die Zukunft hält er Physiotherapeuten mit Hochschulabschluss. Dazu gehören aber auch die technischen Voraussetzungen; vom Lehrpersonal bis zu den Lehrplänen. Wichtig ist, dass diese neuen Studiengänge mit Augenmaß geplant und durchgeführt werden. Sonst könnte das Ergebnis auch enttäuschend sein. Der Verfasser hätte dieses Engagement Lewits sehr begrüßt, als er vor Jahren schon, anfangs gegen erheblichen ärztlichen Widerstand, dieses partnerschaftliche Teamwork im Bereich seiner damaligen Zuständigkeiten in die Tat umzusetzen begann.

Die Geschichte der Osteopathie

Ganz anders verlief die Entstehung und Entwicklung der meisten heutigen osteopathischen Untersuchungs- und Behandlungsverfahren. **Immer waren es hier Einzelpersönlichkeiten, die nach einer Beobachtung eine Theorie aufstellten,** die später zu Untersuchungs- und Behandlungstechniken weiter entwickelt und dann durch Kurse in Seminaren und Gesellschaften weiterverbreitet werden. Einheitlich nennen alle osteopathischen Veröffentlichungen den amerikanischen Arzt **Andrew Taylor Still** (1828–1917) als Erfinder der Osteopathie, eines neuen ganzheitlichen medizinischen Systems, das dieser aus Unzufriedenheit über die Medizin seiner Zeit und die tiefe Enttäuschung über den Verlust von 4 Familienangehörigen infolge einer Infektion (Meningitis) entwickelte. Bakteriologie und Radiologie als grundlegende Basis medizinischer Erkenntnisse gab es damals noch nicht!

Einleuchtender als diese medizinhistorische Entstehungsgeschichte sind aber sicher die persönlichen Erfahrungen, die häufig am Anfang eines wissenschaftlichen Interesses und einer Entdeckung stehen. So soll Still schon als Kind seine Kopfschmerzen durch Einlegen seines Nackens in die Schlinge seines an einem Baumast aufgehängten Lassos beseitigt haben. Die Heilung eines dysenteriekranken Kindes durch seine inzwischen entwickelten Handgriffe am Rücken, auf die er die Heilung des Kindes zurückführte, war aber wohl mehr ein Zufallserfolg und eher auf die von ihm zu Recht postulierte »natürliche Immunität des Menschen« zurückzuführen als auf Handgriffe.

Trotz vieler weiterer Behandlungserfolge – so wird berichtet – wurde sein Antrag auf Anerkennung seiner neuen Heilmethode, die die Behandlung der Knochen und Gelenke in den Mittelpunkt der Therapie stellte, zunächst abgelehnt.

»The Still cure«, die er erst später als Osteopathie bezeichnete, ist keine Wissenschaft, heißt es. Er bildet zunächst seine Kinder als Osteopathen aus und gründet am 10.05.1892 die American School of Osteopathy in Kirksville (Missouri).

Einer seiner späteren Schüler ist **John Martin Littlejohn** (1865–1947), der 1917 die British School of Osteopathy in London gründet.

1939 gibt es in den USA 6 Osteopathieschulen (Kirksville, Chicago, Kansas City, Des Moins, Los Angeles, Philadelphia). Das Michigan College of Osteopathy wird erst 1970 der Universität angeschlossen. Die beiden Schulen in England sind das London College of Osteopathy für Ärzte mit einer 1-jährigen Ausbildung für Ärzte und die British School of Osteopathy für Laien mit einer 4-jährigen Ausbildung.

Parallel zu dieser Entwicklung wurde von dem Heilpraktiker **D. D. Palmer** die sog. **Chiropraktik** entwickelt und ausgeübt. Der Sohn B.G. Palmer gründete 1903 die Lehranstalt für Chiropraktik in Davenport (USA).

Kraniosakralosteopathie

So entstehen auch eine Reihe anderer Verfahren aufgrund von persönlichen Beobachtungen und Entwicklungen. Hier ist in erster Linie die **Kraniosakralosteopathie** zu nennen. **Sie wurde von einem Schüler Stills, dem Juristen William Garner Sutherland (1877–1954) entwickelt.**

- Sutherland ließ sich nach Aufgabe seines ursprünglichen Berufes im Alter von 25 Jahren bei Dr. Still in Kirksville zum Osteopathen ausbilden. Im Rahmen seiner anatomischen Studien an Knochen und Gelenken des menschlichen Körpers fiel ihm die eigenartige Form der Schädelsuturen auf. **Da die Gelenke und ihre Störungen im Mittelpunkt der sog. strukturellen (heute parietalen) Osteopathie stehen, vermutete er, dass auch die Schädelsuturen gelenkartige Bewegungsstellen sein könnten. Nach jahrelangen Beobachtungen** bei den Schädelpalpationen an seinen Patienten **fand er die vermutete Beweglichkeit bestätigt.** Die Bewegungen waren rhythmisch, aber von den anderen Körperrhythmen Puls und Atmung unabhängig. Er kommt zu dem Schluss, dass die getasteten Fluktuationen von der Hirn- und Rückenmarkflüssigkeit verursacht sein könnten, da sich die Bewegungen bis zum Kreuzbein hin fortsetzten(!) und dort von ihm palpiert werden konnten.
- Nachdem er die feinen Bewegungen der Schädelknochen und deren Störungen **(Restriktionen)** zu tasten gelernt hatte, versuchte er, **dieses Phänomen im Selbstversuch zu beeinflussen:** Mit einem Lederhelm konnte er – wie Liem in seiner Publikation »Kraniosakrale Osteopathie« beschreibt – durch Druckeinwirkung auf den Schädel die verschiedensten **Symptome,** wie Kopfschmerzen, Seh- und Hörstörungen bis hin zu psychischen Veränderungen **durch druckbedingte Restriktionen erzeugen, d. h. durch Bewegungseinschränkungen in den Bewegungsstellen am Schädel.** Später versuchte er, im Umkehrschluss solche Symptome durch Beseitigung einer getasteten Restriktion zu behandeln.

- **1934–1939** behandelt er bei Kleinkindern anscheinend mit Erfolg **Entwicklungsstörungen verschiedenster Art. Auch Symptome in anderen Körperstrukturen ließen sich nach seinen Angaben beeinflussen,** so dass die Methode anscheinend ein Regulationssystem für den Gesamtorganismus darstellt.
- **1939** beschreibt er diese Ergebnisse seiner Forschungen und Versuche in dem **Buch: »The Cranial Bowl«,** aber **erst 1946 erfolgt auf einem Kongress in Denver die Akzeptanz seiner Theorien.** Ob es sich dabei um einen Kongress mit Ärzten oder einen Osteopathiekongress gehandelt hat, ist bei Liem nicht erwähnt.
- Von den Osteopathen **Frymann, Magoun** und **Retzlaff** wurden später eine Reihe von **Studien über die Effektivität der Kraniosakralosteopathie** durchgeführt und beschrieben, deren Ergebnisse aber nachlesbar in Übersetzung nicht zur Verfügung stehen.
- Die Ursache der rhythmischen Kranialbewegungen vermutete Sutherland in den Bewegungen des Gehirns, die aber wohl als zu schwach angesehen werden müssen, um eine rhythmische Fluktuation zu erzeugen, die noch am sakralen Ende des Rückenmarks tastbar ist.

Liquordruckmodell. Upledger entwickelte später als Erklärung der Bewegung das Liquordruckmodell. Dieses geht davon aus, dass der wechselnde hydrostatische Druck im Gehirn von einer schwankenden Liquorproduktion durch den Plexus choroideus in den Ventrikeln verursacht wird. Die schnellere Rückresorption des Liquors in den Pachioni-Granulationen in den Sinus durae matris und den Venen in den Foramina intervertebralia erzeugt bei gleichbleibender Produktion durch den Plexus choroideus **Schwankungen im Füllungsdruck, die abwechselnd zu einer Weitung des Schädels infolge der beweglichen(!) Suturen zwischen den Schädelknochen führt** und – so wird vermutet – bei Erreichen eines oberen Füllungsdrucks über Druckrezeptoren die Produktion zeitweilig wieder einstellen, was **dann zu einer tastbaren Verengung des geweiteten Schädels** über die gleichen Gelenkverbindungen der Schädelknochen führt. **Der dadurch entstehende Rhythmus,** der nach den Literaturangaben **durch die Dura mater spinalis auf das Sakrum übertragen** wird und dort tastbar ist, **beträgt 6–10**

Rhythmen pro Minute. Abweichungen in der Frequenz haben angeblich die verschiedensten Hinweisbedeutungen. Soweit die Theorie bei Upledger.

Andere Techniken:
- Auch eine Reihe der sog. **funktionellen Techniken** wurden von einzelnen Osteopathen entdeckt und zuerst beschrieben. Das waren Bowles und Hoover in der ersten Hälfte des vorigen Jahrhunderts. **Lawrence H. Jones beschrieb die Methode »Strain and counterstrain« mit der Behandlung der sog. Tenderpunkte. Die »Balance-and-hold-Technik« geht auf D. Sutherland zurück. Die Muskelenergietechnik wurde von Fred Mitchell, sen., 1958 zuerst beschrieben.**
- Die **viszerale osteopathische Technik** wurde zwar von einer Gruppe von Osteopathen entwickelt und zusammengestellt, wird aber in erster Linie **Jean Pierre Barral aus Frankreich und Stephen Sandier aus England** zugeschrieben.
- Die sog. **»Applied kinesiologie« (AK), die 1964 von George Goodheart inauguriert** wurde, hat sich entgegen den Erwartungen in den vergangenen 35 Jahren nicht zur Standardmethode als manueller Muskeltest in der Neurologie entwickelt, obwohl das International College of Applied Kinesiologie (JCAK) schon Ausbildungsrichtlinien zur Erreichung des Status »Diplomate des JCAK« mit 300 Ausbildungsstunden (zu absolvieren bei einem anderen »Diplomate des JCAK«), die Veröffentlichung von **2 Forschungsarbeiten über AK-Themen – und das Bestehen einer schriftlichen (500 Multiple-choice-Fragen) und mündlichen Prüfungen** festgelegt hatte.
- Die **Ortho-Bionomie**, eine neue Technik integrativer Körpertherapie, nennt als Begründer den Anglokanadier **Dr. Arthur Lincoln Pauls, der sein Verfahren auf der Methode von L. H. Jones, d. h. auf der Spontanauflösung von Dysfunktionen durch Lagerung, aufbaut.** Pauls' Konzepte wurden komplettiert durch Gründung von Gesellschaften für Ortho-Bionomie in den USA, in der Schweiz, in Frankreich und Deutschland.
- Die gleiche Entwicklung fand auch bei dem Erfinder der »**Trager-Methode der Psychophysischen Integration**« statt. Auch Trager hat am Ende seines beruflichen Weges ein Ausbildungszentrum für seine Methode gegründet.

Fazit: Die Vielfalt von Einzelerfahrungen, die alle der Osteopathie zugerechnet werden, ergänzen sich bisher nicht – was wünschenswert wäre – zu einer komplexen Behandlungsmethode wie die Chirotherapie seinerzeit bei ihrer Entstehung (größtenteils aus der parietalen Osteopathie), sie stellen sich meist eher als Alternativen dar. Wie soll man z. B. die zahlreichen Dysfunktionen im Beckenbereich behandeln mit Manipulationen und Mobilisationen an den arthromuskulären Verbindungen oder mit kraniosakraler Osteopathie?

Reagieren die Dysfunktionen der oft zahlreichen segmentalen Störungen der Wirbelsäule besser auf direkte Mobilisierungen der betroffenen Wirbelsegmente oder auf eine der indirekten myofaszialen Techniken (mit oder ohne muskuläre Triggerpunkte) oder auch wieder, v. a. an der Halswirbelsäule, auf kraniosakrale Technik?

Das sind die vordringlichen Klärungen, die durch Studien mit einem einheitlichen Studiendesign für die beteiligten Untersucher (-gruppen) vorgenommen werden müssten, damit nicht u. U. brauchbare neue Behandlungsansätze ungenützt bleiben.

Der Stand der osteopathischen Medizin in den USA und in Deutschland um die Jahrhundertwende

W. Gilliar D. O., einer der amerikanischen Osteopathen, die in der Deutschen Gesellschaft für osteopathische Medizin (DGOM) tätig sind, **hat den schwierigen Weg der amerikanischen Osteopathie bis zur Gleichberechtigung und Anerkennung als ärztlicher Berufsstand beschrieben.** Durch gleiche Praxismodelle und Ausbildungskriterien wurde der **Wissensstandard der osteopathischen Ärzte (D. O.) so angehoben, dass ihnen 1974 »das uneingeschränkte Recht zur Ausübung der Heilkunde in allen Staaten der USA« zugesprochen wurde.** Somit wurde der gleiche Status wie der der allopathischen (gemeint ist »schulmedizinischen«) M. D.-Kollegen erreicht. Der Hauptunterschied zwischen der M. D.- und der D. O.-Ausbildung liegt heute darin, dass während des osteopathischen Medizinstudiums zusätzliche 230–300 Lehrstunden für die osteopathischen manuellen Fertigkeiten sowohl für Diagnose als auch für die Behandlung absolviert werden.

Heute üben in den USA über 44.000 osteopathisch ausgebildete Ärzte ihre ärztliche Tätigkeit aus. Sämtliche Facharztrichtungen sind in den 22 Fächern vertreten. Die meisten osteopathischen Ärzte wählen aber ihre Ausbildung in der Allgemeinmedizin und Inneren Medizin. Immer mehr dieser Ausbildungen erfolgen auch in den großen (allopathischen) Universitätskliniken, deren Zahl seit den 1980er Jahren konstant blieb (125), während in den letzten 5 Jahren 5 neue **osteopathische Universitäten (Medical Colleges)** gegründet wurden, deren **Gesamtzahl heute auf 19 beziffert wird. Die Gesamtzahl aller M. D. beträgt ca. 650.000.** Überraschend ist die Feststellung, dass sich nur 5–10% der osteopathischen Ärzte mit der Anwendung der osteopathischen Techniken in der täglichen Praxis befassen. Das bedeutet, dass nicht automatisch jeder osteopathische in den USA ausgebildete Arzt, der den D. O.-Titel führt, die osteopathischen Techniken auch regelmäßig anwendet (**Stand der Informationen im Jahr 2000 in Manuelle Medizin 1/2000, S. 3–8**).

Gilliar stellt abschließend fest, »dass die manuellen Fertigkeiten weiterhin auf ihre Validität und Reproduzierbarkeit untersucht werden müssen. Wenn sie nicht nur im muskuloskelettalen Bereich Anwendung finden sollen, dann müssen spezifische, aber auch relevante Indikationen, messbare Indikatoren und realistische Ziele erstellt werden, die in der Medizin nicht nur generelle Allgemeingültigkeit haben, sondern im größeren Sinne zur funktionellen Verbesserung und einer höheren Lebensqualität unter kostengünstigen Umständen beim einzelnen Patienten führen!

Auch eine Reihe von Autoren osteopathischer Lehrbücher beschreiben fast ausschließlich die parietalen Techniken am Bewegungssystem und widmen der kranialen und viszeralen Osteopathie nur ca. 5% ihrer Darstellungen.

Eine Studie von Vertretern der Deutschen und Schweizerischen Arztgesellschaften für Manuelle Medizin befasste sich im Jahr 2001 mit der **Frage der Integration der osteopathischen Diagnostik und Therapie in das bestehende Gebäude der universitären akademischen medizinischen Lehre** (Manuelle Medizin 2/2001, S. 66–71). Die Studie erfolgte, wie es heißt, im Auftrag des European Board of Osteopathic Medicine (EBOM). Sie sollte eine Analyse universitärer Ausbildungskonzepte sowie der Weiter- und Fortbildungsordnungen in osteopathischer Medizin und in Osteopathie in Europa vornehmen.

Die Teilnehmer an dieser Studie (J. Dvorak, M. M. Gauchat, D. Mühlemann aus der Schweiz und T. Graf-Baumann, M. Psczolla, Deutschland) **verglichen die Entstehung und Prinzipien der Osteopathie, Chiropraktik und manuellen Medizin sowie deren Ausbildungsgänge und Ausbildungszeiten.** Ferner wurden die diagnostischen und therapeutischen Maßnahmen aufgelistet und die Häufigkeit ihrer Anwendung sowie ihre Wertung in den Ausbildungsinstitutionen der 3 Berufsgruppen (Ärzte, Osteopathen, Chiropraktiker) ermittelt.

Das Ergebnis: **Alle genannten Berufsgruppen verfügen danach über eine umfassende Grundausbildung und Kompetenz in den osteopathischen Techniken und Verfahren**, und zwar diagnostisch und auch therapeutisch. Wo aufgrund verschiedener Schwerpunkte ein Ausgleich des Ausbildungsniveaus wünschenswert wäre, könnte dies mit wenig Aufwand (Kursen) erfolgen.

Ob dazu die aufwendige Gründung einer neuen Gesellschaft wie z. B. DGOM oder SGOM erforderlich war, mag dahingestellt bleiben. Voraussetzung für eine solche ergänzende Weiterbildung wäre aber in jedem Fall, dass der evaluierte Inhalt einer solchen ergänzenden **Zusatzqualifikation** Verfahren enthält, die durch reproduzierbare Ergebnisse einen deutlichen Fortschritt darstellen, wie das vor Jahrzehnten mit den Techniken der parietalen Osteopathie bei der Entwicklung der Chirotherapie im Rahmen des damaligen schulmedizinischen Standards der Fall war.

Fazit der Studie: Die Etablierung neuer Gesundheitsberufe und die Gründung von neuen Institutionen und Lehrstätten ist somit nicht notwendig und nicht sinnvoll (veröffentlicht in Manuelle Medizin 2/2001).

Stand der Osteopathie in Deutschland 2006

Die Zeitschrift »Osteopathische Medizin«, die jetzt in den 7. Jahrgang geht, war die einzige Quelle für einen Überblick der letzten Jahre, da weder die zahlreichen Kursangebote (Gesamtzahl in 2003: 55) durch persönlichen Kontakt wahrgenommen werden konnten, noch die Flut der inzwischen erschienenen Publikationen zur Verfügung stand.

Wie sieht das Resümee **der osteopathischen Entwicklung** in Deutschland nach den Veröffentlichungen in der »Osteopathischen Medizin« und der Zeitschrift »Manuelle Medizin« aus?

Die **Zahl der Ausbildungsanbieter** (Gesellschaften oder Schulen), die sich als Kollegs (Colleges), Schulen, Institute oder Akademien bezeichnen, **sind seit 2001 (ca. 22) bis 2006 (ca. 18) ungefähr gleich geblieben.** Etwa 10 der genannten Gesellschaften haben heute laut Impressum der »Osteopathischen Medizin« eine engere Kooperation mit dieser Zeitschrift. Die aus den Arztseminaren für Chirotherapie der Deutschen Gesellschaft für Manuelle Medizin hervorgegangenen **Osteopathischen Parallelgesellschaften** haben sowohl in der osteopathischen wie auch in der »Manuellen Medizin« ihre eigene Nachrichten- bzw. Website für Kursangebote. Ebenso die entsprechenden Ärztegesellschaften in Österreich und der Schweiz. Diese Kurse sind fast ausschließlich **mit eigenen ärztlichen Lehrern besetzt,** deren Namen auch angegeben werden, so dass sich der Kursant bei der Buchung von Kursen einen Kurslehrer aussuchen kann. Eine Ausnahme davon machen nur die DGOM und die Österreichische Ärztegesellschaft (ÖÄGMM) in Wien.

Neu hinzugekommen ist ein Zentrum für Komplementärmedizin an der privaten Universität Witten-Herdecke.

Eine eigene Nachrichtenseite hat auch das Anfang 2002 gegründete **Deutsche Register Osteopathischer Medizin (DROM).** Dieser Verband versteht sich inzwischen als **Interessenvertretung aller Osteopathen** (d. h. aller Berufsgruppen, die Osteopathie betreiben oder sich z. Z. im Aufbau befinden. Angeboten werden den Mitgliedern Vergünstigungen bei Fortbildungen und juristische Beratung (wofür?) und v. a. die Aufnahme in die Osteopathenliste, auch unabhängig von der Zugehörigkeit zu einem anderen Verband oder Seminar. Das gemeinsame **Ziel soll sein, die Osteopathie als eigenständiges Berufsbild in Deutschland zu etablieren,** d. h. ihr den wichtigen **Platz im Gesundheitssystem** zu verschaffen.

Das ist aber wahrscheinlich nur bei überzeugenden Erfolgen dieser neuen Therapie denkbar. Dazu bedarf es verwertbarer Studien mit den definierten Verfahren und positiver therapeutischer Ergebnissen. Dazu werden außerdem einheitliche diagnostische und therapeutische Standards benötigt. Die sind aber in den zahlreichen Publikationen vom Leitfaden bis zum Lehrbuch bisher nicht in ausreichendem Maße vorhanden. Man darf vermuten, dass das auch bei den Lehrplänen der Schulen nicht viel anders ist.

2005 wurde deshalb ein Dachverband, die Bundesarbeitsgemeinschaft Osteopathie (BAO) gegründet, dem 5 Gesellschaften und 20 Schulen angehören. Der Verband beschloss eine Übergangsregelung (bis zum 21.11.2009), die besagt, dass ein **formloser Antrag genügt, die Urkunde »Osteopathie« zu erlangen,** wenn folgende Bescheinigungen eines Mitgliedes des Gründungsverbandes der BAO beiliegen:

- Kopie der Berufsurkunde
- Nachweis der Schule über mindestens 1200 Unterrichtsstunden
- Nachweis der Abschlussprüfung gemäß der einheitlichen **BAO-Prüfungsordnung**
- Erfüllung der Lerninhalte nach den Eckpunkten des Curriculums
- Bescheinigung der Schule über die erfolgreiche Abschlussarbeit und ein Abstract der Abschlussarbeit für die BAO.
- Bezahlte Gebühr von z. Z. € 200,–

Das bedeutet, dass der Veranstalter (die jeweilige Schule) alle wichtigen (Kompetenz-)Nachweise:
- Absolvierter Unterricht und Lerninhalte
- Bestandene Prüfung und
- Abschlussarbeit selbst

bestätigt.

Dazu teilt der Vorsitzende der BAO mit, dass bereits 200 Urkunden ausgegeben wurden, aber noch hunderte von Anträgen bearbeitet werden müssten. **Das Diplom bestätige dem Inhaber »seine hochwertige Qualifikation gemäß den Richtlinien der BAO«** (Osteopathische Medizin« Heft 1/2006)

Die Ausbildungskriterien, die Prüfungsordnung und das Curriculum sind in dem Artikel nicht publiziert und vermutlich auch nicht zugänglich.

Es wäre eine interessante Frage, ob die Examenskandidaten, zumindest aber ihre osteopathischen Lehrkräfte den Unterschied zwischen einer schulmedizinischen Fachuntersuchung, einer chi-

rotherapeutischen und v. a. einer osteopathischen Untersuchung und Behandlung definieren können, um die schulmedizinische Fachausbildung und die chirotherapeutischen Weiterbildungen als Vorstufen für eine Osteopathieausbildung einordnen zu können.

Unter dem Titel: Die »osteopathische Medizin im Aufwind« erklärt der Vizepräsident der Deutschen Gesellschaft für osteopathische Medizin (DGOM) Dr. med. J. Mayer in dem Editorial 6/2004 der »Manuellen Medizin« (Springer Verlag): »Osteopathische Medizin ist keine alternative Heilmethode, die Medizin ersetzen kann. **Osteopathie ergänzt und erweitert die klassische Medizin! Sie ist somit im besten Sinne des Wortes eine komplementäre Medizin. Osteopathie gehört daher vor allem in die Hände von gut ausgebildeten Ärzten, die mit Osteopathen mit Vollzeitausbildung eng kooperieren sollten!**«

Danach werden Ausbildung und Status in der »Mehrklassengesellschaft« Osteopathie (d. h. Osteopath und osteopathischer Arzt) erklärt, wobei es für Ärzte noch 2 verschiedene Modelle gibt. **Eine manual-medizinische (gemeint ist wohl die Chirotherapie) Weiterbildung kann als Eingangsvoraussetzung für eine postgraduierte Ausbildung zum osteopathischen Arzt »vorgeschrieben« werden.**

Die weiteren Gremien der Hierarchie sind **seit 2003 die EROP (European Register for Osteopathie Physicians), deren Präsident auch Dr. Mayer ist.** Diese Gesellschaft unterstützt intensiv eine **EG-weite Standardisierung** von Ausbildung und Prüfung in osteopathischer Medizin. **Auf der internationalen Ebene gibt es seit 2003 noch die WOHO (World Osteopathic Health Organisation), ein weltweiter Zusammenschluss von Osteopathen** und osteopathischen Ärzten mit dem Ziel, die Osteopathie weltweit zu fördern und Ausbildungsstandards (sog. Minimalstandards) zu definieren. Weitere Einzelheiten und Tätigkeiten dieser organisierten Hierarchie sind nicht erwähnt.

Dieses Editorial des Vizepräsidenten der DGOM veranlasste den an der Charité tätigen **Orthopäden und Rheumatologen R. Kayser** zu einem Leserbrief unter dem Titel: »**Osteopathie und kein Ende**«, in dem dieser feststellt, dass die Erlangung der Zusatzbezeichnung »Chirotherapie« ein Erfolg der Ärzteschaft sei, der keine weitere Instanz, nämlich den jetzt inaugurierten osteopathischen Arzt brauche, dessen **Diagnose und Behandlung auf den Prinzipien der osteopathischen Philosophie** basiere. Ebenso unsinnig sei es bei den immer knapper werdenden Ressourcen (der gesetzlichen Krankenversicherung!) daneben noch ein neues Berufsbild, den »Osteopathen« einführen zu wollen.

Fazit der Kritik von R. Kayser: Was wir nicht brauchen, sind immer neue, teure Diplome für »neue« Inhalte, die aber zum Teil schon Jahrhunderte bekannt sind. Neue Inhalte (Techniken) müssen in das vorhandene (Therapie-)Gebäude integriert werden (nach Prüfung ihrer Wirksamkeit!).

Über den Stand der diagnostischen und therapeutischen Standards gibt der **DGOM-Vizepräsident**, der den 1. Internationalen Kongress für osteopathische Medizin im September 2005 in Freiburg leitete, in einem Interview die **Auskunft, dass es bisher kaum anerkannte Standards gebe. Die »Szene« sei in den letzten 15 Jahren weitgehend von Einzelpersonen als Lehrern geprägt worden. Von der Genialität einzelner Personen bis zu einem Lehrstandard sei es aber ein weiter Weg.** Damit die Osteopathie ihren eigenständigen Stellenwert im Gesundheitssystem(!) behaupten könne, müsse sie aber Standards definieren und deren Wirksamkeit belegen.

Auf dem Kongress in Freiburg seien hervorragende Arbeiten und **die neuesten osteopathischen Forschungen gezeigt** worden und die Breite der Vielfalt der therapeutischen Optionen sei voll zur Geltung gekommen. Das alles sei nach Jahren voller unstrukturierter Ausbildung **ein erster Schritt in Richtung Standards und Qualität.** In den letzten 2 Jahren sei es gelungen, ein weitgehend einheitliches Osteopathie-Curriculum in vielen europäischen Ländern zu erreichen (Osteopathische Medizin 1/2006).

Leider sind die Ergebnisse der Studien und Forschungen, die Standards und das einheitliche Curriculum der Schulen bisher nirgendwo nachzulesen.

Dafür findet sich in der »Osteopathischen Medizin« der Versuch einer Studie. Die österreichische Gesellschaft für Osteopathie hat in den Jahren 2003–2005 eine **Feldstudie zur Schaffung einer Datengrundlage für Anerkennungsverhandlungen** über die Effizienz und Sicherheit der osteopathischen Behandlungen durchgeführt.

814 Patienten im Alter zwischen meist 40–50 Jahren wurden in einer Fragebogenaktion nach meist 3 Behandlungen befragt nach
- Symptomveränderungen,
- Behandlungsreaktionen,
- sonstigen körperlichen oder seelischen Veränderungen
- und nach ihrer **Zufriedenheit (!!)**.

Der Feldversuch war anonym und randomisiert, es erfolgten 8 Fragebogendurchgänge, Beginn meist nach der 3. Behandlung. Mehr als 1/3 waren behinderte Kinder, davon war 1/3 unter 3 Jahren. Wie zu erwarten war, lag der Behandlungserfolg hoch: 93,2% (bei 70,1% überdurchschnittlich hoch). Lediglich 3 (0,43%) gaben eine Verschlechterung ihrer Symptome an! (Osteopathische Medizin 4/2006)

Übersicht Manueller und Osteopathischer Behandlungsverfahren am Bewegungsapparat

Rang u. Höppner (2001) haben in ihrer Veröffentlichung »CSO, Cranio-Sacral-Osteopathie«, alle bisher bekannten manuellen und osteopathischen Techniken in einer **Übersicht** zusammengestellt. Diese Aufstellung ermöglicht eine Vororientierung, wo welche Behandlungsmethode und unter welcher fachlichen Bezeichnung zu finden ist.

Die nachfolgend aufgeführten **Untergruppen** dieser Übersicht enthalten in den ersten 2 Gruppen alle Behandlungstechniken, die sich in den letzten Jahrzehnten unter dem Begriff Manuelle Therapie (Chirotherapie), etabliert haben:

1) **Strukturelle Techniken:**
   - Mobilisation, Manipulation, Pressing, »deep friction«, Querfriktion, Längs- und Querdehnung von Muskeln.
2) **Aktive Muskeltechniken:**
   - isometrische reziproke Inhibition (NMT3 und NMT1), myotensive MET (»muscle energy technique« (NMT2) – postisometrische Relaxation),
   - isotonische (konzentrisch und exzentrisch) Kontraktion,
   - isolytische Kontraktion,
   - Stereotypschulung (krankengymnastische Verfahren: Janda, Bobath, Brugger, Feldenkrais, Klein-Vogelbach, PNF Vojta).

Auch einige Verfahren der nachfolgend zitierten **3. Untergruppe** wie z. B. die Behandlung von Muskelverkürzungen und Abschwächungen, **Triggerpunktbehandlung (Simon u. Travell), Akupunktur und Releasebehandlungen** werden heute schon allgemein therapeutisch genutzt.

3) **Myofasziale Techniken:**
   Verkürzung/Abschwächung,
   Tight-, Looseness, fasziale Züge,
   Triggerpunkte (Simon u. Travell),
   Schmerzpunkte nach Jones,
   Chapman-Reflexe (Akupunktur, Akupressur),
   Umgebungsvariable (Faktoren), z. B. Immunsystem, Psyche, Umwelt usw.,
   Release (s. auch in den Gruppen 4: funktionelle Techniken und Gruppe 5: CSO, kraniosakrale Osteopathie).
4) **Funktionelle Techniken:**
   - **statisch** funktionelle Techniken, wie Balance and Hold (nach Sutherland), Strain and Counterstrain (nach Jones), Kompression bei zirkulären Faszienzügen;
   - **dynamische** funktionelle Techniken: Auffädeln, Unwinding (Phase-5-Techniken der Orthobionomie),
   - Recoiltechniken.

Die in der **Gruppe 4** genannten osteopathischen Verfahren werden wegen des weniger engen Bezuges auf eine bestimmte Körperstruktur (Gelenk, Muskel, Faszie) **als mehr ganzheitlich wirkende Therapien, d. h. als funktionelle Techniken bezeichnet.** Sie stellen als indirekt wirkende Verfahren eine therapeutische Ergänzung dar, da **nach Angaben des englischen Osteopathen L. Hartman die strukturellen Techniken** (in den Gruppen 1–3 genannt) **»das zentrale Werkzeug der Osteopathie«** bleibe (Hartman 1998).

Die funktionellen Techniken

Die funktionellen osteopathischen Techniken wurden in der ersten Hälfte des vorigen Jahrhunderts von den Osteopathen Bowles und Hoover entwickelt und von Professor William Johnson in Michigan ausgebaut.

Das technische Prinzip »Bei einem gestörten Bewegungsverhalten wird nicht eine Fehlstellung im Segment, sondern das veränderte Bewegungsverhalten korrigiert«, »**nicht die Quantität, son-**

dern die Qualität der Bewegung« ist Gegenstand der Behandlung. Die Hypothese der zugrunde liegenden Pathologie geht davon aus, dass **bei einer Dysfunktion** Mechanorezeptoren und Nozizeptoren **pathologische afferente Impulse zum Rückenmark aussenden, die ihrerseits zu fehlerhaften Efferenzen führen**. Durch eine Afferenzreduktion sollen sekundär auch die pathologischen Efferenzen reduziert werden.

Konzept »ease-bind«

Die diagnostische Technik palpiert alle Regionen mit erhöhter Gewebespannung bzw. Bewegungseinschränkung, um vorhandene Dysfunktionen zu erkennen. Eine Hand tastet als Palpationshand den Gewebezustand, ob es locker oder fest (**»ease«** oder **»bind«**) ist und sucht dann nacheinander alle Ease-Richtungen und den Punkt der geringsten schmerzfreien Gewebespannung auf (den »point of maximum ease«), wie Greenman schreibt. Diese Bewegungen induziert jeweils die andere, die Bewegungshand, und zwar immer von der Bewegungsbarriere weg. **Durch das Führen in die Richtungen leichterer Bewegung schwächen sich die pathologischen Afferenzen aus den verspannten Gewebepartien ab** und damit auch die pathologischen Efferenzen der γ-Schleife zur verspannten Muskulatur, was zu einer **neuen Balance zwischen afferenten und efferenten Impulsen führt** (Hartmann). »Der zentrale Computer wird zu normaler Funktion reprogrammiert« (**Greenman**).

Auf dem gleichen Prinzip einer Reduzierung pathologischer Afferenzen beruhen auch die nachfolgend beschriebenen funktionellen Techniken.

Balance- and-hold-Technik

Hier palpiert die Palpationshand ebenfalls das dysfunktionelle Gewebesegment und führt **systematisch Bewegungen und Translationen in Ante- und Retroflexion, Lateroflexion und Rotation nach beiden Seiten aus. Am Punkt der geringsten Gewebespannung soll der Patient tief ein- und ausatmen. Am Punkt der maximalen Gewebespannung soll der Atem so lange wie möglich angehalten werden** (meist zwischen 5 und 30 s). Dieser neue Balancepunkt wird in jeder Bewegungsrichtung gesucht, bis eine Entspannung (**»release«**) **im dysfunktionellen Segment** gefühlt wird und eine verbesserte Beweglichkeit erreicht wurde.

»Strain and Counterstrain«

Es handelt sich wieder um eine **persönliche Entdeckung. Lawrence H. Jones** hatte 1955 den spontanen Behandlungserfolg, durch eine **schmerzfreie Lagerung** eines zuvor erfolglos behandelten Patienten, dessen Rückenschmerzen rezidivfrei zu beseitigen. **Spätere gleiche Behandlungen ergaben aber nicht immer den gleichen Erfolg durch die Lagerung, sondern nur dann, wenn auch schmerzhafte Druckpunkte in der Muskulatur des Rückens vorhanden waren.**

Janet Travell hatte etwa zur gleichen Zeit die ödematösen Schmerzpunkte, die sie für die direkte Ursache der Beschwerden hielt, unter dem Namen: »Triggerpunkte« beschrieben. **Diese Triggerpunkte wiesen aber meist bei der Palpation eine Ausstrahlung auf und reagierten dauerhaft nur auf eine bestimmte Therapie, so z. B. bei Travell auf Injektionen oder »stretch« und »spray«, bei Jones nur auf die Lagerungstechnik.** Jones bezeichnete diese Punkte, die auch entfernt vom Rücken auf der Ventralseite des Körpers liegen können, als **Tenderpunkte**.

Diese fanden sich nach Angaben von Jones in der Umgebung von Gelenken, die traumatisiert worden waren, und zwar in den tiefen Muskelschichten und oft auch in Muskeln, die den traumatisierten Agonisten gegenüber lagen, d. h. in deren Antagonisten. Die Tenderpunkte zeigten **nur Druckschmerzhaftigkeit bei der Palpation, aber im Gegensatz zu den Triggerpunkten keine Schmerzausstrahlung. Tenderpunkte liegen in Sehnen kurz vor dem knöchernen Ansatz, in Segmenten oder Muskelbändern, und haben ungefähr die Größe einer Fingerspitze.**

Nach Angaben von H. C. Hogrefe (Manuelle Medizin 6/2001) kann auch eine vorhandene **Schonhaltung ein Lokalisationshinweis auf die Position von zugehörigen Tenderpunkten sein**, was bei angeblich **über 200 bekannten Tenderpunkten** nützlich sein kann. **Ein Tenderpunkt liegt dann an der Spitze oder im Zentrum der Konkavität der Schonhaltung**, in der man die Palpation deshalb auch beginnen sollte, und zwar je ausgeprägter die Schonhaltung ist, um so näher zur Mittellinie, was für die spätere therapeutische Entlastungslagerung wichtig ist. **Eine Schonhaltung selbst kann auch Auslöser neuer sekundärer Tenderpunkte sein.**

Nach der Ortung der Tenderpunkte erfolgt **die Lagerung in der schmerzfreien entspannten Positi-**

on unter laufender Überprüfung durch den »Monitorfinger«, der die **kontinuierliche Schmerzminderung während der Lagerung** registriert. Die **Lagerung wird 90 s beibehalten**. Eine evtl. auftretende Erwärmung während der Lagerung spricht für eine optimale Behandlungsposition, sie entsteht durch eine Vasodilatation, deren Abklingen ein Hinweis auf Beendigung des therapeutischen Prozesses ist. Nach der **langsamen Rückführung** des Patienten in die Neutralposition sollte der **Tenderpunkt nachuntersucht werden**. Im Idealfall sind Schmerz und Bewegungseinschränkung verschwunden, auf keinen Fall sollten noch mehr als 30% des ursprünglichen Schmerzes vorhanden sein.

Lewit hat auf die Zusammenhänge von Triggerpunkten in bestimmten Muskeln und Läsionen bestimmter Wirbelsegmente hingewiesen:

- Adduktoren – Hüftgelenke,
- Iliacus – (Os coccygis),
- Piriformis L_4-L_5 (Os coccygis),
- Rectus femoris L_3-L_4 (Hüfte),
- Psoas (Th_{10}-L_1), thorakolumbaler Übergang,
- Erector spinae (Spinalnerven),
- Rectus abdominis (Proc. xiphoideus/Os pubis/Lumbalregion),
- Pectoralis (obere Rippen/Brustorgane),
- Subscapularis (»frozen shoulder«),
- Trapezius/pars transversa (Wurzelsyndrome der Arme),
- Trapezius/pars descendens (Zervikalbereich),
- Sternocleidomastoideus C_0–C_1 und C_2–C_3,
- Kaumuskulatur (Kopf und Gesichtsschmerzen).

Chaitow hat in seinem Buch »Palpationstechniken und Diagnose« auf weitere palpierbare Schmerzpunkte hingewiesen.

Periostschmerzpunkte (PSP)

Durch chronisch erhöhten Muskeltonus kann es zu schmerzempfindlichen weichen Knoten an den Ansatzstellen von Sehnen und Bändern kommen.

Neurolymphatische Schmerzpunkte nach Chapman

Chapman und Owens beschrieben in den 1930er Jahren diese palpierbaren Reflexveränderungen, die **in den Faszien lokalisiert** sind und stets Bezug zu den gleichen Organen haben. Sie wurden **als neurolymphatische Reflexe definiert** (Abb. 18.1). Die bekanntesten sind dorsal **zwischen Dorn- und Querfortsatz gelegen, wo auch Wirbelbogengelenke, Triggerpunkte der segmentalen Muskulatur und die paraspinösen Irritationspunkte nach Sell palpiert werden** (vgl. z. B. Palpationskreise dorsal und ventral in der BWS; ▶ Kap. 8.2, Abb. 8.13 und ▶ Kap. 8.4, Abb. 8.26). Es drängt sich die Vermutung auf, dass diese Punkte weitgehend identisch sind.

Die neurolymphatischen Schmerzpunkte liegen ventral in den Interkostalräumen neben dem Sternum. Das Ausmaß der **Empfindlichkeit des ventralen und dorsalen Punktes zeigen den Grad der assoziierten Lymphstauung und die Aktivität an**. Ist auch der entsprechende dorsale Punkt tastbar und druckempfindlich, dann beginnt auf der Ventralseite die Behandlung: Durch einen sanften Rotationsdruck soll das Ödem und die ganglionähnliche Kontraktur in der tiefen Faszie gelöst werden, um die Druckempfindlichkeit in den anderen Reflexzonen zu lindern.

Eine **Differenzierung der Trigger- und Tenderpunkte der neurolymphatischen und Periostschmerzpunkte** ist bei der möglichen Fülle von Weichteilveränderungen ein zeitraubendes und bezüglich der genaueren Identifikation oft auch wenig erfolgreiches Vorgehen, da die genannten myofaszialen Anomalien leicht untereinander verwechselt werden können.

Rationell kann man die geschilderten funktionellen Techniken dann evtl. differenzialtherapeutisch einsetzen, um zu sehen, ob sie sich schon allein auf eine entlastende Lagerung (»counterstrain«) oder eher mit einer Atemtsspannung auflösen (»balance und hold«), oder ob erst eine Triggerpunktbehandlung (»stretch and spray«), eine Lokalanästhesie, »dry needling« oder die manipulative Behandlung des zugehörigen Wirbelbogengelenkes erfolgreich ist. Unter diesem Gesichtspunkt kann man die **funktionellen Techniken** wohl nur als **Ergänzungsmaßnahmen im Rahmen der parietalen Osteopathie** ansehen. So ist es auch zu erklären, dass diese Techniken schon seit geraumer Zeit außerhalb der Chirotherapieausbildung angeboten wurden.

Myofasziale Techniken

Fasziale Restriktionen sind an einer unterschiedlichen Gewebespannung erkennbar. Die Untersuchung faszialer Restriktionen durch Palpation

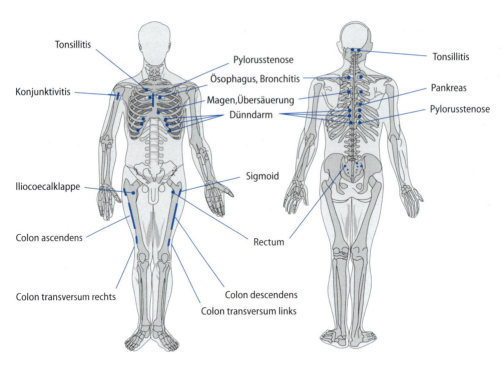

Abb. 18.1. Lokalisation ausgewählter Chapman-Reflexpunkte

erfolgt in einem (gedachten) **Koordinatenkreuz**. Finger oder Hand applizieren unterschiedliche Verschiebekräfte. Die leichtere Bewegungsrichtung zeigt den zentripetalen Zug der Restriktion an, oder es wird nach Kontaktaufnahme beobachtet, ob das Gewebe den Palpationsfinger durch die Verschiebespannung in einer Richtung ablenkt.

Die myofasziale Release-Technik ist eine relativ neue Behandlungsform. Sie ist eine **Kombination aus indirekten Techniken, Weichteiltechniken, Muskelenergietechnik (MET) und kraniosakraler Technik** (Greenman, Hartman).

Die Faszien sind Hüllen für die Körperstrukturen und die inneren Organe. Die Faszien bestehen aus 3 Schichten:

- Die **oberflächliche Faszie** enthält Fettgewebe, Kapillaren, Lymphbahnen und Nervenendigungen (Hautrezeptoren), Vater-Pacini-Körperchen. Hier ist **Raum für Ergüsse**.
- Die **tiefe Faszie** umhüllt Muskeln und innere Organe, sie ist **formgebend**, z. T. spezialisiert, wie Pleura, Perikard und Peritoneum. In Kompartimenträumen dieser Schicht **können Flüssigkeitsansammlungen wie Hämatome abgrenzend aufgenommen werden.**
- Die 3. Faszie bedeckt die Eingeweide und sorgt für die Gleitfähigkeit der einzelnen Gewebe untereinander wie z. B. Muskel/Faszie/Knochen und Eingeweide. **Diese Fasziengleitflächen werden im osteopathischen Sprachgebrauch auch als »Gelenke« bezeichnet.**

Die Funktion der Faszien ist neben der Gleitfähigkeit die Nährstoffversorgung und Informationsvermittlung an das Zentralnervensystem. Die Faszien können auf akute Verletzungen mit Ergüssen reagieren, die in einem Kompartimentraum auch Gewebeschäden durch den pathologischen Druck der Ergüsse verursachen können. **Gewebeveränderungen** werden an das ZNS durch entsprechende Afferenzen gemeldet. Es kann in der Grundsubstanz der Faszie zu Veränderungen der biochemischen und immunologischen Prozesse kommen, die auch weit von der Schädigungsstelle entfernt oft zu hartnäckigen Störungen führen können. Bekannt sind die oft langdauernden hartnäckigen **Weichteilstörungen** wie Narbenbildungen und Ergüsse (infolge Verletzungen) und ihre **persistierenden Funktionsstörungen**.

Bei der **Verletzung eines Muskels** wird nicht nur die anatomische Integrität, sondern v. a. die Funktion beeinträchtigt, die Heilung verläuft mit einer **Fibrosebildung**, es bleibt ein **Funktionsverlust,** und der **neuroreflektorische Kontrollmechanismus ist gestört.**

Es entsteht ein Circulus vitiosus: **Schmerz, Spannung, Schmerz,** der akut zu einem Hartspann und chronisch zu einer Kontraktur führen kann. Die Gewebeveränderungen (Trigger-, Tenderpunkt, Akupunkturpunkte und Chapman-Reflexe) und ihre **Behandlung durch Palpation und Entspannung** im Rahmen der indirekten Verfahren wurden schon beschrieben. Der afferente Stimulus der Mechanorezeptoren infolge der gezielten **Dehnung des verspannten Gewebes führt zu efferenten Impulsen, die eine Inhibition auslösen und zur Relaxation führen können (Release-Phänomen).**

Der auch hier betonte ganzheitliche Standpunkt erfordert es, bei der Untersuchung anatomische und physiologische Fakten sowie den soziokulturellen Hintergrund ebenso zu berücksichtigen wie die **Analyse des muskuloskelettalen Systems,** den **neurologischen Status** und den Zustand **des Immunsystems.**

Die **therapeutischen Prinzipien** sind einfacher. Neben **Traktionen** und »**stretch**« in Längsrichtung verkürzter und verspannter myofaszialer Strukturen ist es die **subtile Palpation, die versucht, die Lockerheit und Festigkeit der Gewebe sowie die inhärente Gewebebewegung** in den palpierten Regionen des **Körpers zu ermitteln, um sie bis zum »release« zu behandeln.** Ein nachfolgendes Übungsprogramm soll die muskulären Dysbalancen ergänzend nachbehandeln nach Grundsätzen, die auch in der chirotherapeutischen Muskelbehandlung üblich sind: verkürzte und verspannte Muskelgruppen dehnen, danach abgeschwächte Muskeln kräftigen.

Die Behandlung kann an jeder Stelle des Körpers beginnen.

Muskelenergietechnik (MET)

Der Osteopath Dr. Fred Mitchell, sen., ist der Begründer der heutigen Muskelenergietechnik (MET), die er 1958 erstmals beschrieben hat. Die MET ermöglicht sowohl **die Dehnung verkürzter hypertoner Muskeln** als auch die **Kräftigung phasischer abgeschwächter Muskeln.** Dabei muss der Patient einen Druck gegen den vom Therapeuten gegebenen Widerstand erzeugen und sich dann nach einigen Sekunden wieder entspannen. Die Bewegungseinschränkung wird durch die Dehnung des verkürzten Muskels verringert. Der Vorgang wird mehrmals jeweils an der neuen Barriere wiederholt.

Diese Methode soll ebenfalls eine **Neubalancierung der afferenten und efferenten Reize des Rückenmarks** in die Wege leiten, wodurch eine Bewegungsbehinderung von Gelenken vermindert werden kann.

- Die am meisten angewandte **isometrische MET** bewirkt eine Dehnung des Muskels bei gleicher Länge und auch eine leichte Entspannung des Antagonisten. Die isometrischen Kontraktionen gegen Widerstand werden **in der Chirotherapie seit langem unter der Bezeichnung »postisometrische Relaxation (PIR)« mit ausgezeichnetem Erfolg verwendet**.
- **Konzentrische isotonische Kontraktionen** nähern Ursprung und Ansatz des Muskels einander an.
- **Exzentrisch isotonische Kontraktionen** entfernen Ursprung und Ansatz voneinander und bewirken eine Muskelverlängerung.

Die isotonischen Kontraktionen **verbessern den Tonus und trainieren die Maximalkraft und die Kraftausdauer.** (Weitere Angaben zur Muskelmechanik in Frisch [2002], Kapitel »Biomechanik der Muskelfunktion«, S. 29–32).

Ortho-Bionomie-Behandlung der Wirbelsäule

Der Begründer der Ortho-Bionomie, der Anglokanadier Pauls erweiterte die von L. Jones entwickelte Spontanauflösung osteopathischer Läsionen (schmerzhafte Bewegungseinschränkungen) durch eine 90-s-Lagerung in schmerzfreier Position zu einem Stufenprogramm gezielter Stimulation von Autokorrekturmechanismen des Körpers in mehreren (7) Phasen und damit zu einer neuen eigenständigen Form der manuellen Therapie.

Behandlungsprinzip. Der erhöhte Muskeltonus und die Muskelverkürzungen bei Läsionen am Bewegungsapparat führen zu einer **Schonhaltung und Automatisierung unphysiologischer Bewegungsabläufe.** Anstelle des therapeutischen Versuchs der

Wiederherstellung eines möglichst idealen (symmetrischen) Aufbaus der Wirbelsäule lässt die Ortho-Bionomie das entstandene Funktionsmuster bestehen. Ein **verkürzter Muskel** wird **durch weitere Verkürzung** (durch entsprechende Lagerung) **entspannt** und eine pathologische **Gelenkfehlstellung durch Übertreibung korrigiert**(!). Schon diese Musterverstärkung bringt angeblich gute therapeutische Resultate und beugt dem Entstehen nozizeptiver situationsfixierender Reflexe vor.

Das strukturelle Behandlungsprogramm entspricht in dieser Phase 4 absolut dem Behandlungsschema von L. Jones (s. dort) und ist gekennzeichnet durch **schmerzfreie Lagerung infolge Verstärkung des vorgefundenem Musters**, Entfernung von schmerzhaften Positionen, Beachtung eventueller Schmerzreaktionen des Patienten und **wenig therapeutische Aktivität**. So wurde auch die **Behandlungszeit von 90 auf unter 60 s reduziert**. Es wird gewissermaßen Gleiches mit Gleichem behandelt, weswegen sich die Ortho-Bionomie auch als »**Homöopathie der manuellen Therapie**« bezeichnet. Ob die Effekte dieser homöopathischen Induktion von Autoregulationen genauso exakt wirken wie die griffige Definition des Verfahrens, kann nur die tägliche Praxis erweisen. Es wären auch Effekte durch bestimmte Bewegungen in den Lagerungspositionen denkbar, da die meisten angegebenen **Behandlungen eine starke Ähnlichkeit mit chirotherapeutischen Techniken** aufweisen.

Das Ausbildungsangebot der Deutschen Gesellschaft für Orthobionomie umfasst 10 Kurse und ein 5-tägiges Residential mit einer Prüfung. (Die Angaben wurden dem Beitrag »Ortho-Bionomie zur Behandlung der Wirbelsäule« von K. Weber in »Weiche Techniken in der Manuellen Medizin« entnommen.)

In den späteren Phasen erfolgt der allmähliche Übergang von passiver struktureller Lagerungsbehandlung zu **aktiven Übungen zur Schulung und Schärfung der eigenen subjektiven Wahrnehmung von Bewegung und Energie**, d. h. die späteren Phasen dienen der Integration des Behandlungsergebnisses.

Das Behandlungsziel ist aber eine **Selbstentwicklung zur Entfaltung der eigenen Individualität**. Es handelt sich v. a. um bewusste Körperwahrnehmung durch die physische strukturelle Körperarbeit mit dem Ziel der psychischen **Entfaltung des ursprünglichen Veranlagungskonzeptes des betreffenden Menschen**. Da die Ortho-Bionomie nicht auf medizinische Zwecke beschränkt ist, sondern in allen Lebensbereichen eingesetzt werden kann, wenden auch Sportler, Tänzer und Sänger die Methode an.

Psychophysische Integration und Mentastics nach Trager

Dieses Verfahren beinhaltet **eine sanfte Körperarbeit und Bewegungslehre,** bei der der Körper in Schwingungen versetzt wird und wo über den körpereigenen Rhythmus das Unterbewusstsein erreicht werden soll.

Diese Behandlungstechnik sieht die **Ursachen für Versteifungen im Körper nicht in den physischen, sondern in den mentalen Strukturen.**

Der Therapeut stellt **keine Diagnose und führt keine medizinische Behandlung durch**, er will vielmehr mit seinen Händen »dem Nervensystem eine Gefühlsqualität vermitteln«. Es sollen einengende Projektionen (was immer das sein mag) auf den Körper unterbrochen werden.

Ziel der Behandlung ist es, »die sensorischen und mentalen Muster, die für den Patienten eine **Behinderung oder Verminderung seiner Lebensqualität** darstellen, **durch neue, positive Muster zu ergänzen oder zu ersetzen**. Eine Behandlungssitzung dauert 60–90 min, wobei der Therapeut ständigen körperlichen Kontakt mit dem Patienten hat.

Durch leichtes rhythmisches Wiegen, Rollen, Schwingen und Schütteln werden Muskeln und Gelenke des Patienten gelockert. Die Bewegungen gehen vom Therapeuten aus und werden immer nur in eine Richtung gegeben, die Gegenbewegung und der Rhythmus kommen (gewissermaßen **als körperliche Antwort) vom Patienten**. Durch die Hände des Therapeuten und den Körper des Patienten erfolgt so »**ein mentaler Austausch mit der Erfahrung spielend leichter Bewegungen**«.

Die Arbeit erfolgt in einem entspannt meditativen Bewusstseinszustand, den Trager als »hook up« (anhaken/einhaken?) bezeichnet. **Das Unbewusste im Patienten soll erreicht werden**. Dafür ist eine absichtslose freie Struktur des Therapeuten von grundlegender Bedeutung.

Die Nachbehandlungsphase in Form der »mentastics« (»mental gymnastics«) soll durch bestimmte einfache meditative Bewegungen den

erlebten Effekt der Leichtigkeit, Freiheit und Flexibilität sichern und erhöhen. Die Veränderungen durch »Trager-Arbeit« sollen **Schmerzlinderung, Vitalitätserhöhung, größere Gelenkbeweglichkeit und tiefgehende Entspannung** sein. **Den »mentastics« liegen 2 Prinzipien zugrunde:**
- Einsatz des körpereigenen Gewichtes und das
- »hook up«, das meditative Gefühl tiefer Entspannung.

Wer ist der Autor dieser Methode?

Trager entdeckte schon mit 18 Jahren während seiner Tätigkeiten als Boxer, Tänzer und Akrobat die Prinzipien seines Systems. Eine Ausbildung als Physiotherapeut und ein Medizinstudium folgen. Nach dem 1. Weltkrieg arbeitet er mit neuromuskulär geschädigten Kriegsopfern. Weitere Stationen seiner Tätigkeit sind die Universität Guadalajara in Mexiko (1929–1959), eine eigene Praxis auf Hawaii bis 1977 und am Ende die Gründung des **Trager-Instituts der Psychophysischen Integration und Mentastics** im Marin-County in Kalifornien als Ausbildungszentrum.

Trigger-Osteopraktik

Die Osteopathie soll ja nach Ansicht der Osteopathen laufend weiter entwickelt werden.

Eine neue Entwicklung heißt offensichtlich **Trigger-Osteopraktik** – auch zur Selbstbehandlung. »Aus drei mach eins«: Die **Trigger**(punkte) werden **osteo**(pathisch) d. h. sanft(!) und (chiro)**praktisch** behandelt, also nach mehreren Methoden.

Die eigentliche Triggerpunktbehandlung wurde ja bereits 1988 von Hanet G. Travell und David G. Simons beschrieben und veröffentlicht: Das »Handbuch der Muskel-Triggerpunkte«. Als Therapie wurden von den Autoren seinerzeit Muskeldehnung, Kältespray und Lokalanästhesie-Injektionen genannt.

Nach osteopathischer Tradition wurde vom Autor der Trigger-Osteopraktik 2002 eine Gesellschaft, die **»Internationale Gesellschaft für Triggermedizin« (JGTM e.V.)** gegründet und dazu Ausbildungskurse angeboten. Aber auch die Selbstbehandlung ist möglich. Dafür werden **Therapiegeräte** hergestellt: der **Triggosan-Schlüssel, der Triggosan-Stab und eine gleichnamige Streckbank mit Therapiekissen. Das Programm steht in einem kleinen Lehrbuch.** Der Autor, Dr. Bauermeister, hat die Therapie noch durch Muskeldehnungen und Stoßwellenanwendungen erweitert. Ob der Selbstbehandler die 85–95% Behandlungserfolge (schmerzfrei!) erzielt, die angeblich in Studien mit Stoßwellentherapie, Akupunktur und Osteopathie (welche?) erzielt werden konnten, ist allerdings fraglich.

Die berufsbegleitende Ausbildung dauert 2–3 Jahre, danach finden obligatorische Weiterbildungskurse statt. Nachdenklich macht bei diesem Behandlungsverfahren die **Dimension der Anwendungsgebiete**, die von den Heilungsprozessen nach chirurgischen und orthopädischen Eingriffen über ZNS-Störungen (Lähmungen, Morbus Parkinson, multiple Sklerose) und vegetativen Dystonien (Herzklopfen/Schlaflosigkeit/Schwindel/Kopfschmerzen) bis zum psychosomatischen Formenkreis und der Lösung von »Energieblockaden« reicht. Auch eine Unterstützung bei Alkohol- und Drogenproblemen wird genannt.

Die Angaben wurden dem Artikel von Andrea Wibbels in »Weiche Techniken in der Manuellen Medizin« (von J. Buchmann und K. Weber, Hippokrates) entnommen.

Skepsis drängt sich bei dieser Indikationsliste v. a. auf, wenn es sich um Zustände mit manifesten, irreversiblen Strukturveränderungen handelt. Es fragt sich auch, wie viele von den »positiven Effekten« bei dem Dutzend Organsystemen vom Stoffwechsel bis zum Immunsystem und bis zur »Stärkung« von »Selbstwertgefühl und Lebensfreude« durch die aufwändige Behandlung wenigstens zum Teil zu erreichen sind. Kann die **Behandlung an der psychophysischen Grenze** im »entspannt-meditativen Bewusstseinszustand« aus Gründen, die im Patienten oder im Therapeuten liegen können, auch zu negativen Stimulationen führen? Kann man jedem (bemühten) Therapeuten die mentalen Voraussetzungen für diese Therapie vermitteln? Werden die Kostenträger der Krankenbehandlung überhaupt außer den Psychotherapeuten eine solche Behandlung, die bezüglich der Erfolgsaussichten wenig konturiert erscheint, vergüten?

Kraniosakrale Osteopathie

Der heutige Stand der Erkenntnisse: Die bereits geschilderten Entdeckungen und Darstellungen von Sutherland und Upledger (1996) über die **Beweglichkeit der Schädelknochen** und die dadurch bedingte Weitung und Verengung des Schädels sowie die Theorie der Liquorpumpe von Upledger bilden auch heute noch die **Grundlage der kraniosakralen Osteopathie (KSO)**. Diese Beweglichkeit **kann als Reaktion auf eine Traumatisierung durch die verschiedensten Faktoren eingeschränkt werden**.

Liem zählt dazu in seiner Publikation »Kraniosakrale Osteopathie« (1998, 2005):
- genetische und intrauterine Einflüsse(!),
- Traumen jeglicher Art,
- Folgen von schweren Erkrankungen, von Operationen wie sogar Lumbalpunktionen und Einwirkungen von Medikamenten (welche?), Impfungen und Narben, Folgen von zahnmedizinischen Eingriffen,
- mechanische Einflüsse durch Fehlbelastungen,
- viszerale Einflüsse durch Organdysfunktionen oder Erkrankungen,
- psychische Einflüsse,
- Außenwelteinflüsse (Ernährung, Umwelt, Hygiene).

Die zahlreichen genannten Einwirkungen können in den betroffenen Geweben zunächst zu mehr oder minder **feinen Bewegungseinschränkungen führen**, ehe es zu sicht- oder tastbaren Veränderungen kommt, womit erst die Behandlungsfähigkeit eintritt. Eine osteopathische Dysfunktion kann dann entstehen, die sich in einem Gelenk, einem Skelettmuskel, in Faszien oder anderen Bindegewebsstrukturen, wie z. B. den Schädelnähten, den Hirnhäuten oder in einem inneren Organ manifestieren kann. Die von osteopathischer Seite immer wieder betonten **Selbstheilungskräfte (Still)** – d. h. **das Immunsystem** – entscheiden dann wie überall in der Medizin über den weiteren Verlauf: Kommt es zu weiteren strukturellen Veränderungen, oder bleibt es bei der feinen Bewegungseinschränkung im Gewebe ohne Symptome?

Liem gibt dazu eine Übersicht über die **Verkettung der Systeme**, die die fast »globale« Verbreitung einer **Primärstörung in Form einer osteopathischen Dysfunktion** erklären soll. Er unterscheidet
- primäre Dysfunktionen durch exogene Einflüsse meist traumatischer und segmentärer Art
- sekundäre Dysfunkionen: Diese sind meist plurisegmentäre adaptive **Folge und Kompensation der primären Dysfunktion**, einer knöchernen oder anderen Störung im Organismus
- **Kompensationen:** Anpassungen des Körpers an eine nicht normale Funktion noch ohne Mobilitätsverlust in den Strukturen und daher auch noch nicht diagnostizierbar.

Strukturell können unterschieden werden:
- **fluide Dysfunktionen:** Sie bezeichnen Veränderungen des **Liquor cerebrospinalis (und anderer Körperflüssigkeiten)** in Bezug auf Rhythmus, Zusammensetzung und Volumen.
- **Membranöse Dysfunktionen** von Struktur und Funktion der **Hirn- und Rückenmarkhäute** sowie der bindegewebigen Umhüllungen der Nerven.
- **Ossäre Dysfunktionen.** Sie betreffen die Struktur, die physiologische **Bewegung und Position der Schädelknochen**, wodurch weitere Gelenke, Gefäße und Liquorbewegungen im Schädel beeinflusst werden können.

Eine **Verkettung von Skelettsystem und inneren Organen** über fasziale, ligamentäre, muskuläre oder nervale bzw. vaskuläre Verbindungen können entstehen:
- somatosomatische Dysfunktion,
- somatoviszerale bzw. viszerosomatische Dysfunktion,

- viszeroviszerale Dysfunktion,
- psychosomatische oder psychoviszerale Dysfunktionen: können durch kurzfristigen starken oder längerfristigen Stress geringerer Intensität zustande kommen,
- somatopsychische oder viszeropsychische Dysfunktionen: können durch Schmerzen oder einen erhöhten sympathischen Tonus Bewegungseinschränkungen oder neuroendokrine Veränderungen bewirken.

Die Entstehung und Veränderung sowie der Nachweis von osteopathischen Dysfunktionen können so zur »diagnostischen Nadel im Heuhaufen« werden.

Dazu schreibt Liem (1998, 2005) »**Das Ziel der osteopathischen Behandlung ist,** ursächliche Krankheitsfaktoren aufzulösen oder abzuschwächen, freie Beweglichkeit der Gelenke und Faszien wieder einzurichten, die Austauschprozesse der gesamten Körperflüssigkeiten zu normalisieren, die bioelektrischen Phänomene zu koordinieren, das autonome Nervensystem auszugleichen, die Harmonisierung der Körperstatik, die Auflösung viszeraler Störungen, die Unterstützung und Regulierung der ernährenden Körperelemente, die Vertiefung der Atmung, Entspannung, Tonisierung, die Widerstandskraft des Körpers zu stärken und ihn zu ermutigen, seine eigene selbstregulative Tätigkeit wieder zu übernehmen, um sich selbst zu heilen.«

Weiter heißt es:

»Eine osteopathische Behandlung kann niemals ohne eine genaue Diagnose erfolgen« Was aber auch für jede andere Behandlung gilt.

Dazu müssen aber die normale Form (Struktur) und die Funktion des untersuchten Gewebes bekannt sein. Beim Bewegungsapparat sind Form und Funktion bekannt. Die kleinste Bewegungseinheit der Wirbelsäule, das Segment, und das Extremitätengelenk sind daher mit den Techniken der parietalen Osteopathie aus der sich die straff gegliederte Chirotherapie entwickelte, gut und erfolgreich zu behandeln. Diese Osteopathie ist ja auch bereits als neuromuskuloskelettale Medizin (Chirotherapie) etabliert.

Beim Kraniosakralsystem müssen aber auch mehrere andersartige Faktoren, die den **primär respi**ratorischen Mechanismus (PRM/Synonym: kraniosakraler Rhythmus) bilden, palpiert werden:

1. **Die Mobilität von Gehirn und Rückenmark.** Das ist eine von den anderen rhythmischen Bewegungen des Körpers (Herzschlag, Atmung), die ebenfalls am Schädel palpiert werden können, unabhängige **rhythmische Eigenbewegung der Hirnsubstanz**, die angeblich durch eine Ein- und Ausrollbewegung der beiden Hirnhälften (der Oligodendrogliazellen) zustande kommt (Sutherland, Upleger, Greenman, Liem). Diese rhythmische Bewegung, die angeblich auch im Koma und nach dem Tod noch eine Weile wahrnehmbar ist, wird auch für die **rhythmische Weitung und Verengung des Schädels die als Inspirations-(Flexions-) und Exspirations-(Extensions)phase des PRM bezeichnet werden,** verantwortlich gemacht. Liem schreibt dazu: »Eine andere Bewegung (als der PRM!) ist der sog. Kraniosakrale Rhythmus, der craniorhythmic impulse. Vielleicht aber ist der cranio-rhythmic impulse mit der oben genannten Eigenbewegung von Geweben auch identisch«. Bei Greenman heißt es: »Die Ursache dieser inhärenten Knochenbewegung (infolge des PRM) ist noch unbekannt«.
2. **Die gelenkähnliche Mobilität der Schädelknochen** (Abb. 19.1). Sie steht wohl direkt oder indirekt mit dem kraniosakralen Rhythmus in Verbindung.

Bei **der Inspirations-(Flexions-)phase verbreitert sich der Schädel,** zugleich wird er im sagittalen Durchmesser etwas kürzer. **In der Exspirations-(Extensions-)phase wird er schmaler** und sagittal wieder etwas länger. Der gesamte **Körper macht bei der Inspiration (Flexion) eine Außenrotation**, d. h. er weitet sich, und **bei Exspiration (Extension) eine Innenrotation**, d. h. er kehrt in die ursprüngliche Form zurück. Ausgelöst wird diese **rhythmische Formänderung durch das Schlüsselgelenk der Schädelbeweglichkeit, die Synchondrose zwischen Os sphenoidale und Os occipitale** (Abb. 19.2–19.5). Das Sphenoidale rotiert in der Inspirationsphase um eine transversale Achse nach ventral und kaudal **und überträgt damit seine Bewegung gleichzeitig auch auf die Gelenke des Viszerokraniums** (den Gesichtsschädel, d. h. Ober- und Unterkiefer, Jochbein, Gaumen, Nasenbein und Tränen-

Der Kraniosakrale Rhythmus

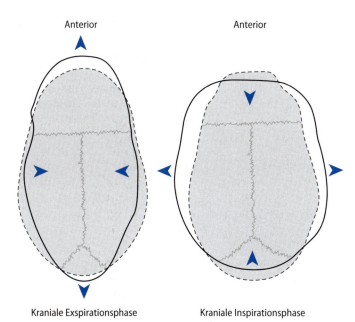

Anterior — Anterior

Kraniale Exspirationsphase Kraniale Inspirationsphase

Abb. 19.1. Schädelbewegung in der Inspirations- und Exspirationsphase (Ansicht von oben)

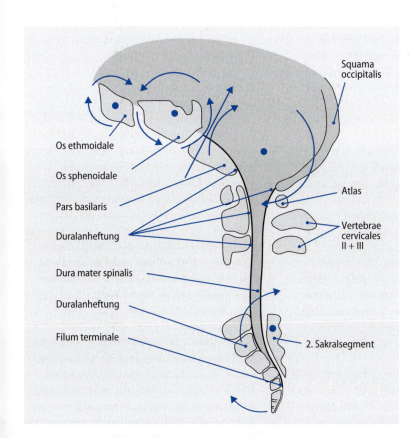

Abb. 19.2. Kraniosakrale Bewegungen in der Inspirationsphase

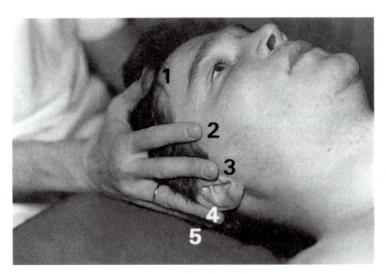

Abb. 19.3. (1) Daumen: os frontale; (2) Zeigefinger: Ala major ossis sphenoidalis; (3) Mittelfinger: Os temporale, präaurikulär; (4) Ringfinger: Os temporale, postaurikulär; (5) kleiner Finger: Os occipitale; Handfläche: Os parietale. (Aus: Rang u. Höppner 2001)

bein) und außerdem auf das **Schädeldach und die Schädelbasis des Neurokraniums**. Das Os occipitale führt eine gegenläufige Bewegung nach dorsal und kaudal aus und überträgt diese Bewegung durch die Hebung der Synchondrose v. a. **auf das Sakrum. Die möglichen Störungsmuster der Synchondrosis spheno-occipitalis (SSO) sind**:

– **Kompression/Separation** (entspricht einer Traktion).
– **Flexion/Extension** (die Basis des Os sphenoidale und des Os occipitale sind nach kranial angehoben = Flexion, oder stehen kaudal = Extension).
– »**Superior/inferior vertical/strain**« = Das Os sphenoidale ist nach kranial (superior) oder nach kaudal (inferior) versetzt.
– »**Lateral strain right/left**« = Das Os sphenoidale ist nach rechts oder links versetzt, meist durch Trauma. »Superior«, »inferior« und »lateral strain« führen viel häufiger als die anderen Läsionen zu ernsthaften Befindensstörungen und Arbeitsunfähigkeit (Upledger).
– »**Torsion right, left**« = Gegenläufige Rotation des Os sphenoidale und Os occipitale um eine longitudinale Achse. Die Rechtstorsion entspricht z. B. einer Linksrotation des Os sphenoidale oder einer Rechtsrotation des Os occipitale.
– »**Sidebending with convexity right/left**« = Die Seitbeugung der beiden Knochen führt zu einer asymmetrischen Stellung des Os sphenoidale und des Os occipitale zueinander.

Die Untersuchungstellung der Hände zeigt Abb. 19.3. Die paarigen Knochen auf beiden Seiten gehen ebenfalls bei der Flexion in eine Außen- und bei Extension in eine Innenrotation. Der Schädel bekommt dadurch bei der sphenobasilären Flexion, wie bereits beschrieben, den größeren Quer- und einen verkleinerten Längsdurchmesser. Bei der Extension sind die Veränderungen umgekehrt. **Nach Greenman** stehen **Dysfunktionen der Gesichtsknochen** im Zusammenhang mit einer **Störung des Os sphenoidale**, eine **Dysfunktion des Hinterkopfes** mit **einer Störung des Os occipitale**.

3. **Die Rolle der intrakranialen und intraspinalen Membranen**. Die Dura mater spinalis ist kranial am Foramen magnum und den oberen 2–3 Zervikalsegmenten und kaudal in Höhe des 2. Sakralwirbels angeheftet. Dadurch werden **kraniale Bewegungen direkt auf das Sakrum übertragen**. Auch die formgebenden Körperquerstrukturen, die sog. Diaphragmen, verändern dadurch ihre Stellung und Spannung, was in der viszeralen Osteopathie von Bedeutung sein kann (Abb. 19.6). Das geschieht dadurch, dass bei Flexion der sphenookzipitalen Gelenkverbindung das Foramen magnum

Palpation

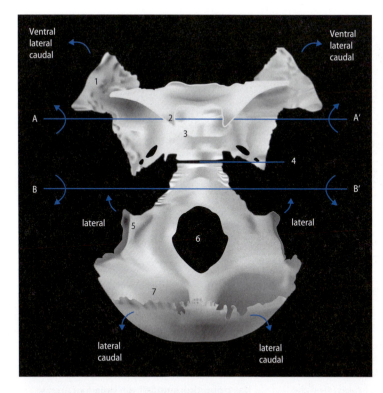

Abb. 19.4. Os sphenoidale und Os occipitale von kranial.
(1) Ala major ossis sphenoidalis; (2) Proc. clinoideus ant.; (3) Proc. clinoideus post.; (4) Synchondrosis sphenooccipitalis; (5) Proc. jugularis; (6) Foramen magnum; (7) Squama occipitalis; (AA') Bewegungsachse des Os sphenoidale; (BB') Bewegungsachse des Os occipitale (→ Flexionsrichtung). (Aus: Rang u. Höppner 2001)

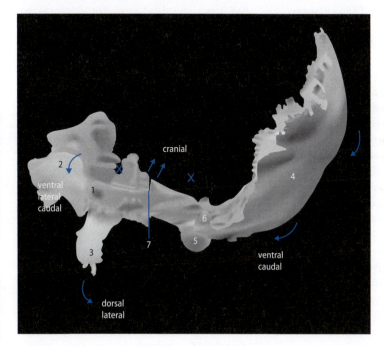

Abb. 19.5. Os sphenoidale und Os occipitale von lateral.
(1) Os sphenoidale; (2) Ala major ossis sphenoidalis; (3) Proc. pterygoideus; (4) Os occipitale; (5) Condylus occipitalis; (6) Proc. jugularis; (7) Synchondrosis sphenooccipitalis; (X) Bewegungsachsen (→) Flexionsrichtung (Aus: Rang u. Höppner 2001)

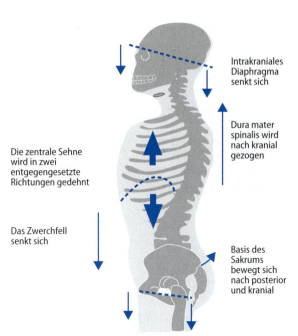

Abb. 19.6. Verhalten der Diaphragmen in der Inspirationsphase

angehoben und durch Zug der Dura die Sakrumbasis nach dorsal und kranial und die Sakrumspitze nach ventral und kaudal bewegt wird, d. h. **das Sakrum macht eine Gegennutationsbewegung, die aber als kraniosakrale Flexion bezeichnet wird**. Bei der **Extension** der sphenooccipitalen Gelenkverbindung lässt der Durazug nach, und das **Sakrum kann dadurch wieder in die Nutationsstellung gehen**, was auch als kraniosakrale Extension bezeichnet wird. Diese **gegensätzliche Nomenklatur** ist neben den vielen neuen Bezeichnungen bei den Therapieverfahren ein Beispiel für die nicht wenigen auch formalen **Schwierigkeiten, die osteopathische Nomenklatur mit der gewohnten Sprache missverständnisfrei in Einklang zu bringen**. Hier ist der Zusammenhang z. B. wichtig zum Verständnis, warum eine Behandlung von zervikalen Störungen vom Becken aus möglich ist und umgekehrt eine Therapie an den Iliosakralgelenken von den Kopfgelenken aus. Diese Behandlungsansätze werden bisher durch Störungen in der kinetischen Kette der Wirbelbogengelenke erklärt.

4. **Die Fluktuation des Liquor cerebrospinalis**. Wodurch kommt die bisher beschriebene Schädelmechanik zustande? Als derzeit plausibelste Erklärung wird, wie bereits erwähnt, **das Liquordruckmodell von Upledger** angesehen. Der Liquor wird durch den Plexus choroideus in den 4 Ventrikeln des Gehirns gebildet. In dem halbgeschlossenen System des Rückenmarkkanals **steigt dadurch der Schädelinnendruck an,** und es kommt zu der beschriebenen **Weitung des Schädels**, soweit die funktionell intakten Strukturen (Suturen, Meningen einschließlich der Falx cerebri, cerebelli und das Tentorium cerebelli) dies zulassen. **Zum Teil wird der Liquor durch die Arachnoidalzotten in das venöse System rückresorbiert**. Außerdem breitet er sich durch die Mikrotubuli der bindegewebigen Faszien im ganzen Körper aus. Das geschieht durch die Nervenaustrittstellen des Schädels und der Wirbelsäule entlang der Durainsertionen zu den Spinalnerven. **Bei Erreichen einer bestimmten Druckhöhe werden Dehnungsrezeptoren in den Schädelsuturen erregt**, die reflektorisch für **ein Sistieren der Liquorproduktion** sorgen; die **Weitung des Schädels nimmt ab,** bis es erneut zum Anstieg des Schädelinnendrucks kommt. Dieser **Rhythmus läuft 6- bis 10-mal pro Minute, nach anderen Angaben 12- bis 16-mal pro Minute ab.**

5. Die Übertragung des Rhythmus über die Dura mater spinalis auf das Kreuzbein wurde bereits beschrieben mit dem Hinweis, dass er dort ebenso wie am Schädel zu palpieren ist. Liem gibt an, dass **dadurch z. B. eine Torsion im Gelenk zwischen Hinterhaupt und Keilbein eine Torsion des Kreuzbeins zwischen den beiden Beckenkämmen verursachen kann.** Jeder Therapeut, der im Rahmen seiner Erfahrungen beim Erlernen der chirotherapeutischen (osteopathischen) Untersuchung der Beckengelenke die Beweglichkeit der Iliosakralgelenke zu tasten erlernt hat, wird hier wohl zu Skepsis neigen.

Die Palpation in der Diagnostik der Kraniosakralosteopathie

Die Diagnose erfordert die **Untersuchung (Palpation) der einzelnen Faktoren des kraniosakralen Rhythmus:**
- Mobilität (die inhärente Bewegung) von Gehirn und Rückenmark,
- Fluktuation des Liquor cerebro spinalis (LCS),
- Mobilität der intrakranialen und intraspinalen Membranen,
- Mobilität der Schädelknochen,
- Mobilität des Kreuzbeins in den Iliosakralgelenken,
- Suche nach Bewegungseinschränkungen (Restriktionen) in den Körperstrukturen, d. h. in den Gelenken (Blockierungen/osteopathische Dysfunktionen) und Faszien (Verklebungen/Narben).

Die wichtigste osteopathische Untersuchungstechnik ist die Palpation zur Feststellung normaler oder gestörter Beweglichkeit der Gewebe, der sog. Restriktionen. Diese können durch physische, psychische und chemische Reize entstehen. Restriktionen sind anfangs meist nur funktionell, d. h. reversibel. Es beginnt mit einer Spannungszunahme im Gewebe. Bei längerem Bestehen werden diese funktionellen Restriktionen durch morphologische Veränderungen dann irreversibel.

Technik der osteopathischen Palpation

Die technischen Vorbereitungen der Palpation enthalten eine Reihe von Anweisungen, so über die **Raumbeschaffenheit** (Wärme, gedämpftes Licht), die **Vorbereitung des Patienten** (Entspannung, Ablegen der Schuhe, der Zahnprothesen usw.) und die **Vorbereitung des Therapeuten** (Entspannungsübungen, dann sanfte Annäherung bei der Kontaktaufnahme und das zuvor geschilderte Verhalten bei der Palpation selbst. **20 Fragen**, die der Therapeut sich stellen kann, sollen bei der Kontaktaufnahme mit dem Gewebe helfen. Es sind Fragen anamnestischer, analytischer, diagnostischer und genereller Natur, wie die beiden Schlussfragen: »Warum möchte der Patient gesund werden?« und: »Ist die behandelte Struktur glücklich?« (s. Liem 1998, »Kraniosakrale Osteopathie«, S. 284).

Wer die offensichtlich hohe Kunst einer osteopathischen Palpationstechnik erlernen will, sollte sich schon zu Beginn mit den Schwierigkeiten durch die große Menge der Befunde und »Botschaften« befassen, die nach Angaben der osteopathischen Literatur aus Körpergeweben und -funktionen palpatorisch oft zu erfassen sind. Dazu eignet sich das Buch von Leon Chaitow »Palpationstechniken und Diagnostik, Lehr- und Arbeitsbuch für Osteopathen« (2001) vielleicht mit am besten. Der Autor stellt in 11 Kapiteln alle Voraussetzungen für eine schichtweise Palpation der Körperstrukturen und Funktionen vor bis hin zu dem – wie er selbst schreibt – »**heiklen Thema der Energiepalpation**« und gibt Anregungen und Aufgaben für tägliche Palpationsübungen, da – wie er feststellt – **Perfektion in der Kunst des Palpierens wohl nie erreicht werden kann.** Die angegebenen Übungen stammen aus den verschiedensten Verfahren und Schulen von der Chiropraktik bis zu den klassischen Verfahren der Physiotherapie und Orthopädie. Sie sind also nicht alle spezifisch osteopathisch, wie man erwarten könnte, und stellen damit eine gewisse Nähe zu schulmedizinischen Verfahren dar.

Die hier und in der osteopathischen Literatur häufig genannten **Palpationsübungsbeispiele** wie z. B. Lokalisieren einer Münze unter einem Telefonbuch, oder noch schwieriger: Ertasten eines Haares durch eine einzelne Seite des Telefonbuches zeigen vielleicht extrem, welche Palpationssensibilität für die osteopathische Palpation vorausgesetzt wird und offensichtlich auch erforderlich ist. Hohes Geschick und Sensibilität sind auch die Voraussetzungen dafür, Palpationsbefunde und damit das Können der lernenden Therapeuten im Kurs zu überprüfen. Man muss aber wohl davon ausgehen, dass eine **solche palpatorische Spitzensensibilität trotz allen Übens nicht bei jedem zu erreichen sein wird**, wenn nicht auch schon eine angeborene erhöhte Sensibilität und Fingerspitzengefühl vorhanden sind.

Jeder, der, wie der Verfasser, längere Zeit in der kursmäßigen Vermittlung u. a. von Palpationstechniken tätig war, kennt die Schwierigkeit mancher Kursanten, schon bei den relativ kontrastreichen Strukturen des Bewegungsapparates Palpationsbefunde zu erheben, richtig zu differenzieren und zu interpretieren, zumindest im Anfang und vielleicht auch noch bei einer gewissen Unsicherheit der ersten selbständigen Tätigkeit.

Wie steht es dann unter diesem Aspekt mit der viel subtileren Palpation der kraniosakralen Struktur und der kraniosakralen Rhythmen, bei denen minimale Bewegungen wie Pulsationen, Vibrationen und Rhythmus gespürt, und von den Tastbefunden anderer Systeme (Herz, Lunge) differenziert und gewertet werden sollen? Man fühlt vielleicht, was man fühlen möchte, aber ist es der kraniosakrale Rhythmus?

Die osteopathische Palpation enthält die 3 Schritte (V. Frymann 1963):
1. Erkennen,
2. Erweitern (der Erkenntnisse),
3. Interpretieren.

Erkennen sollte der Untersucher (nach Greenman) zumindest:
— Anomalien der Gewebetextur,
— Symmetrie der Strukturen,
— Bewegungen (Ausmaß, Qualität, Endgefühl),
— Gespür für die räumliche Position und
— Veränderungen von Palpationsbefunden.

Andere Palpationsfaktoren wie Energievarianten, Gewebegedächtnis und emotionale Überreste in Geweben nach physischen oder emotionalen Traumen stoßen nach Ansicht des Verfassers bezüglich der Objektivierbarkeit an die **Grenzen der Methode und tendieren damit bei der Interpretation leicht in den Bereich des Spekulativen**. Die Feststellung einer vermehrten Gewebespannung als aussagefähigster Faktor bei der Palpation vermag hier vielleicht noch entsprechende Hinweise zu geben, die ebenfalls kritisch interpretiert werden müssen.

Sowohl Sutherland wie auch Upledger, die die kraniosakrale Osteopathie inaugurierten, warnen davor, Tastbefunde vorschnell zu interpretieren, bevor das Palpieren (das Erkennen) wirklich erlernt wurde und man seinem erspürten Palpationsbefund vertrauen kann. Diese Hinweise gelten nach Ansicht des Verfassers sicher ganz besonders für Befunde im Bereich der Kraniosakralosteopathie mit den zu differenzierenden Pulsationen, Vibrationen und Rhythmen.

Interpretation der Palpationsbefunde

Bei der Beschreibung der Befunde bedarf es auch eines ausgedehnten Wortschatzes, um die subtilen Unterschiede der Struktur und Funktionszustände sowohl im Bereich des Physiologischen wie auch der pathologischen Veränderungen charakterisieren zu können.

Wenn es wahrscheinlich schon nicht möglich sein wird, das (subjektiv) Erfühlte und ebenso subjektiv Interpretierte von 2 Untersuchern bei demselben Patienten zu vergleichen, dann müssen wenigstens standardisierte verbale »Eckdaten« der Befundbeschreibung vorhanden sein, damit zumindest ein Abgleich und damit eine Kontrolle von Tastbefunden z. B. zwischen Lehrer und Schüler während des Lernprozesses osteopathischer Befunderhebung durch Palpation möglich wird. Bisher scheint eine solche wenigstens einigermaßen einheitliche Befundsprache nicht zu bestehen, wenn man von der Anregung Greenmans absieht, sich z. B. paariger Begriffe zu bedienen wie:
— oberflächlich/tief,
— nachgiebig/unnachgiebig,
— warm/kalt,
— feucht (klamm)/trocken,
— schmerzhaft/nicht schmerzhaft,
— lokalisiert (begrenzt)/diffus (breitflächig),
— angespannt/entspannt,
— hyperton/hypoton,
— normal/anormal.

Befunde und Interpretation der Palpation des kraniosakralen Rhythmus

Der kraniosakrale Rhythmus (KRJ) kann an jedem Körperteil, am besten aber angeblich am Schädel palpiert werden. Registriert werden dabei die **Parameter Frequenz, Amplitude, Symmetrie und Stärke**.

- Die **Frequenz** beträgt normalerweise 7–14 Zyklen und nach Hartman 10–12 Zyklen pro Minute.
  - **Anstieg der Frequenz** bei hyperkinetischen Kindern, bei Fieber (bis zu 20 Zyklen), und bei einer Reihe von Medikamenten.
  - **Abnahme der Frequenz** bei alternden Menschen, starkes Absinken bei psychiatrischen Erkrankungen, beim Koma bis zu 4 Zyklen, bei Schmerzen, bei Schlafmangel.

Die bisherigen Beobachtungen haben aber keine einheitliche Frequenz des kraniosakralen Rhythmus ergeben (Liem, S. 218).
- Die **Amplitude** beschreibt den Bewegungsausschlag zwischen der Flexions-Außenrotations-Bewegung und der Extensions-Innenrotation-Bewegung, ausgehend von der zuvor festzustellenden neutralen Zone.
  Eine niedrige Amplitude findet sich bei verminderter Vitalität und Abwehrkraft und nach entzündlichen Prozessen an den Hirnhäuten.
- Die gestörte **Symmetrie** kann ein Hinweis auf die Lokalisation sein. Asymmetrien können auch mit den Grifftechniken für das Os frontale und Os parietale erkannt und behandelt werden.
- Die **Stärke** des Rhythmus kann ebenfalls Aussagen über die Vitalität des Patienten machen.

Was kann die Palpation an Befundobjektivierung leisten?

Liem (1998, 2005) gibt an:
- **Physische Befunde in der schichtweisen Palpation:**
1. **Temperaturunterschiede.**
2. **Feuchtigkeitsverhältnisse der Oberfläche** (bei leichter Berührung): feuchte Hautstellen können teilweise auf Dysfunktionen hinweisen.
3. **Einzelheiten der Oberflächentextur** (können bei sehr leichter Berührung erfasst werden).
4. **Beschaffenheit der tieferen Gewebe.** Diese stellt sich bei leichtem Druck dar als weich, aufgequollen, es besteht vermehrte Elastizität und Tonus. Sie kann ebenfalls Hinweise auf Dysfunktionen geben. Tieferer Druck gibt Informationen über Muskeln und Faszien, fester Druck über Knochen und Gelenke
5. Das Zentrum in den Verspannungen und Dysfunktionen der Gewebe wird als Fulcrum bezeichnet. Das ist der Ruhepunkt und die »Kraftquelle« der Dysfunktion der ihre »Potenz« verkörpert (vergleichbar dem »Auge« eines Wirbelsturms),. Die Herstellung eines Stillpunktes (Ruhepunktes) in den Liquorfluktuationen soll z. B. Heilungsprozesse im Sinne einer Neuorientierung des Organismus in Gang setzen.

Palpationsbefunde im Bereich des psychophysischen Grenzgebietes

Die Wahrnehmung der Qualität von Emotionen, d. h. die Feinstbewegungen, durch die Energie in den Geweben erkennbar ist. Dafür ist die **Palpation des »primär respiratorischen Mechanismus«** als Nachweis der Energie und der Vitalität des Gewebes wichtig.

»Auch das Erspüren dieser Qualität des Gewebes ist wahrnehmbar« schreibt Liem (1998, 2005). Und weiter heißt es:

»Dabei gibt es eine Vielzahl von Unterteilungen und Aspekten dieser Bewegungen und Energien: Biomechanische, biochemische, biokinetische, bioelektrische, biodynamische, biothermische, elektromagnetische morphogenetische Aspekte sowie die sogenannte **Biophotonenstrahlung** [das sind elektromagnetische Strahlen: Licht, UV-, Röntgen- und γ-Strahlen; Anmerkung des Verf.] usw. **Die Vitalität eines Gewebes kann also durch die Stärke dieser Bewegungen und Energien beurteilt werden.**

Die meisten Menschen sind sich der Spannung, Frustrationen und unterdrückten Gefühle, die sie in ihrem Körper eingelagert haben, nicht bewusst. Der Kraniosakraltherapeut kann lernen, diese Spannungen zu erkennen und zu lokalisieren, um den Patienten adäquat behandeln zu können« (S. 275–276).

Die Ausführungen besagen also, dass die Wahrnehmung der Qualität von Emotionen möglich ist, dass aber die Mechanismen immer noch ungeklärt sind. Der Therapeut soll seine Palpation in das Innere des Körpers verlagern (»local listening«) und als passiver aufmerksamer »Zuhörer« die Informationen der Gewebe zu sich kommen lassen, ohne sie zu analysieren, was später geschieht.

Die »**Kraniosakrale Osteopathie**«, wie sie Sutherland 1944 (The Crancial Bowl) und später Upledger

1983 (cranial therapy) beschrieben haben, hat bei den Osteopathen wohl das meiste Interesse als potente Diagnostik und Therapie gefunden. **Dabei werden die inhärente Motilität von Gehirn und Rückenmark, die Fluktuation des Liquor cerebrospinalis und die Motilität der intrakraniellen und intraspinalen Membran bereits als existent vorausgesetzt,** ebenso wie die Beweglichkeit der Schädelknochen und die unwillkürliche Beweglichkeit des Sakrums in den Iliosakralgelenken. Auf diesen Voraussetzungen beruht dann auch die Existenz des sog. autonomen kraniosakralen Rhythmus, der von Puls und Atmung unabhängig ist.

Bei Chaitow (2001) und Liem (1998, 2005) wird die Palpation in verschiedenen Variationen beschrieben, was dafür spricht, dass es eine bevorzugte Testung nicht gibt. Jeder Therapeut, der in Kursen selbst erlebt hat, wie schon die differenzierende Palpation von Strukturen verschiedener Konsistenz (z. B. Palpation der Gelenke und der Muskulatur) anfänglich Schwierigkeiten bereitet, wird Bedenken über die Verwertbarkeit dieser so gewonnenen Befunde haben.

W. von Heymann hat mit der Frage: »Was ist der kraniosakrale Rhythmus?« diese Untersuchungsmethode analysiert:

Die Kraniosakrale Osteopathie (CSO) wird nach übereinstimmenden Aussagen von CSO-Therapeuten **nach einem längeren Training überall im Körper palpatorisch wahrgenommen.** Das Training erfolgt unter den Vorgaben des Kurslehrers. Es sind **anatomische »Bilder«,** wie sich die Schädelknochen unter den Händen bewegen sollen, **auf die sich der Lernende konzentrieren soll,** um sie zu verinnerlichen. Wie auch bei der Wertung der Erfolgsangaben der Patienten, bei Therapien mit noch fehlendem Wirkungsnachweis als psychophysischer Effekt, ist es zumindest berechtigt, auch bei den Palpationsangaben der CSO-Therapeuten alternativ die Entstehung eines ähnlichen Effektes in Erwägung zu ziehen. Der Autor (von Heymann) hat die **verschiedenen Wahrnehmungsveränderungen** im Sport, in der Sexualforschung, bei den autosuggestiven Techniken (autogenes Training, progressive Muskelentspannung) sowie bei der therapeutischen Hypnose, auch diese CSO-Befunde als alternative Wahrnehmungen in Betracht gezogen.

Die Einzelheiten dieser Kette von Überlegungen sollte der interessierte Therapeut im Original nachlesen. Es handelt sich bei der Palpationsempfindung wahrscheinlich um Bewegungen, die der Therapeut in einem Zustand entspannter Meditation oder selbstinduzierter Trance als eine Energieschwingung zwischen seinen Händen aufbaut (Manuelle Medizin 3/2006, S. 177–183).

Was ist der Kraniosakrale Rhythmus? Zu diesem Artikel von v. Heymann und C. Kohrs hat J. Buchmann von der Berliner Akademie für Osteopathische Medizin (BAOM) der Ärztegesellschaft (ÄMM/DGMM) an Hand einer großen Literaturstudie erneut Stellung genommen (Manuelle Medizin 1/2007). Die selbst gestellte Frage des Autors war: »**Kraniosakrale Therapie, Fiktion oder Möglichkeit?**« Eine klinische Wirksamkeit der Kraniosakraltherapie konnte der Autor Buchmann in der durchgesehenen Literatur nicht finden. Es fanden sich auch nur sehr wenige Publikationen in den frei zugänglichen Zeitschriften (Medline Recherche vom August 2006). Viele der veröffentlichen Studien genügten selbst niedrigen methodischen Kriterien nicht. Meist wurden die wenigen kraniosakralen Befunde im gesamtosteopatischen Rahmen gesehen und mit den oft gehörten Prinzipien der Osteopathie von »körperlicher Einheit des Menschen bis zur Selbstheilungstendenz« beantwortet.

Ob mit Interventionen eine positive klinische Wirksamkeit erzielt werden konnte war nicht festzustellen. Angaben zu Kontraindikationen fanden sich ebenfalls nicht. Abzulehnen ist daher nach Buchmann auch die Behandlung von Patienten mit psychischen Problemen.

Quintessenz des Autors Buchmann. Bei therapeutischen Interventionen wurden sehr häufig Plazeboeffekte beschrieben. »An sich sind Plazeboeffekte nicht verwerflich«, schreibt Buchmann, »sie sollten in ärztliches und physiotherapeutisches Handeln einfließen.«

Wahrscheinlich geschieht das aber bei positiven Behandlungseffekten ohnehin, auch ohne weitere Maßnahmen des Therapeuten.

Bedenklich wird diese Beurteilung des therapeutischen Plazeboeffektes aber dann, wenn der Therapeut den Effekt nur oder überwiegend seiner Behandlung zuschreibt und ggf. mit einer überzogenen Honorarforderung verbindet oder wenn, in Verkennung der Sachlage, diese Therapie unverhältnismäßig oft angewandt wird und es dann zu einer Kompetenzgrenzenverschiebung zwischen ärztlichen und nichtärztlichen Osteopathen kommt. Ansätze in dieser Richtung deuten sich an. Das könnte dann auch die bereits zitierte Einschätzung des Autors fördern, dass **bei bestimmten Patienten (welchen?) kraniosakrale therapeutische Techniken durchaus sinnvoll in manualmedizinische Therapiepläne eingebaut werden könnten.**

Buchmanns Fazit für die Praxis: Der Kraniosakrale Rhythmus scheint palpabel zu sein, aber er entzieht sich weiterhin einer Objektivierung. Trotzdem erfolgt dann pauschal die unverständliche Empfehlung der Kraniosakraltherapie. Sie befreit diese von dem Schatten, eine Fiktion zu sein und bestätigt sie als Heilmittel, zumindest in dem gleichen Umfang wie die »Blockierung in der Chirotherapie, die sich ja auch dem objektiven Nachweis bisher weitestgehend entziehe«, so Buchmann.

Damit ist der Suche nach einer stichhaltigen naturwissenschaftlichen Erklärung vorerst die Dringlichkeit genommen.

Wie zu erwarten war forderte dieser Analyseversuch des Kraniosakralen Rhythmus Widerspruch und Kritik bei den Befürwortern der kraniosakralen Diagnostik und Therapie heraus. Das ist eine verständliche Reaktion von Therapeuten, die gerade mit dieser Methode Erfolge in der Therapie zu beobachten glauben, die sie einem breiteren Zugang zur Krankenbehandlung beantragen lässt.

Der derzeitige Vizepräsident der DGOM Dr. J. Mayer hat mit einem Leserbrief seine Kritik an der Kritik formuliert. Die teils emotionalen Aperçus seines »**Gegendarstellungsversuchs**« zeigen, dass z. Z. eine sachliche Diskussion wohl noch nicht möglich ist. Stattdessen ist aber die **Kritik von Alain Abehsera und Jean Pierre Guillaume aus den Jahren 2000–2002** über das gleiche Thema zu empfehlen (s. S. 719–721). Der Autor Dr. V. Heymann hatte sich mit seinem Artikel »Was ist der Kraniosakrale Rhythmus?« nur Gedanken gemacht was denn bei der diagnostischen Palpation der CSO-Therapeuten getastet werden könnte, da der Kraniosakrale Rhythmus bisher nicht durch instrumentelle objektive Messungen nachgewiesen werden konnte.

Seine Meinung: Es könne sich nur um eine Wahrnehmungsstörung im Sinne einer in der Ausbildung zur Kraniosakraltherapie antrainierten **Autosuggestion** handeln. Mit diesen Verfahren wurden in der Schmerztherapie (autogenes Training, progressive Muskelentspannung) ähnliche Erfahrungen gemacht. Trotz des Protestes musste Dr. Mayer aber einräumen, dass **die Ursache des kraniosakralen Rhythmus (CSR) nach wie vor hypothetisch ist** und weitere Forschung zum Thema Wirksamkeit der Kraniosakralen Osteopathie notwendig ist.

Dass das Thema weiter offen ist, besagen auch weitere Leserbriefe mit zusätzlichen kritischen Anmerkungen.

In seinem Schlusswort zum Leserbrief bemerkt der Autor V. Heymann, dass die Erkenntnislücken, die noch bestehen, auch jetzt nicht geschlossen sind.

Allerdings ist sein Sarkasmus, dass »Wissenschaft stets der aktuelle Stand des momentan anerkannten Irrtums ist«, auch keine immer zutreffende Wertung. Vielleicht wurden viele der in den 2000 Jahren der Medizin verworfenen Theorien zu früh verworfen oder gar nicht erst zur Kenntnis genommen, weil sie nicht von anerkannten Persönlichkeiten ihrer Zeit entwickelt wurden. **Auch Wissenschaftler können bei Wertungen einmal irren.** Die Medizingeschichte kennt solche Beispiele.

Daher ist wohl nur durch eine stichhaltige naturwissenschaftliche Erklärung eine Integration dieser Methode in die manuelle Medizin möglich.

Untersuchungsgang

Anamnese

Die Vorgeschichte, die zu erheben vorgeschlagen wird, ist bei Liem **ungewohnt umfangreich** (Liem 1998, S. 299) und enthält Fragen, die die meisten Patienten wohl nicht ohne weiteres beantworten können, so etwa nach der Ernährung der Eltern und nach Systemerkrankungen und Stoffwechselstörungen. Auch Angaben über Besonderheiten der Geburt sowie Funktionsstörungen nach der Geburt und in der Säuglingsentwicklung werden allenfalls Frauen für sich oder ihre Kinder beantworten können. Die Kindheitsentwicklung und die Frage nach Organerkrankungen werden nur bei systematischer Befragung zu eruieren sein. Die **Aufforderung, auch Gefühle und Emotionen** zu äußern, wird der Patient zumindest in der ersten oder zweiten Behandlungssitzung, in der die Anamnese meist erhoben wird, nicht recht verstehen. Allenfalls kann ein gut durchdachter Fragebogen mit wenigen Fragen als

Basis eines ergänzenden Anamnesegesprächs eine Hilfe sein und ein verwertbares Ergebnis bringen (vgl. Liem 1998, S. 538).

Noch einmal soll der Autor des Lehrbuches: »Kraniosakrale Osteopathie«, Thorsten Liem, zur Anamnese und zur sich daraus ergebenden Behandlung zitiert werden:

»Nachdem der Therapeut die Meinung und die Sichtweise des Patienten zum Geschehen aufgenommen, seine Diagnostik durchgeführt und seine eigene Idee dazu entwickelt hat, sollte er beides ,beiseite legen' und **offen werden für das, was das Gewebe ihm zu erzählen hat.** Vom Gewebe »erfährt« der Therapeut, welche Prozesse im Körper ablaufen, wann die Störungen begonnen haben und wie sie sich weiter entwickeln werden(!). Weder Röntgenbilder noch Computertomografien oder chemische Analysen können uns die Informationen geben, die das Gewebe uns selbst durch die Palpation mitteilt«.

Tests und therapeutische Palpationen im Bereich des Schädels

Dargestellt werden nachfolgend nur einige wenige Beispiele kraniosakraler Techniken, um den völlig andersartigen, meist indirekten therapeutischen Ansatz gegenüber dem direkten Ansatz der chirotherapeutischen Techniken an der Stelle der Störung im Gewebe (den Barrieren) deutlich zu machen.

- **Lifttechniken für das Os frontale und das Os parietale**
  Sie dienen angeblich zur Feststellung und zum Ausgleich asymmetrischer Spannungen der Schädelmembranen sowie zur Distraktion der Schädelknochen voneinander. Die Bewegung teilt sich beim Os frontale (◘ Abb. 19.7) dem sphenookzipitalen Gelenk und der Falx cerebri mit wie eine »Traktion«. Das geschieht durch eine mediale Kompression des Os frontale und anschließenden Zug nach kranial bis zur Lösung (»release«). Beim Os parietale (◘ Abb. 19.8). löst der »lift« das Tentorium cerebelli, das transversal gedehnt wird, auf ähnliche Weise. (Die genaue Technik muss kursmäßig erlernt werden.)
- **Dualröhrenschaukel nach Sutherland**
  (◘ Abb. 19.9)
  Der Patient liegt in gebeugter Seitenlage. Der Therapeut steht dorsal vom Patienten, hat eine Hand am Hinterhaupt, die andere Hand am Kreuzbein des Patienten und übt einen sanften divergierenden Zug, aus bis eine Entspannung fühlbar wird. Dann folgt er in einer Art leichten Schaukelbewegung abwechselnd am Kopf und am Kreuzbein der Flexions- und Extensionsbewegung mit einem sanften Impuls in die jeweilige Bewegungsrichtung und harmonisiert so gleichzeitig die kraniosakrale Bewegung. Der Test stellt fest, ob sich der am Kopf tastbare Rhythmus auch am Kreuzbein unverändert tasten lässt. Da der Rhythmus durch den Liquor und die intrakranialen Membrane sowie vom Schlüsselgelenk, der Synchrondrosis sphenookzipitalis, übertragen wird, prüft der nächste Test logischerweise die Funktion der Synchondrose.
- **Bewegungsprüfung der Synchrondrosis sphenookzipitalis** (◘ Abb. 19.4 und 19.5)
  Die generelle Handhaltung zeigt ◘ Abb. 19.3. Geprüft werden auch hier wieder
  - **Rhythmus** (d. h. die 4 Qualitäten Frequenz, Amplitude, Symmetrie und Stärke);
  - **Stellung und Funktion des Os sphenoidale und Os occipitale** zueinander und die davon abhängigen Knochenverbindungen des Neurokraniums und der Schädelbasis. Die etwas unterschiedliche Position der Palpationshände (bei Becker, Upledger und Magoun) bei den dargestellten Testvariationen im Lehrbuch von Liem hat wahrscheinlich etwas mit der individuellen Geschicklichkeit und Kraft der palpierenden Hände zu tun, ein unterschiedliches Ergebnis ist nicht erkennbar. Die Frage ist, ob die Knochenbewegungen (Außen- und Innenrotation) normal stattfinden, oder ob Restriktionen durch eine Fehlstellung infolge Dysfunktion der Gelenkpartner Keilbein und Hinterhaupt durch Lateral- oder Vertikalverschiebung oder eine sphenookzipitale Kompression bestehen.

Da der kranioskrale Rhythmus normalerweise ubiquitär im ganzen Körper zu tasten sein soll, wenn keine Restriktionen durch Dysfunktionen bestehen, muss auch die Körperperipherie palpiert werden.

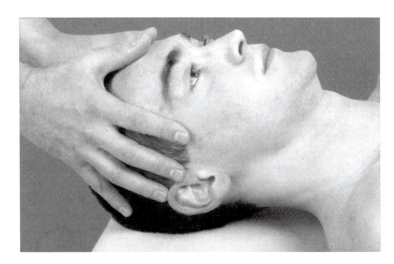

Abb. 19.7. Handstellung auf dem Os frontale. Die Finger werden ventral nur mit so viel Kraft angehoben, dass die Adhäsionskräfte soeben nicht überschritten werden

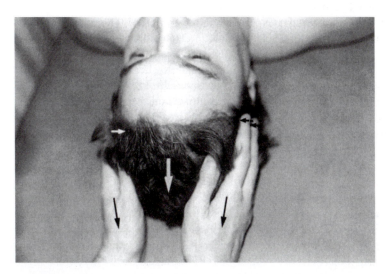

Abb. 19.8. Parietal lift: Auflegen der Therapeutenfinger bis zur Sutura squamosa auf die Ossa parietalia. In der **1. Phase** werden die Fingerendglieder zum Lösen des horizontalen Aspektes der Sutura squamosa bis zum Release zueinander bewegt, dann, in der **2. Phase,** werden die Ossa parietalia mit so viel Kraft kranial gezogen, dass die Adhäsionskräfte gerade nicht überschritten werden

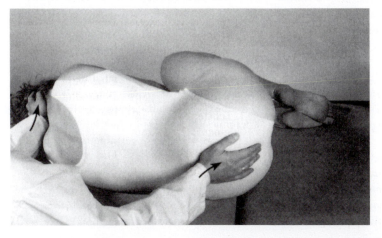

Abb. 19.9. Duralröhrenschaukel nach Sutherland

Bei Rang u. Höppner (2001) findet sich ebenso wie bei Greenman (»Ten steps«) und anderen hierfür ein kleines Programm (◯ Abb. 19.10 a–g):
a, b) Palpation an den Schultern,
c) an den Unterarmen,
d) am Thorax in Höhe des Zwerchfells,
e) am Becken,
f) an den Beinen in Höhe der Kniegelenke und
g) an den Füßen.

An diesen Palpationsstellen werden außer dem kraniosakralen Rhythmus jeweils auch die Faszien palpiert als:

»Local listening«. Nach dem (leichten) Kontakt wird beobachtet, ob das palpierte Gewebe den palpierenden Finger ablenkt. Liegt eine Restriktion vor, dann erfolgt die Ablenkung in Richtung der Restriktion und weg von der Bewegungsbarriere. Zur **Behandlung (»Unwinding-Technik«)** wird zunächst ein leichter Druck auf die zuvor lokalisierte Restriktion ausgeübt, bis das Gewebe beginnt, sich zu bewegen. **Dann wird das Gewebe vom Therapeuten in der Nähe der Barriere gehalten, bis es sich entspannt.** Zeichen der Gewebeentspannung können sein:
- feuchte Haut,
- Veränderung der Gewebetemperatur,
- Weicherwerden der Struktur,
- veränderter Atemrhythmus,
- evtl. Aussetzen des kraniosakralen Rhythmus,
- evtl. Schmerzen.

Absolute Kontraindikationen (für diese Behandlung) bestehen nach Angaben von Greenman **kaum, aber es kann**, wenn auch selten, **zu Komplikationen kommen**. Durch die Nähe der sphenobasilären Syndesmose zum Hirnstamm kann es bei Dysfunktionen in diesem Bereich zu einer **Veränderung der neuralen Steuerung** und dadurch zu einer **Symptomverschlimmerung** an Herz und Kreislauf und im Magen-Darm-Bereich kommen.

Eine weitere mögliche Folge kraniosakraler Behandlung wurde von Upledger beschrieben:

»Somatoemotional Release« (SER)
Das von Upledger postulierte somatoemotionale Gedächtnis **basiert auf der Annahme, dass Körpergewebe, insbesondere das Bindegewebe, eine Art »Gedächtnis« besitzen**. Bei Auftreten einer verletzenden Kraft entsteht im Gewebe eine **erhöhte kinetische Tätigkeit**. Der Körper kann diese Energie aber weder abbauen noch sich dagegen abschotten, so dass zunächst keine erkennbare klinische Symptomatik entsteht. **Die Zusammenhänge zwischen der Verletzung und den klinischen Krankheitsbildern**, die andererseits später entstehen können sind – wie Upledger schreibt, bisher (1991) – **nicht zu erklären**.

In dem Kurzlehrbuch von Rang u. Höppner (2001) findet sich dazu nachfolgende Definition Upledgers: »**Der SER (Somatoemotional Release) ist der Ausdruck eines Gefühls, das im Körper des Patienten** aus verschiedenen Gründen bisher zurückgehalten oder **gespeichert wurde**«.

Für die Entstehung eines »gespeicherten Verletzungsgefühls« wird angenommen, dass die psychischen und physischen Reaktionen eines Traumas auf einen unzureichenden Schutzmechanismus des Traumatisierten treffen. Der später »erlernte« Schutzmechanismus wird gespeichert und tritt bei Erleiden eines ähnlichen Traumas psychisch oder physisch als Abwehrmechanismus in Erscheinung.

Die **Ausschaltung des SER (Unwinding)** beginnt mit der **Position der einen Hand auf die Scheitelbeine des Patienten, die andere Hand liegt auf dem Rücken im Thorakalbereich**. Die Kopfhand übt einen sanften Druck auf die Scheitelbeine nach kaudal aus. Bewegungsreaktionen wie Flexion, Extension, Lateralflexion, Rotation auf den Druck werden zugelassen, dürfen aber nicht zurück erfolgen. Wenn solcher Rückwärtstrend auftritt, soll der Therapeut dem Widerstand entgegensetzen.

Dieser Vorgang soll die Auflösung (Release) des somatoemotionalen Gedächtnisses bewirken, der nach Minuten, aber auch evtl. erst nach 1 h eintreten kann. Wichtig ist nur, dass er spontan vom Patienten aus erfolgt. Diese körpereigenen Bewegungen können angeblich auch von anderen Positionen aus (z. B. von den vorderen Anteilen der Ilia durch sanften Druck nach medial oder auch von den Fußknöcheln durch eine sanfte Traktion oder Kompression) ausgelöst werden.

Die Ausschaltung des somatoemotionellen Gedächtnisses ist erkennbar an:
1. Entspannung des Körpers,
2. Veränderung der Atmung,
3. Einsetzen einer ausgeglicheneren rhythmischeren Kraniosakralbewegung.

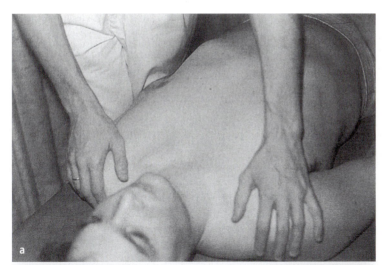
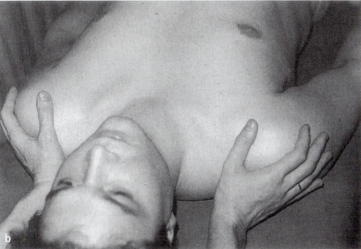
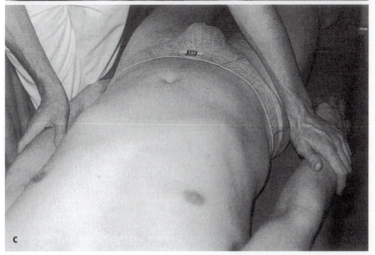

Abb. 19.10a–g. Periphere Palpationsstellen bei Untersuchung des kraniosakralen Rhythmus. (Aus: Rang u. Höppner 2001)

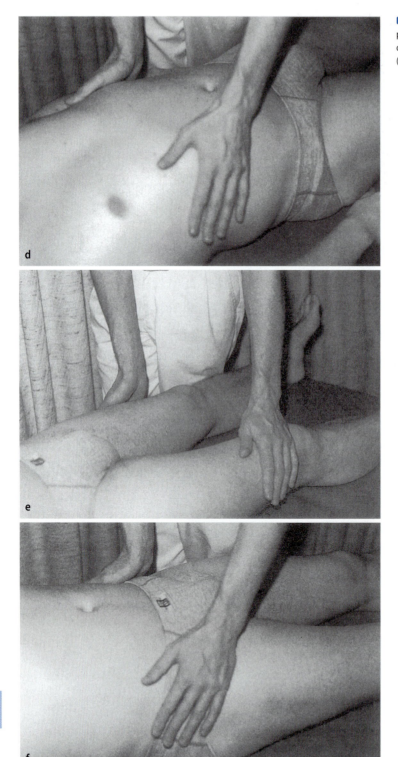

Abb. 19.10a–g. Periphere Palpationsstellen bei Untersuchung des kraniosakralen Rhythmus. (Aus: Rang u. Höppner 2001)

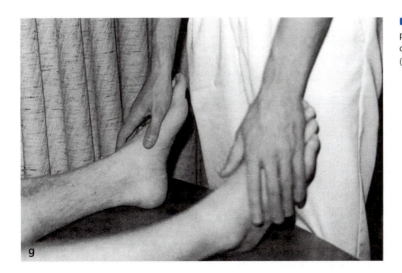

Abb. 19.10a–g. Periphere Palpationsstellen bei Untersuchung des kraniosakralen Rhythmus. (Aus: Rang u. Höppner 2001)

Upledger schreibt, dass auf diese Weise »in Hunderten von Fällen« schwer heilbare Störungen (welcher Art?) behoben werden konnten, bei denen andere Therapeuten mit den verschiedensten Methoden, darunter auch osteopathischen Behandlungen, nur kurzfristige Erfolge hatten oder auch gescheitert waren.

Da Rang u. Höppner (2001) sich in ihrem Kurzlehrbuch mit dem Kapitel der Auflösung »gespeicherter« Affekte ausführlich befassen, darf man annehmen, dass sie die Angaben Upledgers mit Erfolg nachvollziehen konnten und über eigene Erfahrungen verfügen. Die Auflistung der physischen Symptome, mit denen sich im Rahmen einer Behandlung von Restriktionen mit den Techniken der kraniosakralen Osteopathie eine Katharsis, eine Regression, meist ankündigt, sprechen dafür (vegetative Symptome: Atem- und Herzfrequenz, Brustdruck, Schwindel usw.). Ebenso die Auflistung der Weiterungen, die als »Fallstricke« (problematische Situationen in der Behandlung) bezeichnet dem unfreiwillig in die psychophysische Behandlungsebene geratenen Therapeuten begegnen können. Ist ein nichtärztlicher Behandler ohne Kenntnisse und Erfahrungen in der Psychotherapie oder anderen entsprechenden Behandlungstechniken in der Lage, die entstandene Behandlungssituation zu meistern? Gehört eine solche therapeutische Situation nicht in eine Klinik oder gar Fachklinik, zumindest aber in eine fachärztliche Betreuung?

Untersuchung und Behandlung von Säuglingen und Kleinkindern

Bei der **Untersuchung von Säuglingen und Kleinkindern** empfiehlt Upledger den folgenden **Untersuchungsgang**:

1. **Inspektion** von Schädel und Gesicht auf Asymmetrien,
2. **Inspektion von Rumpf, Hals und Nacken** auf Torsionen (**Skoliosen**) zwischen Kopf und Becken,
3. **Palpation des Rachendachs und Prüfung der Stärke des Saugreflexes**
4. **Palpation der Schädelbeweglichkeit.**

Der kleine Finger im Mund des Säuglings führt meist zur Auslösung des Saugreflexes. Die Fingerbeere des eingeführten Kleinfingers wird beim Saugen nach oben gegen den harten Gaumen gedrückt und damit leicht nach kranial gegen das Vomer bewegt, das **das Os sphenoidale in eine Schaukelbewegung des Gesichtsschädels versetzt**, die sich auf die gesamte Schädelbasis fortsetzt. Die andere Hand kann diese Bewegung, auf dem Schädeldach sanft palpieren. Bestehen Unregelmäßigkeiten in der Bewegung dann kann **durch Akzentuierung des Saugrhythmus ein direkter Korrekturversuch gemacht werden**.

Die **Kompression der Okziputkondylen** nach anteromedial, die zwischen den Atlasgelenkflächen eingekeilt sind, entsteht häufiger **durch starken Zug** (früher auch bei Zangengeburten) am Kopf **beim Geburtsakt**.

Nach Gewebeentspannung wird das Okziput gegenüber den Gelenkflächen sanft nach dorsal bewegt. Gleichzeitig werden Mittel- und Ringfinger der Hand unter dem Okziput leicht gespreizt, um eine Spreizung des kondylennahen Gewebes zu stimulieren, sobald die Rückwärtsbewegung des Okziput wahrgenommen wird.

Eine **Korrektur zwischen Okziput und Sakrum** ist erforderlich, wenn die Bewegungen (Flexion, Extension, Seitneigung und Torsion) nicht an beiden Enden des Duralschlauches frei, symmetrisch und synchron sind.

Upledger untersuchte bei Kindern auch die **Verhaltens- und Lernstörungen** auf **mögliche kausale Befunde im Kraniosakralbereich**. So fand sich bei hyperkinetischen Kindern und bei manchen Angstzuständen des öfteren eine Kompression der Okziputkondylen, die sich auf die genannte osteopathische Behandlung »schnell und dramatisch« besserten.

Ähnliche Beobachtungen konnten auch **bei Leseschwierigkeiten bzw. Legasthenie** gemacht werden.

Bei bis 1983 behandelten 14 Fällen von **Zerebralparese** war aber nur in 3 Fällen eine signifikante Teilbesserung der Spastik zu verzeichnen. In allen 3 Fällen bestand eine Störung der Sutura coronalis, die behandelt wurde.

Bei den über 100 behandelten Kindern mit **Autismus** waren keine überzeugenden Erfolge zu berichten.

Weitere kraniosakrale Behandlungsverfahren (KSO)

Eine genaue Beschreibung der zahlreichen Techniken würde den Rahmen dieser kurzen Übersicht über das Gesamtgebiet der Osteopathie sprengen. Sie müssen in den entsprechenden Fachbüchern nachgelesen werden.

Weitere Behandlungstechniken sind (nach Gruppen geordnet):

- **Modifikationen des kranialen Rhythmus:** Stillpunktinduktionen und Fluktuationstechniken).
- **Faszientechniken**
- **Behandlung transversaler Diaphragmen** (die auch in der viszeralen Osteopathie gebraucht werden).
- **Behandlung der Sakralgelenke.**
- **Behandlung der Schädelsuturen** (V-spread-Technik): Bei der häufig genannten **V-spread-Technik** wird die Restriktion mit Hilfe der Fluktuationen des Liquors im Bereich der V-förmig gespreizten Finger gelöst. Gelingt das nicht, z. B. bei harten traumatischen Restriktionen, so kann die Disengagement-Technik direkt an der Sutur spreizend ansetzen. Die Behandlung der spheno-basilaren Synchondrose (SSB-Stellung) wurde bereits beschrieben.
- **Behandlung der kaniosakralen Dura** intrakranial durch Spread- und Hebetechniken extrakranial durch Duralschlauchzug von kranial oder kaudal
- **Verbesserung der Zirkulation durch** Sinus-venosus- und Lymphtechniken.
- **Arbeiten mit Energie.**

Diese Fülle von technischen Behandlungsverfahren und ihre Variationen durch verschiedene Autoren machen sicher nicht nur für den Anfänger das Erstellen eines optimalen Behandlungsplanes schwierig. Upledger hat daher für den Anfänger ein **10-Punkte-Behandlungsprogramm** angegeben, das den **Einstieg in die Therapie** erleichtern soll:

1. Stillpunkteinstellung;
2. Diaphragmenbehandlung (Entspannung von kranial nach kaudal):
   - Tentorium cerebelli,
   - okzipitozervikaler Übergang,
   - zervikothorakaler Übergang (»thoracic outlet«),
   - thorakolumbales Diaphragma (Zwerchfell),
   - Beckenbodendiaphragma;
3. »frontal lift«:
   - vertebrales Membransystem;
4. »parietal lift«;
5. Kompression und Dekompression der Synchondrosis sphenobasilaris (SSO);
6. temporale Dekompression (horizontale Membrane);
7. Mobilisation des Os temporale;
8. Duralschlauchbehandlung (Okziput, Sakrum, L_5–S_1);
9. Kiefergelenk: Kompression – Dekompression;
10. »still point«.

Untersucht wird jeweils auf:
- aktuelle Faszienspannungen,
- Restriktionen und
- die Primärrestriktion.

Die **Therapie** besteht aus:
1. Behandlung der **Faszienrestriktionen,** die auch die Spannungsverläufe der Haut verändern. Die getastete unterschiedliche Verschiebespannung wird durch gespannte Elastin- und Kollagenfasern hervorgerufen. Diese werden im therapeutischen **Release** entspannt. Befundbeschreibende Fachausdrücke sind: Koordinatenkreuz »local listening« und Vektorenbestimmung. Der Spannungsneutralpunkt beim Release wird als »still point« bezeichnet. Auffädeln (Kompression) und Unwinding sind weitere therapeutisch beim Release auftretende Befundbezeichnungen.
2. **Therapie eines gestörten Liquorrhythmus:** kann durch eine sog. Still-point-Technik oder ein Falx-(cerebri-)Release, das den gestörten Rhythmus ausgleichen, d. h. harmonisieren sollte, erfolgen.
3. **Druckwellen,** die in Richtung einer bewegungsgestörten Sutur geleitet werden, können die Separation in dieses Sutur angeblich erleichtern. Diese »**Energieapplikationstechnik**« wird als »V-Spread« bezeichnet. Die gleiche Technik kann aber auch an anderen (peripheren) Gelenken benutzt werden!
4. Für die Wirbelsäulengelenke und die peripheren Gelenke werden außerdem **Separationstechniken** (»stacking« genannt) angegeben, die im Prinzip auch in der manuellen Medizin verwendet werden.

Neurophysiologische Auswirkungen der osteopathischen Behandlungsverfahren

Die primäre theoretische Konzeption ist in dem Gebrauch von **Behandlungstechniken** zu sehen, **die eine optimale Funktion des zentralen Nervensystems wiederherstellen, um die vollständige Körperhomöostase zu erhalten.**

Viele der beobachteten **Behandlungserfolge** sind in einer **Veränderung der Funktion des autonomen Nervensystems** zu sehen, besonders durch den Einfluss am Hirnstamm. Bedingt durch die komplizierte Physiologie und Pathologie dieser Gegend ist es aber offensichtlich sehr schwierig, adäquate wissenschaftliche Untersuchungen der Behandlungserfolge durch diese osteopathischen Techniken durchzuführen.

Indikationen für kraniosakrale Therapie

Klinische Indikationen für die CSO werden wenig angegeben. Es handelt sich im Prinzip um die Regulierung der spezifischen CSO-Befunde:
1. Störungen der Beweglichkeit der Synchondrosis sphenooccipitalis und der mit ihr in Verbindung stehenden angrenzenden Knochen, v. a. der Schädelsuturen und des Sakrums.
2. Störungen oder Sistieren des kraniosakralen Rhythmus, der, wie angegeben, an allen Stellen des Körpers nachgewiesen werden kann.
3. Restriktionen in den Faszien (und auch der Haut).
4. Anregung der Eigenheilungskräfte bei Störungen in den anderen Organsystemen, mit denen das kraniosakrale System in Verbindung steht und von denen es seinerseits beeinflusst wird, das sind:
- Nervensystem,
- Gefäßsystem,
- Lymphsystem,
- endokrines und viszerales System,
- Respirationssystem,
- Muskel-Skelett-System (somatische Dysfunktionen).

Die Frage nach Indikationen für diese Behandlung wird meist mit dem Satz beantwortet: »**In der Osteopathie werden keine Krankheiten, sondern Menschen behandelt«.** Das heißt, dass alles zwischen den alternativen Eckpfeilern »krank« und »gesund« behandelbar ist, ohne dass spezielle Krankheitsindikationen bestehen müssen. Eine solche Omnipotenz hatte in der Medizingeschichte bisher noch kein Behandlungsverfahren. Hier sind Ärzte und Osteopathie sprachlich weit auseinander, was auch eine Erklärung dafür sein könnte, dass die Akzeptanz dieser Therapie bisher nur sehr zögerlich Fortschritte macht (auch in der Erforschung). Das ist aber der **Integration der kranioskralen und viszeralen Osteopathie** als indikationsmäßig determinierte nützliche Behandlungsmethode sehr hinderlich sein. Das hat wohl auch Liem so gesehen und wenigstens in einem Anhang seines umfangreichen Lehrbuches über die kraniosakrale Osteopathie **einige Indikationen für kraniosakrale Techniken** angegeben.

Generelle Indikationen für kraniosakrale Behandlungen

Nach Angaben von Liem (1998, 2005) in seinem Lehrbuch (Anhang 2, S. 539–545) bestehen folgende Indikationen:

- **Akute fieberhafte Erkrankungen:** Neben allen anderen notwendigen Maßnahmen!
- **Chronische Schmerzen:** Eine sehr gute Indikation auch ohne Berücksichtigung der Ätiologie!
- **Depressionen:** Durch Beseitigung von Kompressionen der SSB, bei C_0–C_1 und L_5–S_1 oft erfolgreiche Besserungen!
- **Psychosomatische Leiden und viszerale Funktionsstörungen:** Sehr gute Beeinflussung des vegetativen Nervensystems und evtl. verdrängter Emotionen.
- **Chirurgische Erkrankungen:** Schleudertrauma, Verstauchungen, Verrenkungen, Frakturen – nach allen notwendigen Untersuchungen und Behandlungen sprechen gut an.
- **Bewegungsapparat: Skoliosen:** Geburtstrauma, Dysfunktionen am Becken.
- **Organstörungen.**
- **Asthma bronchiale.**
- **Migräne und Kopfschmerzen:** Behandlung der Dura, Suturen, Nacken- und Kaumuskulatur, Thorax und Verdauungsapparat, Psyche, Herdsanierung, Ernährung.
- **HNO-Gebiet.**
- **Chronische Sinusitis:** Alle Strukturen des Gesichtsschädels.
- **Chronische Mittelohrentzündungen:** Ganzheitsbehandlung, Schläfenbein, Eustachi-Röhre, Kiefergelenk.
- **Tinnitus und Schwerhörigkeit:** Gute Besserungsaussichten bei Behandlungen des Os temporale/Verspannungen der Dura im Meatus acusticus internus.
- **Nieren- und Leberstörungen.**
- **Zahnmedizin/Kiefergelenk:** Oberkieferkomplex, Kiefergelenk, SJG, SSB-Gelenk nach Geburtstrauma und anderen Traumen.
- **Kinderheilkunde:**
  - **Pylorusspasmus bei Kleinkindern:** Meist ist der Vagus am Foramen jugulare betroffen, seltener das Zwerchfell und der zervikothorakale Übergang.
  - **Hyperaktivität und Lernschwierigkeiten:** Geburtstraumen? Kompressionen an Kopfgelenken und lumbosakralem Übergang.

Kritisch zu bewerten sind (nach Ansicht des Verf. dieser Übersicht) die Indikationen bei Sehstörungen verschiedener Art vom **Astigmatismus** bis zum **Nystagmus.**

1) **Katarakt:** Die Entwicklung kann unter Umständen verlangsamt werden.
2) **Glaukom:** Unterstützung der augenärztlichen Behandlung durch Entlastung und Drainage venöser Stauungen.

Weiter sprechen Störungen und Erkrankungen der **Atemwege**, des **endokrinen Systems**, des **Bewegungsapparates**, im **gynäkologischen Bereich** sowie **Herz-** und **Kreislaufstörungen** und Störungen des **Verdauungstraktes** auf kraniosakrale Behandlungen an. Bei dieser gruppenweisen Nennung ganzer Organbereiche ist wahrscheinlich eine **zusätzliche Behandlung** gemeint. Es besteht wohl die Ansicht, dass nach Behebung von Gewebespannungen und Dysfunktionen eine **Heilung und Besserung bei fast allen Krankheitsäußerungen möglich** ist. Selbst bei irreversiblen Veränderungen kann – nach Ansicht des Autors Liem wenigstens eine Verbesserung der Kompensationsmöglichkeiten erreicht werden.

Kontraindikationen

Kontraindikationen sind das **akute Schädel-Hirn-Trauma mit der Möglichkeit der intrakraniellen Blutung** oder andere pathologische Veränderungen, die mit einem Anstieg des intrakraniellen Drucks verbunden sein können.

Relative Kontraindikationen sind **Gehirntumoren und -abszesse** oder die postoperative Phase nach Eingriffen am Schädel und am Becken.

Bei **vaskulären Anomalien** (z. B. Gefäßaneurysma) besteht die Gefahr eines zerebralen Insults.

Relative Kontraindikationen müssen auch in einer unvollständigen diagnostischen und therapeutischen Ausbildung des Behandlers gesehen werden. Die meisten der **unerwünschten Effekte** sind hierbei auf **Alterationen des autonomen Nervensystems** zurückzuführen. So wird öfter über Blutdruckschwankungen, Nausea, Übelkeit oder auch über die Exazerbation eines Kopfschmerzgeschehens berichtet. Diese sind häufig Folgen einer Überbehandlung und damit aber reversibel.

Kraniosakrale Osteopathie aus der heutigen Sicht von Experten

Wer sich aufgrund der guten Erfahrungen mit den Techniken der Chirotherapie (strukturelle, d. h. parietale Osteopathie) auch mit den anderen osteopathischen Techniken beschäftigen will, hat sicher mit Interesse nach der Zeitschrift »**Osteopathische Medizin**« gegriffen, um sich weiter zu orientieren, zumal das 1. Heft (1/2000), in dem eine eigene Rubrik für die kraniosakrale Osteopathie angezeigt wurde, auch bereits einen entsprechenden Artikel enthielt: »**Craniosacrale Osteopathie: Ein wichtiger Baustein der Osteopathie**«.

Der Autor **Alain Abehsera** nimmt darin Stellung zu der derzeitigen Situation und den gängigen Aussagen zur Wirkweise in einer lockeren intellektuellen, selbstkritischen Art und Weise, die Interesse weckt. Er schreibt:

> »*Die Craniosakrale ist heutzutage die am meisten vermarktete Form der Osteopathie, sie übt einen großen Reiz auf Mediziner und Nichtmediziner aus, da sie an der* **Grenze zwischen somatischer und psychologischer Medizin** *liegt, zwischen Wissenschaft und Mystik*«.

Weiter heißt es:

> »*Osteopathische manipulative Therapie wird über den Ladentisch hinweg verkauft, vorsichtig in 3-Tages-Scheiben verpackt*«.

Diese Techniken werden unter vielen Namen verkauft, umgewandelt und mit neuem »Erfinderetikett« versehen. Die bisher veröffentlichte Literatur über kraniosakrale Osteopathie hilft kaum. Sie enthält nichts außer widersprüchlichen physiologischen Aussagen und langen philosophischen Diskussionen über die innere Kraft des Heilens. Über den kranialen rhythmischen Impuls (CRI), der auch nach dem Tod noch anhalten kann, sagt Abehsera:

> »*Bisher hat ihn noch niemand mit Sicherheit am Lebenden gemessen. Diese völlige Unstimmigkeit [beim Craniosacralen Rhythmus!] suggeriert stark, dass die ganze Sache sehr subjektiv ist*«.

Nach einer Reihe weiterer ironischer Sentenzen, ob die Kraniosakrale ein Trojanisches Pferd oder ein raffiniert eingeführter »illegaler Passagier« sei, ist dann überraschend die Feststellung zu lesen, dass er (Abehsera) nach 25 Jahren des Lebens, Nachdenkens und klinischer Erfahrung (als Arzt) zu dem Schluss gekommen sei: »**Craniosacrale ist ein legitimer Teil der Osteopathie!**«. Er beabsichtige aber nicht, sich hier mit der Frage ihrer Effektivität zu beschäftigen.

Dann die Feststellung: **Die medizinische Literatur enthält jede Menge Material, das die Lehrsätze der kraniosakralen Arbeit rechtfertigt.** Er schlägt vor, eine korrekte Zielsetzung für die kraniosakrale Osteopathie und die Ansätze der verschiedenen myofaszialen funktionellen Techniken zu suchen, einen Paradigmenwechsel, den er als den eigentlichen Grund für seinen jetzigen und weitere Artikel benennt.

Abehsera beschreibt dann in einem kurzen historischen Rückblick die in allen Osteopathiebüchern beschriebenen Entstehungsgeschichten: »Still verschmolz ,Manipulation' und ,Magnetismus' zu einer Einheit.« Und weiter: »Still und seine Schüler H. H. Fryette (D. O.) und W. Sutherland (D. O.) wurden deutlich **von den Medizinschulen des 17. und 18.(!) Jahrhunderts beeinflusst.**«

- Auf der einen Seite der **Jatro-Mechanismus** (Begründer René Descartes): Der menschliche Körper ist eine Maschine, auf die die Gesetze und Formeln der Physik (nach Galilei, Newton und Kepler) anwendbar sind, Körper und Seele sind getrennte Einheiten.
- Die 2. Strömung war der **Vitalismus** (Leibniz). Eine vitale Kraft, die jedes Körpergewebe durchdringt, treibt immer wieder zum Gleichgewicht. Besonders die **Gedanken von Borelli**, der sich mit dem muskuloskelletalen System beschäftigte, **und seines Schülers Baglivi (1668–1707)**, der schon seinerzeit die Bewegung der Meningen und des Liquors beschrieben haben soll, wurden so zur Grundlage der neuen kraniosakralen Therapie.
- Ferner wird **Emmanuel Swedenborg (1688–1772)** genannt, ein berühmter Vitalist und

Jatro-Mechaniker, der behauptet hat, dass das Gehirn sich zusammenzieht und weitet, sowie der Engländer **John Martin Littlejohn (1865–1947!)**. Abehsera stellt weiter einige Vermutungen an, wer von wem diese Entwicklungen gehört oder gelernt haben könnte.

Fazit: Das kraniosakrale Konzept war schon lange vor Sutherland bekannt! (Womit die Bedeutung der Entdeckung an dem Schädelmodell Stills relativiert wäre (Abehsera 2000).

In einem weiteren Artikel »**Craniosacrale Osteopathie unter der Lupe**« behandelt der gleiche Autor kritisch **die Aussagen über den kranialen rhythmischen Impuls (CRI) und den Liquordruck** und deren Palpation: Er untersucht die »Glaubenssätze«, wie er es nennt, dass der kraniosakrale rhythmische Impuls (CRI) im Inneren der Schädel-Sakrum-Achse angetrieben die Peripherie ohne Zeitverzögerung oder einen Amplitudenverlust erreicht.

Diese Behauptung so sagt er, würde dann zutreffen, wenn der Körper ein geschlossenes hydraulisches System wäre. Dann würde eine Druckerhöhung an irgendeinem Punkt gleichmäßig an allen anderen Punkten reflektiert **(Pascal-Gesetz).**

Mehrere Studien der letzten Jahre zeigten, dass diese Annahme unzutreffend ist. Einen synchronisierten kranialen Rhythmus gibt es offensichtlich nicht. **Fazit: Das Gehirn als Ganzes bewegt sich deutlich mit dem Atmungs- und Herzpuls, aber mit nichts anderem.** Der Herzpuls steigt systolisch an und fällt diastolisch ab. Umgekehrt fällt der respiratorische Puls mit der Einatmung und erhöht sich bei der Ausatmung. Herz- und Atmungspuls sind Auf- und Abbewegungen, die manchmal parallel und manchmal gegenläufig sind. **Der CRI kann einfach nicht als regelmäßiges liquorabhängiges Phänomen, das noch dazu fähig ist, bis in die Peripherie vorzudringen,** existieren.

Weiter fragt er sich: Wie können Läsionen an den kraniosakralen Suturen durch eine einfache Liquorfluktuation eine komplexe Bewegung dieser schweren Knochenverbindungen bewirken? Probleme sieht Abehsera auch bei der »Kompression des 4. Ventrikels (CV 4)« und der »V-Spread«, wo es durch Verstärkung einer der Rhythmusphasen angeblich gelingt, den CRI zum Stillstand zu bringen, und zwar durch eine »sehr sanfte Rotation der Füße«(!). Auch die Umdirigierung des Liquors von einem Ende des Schädels zum anderen oder gar zu irgendeinem anderen Körperteil sieht Abehsera als problematisch an. Sein **Fazit: »Das klassische liquorzentrierte Modell des primär respiratorischen Mechanismus ist bestenfalls unlogisch«** (Abehsera 2001).

Eine weitere kritische Wertung der kraniosakralen Osteopathie in der heutigen Form enthält ein Vortrag von **Jean Pierre Guillaume** auf dem 3. Internationalen Kongress des VOD in Schlangenbad vom Oktober 2000, Thema: »**Entwicklungen und Perspektiven der Kraniofazialen Osteopathie**« (Osteopathische Medizin 2/2002).

Der Autor (Guillaume) äußert die Ansicht, es scheint geboten, **das bestehende kraniale Modell, einschließlich der dazugehörigen Terminologie, aufzugeben.** Vorstellungen wie eine gelenkphysiologische Beweglichkeit der Schädelknochen, eine einzige bedeutsame Kopf-Körper-Verbindung über die kraniosakrale Dura-mater-Achse sowie eine rhythmische Liquorbewegung als Quelle der wahrnehmbaren autonomen Bewegung sind im Lichte der modernen Wissenschaft nicht länger haltbar.

In der Absicht, das Lernen zu erleichtern, die Behandlung zu optimieren und eine offene Grundlage für Therapiestudien und Grundlagenforschung zu schaffen, schlägt der Autor vor, die diagnostische und die therapeutische Arbeitsphase zu trennen und **den diagnostischen Teil in 5 Teilbereiche aufzuteilen: Form, Dichte, Compliance, MRT und Gewebezug.** Die Therapie gründet auf dem funktionellen Arbeitsprinzip. Weiter heißt es:

»Bei der **Analyse von 33 Studien** zur Kranialen Osteopathie fällt auf, dass es darunter **keine seriöse Methode zur Beurteilung der Wirksamkeit** der Behandlung gibt und dass bei der Verknüpfung von Pathophysiologie und Kranialer Dysfunktion die gängigen wissenschaftlichen Prinzipien außer Acht gelassen werden«. Nachdenklich macht in diesem Zusammenhang auch die nachfolgende Mitteilung des Vortragenden: In den USA wendeten 1995 lediglich 6% von 1055 diplomierten Osteopathen die Osteopathie in ihrer Praxis an, und diese auch nur teilweise (Osteopathische Medizin 2/2002).

Viszerale Osteopathie

Wie auch bei den anderen osteopathischen Veröffentlichungen, muss man, um Missverständnisse zu vermeiden, erst ein Update mit der normalen medizinischen Nomenklatur und den begrifflichen Vorstellungen der zitierten osteopathischen Autoren vornehmen, um das dargestellte Konzept zu verstehen.

Für die theoretische Information über die viszerale Osteopathie wurde die Veröffentlichung der **Autoren Jean-Pierre Barral und Pierre Mercier** (2005) als Basis ausgewählt, obwohl es im Vorwort von John Edwin **Upledger,** Professor und Leiter der Abteilung für Biomechanik an der Michigan State University East Lansing (Michigan, USA) heißt: »Das Konzept der ›Viszeralen Manipulation‹, das die Autoren in diesem Buch vorstellen, ist nur schwer mit modernen wissenschaftlichen Begriffen zu fassen, doch die klinischen Ergebnisse lassen sich nicht bestreiten.« Und weiter heißt es: **»Manche Erscheinungsformen biologischer Funktionen sind bisher vom modernen wissenschaftlichen Kenntnisstand her nicht erklärbar.«**

In der Einleitung des Werkes von Barral und Mercier wird festgestellt:

Da es die **»physiologische Funktion der Viszeralorgane«**, d. h. der inneren Organe von Brust- und Bauchhöhle, kleinem Becken und Schädel ist, genauso wie die Wirbelsäule verformbar zu sein, können pathologische Einwirkungen (bei mangelnder Anpassung) zur Bewegungsstörung führen, was als **viszerale Fixierung** bezeichnet wird. Daraus kann eine weitere strukturelle oder funktionelle Störung mit pathologischen Befunden entstehen, wenn der Körper sich nicht an die primäre Störung anpassen kann. **Die Therapie besteht dann darin, dem gestörten Organ seine physiologische Beweglichkeit zurückzugeben,** um eine pathologische Entwicklung, v. a. einen gestörten Energieaustausch, zu vermeiden. Verfechter einer rein mechanistischen Therapie betrachten das als »magnetische Spinnerei« sagt Barral, während die rein mechanistische Therapie der Manualtherapie als Tätigkeit »muskelbepackter Wilder« angesehen wird. Beide ironischen Sichtweisen sollten aber, nach Ansicht der beiden Autoren, beachtet werden.

Die Bewegungsstellen im Bereich der inneren Organe in den 3 Körperhöhlen: Thorax, Abdomen mit Becken und Schädel **werden als »Gelenke« definiert.** Die **Gleitflächen dieser »Gelenke« werden von serösen Häuten (Pleura, Pericard und Peritoneum und im Bereich des ZNS von den Meningen) gebildet. Stabilisierende Faktoren dieser »Gelenkaggregate« sind der jeweilige Bandapparat und die Mesenterien,** auch »Mesos« genannt, sowie die Strukturen selber (die Umschlagfalten des Peritoneums! des großen und kleinen Darmnetzes Omentum majus und minus) **aber auch die Synovialflüssigkeit zwischen 2 »Organgelenkflächen«, außerdem der Turgor und der intrakavitäre Druck.** Diese ermöglichen den viszeralen Organen einerseits die Einnahme eines möglichst großen Raumes und andererseits eine gegenseitige Fixierung.

Barral gibt **4 Bewegungsarten** an:

1. **Die vom ZNS kontrollierten Willkürbewegungen des Bewegungsapparates.** Diese willkürlichen Bewegungen der quergestreiften Muskulatur lösen bei Bewegungen bzw. Veränderungen der Körperhöhlen (Schädel, Thorax oder Abdomen) passiv anpassende Mitbewegungen der darin befindlichen Organe aus. Diese Bewegungen zwischen den Organen verlaufen angeblich 3-dimensional (sagittal, frontal und horizontal!).
2. **Die Mobilität durch die vegetativ gesteuerten Automatismen der glatten Muskulatur,** d. h. durch den Atemrhythmus, den kardiovaskulären Rhythmus und die Peristaltik. Diese entstehen durch die Zwerchfellbewegungen im Rahmen der Automatismen. Die Organe von

Brust- und Bauchhöhle werden untereinander und von den Raumbegrenzungen (Zwerchfell oder Rumpfwand) mitbewegt. Dadurch werden die Druckverhältnisse laufend verändert. Die Pulsationen des Herzens übertragen ihren Druck z. B. auf die Nachbarorgane: Lunge, Speiseröhre, Mediastinum und das Zwerchfell. Außerdem wird der Blutdruck über das Gefäßsystem bis in die Kapillaren der periphersten Viszeralorgane geleitet. Diese Automatismen stellen ebenso wie die Peristaltik der abdominellen Viszeralorgane altbewährte Diagnostika für die palpierende Hand und die bildgebenden Verfahren dar.

3. **Der primäre respiratorische Rhythmus (kraniosakraler Rhythmus nach William G. Sutherland).** Dieser kommt durch **den schwankenden Liquorfluss** zustande, der sich angeblich bis auf die Bewegung der Schädelknochen und andere (aber welche?) Knochenstrukturen oder sogar das ganze Skelett auswirken soll. Diese zunächst unerklärlichen Druckschwankungen im arteriellen und venösen Blut, in dem die Bildung (d. h. die Filtration und Rückresorption) des schwankenden Liquordrucks erfolgt, wurde erst durch eine ergänzende Erklärung Upledgers verständlicher. Allerdings ist dessen Vermutung, dass **jede Zelle über ein Programm zur Steuerung der Zyklen »unter dem Einfluss noch unbekannter Faktoren«** verfügen könnte, noch wenig befriedigend.

4. **Die viszerale Motilität.** Außer den drei vorher genannten passiven, von äußeren Faktoren beeinflussten Bewegungsarten gibt es diese organspezifische aktive eigenständige Bewegungsform, die als **»Motilität«** bezeichnet wird. Es ist nach der **Definition von Barral** eine »langsame, tastbare, aber nicht sichtbare Bewegung mit kleiner Amplitude«. Dieser, wie er schreibt, »**kinetische Ausdruck von Gewebe in Bewegung**« ist aber bisher **wissenschaftlich nicht erklärbar**. Ein vager Erklärungsversuch vermutet nur, dass diese Bewegung in der Embryogenese entstanden sein könnte.

Die **viszerale Motilität** läuft angeblich **in zwei Phasen** ab, die mit den neuen Begriffen »**Exspir**« und »**Inspir**« bezeichnet werden, um Verwechslungen mit den Atembewegungen zu vermeiden.

Die »Exspir-Bewegung« führt das jeweilige Organe zur Körpermittelachse hin und »Inspir« führt das Organ von dieser Achse weg. Die Autoren glauben, dass es aber auch schon wegen der Ähnlichkeit dieser Bewegungsrichtungen einen **Zusammenhang mit dem kraniosakralen Rhythmus** geben könnte.

Zur **Differenzierung der verschiedenen anderen tastbaren Rhythmen** werden deshalb die Frequenzen angegeben:
— Zwerchfellatmung 15 pm,
— Liquorpulsation 10 pm,
— viszeraler Rhythmus 8–8 pm,
— kraniosakraler Rhythmus 7–14 pm,
— Herzrhythmus ca. 70 pm.

Das embryonale Modell dieser **viszeralen Motilität** stützt sich auf die **Annahme, dass diese Bewegungen im viszeralen Gewebe gespeichert sind**.

Klinische Beobachtungen

Klinisch beobachteten die Autoren bei ihren zahlreichen **Untersuchungen der Organe auf Motilität und Mobilität**, dass die **Bewegungsachsen beider Bewegungen bei gesunden Personen meist gleich waren** und auch mit denen der embryonalen Entwicklung übereinstimmten (Vergleichswerte für die Behauptung liegen aber nicht vor!).

»Die Organbewegungen waren immer gut erkennbar, aber die Erfassung der Motilität und der Bewegungsachsen ist oft äußerst schwierig, so dass derzeit der **Beweis dieser Bewegung nur durch die Reproduzierbarkeit von palpatorischen Befunden verschiedener Untersucher** möglich ist (wie z. B. Einschränkungen der Beweglichkeit und Veränderungen der Bewegungsachsen). Die organtypische Motilität wird auch erst spürbar, wenn die durch äußere Einflüsse iniziierte Mobilität (z. B. durch Zwerchfellbewegung) ausgeschaltet ist«. (Barral, S. 10–11)

Pathologische Befunde sind:
— **Abweichungen der Bewegungsachse oder -amplitude.** Sie zeigen das Vorliegen oder die Entstehung einer lokalen Störung an.
— **Viszerale Fixierung oder Restriktion.** Diese können entstehen durch Adhäsionen, Verkle-

bungen oder Verwachsungen (Vorkommen bei Traumen, Infektionen, Narbenbildungen).
- **Restriktionen/Ptosen** (entstehen meist nach dauerhafter Überdehnung von Bändern).
- **Restriktionen von Muskeln** (viszerale Spasmen).
- **Rhythmusstörungen**, wenn ein Organ seine Vitalität eingebüßt hat.

Die körperliche Untersuchung besteht aus:
- **Palpation, Perkussion, Auskultation**
- **Palpationen:** (prüfen die muskuläre Wandspannung)
- **Perkussion:** (ermittelt die Lage und Größe der Organe)
- **Auskultation:** (ermittelt das ungehinderte Strömen von Atem, Blut und Gallenfluss
- **Beidarmige Blutdruck- und Pulsmessung.**
Mituntersuchung der zugehörigen Teile des muskuloskelettalen Systems (Gelenke) ist erforderlich, da die Motorik die viszerale Motilität beeinflusst.
- **Spezifische Beweglichkeitsprüfung:** (Mobilität/Motilität)
Mobilitätsprüfung (ermittelt die Verschieblichkeit und Elastizität der Strukturen
Motilitätsprüfung (Bestimmung der Bewegungsachsen und -Amplituden der Motilität
Die Tests:
  - **Ecoute-Test** (entspricht dem Listening-Test in der kraniosakralen Osteopathie)
    Der Test wird auch analog dem Listening-Test ausgeführt:
    Die Hand des Untersuchers wird mit einem leichten Druck (von 20–200 g – eine schwierige Dosierung!) auf das zu testende Areal gelegt, folgt dann passiv den Gewebebewegungen die gespürt werden und versucht nach einigen Zyklen der Frequenz, dem Rhythmus und der Richtung der getasteten Motilität passiv zu folgen. Doppelseitig angelegte Organe werden zunächst gleichzeitig (beide Hände müssen die Palpation können!), danach einseitig getestet.
    Der allgemeine Ecoute-Test (im Stand oder im Sitzen) ist ein globaler Test: durch eine Neigung des Körpers in die Richtung der größten Fixierung kann ermittelt werden, wo ungefähr sich die Läsion befindet. Beim Test im Sitzen gilt das Gleiche.
  - Beim **Diabolo-Test** werden beide Hände einander gegenüber an das gedachte **Diabolo** gelegt (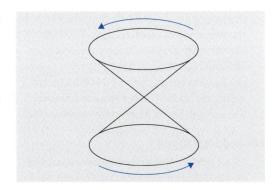 Abb. 20.1) und führen dann eine kreisende Bewegung in derselben Richtung (Pfeile) aus und spüren, ob eine Hand sich mehr bewegt als die andere. Die Läsion befindet sich dort, wo sich die Hand wenig oder gar nicht bewegt.

Abb. 20.1. Diabolo. Die Kreise geben die Bewegungen der Hände auf beiden Seiten des Körperteils wieder.

Therapie

Nachdem diagnostisch geklärt wurde, welcher Art die Fixierung eines Organs ist (Adhäsion, Ptose oder ein viszeraler Spasmus) kann die Technik der viszeralen Manipulation festgelegt werden.
- **Direkte Techniken mit kurzem Hebelarm** gegen die Fixierung zur Verbesserung der Mobilität. Dabei wird das Organ zunächst gedehnt und dann unter Beibehaltung der Zugspannung mit kleinen Vor- und Rückwärtsbewegungen in einem Rhythmus von etwa 10 Zyklen/min bewegt.
- **Bei der Recoil-Technik** wird die Vorspannung ebenso hergesellt, aber dann statt der Bewegungen die Spannung plötzlich gelöst. Das geschieht etwa 3- bis 5-mal.
Die Vorspannung erfolgt bei der Mobilisation parallel, bei einer Adhäsion senkrecht zur Adhäsion und bei einer Ptose in die Gegenrichtung der Ptose.
- Bei den **indirekten Techniken mit langem Hebelarm** wird gleichzeitig zur Erhöhung der Zugspannung eine Rotation der Wirbelsäule zur

Gegenseite der Behandlung gemacht. Die indirekten Techniken werden eingesetzt, wenn Organe einer direkten Technik nicht zugänglich sind.

Die Beschreibung kann nur das Prinzip darstellen, die Technik selber muss wohl unter Anleitung in einem Kurs erlernt werden.

Behandlungsablauf

- **Zuerst wird die Mobilität verbessert, dann erst die Motilität.** Nur wenn die Vitalität eines Organs – gemessen an der getasteten Motilität – sehr schwach ist, wird erst die Motilität verbessert.
- **Als pathologische gelten verlangsamte oder auch übermäßig beschleunigte Bewegungen.** Die Therapie besteht dann darin, den Rhythmus wieder zu normalisieren, das Weitere sollen die Selbstheilungskräfte bewerkstelligen.
- Barral gibt für die Therapie eine Regel von **3 Behandlungen mit 3-wöchigen Intervallen** an und eine Nachuntersuchung nach 6 Monaten oder 1 Jahr. Ein immobiles Organ sollte nach 10 bis maximal 15 Zyklen wieder beweglich sein oder Diagnose und Therapie sollten noch einmal überprüft werden, wobei die Mobilität leichter zu regulieren ist, als die Motilität. Es fragt sich nur, ob die evtl. eintretenden und als Heilung gedeuteten Effekte bei den großen Behandlungsintervallen nicht auch **ohne** die Behandlung eingetreten wären (Selbstheilungstendenz in der Osteopathie?!).
- Wird ein »**Gelenk**« **übertherapiert,** d. h. werden ihm zuviel Stimuli zugemutet, kann es statt mit einer vermehrten normalen Beweglichkeit mit einer Inhibition reagieren. Diese Reaktion soll angeblich dem »**zähen**« **Gefühl eines** »**übertherapierten**« **kraniosakralen Systems ähneln,** trotz der Verschiedenartigkeit der Systeme und der Phänomene.

Kontraindikationen (KI)

Als wohl **relative Kontraindikationen** werden genannt:
- Akute Infektionen
- latente Steine und Thrombosen.

Absolute Kontraindikationen sind bei Barral:
- **Brettharte Bauchdeckenspannung** (evtl. mit Fieber oder mit Schmerzen beim Mobilisieren),
- **Aortenaneurysmen** (wenn diese bekannt sind),
- **Metastasen.**
- **Außerdem:**
    - Kortisonbehandlung/Strahlentherapie,
    - Diabetes mellitus und vergrößerte Lymphknoten (aber ohne dass hierfür eine Erklärung gegeben würde).

Der Leser wird bezüglich der Kontraindikationen auf seine klinische Erfahrung und viel einfacher: Zitat: auf seinen gesunden Menschenverstand« verwiesen.

Die **Wirkung viszeraler Manipulationen** ist keinesfalls auf die lokale Wirkung des Entleerens (durch Ausstreichen) oder das Anheben (Positionierung?) von Organen beschränkt, aber **sie können** »**lokale und systemische Kettenreaktionen anstoßen!**« Außerdem sollen durch die Stimuli der mechanischen Reize bei der Behandlung im Gehirn **die Produktion von Endorphinen, Serotonin, Dopamin und opioider Peptide angeregt** werden.

Auch der **Plazeboeffekt** wird an dieser Stelle erwähnt, aber ohne eine eindeutige Stellungnahme dazu.

In einem Überblick über andere inzwischen erschienene Lehrbücher zum Thema »Viszerale Osteopathie« erschien es dem Autor dieses Buches erforderlich, auch andere Publikationen über dieses Gebiet im Abgleich mit dem Werk von Barral und Mercier zu sichten. Eine solche Information ist sowohl für Ärzte wie für Krankengymnasten und Physiotherapeuten jeglicher Provenienz, die sich praktisch mit dieser Behandlungsmethode vertraut machen wollen, erforderlich, um den richtigen Weg einer entsprechenden beruflichen Weiterbildung zu beschreiben. Bei dem inzwischen unübersehbaren Angebot an Osteopathie-Schulen und Publikationen, an Informationen in den Medien, Presse und Fernsehen über die »Sanfte Heilmethode« fällt eine solche fachliche Information über die realen Möglichkeiten dieser Therapie nicht leicht.

Dem Verfasser standen dazu außer dem Werk von Barral und Mercier zwei weitere Werke neueren Datums zur Verfügung, über die nachfolgend berichtet wird: zunächst **Eric Hebgen D.O. M. R. D.:**

Viszerale Osteopathie: Faszien-Therapie

Viszeralosteopathie – Grundlagen und Techniken, 2. Auflage, Hippokrates (2005) und Helsmoortel et al.: Das Lehrbuch der viszeralen Osteopathie. Peritoneale Organe (2002) (siehe S. 725) zur Verfügung.

Interessant ist die medizinische Ausbildung von Eric Hebgen. Der 1966 geborene Autor studierte 1987–1990 Humanmedizin (erstes Staatsexamen). Danach absolvierte er (1990–1992) eine krankengymnastische Ausbildung (mit Examen?) und von 1995–2000 eine Osteopathieausbildung. Abschluss und Diplomarbeit 2001, außerdem 2002 die Heilpraktikerprüfung. 1992–1993 Krankenhaustätigkeit (als was?) und 1993–1997 Lehrkraft an der Physiotherapieschule des Krankenhauses. 1993–2000 eine eigene Praxis für Krankengymnastik. In dieser Zeit absolvierte er noch Fortbildungen in manueller Therapie bei der Deutschen Gesellschaft für Manuelle Medizin (DGMM) und Brüggertherapie. 2000–2002 Dozententätigkeit für Viszeralosteopathie am Institut für angewandte Osteopathie (IFAO) in Düsseldorf und an mehreren anderen Orten.

Insgesamt eine bemerkenswert vielseitige medizinische Ausbildung, wenn man sich auch fragt, wann die verschiedenen Ausbildungen durch praktische Ausübung vertieft wurden (seit 2002 mit eigener Praxis für Osteopathie).

Hebgen gibt in seiner Publikation, neben der Behandlung nach Barral, noch eine Reihe anderer Techniken an, z. B.:

Fasziale Behandlung nach U. G. Finet und E. Williams

Da die Faszien des Körpers untereinander in Verbindung stehen, können angeblich Störungen der tiefen Faszien an den oberflächlichen Faszien wahrgenommen und hier auch behandelt werden. **Diagnostiziert wird ein veränderter** Gewebezug. **Die Ursachen einer Störung können sein** (wie bei Barral): Verklebungen, Ptosen, Spasmen, aber **auch parietale oder kraniosakrale Dysfunktionen(!!)** Ziel der Behandlung ist die Wiederherstellung der physiologischen Fasziendynamik der oberflächlichen abdominellen Faszien. Die Behandlungstechnik wird bei Hebgen verbal und mit Bildern erklärt.

Ob eine Behandlung bei parietalen und kraniosakralen Dysfunktionen als Störungsursache auch in diesen Systemen diagnostiziert und therapiert werden bzw. müssen, ist nicht erwähnt.

Zirkulatorische Techniken nach Kuchera

Innere Organe können angeblich auch über die Systeme der Blutversorgung (sowohl arteriell wie auch venös) oder über die Lymphbahnen und die sympathische und parasympathische Innervation »osteopathisch« behandelt werden.

Die simple anatomische Begründung dafür besagt, dass die großen Gefäße vor der Wirbelsäule liegen und dadurch **Manipulationen und Mobilisationen der Wirbelsäule die arterielle Versorgung positiv stimulieren** können, was die Trophik der Organe verbessern kann.
- Der Truncus coeliacus (in Höhe Th_{12}/L_1) versorgt dabei die Oberbauchorgane (Leber, Galle, Magen, Milz und Pankreas)
- Die **A. mesenterica superior** (in Höhe L_1/L_2) versorgt den Darm vom Duodenum bis zum Kolon (bis zum Canon-Böhm-Punkt, der Grenze zwischen dem N. vagus und dem sakralen Parasympathikus zwischen dem mittleren und linken Drittel des Colontransversum)
- Die **A. mesenterica inferior** (auf der Höhe L_3/L_4) versorgt den Rest des Darms bis zum Rektum.

Mit diesen beiden Techniken sind jedoch generell **nur die genannten Regionen** zu therapieren, aber keine Behandlungen einzelner Organe möglich.

Der venöse Abfluss erfolgt über die V. porta, Leber und V. cava inferior. Eine venöse Stimulation ist auch nur über diesen Weg möglich und über das Diaphragma (z. B. durch Oszillationen über der Leber!)

Ein vegetativer Ausgleich (Sympathikus/Parasympathikus) ist angeblich durch die **Rib-Raising-Technik** (◘ Abb. 20.2 a, b) über den Grenzstrang des Sympathikus oder durch Diaphragmatechniken möglich.

Vibrationstechniken (Oszillationen) werden für das Sakrum (in Bauchlage; ◘ Abb. 20.3) und am Sternum (in Rückenlage) angegeben (sog. Sternumpumpe; ◘ Abb. 20.4 a, b) **zur lymphatischen Stimulation,** da alle Maßnahmen, die den Lymphabfluss fördern angeblich auch **die Trophik der Organe verbessern.**

Sonstige Angaben über die klinischen Auswirkungen dieser Techniken auf die Gefäße und das Nervensystem finden sich nicht.

Ein, wie es scheint, imponierend einfaches System. Diese Pumptechniken sollen aber offen-

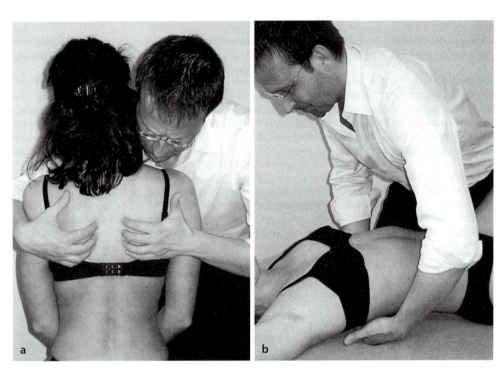

Abb. 20.2a,b. Rib-raising-Technik im Sitzen und im Liegen. Die Fingerspitzen beider Hände tasten die Hautregion lateral der Processi transversi der Rippen, so dass der Thorax im Liegen passiv abgehoben werden kann, bis eine fasziale Entspannung eingetreten ist. Damit erfolgt eine rhythmische Schüttelung (8- bis 10-mal) zur sympathischen Stimulation. (Aus: Hebgen 2005)

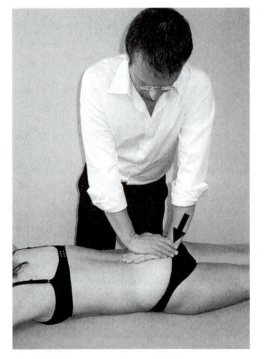

Abb. 20.3. Oszillationen auf dem Sakrum. Beide Hände des Therapeuten liegen über dem unteren Sakrumdrittel und üben einen rhythmischen Druck nach kranial und anterior aus (ca. 150- bis 180-mal pro min für ca. 2 min). (Aus: Hebgen 2005)

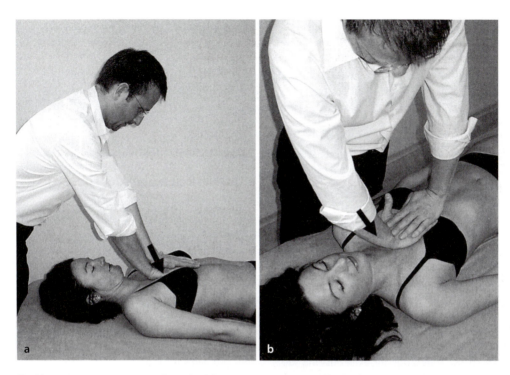

Abb. 20.4. a Sternumpumpe und Recoil auf dem Sternum. Der Patient soll tief einatmen. Bei tiefer Ausatmung jeweils Druck mit beiden Händen nach kaudal und posterior (5- bis 6-mal), abschließend ein Recoil. **b** Mit beiden Händen Druck nach kaudal und posterior (Frequenz 150- bis 180-mal pro min rhythmischer Druck für ca. 2 min). (Aus: Hebgen 2005)

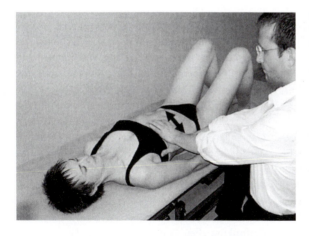

Abb. 20.5. Beide Hände des Therapeuten liegen über der rechten unteren Thoraxhälfte und geben von dort rhythmische Impulse nach medial ca. 150- bis 180-mal pro min für ca. 2 min zur venösen Stimulation der Leber. (Aus: Hebgen 2005)

sichtlich durch den intermittierend ausgeübten Druck den für die Trophik der Organe benötigten Blutfluss verstärken. Es fragt sich, ob dieser beabsichtigte Effekt nicht eher durch die Manipulation der sakralen Gelenke erfolgt. Weiter ist die Frage, ob diese Verstärkung der Blutzirkulation nicht ebenso gut auch durch Applikation von Wärme erzielt werden könnte, wie das in der Naturheilkunde seit alters her erfolgt.

Ein vegetativer Ausgleich der Organe durch Stimulation des Vagus oder des sakralen Parasymathikus ist auch mit Hilfe von kraniosakralen Techniken durch Grenzstrangstimulationen oder an den paravertebralen Ganglien generell ebenso möglich.

Die eigentliche Gewebebehandlung erfolgt dann in Form faszialer Entspannung durch Vibrationen, Oszillationen und Recoiltechniken. Was davon wann und warum angewandt wird, ist im Einzelnen nicht angegeben und auch nicht der zu erwartende therapeutische Effekt.

Reflexpunktbehandlung nach Chapman

Die von Charles Owens (1963) und Frank Chapman erforschten Reflexpunkte werden als **kleine fasziale Gewebeveränderungen in den tieferen Faszienschichten** definiert, deren topographische Lage relativ konstant ist und die alle mit inneren Organen assoziiert sein sollen. Es gibt ventrale und dorsale Punkte. Die ventralen Punkte liegen sternumnah in den Intercostalräumen. Die dorsalen Punkte befinden sich zwischen den Processi spinosi und den Enden der Processi transversi. Zu einem Organ gehören jeweils ventrale und dorsale Punkte.

Die **Bedeutung der Reflexpunkte: Sie werden als diagnostische Hilfsmittel zur Beeinflussung der Lymphzirkulation und der vegetativen Steuerung der inneren Organe angesehen.**

Die Behandlung, erst der ventralen, dann der dorsalen Punkte, erfolgt durch sanfte Rotationen, bis sich die Empfindlichkeit oder die Konsistenz normalisiert haben. Was tastmäßig als normale Konsistenz anzusehen ist, beschreibt Leon Chaitow (2001, Palpationstechniken und Diagnostik – Lehr- und Arbeitsbuch für Osteopathen, S. 109) als »ödematös, bei tiefer Palpation auch strangartig«. Ergänzt wurde dieses Palpationsphänomen durch die Deutung von der Autorin Arbuckle (1977) in der Sammlung: Selected writing of Beryl Arbuckle: »als Stauungszustände einer Stase der Lymphe entweder in einem Eingeweideorgan oder einer Drüse«. Beschreibung und Bewertung der Reflexpunkte durch die Erstbeschreiber in dem oben genannten Buch.

Die **physiologischen Organbewegungen** gibt Hebgen genau wie Barral an:
- Motrizität:
  als passive Organverlagerungen durch Willkürbewegungen des Bewegungsapparates (z. B. durch Thoraxneigungen).
- Mobilität:
  ist die passive Bewegung zwischen 2 Organen oder einem Organ und seinen Positionsbegrenzungen (Rumpfwand/Zwerchfell oder anderen Strukturen des Bewegungsapparates).
- Motilität:
  schließlich ist die aktive spezifische intrinsische Organbewegung mit langsamer Frequenz und geringer Amplitude, die in der Embryonalzeit entstanden sein soll. Sie bewegt sich, wie bereits erwähnt, in der Exspirationsphase zur Medianlinie hin und in der Inspirationsphase von dort weg.

Auch die **Definitionen der »viszeralen Gelenke«** und ihres Bandapparates sind die gleichen **wie bei Barral!** Die kurzen klaren Definitionen sind gut verständlich. Die Angaben zu Anatomie, Klinik, Indikationen und Kontraindikationen in der Behandlung benutzen eine klinische Nomenklatur und Begriffe, die auch für den Anfänger gut einzuordnen sind. Die Untersuchungs- und Behandlungstechniken sind gut bebildert und erklärt. Angaben zu Effekten fehlen aber, wie in den meisten osteopathischen Lehrbüchern.

Beim **Untersuchungsgang** bedient sich **Hebgen** weitgehend der Angaben von Barral.

Nach Feststellung der Beschwerden wird eine erstaunlich umfangreiche schulmedizinische(!) Anamnese erhoben, die mit der Erfragung von Unfällen und Operationen beginnt, Risikofaktoren (welche?) aus der Familienanamnese und Eigenanamnese eruiert und **dann erst eine sog. Verdauungs- und Ernährungsanamnese und eine Medikamentenanamnese erfragt. Dazu wird eine gynäkologische Vorgeschichte (Zyklus, Schmerzen, Verhütung) und die urologische Anamnese bei Männern erhoben. Schon hier sollen Kontraindikationen für osteopathische Behandlungen (welche?) identifiziert werden.**

Ebenso intensiv wie die Anamnese ist die Inspektion in Bezug auf den Bewegungsapparat (Wirbelsäule und Extremitäten(!) mit einer Inspektion von den Füßen bis zur Kopfhaltung. Diese soll »zum dysfunktionellen Organ oder in die diagnostische Zone« leiten. **Besonders sollen den Osteopathen dabei Konvexitäten interessieren, die z. B. bei Vorwölbungen am epigastrischen Winkel angeblich auf eine Dysfunktion der Oberbauchorgane hindeuten.** Die Kompression der inneren Organe im Bereich einer Konkavität soll eine Schonung oder Ruhigstellung durch Reduzierung der Mobilität bewirken.

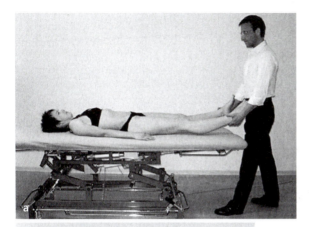

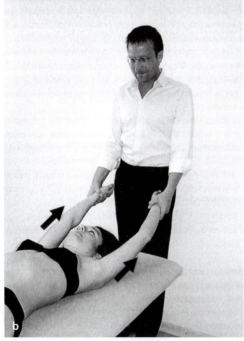

Abb. 20.6. **a** In Rückenlage erfolgt abwechselnd ein Zug am gestreckten, in der Hüfte leicht gebeugten Bein nach kaudal. Dabei wird die fasziale Spannung getastet. Die Seite mit der erhöhten Spannung ist die dysfunktionelle Seite, wo die Bewegung stoppt ist die dysfunktionelle Zone.
b Der Zug an beiden Händen der gestreckten Arme bewertet ebenfalls die faszialen Spannungen wie bei Beinzug. Die Seite mit der höheren Spannung ist die dysfunktionelle Seite. Wo die Zugbewegung stoppt ist die dysfunktionelle Zone. (Aus: Hebgen 2005)

Bei der Palpation sollen Elastizitätstests an Sternum und Rippen angeblich über die Faszienspannungen orientieren.

Die **oberflächliche Palpation** beurteilt v. a. Spannung und Schmerz der Bauchmuskelfaszien, die **tiefe Palpation** zusätzlich Lage und Tonus der Organe.

Werden bei der in der Regel doch sanften Palpation **starke vegetative Symptome ausgelöst (z. B. Erbrechen, Schwindel, Schmerzen, Abwehrspannung)**, dann muss die Behandlung abgebrochen und eine ärztliche Abklärung des Befundes eingeleitet werden.

Erst mit diesen umfangreichen Informationen kann die spezifische **osteopathische Untersuchung** mit den verschiedenen **Listening-Tests** erfolgen. Diese können im Stehen, Sitzen oder in Rückenlage vorgenommen werden. Es wird jeweils auf eine erhöhte fasziale Spannung oder einen Stopp untersucht, in Rückenlage durch Zug an den Beinen nach kaudal (Abb. 20.6 a) oder an den Armen nach kranial (Abb. 20.6 b). **Am schwersten dürfte der Test im Stehen oder Sitzen sein**, bei dem der Patient aufgefordert wird keine muskuläre Standsicherung vorzunehmen, sondern »sich seinen Span-

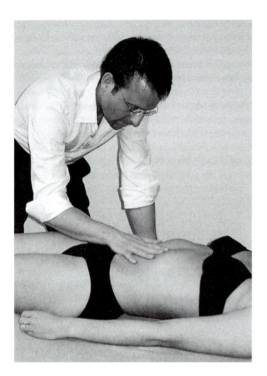

◘ **Abb. 20.7.** Lokaler Listening-Test. Die flache Hand des Therapeuten liegt auf dem Bauchnabel und drückt auf die Bauchwand bis die oberen Faszien palpabel werden und folgen dann der Faszienbewegung bis in den Bereich der größten Spannung. (Aus: Hebgen 2005)

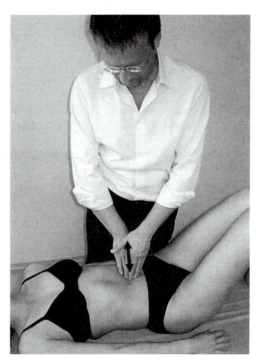

◘ **Abb. 20.8.** Rebound-Test nach Barral. Mit übereinander gelegten Händen drückt der Therapeut durch die entspannte Bauchdecke auf ein Organ im Bauchraum und lässt dann plötzlich los. Schmerzt der Druck, dann liegt die Störung im Organ selber, entsteht aber ein Loslass-Schmerz, dann liegt die Störung im Bandapparat des Organs. (Aus: Hebgen 2005)

nungen folgend **in eine faszial entspannte Position sacken zu lassen**«. Das erfordert sicher einen, bezüglich des Körpergefühls, schon vorgebildeten »osteopathischen Patienten«.

Weitere Tests sind der **lokale Listening-Test** (◘ Abb. 20.7), der Druck auf die oberflächlichen Faszien ausübt oder der Loslassschmerz **(Rebound-Test nach Barral)** (◘ Abb. 20.8) und der **Sotto-Hall-Test, der das Verschwinden des Pulses bei Außenrotation des rechtwinklig gebeugten Armes und Gegenrotation des Kopfes bewirkt** (◘ Abb. 20.9). Die tiefe Ein- und Ausatmung dient, dann ebenfalls zur Differenzierung eines dabei auftretenden Schmerzes als Organschmerz oder Faszienschmerz.

Die Behandlungsprinzipien sind einfach, sie bestehen in der Normalisierung einer evtl. gestörten Organdynamik (Mobilität, Motilität oder Faszienbewegung) und/oder der Störung der Zirkulation von Blut und Lymphe, sowie der vegetativen Steuerung. Wieweit das durch die vorgestellten Therapieverfahren (Reflexpunkte, Mobilitäts- und Motilitätsnormalisierung, Inhibition und Reboundtechnik möglich ist, kann wahrscheinlich nur der engagierte und orientierte Therapeut feststellen.

Bei der Beschreibung von Behandlungstechniken bemerkt Hebgen, dass diese seine persönliche Erfahrung darstellen! Es komme dabei nicht auf den Griff an, sondern auf das zu erreichende Ziel. **An einer bestimmten Grifftechnik festzuhalten, sei »zu dogmatisch« und hemme eine Fortentwicklung. Er bitte darum kreativ zu sein, und die Osteopathie weiter zu entwickeln!!**

Sicher spielt da auch der schon früher erwähnte **Faktor Zeit bei den großen Behandlungsintervallen eine Rolle** im Sinne der osteopathischen Maxime der Selbstheilung und es fragt sich, ob bei den großen Intervallen die **Selbstheilung nicht auch ohne osteopathische Behandlung** eingetreten wäre. Anderer-

schiedensten Trainingsverfahren und der orthopädischen Erkenntnisse über den formativen Reiz von Form und Funktion sind sie **heute weitgehend Teil des medizinischen Denkens** und werden nicht mehr als neue, besondere (osteopathische) Erkenntnisse wahrgenommen.

Das 2. Werk, das zur theoretischen Information über das Thema viszerale Osteopathie geeignet erschien, ist das 2002 erschienene »**Lehrbuch der viszeralen Osteopathie, peritoneale Organe** der 3 Autoren **Jerôme Helsmoortel**, Lehrer und Mitbegründer einer der zahlreichen Osteopathieschulen (Privatschule für klassische Osteopathie – SKOM) und der in gleicher Funktion tätigen **Thomas Hirth** und **Peter Wührl**, die außerdem seit einigen Jahren eine Praxis für Osteopathie betreiben. Weitere Angaben über eine medizinische Aus- oder Weiterbildung zur Abrundung der medizinischen Kompetenz finden sich nicht. Wie aus dem Geleitwort des Kodirektors der SKOM Frank Roels hervorgeht, war es das **Anliegen der Veröffentlichung,** den ursprünglich vom Begründer der osteopathischen Idee, Dr. A. T. Still, dargestellten Versuch aufzugreifen, die **Funktion der inneren Organe vom Bewegungsapparat her zu beeinflussen** und durch eine adäquate Diagnostik und normalisierende Behandlung der viszeralen Organe selber zu verbessern.

Nachdem Jean-Pierre Barral bereits in einer Reihe von Publikationen viszerale Behandlungsmodelle vorgestellt hat, wollten die 3 Autoren eigentlich **nur das von J. Helsmoortel entwickelte und an der Privatschule für klassische Osteopathie (SKOM) gelehrte Konzepte aufzeichnen.**

Im Vorwort heißt es: »Was wir dabei gefunden haben, hat uns immer wieder erstaunt. In der wissenschaftlichen Forschung liegen Erkenntnisse brach, die nur darauf warten, von interessierten Osteopathen umgesetzt zu werden«.

Das Buch hält den »momentanen Stand dieser Reise fest und lädt zur Weiterentwicklung in Form von Kritik ein.« Der aufgezeichnete konzeptionelle Entwurf des Lehrbuches relativiert dadurch allerdings den Aussagewert als Lehrbuch ebenso wie die originelle Idee der »Gründung eines Vereins zur Förderung der viszeralen Osteopathie, der sich um die Weiterentwicklung der viszeralen Osteopathie und damit der Osteopathie als Ganzes bemüht«.

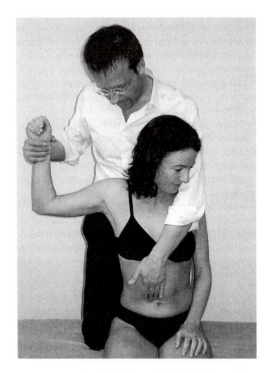

Abb. 20.9. Sotto-Hall-Test. Der sitzende Patient berührt den Boden nicht. Der Therapeut führt den rechtwinklig gebeugten Arm des Patienten in maximale Außenrotation. Anschließend wird der Kopf in die kontralaterale Rotation gebracht. Verschwindet dann der Puls, ist der Test positiv. (Die Faszien in der Fossa supraclavicularis drücken die A. subclavia ab!) Wird in dieser Testposition ein leichter Druck auf die einzelnen Organe ausgeübt und der Puls wieder tastbar, dann ist das dysfunktionelle Organ identifiziert. (Aus: Hebgen 2005)

seits wird es aber wohl öfter ohne die schulmedizinische, gastroenterologische Therapie nicht gehen.

Die 5 Prinzipien der Osteopathie, die der Autor Hebgen nennt:
- Die holistische Betrachtungsweise (das Ganzheitsprinzip),
- Leben ist Bewegung,
- die Autoregulationen des Körpers,
- die gegenseitige Abhängigkeit von Struktur und Funktion,
- die ungestörte Funktion der Zirkulationssysteme (Blut, Lymphe und Liquor),

mögen sicher in früheren Jahrhunderten, so auch zur Zeit des Osteopathiebegründers Andrew Taylor Still eine revolutionierende Bedeutung gehabt haben. Im Zeitalter perfektionierter Messmethoden (Regeltechniken usw.), Reflextheorien, der ver-

Der um Information bemühte und an einer eventuellen Weiterentwicklung interessierte Leser fragt sich, was in den zahlreichen Kursangeboten bisher gelehrt wurde und was überhaupt auf diesem Gebiet bis jetzt gesichert oder sogar Standard ist! Was findet sich über die beschriebene Darstellung im Buch in der Vorveröffentlichung in der Zeitschrift »Osteopathische Medizin« hinaus? Zur Einleitung werden auch die bei Helsmoortel im Buch verwendeten Begriffe und Konzepte erläutert:

- **Das viszerale osteopathische Konzept wird als mechanisch-gravitatorisch definiert,** d. h. normalerweise kann sich das intakte viszerale Organ innerhalb der Darmwände ohne externe Hilfe oder Bewegung in seiner Position halten, da es gewebemäßig aus allen 3 Keimblättern (Entoderm/Mesoderm/Ektoderm) zusammengesetzt ist und deren Eigenschaften (als Autonomie definiert) besitzt. Die Komponenten sind:
  - **Die Autonomie der Mukosa** des Entoderms ist die metabolische Aktivität von Wachstum und Erneuerung.
  - **Die muskuläre Autonomie** besteht im Eigenrhythmus der glatten Muskulatur, die neurohormonell und durch Schrittmacherzellen(?) gesteuert wird.
  - **Die Autonomie der neurohormonellen Steuerung** im Ektoderm (durch Auerbach- und Meissner-Plexus) steuert die Wandmuskulatur, die Drüsen und die lokale Durchblutung.
- Die Autoren unterscheiden außerdem **intrinsische und extrinsische Autonomie** als rein funktionelle Begriffe.
- Der Ausdruck »**Tension**« bezeichnet die innere Elastizität der Viszera und der Organe. **Mit dem Verlust der Tension verliert das Organ auch seine Autonomie,** was in der Regel eine Indikation für die viszerale osteopathische Therapie ist.
- Aber es wird auch eine »**innere Dynamik**« definiert, durch die das Organ seine eigene Tension stimulieren und die Autonomie erhalten kann.
- Erklärt wird ferner eine »**Dualität**« der Organe in Bezug auf Form und Funktion, Wachstum und neurovaskuläre Ernährungsquellen, wodurch ein wechselseitiger »**innerer Ausgleich**« zwischen Teilen des gleichen **Organs** möglich ist, z. B. der metabolischen und mechanischen Funktion. Diese Dualität besteht auch schon während des Wachstums, in dem die unterschiedliche Wachstumsquantität zu Torsionen führt und dadurch z. B. die typische Form des Organs entstehen lässt (z. B. beim Magen). Dieses **formbildende Wachstum (beschrieben von Liebermann und Meffert** 1969, 1970, 1983, 2000) **speichert auch Energie** im Bereich der elastischen Torsion.

Bei Helsmoortel wird die in den Mittelpunkt gestellte **antigravitatorische Funktion**, die zur normalen Form der Organe beiträgt, **sowohl durch statische wie auch dynamische Kräfte bewerkstelligt.** Das sind
Statisch:
- die **Tension**,
- die auch bei Barral erwähnte **räumliche Integration**
- und ebenso die **Motrizität, die einmal als normales physiologisches Phänomen vorkommt oder aber auch als positionserhaltende Kompensation über parietal-viszerale Verbindungen entstehen kann.**

Dynamisch:
die nachfolgend genannten »osteopathischen Bewegungen«:
- **Motilität** (1983 von Barral u. Mercier bereits beschrieben): die aktive **räumliche Entwicklungsbewegung** (extrinsisch), aber bei einer embryologischen Betrachtungsweise (wie bei Helsmoortel) gleichzeitig eine intrinsische Bewegung im Sinne des »**formbildenden Wachstums**« (der gerichteten Elastizität!).
- **Mobilität:** Eine passive Bewegung durch die Einwirkung der Nachbarorgane (z. B. Herz, Lunge). Die normale Ruheatmung bewirkt dann aber keine Bewegung, sondern nur eine **Kompression.**
- **Motrizität:** wie oben beschrieben **ein physiologisches Phänomen oder eine Kompensation** über parietal-viszerale Verbindungen **bei Verlust der Autonomie eines Organs.**
- Endlich definiert Helsmoortel auch die schulmedizinisch, im Vordergrund des Interesses stehenden **Funktionen des Verdauungstraktes,** die 3 Funktionen:

- **metabolische Funktion:** für die Produktion von Sekreten und Enzymen und Absorption von Nahrungsstoffen
- **mechanische Funktion** (der Muskulatur und der Sphinkter), die Transport und Mischung des Speisebreies bewirken und
- eine **neuronale Funktion**, die als »mentale Funktion« bezeichnet wird. Nicht neuronale Zellen, die Neurotransmitter und parakrine Hormone produzieren, die für die lokale Autoregulation (zur Bewahrung oder Wiederherstellung der Organautonomie) wichtig sind.

Auch diese 3 Funktionen können sich nach Ansicht von Helsmoortel gegenseitig kompensieren.

Die **Eigenschaft der gegenseitigen Kompensation** ist v. a. beim pathologischen Zustand des Verlustes der Autonomie wichtig.

Wenn die geschilderten Eigenschaften der Organe tatsächlich alle bestehen und nachweisbar sind, dann entsteht die Frage, welche biologische Rolle sie bei den normalen und den pathologischen Abläufen v. a. auch als therapeutische Faktoren spielen.

In dem als Autonomie bezeichneten Normalzustand der Organe können diese ihre Tension und Position durch intrinsische Kräfte selber aufrechterhalten. Gelingt das nicht, müssen extrinsische Kräfte kompensatorisch in Anspruch genommen werden, die **die möglichen Kompensationen** darstellen. Das hat Helsmoortel in einem ausgeklügelten Schema, dem **Vierfelderschema** (Abb. 20.10) dargestellt. Dieses Konstrukt zeigt das viszerale Konzept, wie es sich die Autoren nach ihren eigenen Erfahrungen vorstellen: **Auf der linken Seite** sind neben dem Kreis »Autonomie«, die bereits geschilderten **statischen Komponenten** (Tension, Elastizität, räumliche Integration) aufgezeichnet, und außerhalb des Kreises (»Autonomie«) **die extrinsischen Kompensationsmöglichkeiten** zur Wiederherstellung der Autonomie (relationelle Kompensation, Motrizität und Fixation).

Auf **der rechten Seite des autonomen Kreises finden sich die mobilen Aspekte** (intrinsische Motilität, gerichtete Elastizität, Kompression und Ruheatmung) **und deren Kompensationen** durch extrinsische Motilität und Mobilität.

Diese auf den ersten Blick »hilfreiche Wegweiser-Konstruktion« der Autoren in dem geschilderten eigenwilligen Gedankengebäude dürfte sich bei der Umsetzung in die tägliche Praxis als störrischer erweisen als zunächst zu erwarten ist, zumindest für den Anfänger.

Was aber die Praxis außerdem noch umfangreicher und schwieriger macht, ist die Positionierung der viszeralen Osteopathie, wie sie bei Helsmoortel dargestellt wird, als einen unabdingbaren Teil der gesamten Osteopathie, also auch der parietalen und der kraniosakralen Teile. Trotz der besonderen Betonung der Autonomie der Organe und seiner intravizeralen Mechanismen zu ihrer Erhaltung, wird die Bedeutung der Kompensationsmöglichkeiten aller 3 osteopathischen Gebiete (parietal, kraniosakral und viszeral) untereinander herausgestellt. Das ist **der zweite besondere Aspekt der Darstellungen bei Helsmoortel.** Die Begründung hierfür ist kompliziert. Es heißt:

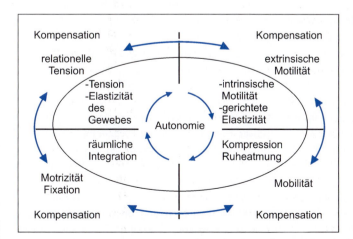

Abb. 20.10. Vierfelderschema. (Aus: Helsmoortel et al. 2002)

»Obwohl die Autonomie des Organs als normal bezeichnet wird, sind **Kompensationsmöglichkeiten für das Organ von ungeheurer Bedeutung, da das Organ nur durch kompensatorische Aktivitäten immer wieder zu seiner Autonomie zurück gelangen kann.** Über lange Zeit bestehende Kompensationen reichen dafür nicht aus. Sie beanspruchen außerdem die kompensierende Struktur und lassen Symptome entstehen, die [paradoxerweise] zuerst in der kompensierenden Struktur auftreten.«

»Ein Organ, das durch parietale oder kraniale Aktivität kompensiert wird, erscheint asymptomatisch, da die Symptome meist erst in den kompensatorischen Bereichen auftreten. **Daher muss die ostepathische Untersuchung klären, in welchem System die ursächliche Dysfunktion besteht.** *Fixieren parietale oder kraniale Kompensationen, dann entsteht eine Dysfunktion, die mit den entsprechenden Möglichkeiten der parietalen und kraniospinosakralen Osteopathie behandelt werden muss.«*

Diese komplizierte Begründung der möglichen Zusammenhänge einer osteopathischen Pathologie im Bereich der viszeralen Organe vervielfacht nicht nur die diagnostischen Überlegungen, sondern auch die Zahl der erforderlichen Untersuchungen und evtl. auch der therapeutischen Maßnahmen.

Wie sehen Diagnostik und Therapie im Einzelnen aus? Das wichtigste Symptom ist die Tension, die durch den Druck des Darminhaltes und der Wandspannung entsteht. **Sie kann** hypertensiv sein (durch mehr oder minder starke Resistenzen) oder **hypotensiv (durch Verlust der Elastizität und Tendenz zur Ptose). Hier liegt dann ein behandlungsbedürftiger Zustand – ein Autonomieverlust vor).**

In 6 Palpationsschritten (beidhändig mit flach aufgelegten Händen) werden die beiden Räume Thorax und Abdomen **auf ihre Tension getestet**, d. h. vom globalen Befund beider Räume in immer kleineren Arealen bis zum einzelnen Organ und dessen intraviszeralen Tensionsbefund. Dabei sollen **die Tensionsbefunde festgestellt und differenziert werden.**

Die **Differenzierung ist mit Hilfe des Inhibitions- und des Provokationstests möglich.**

Wird z. B. ein hypertensiver Bereich durch den **Inhibitionstest (Anheben und Stützen des hypotensiven Bereichs) entlastet, dann wird sich ein kompensatorisch hypertensiver Bereich oder Organ normalisieren** und nach Beendigung der Entlastung erneut spürbar werden. Kompensatorisch **hypertensive Bereiche können so als nicht behandlungsbedürftiges Symptom ausgegrenzt werden.** Die **Gegenprobe** kann durch den **Provokationstest** erfolgen, der die Ptose eines hypotensiven Organs oder Bereichs verstärkt und damit eine hypertensive Reaktion entstehen lässt oder verstärkt.

Ob dieser logisch wirkende »Diagnostikbaukasten« auch die biologische Realität registriert und in vivo als zuverlässiges Diagnostikum funktioniert, kann aber nur die tägliche Praxis erweisen.

Die Untersuchung der Motilität

Sie soll **feststellen, ob die tastbare Bewegung** der räumlichen embryologischen Entwicklungsbewegung entspricht, also **physiologisch** ist mit einer Inspir-Phase und einer **Exspir-Phase**, die der Organismus auch in Ruhe ausführt. **Wenn keine Dysfunktion vorliegt, ist auch eine Kompensation unwahrscheinlich.**

Auf die anderen Ursachen von Lageveränderungen in Abhängigkeit von den zugehörigen Gefäßen als Stütz- und Halteorgane eines viszeralen Organs wird nicht weiter eingegangen (Abb. 20.11).

Die Untersuchung der Mobilität

Erfolgt nach dem globalen Tensionstest durch die Beobachtung der durch die Automatismen in Thorax und Abdomen verursachten Bewegungen des Respirationstraktes und des Herz-Kreislauf-Systems.

Dazu gehören ein **Sichtbefund der Atmung** sowie eine **Palpation von Tonus und Hochstand des Zwerchfells**, in einem sog. »**Diaphragmatest**« und einem »**Thoraxtest**« (Beobachtung der spontanen Ruheatmung) **nach Eingabe eines Reboundimpulses** auf den Muskel. Außerdem mit einem **Inhibitionstest (sanftes Anheben des Peritonealsackes mit Inhalt in Richtung Thorax) und Beobachtung der Mobilität. Veränderung der Mobilität bedeutet Kompensation** einer peritonealen Dysfunktion. **Keine Mobilitätsänderung besagt: Keine Relation zum Abdomen**, aber Tension im Thorax und Tonus

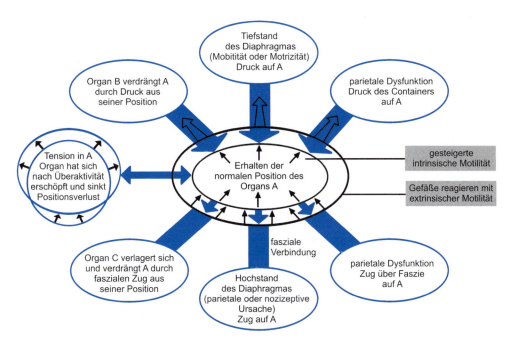

Abb. 20.11. Mechanische Belastungen auf das Organ und positionserhaltende Reaktion des Organs. (Aus: Helsmoortel et al. 2002)

der Körperwand sollten geprüft werden. Beim **Provokationstest** wird dann eine verstärkte Mobilität beim Absenken des peritonealen Sacks noch deutlicher.

Die Untersuchung der Motrizität

Die als Motrizität bezeichneten Effekte (statisch und dynamisch) der Aktivitäten des Bewegungsapparates auf die viszeralen Strukturen stellen die **Verbindung zum Bewegungsapparat** her. Das sind einmal die begrenzenden Strukturen: Diaphragma, Bauchwand, Rücken und Beckenboden mit ihrer Muskulatur und andererseits **die Motrizität als Kompensationsfaktor** bei Verlust der Tension von viszeralen Organen. **Das erfordert eine umfangreiche Untersuchung der genannten Regionen, ob eine Kompensation für eine viszerale Dysfunktion vorliegt.**

Schon **im Stand** kann aus der Haltung der Zustand der Muskulatur der Bauchdecken und die Form der Wirbelsäule beurteilt werden. Auch der **Reboundtest in Rückenlage** kann zusammen mit dem Tensionstest einen Eindruck über den Tonus der Muskulatur von Bauch und Rücken vermitteln.

Ein **erhöhter muskulärer Tonus wird einen schnellen positiven Rebound zur Folge haben, ein Hypotonus einen entsprechenden negativen Rebound.**

Mit 3 Reboundtests wird der Thorax etagenweise untersucht, ob die Muskulatur elastisch, resistent oder hyperelastisch reagiert. Mit 20(!) weiteren Tests werden das Zwerchfell, die Bauchdeckenmuskeln, die knöchernen Elemente des Beckenkorbs sowie des Hüftgelenks und die Lendenwirbelsäule auf ihren Tonus untersucht.

Therapie

Eine nicht mehr vorhandene intrinsische Motilität ist ein Zeichen für eine Dysfunktion des Organs, das behandelt werden muss. Befindet sich nur ein Teil des Organs in Dysfunktion, versucht der andere Teil des Organs zunächst dies zu kompensieren. Die Therapie lautet dann: **Der Therapeut macht nichts, der Körper alles.** Damit wird durch Inhibition eines Teils des Organs nach Ansicht der Autoren von außen verstärkt, »was der Organismus selbst übernimmt«, bis die Dysfunktion behoben ist. Die Kompensationsmöglichkeiten auf den verschiedenen Kompensationsebenen wurden bereits erwähnt. So kann der Organismus auch außerhalb der viszeralen Organe zum Beispiel im Bewegungsapparat Kompensationsaktivitäten entwickeln und sich aber auch dort fixieren. **Das macht dann eine anschließende Untersuchung und Behandlung des parietalen Systems (z. B. der Wirbelsäule oder Rippen) erforderlich.**

Blockierungen auf der Basis einer viszeralen Kompensation sind nach Angaben der Autoren leichter und schonender zu beheben, wenn die viszerale Dysfunktion schon beseitigt ist. **Wo der normale Tonus aber noch nicht wieder hergestellt ist, kann dies mit myofaszialen Techniken geschehen.** Es kann aber angeblich auch sein, dass die primäre Blockierungsursache im Bewegungsapparat liegt und das viszerale System sich dem seinerseits kompensatorisch angepasst hat. **Auch Ligamente und Faszien können eine sekundäre Dysfunktion entwickeln** d. h. ihre Elastizität und Kontraktilität durch Überbelastung verlieren. Dann sind die Kompensationsmöglichkeiten eingeschränkt.

Man kann diese Zusammenhänge wie Helsmoortel et al. sie schildern zunächst nur zur Kenntnis nehmen, da Hinweise für den »nur« schulmedizinisch vorgebildeten Interessenten fehlen. So gibt es keine Angaben, wann die zahlreichen dargestellten Therapien, von denen auf den Bildern des Buches nur die Position der Hände des Therapeuten gezeigt werden, angewandt werden und welchen Effekt sie bewirken sollen. **Auch klinische Hinweise zu Indikationen und Kontraindikationen fehlen, durch die mit Hilfe gastroenterologischer Begriffe eine bessere Einordnung in die klinische Pathologie ermöglicht würde.** Werden vornehmlich funktionelle Störungen oder auch strukturelle Veränderungen behandelt und mit welchem Erfolg? Das sind nur einige Fragen, die sich für den interessierten Therapeuten ergeben.

Die **Kurzform des Buches erschien in der Zeitschrift »Osteopathische Medizin«** (Urban und Fischer) unter dem Titel: »**Autonomie der Viszera und ihre Konsequenzen für die osteopathische Praxis« (Osteopathische Medizin, Heft 4/2002).** In diesem Artikel der gleichen Autoren wird das neue viszerale Konzept so vorgestellt: **Die osteopathische Praxis würde durch die Verknüpfung mit aktuellen wissenschaftlichen Forschungserkenntnissen auf eine neue Basis gestellt.**

Das Neue besteht in der **Beschreibung des Begriffs »Normalität« des viszeralen Systems,** die sich palpatorisch feststellen und von einer kompensatorisch gesteigerten Funktion oder einer Dysfunktion, d. h. von pathologischen Befunden, differenzieren lässt.

Diese »**Normalität**« besteht aus der als »**Tension**« bezeichneten inneren Elastizität, die sowohl die Form als auch die Position des Organs stabilisiert, obwohl die Tension an sich vom Inhalt des Darmrohres und der Darmwand abhängig ist. Gleichzeitig ist die Normalität aber auch dynamischer Natur. **Diese Dynamik,** die biphasisch, nicht räumlich ist, **wird als intrinsische Motilität bezeichnet und beschrieben** und liegt im Gewebe selber. In Ruhe wird ein Organ nicht bewegt. Durch die intrinsische Motilität entsteht eine volumenverändernde Dynamik, durch die sich aber das Organ im Raum nicht verlagert.

Die bis jetzt in der viszeralen Osteopathie als Motilität beschriebene **räumliche Verlagerung des Organs ist Zeichen einer Kompensation** die von außerhalb des Organgewebes kommt und daher **als extrinsische Motilität bezeichnet** wird. Die Ruhelage des Patienten auf der Behandlungsbank wird daher von den Autoren als Referenzsituation angesehen. Die Ruheatmung bewirkt durch das Diaphragma und die begrenzende Körperwand eine allseitige Kompression, aber keine räumliche Bewegung. **Eine Organbewegung in Ruhelage des Patienten wird jetzt als Kompensation angesehen.**

Eine Organ**bewegung** kann dagegen durch einen gesteigerten Sauerstoffbedarf entstehen. Durch die gleichmäßige allseitige Druckerhöhung infolge der Absenkung des Diaphragmas wird auch das mit einem Wassersack verglichene Abdomen mit absenken. Die Autoren folgern, dass ein Organ in einer belastungsfreien Situation eine eigene Autonomie besitzt.

Das bedeutet, dass **das Organ alle Mittel in sich hat, die eigene Ruheaktivität zu steuern** und zu erhalten. Dieses innere intrinsische Nervensystem kann in Ruhe die Darmaktivitäten unabhängig vom ZNS steuern, **nur in Belastungssituationen wird das System von zentral gesteuert.** Palpatorisch wird die Aktivität des Gewebes über die Tension (Elastizität) geprüft. **Ist die Aktivität des Gewebes erhöht, so ist auch die Tension erhöht.** (Die Testung erfolgt durch einen Rebound-Test.) Ursachen können sein: Erhöhter Druck durch Gasbildung oder Sekretion, sowie durch einen erhöhten Tonus infolge einer gesteigerten Aktivität (z. B. durch die Ernährung). Ein weiterer Faktor der Tensionserhöhung kann **auch die kompensatorische Erhöhung durch Stabilisierung eines Nachbarorgans sein, das Position und Tension** verloren hat (s. das Vierfelderschema, ◘ Abb. 20.10, S. 727).

Ist die **Aktivität des Gewebes bei einem Erschöpfungszustand verringert,** dann ist das ebenfalls im Tensionstest zu palpieren. Das betreffende Organ braucht dann seinerseits die im Vierfelderschema genannten **Kompensationshilfen,** wie die extrinsische Motilität oder die Motrizität um seine Normalität zurück zu gewinnen. Das Schema zeigt aber, dass nicht nur die Tension eine Referenzsituation für die Diagnostik ist, sondern auch die intrinsische Motilität.

Den Unterschied zwischen der intrinsischen und extrinsischen Motilität erklären die Autoren aus der Entwicklungsgeschichte des Organismus: **Durch das verschiedene embryonale und fötale Wachstum entstehen verschiedene Dynamiken, eine räumliche Dynamik, in der sich die Organe in ihrer Umgebung räumlich verlagern und eine formbildende Dynamik im Organ selber.** Durch diese Verschiedenheit des Wachstums werden auch die versorgenden Blutgefäße beeinflusst. Periodische Veränderungen im Gefäßdurchmesser mit gesteigertem flow-motion sind die Folge, bis sich das Wachstumsgleichgewicht wieder eingestellt und das Organ seine Position gefunden hat.

Das formbildende Wachstum (nach Liebermann und Meffert) und die daraus resultierende gewichtete Elastizität finden sich nach den Angaben der Autoren bei allen viszeralen Organen wieder.

Wie Abweichungen dieser Elastizität therapeutisch stimuliert werden, wird am mechanischen Beispiel einer Feder erklärt, die durch Druck oder Zug aus der Mittellage gebracht würde, z. B. durch erhöhten Druck infolge erhöhten Sauerstoffbedarfs nach einer körperlichen Anstrengung. Dann wird eine **formstabilisierende Gegenkraft** entwickelt um die Mittellage wieder zu erreichen, eine entsprechende Zugkrafteinwirkung hätte den gleichen Effekt. **Die elastische Eigenschaft des Organs wird also durch einen dynamischen Druck oder Zug wieder hergestellt.**

Wenn das Gewebe die dynamische Qualität der intrinsischen Motilität verloren hat, ist das ein Zeichen für eine Dysfunktion durch Verlust der normalen Tension. Die Kompensationen geschehen über Inhibitions- und Provokationstests.

Die Autoren schlussfolgern, dass dies neue Konzept der viszeralen Arbeit mit der Autonomie der Organe im Zentrum der Betrachtung eine Verbesserung der Diagnostik auf Vorliegen einer Dysfunktion darstellt.

Hinweise auf klinische Indikationen für diese osteopathische Behandlung finden sich in dem Artikel nicht. Ebenso keine Behandlungsresultate und deren Dauer oder entsprechende Studien.

Der Verfasser dieses Buches hat **eine Reihe weiterer Lehrbücher der Osteopathie durchgesehen, inwieweit sich bei anderen Autoren Hinweise auf die Behandlung der viszeralen Organe im Sinne der immer wieder betonten Einheit der 3 Anteile** der Osteopathie (parietal/kraniosakral/viszeral) finden.

Laurie S. Hartmann (Lehrbuch der Osteopathie, Pflaum, München 1998) erwähnt die viszerale Technik nur im Rahmen der indirekten Techniken. Er nennt Jean Pierre Barral und Stephan Sandler als Erstbeschreiber der Methode. Die eigentliche Herkunft sei aber unklar. Das Ziel der Behandlung ist, nach Hartmann, eine freie Beweglichkeit und Lösung von Verspannungen oder Einengungen »durch eine korrigierende Kraft«. Betont wird eine Wechselwirkung zwischen viszeralen Organen und deren benachbarten und muskuloskelettalen Strukturen. Durch Wiederherstellung der normalen funktionalen Beziehungen werde die Dysfunktion beseitigt, was gefahrloser und wirksamer sei als die Behandlung der Pathologie der Eingeweide(?). Viszerale Techniken dafür werden aber nicht dargestellt oder beschrieben.

Leon Chaitow (Palpationstechniken und Diagnostik. Lehr- und Arbeitsbuch für Osteopathen, deutsche Ausgabe: 2001, Urban und Fischer; Originalausgabe: »Assessment and Diagnosis Through Touch«, Harcourt Health Sciences) widmet der viszeralen Palpation (▶ Kap. 9) ganze 6 Seiten. Er schildert die bei nicht ausreichend funktionierendem Zwerchfell und Ptose der Bauchorgane auftretenden tastbaren Veränderungen anhand einer Tabelle aus dem Jahr 1935(!). Auch er verweist auf die Veröffentlichungen von Barral und Mercier. Viszerale Motilität (selbstständiges Bewegungsvermögen) und Mobilität (Beweglichkeit) werden genauso wie bei Barral mit den inhärenten Rotationsachsen, die angeblich bereits während der embryonalen Entwicklung bestehen, erklärt. Diese Achsen fallen normalerweise zusammen (sind deckungsgleich) und differieren nur im Fall einer Erkrankung. Die Übereinstimmung mit der embryonalen Situation wird mit der These des Zellgedächtnisses erklärt: »Zellen vergessen nicht«.

Auch die Entstehung der Bewegungen durch das somatische Nervensystem, das autonome Nervensystem und dem kranialen Rhythmus wird wie bei Barral dargestellt.

Für die Untersuchung werden genannt:
1. **Palpation** (des Bauchwandtonus),
2. **Perkussion** (Größe und Lage der Organe),
3. **Auskultation** (der Zirkulationsphänomene: Luft, Blut, Sekrete).

Die Organmobilität gibt Informationen über Elastizität, Ptosen, Spasmen und strukturelle Schäden an ligamentären oder muskulären Stützstrukturen.

Für die Organmobilität gibt Chaitow ein Übungsbeispiel an, bei dem die palpierende Hand den Rhythmus zu erfassen sucht. Eine Chronologie für die Zeiten, in denen in den einzelnen Organen die meiste Energie zirkuliert, ist aber der traditionellen chinesischen Medizin (TCM) entnommen.

Klinische Angaben über Indikationen und therapeutische Erfahrungen macht Chaitow ebenfalls nicht.

Die Autoren **Rang u. Höppner** widmen in ihrem **Kurzlehrbuch für Ärzte und Physiotherapeuten: CSO Craniosacral Osteopathie** (1997, Hippokrates, Stuttgart) der viszeralen Osteopathie nur wenige Zeilen. Sie weisen ebenfalls auf die von J.P. Barral inaugurierte und beschriebene Methode hin, insbesondere auf die faszialen Diagnosetechniken und die Recoiltechnik. Sie resümieren: **Da die Restriktionen der inneren Organe Einfluss auf den kraniosakralen Rhythmus haben, stelle die viszerale Osteopathie eine gute Ergänzung zur Kraniosakralosteopathie dar.**

Im **Lehrbuch der Osteopathischen Medizin von Philip E. Greenmann** (1993, Haug, Heidelberg, eine Übersetzung der 2. Aufl. des Originalwerks: Principles of Manual Medizin 1996 by Williams & Wilkins, Baltimore Maryland) werden ausführlich die Grundlagen und Konzepte, Techniken und Methoden, sowie klinische Integration und Korrelation der osteopathischen Medizin beschrieben.

Trotz der zunehmenden Akzeptanz auch osteopathischer Weiterentwicklungen der manuellen Therapie durch die Orthopädie finden sich zwar osteopathische Definitionen und technische Neuentwicklungen wie die Muskelenergietechnik, die Neutralpunkttechnik, Balance and Hold, Strain and Counterstrain, Myofasziales Release und die kraniosakrale Technik **aber keine Hinweise oder gar Beschreibungen viszeraler Techniken und deren klinische Nutzung.**

Nachdem die ursprünglich statische Orthopädie durch manualmedizinische Ergänzungen das muskuloskelettale System als neurologisches Reflexsystem und damit als ein holistisches Kontrollsystem erkannte, waren die Einbeziehung des Atmungs- und Kreislaufsystems sowie energetische Überlegungen eine logische Ergänzung zu einem funktionellen Gesamtsystem.

Dieses Gesamtsystem ist durch seine allseitigen Abhängigkeiten und Beeinflussungsmöglichkeiten ein Regulationssystem, das nach der Darstellung von Greenmann auch die Möglichkeiten einer inneren Selbstregulation haben muss.

Wird im Rahmen einer Behandlung auch mit Medikamenten therapiert, d. h. werden nicht körpereigene Fremdstoffe zugeführt, so muss auch deren Nebenwirkungspotenzial berücksichtigt werden, um eine eventuelle iatrogene Störung oder Schädigung zu vermeiden. Dieser Aspekt begründet wohl auch die weitgehende osteopathische Ablehnung medikamentöser Behandlungen.

Bei diesen Überlegungen ist es dann aber umso erstaunlicher, dass **bei Greenmann der Zusammenhang mit den viszeralen Störungen und Erkrankungen fehlt. Es finden sich weder Untersuchungs- noch therapeutische viszerale Techniken.**

Für den Anfänger, der möglichst schnell in die Praxis der viszeralen Therapie einsteigen möchte, haben die Autoren **Marc de Coster u. Annemie Pollaris schon 1995 unter dem Titel »Viszerale Osteopathie«** (Hippokrates, Stuttgart) ein Praxisbuch mit den osteopathischen Behandlungstechniken an den inneren Organen geschrieben, das sowohl eine Ergänzung zur manuellen Therapie als auch ein Nachschlagbuch für viszerale osteopathische Techniken ist.

Die Autoren gehen von den Störungen im Bewegungsapparat, v. a. an der Wirbelsäule aus, die durch den funktionelle Verbund mit anderen Strukturen des Körpers, besonders dem Gefäßsystem zu Irritationen, Entzündungen und Infektionen durch Minderdurchblutung der betroffenen Organe führen kann.

Diese beiden Autoren gehen von der Vorstellung aus, dass sich die 4 osteopathischen Hauptsysteme bei einer optimalen Funktion des Körpers in Gleichklang befinden sollten. **Das sind: parietal (Bewegungsapparat), viszeral (innere Organe), kraniosakral (Schädelknochen und Iliosakralgelenke) sowie die Psyche. Diese sollen in einem funktionellen Gleichgewicht stehen.**

Untersucht wird der **lokale Befund durch:**
- **Palpation und Perkussion (Organe und Hohlorgane)**
- **andere Funktionskreise und Strukturen (Bewegungsapparat und Nervensystem sowie topographisch die Organumgebung (skelettal und viszeral)**
- auf **Kontraindikationen (Röntgen/Labor)** wie Entzündungen, Tumor, Fremdkörper, Hämatome

Therapieziel ist die Wiederherstellung der normalen Organfunktion und das Gleichgewicht zwischen den verschiedenen Systemen, aber keine Veränderung der Organpositionen. Als Indikationen für die viszerale Osteopathie werden angesehen
- Verklebungen viszeraler Gewebe
- Ptosen (bei Bänderstörungen)
- viszerale Spasmen.

6–7 Behandlungen (2 Wochen je 2 Behandlungen, danach 1-mal/Woche)

Der strukturelle Verbund ist **durch den Faszienapparat** gegeben, die **Steuerung erfolgt durch das (periphere) Nervensystem.** Durch den Einstrom aller Afferenzen aus den verschiedenen Funktionskreisen (Haut, Muskel, Gelenk und inneres Organ) sind diese untereinander verbunden, von der segmentalen Behandlung der Haut- und Muskelzonen (Referenzzonen) bis zur Gelenkblockierung. Diese Zusammenhänge sind in der sog. Schulmedizin seit langem bekannt und werden auch diagnostisch und therapeutisch genützt. Deshalb ist die **Annäherung an die osteopathische Therapie über dieses** »schulmedizinische Ganzheitsdenken« auch für den Nichtosteopathen (Arzt oder Physiotherapeut) wesentlich einfacher, da er auf viele längst bekannte Details trifft. Auf diesen Überlegungen beruht dann auch das Untersuchungsschema, das ausgehend von lokalen Beschwerden im Bereich der viszeralen Organe auch nach Störungen in den anderen Funktionskreisen sucht und diese gegebenenfalls in den Therapieplan einbezieht, da es ja das Behandlungsziel ist, **das Gleichgewicht zwischen den verschiedenen Systemen wieder herzustellen.**

Nachdem die Übersetzungen der amerikanische, englischen und französischen Autoren der Gründergeneration der Osteopathie schon seit geraumer Zeit auf dem Markt sind und zum Teil auch die **Veröffentlichungen deutschsprachiger Nachfolgeautoren** aus deren Kurznotizen, angereichert mit ersten eigenen praktischen Erfahrungen mit der neuen Methode, sind jetzt eigentlich auch die ersten eigenen Darstellungen und Bewertungen dieser neuen Behandlungstechnik in einer umfassenderen, über einen Zeitschriftenartikel hinausgehenden Umfang zu erwarten, **v. a. Berichte und Studien über die Validität der Techniken als therapeutische Faktoren.** Das wurde bei den bisherigen Veröffentlichungen über Entstehung und Techniken der Methode und ihre therapeutische Verwertbarkeit häufig vermisst.

Eine wertende Betrachtung schien bei der Neuerscheinung **»Diagnose- und Therapiekonzepte in der Osteopathie«** (2005, Springer, Heidelberg) der Fall zu sein.

Die beiden **Autoren Edgar Hinkelthein und Christoff Zalpour** sind ausweislich ihrer Biografie **vielseitig ausgebildete Ärzte, die aus der Lehrtätigkeit kommen.** Hinkelthein, seit 2002 Facharzt für Orthopädie ist in eigener Privatpraxis für Osteopathie niedergelassen. Er erlernte die Osteopathie in den Jahren 1995–2000 in Gent, an der Osteopathieschule Damp und verschiedenen Lehrstätten in Hamm und Celle. **Prof. Zalpour ist z. Z. der Leiter des Studiengangs Physiotherapie an der Fachhochschule Osnabrück** tätig und hat außerdem verschiedene ärztliche Tätigkeiten auf den Gebieten Arbeits- und Umweltmedizin, innere Medizin und verschiedene Lehraufträge (Pathologie, Physiologie, Embryologie für Osteopathen) wahrgenommen.

Diese beiden Autoren schreiben im Vorwort ihrer Publikation, dass sie damit dem **Wunsch von Osteopathiestudenten entsprächen, die Kunst der osteopathischen Diagnose und Therapie aufzuzeichnen.** Sie hoffen, damit eine Hilfestellung zur Optimierung der Qualität der Patientenversorgung zu geben und verstehen das auch als **Beitrag zur Verbesserung der Zusammenarbeit zwischen Ärzten und nicht-ärztlichen Osteopathen.**

Es werden zuerst die »**Diagnosekonzepte**« vorgestellt (▶ Kap. 2). **Damit sind die Grunduntersuchungen für jede Therapie gemeint,** wie Anamnese, Inspektion, Palpation und Bewegungstests. Zwischen den bekannten orthopädischen und neurologischen Befunddetails **finden sich auch schon spezifische osteopathische Begriffe,** wie z. B. das Listening, Tender Point und Chapman-Punkte, Restriktionen usw. Wer bereits osteopathische Nomenklaturkenntnisse besitzt, wird sich gut zurechtfinden und auch diagnostischen Nutzen aus den verwendeten, oft **umfangreichen Tabellen** ziehen. Für die Dokumentation der erhobenen Basisbefunde wird außerdem noch ein **8-seitiger Basisbefundstandard** empfohlen.

In einem weiteren über 50-seitigen Kapitel unter der Bezeichnung »**Safety**« wird »**Schulmedizin pur**« dargestellt, da der Osteopath »die Grenzen der Osteopathie erkennen und akzeptieren müsse«. Hier sind die technischen Grundlagen, Indikationen und Risiken sowie Nebenwirkungen der **apparativen Diagnostik der bildgebenden Verfahren und der Labordiagnostik,** zuweilen mit fachärztlichen Begriffen und Einzelheiten, aber ohne Bezug zur Osteopathie dargestellt. Danach finden sich mehr **internistische und neurologische Diagnostikbeispiele an ausgewählten Krankheitsgruppen** (Arteriosklerose, Krebs und die spezifischen Organerkrankungen).

Tabellarische Übersichten und graphisch hervorgehobene Anmerkungen unter dem Titel »**Wichtig**« sollen das dargestellte medizinische Gesamtgebiet akzentuieren und für die tägliche Praxis besser verständlich machen.

Das ▶ Kap. 4 mit den **über 50 Kasuistiken** auf 130 Seiten versteht sich wohl als **Spezifikum für die tägliche Praxis.** Die geschilderten »Fälle« verteilen sich gebietsweise auf Wirbelsäule, Extremitäten, innere Organe und die Kopfregion. Die in der verbalen Breite einer Krankenakte geschilderten **Kasuistiken bestehen aus den Abschnitten: Anamnese, Befund, Verdachtsdiagnose, osteopathische Betrachtung und schulmedizinische Betrachtung. Eine endgültige Diagnose und ein Behandlungsplan werden nicht angegeben.** Das weitere Vorgehen wird in einer allgemeinen Betrachtung der verschiedenen diagnostischen und therapeutischen Möglichkeiten erörtert. Ob es sich bei diesen »**Fallbeispielen« um echte Fälle aus der Praxis handelt** oder um Konstrukte aus typischen, häufiger vorkommenden Lokalbefunden ist nicht erkennbar, aber auch nicht von Bedeutung. Bei echten Fällen wären dann die Therapie und der Erfolg die interessanten Schlusspunkte gewesen. Die Erfahrung zeigt aber, dass Fallbeispiele, obwohl sie beim Leser sehr beliebt sind, sehr selten mit echten Fällen der eigenen Praxis des Lesers deckungsgleich vorkommen und daher meist auch nicht diagnostisch oder therapeutisch als hilfreiche Vorbilder dienen können.

Als **Therapiekonzepte** werden dann noch 30 Organtabellen viszeraler Organe mit Stichworten vorgestellt »an welche anderen Strukturen der Therapeut denken muss«, wenn Hinweise zu Verbindungen mit anderen Systemen bestehen. Das können **Adaptationen** (häufig bei chronischen Beschwerden) **oder Dekompensationen** (meist bei akuten Beschwerden) sein, wobei die Dekompensationen zuerst behandelt werden sollten, weil eine zuerst behandelte Adaptation die Beschwerden des Patienten verstärken könnte. **Diese Bezüge können sein:**

- **Alle Strukturen, die sympathischen oder parasympathischen Einfluss auf die Organfunktionen haben** (z. B. Wirbelblockierungen, mechanische Plexusirritationen, Hirnnervenirritationen).
- **Die zentralen Steuereinheiten des vegetativen Nervensystems und des hormonellen Systems,** Hypothalamus und Hypophyse (Stimulation oder Sedierung durch kraniosakrale Techniken).
- **Vaskuläre Störungen** (arteriell, venös, lymphatisch), die die Organdurchblutung durch Staus behindern können. Diese sollten ebenfalls zuerst behandelt werden.
- **Mobilität und Motilität** (Eigenbewegungen) jedes Organs und seiner Umgebung.
- **Faszienbehandlung** nach Listening-Befund.
- **Energetisch** sollten außer den aktiven Eigenbewegungen (**Motilität**) auch Störungen im Bereich

der Kennmuskeln und der neurolymphatischen **Reflexzonen** (Chapman-Zonen) mitbehandelt werden. Ebenso die **Gelenkblockaden im Verlauf der (Akupunktur)-Meridiane.** Als weitere Therapieansätze werden die manuelle Lymphdrainage, Akupressur, Ernährungsratschläge und die Psychotherapie genannt.

Die Fülle dieser aufgelisteten Bezüge wird auf den nachfolgenden Organtabellen weiter untergliedert und jeweils bestimmten anatomischen Strukturen zugeordnet.

Dieses Komprimat von therapeutischen Möglichkeiten kann dem ausgebildeten und bereits erfahrenen Osteopathen eine Hilfe sein, für den Anfänger ist es sicher kein brauchbarer Wegweiser. Es fehlen ein paar nachvollziehbare Beispiele der Verwendungsmöglichkeiten.

Die Verwendung schulmedizinischer Begriffe und Techniken in osteopathischen Veröffentlichungen ist in der letzten Zeit häufiger zu beobachten. Damit soll wohl die angestrebte Zusammengehörigkeit dieser beiden Medizingebiete trotz der sonst betonten Wahrung der osteopathischen medizinischen Eigenständigkeit herausgestellt werden. **Unter der Überschrift »Diagnose und Therapiekonzepte in der Osteopathie« führt das dann aber leicht zu Missverständnissen, als sei auch die diagnostische Kompetenzgrenze des Arztes in den Bereich der Osteopathie verschoben.** Erweiterung der medizinischen Kenntnisse bedeutet aber nicht gleichzeitig Erfahrungszuwachs.

Im abschließenden Kapitel (6) werden noch einmal »**Leitsymptome**« aus Anamnese und Befundung tabellarisch auf Grund möglicher Begleitsymptome wichtigen Krankheitsbildern zugeordnet. **Die weiterführenden Maßnahmen sind in allen aufgeführten Fällen mehr oder minder dringliche ärztliche oder fachärztliche Abklärung** und keine osteopathischen Maßnahmen. Die meisten der als »Leitsymptome« genannten Beschwerden oder häufiger vorkommenden Symptome würden aber die Betroffenen wohl ohnehin zu einem Arztbesuch veranlassen.

Fazit

Die Veröffentlichungen über die viszerale Osteopathie sind sehr uneinheitlich. Vor Erscheinen der Monografie von Barral und Mercier beschrieben die meisten Autoren, trotz der Betonung, dass es sich bei der Osteopathie um eine den ganzen Körper betreffende einheitliche Therapie handele, überwiegend nur die parietale Osteopathie am Bewegungssystem. **Die viszerale Osteopathie wird nur am Rande erwähnt als eine auch über den Bewegungsapparat therapierbare Körperregion.** Die Verbindung hierfür stellt das Bewegungssegment dar.

Die **Diagnostik** orientiert sich in erster Linie an der **Anatomie** und der **Bewegungsphysiologie** der einzelnen Organe. Finden sich bei der Palpation Störungen der normalen Organbewegungen, so besteht die **Therapie in der Wiederherstellung der »Normalität«,** d. h. der normalen Beweglichkeit. Selten finden sich aber unverwechselbare Beschreibungen der normalen und pathologischen Tastbefunde, sodass dem Lernwilligen nur bleibt, zahlreiche praktische Kurse der ebenso zahlreichen Anbieter von Kursen zu besuchen um zumindest subjektiv das Gefühl zu erwerben, diese wichtige Palpationsdiagnostik wenigstens einigermaßen (d. h. ausreichend) zu beherrschen.

Dazu empfiehlt es sich, beim Veranstalter vorher zu befragen, wie das Verhältnis zwischen theoretischen und praktischen Unterrichtsteilen im Kurs ist, um die Zeit nicht überwiegend mit nachlesbaren Anatomiehinweisen und anderen theoretischen Darstellungen zu verbringen. Die Prinzipien der Osteopathie und die Geschichte ihrer Protagonisten finden sich meist schon reichlich in den zahlreichen Buchveröffentlichungen. Daraus ergibt sich die berechtigte Frage nach der Anzahl der zur Verfügung stehenden Praxislehrer und nach Literatur (Skripten) zum Kurs.

Ein Anliegen der Osteopathie als eine seriöse Therapieerweiterung zu gelten sollte es sein, die Indikationen und therapeutische Verwendbarkeit durch Studien nachzuweisen. Hierzu sind die allgemeinen Berichte in den Fachzeitschriften im Sinne von: »Ein Fall von …« alleine nicht ausreichend. Auch Zertifikate, Titel und Einrichtungen von Fachregistern für die Absolventen einer Kursausbildung sind im Zeitalter der Evidenzbasierten Medizin (EbM) hierfür kein Ersatz.

Wer könnte diese **Studien durchführen?** Studien mit medizinischen Fragestellungen sind sehr kostspielig. Ganz sicher sind aber staatliche Einrichtungen, wie sie in der letzten Zeit wieder im Gespräch sind, auch nicht geeignet. So z. B. die geplante **Ärztliche Zentrale für Qualitätssicherung** (A.Z.Q.), eine Art »Stiftung Warentest im Gesundheitswesen«. Dafür hat gerade die bereits existierende »Stiftung Warentest« den Beweis geliefert und zwar die 5. Auflage des Buches: »Die andere Medizin«, alternative Heilmethoden für Sie bewertet.

Die mechanischen, pauschalen »Bewertungen« sind größtenteils medizinisch nicht akzeptabel. Die handvoll Medizinjournalisten war mit der Aufgabe wohl auch restlos überfordert. Selbst eine kritische Sichtung mit Hilfe von fachkundigen Vertretern aus den medizinischen Berufsgruppen, die diese Therapieformen beherrschen und ausüben, hätte sich wahrscheinlich schwer getan, wäre aber wohl objektiver und erfolgreicher gewesen.

Welche **Wirksamkeitsstudien** kämen **für die wissenschaftliche Überprüfung der verschiedenen Darstellungen** viszeraler osteopathischer Konzepte infrage?

Mehr und mehr taucht ja in den letzten Jahren der Begriff der »**Evidenzbasierten Medizin (EbM)**« auf.

Da der wissenschaftliche Fortschritt zum großen Teil auf dem Wege Hypothese – Zweifel – Falsifikation-Widerlegung der wissenschaftlichen Aussage – neue Hypothese erfolgt, kommt dem **Zweifel eine zentrale Bedeutung im Prozess der Erkenntnisgewinnung** zu. Das muss besonders für neue Verfahren gelten, die nicht auf früheren gesicherten Erkenntnissen zu beruhen scheinen. »**Nur in einem Umfeld im dem der Zweifel gedeihen kann, gedeiht auch die Wissenschaft**«, heißt es im Lehrbuch Evidenzbasierte Medizin in Klinik und Praxis (Deutscher Ärzteverlag, Köln 2000).

Da bisher keine Wirksamkeitsstudien für die komplexen osteopathischen Systeme vorliegen, ergibt sich auch die Frage, welches Studiendesign hierfür geeignet erscheint.

Die **bei medikamentösen Studien meist** verwendeten **Doppelblindstudien** sind unverhältnismäßig teuer. Sie sind **bei komplexen Therapien technisch kaum möglich** und wären daher **auch nicht ausreichend aussagefähig**. Sie eignen sich wohl nur bei pharmakologischen Fragen, wo die Kosten später durch eine Patentierung z. B. eines geprüften Medikamentes kompensiert werden können.

Stattdessen werden heute **Metaanalysen** mit vielen Studien an unterschiedlichen Zentren, v. a. an Kliniken, bevorzugt. Es wäre aber auch **denkbar, durch Gruppierungen mit gleicher Sachkenntnis und Erfahrung** (etwa den examinierten Angehörigen der Kursabsolventen-Register) Fragen in Diagnostik und Therapie zu klären, wenn diese Teilnehmer bereit sind, sich nach einem **vorgegebenen Design** zu beteiligen. In diesem Rahmen könnten dann **auch Verlaufsfragen** wie: Anzahl der Behandlungen, Intervalle, Effekte, aber auch Rezidive und Therapieversager registriert werden.

Die **Wirksamkeitsbeurteilung am Einzelfall** mag für das Handeln in der Praxis des Therapeuten ausreichend sein, für den Wirksamkeitsnachweis einer therapeutischen Methode oder Technik ist sie **nicht verlässlich genug**.

Die Effektivitätsbeurteilung einer Technik oder Methode wie die Osteopathie sollte aber zumindest an einer möglichst großen Zahl von **Beobachtungen nach vorgegebenen Kriterien erfolgen**.

Das könnte mit Hilfe des genannten Therapeutenkreises in einer **Kohorte mit oder auch ohne Kontrollkohorte** (d. h. die **ohne** die zu prüfende Technik behandelt würden) erfolgen.

Die positiven Ergebnisse solcher Studien wären das Mindestmaß an Ergänzung der bisher rein deskriptiven Darstellungen einer Therapiemethode, für die bereits die Anerkennung als wirksames Therapeutikum und die Integration in die medizinische Versorgung der Bevölkerung angestrebt wird.

Für welche Teile der Osteopathie wären solche Studien denn baldmöglichst **erforderlich**?
- Die **parietale Osteopathie am Bewegungsapparat** aus der die Chirotherapie in ihren verschiedenen Facetten entwickelt wurden hat diesen Beobachtungsgang bereits hinter sich und wurde nach ihrer Verwendbarkeit bei der Orthopädie, der Schmerztherapie und der Neurologie angesiedelt. **Die kraniosakrale und die viszerale Osteopathie haben solch einen überzeugenden Durchbruch bisher nicht erzielt.**

»**Doppelblindstudien sind für alternative Heilmethoden** i. Allg. wie auch z. B. für für Homöopathie im Speziellen **völlig ungeeignet**«, stellen die Autoren P. Schmuck, H. Müller und K.-L. Resch zur Wirksamkeitsprüfung bei ganzheitlichen Therapien fest (Dtsch. Ärzteblatt 2001, 98 A 1942–1944 [Heft 30]). In diesem Beitrag wird darauf hingewiesen, dass der **Plazeboeffekt**, auf den bei Verfahren deren Wirksamkeit bisher nicht nachgewiesen werden konnte, oft hingewiesen wird, meist fragwürdig oder unvollständig definiert wird. Therapien außerhalb der Schulmedizin und solche ohne »plausibles« Wirkmodell haben es sicher schwer, einen überzeugenden Wirksamkeitsnachweis zu liefern. Sie sind aber oft nach den Aussagen der Patienten trotzdem wirksam. Dadurch kann es dann zu verzerrten Beurteilungsergebnissen kommen, weil immer noch die randomisierte Studie der international akzeptierte »**Goldstandard« zur Wirksamkeitsprüfung** von Therapien ist. Da aber bei praktisch allen komplexen Therapien eine klare **Trennung zwischen Therapie- und Therapeuteneffekt** nicht möglich ist, werden daher Metaanalysen auf der Basis mehrer Studien von unabhängigen Forscherteams zur Wirksamkeitsbeurteilung einer Therapie gefordert. Wo **nur der Goldstandard** der klinischen Therapieprüfung, d. h. der randomisierten kontrollierten Studie (RCT) **gilt, würden viele nichtpharmakologische Therapien** (Physiotherapie, Psychotherapie, chirurgische Verfahren und manuelle Therapien), die nicht patentierbar sind, **wohl nicht mehr erforscht** (Dtsch. Ärztebl. 2003; 100 A 2142–2146, Heft 33).

Wie soll man unter diesem Aspekt die bisher veröffentlichen Darstellungen der kraniosakralen und viszeralen Osteopathie und die Angaben von erzielten Therapieerfolgen werten?

Man kann diese **Literaturangaben** und deren pathophysiologische Deutung, **wie sie Sutherland, Upledger für die kraniosakrale Osteopathie und Barrall und Mercier für die viszerale Osteopathie** gemacht haben, **nicht einfach als unglaubwürdig und wissenschaftlich wenig plausibel abtun.**

Man kann aber ebenso wenig die Angaben von Patienten, die mit den noch umstrittenen Methoden behandelt wurden und danach eine Besserung ihrer Beschwerden verspürten, als unglaubwürdige Fantasien betrachten. Erfolge werden auch immer mal wieder bei anderen Verfahren berichtet, für die ebenfalls noch keine überzeugenden Beweise ihrer Wirksamkeit vorliegen, so zum Beispiel bei der Homöopathie oder bei der chinesischen Medizin. Diese Phänomene werden dann ignoriert oder **als Plazeboeffekte bezeichnet mit der Schlussfolgerung, dass die fragliche Therapie wirkungslos sei.**

Ist diese lapidare Schlussfolgerung berechtigt, wenn sich die beobachteten Effekte reproduzieren lassen?

Wenn eine pathologische Symptomatik vom Patienten nicht mehr wahrgenommen wird und strukturell keine Befundänderung zu verzeichnen ist, die diese Veränderung erklären konnte und diese noch dazu anhält, dann wird man das aus ärztlicher Sicht als Besserung definieren dürfen. Auch der Patient wird das so empfinden.

Es handelt sich dann um einen psychophysischen Effekt, den man dem psychotherapeutischen Bereich zuordnen muss und als berechtigte Therapie ansehen kann.

Diese Erklärung muss solange als Arbeitshypothese gelten, bis eine plausiblere Erklärung auf naturwissenschaftlicher, medizinischer Basis erarbeitet werden konnte.

An einer solchen Entwicklung müsste auch die Osteopathie interessiert sein.

Aber wer könnte eine solche wissenschaftliche Arbeit durchführen und mit der täglichen praktischen Berufsarbeit verbinden? Der Trend der Fachberufe im Gesundheitswesen eine Ausbildung auf akademischen Niveau erwerben zu können, wäre hierfür prädestiniert, wenn denn die Motivation einen solchen Studiengang zu absolvieren wissenschaftliches Interesse wäre. Eine Verbesserung der wissenschaftlichen Kompetenz kann aber auch Theorielastigkeit und Praxisverluste nach sich ziehen.

Ein weiterer dabei bedenkenswerter Punkt ist die erforderliche Beherrschung der klassischen Wissenschaftssprache (auf der Basis des Griechischen oder wenigstens des Lateinischen), um medizinische Texte zurückliegender Zeiten irrtumsfrei lesen und verstehen zu können.

Heute dominiert das Englische die internationale Verständigung in Wissenschaft und Forschung. Aber ist hierdurch eine missverständnisfreie Verständigung in der Medizin leichter geworden?

In einem Artikel »Englisch in der Medizin (Dtsch. Ärzteblatt, Jahrgang 98/2001, Heft 47) wird das Ergebnis einer anonymen Fragebogenaktion referiert. Es wurden 500 Fragebogen an 9 Universitätskliniken und kommunale Kliniken versandt. Davon konnten 323 (64,4%) ausgewertet werden.

Es ergab sich, dass von den 140 (43%) leitenden Ärzten und den 144 (45%) Klinikern (Assistenzärzte und Famuli) sowie den 39 Nichtklinikern (niedergelassene Ärzte) insgesamt nur 18% erklärten, englisch sicher zu beherrschen. 41% gaben an, die Sprache ganz gut zu verstehen und für 39% »war nur eine Verständigung möglich«. 6 Teilnehmer hatten keine Englischkenntnisse.

Was das an Einschränkung für ein Studium, wissenschaftlichen Austausch oder Arbeiten im Ausland bedeuten kann, wenn nicht schon vorher weitergehende Sprachkenntnisse vorhanden waren, ist leicht zu ermessen.

Wie schwierig es überhaupt sein kann, wissenschaftliches Fehlverhalten in Form von unbewusster oder bewusster Datenmanipulation zu vermeiden, mag auch ein Artikel: Forschungsbetrug. Jeder Dritte ist unredlich (Dtsch. Ärzteblatt, Jahrgang 102, Heft 26 vom 1. Juli 2005) erhellen, in dem eine anonyme amerikanische Umfrage (Nature 2005; 435: 737–738) referiert wurde, nach der 3247 (von 7760 anonym Befragten) angaben, schon einmal eine Fehlbarkeit in den letzten 3 Jahren begangen zu haben. Diese bestanden aus Unredlichkeiten, die aus einer 10-Punkte-Liste von ernstzunehmenden Fehlern bis zu »nachlässigem Verhalten« ausgewählt werden konnten.

Die befragte Gruppe, deren Mitglieder allesamt Fördergelder des National Institutes of Health erhielten, bestand aus Biologen, Medizinern, Chemikern, Physikern, Ingenieuren und Sozialwissenschaftlern. Die Manipulationen bestanden in Veränderungen von Design, Methodik oder der Ergebnisveränderung einer Studie auf Grund des Drucks eines Geldgebers, d. h. aus wirtschaftlichen Interessen.

Es liegt nahe, dass derartige »Abweichungen« unbewusst oder bewusst auch in anders motivierten wissenschaftlichen Veröffentlichungen verwandt werden könnten. Eine kritische Sichtung dieser Literatur ist daher v. a. bei neuen therapeutischen Verfahren mit auffällig umfangreichem Erfolgsspektrum ohne entsprechende Nachweise durch überprüfte Studien anzuraten. Das kann aber nicht von einzelnen Untersuchern an wenigen Patienten gemacht werden, sondern besser, wie vorgeschlagen, wenigstens durch Kohortenstudien mit einem festgelegten Studiendesign. So könnten Klinik, Therapie und Therapieeffekte registriert, Nachuntersuchungen nach einem festen Plan vorgenommen und die Ergebnisse ausgewertet werden.

Anhang

21 Musterkursbuch Manuelle Medizin/ Chirotherapie der DGMM

22 Literatur

(Muster-)Kursbuch Manuelle Medizin/Chirotherapie

Methodische Empfehlungen, Lehr- und Lerninhalte für den Weiterbildungskurs zur Zusatzbezeichnung »Manuelle Medizin/Chirotherapie« Nach den Richtlinien zur (Muster-)Weiterbildungsordnung der Bundesärztekammer*

* Aus: Richtlinien der Manuellen Medizin Heft 1/2006 (S. 25–28).

Endlich haben die drei Seminare der DGMM die Lehr- und Seminarinhalte für die Weiterbildung zur Zusatzbezeichnung **Manuelle Medizin/Chirotherapie** nach den Richtlinien der Weiterbildungsordnung mit der Bundesärztekammer abgestimmt. Die Texte wurden im Heft 1/2006 der **Manuellen Medizin** veröffentlicht.

Die umfangreichen Darstellungen dieses Buches und der **Programmierten Therapie** am Bewegungsapparat des Autors wurden schon früher zu dem gleichen Zweck geschrieben und erhalten vergleichende Hinweise auf fast alle im Literaturverzeichnis (s. S. 746) genannten Bücher, wo sie gleichlautende Grundaussagen der verschiedenen Autoren bestätigen. Auch eine Reihe von Ergänzungen aus anderen wichtigen Publikationen der vergangenen Jahre, die sich nicht im Literaturverzeichnis finden, haben denselben Zweck.

Die Hinweisziffern in der Tabelle (s. S. 742, 743) haben folgende Bedeutungen:
- U = Frisch, Programmierte Untersuchung des Bewegungsapparates
- T = Frisch, Programmierte Therapie am Bewegungsapparat (aktualisierte Fassung erscheint im Internet unter www.springer.de/978-3-540-72854-2)
- **Kapitelnummer** = Kapitelnummer des vorliegenden Buches

Textteile, die nicht exakt den jetzt neu formulierten Modultiteln zugeteilt werden konnten, haben keine Hinweisziffern. Die Texthervorhebungen (**Fettdruck**) wurden vom Buchautor gemacht.

> Die Manuelle Medizin (MM) ist die medizinische Disziplin, in der unter Nutzung der theoretischen Grundlagen, Kenntnisse und Verfahren weiterer medizinischer Gebiete die Befundaufnahme am Bewegungssystem, dem Kopf, viszeralen und bindegewebigen Strukturen sowie die Behandlung ihrer Funktionsstörungen mit der Hand unter präventiver, kurativer und rehabilitativer Zielsetzung erfolgt. Diagnostik und Therapie beruhen auf biomechanischen und neurophysiologischen Prinzipien.

Die MM umfasst im Rahmen eines multimodalen Therapiekonzeptes die interdisziplinäre Anwendung ihrer diagnostischen und therapeutischen Techniken zur Erkennung und Behandlung gestörter Funktionen des Bewegungssystems und der davon ausgehenden Beschwerden. Dabei finden auch Verkettungen von Funktionsstörungen innerhalb des Bewegungssystems, vertebroviszeral, viszerovertebral und viszerokutan sowie psychosomatische Einflüsse ihre angemessene Berücksichtigung.

Die MM erfordert theoretische Kenntnisse und Fertigkeiten, die in strukturierten Kursen von hierfür qualifizierten Weiterbildern vermittelt werden. Eine vorherige Anerkennung des Kurses und seines Leiters ist bei der zuständigen Ärztekammer einzuholen. Der Kursaufbau wird durch dieses Kursbuch in verbindlicher Reihenfolge festgelegt.

Der Deutsche Ärztetag 2003 hat im Rahmen der Neustrukturierung der Muster-Weiterbildungsordnung (MMWBO) auch die Bedingungen für den

Erwerb der Zusatzweiterbildung »Manuelle Medizin/Chirotherapie« erweitert. Voraussetzung zum Erwerb der Zusatzweiterbildung »Manuelle Medizin/Chirotherapie« ist die Facharztanerkennung.

Ziel der Zusatzweiterbildung ist die Erlangung der fachlichen Kompetenz in Manueller Medizin nach Ableistung der vorgeschriebenen Weiterbildungszeit und Weiterbildungsinhalte sowie der Weiterbildungskurse.

21.1 Weiterbildung im Kurssystem

Die Weiterbildung für diesen Bereich erfolgt im Kurssystem. Die MMWBO fordert einen Umfang von insgesamt 320 Stunden. Die kursmäßig durchgeführte Weiterbildung gliedert sich in

1. Grundkurs (120 Stunden), in dem Grundkenntnisse und Grundfertigkeiten der MM vermittelt werden und
2. Aufbaukurs (200 Stunden), der vertiefende Fähigkeiten und Fertigkeit. en der MM vermittelt, die in strukturierten und in ihrer Reihenfolge festgelegten Abschnitten durchgeführt werden, um so einem modularen Aufbau der Inhalte vom Einfachen zum Komplizierten zu entsprechen (Tab. 1)

Die Zusatzweiterbildung »Manuelle Medizin/Chirotherapie« soll den mit der Erkennung und Behandlung von Funktionsstörungen am Bewegungssystem und mit der Schmerztherapie befassten Ärzten in Klinik und Praxis das notwendige Rüstzeug vermitteln und ihre diagnostische und therapeutische Palette durch die Möglichkeiten der gesamten Manuellen Medizin erweitern.

21.2 Kursdurchführung

Die Weiterbildungseinrichtungen müssen über geeignete Räume für den theoretischen Unterricht sowie geeignete Übungsräume mit höhenverstellbaren Liegen verfügen. Pro Liege sollen maximal drei Übende vorgesehen werden.
  Der Unterricht besteht aus
- theoretischen Vorträgen
- praktischen Demonstrationen
- übenden Sitzungen

Nach der jeweiligen theoretischen Einführung in den einzelnen Abschnitt mit der Abklärung von Indikation und Kontraindikation wird besonderes Gewicht auf die praktische Unterweisung in den gelehrten manuellen Untersuchungs- und Behandlungstechniken gelegt. Diese werden nicht nur vor dem Üben durch die Kursanten vom Kursleiter oder Fachlehrer demonstriert, sondern auch während des Übens ständig supervidiert.

Die Zahl der Kursanten pro Lehrkraft soll 15 nicht übersteigen.

Die Kurse sollen grundsätzlich durch die Teilnehmer evaluiert werden.

Die Kursleiter und Fachlehrer müssen über besondere manualmedizinische Erfahrungen verfügen. Sie sind verpflichtet, regelmäßig an ausgewiesenen Lehrerfortbildungen teilzunehmen.

Die »Empfehlungen zur ärztlichen Fortbildung« der Bundesärztekammer sind zu beachten.

21.3 Inhaltliche Schwerpunkte

Für die Kurse werden folgende inhaltliche Schwerpunkte gesetzt:
- Funktionelle Anatomie des Bewegungssystems
- Neurophysiologie des Schmerzes
- Schmerz als Folge und als Ursache von Funktionsstörungen
- funktionelle Verkettung innerhalb und zwischen den Bewegungsorganen (Wirbelsäule, Extremitätengelenke, Muskeln, Bänder, Faszien) sowie mit Störungen innerer Organe.
- psychosoziale Einflüsse
- Manuelle und funktionelle Diagnostik an den Bewegungsorganen unter besonderer Berücksichtigung nozireaktiver Zeichen
- Bewertung der Ergebnisse bildgebender Untersuchungsverfahren
- Bewertung neurophysiologischer Untersuchungsbefunde
- Manualmedizinische Behandlungstechniken an den Bewegungsorganen und anderen in das pathologische Geschehen einbezogene Gewebe:
    - Mobilisationen
    - Manipulationen
    - neuromuskuläre Techniken
    - Weichteiltechniken

- Positionierungstechniken
- Entspannungstechniken
- Anleitung zu Eigenübungen des Patienten
- Einbau der manualmedizinischen Techniken in ein multimodales Therapiekonzept
- Dokumentation und Qualitätssicherung

21.4 Diagnostische und therapeutische Prinzipien

Bei der Gestaltung der Kurse sind die folgenden diagnostischen und therapeutischen Prinzipien zu berücksichtigen:

Diagnostische Prinzipien:
- Anamnese
- Untersuchung von Funktionen und deren Störungen
- Schmerzfreie Untersuchung der Gelenkfunktion
- Ganzheitliches Herangehen im Rahmen der medizinischen diagnostischen Methoden
- Untersuchungsgang wird von der orientierenden zur lokal gezielten, speziellen manualmedizinischen Untersuchung geführt
- Funktionsstörungen werden struktur- und beschwerdebezogen ermittelt

Therapeutische Prinzipien:
- Therapiestrategie: Reizabbau oder Reizsetzung.
- Behandlung von Funktionsstörungen im Konzept parietaler und viszeraler Komponenten.
- Mobilisation, Manipulation, neuromuskuläre, myofasziale und Weichteiltechniken entsprechend Art und Grad der Funktionsstörung und des Beschwerdebildes.
- Primäre Behandlung der übergeordneten Störung (pathogenetische Aktualitätsdiagnostik)
- Einsatz multimodaler Interventionskonzepte.

21.5 Die Kursinhalte

	Kursinhalte	
	Grundkurs (120 Stunden)[1] · Erwerb von Grundkenntnissen und Grundfertigkeiten	**Theorie 40 Stunden**
1	Theoretische Grundlagen der - Funktion, Steuerung und Funktionspathologie des Bewegungssystems - vertebroviszeralen Wechselbeziehungen - Nozizeption, Schmerzentstehung und Nozireaktion - biomechanischen Grundlagen des Bewegungssystems sowie der Funktionsstörungen am Bewegungssystem - Wirkungsprinzipien der verschiedenen manualmedizinischen Techniken auch hinsichtlich der vertebroviszeralen und viszerovertebralen Wechselbeziehungen und Verkettungen	10 Stunden
6	Funktionelle Anatomie der Extremitätengelenke, der Wirbelsäule und der Gelenke des Kopfes	10 Stunden
7	Faszienstrukturen, physiologische und neurophysiologische Eigenschaften des Bindegewebes	1 Stunde
8	Grundlegende Kenntnisse der bildgebenden Diagnostik unter Gesichtspunkten der MM und Röntgenanatomie	10 Stunden
9	Schmerz im Bewegungssystem	2 Stunden
10	Psyche und Bewegungssystem	1 Stunde
11	Spannungsphänomene und ihre Bedeutung in der MM	1 Stunde
12	Gezielte manualmedizinische Anamnese	1 Stunde
13	Manualmedizinisch beeinflussbare Krankheitsbilder	1 Stunde

		Kursinhalte (Fortsetzung)	
	14	Indikation und Kontraindikation für manualmedizinische Behandlungen	1 Stunde
	15	Dokumentations- und Aufklärungsrichtlinien	2 Stunden
		Praxis (80 Stunden)	
		Manualmedizinische Befunderhebung — an den peripheren Gelenken — orientierend an der Wirbelsäule — an den artikulären Verbindungen des Kopfes — an der Muskulatur der Extremitäten, des Rumpfes, der Wirbelsäule und des Kopfes	40 Stunden
	21	Bewertung der erhobenen Befunde	10 Stunden
		manualmedizinischer Grundtechniken zur Behandlung von Funktionsstörungen an Gelenken und Weichteilen — der Wirbelsäule — des Kopfes — der Extremitäten	30 Stunden
		Aufbaukurs (200 Stunden) · Erwerb spezifischer Fähigkeiten und Fertigkeiten	**Theorie 40 Stunden**
		Differentialdiagnostik — von Funktionsstörungen und Strukturerkrankungen (Bewegungssystem/ innere Erkrankung), — radikulärer und pseudoradikulärer Schmerzsyndrome — des Kreuz- und Becken-Bein-Schmerzes — zervikokranialer und zervikobrachialer Schmerzen — Äquilibrierungsstörungen	14 Stunden (2) (4) (2) (4) (2)
	32	Steuerung des Bewegungssystems: Bewegungsmuster, ihre Ausarbeitung und Plastizität	(2)
	33	Verkettungen von Funktionsstörungen im Bewegungssystem	6 Stunden
	34	Bedeutung der MM bei Säuglingen und Kleinkindern	10 Stunden
		Praxis (160 Stunden)	
	35	Spezielle regional bezogene Manipulationstechniken an der Wirbelsäule und den Extremitätengelenken	40 Stunden
	36	Erweiterung der Mobilisationstechniken unter Einbeziehung spezifischer Muskelhemm- und Muskelaktivierungstechniken (Muskelenergietechniken, Techniken mit postisometrischer Relaxation, Positionierungstechniken).	30 Stunden
	38	Auswertung von Untersuchungen mit bildgebenden Verfahren, spez. Funktionsradiologie	10 Stunden
	39	Behandlungsstrategien bei Verkettungssyndromen	10 Stunden
	40	Differenzierende Diagnostik der Störungen motorischer Funktionen in ihren unterschiedlichen Regelungs- und Steuerungsebenen	12 Stunden
	41	Indikationen für Physiotherapie, Krankengymnastik und Rehabilitationstraining	5 Stunden
	42	Grundlagen der myofaszialen und viszeralen Techniken	30 Stunden
	43	Grundlagen der manuellen Untersuchung und Behandlung bei Kindern	8 Stunden
	44	Einbau der manualmedizinischen Behandlung in ein multimodales Behandlungskonzept	15 Stunden

[1]Unter Stunde ist im Folgenden eine Unterrichtseinheit von 45 Minuten zu verstehen

21.5.1 Auf die Kursinhalte bezogene Buchkapitel

1 Funktion, Steuerung und Funktionspathologie
U: Kap. 3 (S. 55–66) / U: Kap. 20 Viszerale Osteopathie;
T: Kap. 2 (S. 48–70)

3 Nozizeption / Schmerzentstehung / Nozireaktion
T: Kap. 3 (S.71–96; 87–96)

6 Funktionelle Anatomie der Extremitäengelenke, der WS und Kopfgelenke
U: Kap. 7 (S. 120) Beine / Kap. 7 Knie (S. 207)
U: Kap. 7 (S. 241) Fuß / Kap. 10 (S. 366) Schulter
U: Kap. 10 (S. 406) Ellenbogen / Kap. 10 (S. 425) Hand
U: Kap. 8 (S. 276–299) BWS / Kap. 9 (S. 316) HWS
U: Kap. 9 (S. 351) Kopf / Kap. 9 (S. 338) HWS / T: Kap. 19 (S. 693)

8 Bildgebende Diagnostik
U: Kap. 14 (S. 571–641)

9 Schmerz im Bewegungssystem
U: Kap. 3 (S. 21–27); T: Kap. 3 (S. 71–79; 95–96)

12 Gezielte Manualmedizinische Anamnese
U: Kap. 4 (S. 67–71)

15 Dokumentation
U: Kap. 6 (S. 77–81)

16, 17 Manualmedizinische Befunderhebung an den Gelenken
U: Kap. 7 (S. 101–112) Hüfte, ISG
U: Kap. 7 (S. 208–240) Knie
U: Kap. 7 (S. 242–271) Fuß
U: Kap. 10 (S. 366–405) Schulter
U: Kap.10 (S. 406–424) Ellenbogen
U: Kap. 10 (S. 425–463) Hand

18 Orientierend an der Wirbelsäule
U: Kap. 7 (S. 101–119) LWS stehend
U: Kap. 7(S. 124–137) LWS sitzend
U: Kap. 7 (S. 140–165) LWS in Bauchlage
U: Kap. 7 (S. 171–175) LWS in Seitenlage
U: Kap. 7(S. 187–197) BWS in Rückenlage

19 An den artikulären Verbindungen des Kopfes
U: Kap. 8 (S. 282–302 + 313–350) / Kap. 9 (S. 338–363)
T: Kap. 19 (S. 700–706) Osteopathie

20 Befunderhebung an der Muskulatur der Extremitäten des Rumpfes, der Wirbelsäule und des Kopfes
U: Kap. 7 (S. 120–124) Beingelenke
U: Kap. 7 (S. 138–139; 167–170; 198–204) Hüfte
U: Kap. 7 (S. 271–273) Fuß
U: Kap. 10 (S. 380–387; 402–404) Schulter
U: Kap. 10 (S. 421–424) Elle

U: Kap. 10 (S. 459–463) Hand
U: Kap. 8 (S. 298) Thorax (BWS und Rippen)
U: Kap. 9 (S. 335–337) / Kap. 9 (S. 349–350) Kopf

23 Manualmedizinische Grundtechniken zur Behandlung von Funktionsstörungen an Gelenken und Weichteilen
– der Wirbelsäule:
T: Kap. 4 (S. 97–116) / T: Kap. 6 (S. 136–147)

24 Manualmedizinische Grundtechniken zur Behandlung von Funktionsstörungen an Gelenken und Weichteilen
– des Kopfes:
T: Kap. 8 (S. 200–263)

25 Manualmedizinische Grundtechniken zur Behandlung von Funktionsstörungen an Gelenken und Weichteilen
– der Extremitäten:
T: Kap. 8 (S. 264–298) Hüftgelenk
T: Kap. 10 (S. 299–321) Knie
T: Kap. 11 (S. 322–387) Fuß
T: Kap. 15 (S. 493–522) Schulter
T: Kap. 16 (S. 553–584) Ellenbogen
T: Kap. 17 (S. 585–641) Hand

32 Steuerung des Bewegungssystems
T: Kap. 2 (S. 49–70)

34 Bedeutung der MM bei Säuglingen und Kleinkindern
U: Kap. 11 (S. 531–542)

38 Auswertung von Untersuchungen mit bildgebenden Verfahren, spez. Funktionsradiologie
U: Kap. 14 (S. 571–608)

37 Muskelenergie und Positionierungstechniken
T: Kap. 18 Osteopathie (S. 685–689)

42 Grundlagen der der myofaszialen und viszeralen Techniken
T: Kap. 20 Osteopathie (S. 715–738)

21.6 Kursaufbau

Grund- und Aufbaukurs werden in Blöcken durchgeführt, deren Inhalt und Folge vom einzelnen Weiterbildungsträger festzulegen sind. Die Länge der einzelnen Blöcke darf zwischen 30 und 60 Stunden betragen. Aus didaktischen Gründen sollen grundsätzlich pro Tag nicht mehr als 8 Unterrichtseinheiten (je 45 Minuten) durchgeführt werden (siehe »Empfehlungen zur ärztlichen Fortbildung« der Bundesärztekammer).

Das Schwergewicht liegt auf der Vermittlung praktischer Fertigkeiten und Kenntnisse.

Die theoretischen Unterrichtseinheiten können in den praktischen Unterricht integriert werden.

Der Abstand zwischen den einzelnen Blöcken beträgt mindestens drei Monate, um die Zwischenzeit zur übenden Festigung der erlernten Fertigkeiten zu nutzen.

− **120 Stunden Grundkurs gliedern sich in:**
  40 Stunden Theorie
  80 Stunden Praxis
− **200 Stunden Aufbaukurs gliedern sich in:**
  40 Stunden Theorie
  160 Stunden Praxis

Die Weiterbildung wird mit einer Abschlussprüfung vor der Ärztekammer abgeschlossen.

Prof. Dr. med. habil. Lothar Beyer
Deutsche Gesellschaft für Manuelle Medizin (DGMM) e.V.
Geschäftsstelle im Ärztehaus Mitte
Westbahnhofstr. 2, 07745 Jena
E-Mail: LoBeyer@t-online.de

Redaktion Kursbuch
Manuelle Medizin/Chirotherapie:
Dr. med. Peter Bischoff, Dr. Karl-Sell-Ärzteseminar Neutrauchburg (MWE) e.V., Riedstr. 5, 88316 Isny-Neutrauchburg
Prof. Dr. med. habil. Lothar Beyer, Deutsche Gesellschaft für Manuelle Medizin(DGMM) e.V., Geschäftsstelle im Ärztehaus Mitte, Westbahnhofstr. 2, 07745 Jena

Weitere Mitwirkende:
Dr. med. Karla Schildt-Rudloff, Ärztevereinigung für Manuelle Medizin (ÄMM) e.V., Frankfurter Allee 263, 10317 Berlin
Dr. med. Matthias Psczolla, Ärzteseminar Hamm-Boppard (FAC) e.V., Obere Rheingasse 3, 56154 Boppard
Dr. med. Hermann Tlusteck, Schleesener Str. 23, 06844 Dessau
Dr. med. Michael Graf, Gardenfeldstr. 6, 54295 Trier
Dr. med. Alfred Möhrle, Königsteiner Str. 68, 65812 Bad Soden

Für die Bundesärztekammer:
Dr. med. Annette Güntert,
Dr. med. Heike Ebeling,
Anke Gabler

Literatur

Grundlagenliteratur – Bewegungssystem, Reflexvorgänge:
Hansen K, Schliack H (1962) Segmentale Innervation – Ihre Bedeutung für Klinik und Praxis. Thieme, Stuttgart
Kapandji IA (1999) Funktionelle Anatomie der Gelenke. Bd 1: Obere Extremität, 3. Aufl. Enke, Stuttgart
Kapandji IA (1999) Funktionelle Anatomie der Gelenke. Bd 2: Untere Extremität, 3. Aufl. Enke, Stuttgart
Kapandji IA (1999) Funktionelle Anatomie der Gelenke. Bd 3 Rumpf und Wirbelsäule, 3. Aufl. Enke, Stuttgart
Lewit K (1997) Manuelle Medizin, 7. Aufl. Barth, Heidelberg Leipzig
Neuman H-D (1999) Manuelle Medizin, 5. überarbeitete und ergänzte Auflage Springer, Berlin Heidelberg New York

Untersuchungs- und Behandlungsmethoden:
Bischoff H-P (2002) Chirodiagnostische und chirotherapeutische Technik. Spitta Balingen
Bischoff H-P (1999) Manuelle Therapie für Physiotherapeuten. Spitta Balingen
Dölken M und Lorenz M (für das Ärztesemianr Hamm-Boppard (FAC) e.V.) (2003) »Manuelle Therapie für Physiotherapieschulen« Eigenverlag FAC e.V. (2003)
Dvorak J et al (1997) Manuelle Medizin – Therapie, 3. Aufl. Thieme, Stuttgart New York
Dvorak J et al (1997) Manuelle Medizin – Diagnostik, 5. Aufl. Thieme, Stuttgart New York
Eder M, Tilscher H (1988) Chirotherapie. Vom Befund zur Behandlung. Hippokrates, Stuttgart
Frisch H (2001) Programmierte Untersuchung des Bewegungsapparates – Chirodiagnostik, 8. Aufl. Springer, Berlin Heidelberg New York Tokyo (1. Aufl. 1983) (Techniken FAC)
Frisch H (2003) Programmierte Therapie am Bewegungsapparat (Chirotherapie), 4. Aufl. Springer, Berlin Heidelberg New York
Janda V (2000) Manuelle Muskelfunktionsdiagnostik, 4. Aufl. Urban & Fischer, München
Sachse J (2001) Extremitätengelenke – Manuelle Untersuchung und Mobilisationsbehandlung für Ärzte und Physiotherapeuten, 6 Aufl. Urban & Fischer, München
Sachse J, Schildt-Rudloff K (2000) Manuelle Untersuchung und Mobilisationsbehandlung der Wirbelsäule. 3. Aufl. Urban & Fischer, München
Travell J G, Simons D G (1998) Handbuch der Muskel-Triggerpunkte. Obere Extremität, Kopf und Thorax. Fischer, Lübeck Stuttgart Jena Ulm
Travell J G, Simons D G (2000) Handbuch der Muskel-Triggerpunkte. Untere Extremität. Urban & Fischer, München
Wolff H.D. (1978) Neurophysiologische Aspekte des Bewegungssystems, 3. Aufl. Springer, Berlin Heidelberg New York

Literatur

Abehsera A (2000) Craniosacrale Osteopathie: Ein wichtiger Baustein der Osteopathie. OsteopathMed 1/2000

Ahrer E (1962) Praktische Diagnostik in der Unfallchirurgie, 2. Aufl. Urban & Schwarzenberg, Wien Innsbruck

Ankermann K-J (1990) Reversible Fehlstellung des Beckens bei Kombination von partiellen Blockierungen mit Nutations- und Gegennutationsläsionen im Iliosakralgelenk. Manuelle Medizin 5: 89–94

Antes G, Bassler D, Galandi D (1999) Systematische Übersichtsarbeiten. Ihre Rolle in einer Evidenzbasierten Gesundheitsversorgung. Dt Ärztebl 96: 10

Arlen A (1981) Biometrische Röntgenfunktionsdiagnostik der Halswirbelsäule. Orthop Ihre Grenzgeb 119: 577–582

Arlen A. Die röntgenologische Funktionsanalyse der Halswirbelsäule. Arbeitsheft der Internationalen Ärztegesellschaft für Metamermedizin (S. M. J. MM.)

Bärschneider M (1964) Kleines Diagnostikon, 14. Aufl. Fischer, Stuttgart

Barceló P, Belant W, Delbarre F (1973) Tabulae Rheumaticae, T 1. Aesopus, Lugano München Mailand

Barral J-P, Mercier P (2005) Lehrbuch der Viszeralen Osteopathie, 2. Aufl. Urban & Fischer, Elsevier, München

Beal MC (1979) Grundlagen der Osteopathie. In: Neumann HD, Wolff HD (Hrsg) Theoretische Fortschritte und praktische Erfahrungen der Manuellen Medizin (Vortragsband 6. internationaler Kongreß der FIMM). Konkordia, Bühl, S 19–45, 54–61, 154–159, 183–190

Belart W (1963) Die Funktionsstörungen der Wirbelsäule, Bd 2. Huber, Bern Stuttgart

Belart W (1966) Ursachen rheumatischer Krankheiten, Bd 3. Huber, Bern Stuttgart

Benini A (1976) Ischias ohne Bandscheibenvorfall: Die Stenose des lumbalen Wirbelkanals und ihre klinisch-chirurgische Bedeutung. Bd 13. Huber, Bern Stuttgart

Bergsmann O (1984) Bioelektronische Funktionsdiagnostik. Haug, Heidelberg

Bergsmann O, Bergsmann R, Keller M (1977) Grundsystem und Regulationsstörungen. Haug, Heidelberg

Bernau A, Fischer M, Munzenberg KJ, Reiners C, Ringe JD, Spitz J (1994) Diagnostik der Osteoporose. Kritischer Einsatz bildgebender Verfahren. Huber, Bern (Sonderdruck aus: Osteologie Bd 3, H 3)

Biedermann H (1993) Das Kiss-Syndrom der Neugeborenen und Kleinkinder. Manuelle Medizin 31/5: 97–103

Biedermann H, Koch L (1996) Zur Differentialdiagnose des Kiss-Syndroms. Manuelle Medizin 34/3: 73–81

Bischoff HP (1988) Chirodiagnostische und chirotherapeutische Technik. Kurzgefaßtes Lehrbuch. Perimed-Fachbuch Verl Ges Erlangen

Bobath B (1968) Abnorme Haltungsreflexe bei Gehirnschäden. Thieme, Stuttgart

Böhm K, Chinta A, Götze H-G Computergestützte digitale Auswertung von Funktionsaufnahmen der Halswirbelsäule nach Arlen. Orthop Praxis 93/8 (M & L-Verlag, Uelzen)

Böttger E, Heckl R (1981) Die Computertomographie in der Orthopädie und Traumatologie. Röntgenpraxis 43: 79–83

Bozsóky S (1978) Symptomanalyse des Bewegungsapparates, Bd 1–3. Aesopus, Basel München

Brecht T (1975) Klinische Diagnostik und Therapie von Venenerkrankungen. Therapiewoche 38

Brodin H, Bang J, Kaltenborn F (1966) Manipulation der Wirbelsäule (in Norwegisch). Universitätsverlage, Oslo Bergen Tromsö

Brügger A (1971) Das sternale Syndrom. Huber, Bern Stuttgart Wien

Brügger A, Rhonheimer C (1965) Pseudoradikuläre Syndrome des Stammes. Huber, Bern Stuttgart

Bruns J, Maas R, Skruodi BS, Eggers-Ströder B (1994) Magnetresonanztomographie: Diagnostik von gelenkassoziierten Weichteiltumoren und tumorähnlichen Verbindungen. Orthop Praxis 2/94 (M & L-Verlag Uelzen)

Cailliet R (1964) Neck and arm pain. Davis, Philadelphia

Cailliet R (1966) Shoulder pain. Davis, Philadelphia

Cailliet R (1968 a) Low back pain syndrome, 2nd edn. Davis, Philadelphia

Cailliet R (1968 b) Foot and ankle pain. Davis, Philadelphia

Cailliet R (1971) Hand pain and impairment. Davis, Philadelphia

Cailliet R (1973) Knee pain and disability. Davis, Philadelphia

Chaitow L (2001) Palpationstechniken und Diagnostik. Lehr- und Arbeitsbuch für Osteopathen, Urban & Fischer, München

Chapchal G (1971) Orthopädische Krankenuntersuchung, 2. Aufl. Enke, Stuttgart

Coenen W (1996) Manualmedizinische Diagnostik und Therapie bei Säuglingen. Manuelle Medizin 34/4: 108–113

Cotta H, Hinz P, Puhl W (1980) Orthopädie, 2. Aufl. Thieme, Stuttgart New York

Cotta H, Krahl H, Steinbrück K et al. (1980) Die Belastungstoleranz des Bewegungsapparates. Thieme, Stuttgart New York

Cramer A (1965) Iliosacralmechanik. Asklepios 6/9: 261–262

Cyriax J (1969) Textbook of orthopaedic medicine: Diagnosis of soft tissue lesions, 5th edn. Tindall & Cassel, London
Cyriax J (1971) Textbook of orthopaedic medicine: Treatment by manipulation, massage and injection, 8th edn. Tindall & Cassel, London
Dahmer J (1970) Anamnese und Befund. Thieme, Stuttgart
Daniels L, Williams M, Worthingham C (1962) Muskelfunktionsprüfung. Fischer, Stuttgart
Debrunner HU (1978) Orthopädisches Diagnostikum, 3. Aufl. Thieme, Stuttgart
Decking D, Steege W (1975) Röntgenologische Parameter der Halswirbelsäule im seitlichen Strahlengang. Hippokrates, Stuttgart (Die Wirbelsäule in Forschung und Praxis)
De Coster M, Pollaris A (1995, 2007) Viszerale Osteopathie. Hippokrates, Stuttgart
De Jung B (1985) Iliosacralgelenksblockierungen – eine Verlaufsstudie. Manuelle Medizin 5: 109–115
Derbolowsky U (1975) Medizinisch-orthopädische Propädeutik für Manuelle Medizin und Chirotherapie. Fischer, Heidelberg
Deutsches Netzwerk Evidenbasierte Medizin e.V. David L, Sackett et al.: Definitionen. Was ist Evidenzbasierte Medizin und was nicht?
Dicke E, Schliack H, Wolff A et al. (1972) Bindegewebsmassage, 7. Aufl. Hippokrates, Stuttgart
Dihlmann W (1987) Gelenke-Wirbelverbindungen. Thieme, Stuttgart
Dreyfuss, Paul MD et al. (1996) The value of medical history and physical examination in diagnosing sacroiliac joint pain. Spine 21/22: 2594–2602
Dubs-Kunz B (1990) Sonographie des Bewegungsapparates. Untersuchungstechnik, Befundung, Interpretation. Huber, Bern
Duden (1979) Wörterbuch medizinischer Fachausdrücke. Thieme, Stuttgart
Dvořák J, Dvořák V (1983) Manuelle Medizin: Diagnostik. Thieme, Stuttgart New York
Dvořák J, Dvořák V, Schneider W (Hrsg) (1984) Manuelle Medizin. Springer, Berlin Heidelberg New York Tokyo
Dvořák J, Dvořák V, Baumgartner H, Hannweber J (1990) Checkliste Manuelle Medizin. Thieme, Stuttgart New York
Eder M, Tilscher H (1978) Schmerzsyndrome der Wirbelsäule. Hippokrates, Stuttgart (Die Wirbelsäule in Forschung und Praxis)
Eder M, Tilscher H (1988) Chirotherapie. Hippokrates, Stuttgart
Erdmann H (1973) Schleuderverletzung der Halswirbelsäule. Hippokrates, Stuttgart (Die Wirbelsäule in Forschung und Praxis)
Evjenth O, Hamberg J (1980) Muskeldehnung: Warum und wie? Teil I und II. Remed, Zug/Schweiz
Farfan HF (1979) Biomechanik der Lendenwirbelsäule (Die Wirbelsäule in Forschung und Praxis, Bd 80). Hippokrates, Stuttgart
Finke J (1968) Die neurologische Untersuchung. Lehmanns, München
Finke J (1975) Neurologischer Untersuchungskurs. Urban & Schwarzenberg, München Berlin

Frisch H (1967) Die Wirbelblockierung in der Orthopädie. In: Geiger T, Gross D (Hrsg) Chirotherapie – Manuelle Therapie, Therapie über das Nervensystem, Bd 7. Hippokrates, Stuttgart, S 244–249
Frisch H (1973) Die theoretischen Grundlagen der Manuellen Medizin. Z Orthop Ihre Grenzgeb 111/4: 573–576
Frisch H (1964) Überlegungen zur Normung der Röntgenaufnahmetechnik an der Wirbelsäule. Möglichkeiten und Grenzen in der Röntgendiagnostik der Wirbelsäule. (Die Wirbelsäule in Forschung und Praxis) 28: 151
Frisch H (1977) Chirotherapie in der Okzipito-Zervikalgegend. Pathologie und Klinik der Okzipito-Zervikalregion. (Die Wirbelsäule in Forschung und Praxis) 76: 67–71
Frisch H (1976) Manuelle Therapie in der Krankengymnastik. Krankengymnastik 28: 93–95
Frisch H (1979 a) Chirodiagnostik. (Die Wirbelsäule in Forschung und Praxis) 83: 19–21
Frisch H (1979 b) Funktionelle Strukturanalyse. Basis der Manuellen Therapie. In: Neumann HD, Wolff HD (Hrsg) Theoretische Fortschritte und praktische Erfahrungen der manuellen Medizin. Konkordia, Bühl, S 19–24
Frisch H (1980) Mechanische, neurophysiologische und diagnostische Grundlagen der manuellen Therapie. In: Krankengymnastik aktuell (Referate zur Fachtagung in Hamburg). Pflaum, München, S 202–205
Frisch H (Hrsg) (1985) Manuelle Medizin heute. Methoden und Erfahrungen – eine Bilanz. Springer, Berlin Heidelberg New York Tokyo
Frisch H (2002) Programmierte Therapie am Bewegungsapparat. Chirotherapie, Osteopathie, Physiotherapie, 4. Aufl. Springer, Berlin Heidelberg New York
Frisch H, Roex J (1997) Einführung in die Technik der Manuellen Therapie. Enke, Stuttgart
Fritsche L, Jonitz G, Neumeier H-H, Kunz R (2000) Evidenzbasierte Medizin. Umsetzbarkeit und Umsetzung in die deutsche Praxis. Dt Ärztebl 97: 12
Fröhlich D, Fröhlich R (1995) Das Piriformissyndrom, Diagnostik und Therapie. Manuelle Medizin 33/1: 1–6
Geiger T, Gross D (1967) Chirotherapie – Manuelle Therapie. In: Therapie über das Nervensystem, Bd 7. Hippokrates, Stuttgart, S 62–86
Golding ND (1967) Rheumatische Erkrankungen. Thieme, Stuttgart
Goldstein HA (1984) Die Knochenszintigraphie. Extracta Orthopaedica 7/4
Graf R (1997) Hüftsonographie. Der Orthopäde 1/97, S 14–24, Springer, Berlin Heidelberg New York
Greenman PE (1979) Manuelle Therapie am Brustkorb. Man Med 17/2: 17–23
Greenman PE (1990) Klinische Aspekte der Funktion der Iliosacralgelenke beim Gehen. Manuelle Medizin 5: 83
Groeneveld HB (1976) Metrische Erfassung und Definition von Rückenform und Haltung des Menschen. Hippokrates, Stuttgart (Die Wirbelsäule in Forschung und Praxis)
Gutmann G (1965 a) Das schmerzhaft gehemmte und das schmerzhaft gelockerte Kreuz. Asklepios 6/9: 305–311

Gutmann G (1965 b) Zur Frage der konstruktionsgerechten Beanspruchung von Lendenwirbelsäule und Becken beim Menschen. Asklepios 6/9: 1–7

Gutmann G (1969) Röntgendiagnostik der Occipitocervicalgegend unter chirotherapeutischen Gesichtspunkten. Roentgen-Bl 22/6: 267–287

Gutmann G (1975) Röntgendiagnostik der Wirbelsäule unter funktionellen Gesichtspunkten. Ergebnisse und Impulse für Klinik und Praxis. Manuelle Med 13/1: 1–13

Gutmann G (1981/1984) Die Halswirbelsäule. Teil 1: Die funktionsanalytische Röntgendiagnostik der Halswirbelsäule und der Kopfgelenke (1981). Teil 2: Allgemeine funktionelle Pathologie und klinische Syndrome (1984). In: Funktionelle Pathologie und Klinik der Wirbelsäule, Bd I. Fischer, Stuttgart New York

Gutmann G, Véle F (1978) Das aufrechte Stehen. In: Minister für Wissenschaft und Forschung (Hrsg) Forschungsberichte des Landes Nordrhein-Westfalen. Westdeutscher Verlag, Opladen, S 1–19

Hackenbroch M (1971) Funktionelle Pathologie und Klinik der Wirbelsäule. Hippokrates, Stuttgart (Die Wirbelsäule in Forschung und Praxis)

Hadorn W (1966) Vom Symptom zur Diagnose, 5. Aufl. Karger, Basel New York

Hagemann O (2007) Laborlexikon. ISSN 1860-966X. http://www.laborlexikon.de. Gesehen am 31.5.2007

Hahn K, Heine J (1994) Nuklearmedizinische Verfahren in der Diagnostik an Haltungs- und Bewegungsorganen. Dtsch Ärztebl 93/3 und 94/9

Haid-Fischer F, Haid H (1965) Venen Fibel. Thieme, Stuttgart

Hamesschläger G, Neumüller H, Reschauer R (1990) Bildbende Verfahren in der Diagnostik von degenerativen Schultergelenkerkrankungen – Vergleich von konventionellem Röntgen, Sonographie, Arthrographie und Computertomographie. Orthop Praxis 90/8 (M & L-Verlag, Uelzen)

Hansen K, Schliack H (1962) Segmentale Innervation, ihre Bedeutung für Klinik und Praxis. Thieme, Stuttgart

Hansen TH (1968) Praktische ärztliche Untersuchungs- und Behandlungstechnik, 2. Aufl. Thieme, Stuttgart

Hartman L (1998) Lehrbuch der Osteopathie. Pflaum, München

Hebgen E (2005) Viszeralosteopathie – Grundlagen und Techniken, 2. Aufl. Hippokrates, Stuttgart

Helsmoortel J, Hirth T, Wührl P (2002) Autonomie der Viszera und ihre Konsequenzen für die osteopathische Praxis. Osteopathische Medizin 1: 4

Helsmoortel J, Hirth T, Wührl P (2002) Lehrbuch der Viszeralen Osteopathie. Peritoneale Organe. Thieme, Stuttgart

Heymann W von (2006) Was passiert wirklich bei der CSO-Palpation? Manuelle Medizin 3: 177-183

Hinkelthein E, Zalpour C (2006) Diagnose- und Therapiekonzepte in der Osteopathie. Springer, Berlin Heidelberg New York

Hoepke H, Kantner M (1971) Das Muskelspiel des Menschen, 6. Aufl. Fischer, Stuttgart

Hohmann D (1968) Die degenerativen Veränderungen der Costotransversalgelenke. Z Orthop 105

Hoppenfeld S (1976) Physical examination of the spine and extremities, 3rd edn. Appleton-Century-Crofts, New York

Hoppenfeld S (1980) Orthopädische Neurologie. Enke, Stuttgart (Bücherei des Orthopäden, Bd 24)

Hüllemann KD, Rieder H, Rompe G (1976) Leistungsmedizin Sportmedizin. Thieme, Stuttgart

Hürlimann AF (1972) Arterielle Durchblutungsstörungen in der Praxis. Huber, Bern Stuttgart Wien

Idelberger K (1978) Lehrbuch der Orthopädie, 3. Aufl. Springer, Berlin Heidelberg New York

Jäger M, Wirth CJ (1978) Kapselbandläsionen: Biomechanik, Diagnostik und Therapie. Thieme, Stuttgart

Jakob M (2000) Normalwerte pocket. Das Vademecum – kurz und findig, 3. Aufl. Börm Bruckmeier, Grünwald

Janda V (1979 a) Die muskulären Hauptsyndrome bei vertebragenen Beschwerden. In: Neumann KH (Hrsg) Theoretische Fortschritte und praktische Erfahrungen der Manuellen Medizin (6. Internationaler Kongreß der FIMM). Konkordia, Bühl, S 61–65

Janda V (1979 b) Muskelfunktionsdiagnostik. ACCO, Leuven

Janzen R (1966) Schmerzanalyse als Wegweiser zur Diagnose. Thieme, Stuttgart

Jerosch J, Marquardt M (1995) Sonographie des Bewegungsapparates. Biermann, Zürich

Jerosch J, Wessinghage T, Hilger HP (1990) Diagnostische Sicherheit bei Verletzungen des Kniegelenks. Kernspintomographie in Konkurrenz zur Arthroskopie. Orthopädie Traumatologie

Jerusalem F (1979) Muskelerkrankungen – Klinik – Therapie – Pathologie. Thieme, Stuttgart

Josenhans G, Fassl H, Otte P, Stellbring G, Tillmann K (Hrsg) Funktionsprüfungen und Befunddokumentation des Bewegungsapparates. Thieme, Stuttgart

Kaganas G, Müller W, Wagenhäuser F (1971) Der Weichteilrheumatismus. Karger, Basel München Paris London New York Sydney (Fortbildungskurse für Rheumatologie, 1970, No 1)

Kaganas G, Müller W, Wagenhäuser F (1976) Untersuchungsmethoden in der Rheumatologie. Karger, Basel München Paris London New York Sydney (Fortbildungskurse für Rheumatologie, No 4)

Kaganas G, Müller W, Wagenhäuser F (1978) Behandlungsprinzipien in der Rheumatologie. Karger, Basel München Paris London New York Sydney (Fortbildungskurse für Rheumatologie, No 5)

Kahle W, Leonhardt H, Platzer W (1975) Bewegungstherapie, Bd 1. Thieme, Stuttgart

Kaltenborn F (1982) Manuelle Therapie der Extremitätengelenke, 6. Aufl. Norlis, Oslo

Kaltenborn F, Hinsen W, Frisch H, Evjenth O (1975) Test segmenti mobilis: Columnae vertebralis (course I). International Seminar of Orthopaedic Medicine/Manual Therapy. San Augustin, Gran Canaria

Kaltenborn F, Hinsen W, Frisch H, Evjenth O (1975) Mobilisation I, segmenti mobilis columnae vertebralis (course II). International Seminar of Orthopaedic Medicine/Manual Therapy. San Augustin, Gran Canaria

Kaltenborn FM (1992) Wirbelsäule, Manuelle Untersuchung und Mobilisation. Olaf Norlis Bokhandel, Oslo

Kapandji IA (1970) The physiology of the joints, vol 1, 2. Churchill Livingstone, Edinburgh London New York

Kapandji IA (1974) The physiology of the joints, vol 3. Churchill Livingstone, Edinburgh London New York

Kappert A (1969) Angiologische Bildkartei. Boehringer, Ingelheim

Kappert A (1981) Diagnose arterieller, venöser und lymphatischer Erkrankungen. Huber, Bern Stuttgart Wien

Kendall FD, Kendall HD (1961) Muscles testing and function. Williams & Wilkins, Baltimore

Kienle GS., Karutz M, Matthes H et al. (2003) Evidenzbasierte Medizin. Konkurs der ärztlichen Urteilskraft? Dt Ärztebl 100: 33 und 46

Kimberly PE (1979) Bewegung – Bewegungseinschränkung und Anschlag. In: Neumann HD, Wolff HD (Hrsg) Theoretische Fortschritte und praktische Erfahrungen der Manuellen Medizin (6. Internationaler Kongreß der FIMM). Konkordia, Bühl, S 39–45

Klapp B (1978) Das Klappsche Kriechverfahren, 10. Aufl. Thieme, Stuttgart

Kluken N (1976) Klinik und Diagnostik der chronischen arteriellen Verschlüsse. Therapiewoche 26: 5026–5044

Kluken N (1976) Probleme der phlebologischen Diagnostik. Therapiewoche 26/15: 2314

Kneer W (2000) Der Stellenwert osteodensitometrischer Untersuchungen mit Dexa- und Ultraschall. Orthopädische Nachrichten 2/2000, Biermann-Verlag

Kopp S, Sebald WG (1989) Funktionsstörungen und Schmerzphänomene des Craniomandibulären Systems (CMS), Teil 1: Grundlagen und Orientierende Untersuchung. Eigenverlag, Kiel

Kopp S, Sebald WG, Plato G (2000) Erkennen und Bewerten von Dysfunktionen und Schmerzphänomenen im Kraniomandibulären System. Manuelle Medizin 38, S 329–334. Springer, Berlin Heidelberg New York

Kopp S, Sebald WG, Plato G (2000) Kraniomandibuläre Dysfunktion. Eine Standortbestimmung. Manuelle Medizin 38, S 335–341

Krämer KL (1999) Dokumentation und Qualitätsmanagement. Ein Gebot der Zeit. Der Orthopäde 3: 189–200

Krejci V, Koch P (1976) Muskelverletzungen und Tendopathien der Sportler. Thieme, Stuttgart

Krieg E (1963) Behandlung der sogenannten Beinleiden in der Praxis. Schattauer, Stuttgart

Kriessmann A, Dorndorf W, Reuther R (1980) Diagnostik peripherer und zerebraler Durchblutungsstörungen, 2. Aufl. Liphra, Essen

Krzywanek HJ (1975) Die Diagnostik der venösen Thrombose. Therapiewoche 13: 1573–1582

Kunczik T, Ringe JD (1994) Osteoporose. Eine Herausforderung für die Zukunft. Dtsch Ärztebl 91/16: A 1126–1129

Kunz R, Ollenschläger G, Raspe H et al. (2000) Lehrbuch Evidenzbasierte Medizin in Klinik und Praxis. Deutscher Ärzteverlag Köln

Kutter D (1976) Schnelltests in der klinischen Diagnostik. Urban & Schwarzenberg, München Berlin Wien

Lampe W (1969) Die chirurgische Anatomie der Hand. Pharmazeutika Ciba, Wehr

Lanz T, Wachsmuth W (1959) Praktische Anatomie, 2. Aufl: Bd 1/13, Arm. Springer, Berlin Göttingen Heidelberg

Lanz T, Wachsmuth W (1972) Praktische Anatomie, 2. Aufl: Bd 1/4, Bein und Statik. Springer, Berlin Heidelberg New York

Lehner K (1990) Bildgebende Verfahren bei Traumen des Sprunggelenks. Prakt Sport Traumatol Sportmed 90/4 (Zuckschwerdt, München)

Leonhard H (1986) Grundlagen der Elektroakupunktur nach Voll. Med-Lit Verlagsgesellschaft, Ülzen

Lewit K (1987) Manuelle Medizin im Rahmen der medizinischen Rehabilitation, 5. Aufl. Urban & Schwarzenberg, München Wien Baltimore

Liem T (1998, 2005) Kraniosakrale Osteopathie. Urban & Fischer, München

Lodenkämper H (1979) Physikalische Medizin und Rehabilitation. Phys Med Reha 7/9

MacConaill MA (1969) Muscles and movements. Williams & Wilkins, Baltimore

Maigne R (1970) Wirbelsäulenbedingte Schmerzen und ihre Behandlung durch Manipulationen. Hippokrates, Stuttgart (Die Wirbelsäule in Forschung und Praxis)

Maigne R (1979) Pseudoviscerale Beschwerden lumbodorsaler Ursache. In: Neumann HD, Wolff HD (Hrsg) Theoretische Fortschritte und praktische Erfahrungen der Manuellen Medizin (6. Internationaler Kongreß der FIMM). Konkordia, Bühl, S 138–148

Marx G (2000) Über die Zusammenarbeit mit der Kieferorthopädie und Zahnheilkunde in der Manuellen Medizin. Manuelle Medizin 38: 342–345

Mathies H (1969) Die Wirbelsäule. In: Vorträge der 2. Fortbildungstagung über aktuelle Rheumaprobleme am 13. und 14. Dezember 1969. Werkverlag Dr. E. Banaschewski, München-Gräfelfing

Meinecke FW (1979) Diagnostik der Wirbelsäulenerkrankungen. Hippokrates, Stuttgart (Die Wirbelsäule in Forschung und Praxis)

Mense S (1997) Entwicklungen im Verständnis von Triggerpunkten. Manuelle Medizin 6

Mitchell FL, Moran PS, Pruzzo NA (1979) An evaluation and treatment manual of osteopathic muscle energy procedures. Mitchell, Moran & Pruzzo, Valley Park

Morscher E (1979) Funktionelle Diagnostik in der Orthopädie. Enke, Stuttgart

Mörl H (1976) Der akute Venenverschluß. Dtsch Aerztebl 16: 1095–1099

Mörl H (1979) Arterielle Verschlußkrankheit der Beine. Springer, Berlin Heidelberg New York (Kliniktaschenbücher)

Muhr G, Wagner M (1981) Kapsel-Band-Verletzungen des Kniegelenks. Springer, Berlin Heidelberg New York (Kliniktaschenbücher)

Mumenthaler M (1969) Neurologie für Ärzte und Studenten, 2. verb. Aufl. Thieme, Stuttgart

Mumenthaler M, Schliack H (1973) Läsionen peripherer Nerven, 2. stark erw. Aufl. Thieme, Stuttgart

Neumann H-D (1995) Manuelle Medizin. Eine Einführung in Theorie, Diagnostik und Therapie. Springer, Berlin Heidelberg New York

Niethard UF (1981) Die Form-Funktionsproblematik des lumbosacralen Überganges. Hippokrates, Stuttgart (Die Wirbelsäule in Forschung und Praxis)

Nogier PFM (1969) Lehrbuch der Auriculotherapie. Maisonneuve, Paris

Paumgartner G, Steinbeck G (2003) Therapie innerer Krankheiten, 10. Aufl. Springer, Berlin Heidelberg New York, S 1679–1682

Peper W (1977) Technik der manuellen Fußbehandlung. Haug, Heidelberg

Perger F (1977) Herdlehre und Regulationspathologie. Österr Z Stomatol 3

Perger F (1986) Immunstimulation über das Grundgewebe mit körpereigenen Stoffen. Veröffentlicht Erfahrungsheilkunde 3

Pescioli A, Kool J (1997) Die Zuverlässigkeit klinischer Iliosakralgelenktests – Eine Literaturstudie. Manuelle Therapie 1: 3–10

Peters A (1978) Bewegungsanalysen und Bewegungstherapie im Säuglings- und Kleinkindalter. Fischer, Stuttgart New York

Pischinger A (1989) Das System der Grundregulation. Haug, Heidelberg

Pischinger A (1979) Theoretische Grundlagen der Herderkrankung. Ärztliche Praxis

Prochno T (1997) Tinnitus aus Sicht der Zahnmedizin. Dtsch Ärztebl 94/7: A 377–379

Polläne W, Pfeiffer M, Minne HW (1999) Knochendensitometrie in Orthopädie und Rheuma 6

Putz R (1981) Funktionelle Anatomie der Wirbelgelenke. Thieme, Stuttgart New York (Normale und Pathologische Anatomie, Bd 43)

Rabbata S (2003) Qualitätssicherung. Vorhandene Instrumente nutzen. Ärzte kritisieren geplantes Zentrum für Qualität in der Medizin. Dt Ärztebl 100: 9

Rabl CRH (1975) Orthopädie des Fußes, 5. umgearb. Aufl. Enke, Stuttgart

Rang NG, Höppner S (2001) CSO CranioSakralOsteopathie Hippokrates, Stuttgart

Rathke FW, Knupfer H (1966) Das spastisch gelähmte Kind. Thieme, Stuttgart

Rathke FW, Knupfer H (1969) So helfe ich dem spastisch gelähmten Kind im Alltag. Thieme, Stuttgart

Reiners C (1991) Nichtinvasive quantitative Knochendichtebestimmung. In: Ringe JD (Hrsg) Osteoporose. De Gruyter, Berlin

Riesz E (1973) Die Untersuchung der Bewegungsorgane. Urban & Schwarzenberg, München Berlin Wien

Ringe JD, Pingel U (1997) Biochemische Marker in der Osteoporose-Diagnostik. Geriatrie-Praxis 1–2

Ringe JD, Novak W (1999) Osteoporose, Therapie in der Praxis. Deutsche Gesundheitsliga e. V.

Rizzi MA (1979) Die menschliche Haltung und die Wirbelsäule. Hippokrates, Stuttgart (Die Wirbelsäule in Forschung und Praxis, Bd 85)

Rohen W (1971) Funktionelle Anatomie des Nervensystems. Schattauer, Stuttgart New York

Rühlmann U (1977) Basisdiagnostik arterieller Durchblutungsstörungen in der Praxis. Rheinisches Aerztebl 13: 635–642

Sachse J (1991) Manuelle Untersuchung und Mobilisationsbehandlung der Extremitätengelenke, 5. überarb. Aufl. Verlag Gesundheit GmbH

Sachse J, Schildt K (1989) Manuelle Untersuchung und Mobilisationsbehandlung der Wirbelsäule. VEB Verlag Volk und Gesundheit, Berlin

Sachse J, Schildt-Rudloff K (1992) Manuelle Untersuchung und Mobilisationsbehandlung der Wirbelsäule, Methodischer Leitfaden. Ullstein Mosby

Schadé JP (1969) Die Funktion des Nervensystems. Fischer, Stuttgart

Schadé JP (1970) Einführung in die Neurologie. Fischer, Stuttgart

Schepokat KD (2003) Fehler in der Medizin. Anfälligkeit komplexer Systeme. Dt Ärztebl 100: 15

Schepokat KD (2005) Leitlinien – Steter Prozess der Aktualisierung. Dt Ärztebl 102: 7

Schild HH, Heller M (Hrsg) (1992) Osteoporose. Thieme, Stuttgart

Schimmel H (1987) Bewährte Therapierichtlinien bei chronischen Erkrankungen. Pascoe, Gießen Bd 1–4

Schlegel KF (1977) Lumbalgie und Ischialgie. Hippokrates, Stuttgart (Die Wirbelsäule in Forschung und Praxis, Bd 71)

Schlegel KF, Bergk KH, Buck F, Chicote-Campos F (1978) Orthopädie. Enke, Stuttgart (Enke-Reihe zur Approbationsordnung der Ärzte)

Schmidt HJA (1985) Iliosacrale Diagnose und Behandlung. Manuelle Medizin 5: 101–108

Schmidt RF, Dudel J, Jänig W, Schmidt RF, Zimmermann M (1971) Neurophysiologie. Springer, Berlin Heidelberg New York (Heidelberger Taschenbücher, Bd 96)

Schmidt-Voigt J (1977) Herz- und Kreislauftests für die Praxis. Heggen, Leverkusen

Schneider H (1959) Die Abnützungserkrankungen der Sehnen und ihre Therapie. Thieme, Stuttgart

Schneider T, Hofstetter J, Assneuer J, Jerosch J (1994) Die Wertigkeit der Kernspintomographie in der postoperativen Kontrolle der arthroskopisch behandelten Osteochondrosis dissecans. Orthop Praxis 94/4 (M & L-Verlag, Uelzen)

Schneider W, Dvořák J, Dvořák V, Tritschler T (1986) Manuelle Medizin Therapie. Thieme, Stuttgart New York

Schnelle HH (1964) Längen-, Umfangs- und Bewegungsmaße des menschlichen Körpers, 4. Aufl. Barth, Leipzig

Schobert H (1972) Die Leistungsprüfung der Bewegungsorgane. Urban & Schwarzenberg, München Berlin Wien

Schuck P, Müller H, Resch K-L (2001) Wirksamkeitsprüfung. Doppelblindstudien und komplexe Theorien. Dt Ärztebl 98: 30

Schupp W (2000) Schmerz und Kieferorthopädie. Eine interdisziplinäre Betrachtung kybernetischer Zusammenhänge. Manuelle Medizin 38/6: 322–328

Schwarz E (1979) Viszerale Organe und Wirbelsäule. In: Neumann HD, Wolff HD (Hrsg) Theoretische Fortschritte und praktische Erfahrungen. (Vortragsband 6. internationaler Kongreß FIMM). Konkordia, Bühl

Sennwald G (1987) Das Handgelenk, Springer, Berlin Heidelberg New York

de Sèze S, Djian A (1963) Röntgendiagnostik der Wirbelsäule. In: Diagnostik. Kunst und Lehre zu erkennen. Thieme, Stuttgart

Steinrücken H (1980) Chirotherapeutisch beeinflußbare Krankheitsbilder. Hippokrates, Stuttgart

Stevens A, Vyncke G (1988) Die Bewegungsfähigkeit des Sakrums in der Transversalebene. Die Iliosakralgoniometrie in Praxis und Labor. Manuelle Medizin 5: 85–88

Stiftung Warentest (2005) Krista Federspiel und Vera Herbst. Die andere Medizin, »Alternative« Heilmethoden für Sie bewertet, 5. Aufl.

Stoddard A (1961) Lehrbuch der osteopathischen Technik an Wirbelsäule und Becken. Hippokrates, Stuttgart (Die Wirbelsäule in Forschung und Praxis, Bd 19)

Stoddard A (1969) Manual of osteopathic practice. Hutchinson, London

Stöhr M (1994) Eine iatrogene Schädigung durch Kernspintomographie. Das UBO-Syndrom. Dtsch Ärztebl 46

Stratec Medizintechnik (o. J.) Bedienungsanleitung CT-Bonescanner XCT 900

Terrier JC (1958) Manipulationsmassage im Rahmen der physikalischen Therapie. Hippokrates, Stuttgart

Thoden U (1987) Neurogene Schmerzsyndrome. Hippokrates, Stuttgart

Thom H (1979) Diagnose und Therapie des Schmerzes. Medizinisch-Literarische Verlagsgesellschaft, Uelzen

Thomas L (1992) Labor und Diagnose, 4. Aufl. Medizinische Verlagsgesellschaft, S. 992

Thomsen J (1987) Odontogene Herde und Störfaktoren. Med-Lit Verlagsgesellschaft, Ülzen

Tilscher H (o. J.) Schmerzsyndrome der Wirbelsäule. Grundlagen, Diagnostik, Therapie. Hippokrates, Stuttgart (Wirbelsäule in Forschung und Praxis)

Tilscher H, Eder M (1986) Lehrbuch der Reflextherapie. Hippokrates, Stuttgart

Torklus D, Gehle W (1975) Die obere Halswirbelsäule, 2. neubearb. u. erw. Aufl. Thieme, Stuttgart

van Deursen LL, Patijn J et al. (1990/1992) Die Wertigkeit einiger klinischer Funktionstests des Iliosakralgelenks. Manuelle Medizin, Springer, Berlin Heidelberg New York

Vojta V (1974) Die cerebralen Bewegungsstörungen im Säuglingsalter. Enke, Stuttgart

Voll R (1987) Kopfherde, Diagnostik und Therapie mittels Elektroakupunktur und Medikamententestung. Med-Lit Verlagsgesellschaft, Ülzen

Voss H, Herrlinger R (1971) Taschenbuch der Anatomie I, 14. Aufl. Fischer, Stuttgart

Weineck J (1981) Sportanatomie. In: Beiträge zur Sportmedizin, 2. erw. u. völlig neu bearb. Aufl., Bd 9. Perimed, Erlangen, S 70–129

Wellner, U (1994) Qualitätskontrolle von Kernspintomographen. Überprüfung von Geräteparametern. Dtsch Ärztebl 49

White III, Augustus A, Panjabi M (1978) Clinical biomechanics of the spine. Lippincott, Philadelphia Toronto

Wolff HD (1978) Neurophysiologische Aspekte der Manuellen Medizin (Chirotherapie). Verlag für Medizin, Heidelberg (Schriftenreihe Manuelle Medizin, Bd 3)

Wolff HD (1978) Manuelle Medizin und ihre wissenschaftlichen Grundlagen. In: Wolff HD (Hrsg) 2. Kongreß der Internationalen Gesellschaft für Manuelle Medizin in Salzburg. Verlag für Medizin, Heidelberg, S 56–60, 75–84, 109–166

Wolff HD (1996) Neurophysiologische Aspekte des Bewegungssystems. Eine Einführung in die neurophysiologische Theorie der manuellen Medizin. Springer, Berlin Heidelberg New York

Zuckschwerdt L, Emminger E, Biedermann F, Zettel H (1955) Wirbelgelenk und Bandscheibe. Hippokrates, Stuttgart

Sachverzeichnis

A

Abbildungssymbole, Untersuchungstechniken 74
Abkürzungen 74
Achillessehne (*siehe* Fußuntersuchung) 255, 256
Achillessehnenreflex 470–472
Achselvenenstau, akuter (*siehe* venöse Erkrankungen) 554
Adson-Probe 504
Affenhand (*siehe* Hand- und Fingergelenke) 427
Afferenz (*siehe* Nozizeption) 21, 39, 48, 55
- von Mechanorezeptoren 55
- von Muskelspindeln 55
- nozizeptive 39, 48
- propriozeptive 55
Agonisten (Hauptmuskeln; *siehe* Muskelgruppen) 39
Akromioklavikulargelenk (*siehe* Schulteruntersuchung)
- Beweglichkeit 296, 305, 308
- Deformierung 368
- Palpation 390
- bei Schulteruntersuchung 308, 368, 390, 395, 397
- bei Thoraxuntersuchung 296, 305
- translatorische Gelenktests 399
Akromion (*siehe* Schultergelenkuntersuchung) 376
Aktualitätsdiagnose (*Gutmann*) 8
Akupunktur 663
- Akupunkturmeridiane 663
- Hautwiderstand des Akupunkturpunktes 663
Alarmsystem: Schmerz (*siehe dort*) 21
Algesie (*siehe* Schmerz) 479, 480
Alltagsbewegungen, Inspektion 9, 87–90
- Gang (*siehe dort*) 88–90
- sonstige Alltagsbewegungen 90
Analreflex 470, 472
Anämien 647
Anamnese 67–72
- Allgemeinzustand 71

- Befunde in der Anamnese 68–71
- bisheriger Verlauf 68, 71
- Eigenanamnese 8, 67
- Fallanamnese 8, 67
- Familienanamnese 68
- gesundheitliche Entwicklung 68
- jetzige Beschwerden 67
- Lebensalter 70
- programmierte 4, 8, 67–72
- Schmerzcharakter (*siehe* Schmerz) 70
- Schmerzlokalisation (*siehe* Schmerz) 68, 69
- Schmerzzeiten (*siehe* Schmerz) 69, 70
- soziale Anamnese 68
- Strukturanalyse, anamnestische, durch Schmerzanalyse (*siehe* Schmerz) 23–27
Anconaeus (*siehe* Ellenbogenmuskulatur) 412, 422
Anfälle, *Jackson*- 49

angiologische Untersuchungen
(*siehe* Gefäßerkrankungen)

- Arme
- - Funktionsproben 563–565
- - - *Allen*-Test 563, 564
- - - Faustschlussprobe 563–565
- - - Kältetoleranztest (Arterientest) 564, 565
- - - *Löwenberg*-Venentest 564
- - arterielle Erkrankungen 553
- - - *Fontaine*-Stadieneinteilung der arteriellen Gefäßverschlüsse 553
- **Beine**
- - Funktionsproben 561–565
- - - Gehprobe nach *Hürlimann* 561
- - - Lagerungsprobe nach *Ratschow* 561, 562
- - - *Löwenberg*-Venentest 563
- - - *Perthes*-Test 562, 563
- - - *Trendelenburg*-Test 562
- - klinische Differenzialdiagnose 565
- - - arterieller Gefäßverschluss 565
- - - Phlebothrombose 565
- - *Payer*-Venendruckpunkt (*siehe* Fußuntersuchung) 258

- Gefäß- oder Organerkrankungen aus anderen Ursachen 554–556
- - familiäre Belastung mit Gefäßkrankheiten 556
- - Funktionsstörungen 556
- - Gefäßschmerz (*siehe* Schmerz) 25, 26, 554–556
- **Gefäßschmerz** (*siehe* Schmerz)
- - Auslösung, Besserung oder Verschlimmerung 555
- - Begleitphänomene 556
- - Belastungsschmerz 555
- - Dauerschmerz 555
- - Fersenschmerz 555
- - Fuß- und Zehenschmerzen 555
- - Gesäß- und Oberschenkelschmerzen 554
- - Hand- und Fingerschmerzen 555
- - Kreuzschmerzen 554
- - Oberarmschmerzen 555
- - Schmerzcharakter 555
- - Schmerzpunkte bei Venenerkrankungen 559, 560
- - Schultergürtelschmerzen 555
- - Unterarmschmerzen 555
- - Wadenschmerzen 554, 555
- **Inspektion**, Veränderungen 556, 557
- - des Bein- bzw. Armumfangs 557
- - der Hautfarbe 556, 557
- - der Hautgefäße 557
- - der Hautstruktur 557
- **Palpation** 11, 14, 557–559
- - Druckschmerzpunkte 559, 560
- - Gewebeturgor 558
- - Hauttemperatur 558
- - Palpationsstellen 558, 559
- - Pulspalpation 558
- - Venenpalpation 558–560
- **Untersuchungsgang** 554–556
- - Anamnese 554–556
- - - familiäre Belastung mit Gefäßkrankheiten 556
- - - Funktionsstörungen 556
- - - Gefäß- oder Organerkrankungen 556
- - - Schmerz/Gefäßschmerz (*siehe oben*)

- – Befunderhebung 556–565
- – – Auskultation 559–561
- – – Funktionsproben, Beine (siehe oben)
- – – Inspektion (siehe oben Inspektion)
- – – Palpation (siehe oben Palpation)
- venöse Erkrankungen (siehe dort) 553, 554
- – chronisch venöse Insuffizienz 553
- – entzündliche 553
- – nichtentzündliche 553
- – Sonderformen 554
- **Zusatzuntersuchungen, apparative** 565, 566
- – Ergometrie 566
- – Hautthermometrie 567
- – Lichtsphygmografie 566
- – Muskelgewebsclearance 567
- – Oszillografie 566
- – Rheografie 566
- – Röntgenuntersuchung 567
- – – Angiografie 567
- – – Phlebografie 567
- – Thermografie 567
- – Ultraschall-Doppler-Verfahren 566
- – Venenverschlussplethysmografie 567

Anisokorie (siehe Augenerkrankungen) 352, 543
Ankylosen 579, 617, 621
- Iliosakralgelenk (ISG) 621
- röntgenologische Differenzialdiagnose 621

Anosmie (aufgehobene Geruchswahrnehmungen) 545
Antigene 656, 657
- Antigen-Antikörper-Komplexe 656
- Histokompatibilitätsantigen (siehe dort) 656, 657
- Scleroderma-Antigen 656
Antikörper 653–656
- Antigen-Antikörper-Komplexe 656
- gegen Bakterien 653, 654
- – Staphylokokkeninfektionen (siehe dort) 653, 654
- – Streptokokkeninfektionen (siehe dort) 653
antinukleäre Antikörper 654–656
- ANA-Titer 655
- Antikörper gegen
- – Doppelstrang-DNS 654, 655
- – Einzelstrang-DNS 655
- – Histone 655
- – Jo 1 656
- – La 656
- – Proteinkomponenten der uridinreichen RNP-Komplexe 655

- – Ro 656
- – Scleroderma-Antigen 656
- – Sm 655
- – Zentromerprotein B 656
- Immunfluoreszenzmuster 654
Anti-Staphylolysin-Antikörper (ASTA) 653, 654
Anti-Streptokokken-Desoxyribonuklease(ADNAse-B)-Reaktion 653
Anti-Streptokokken-Hyaluronidase-Reaktion 653
Anti-Streptolysin-O-Reaktion (ASL) 653
Apley-Test (Differenzierung Meniskusläsion/Bandapparat) 145, 223, 228
Apophysitis calcanei (*Haglund*-Ferse) 257
Arcus dorsalis atlantis, Röntgenuntersuchung 593
Arterien
- A. dorsalis pedis, Palpation 254, 255
- A. radialis 437
- A. ulnaris 437
- A. vertebralis (siehe Vertebralistests) 331, 341, 342, 527, 529–531
- Beckenarterienverschluss 491
- Brachialarterie, Ellenbeuge 415
- Gefäßverschluss, arterieller 565
- Kältetoleranztest (Arterientest) 564, 565
Arthrokinematik (translatorische Gelenktests; siehe Gelenke) 29–35
Arthrolyse (Gelenkspülung) 660
Arthron (Gesamtgelenk) 3
- Analyse der Erkrankung 8
- Diagnose 3
- strukturspezifische Befunde 27–48
Arthrosen, Arthropathien, Arthritiden (Röntgenstandardsymptome) 612–623
- Arthrosezeichen 612, 614, 615
- – zeitliche Reihenfolge 614
- degenerative Prozesse 612, 614–617
- Differenzialdiagnose, röntgenologische 620–623
- entzündliche Prozesse 616–623
- – Arthritiszeichen 616–620
- – Spondylitiszeichen 619
- Gichtarthropathie 614, 615, 648
- Glasknochen 618
- Hämophilie 615, 616
- Harnsäureuntersuchung (siehe dort) 648
- Koxarthrose 109
- Ochronose 615
- Osteochondrosezeichen
- – HWS 617
- – LWS 614
- Osteoporose (siehe dort) 618, 634
- physiologische Altersatrophie 635

- Symphyse, arthrotische Veränderungen 580
- symptomatische Prozesse, Arthropathien 614–616
- Szintigrafie 627
- – Polyarthritis 627
- – Pseudarthrosenbildung 627
Arthroskopie 660
- Gelenkspülung (Arthrolyse) 660
Ästhesie (Wahrnehmung von Berührungsreizen) 22, 479–481
- Graphästhesie 481
- Hyperästhesie 479
- Merodysästhesien 22
- Parästhesie 479
- Thermästhesie (siehe Temperatur) 479
Ataxie (siehe Koordination) 527–531
- Kleinhirnataxie 527
- Koordinationstests 527–531
- – A.-vertebralis-Tests 529–531
- – Blindgang 528, 529
- – Blindstand nach *Romberg* 528
- – *Barany*-Zeigeversuch 529
- – *De-Kleyn*-Hängeprobe (liegend) 530
- – Diadochokinesen 528
- – *Hautant*-Probe 529
- – – im Sitzen 530
- – Kompass- oder Sterngang 529
- – Reboundphänomen 529
- – *Unterberger*-Tretversuch 529
- – – stehend 531
- – Untersuchung auf Seitabweichung bei Bewegung 527, 529
- – Zeigeversuch 527
- Tiefensensibilitätsataxie 527
Athetosen 50, 51
Atlas (Segment C1), Beweglichkeitsprüfung 313, 314, 316–320, 342, 345–347, 542, 591, 592
- Atlastherapie nach *Arlen* 542
- Palpation, Atlas und Atlasbogen 342, 345
- Röntgenuntersuchung, HWS (siehe dort) 591, 592
- Rotation 592
- Segment C0/C1: Dorsal- und Ventralgleiten 345
- Segment C1/C2: Atlastraktion 346
- Stellungsdiagnostik 316, 317
Atlastherapie nach *Arlen* 542
Atmung 278–280, 292, 305
- Atembewegungen 278–280, 305
- Atembreite, Messung 278
- Atemphasen 278
- Atemtyp 278
- behinderte In- und Exspiration durch Rippen- und Wirbelblockierung 279

Sachverzeichnis

- Exspiration *(siehe dort)* 278, 279, 289
- Inspiration *(siehe dort)* 278, 279, 289
- Thoraxwandschmerzen ohne Atembehinderung 280
- Tiefatmung 292, 305
- Zwerchfellatmung 278

Augenuntersuchung 351, 352, 542–544
- Anisokorie 352, 543
- Augapfel, Prüfung der Beweglichkeit 544
- Bulbusstellung, asymmetrische (Schielen) 352
- Gesichtsfeldausfall/-prüfung *(siehe dort)* 543
- *Horner*-Syndrom 54, 352, 543
- Kornealreflex (I. Trigeminusast) 353
- Miosis 352, 543
- Muskeln
- – Bulbusstand 352
- – Doppelbilder 353
- – Ptosis 352
- Mydriasis 352, 543
- Nerven/Hirnnerven *(siehe* Nerven) 542–544
- Nystagmus *(siehe dort)* 342, 530, 544
- okulopupilläres Reizsyndrom (Reiz-*Horner*) 352, 543
- Pupillenform und -weite (Medikamente) 351
- Pupillenstarre 544

Ausdauer/Kraftausdauer 46, 75
Auskultation, Gefäßerkrankungen *(siehe* angiologische Untersuchungen) 559–561
Axillarhängeversuch *(siehe Vojta*-Reflexe) 534
Axis (Segment C2), Beweglichkeitsprüfung 320–323, 342, 346–349
- Segmente C1/C2
- – Atlasschub auf dem Axiswirbel (Hypermobilitätstest) 346–349
- – Atlastraktion 346
- Segmente C2/C3, Konvergenz-Divergenz-Test 349

B

Baastrup-Erkrankung (»kissing spines«) 105
Babinski-Reflex 477, 478
Baker-Zyste, Knie 210
Ballenhohlfuß *(siehe* Fuß- und Zehengelenke) 244
Band/Bänder (Ligamentum)
- Bänderverletzung 610, 611
- Fuß- und Zehengelenke *(siehe dort)* 252

- Hüfte, Bänderbeweglichkeit 183, 184
- HWS, Bänderschwäche (Hypermobilität) 346, 349
- Kapsel-Band-Apparat 55, 56, 228, 233, 236–238
- Lig. anulare radii 412
- Lig. calcaneofibulare 252
- Lig. collaterale radiale et ulnare 413, 432, 435
- Lig. deltoideum 249
- Lig. iliolumbale 149, 184
- Lig. patellae 208
- Lig. pisohamatum 435
- Lig. pisometacarpeum 435
- Lig. sacrospinale 184, 202
- Lig. sacrotuberale 184
- Lig. talofibulare 252
- Lig. tibionaviculare 249
- Lig. transversum carpi 432, 435, 437
- Lig. transversum metatarseum profundum 269
- Ligg. sacroiliaca interossea 184
- Meniskus- und Bändertests *(siehe dort; siehe* Knie)
- – pathologische Befunde bei Bänderverletzungen 239
- Processus styloideus radii, Processus styloideus ulnae 432–434
- röntgenologische Differenzialdiagnose 622, 623
- – Verkalkungen von Sehnen und Bandansätzen 622, 623
- – Verknöcherungen ganzer Bänder 623
- Sakroiliakalbändertest nach *Mennell* 175, 176
- Tabatieresehnen (»snuff box«) 432–434, 437

Bandagen 100

Bandscheiben (Diskus; *siehe* Wirbelsäule) 37, 38, 118, 332

- Bandscheibentests/-gelenktests, translatorische 118
- Belastung 38
- Diskuskompression 38
- Diskustraktion 38
- NMR-Untersuchung 625, 626
- Prolaps 53, 119, 130, 194, 491
- – dorsomedianer 194
- – radikulärer Schmerz 130
- Protrusion 130, 314, 584
- – HWS-Bereich 314
- Röntgenuntersuchung *(siehe dort)* 581
- segmentweise Traktion *(siehe* HWS) 332
- Symptomatik der Diskushernien 53, 54

Barany-Zeigeversuch, Ataxie-Koordinationstest 529
Barré-Beinhalteversuch 526
Bauchdeckenveränderungen, Gesamtinspektion 97, 180, 473
- Bauchdeckenreflexe 473
- Bruchpforten und Leistenbandschwellungen 180
- Narben und Striae 180

Bauchmuskeln (Rectus abdominis) 199, 201, 278, 491, 492
- Innervation der schrägen Bauchmuskeln 492
- Widerstandstests 199, 201

Bauchorgane, syndrombezogene Organuntersuchung 662
Beau-Furchen *(siehe* Nagelveränderungen) 429
Bechterew-Erkrankung 657

Becken/Beckengelenke *(siehe* LBH-Region) 18, 106–119

- Beckenarterienverschluss 491
- Becken-Bein-Winkel 141
- Beckengürteltyp der Dystrophia musculorum progressiva 491
- Beckenringlockerung nach *Kamieth* 193
- Beckenrotation 108
- Beckenschiefstand 126
- Beckensenkung, LWS (»hip-drop«-Test) 112, 113, 116, 117
- Beckenstellung, Untersuchungen
- – in Bauchlage 141
- – Becken-Bein-Stellung 141
- – Fehlstellung 95, 96
- – in Rückenlage 180
- – im Sitzen 124–139
- – im Stehen 107–118
- – und Glutäalprofil 141
- Beckentorsion 97
- Beckenverwringung 108, 187
- Beinlängendifferenz 107–109, 141, 152
- Darmbeinstachel *(siehe dort)* 131, 149, 190
- *Gaenslen*-Test 114, 115
- Gang/Ganganalyse 89, 90
- Gelenkspieltestung (»joint-play«-Untersuchung) 109–112, 117
- – in beiden ISG 109
- – einseitige 110–112
- – bei Fixation eines Gelenkpartners 118
- – *Gilette*-Test 110, 114
- Haltungsstereotyp 125
- Hüfte/Hüftgelenke *(siehe dort)* 41
- Iliumfehlstellungen 108
- Inspektion 95, 96, 141, 180

- Irritationszonendiagnostik 61–63, 540, 541
- ISG (siehe Iliosakralgelenke) 18, 107–118
- Koxarthrose 109
- kyphosiertes und lordosiertes Becken 125
- Leistenkanal, Palpation 191, 193
- Muskulatur (siehe dort)
- Nerven im Lumbalbereich, periphere, Schnelldiagnostikschema 490–503
- Palpation 107–118, 146–152
- – Becken dorsal:LWS-Gelenke/ Weichteildiagnostik 146–152
- – Becken ventral 190–193
- – Palpationspunkte 146–152, 190, 191
- – In Ruhe/in Bewegung 107–109
- Patrick-Kubis-Hyperabduktionstest 117, 185, 186
- Patrick-Test 114
- Röntgenuntersuchung Beckenregion/LBH (siehe dort) 576–580
- Sakrumfehlstellungen 109
- »spine«-Test 110–112, 114
- Trendelenburg-Effekt 116

Beevor-Zeichen 473
Befunddokumentation 77–81
- Skelettschema 77, 81
- Standardsymbole 77

Beinachse 94, 95, 179, 210
O-Beine (siehe dort) 95, 209
X-Beine (siehe dort) 95, 208, 209
Beingelenke 95, 120
- Belastungstest 120, 121
- Konturveränderungen 95
Beinlänge/Längendifferenz 94, 96, 107–109, 141, 179, 187, 189
Beinumfangsdifferenzen (Konturveränderungen/Schwellungen) 180
Bennet-Fraktur (siehe Hand- und Fingergelenke) 432
Bettmann-Schulterkammsymptom (Hypertonus des Trapezius) 367
Bewegungsapparat
- Dokumentation von Befunden am Bewegungsapparat 77–81
- Krankheitsgruppen (siehe dort) 19
Bewegungsprüfung, aktive und passive (Osteokinematik) 9, 14, 15
- Befunddokumentation (siehe dort) 77–81
- Ellenbogengelenk, Ober- und Unterarm (siehe dort) 410, 411
- Fuß- und Zehengelenke (siehe dort) 246–248
- Gelenkuntersuchung (siehe dort) 27–29

- Hand- und Fingergelenke (siehe dort) 430, 431
- Hüftgelenke (siehe dort) 142–145, 166, 181–186
- HWS- und Kopfbewegungen 313–315, 339–342
- Kiefergelenke 355–359
- Kniegelenke (siehe dort) 145, 186, 187, 211–213
- LBH-Region (siehe dort)
- – in Bauchlage 142–145
- – in Rückenlage 181–186
- – im Sitzen 126–130
- – im Stehen 102–107
- Muskel-Sehnen-Apparat 14, 15
- Muskelwiderstandstests (siehe dort) 14, 75
- Nerven (siehe Neurologie) 50, 51
- Schultergelenke/Arme (siehe dort) 368–373
- Schultergürtel (siehe dort) 389
- Thorax (siehe dort)
- – in Seitenlage 299–303
- – im Sitzen 280
- Untersuchungsablauf 14
Bewegungsregulation (propriozeptive Eigenreflexe) 469
Biceps/Bizeps (siehe Muskulatur) 415, 472–474
bildgebende Verfahren 573–641
- Computertomografie (siehe CT) 624
- Indikationstabelle 640, 641
- Kernspintomografie (NMRT) 625, 626, 640
- Osteodensitometrie (siehe dort) 633–639
- Röntgenuntersuchung (siehe dort) 17, 43, 509, 567, 573–623, 640
- Sonografie (siehe dort) 628–633, 641
- Szintigrafie (siehe dort) 626–628, 640
Bindegewebe 12, 157
- diagnostischer Bindegewebsstrich 157
- Segmentdiagnostik 12
bioelektronische Funktionsdiagnostik (BFD) 663
biomechanische Überlegungen am ISG 113–118, 136, 151, 152
Biopsien und Probeexzisionen 27, 43, 659, 660
- entzündliche Prozesse 43
Bisssenkung (siehe Kiefergelenke) 356
Bizepssehnenreflex 472–474
Blickrichtungsnystagmus (siehe Nystagmus) 544
Blindgang/Blindstand nach Romberg 528, 529

Blockierung 35–37, 57, 58, 187, 595
- Gelenke (siehe dort) 35–39
- – Blockierungseffekt (Brügger), nozizeptiv somatischer 57, 58
- – Blockierungsschmerz der Gelenkkapsel 35–37
- – Entstehung 36
- – ISG-Blockierung 111, 187
- – Kiefergelenk 355
- – Kopfgelenkblockierung 313
- – – HWS 315
- – Kostotransversalgelenk 308
- – Modell der Gelenkblockierungen 36
- – Nozireaktion, spondylogene 58
- – Wirbelbogengelenke 314
Blut/Blutuntersuchungen (siehe Labor) 645–647
- Blutbild/Differenzialblutbild 646
- Blutkörperchensenkungsgeschwindigkeit (BKS/BSG) 645, 646
- Blutungs- und Gerinnungszeit 647
- Serum (siehe dort) 647–650
Böhler-Krömer-Test (siehe Meniskus und Bänder) 227, 231
Böhler-Test (siehe Meniskus und Bänder) 227, 229–231
Bonescanner 636
Bonnet-Zeichen 182
Brachioradialistendopathie (siehe Hand- und Fingergelenke) 432
Bragard-Test (siehe Meniskus und Bänder) 227
Bragard-Zeichen 182, 499
Brudzinski-Zeichen (meningeale Irritation) 182, 315
- meningeale Reizerscheinungen, Symphysendruck (Brudzinski II) 193
Brustbein, Deformierungen 277
- Kielbrust 277
- Trichterbrust (Schusterbrust) 277
Brustkorbformen 277
- Birnenthorax 277
- Fassthorax 277
- Glockenthorax 277
- phthisischer Thorax 277
- Platythorax 277
Bulbocavernosusreflex 470, 471
Bulbusstellung, asymmetrische (Schielen; siehe Augenerkrankungen) 352
»burning-feet«-Syndrom 488
Bursae intermetatarsophalangeae 269
Bursitiden 25, 208, 213, 371
- Bursa bicipitoradialis, Ellenbeuge 415
- Bursitis praepatellaris und suprapatellaris (siehe Knie) 208, 213

Sachverzeichnis

- Bursitis subacromialis, subcoracoidea, subscapularis (siehe Schultergelenke) 371

BWS (siehe Thorax) 18

- Beweglichkeitsprüfung, aktive und passive/Palpation 280
- – Segmentdiagnostik in Bauchlage 292–296
- – – Druckschmerzpalpation der Dornfortsatzspitzen (Schmerzrosette) 292
- – – Irritationspunkte, segmentale, nach Sell 294, 295
- – – Kostotransversalgelenke 294
- – – muskuläre und neurale Triggerpunkte 295
- – – Rippenbewegungen und Interkostalräume 295
- – Segmentdiagnostik in Rückenlage (siehe Rippenuntersuchung) 305–307
- – Segmentdiagnostik in Seitenlage 299–303
- – Segmentdiagnostik im Sitzen 283–286
- BWS-Skoliose (Rippenbuckel) 367, 588
- Dermatomschema 482, 483
- Gelenke, translatorische Gelenktests 137, 296
- Irritationszonendiagnostik 61–63, 292
- Kyphosierung, vermehrte und verminderte 125, 588
- motorische Läsionen, Testschemen der Lumbal-, Thorakal- und Zervikalsegmente 485
- Rippenblockierung (siehe dort) 281
- Rippenbuckel 367, 588
- Röntgendiagnostik, BWS (siehe dort) 588
- Thoraxuntersuchung (siehe dort)
- – in Bauchlage 291–299
- – in Seitenlage 299–303
- – im Sitzen 277–289

C

Canalis malleolaris (Tarsaltunnel) 486, 488
Capitatum, Bewegungstests (siehe Hand- und Fingergelenke) 442–445
Chaddock-Reflex 478
Chassaignac-Luxation 510
Checkliste, Gelenk- und Muskeluntersuchungen 75

chemische Belastungen, Regulationsstörungen 664
Chondropathia patellae (Patellasyndrom) 213
Chopart-Gelenklinie (vorderes Sprunggelenk) 246, 247
Chorea Huntington 50, 51
Chronaxie/Chronaximetrie 549
CMS (kraniomandibuläres System), Diagnostik 355–363
Coenen-Federungstest (siehe Kiss-Syndrom) 540
Collis-Tests (siehe Vojta-Reflexe) 532, 533, 538
Computertomografie (siehe CT) 624
Condylus lateralis und medialis, Kniegelenk 215–217
Costae fluctuantes (siehe Thorax) 280, 281, 306
Cremasterreflex 470, 471, 493
Crescendonystagmus (siehe Nystagmus) 530
Crista sacralis mediana, Palpation 149
C7-Syndrom 522
CT (Computertomografie) 624, 625
- Indikationen 624, 625, 640
- – allgemein 624
- – Bewegungsapparat 624, 625
- Indikationstabelle 640
- pQCT (periphere quantitative Computertomografie) 635, 636, 639
Cubitus valgus, Ellenbogengelenk 410
Cyriax 46, 371
- Kapselmuster (siehe Schultergelenke) 372
- »painful arc« (siehe Schultergelenke) 371
- Widerstandstests (siehe dort) 46

D

Darmbeinstachel, Palpation 131, 149, 190
Darmerkrankungen, latente, Regulationsstörungen 664
Daumenreflex 473, 474
Decrescendonystagmus (siehe Nystagmus) 530
Dehnungstest, Muskulatur 45
De-Kleyn-Hängeversuch, Vertebralistest (liegend) 341, 530
Derbolowsky-Test, Beinlängendifferenz (umgekehrter Dreiphasentest) 187, 188
Dermatomschema für die segmentale Diagnostik 482, 483
Diabetes mellitus, Stoffwechselplexusparesen 491

Diadochokinesen, Ataxie-Koordinationstest 528
Differenzialblutbild 646
Direktradiografie 608, 609
Diskus (siehe Bandscheiben) 37, 38, 118, 332
Drehmann-Zeichen 183
Dreiphasenhocke, Orientierung Beingelenke 120, 121
Dreiphasentest
- Differenzierung der LBH-Gelenke 142, 143, 187–189
- Sakrumstellung 189
- Veränderung des Knöchelstandes 187, 189
Dual energy X-ray Absorptiometry (DXA) 636
Duchenne-Erb-Lähmung (obere Plexuslähmung) 508, 509
Duchenne-Zeichen 497, 498
Dupuytren-Kontraktur (siehe Hand- und Fingergelenke) 439
Dysfunktion 28, 29, 45, 355, 356, 359
3D-Verfahren (siehe Sonografie) 631–633

E

Echoenzephalografie 550
EEG (Elektroenzephalografie) 550
Ehlers-Danlos-Syndrom 210
Eigenanamnese 8, 67
Eimerhenkelbewegung der Rippen 289, 307
Eisen, Serumuntersuchungen 648
Elektroenzephalografie(EEG) 550
Elektromyografie (EMG) 43, 548
Elektrophorese, Untersuchung im Serum 647, 648
Elektrountersuchungen bei neurologischen Störungen 17, 43, 548–550
- Untersuchungen bei Läsionen peripherer Nerven 548
- – Nervenleitgeschwindigkeit 549
- Untersuchungen bei zentralen Störungen 550
- – Elektroenzephalografie (siehe EEG) 550
Ellenbogengelenk, Ober- und Unterarm 406–424
- Atrophien 408
- Bänder (siehe dort) 412
- Bewegungsprüfung, aktive und passive Ellenbogenbewegungen 410, 411
- Bizepssehnenreflex 472–474
- Bursa bicipitoradialis 415
- Chassaignac-Luxation 510

- Cubitus valgus 410
- Epikondylitistest 412
- Gefäßschmerz, Oberarm- und Unterarmschmerzen 555
- Gelenke, translatorische Gelenktests 416–420
- Gelenkmäuse 410
- Gelenkschwellung 408
- Humeroradialgelenk (Radius) 410, 414, 416, 417
- Humeroulnargelenk (Ulna) 410, 418–420
- *Hüter*-Dreieck, Veränderungen 407–409
- Inspektion 407–409
- – Gelenkkonturen 407, 408
- Kubitaltunnel/Kubitaltunnelsyndrom (Sulcus nervi ulnaris) 507, 526
- *Meynet*-Knoten 408
- Musikantenknochen (Epicondylus medialis) 413
- Muskulatur/Widerstandstests der Ellenbogenmuskeln (siehe Muskeln) 421–423
- – – Funktionstests aller Streckmuskeln des Armes 520
- Nerven (siehe dort) 415
- – – Funktionstests, Plexusparesen 508
- – – Nervenengpässe (siehe Engpasssyndrome) 505–507
- – – Nervenlähmungen im Bereich des Plexus brachialis 511–513
- Palpationskreis Ellenbogen/Arm 411–416
- Pronatorreflex 473
- Radioulnargelenk, proximales und distales 416, 418
- Radiusköpfchen 408, 410
- – – *Chassaignac*-Luxation 510
- – – Konturveränderungen 408
- – – Subluxation 410
- Radiusperiostreflex 473, 474
- Skapulohumeralreflex 471, 474
- Sonografie 629
- Strecksehnenruptur (Trommlerlähmung) 522
- Trizepssehnenreflex 473–475
- Untersuchungsschema Ellenbogengelenke (die 10 wichtigsten Bewegungstests) 424

Elsberg-Syndrom 491
EMG (Elektromyografie) 43, 548
Empfindungsstörung, dissoziierte 479
Endphalangenhypertrophie/-verdickung (siehe Hand- und Fingergelenke) 428

Engpasssyndrome 484–490, 503–508
- Arme 503–508
- – Foramen intervertebrale 503
- – Karpaltunnel 505, 507
- – kostoklavikulärer Raum 504, 506
- – Kubitaltunnel/Kubitaltunnelsyndrom (Sulcus nervi ulnaris) 505, 507, 526
- – Loge *de Guyon* 505, 507, 508
- – obere Thoraxapertur 503, 504
- – Pectoralis-minor-Engpass 504, 506
- – Pronatorkanal 505, 506
- – Skalenuslücke 504, 505
- – Supinatorkanal 504–506, 521
- Beine 484–490
- – Fibulaköpfchen 485
- – Foramen intervertebrale 485
- – Foramen obturatum 489, 490
- – Ilioinguinalisengpass (im Transversus abdominalis) 488, 489
- – Leistenband 489
- – Metatarsalköpfchen 490
- – Oberschenkelfaszie 489, 490
- – Piriformiskanal 485
- – Tarsaltunnel (Canalis malleolaris) 486, 488
- – Tibialisloge 490
- Testschema bei motorischen Läsionen 485, 486
»entrapment neuropathy«, LWS-Palpation 155
Entzündungen/entzündliche Prozesse 19, 616–623, 648
- Elektrophorese (siehe dort) 647
Enzyme, Serumuntersuchungen 649, 650
- Organverteilung (Enzymmuster) 649
- Zellenzyme 649
- Zellverteilung der Enzyme 649
Epicondylus (siehe Ellenbogengelenk) 411–413
Epikondylenverschiebung 408
Epikondylitistest 412
Ergometrie (siehe angiologische Untersuchungen) 566
Ernährung, Regulationsstörungen 664
Erythema nodosum 99
Exspiration (siehe Atmung) 278, 279, 289

F

Fallanamnese 8, 67
Fallhand (siehe Hand- und Fingergelenke) 427, 520

familiäre Belastung mit Gefäßkrankheiten (siehe angiologische Untersuchungen) 556
Familienanamnese 68
faradischer und galvanischer Stromreiz (siehe Elektrountersuchung) 549
faszikuläre Störungen
- Lähmungen 509
- Zuckungen 49
Faustschlussprobe (siehe angiologische Untersuchungen) 563–565
Fazialisparese 351
feingewebliche Untersuchungen 17, 659, 660
- Arthroskopie 660
- Biopsien und Probeexzisionen (siehe dort) 27, 43, 659, 660
- Punktionen 659
Femoropatellargelenk (siehe Knie) 212, 213, 215
Fersenbein (siehe Fuß- und Zehengelenke) 242
- Apophysitis calcanei (*Haglund*-Ferse) 257
- plantarer Fersensporn 257
Fibroostosen, röntgenologische Differenzialdiagnose 623
Fibulaköpfchen 218, 485, 502
- Drucklähmung 502
- Engpasssyndrom am Bein 485
Fingerflexorenreflex 474
Fingergelenke (siehe Hand-und Fingergelenke) 425–463
Fingerzeichen, Rückenmarkreflexe 473, 475, 476
Flachrücken (siehe Wirbelsäule) 97
Flüssigkeiten
- Flüssigkeitsentnahmen (siehe Biopsien) 659
- Sonografie im knöchernen Gelenk und im Weichteilmantel 629
- Synovialflüssigkeit (siehe dort) 657, 658
Fontaine, Stadieneinteilung der arteriellen Gefäßverschlüsse 553
Foramen
- F. intervertebrale, Engpasssyndrom 485, 503
- F. obturatum, Engpasssyndrom am Bein 489, 490
- Ff. transversaria 592
Fornix humeri (subakromialer Raum; siehe Schultergelenke) 376
Freiberg-Köhler-Erkrankung 245
»frozen shoulder« 510
Funktionsstörungen 19
Funktionssymbole in Abbildungen 74

Sachverzeichnis

Fuß- und Zehengelenke (Beuger/Strecker) 242–273

- A. dorsalis pedis 254, 255
- Achillessehne 255, 256
- Achillessehnenreflex 470–472
- *Babinski*-Reflex 477, 478
- Band/Bänderuntersuchung *(siehe dort)* 249, 252, 269
- – Bursae intermetatarsophalangeae 269
- – Kollateralbänder, laterale 252
- Bewegungsprüfung, aktive und passive 246–248
- – Sprunggelenke *(siehe unten)* 246, 247
- »burning-feet«-Syndrom 488
- *Chaddock*-Reflex 478
- Crus, Dorsoventralgleiten 261, 265
- Dermatomschema, Fußtrio *(siehe dort)* 482, 483
- Digitus quintus varus 243, 245
- Digitus superductus (II oder IV) 243
- Fersensporn, plantarer 257
- Fußknöchel 187, 188
- – Höhenrelation und Rotationsstellung 187
- – Knöchelstellung beim Vorlaufphänomen im Liegen 188
- Fußsohle 255
- Fußsohlenreflex 477
- Fußverformungen
- – Plattfuß (Pes planus/Pes planovalgus congenitus) 242, 243
- – Sichelfuß (Pes adductus/Metatarsus varus) 243, 244
- – Spitzfuß (Pes equinus; *siehe* Spitzfuß) 243, 244
- – Spreizfuß (Pes transversus) 242
- *Gaenslen*-Test (Querkompression intermetatarsale Gelenke) 269, 490
- Gefäßschmerz 555
- Gelenke/translatorische Gelenktests 258–271
- – Fußwurzelgelenke (Zehentest) 258–266
- – Mittelfußgelenke (Fünfertest) 266–269
- – Tibiofibulargelenk, unteres und oberes (Syndesmosis tibiofibularis) 258
- – Zehengelenke 122, 269–271
- Hackenfuß (Pes calcaneus) 243
- *Haglund*-Ferse (Apophysitis calcanei) 257
- Hallux rigidus 243, 245
- Hallux valgus 243, 245
- Hallux varus 243
- Hammerzehe 243

- Hohlfuß (Pes cavus/Pes cavus sive excavatus) 242, 244, 245, 250
- – Ballenhohlfuß 245
- Hohl-/Spreizfuß (Pes excavatus et transversus) 244
- Inspektion 242–245
- – Fußform und -stellung 242–244
- – Hautveränderungen 245
- – Konturveränderungen 244
- Intermetatarsalgelenke 266, 268
- Kalkaneus, distal/medial-lateralgleiten 261, 264
- *Kaltenborn*-Zehnertest, Fußwurzelgelenke 258–266
- Knickfuß (Pes valgus und Pes varus) 209, 242
- Knick-/Hohlfuß (Pes valgus et excavatus) 244
- Knick-/Senkfuß (Pes planovalgus) 244
- *Köhler*-Erkrankung 245
- Krallenzehe 243
- Kulissendruckschmerz bei Phlebothrombose 249
- Marschfrakturen 258
- Maulschellenbewegung 246
- *Mendel-Bechterew*-Reflex 477
- Mittelfußgelenke (*Lisfranc*-Gelenklinie) 247, 248
- – Fünfertest 266–269
- Morbus *Freiberg-Köhler* 245
- *Morton*-Neuralgie (Metatarsalgie) 258, 488
- Muskulatur/Widerstandstests *(siehe* Muskeln) 271–273
- – Fußmuskeln 271–273
- – Zehenmuskeln 272, 273
- Nerven *(siehe dort)* 500–502
- *Oppenheim*-Reflex 477, 478
- Osteonekrose (*Köhler* II) 250
- Palpationskreis Fuß 249–258
- – Fußrücken 254, 255
- – Fußsohle 255–258
- – lateraler Fußrand 252–254
- – medialer Fußrand 249–252
- *Payer*-Venendruckpunkt 258
- *Rossolimo*-Reflex 476, 477
- Rückenmarkreflexe, Zehenzeichen 476–478
- Sinus tarsi 254
- Sonografie 629
- Sprunggelenke 246, 247, 254, 261, 264
- – N. peronaeus communis (Sprunggelenkbeweger) 500–502
- – oberes Sprunggelenk 246, 254, 261, 265
- – Testübersicht 262

- – unteres Sprunggelenk 247, 261, 264
- – vorderes Sprunggelenk (*Chopart*-Gelenklinie) 247
- Tarsaltunnelsyndrom 249, 486, 488, 503
- Tarsometatarsalgelenke 266–268
- Tibiofibulargelenk, unteres und oberes (Syndesmosis tibiofibularis) 258
- Tiefensensibilität, passive Zehenbewegungen 481
- Wadenschmerzen 248
- Zehengelenke 122, 252, 269–271
- Zehenzeichen 476–478

G

Gaenslen-Test
- Beckentorsion 114, 115
- Querkompression
- – intermetakarpale Gelenke 453
- – intermetatarsale Gelenke 269, 490

galvanischer und faradischer Stromreiz *(siehe* Elektrountersuchung) 549
Gang/Ganganalyse, Gesamtinspektion 88–90
- Beckenstellung, Veränderung 89, 180
- Beckenverdrehung 90

»gapping« *(siehe* Kniegelenk) 223
Gaucher-Erkrankung 649
Gehprobe nach *Hürlimann (siehe* angiologische Untersuchung) 561

Gelenk/Gelenkuntersuchung 27–37

- Arthron (Gesamtgelenk) 3
- Basisuntersuchung der Extremitätengelenke 87–98
- Befunddokumentation 79, 80
- Bewegungsprüfung, aktive und passive 14, 27–35
- Biopsie 27
- Blockierung *(siehe dort)* 35–37
- Checkliste Gelenkuntersuchungen *(siehe dort)* 75
- Funktionsbewegungen, Komponenten 30
- Gelenkergüsse *(siehe* Synovialflüssigkeit) 620, 657, 658
- Gelenkkapsel 34, 35, 55
- – Propriozeption 55
- Gelenkmäuse (freie Gelenkkörper) 212, 410, 622, 623
- Gelenksehnenschmerz 23–25, 26–37
- Gelenkspiel *(siehe* »joint play«) 29–35, 31, 38

- Gelenkspülung (Arthrolyse) 660
- Gelenkstellung, verriegelte 37
- Gelenktests, translatorische 8, 27, 29–35
- Hypermobilitätstests *(siehe dort)* 175, 176
- Inspektion 27
- Konvex-konkav-Regel nach *Kaltenborn* 32, 33
- Mechanik der Gelenkfunktion 30, 35
- Palpation der Gelenke 10, 14, 27–29
- – Gelenkpartnerfehlstellung 29
- Rezeptorfunktion der Gelenke, nach *Wyke* 53
- Röntgen/röntgenologische Differenzialdiagnose 27, 620–623
- translatorische Gelenktests 8, 27, 29–35
- – Ausführung 37
- – Dehnungsstufen der Gelenkkapsel 34
- – Distraktion und Kompression 32, 33
- – Gelenkspiel (»joint-play«) 29–35
- – Regionen, translatorische Gelenktests
- – – Beckengelenke 18, 107–119
- – – Beingelenke, Konturveränderungen 95
- – – Ellenbogengelenk, Ober- und Unterarm 406–424
- – – Fuß- und Zehengelenke 242–273
- – – Hand- und Fingergelenke 425–463
- – – Hüftgelenke 18, 142–145, 166, 194–198, 206
- – – HWS 313–350
- – – Iliosakralgelenke (ISG) 18, 108–118, 160–166, 175, 176, 197, 198
- – – Kiefergelenke 18, 359, 360
- – – Kniegelenk, Ober- und Unterschenkel 31, 33, 41, 73, 121, 145, 168, 169, 186, 187, 207–240
- – – LBH-Region 18, 102–120, 124–139, 141–171, 171–177, 194–198
- – – LWS 18, 118, 137, 157–159, 176, 194, 195
- – – Schultergelenk (Caput humeri)/ Arme 377–379
- – – Schultergürtel (Klavikula und Skapula) 18, 97, 297, 298, 389–405
- – – Thorax-Region 280–282, 290, 296–298, 299–303
- – – Wirbelgelenke 29, 37–39

Gerinnungszeit *(siehe* Blutuntersuchungen) 647
Gesicht, Palpationskreis *(siehe* Kopfuntersuchungen) 353, 354, 482
- Asymmetrien *(siehe* Kopfuntersuchungen) 351
- – Fazialisparese 351
- – Gesichtsskoliose 351
- – Kopfnickerhämatom 351
- – Schiefhals, muskulärer *(siehe dort)* 337, 351
- Mimik 351
- Sinnesorgane: Augen 351, 352
Gesichtsfeldausfall/-prüfung 543
Gibbus-Bildungen bei Keilwirbelbildung 130
Gichtarthropathie *(siehe* Arthrosen) 614, 615, 648
Gilette-Test 110, 114
Glasknochen 618
GLDH (Glutamatdehydrogenase) 649
- Halbwertszeit 650
Gleitlager 10, 13, 25
Glomustumoren 511
Glutäalprofil *(siehe* Beckenuntersuchung) 141
Glutäen, Konturveränderungen bei Inspektion 96
Golgi-Apparat im Sehnenansatz (*Golgi*-Sehnenkörperchen) 43, 55
Gordon-Reflex 477, 478
GOT (Aspartataminotransferase) 649
- Halbwertszeit 650
GPT (Alaninaminotransferase) 649
- Halbwertszeit 650
Gracilissyndrom 193
Granulozyten 646
Graphästhesie 481
Grenzlamellenschwund, röntgenologische Differenzialdiagnose 617, 621
γ-GT, Halbwertszeit 650
Güntz-Zeichen (Streckstellung mehrerer Wirbel) 584
Gutmann, Röntgenaufnahmen der LBH-Region im sagittalen (a.p.) Strahlengang 576–582
*Gutmann*sche Aktualitätsdiagnose 8

H

Hackenfuß (Pes calcaneus) 243
Hackenstand, Orientierung Beingelenke 120, 122
Haglund-Ferse (Apophysitis calcanei) 257
Hallux *(siehe* Fuß- und Zehengelenke) 243, 245
- H. rigidus 245

- H. valgus 243, 245
- H. varus 243
Hals
- Inspektion 98
- Muskulatur *(siehe* Muskeln; *siehe* HWS-Untersuchung) 335–337, 349, 350
Haltung (Stellung)/Körperhaltung, Inspektion 9, 70, 90, 97
- Begleitphänomene 71
- Haltungsregulation (propriozeptive Eigenreflexe) 469
- Kriterien für die körperliche Haltung 90
- Schmerzauslösung 70
- Test auf Haltungsschwäche 97
- – Armvorhaltetest nach Matthiaß 97
Hämatokrit (HK) 646
Hammerzehe *(siehe* Fuß- und Zehengelenke) 243
Hämoglobin (Hb) 646
Hämophilie 615, 616

Hand- und Fingergelenke 425–463

- Affenhand 427
- Atrophien 428
- Bänder/Sehnen *(siehe dort)* 432–434
- – Tabatieresehnen (»snuff box«) 432–434, 437
- *Bennet*-Fraktur 432
- Bewegungsprüfungen, aktive und passive 430, 431
- Brachialgia paraesthetica nocturna der Hand 507
- Daumenreflex 473, 474
- *Dupuytren*-Kontraktur 439
- Dysmelien 426
- Endphalangenhypertrophie/-verdickung 428
- Fallhand 427, 520
- Faustschlussprobe *(siehe* angiologische Untersuchungen) 563–565
- Fehlstellungen 426, 427
- – der Elle 427
- – der Finger 426, 427
- – der ganzen Hand 427
- Fingerbeugekontrakturen, Krallenstellungen 426
- Fingerflexorenreflex 474
- Finger- und Daumengelenke 439, 440
- *Froment*-Zeichen 524, 525
- *Gaenslen*-Test 453
- Gefäßschmerzen, Hand und Finger 555
- Gelenke, translatorische Gelenktests 440–458

Sachverzeichnis

- – Daumensattelgelenk (Mittelhandgelenk I; 5 Tests) 448–451
- – Fingergelenke (5 Tests) 456–458
- – Handgelenk (5 Tests) 440–442
- – Handwurzelgelenke (10 Tests) 442–447
- – Karpometakarpalgelenke und Intermetakarpalgelenke II–V (5 Tests) 448–455
- Handteller 437–439
- Hautveränderungen 428
- Hohlhandweichteile 439
- Inspektion 426–429
- – Form- und Stellungsveränderung 426, 427
- – Haut- und Nagelveränderung 428, 429
- – Konturveränderung 427, 428
- Karpaltunnel/Karpaltunnelsyndrom (Pronator-teres-Syndrom) 428, 437, 484, 505, 507
- Karpometakarpalgelenke und Interkarpalgelenke 448–455
- Knipsreflex 475, 524, 525
- kongenitale Defekte 426
- Krallenhand 427, 524
- *Leri*-Vorderarmzeichen 476
- Löffelhand 426
- Loge *de Guyon* 428, 505, 507, 508
- *Mayer*-Grundgelenkreflex, Finger 476
- Morbus *Sudeck* 429, 439
- Muskulatur/Widerstandstests *(siehe dort)* 459–463
- Nagelveränderungen 428, 429
- Nerven *(siehe dort)*
- Nervenengpässe *(siehe* Engpasssyndrome*)* 505
- Palmaraponeurose 439
- Palpationskreis Hand 432–440
- – Finger und Daumen 439, 440
- – Handrücken 435–437
- – Handteller 437–439
- – radiale Handkante 432–440
- – ulnare Handkante 434, 435
- Panaritium 429
- Plexusparesen, Funktionstests 508
- Pronatorkanal/Pronatorkanalsyndrom 505, 506
- Pseudokarpaltunnel 428
- Radfahrerlähmung 524
- Rückemarkreflexe, Fingerzeichen 473, 475, 476
- schnellender Daumen 440
- Schwellungen 427, 428
- Schwurhand 427, 522, 523
- Styloiditis 432
- Supinatorkanal 504–506

- Tabatiere (»snuff box«)/Tabatieresehnen 432–434, 437
- Tendovaginitiden 427, 430, 432, 440
- *Trömner*-Reflex 475
- Ulnarisparese, C8-Syndrom 484, 507
- *Wartenberg*-Zeichen an der Hand 476
- Zervikalreflexe *(siehe dort)* 471–475

»Harfe« nach Terrier *(siehe* Rippenuntersuchung*)* 287–289
Harnsäure, Serumuntersuchung 648
- Gichtarthritis 648
- Hyperurikämie ohne Gichtsymptome 648

Haut und Unterhaut 99
- Durchblutungsänderungen 99
- entzündliche Veränderungen (Rötung und Schwellung der Haut) 99
- Erythema nodosum 99
- Gefäßerkrankungen, Hautveränderungen *(siehe* angiologische Untersuchungen*)* 556, 557
- Hände, Haut- und Nagelveränderungen 428, 429
- Hautthermometrie *(siehe* angiologische Untersuchungen*)* 567
- Inspektion 10, 99
- *Kibler*-Hautfalte/*Kibler*-Zonen, WS 11, 39, 156, 157
- Psoriasis 99
- Schweißsekretion, Defekte 13
- Temperatur 13, 567
- traumatische Veränderungen 99
- Zyanose (Blaufärbung der Haut) 99

Hautant-Test 331, 526, 529, 530
»head«-Zonen (hyperalgetische Zonen) 39, 57, 156
Hebetest Ilium *(siehe* Iliosakralgelenk, Gelenktests*)* 161, 163
Hemiballismus 50
Hemiparesen 52
Herdgeschehen 663, 664
- Kopfherde 663
- Körperherde 663
Herz, kardiovertebrales Syndrom mit und ohne Ischämie des Herzens 662
Hinterstrangläsion 481
»hip-drop«-Test, Beckensenkung, LWS 112, 113, 116, 117
Hirnaktionsströme *(siehe* EEG*)* 550
Hirnnervenuntersuchung *(siehe* Nerven, siehe Neurologie*)* 16, 542–545
Hirnstammsymptome, dienzephale Symptome *(siehe* HWS-Untersuchung*)* 315
Hirnsubstanz, Veränderungen, Echoenzephalografie 550
Histokompatibilitätsantigene 656, 657

HNO (Hals-Nasen-Ohren-Untersuchung/-erkrankungen)
- Befund in Verbindung mit Kiefergelenkserkrankung 356
- vertebragen mitverusachte oder vorgetäuschte Krankheitsbilder 662

Hoffa-Fettkörper *(siehe* Knie*)* 208, 213
Hohlfuß (Pes cavus/Pes cavus sive excavatus) 242, 244, 245, 250
- Ballenhohlfuß 245
- Hohl-Spreizfuß (Pes excavatus et transversus) 244
Hohlkreuz *(siehe* Wirbelsäule*)* 96, 97
Hoover-Zeichen (Ischias) 182
Horizontalabhangversuch nach *Collis (siehe* Vojta-Reflexe*)* 533
Hormontherapie, Osteoporose 637
Horner-Syndrom 54, 352, 543
- okulopupilläres Reizsyndrom (Reiz-*Horner*) 352, 543

HSA-Region 18

- Armgelenke *(siehe dort)* 18
- Halswirbelsäule *(siehe* HWS*)* 18
- – in Rückenlage 339–350
- – im Sitzen 313–350
- Schultergelenke/Schultergürtel *(siehe dort)* 18

Hüfte/Hüftgelenke *(siehe* Becken; siehe LBH-Region*)* 18, 142–145, 166, 167, 194–198, 206

- Bänderbeweglichkeit 183
- Bewegungseinschränkung, Messung und Befunddokumentation 80
- *Bonnet*-Zeichen 182
- *Bragard*-Zeichen 182
- *Brudzinski*-Zeichen 182
- *Drehmann*-Zeichen 183
- Dreiphasentest (Differenzierung der LBH-Gelenke) 142, 143, 187–189
- *Duchenne*-Zeichen 497, 498
- Gelenkbewegungsprüfung, aktive und passive 142–145, 166, 194–198
- Hüft-Lenden-Strecksteife 183
- Hüftbeugetests 181, 182
- Ischias (*Hoover*-Zeichen) 182
- *Kernig*-Zeichen 182
- kombinierter Gelenk-Muskel-Test 144
- *Lasègue*/*Lasègue*-Zeichen *(siehe dort)* 144, 182, 202, 499, 500
- Leistenbandschwellung/Leistenbandsyndrom 144, 180, 494
- Muskulatur/Widerstandstests *(siehe dort)*
- – Muskelinsuffizienz bei Hüftgelenkprozessen 177

762 Sachverzeichnis

- – Verkürzungstests Hüftmuskeln (siehe Janda-Tests) 199–204
- – vordere Hüftmuskulatur, Palpation 191
- – Widerstandstests
- – – in Rückenlage 198–200, 205, 206
- – – in Seitenlage 176, 177
- – – im Sitzen 138, 139
- – Nerven (siehe dort)
- – Palpation des Hüftgelenks 190, 192
- – Röntgenuntersuchung (siehe dort) 577, 580
- – Schenkelhals, Tibiatorsion und Antetorsionswinkel 209
- – Sonografie 629–631
- – – beim Säugling, Typeneinteilung nach Graf 630–633
- – »straight-leg-raising«-Tests (siehe dort) 182
- – Symphyse (siehe dort) 191–193
- – Thomsen-Zeichen 182
- – Untersuchungsschema Hüftgelenk (die 10 wichtigsten Bewegungstests) 206
- Hühneraugen (Klavi; siehe Fuß- und Zehengelenke) 245
- Humeroradialgelenk (siehe Ellenbogengelenk) 410, 416, 417
- Humeroulnargelenk (siehe Ellenbogengelenk) 410, 418–420
- Huntington-Chorea 50, 51
- Hürlimann-Gehprobe (siehe angiologische Untersuchungen) 561
- Hüter-Dreieck, Veränderungen (siehe Ellenbogengelenk) 407–409

HWS (Halswirbelsäule; siehe Wirbelsäule) 313–350

- Bandscheibenprotrusionen 314
- Beweglichkeitsprüfung, aktive und passive
- – Palpation HWS- und Kopfbewegungen in Rückenlage 339–342
- – Palpation HWS- und Kopfbewegungen im Sitzen 313–315, 316–331
- – – asymmetrische Bewegungsexkursionen 315
- – – Gesamtbeweglichkeit der HWS 313
- – – Provokationstest auf Gefügelockerung (siehe unten: Hypermobilität) 314, 315
- – – Sagittalebene: Dorsal- und Ventralflexion 313, 314, 319, 320
- – – Transversalebene: Rotation 314

- C7-Syndrom 522
- Dermatomschema, HWS (mit BWS-Übergang) 482, 483
- Gelenke, translatorische Gelenktests in der HWS
- – in Rückenlage 344–349
- – im Sitzen 331–334
- harmonischer Bogen, Veränderungen 315
- Hirnstammsymptome, dienzephale Symptome 315
- HWS/Schulter (siehe Schultergelenke) 41
- Hypermobilität/Hypermobilitätstest 314, 315, 334, 346, 349
- Irritationszonendiagnostik 61–62
- meningeale Irritation (Brudzinski-Zeichen) 315
- motorische Läsionen, Testschemen 486
- Muskulatur/Widerstandstests Halsmuskeln (siehe Muskeln) 335–337, 349, 350
- Nystagmus 342
- Röntgen/Röntgendiagnostik der HWS (siehe dort)
- – im frontalen Strahlengang (seitlich) 594–598
- – Funktionsaufnahmen im frontalen Strahlengang (Ante- und Retroflexion) 595–598
- – Funktionsaufnahmen im sagittalen Strahlengang (Lateralflexion) 591–594
- – Funktionsdiagnostik nach Arlen 598–608
- – im sagittalen (a.p.) Strahlengang (nach Sandberg und Gutmann) 588–594
- Wirbelasymmetrie 329
- Wirbelbogengelenke, HWS (siehe dort) 314, 332–334
- – Blockierung 315
- – Gleittests 332–334
- Wirbelverlagerung 329
- zervikothorakaler Übergang (C6–Th7; siehe dort) 283–287, 301, 302, 326–331
- Hyperalgesie (gesteigerte Schmerzwahrnehmung) 480
- Hyperästhesie (siehe Ästhesie) 479, 480
- Hypermobilität/Hypermobilitätstest 574
- – HWS 314, 315, 334, 346, 349, 595
- – Labilität des Bandapparates 346, 349
- – röntgenologischer Hypermobilitätsnachweis 595

- Iliosakralgelenke (ISG; Mennell-Test) 175, 176
- LWS 176
- röntgenologischer Hypermobilitätsnachweis 574
- Hyperurikämie ohne Gichtsymptome (siehe Harnsäure) 648

I

Iliakus, Triggerpunkt 46
Ilioinguinalisengpass (im Transversus abdominalis), Engpasssyndrom am Bein 488, 489

Iliosakralgelenk/Sakrum (ISG) 18, 107–118, 160–166, 175, 176, 198, 199

- Bänderbeweglichkeit 183
- Beweglichkeitsprüfung, generelle 116
- Bewegungen bei verschiedenen Beckenbelastungen 152
- Bewegungsstörungen 126
- biomechanische Überlegungen der Diagnostik 113–118
- Blockierung/ISG-Blockierung 111, 187
- Dreiphasentest (Differenzierung der LBH-Gelenke) 143, 187–189
- Fehlstellungen 109, 149
- Flexions-/Extensionsbewegungen des Sakrums 152
- Gaenslen-Test 197
- Gelenke, translatorische Gelenktests 114, 116–118, 160–166, 198, 199
- – Gelenkspieltestung 116, 117
- – Hebetest Ilium (Bewegungstest in Nutation) 161, 163
- – Klaffungstest (ISG-Traktion) durch Innenrotation des Oberschenkels 165
- – kraniokaudaler Schubtest (Provokationstest, unterer ISG-Pol) 161–165
- – Mennell-Test (Hypermobilitätstest Iliosakralgelenk- und -bändertest) 175, 176
- – Probezüge nach Sell 165
- – 4-Punkte-Federungstest (Provokationstest, oberer ISG-Pol) 160–162
- ISG-Tests 115
- Lateral-»shift«-Test 112
- Palpation 107–118, 131–136, 149–151
- – Beckenstellung 131
- – biomechanische Überlegungen 136, 151, 152

– – ISG + LWS 131–136
– – Os coccygis (Sakrokokzygealgelenk) 151, 152
– – Sakrumfehlstellungen 149
– – untere Sakrumkontur 149, 150
– – Vorlaufphänomen (»seated-flexion«-Test) 131
– Rücklaufphänomen (»spine«-Test) 110–112, 114, 116
– Sakralplexusläsion, Ursachen 491
– Sakrumasymmetrie, Röntgen (siehe dort) 581
– »springing«-Test 152
– Vorlaufphänomen (Standing-flexion-Test) 109, 110, 116
Iliumfehlstellungen 108
Immundiagnostik 653–657
– Antikörper gegen Bakterien (siehe dort) 653, 654
– antinukleäre Antikörper (siehe dort) 654–656
– Histokompatibilitätsantigene 656, 657
– Immunkomplexe 656
– Rheumafaktoren (siehe dort) 654
Immunfluoreszenzmuster 654
Immunglobuline 654
Infekte/Infektionen 664
– akute Infektbelastungen 664
Inspektion
– Alltagsbewegungen (siehe dort) 9, 87–90
– Augen 351, 352
– Bauchdeckenveränderungen 97, 180
– Becken (siehe dort) 141, 180
– Beine 179, 180
– Ellenbogengelenk, Ober- und Unterarm 407–409
– Fuß- und Zehengelenke 242–245
– Gefäße (siehe angiologische Untersuchungen) 556, 557
– Gesamtinspektion im Stehen (A) 87–100
– Gesichtsasymmetrien 351
– Hals (siehe dort) 98
– Haltung (Stellung) (siehe dort) 9, 90, 91, 97
– Hand- und Fingergelenke (siehe dort) 426–429
– Haut (siehe dort) 10, 99
– Hilfsmittel 10, 100
– HWS (siehe dort) 313, 339
– Kniegelenk, Ober- und Unterschenkel (siehe dort) 208–211
– Kopf/Kopfuntersuchungen (siehe dort) 98
– Körperformen/Konturen (siehe Körperformen) 10, 91–98

– LBH-Region (siehe dort) 102, 103, 141
– Mimik (siehe dort) 351
– Schultergelenke (siehe dort) 367, 368
– Schultergürtel (siehe dort) 97, 98, 389
– Thorax (siehe dort) 278–280, 305
– Wirbelsäule (siehe dort) 37, 96, 180
Inspiration (siehe Atmung) 278, 279, 289
Intermetakarpalgelenke (siehe Hand- und Fingergelenke) 448–455
Intermetatarsalgelenke (siehe Fußuntersuchung) 266, 268
internistische Erkrankungen 662
– Bauchorgane, syndrombezogene Organuntersuchung 662
– kardiovertebrales Syndrom mit und ohne Ischämie des Herzens 662
– Kopfschmerzen und Schwindel 662
– Syndrome der Bauchorgane 662
– vertebropulmonales Syndrom 662
– vertebroviszerale Wechselbeziehung 661
Irritationszonendiagnostik (IZD) 12, 59–66, 155, 540
– diagnostische Aussagen 64, 65
– Lokalisation der Irritationszonen (IZ) bzw. Irritationspunkte (IP) 61–64
– – Becken 61–63, 541
– – BWS 61, 62, 295
– – HWS/Kopfgelenkbereich 61, 62, 541
– – LWS 61, 156
– – Rippen 61, 62
– Provokationsprüfung 62, 63
– Synonyme der Irritationspunkte 60, 61
– Untersuchungstechnik 62–64
Ischias/Ischiasnerv (N. ischiadicus) 54, 107, 182, 485, 491, 499
– Hoover-Zeichen 182
– Ischiasschmerzen 107
– Provokationstest 107
– therapieresistenter Ischias 491
Ischiokruralmuskulatur 105, 167–169, 186, 202
– Differenzierung 169
– »hamstrings« (Ischiokruralmuskulaturschmerz) 105
– Muskeltests/Widerstandstests 167, 168
– Verkürzung/Verkürzungstest 186, 201, 202
ISG-Federungstest 195, 197, 198
IZD (siehe Irritationszonendiagnostik) 12, 59–66, 155, 156, 540

J

Jackson-Anfälle 49
Jendrassik-Handgriff 469
Jerk-Test (Hughstone; siehe Meniskus und Bänder) 237, 238
»joint play« (Gelenkspiel; siehe Gelenke) 29–35, 31, 38

K

Kaltenborn
– Handwurzelgelenktests 442–447
– Konvex-Konkav-Regel (siehe Gelenke) 32, 33
– Zehnertest, Fußwurzelgelenke 258–266
Kältetoleranztest (Arterientest; siehe angiologische Untersuchungen) 564, 565
Kalzium 648, 652
– Osteoporosetherapie 637
– Serum 648
– Urin 652
Kapsel-Band-Apparat (siehe Meniskusuntersuchung) 55, 56, 228, 229, 233, 236–238, 626
Kapselmuster nach Cyriax (siehe Schultergelenk) 372
Kapselverkalkungen und -verknöcherungen, röntgenologische Differenzialdiagnose 622, 623
Karpaltunnel/Karpaltunnelsyndrom (Pronator-teres-Syndrom; siehe Hand- und Fingergelenke) 428, 505, 507
Karpometakarpalgelenke und Intermetakarpalgelenke 448–455
– Gaenslen-Test (Querkompression intermetakarpale Gelenke) 453
Kaudasyndrom 491
Kaumuskeln 355, 362
– Funktionsprüfung 362
Kemp
– Handgriff 485
– Zeichen 107
Kernig-Zeichen 182
Kernspintomografie (NMRT) 625, 626, 640
Kibler-Hautfalte/Kibler-Zonen, WS 11, 39, 156
– LWS 157
Kieferglenke (Caput mandibulae) 355–363
– Bissenkung, Gelenkveränderung 356

764 Sachverzeichnis

- Blockierung eines Kiefergelenks 355
- Gelenktests, passive und translatorische 359, 360
- – aktive Bewegungen, Unterkiefer 357
- – Drehgleitbewegungen im Kiefergelenk beim Mundöffnen 357, 358
- – Gelenkgeräusche 358
- – kraniomandibuläres System (CMS) 355
- – Schneidekantendistanz (SKD) 357
- Kiefer- und Schluckbeschwerden 355, 357
- kraniomandibuläre Dysfunktion 356–363
- Mahlbewegungen (Laterotrusion) 355, 358
- Mundöffnung, Phasen 357, 358
- Muskulatur/Widerstandstests *(siehe dort)* 355, 361–363
- – mimische Muskulatur, Funktionsprüfungen 355, 363
- – Muskelpalpation (Muskel, Funktion, Hinweis auf Art der Störung) 361–363

Kiss-Syndrom der Neugeborenen und Kleinkinder 537–542
- Bewegungsmuster 541
- Therapie 542
- Untersuchungsabläufe 538–541
- Ursachen 540

»kissing spines« (Morbus *Baastrup*) 105
Klavi (Hühneraugen) 245
Kleinhirnataxie 527
Kleinhirnstörung 531
Klumpke-Lähmung (untere Plexuslähmung) 509
Knickfuß (Pes valgus und Pes varus) 209, 242
- Knick-Hohlfuß (Pes valgus et excavatus) 244
- Knick-Senkfuß (Pes planovalgus) 244

Knie/Kniegelenk, Ober- und Unterschenkel 31, 33, 73, 121, 145, 168, 169, 186, 187, 207–240

- *Apley*-Test (Differenzierung Meniskusläsion/Bandapparat) 145, 223, 228
- Atrophie 209
- *Baker*-Zyste 210
- Bändertest *(siehe* Meniskus- und Bändertests) 33, 73, 121, 145, 183, 187, 227–240
- Bewegungsprüfung, aktive und passive 145, 186, 187, 211–213
- *Böhler-Krömer*-Test 227, 231
- *Böhler*-Test 227, 229–231

- *Bragard*-Test 227
- Bursitis praepatellaris und suprapatellaris 208, 213
- Caput fibulae 218
- Cremasterreflex 470, 471
- *Ehlers-Danlos*-Syndrom 210
- Epicondylus femoris 217, 218
- Gelenke, translatorische Gelenktests 221–227
- Gelenkmäuse 212
- Gelenkspalt 215–217
- Genu recurvatum 210, 230
- – mit Varusstellung im Kniegelenk 230
- Genu valgum 208, 209
- Genu varum 209
- *Hoffa*-Fettkörper *(siehe dort)* 208, 213
- HWS/Schulter *(siehe* Schultergelenke) 41
- Hydrops 208
- Hypermobilität (Bänderschwäche) 210
- Inspektion, Kniegelenk, Ober- und Unterschenkel
- – Patella, Inspektion 208
- *Jerk*-Test (*Hughstone*) 237, 238
- Kapselansatz 216
- Kniegelenkergüsse 208
- Kniekehle (Rautengrube) 210, 218–220
- – anatomische Strukturen 220
- – Palpationspunkte 220
- Kondylendysplasie 208
- Konturveränderungen 210
- *Lachmann*-Test 224, 226, 235
- Lumbalreflexe 470, 471
- Luxationstendenz bei (angulärer) Rollbewegung ohne Gleiten 31
- *McMurrey*-Test 227, 233
- Meniskuszysten 208
- Muskelrelief 209–211
- – Atrophien 209, 211
- – Hypertrophie 209, 211
- Muskeltests/Widerstandstests *(siehe dort)* 168, 169
- Nerven *(siehe dort)*
- *Osgood-Schlatter*-Krankheit 208
- Palpationskreis Kniegelenk/Bein 213–220
- – Knieaußenseite (Condylus lateralis) 218
- – Knieinnenseite (Condylus medialis) 215–217
- – Kniekehle (Rautengrube) 210, 218–220
- – Knievorderseite (Patellarregion) 213–215

- Patella 208, 209, 212, 213, 221–223, 490
- – Chondropathia patellae (Patellasyndrom) 213
- – Gelenkspalt des Femoropatellargelenks 215
- – Kontur/Stand 208
- – Luxation der Patella 212
- – Neuropathia patellae 490
- – Patellarsehnenreflex 470, 471, 495, 496
- – Schwellungen 208
- – tanzende Patella 209, 213
- *Payr*-Test 235
- Pes anserinus 218
- *Pivot*-shift-Test (*McIntosh*) 237, 238
- Schenkelhals, Tibiatorsion und Antetorsionswinkel 209
- Schubladentest 223–226, 234, 235
- *Slocum*-Test 238
- Sonografie 629
- *Steinmann* I 227, 232
- *Steinmann* II 227, 229
- Tibialis-posterior-Reflex 470, 471
- Tibiofibulargelenk, oberes und unteres 226, 227
- Tuberculum adductorium 218
- Tuberculum tractus iliotibialis 218
- Tuberositas tibiae 208, 214
- Untersuchungsschema Kniegelenk (die 10 wichtigsten Bewegungstests) 240

Knipsreflex, Fingerzeichen 475, 524, 525
Knochen, Biopsie *(siehe dort)* 659
Knochendichtebestimmung 635–637
- Festigkeitsuntersuchung *(siehe* Osteodensitometrie) 633–639
- Metabolismus, Kalzium, anorganische Phosphate, Phosphatasen 648
- Palpation 10, 13, 14
- Szintigrafie *(siehe dort)* 628

Köhler-Erkrankung 245
- *Köhler*-II-Osteonekrose *(siehe* Fußuntersuchung) 250

Kompass- und Sterngang, Ataxie-Koordinationstest 529
Kondylendysplasie *(siehe* Kniegelenk) 208
Kontrastmittelaufnahmen 573
Konvex-Konkav-Regel nach *Kaltenborn* *(siehe* Gelenke) 32, 33
Koordination/Koordinationsstörungen *(siehe* Neurologie) 16, 56, 57, 527–542
- Ataxien *(siehe dort)* 527–531
- Muskulatur 44, 75

Sachverzeichnis

Kopf/Kopfuntersuchung

- Fazialisparese 351
- Gelenkmechanik in den Kopfgelenken 318
- Inspektion 98, 351
- – Gesichtsasymmetrien *(siehe dort)* 351
- – Mimik *(siehe dort)* 351
- – Sinnesorgane: Augen *(siehe dort)* 351, 352
- Kiefergelenke 18, 355–363
- Kopfabhangversuch *(siehe Vojta-Reflexe)* 532, 533
- – nach *Collis* 532, 533
- – nach *Peiper* 532
- Kopfgelenkblockierung 313
- Kopfherde, Regulationsstörungen 663
- Kopfschmerzen und Schwindel *(siehe HWS-Untersuchung)* 662
- – Schmerzverstärkung durch vasomotorische Störungen 315
- kraniomandibuläre Dysfunktion 356–363
- Muskulatur/Muskeltests *(siehe dort)* 362, 363
- Palpationskreis Gesicht 353
- Schädelform 98
- Schiefhals *(siehe dort)* 98, 337, 351, 537–542
- Schultergelenke 367–387
- Sinnesorgane 18
- zervikothorakaler Übergang (C6–Th3; *siehe dort*) 283–287, 301, 302, 326–331

Kornealreflex (I. Trigeminusast; *siehe* Augenuntersuchung) 353
Körperformen/Konturen, Inspektion 10, 91–98
- Asymmetrien zur Medianebene 93–96
- – Abweichung von den statischen Achsen 94
- – Beckenfehlstellung *(siehe Becken)* 95
- – Beinlängendifferenz 94, 152
- – Konturveränderungen 95, 96
- – Rotationsstellung der Beine 95
- – Körperproportionen 92, 94
- – Wachstumsanomalien 94
- Rumpfkonturen *(siehe dort)* 93, 96

Körperhaltung 9, 90, 91, 97
Körperherde, Regulationsstörungen 663
kostoklavikulärer Raum, Engpasssyndrom 506
Kostotransversalgelenke
- Blockierung 308
- Palpation 281–283, 290, 294, 308, 309

Koxarthrose 109
Krallenhand, Ulnarisparese *(siehe Hand- und Fingergelenke)* 427, 507, 524
Krallenzehe *(siehe Fuß- und Zehengelenke)* 243
Krampfadernbildungen und Ulzera 245
Krampi *(siehe Muskeln, Krämpfe)* 49, 52
kraniomandibuläres System (CMS) 354–363
- Diagnostik 355–363
- Dysfunktion 356–363

Krankengymnastik, Behandlungsorte 59
Krankheitsgruppen am Bewegungsapparat 19
Kreatin und Kreatinin 649
- Serum 649
- Urin 652

Kubitaltunnel/Kubitaltunnelsyndrom (Sulcus nervi ulnaris), Engpasssyndrom 505, 507, 526
Kulissendruckschmerz bei Phlebothrombose 249
Kupfer, Serumuntersuchung 648
Kyphose *(siehe Wirbelsäule)* 37, 96, 97, 125
- BWS, vermehrte Brustkyphose 97
- kongenitale 37
- LWS und untere BWS 125

L

Labor/Laboruntersuchungen 17, 19, 644–658
- Blut *(siehe dort)* 645–647
- Immundiagnostik 653–657
- – Antikörper gegen Bakterien 653, 654
- – antinukleäre Antikörper 654–656
- – Histokompatibilitätsantigene 656, 657
- – Immunkomplexe 656
- – Rheumafaktoren 654
- Serum 647–650
- Synovialflüssigkeit 657, 658
- Urin 651, 652

Lachapele-Hündchen 586, 613
Lachmann-Test *(siehe Kniegelenk; siehe* Meniskusuntersuchung) 224, 226, 235
Lähmungen 52–55
- Hemiparesen 52
- Paraparesen 52, 55
- periphere Nervenlähmungen *(siehe* Plexusparesen) 53, 491–503, 511–526
- Plexusparesen *(siehe* Nervenlähmungen) 509
- Spritzenlähmungen 499
- zentrale Lähmungen 52, 55

Landau-Reflex *(siehe Vojta-Reflexe)* 533
Lasègue-Test/Lasègue-Zeichen (Nervendehnungsschmerz) 26, 144, 182, 189, 202, 485, 499, 500
- Differenzierung *Lasègue*/Pseudo-*Lasègue* 202
- gekreuzter *Lasègue* 182
- N. ischiadicus (Ischias/Ischiasnerv) 499
- Pseudo-*Lasègue* 182, 189
- umgekehrter *Lasègue* 144, 489, 491

Latexagglutination, Rheumafaktoren 654

LBH-Region (LWS mit Becken und Muskulatur) 18, 102–120, 124–139, 141–171, 171–177, 194–198

- Becken/Beckenuntersuchung *(siehe dort)* 18, 107–120, 125, 126, 141–171, 180
- Beingelenke, Funktionsuntersuchung im Stehen (A/I) 120–124
- Bewegungsprüfung, aktive und passive 102–107, 126–130, 142–145, 181–186
- Gelenke, translatorische Gelenktests 118, 137, 143, 157–159, 175, 176, 194–198
- – Dreiphasentest (Differenzierung der LBH-Gelenke) 142, 143, 187–189
- – Hüftgelenk *(siehe dort)* 194–198
- – ISG *(siehe Iliosakralgelenk)* 160–166, 175, 176, 197
- – LWS *(siehe dort)* 118, 157–159, 176, 194–198
- Hüfte/Hüftgelenke *(siehe dort)* 18, 138, 139, 167, 168, 206
- – Untersuchungsschema Hüftgelenk (die 10 wichtigsten Bewegungstests) 206
- Inspektion 102, 103, 125, 126, 141, 142, 205
- – Asymmetrien des Muskelreliefs 142
- – Becken-Bein-Winkel 141
- – Beckenstellung und Glutäalprofil 141
- – Beinlängendifferenz 141, 152
- – Ruhehaltung und aufrechte Sitzhaltung 125
- ISG *(siehe Iliosakralgelenk)* 18, 108–118, 160–166, 175, 176
- »kissing spines« (Morbus *Baastrup*) 105

- LWS *(siehe dort)* 18, 125, 157–159, 176
- motorische Läsionen, Testschemen der Lumbal-, Thorakal- und Zervikalsegmente 485, 486
- Muskulatur/Muskeltests *(siehe dort)* 119, 138, 139, 148, 167–169, 176, 177, 198–204
- Nerven, Schnelldiagnostikschema bei Läsion peripherer Nerven im Lumbalbereich 492
- »painful arc« (schraubenförmige Umschaltbewegungen) 105
- Palpation/Palpationskreis
  - Becken dorsal: LWS-Gelenke/Weichteildiagnostik 146–152
  - Becken ventral 190–193
  - Bindegewebsstrich, diagnostischer 157
  - *Kibler*-Hautfalte/*Kibler*-Zonen 11, 39, 156
  - LWS, segmentweise Palpation (Beweglichkeit/Schmerz) 132–136, 153–156, 171–175
- Röntgen/Röntgendiagnostik *(siehe dort)* 576–582
  - LBH-Region im sagittalen (a.p.) Strahlengang nach *Gutmann* 576–582
- *Trendelenburg*-Phänomen 119, 562
- LDH (Laktatdehydrogenase) 649
- Halbwertszeit 650
- Leistenband
- Engpasssyndrome am Bein 489
- Leistenbandschwellung/Leistenbandsyndrom 144, 180, 494
- Neuralgien 493
- Palpation, Leistenkanal 191, 193
- *Leri*-Vorderarmzeichen 476
- Lichtsphygmografie *(siehe angiologische Untersuchungen)* 566
- »lipstick«-Technik 301
- *Lisfranc*-Gelenklinie, Mittelfußgelenke 247, 248
- *Lister*-Tuberkel *(siehe Hand- und Fingergelenke)* 434
- Löffelhand *(siehe Hand- und Fingergelenke)* 426
- Loge *de Guyon (siehe Hand- und Fingergelenke)* 428, 505, 507, 508
- Engpasssyndrom 507, 508
- *Löwenberg*-Venentest *(siehe angiologische Untersuchungen)* 563, 564
- Lumbalreflexe *(siehe Reflexe)* 470, 471
  - Adduktorenreflex 470, 471
  - Cremasterreflex 470, 471
  - Patellarsehnenreflex 470, 471
  - Tibialis-posterior-Reflex nach *Bronisch* 470, 471

- **LWS** *(siehe* LBH-Region; *siehe* Wirbelsäule*)* 18, 62, 118, 119, 137, 157–159, 176, 195
- Beckensenkung, LWS (»hip-drop«-Test) 112, 116, 117
- Dermatomschema *(siehe dort)* 482, 483
- Dreiphasentest (Differenzierung der LBH-Gelenke) 142, 143, 187–189
- Gelenke, translatorische Gelenktests 118, 119, 137, 157–159, 195
- *Güntz*-Zeichen (Streckstellung mehrerer Wirbel) 584
- Irritationszonendiagnostik (IZD) 61–63
- motorische Läsionen, Testschemen der Lumbal-, Thorakal- und Zervikalsegmente 485
- Nerven
  - N. iliohypogastricus 491–493
  - N. ilioinguinalis 492, 493
  - Schnelldiagnostikschema bei Läsion peripherer Nerven im Lumbalbereich 492
- Palpation 131–136, 153–156, 171–175
  - Druckschmerzpalpation der Dornfortsatzspitzen (Schmerzrosette) 153
  - Irritationszonendiagnostik, segmentale Irritationspunkte nach *Sell* 155
  - *Kibler*-Hautfalte/*Kibler*-Zonen 11, 39, 156
  - Rüttelschmerz 154
  - Schlüsselringtest nach *Maigne* 154, 159
  - Schmerzrosette 153, 154
  - segmentale neurale Triggerpunkte 155
  - segmentweise Palpation (Beweglichkeit/Schmerz) 132–136, 153–156, 171–175
  - »springing«-Test *(siehe dort)* 155
  - Stoßpalpation der Dornfortsatzreihe 154, 155
  - 2-Stufen-Federungstest 153
  - Vorlaufphänomen (»seated-flexion«-Test) 131

M

Mackenzie-Zone 57
Magnetfeldbelastungen, Regulationsstörungen 664
Mandibulaköpfchen *(siehe Kiefergelenkuntersuchung)* 357

manuelle Therapie bei Säuglingen und Kleinkindern, Schiefhals (*Kiss*-Syndrom) 541, 542
Marfan-Syndrom 210
Marschfrakturen *(siehe Fuß- und Zehengelenke)* 258
Matthiaß-Armvorhalteversuch, Haltungsschwächetest 97
Maulschellenbewegung *(siehe Fuß- und Zehengelenke)* 246
Mayer-Grundgelenkreflex, Finger 476
McMurrey-Test *(siehe* Meniskus und Bänder*)* 227, 233
Mendel-Bechterew-Reflex 477
Meniskus- und Kniebändertests 33, 73, 121, 145, 183, 184, 187, 208, 227–240, 626
- *Apley*-Test (Differenzierung Meniskusläsion/Bandapparat) 145, 223, 228
- Bänderverletzungen 228, 239
  - pathologische Verletzungsbefunde (nach *Muhr* und *Wagner*) 239
- *Böhler-Krömer*-Test 231
- *Böhler*-Test 229
- *Bragard*-Test 227
- Hinterhornuntersuchung 235
- Hypermobilität (Bänderschwäche) 210
- *Jerk*-Test (*Hughstone*) 237, 238
- Lumbalreflexe 470
- *McMurrey*-Test 227, 233
- Meniskopathie 210
- Meniskusgefährdung bei gelockertem Kapsel-Band-Apparat (Abb.) 237
- Meniskusuntersuchung, 5 Testgruppen 228
- Meniskuszysten 208
- NMR-Untersuchung 626
- *Payr*-Test 235
- *Pivot*-shift-Test (*McIntosh*) 237, 238
- Schubladentest (ventral-dorsale Gleitbewegungen) 223–226, 234, 235
- *Slocum*-Test 238
- *Steinmann* I 227, 232
- *Steinmann* II 227, 229

Mennell-Test (Hypermobilitätstest Iliosakralgelenk- und -bändertest) 175, 176
Meralgie (Schmerz in umschriebenen Glieder-und Körperabschnitten; *siehe* Schmerz) 22
Merodysästhesien *(siehe* Schmerz*)* 22
Meynet-Knoten *(siehe* Ellenbogengelenk*)* 408
- Arme, Muskelreliefveränderung 408

Sachverzeichnis

Milchsäure 45
Mimik (*siehe* Kopfuntersuchungen) 351
Miosis (*siehe* Augenerkrankungen) 352, 543
Monozyten 646
Morbus (*siehe* Syndrome)
- Morbus *Baastrup* (»kissing spines«) 105
- Morbus *Bechterew* 657
- Morbus *Freiberg-Köhler* 245
- Morbus *Gaucher* 649
- Morbus *Köhler* 245
- Morbus *Reiter* 627
- Morbus *Scheuermann* 586
- Morbus *Sudeck* 429, 439, 622

Morton-Neuralgie (Metatarsalgie) 258, 488
Moser-Zeichen (*siehe* Beine) 179, 191
Motoneurone
- α-Motoneurone 43, 55
- γ-Motoneurone 55

Motorik 16, 484–527
- latente Paresen 526
- Motorikschnelltests 487
- motorische Störungen und Schmerz 71
- motorisches Stereotyp/-typien (»movement pattern«) 40–43
- periphere Nervenläsionen 16, 484–526
- psychogene Motilitätsstörungen, Untersuchung nach *Bronisch* 526
- Testschema bei motorischen Läsionen 485, 486
- Testschemen, segmentale Läsionen 485, 486

»movement pattern« (motorisches Stereotyp/-typien) 40–43
Mundöffnung, Phasen 357, 358
Musikantenknochen (Epicondylus medialis) 413

Muskeln/Musculus (M.)

- Abductor pollicis longus 432–434
- Agonisten (Hauptmuskeln) 39
- Aktivierung, gestörte 47
- Anconaeus 412, 422
- Antagonisten 40, 55
- Atrophien 44, 95
- Augenmuskeln 352
- **Bauch-, Thorax- und Rippenmuskulatur** 278, 283, 299, 306, 308–310
  - – Bauchmuskeln (Rectus abdominis), Widerstandstests 199, 201, 278, 491, 492
  - – Interkostalmuskulatur 306
  - – Rippenmuskulatur, Muskelursprünge 306

- – Schulterblattfixatoren (Trapezius, Pars transversa, Rhomboidei) 299, 511
- – Verkürzungstests 308–310
- **Beckenmuskulatur**
  - – Beckenkammmuskeln 149
  - – Muskelmuster, unteres gekreuztes (Becken-)Syndrom 42
  - – Muskelrelief, Asymmetrien 142
- Biceps/Bizeps
  - – Biceps brachii 384–387, 421, 422, 518
  - – Biceps femoris 219
  - – Bizepssehnenreflex 472–474
- Biopsie 43, 659
- Brachialis/Brachioradialis (*siehe* Ellenbogenmuskulatur; *siehe* Schultermuskulatur) 421, 422, 432, 519, 520
- Checkliste Muskeluntersuchungen (*siehe dort*) 75
- Chronaximetrie 549
- Coracobrachialis 519
- – Schultergelenkuntersuchung 381, 384
- Deltoideus/Deltoideustest 46, 380, 385, 517, 518, 527
- Dysbalance, muskuläre 41, 48
- Elektromyografie (*siehe* EMG) 43, 548
- **Ellenbogenmuskeln, Ober- und Unterarm** 412–423
  - – Extensoren 412, 422
  - – Flexoren 415, 421–423
  - – Triceps brachii 381, 422, 520
- Erector trunci, Asymmetrie 142
- Funktionssteuerung 43
- **Fuß- und Zehenmuskeln** 271–273
- Gesichtsmuskeln, mimische Muskulatur 362, 363
- Glutaeus, Muskeltests 148, 167
- *Golgi*-Apparat/*Golgi*-Sehnenkörperchen 43, 55
- **Halsmuskeln**
  - – Halsbeuger (Skaleni, Longus capitis, Longus colli) 349
  - – Schiefhals, muskulärer (*siehe* HWS-Muskulatur) 98, 337, 351, 537–542
  - – Synergisten 335–337, 349, 350
- **Hand- und Fingermuskulatur**
  - – Abduktoren 432–434, 462, 463
  - – Daumenmuskeln 462, 463
  - – Fingermuskeln 461, 462
  - – Handgelenkmuskeln 459–461
  - – Interossei palmares und dorsales 462
  - – Palmaris longus 460, 461
- **Hüftmuskeln** 148, 149, 176, 177, 191, 193, 198–204
  - – Glutaeus maximus 148, 167

- – Glutaeus medius und minimus 148, 497
- – Hüftabduktoren/Hüftabduktionstests 119, 185, 186
- – Hüftadduktoren 41
- – Hüftflexoren 41, 181–184
- – Iliopsoas (*siehe dort*) 124, 138, 191, 495
- – Muskelkraftuntersuchung nach *Janda* 47
- – Quadriceps femoris 138, 168, 210, 221, 495
- – Tensor fasciae latae 148, 190, 203, 204, 498
- – Verkürzungstests Hüftmuskeln nach Janda 42, 199–204
- **HWS**
  - – Erector spinae 337
  - – Levator scapulae 315, 337, 511
  - – Rectus capitis 335, 336
  - – Skaleni 336, 349
  - – Sternocleidomastoideus 336, 337, 349, 393
  - – Trapezius, oberer 336
- Hypertonus 47
- Hypertrophien 44, 95
- Interkostalmuskulatur 306
- Ischiokruralmuskulatur 105, 167–169, 186
- Kaumuskeln, Funktionsprüfung 362
- Kennmuskeln (*siehe* Reflexe und Kennmuskeln) 16, 469–478
- Kiefergelenkmuskulatur 355, 361–363
- – Zungenmuskeln, Funktionsprüfung 363
- **Knie-/Kniegelenkmuskulatur** 165–169, 210
  - – Extensoren 168
  - – Flexoren 41, 168, 183
  - – Ischiokruralmuskulatur (*siehe dort*) 167–169
  - – Muskelatrophie bei Kniegelenksaffektionen 496
  - – Quadriceps femoris 210, 221
- Koordinationsstörungen 44, 75
- Kopfmuskulatur/Muskeltests 362, 363
- Kraftuntersuchung (*siehe* Widerstandstests) 43, 46–48, 80
- **LBH-Region** 119, 138, 139, 148, 149, 167–169, 176, 177, 198–204
  - – α-Motoneurone 55
  - – Verkürzungstests 41, 47, 199, 201–204
  - – Widerstandstests 119, 138, 139, 148, 149, 167–169, 176, 177, 198–204

768 Sachverzeichnis

- motorische Läsionen, Testschemen der Lumbal-, Thorakal- und Zervikalsegmente 485, 486
- motorisches Stereotyp/-typien (»movement pattern«) 40–43
- Muskelaktionspotenziale 548
- Muskelgewebsclearance (siehe angiologische Untersuchungen) 567
- Muskelkontraktionen, spontane (Krämpfe) 49, 52
- Muskelkraftuntersuchung nach *Krejci* 46
- Muskelmuster 41, 42
- Muskelspindeln 43, 55
- Muskeltonus (muskulärer Grundtonus), γ-Schleife 43
- Muskelverkürzungen 45
- muskulär nozizeptive Symptome (Nozireaktion nach *Wolff*) 52
- Myalgien 24, 39
- Myogelosen *(siehe dort)* 24, 39
- Neutralisationsmuskeln 40
- Obliquus abdominis externus, Palpation 149
- Pectoralis major und minor 306, 308–310, 380, 381, 383, 402, 403, 506
- Peronaeus longus, brevis und tertius 272, 273
- Piriformis 46, 202
- Plantarflexoren 41
- Pronator teres und quadratus 423
- Psoas 46, 204
- Quadratus lumborum 149
- Rhomboidei 299, 402, 511
- Rückenstrecker 170
- **Schultergelenks- und Schultergürtelmuskulatur** 380–387, 402, 403
  - – Biceps brachii 384–387, 519
  - – Coracobrachialis 381, 384
  - – Deltoideus 381, 385, 527
  - – Infraspinatus 386, 512
  - – Korakoidmuskeln 384
  - – Latissimus dorsi 381, 386, 387, 513, 515
  - – Levator scapulae 367, 389, 392, 402, 403
  - – Schulterblattfixatoren 299
  - – Serratus anterior et lateralis 306, 367, 383, 402, 403
  - – Skaleni 392
  - – Sternocleidomastoideus 393
  - – Subclavius 367, 393, 517
  - – Subscapularis 380, 512
  - – Supraspinatus 380, 386, 387, 512
  - – Teres major et minor 381, 386, 387, 512, 513
  - – Trapezius 299, 367, 371, 402, 403
- Serratus anterior 306
- Synergistern (Hilfsmuskeln) 40, 55

- Tendomyosen 57
- **Thorax- und Rippenmuskulatur** 278, 283, 299, 306, 308–310
- Tibialis anterior und posterior 271–273
- Tonus/Tonuserhöhung *(siehe dort)* 45, 51
- Trapezius 299
- Triceps brachii 381, 422, 520
- Triceps surae 124
- Zungenmuskeln, Funktionsprüfung 353

Muskel-Sehnen-Apparat
- Bewegungsprüfung 14, 15
- Palpation 10, 13

Mutilationen (Gelenkzerstörungen), röntgenologische Differenzialdiagnose 621
Myasthenie 54
Mydriasis (siehe Augenerkrankungen) 352, 543
Myogelosen 24, 39
Myokymie 49
Myorhythmien 49
Myositis ossificans 46
Myotendinosen 45

N

Narben, Regulationsstörungen 664
Neoplasien, röntgenologische Differenzialdiagnose 621

Nerven (Nervus/N.) 182

- N. abducens 542, 543
- N. axillaris (Innervation der Schulterabduktion und Außenrotation) 517, 518
- N. cutaneus antebrachii lateralis, Ellenbeuge 416
- N. cutaneus femoris lateralis (Leistenband) 489, 492, 494
- N. cutaneus femoris posterior 499
- N. dorsalis scapulae (Schulterblattheber) 511
- N. femoralis 489, 494–496
- N. genitofemoralis 492, 493
- N. glutaeus inferior und superior 497–499
- N. iliohypogastricus 491–493
- N. ischiadicus (Ischias/Ischiasnerv) 54, 107, 485, 491, 499
- N. medianus, Pseudomedianusparese 522
- N. musculocutaneus (Innervation der Ellenbogen- und Schulterflexion) 519, 520

- N. obturatorius 490, 496, 497
- Nn. pectorales medialis et lateralis, Adduktoren und Innenrotatoren, Oberarm 513, 516
- N. peronaeus communis, profundus und superficialis 218, 285, 286, 485, 500–502
- N. plantaris lateralis und medialis 502
- N. radialis (Innervation der Strecker-Supinatorgruppe des Armes) 520–522
- N. saphenus 490, 496
- N. statoacusticus 542, 544
- N. subclavius 517
- N. subscapularis (Innenrotator der Schulter) 512
- N. suprascapularis (Abduktor und Außenrotator der Schulter) 511, 512
- N. thoracicus longus (Außenrotator Schulterblatt) 512, 513
- N. thoracodorsalis (Adduktor der Schulter) 513
- N. tibialis (Fuß- und Zehenbeweger) 486, 490, 502, 503
- N. trigeminus, Dermatomschema 482, 483
- N. trochlearis 542, 543
- N. ulnaris (Innervation der Flexor, Spreizer, Fingerschließer, Hypothenargruppe) 507, 524–526
- **Plexus lumbalis**
  - – N. cutaneus femoris lateralis 492, 494
  - – N. femoralis 494–496
- Zervikalbereich, Schnelldiagnostikschema bei Läsionen peripherer Nerven 510
- Nervenlähmung/Plexusparesen 51–55, 491–503, 511–526
- Entzündungen (Plexusneuritis) 509
- faszikuläre Lähmungen 509
- Funktionstests 508
- Hirnnervenuntersuchung 16
- komplette Armplexuslähmung 509
- latente Paresen und psychogene Motilitätsstörungen 526
- periphere Nervenläsionen 16, 484–526
  - – Engpasssyndrome, Arme und Beine *(siehe dort)* 484–508
  - – segmentale Läsionen, Testschemen 485
- **Plexus brachialis** 389, 392, 511–526
  - – Armquintett 517–526
  - – – N. axillaris (Innervation der Schulterabduktion und Außenrotation) 517, 518

Sachverzeichnis

- – – N. medianus (Innervation der Flexor-Pronator-Thenargruppe) 522–524
- – – N. musculocutaneus (Innervation der Ellenbogen- und Schulterflexion) 519, 520
- – – N. radialis (Innervation der Strecker-Supinatorgruppe des Armes) 520–522
- – – N. ulnaris (Innervation der Flexor, Spreizer, Fingerschließer, Hypothenargruppe) 524–526
- – – dorsales Quintett 511–513
- – – N. dorsalis scapulae (Schulterblattheber) 511
- – – N. subscapularis (Innenrotator der Schulter) 512
- – – N. suprascapularis (Abduktor und Außenrotator der Schulter) 511, 512
- – – N. thoracicus longus (Außenrotator Schulterblatt) 512, 513
- – – N. thoracodorsalis (Adduktor der Schulter) 513
- – ventrales Trio 513, 516, 517
- – – Nn. pectorales medialis et lateralis (Adduktoren und Innenrotatoren Oberarm) 513, 517
- – – N. subclavius 517
- Plexus lumbalis 490–503
- – N. femoralis 490
- – N. genitofemoralis 492, 493
- – N. iliohypogastricus 491–493
- – N. ilioinguinalis 492, 493
- – N. obturatorius 496, 497
- Plexus sacralis 497–503
- – N. glutaeus inferior 499
- – N. glutaeus superior 497, 498
- – N. ischiadicus 499, 500
- – N. peronaeus communis, profundus und superficialis 500–502
- – N. tibialis 502, 503
- Plexuslähmung, obere (Duchenne-Erb-Lähmung) 508, 509
- Plexuslähmung, untere (Klumpke-Lähmung) 509
- Schnelldiagnostikschema 510
- Schultergürtelparesen 509–511
- neuralgischer (projezierter) Schmerz 22, 25, 480

> **Neurologie/neurologische Untersuchungen** 4, 11, 16, 48–59, 468–545

- Afferenzen (siehe dort) 48, 55
- Alltagsbewegungen 49
- Arme (siehe dort) 503–508
- Beine (siehe dort) 484–503

- Bewegungsprüfung, aktive und passive 50, 51
- Blockierung (siehe dort) 57, 58, 187
- Chorea Huntington 50, 51
- Chronaximetrie 549
- Dehnungsempfindlichkeit 48
- Differenzialdiagnose der Nervenläsionen 51, 52
- Druckpunkte 48, 51
- – Tinel-Hoffmann-Zeichen 51
- – Valleix-Druckpunkte 48
- Echoenzephalografie 550
- Elektroenzephalografie (EEG) 550
- Elektromyografie (EMG) 43, 548
- Elektrountersuchungen
- – mit faradischen und galvanischen Strömen 549
- – bei neurologischen Störungen (siehe dort) 17, 548–550
- Engpasssyndrome (siehe dort) 503–508
- Funktionsuntersuchungen, neurologische 48
- Gang 49
- Gelenkrezeptorfunktionen nach Wyke 53
- Hinterstrangläsion 481
- Hirnaktionsströme (siehe EEG) 550
- Hirnnervenuntersuchung 542–545
- Informationsquellen, propriozeptive 56
- Jendrassik-Handgriff 469
- Kausalgie nach Nervenverletzungen, röntgenologische Differenzialdiagnose 622
- Kennmuskeln (siehe Reflexe und Kennmuskeln) 16, 469–478
- Koordination (siehe dort) 16, 56, 57, 527–542
- – Ataxien 527–531
- – sensomotorische Entwicklung und Untersuchung von Säuglingen und Kleinkindern 531–537
- Nervenbahnen, spinothalamische 55
- Nervenleitgeschwindigkeit 549
- Nervenstämme, Verdickung 51
- Neuropathie 477, 481, 490
- Nozizeption (siehe dort) 21, 57–59, 469
- Palpation der Nerven 11, 14, 48, 51
- Plexusneuritis 509
- Plexusschädigung (siehe dort) 54, 392, 491–503, 511–526
- – Lumbalbereich 490–497
- – Zervikalbereich 508–511
- Propriozeption (siehe dort) 55
- – propriozeptive Informationsquellen 55
- Querschnittsyndrom 481

- Reflexe und Kennmuskeln (siehe dort) 16, 469–478
- – Prüfung der Reflexe 470–478
- – Übersicht 469–478
- Rückenmarkstörungen 481
- Sensibilitätsprüfung (siehe dort) 479–483
- – Dermatomschema für die segmentale Diagnostik 482, 483
- – Oberflächensensibilität 479–481
- – Tiefensensibilität 481
- Steuerungs- und Warnsystem, Funktion 55–59
- Symptomatik der Nervenläsionen 52–55
- – bei Läsion des zentralen Neurons (zentrale Lähmungen) 55
- – an der Muskelfaser 54
- – muskulär nozizeptive Symptome (Nozireaktion nach Wolff) 52
- – am neuromuskulären Übergang 54
- – periphere Nervenläsionen 53
- – Plexusschädigung, Symptome 54
- – radikuläre Symptome 53, 54
- Tremor (siehe dort) 49
- Trousseau-Zeichen 49
- Valleix-Nervendruckpunkte 48
- vegetative Reaktionen 16
- vegetative Regulationen/vegetative Nervenstörungen 48, 51
- Zusatzuntersuchungen (siehe dort) 468–545
- – Elektrountersuchungen bei neurologischen Störungen (siehe dort) 17, 548–550
- NMRT (Kernspintomografie) 625, 626, 640
- Nomenklatur, Standard 77
- Nozizeption (Schutzfunktion; siehe Reflexe/Afferenz/Schmerz) 21, 57–59, 469
- Afferenzstrom, nozizeptiver 39, 48
- muskulär nozizeptive Symptome (Nozireaktion nach Wolff) 52
- nozizeptiver somatomotorischer Blockierungseffekt (Brügger) 57
- Nozizeptoren (siehe Schmerz) 22
- Nystagmus (siehe Augenerkrankungen) 342, 530, 544

O

- O-Beine 95, 209
- – Genu varum/Crus varum/Pes varus 209
- Oberschenkelfaszie, Engpasssyndrom 490

Ochronose 615
okulopupilläres Reizsyndrom (Reiz-*Horner*) 352, 543
Okziput (Segment C0), Beweglichkeitsprüfung 314, 316–320, 344–346
Olekranon (*siehe* Ellenbogengelenk) 408, 411
Oppenheim-Reflex 477, 478
Organbiopsien (*siehe* Biopsien) 659
Organschwäche und Fehlfunktionen, erworbene und ererbte, Regulationsstörungen 664
Organuntersuchungen 18, 661–664
Osgood-Schlatter-Krankheit (*siehe* Knie) 208, 214
Osteoblastentätigkeit 634
Osteochondrosezeichen, HWS und LWS 614, 616
Osteodensitometrie (Knochenfestigkeitsuntersuchung) 633–639, 641
- Ablauf der Messung 636, 637
- Indikationen 641
Osteokinematik (*siehe* Bewegungsprüfung, aktive und passive) 9, 14, 15
Osteoklastentätigkeit 634
Osteolysen 613, 614
Osteonekrose (*Köhler* II, *siehe* Fußuntersuchung) 250
Osteopenie 634
Osteoporose 580, 618, 634–639
- Risikofaktoren 634, 635
- röntgenologische Differenzialdiagnose 580, 622
- Symptome 635
- therapeutische Möglichkeiten 637
Oszillografie (*siehe* angiologische Untersuchungen) 566
Ott-Zeichen 104

P

Paget-Schroetter-Syndrom 511
»painful arc« (schraubenförmige Umschaltbewegungen) 105, 371
- LBH-Gelenke 105
- Schultergelenk, nach *Cyriax* 371
Palmaraponeurose (*siehe* Hand- und Fingergelenke) 439
Palpation (tastbare Formstörungen) 8, 9, 10–14
- allgemeine Palpation
- - Irritationszonendiagnostik (*siehe dort*) 12, 59–66
- - Sehnengleitlager 10, 14
- Palpationsorte
- - Becken (*siehe dort*) 18, 107–118, 146–152
- - Darmbeinstachel (*siehe dort*) 131, 149, 190
- - Ellenbogengelenk, Ober- und Unterarm (*siehe dort*) 411–416
- - Fuß- und Zehengelenke 249–258
- - Gefäße (*siehe* angiologische Untersuchungen) 11, 14, 558, 559
- - Gelenke (*siehe dort*) 10, 13, 14, 27–29
- - Gesicht, Palpationskreis (*siehe* Kopfuntersuchungen) 353, 354
- - Hand- und Fingergelenke (*siehe dort*) 432–440
- - Haut und Unterhaut (*siehe dort*) 10, 12, 13
- - Hüftgelenk 190, 193
- - HWS (*siehe dort*) 316–331, 342–344
- - Iliosakralgelenke, Palpation in Bewegung 109
- - Knie (*siehe dort*) 213–220
- - LBH-Region (*siehe dort*) 107–118
- - Leistenkanal 191, 193
- - Schulter 377–379, 390–397
- - Symphyse 191, 193
- - Thoraxgelenke (*siehe dort*) 300–303
- - Wirbelsäule (*siehe dort*) 39
Panaritium (*siehe* Hand- und Fingergelenke) 429
Paraparesen 52, 55
Parästhesien (*siehe* Ästhesie) 479, 480
Paresen (*siehe* Nervenlähmungen) 52–55
Parkinson-Syndrom 351
Patrick-Kubis-Test/*Patrick-Kubis*-Zeichen, Hüftabduktion/Hüfthyperabduktion (*siehe* Hüfte) 117, 185, 186
Patrick-Test 114
Payer-Venendruckpunkt (*siehe* Fußuntersuchung) 258
Payr-Test (*siehe* Meniskus und Bänder) 235
Pectoralisatrophien 517
Peiper-Kopfabhangversuch (*siehe* Vojta-Reflexe) 532
Periarthropathia humeroscapularis 510
periostale Reaktionen, röntgenologische Differenzialdiagnose 621
periphere Lähmungen 52
Perthes-Test (*siehe* angiologische Untersuchungen) 562, 563
Phlebitis migrans (*siehe* venöse Erkrankungen) 554
Phlebothrombose, tiefe (*siehe* venöse Erkrankungen) 553, 563, 565
- Differenzialdiagnose an den Beinen 565
- Kulissendruckschmerz 249

Phosphatasen, Serumuntersuchungen 648, 650
Phosphatstoffwechsel, differenzialdiagnostische Bedeutung pathologischer Veränderungen 650
physikalische Belastungen, Regulationsstörungen 664
physikalische Therapie, Behandlungsorte 59
physiotherapeutische Behandlung der Neugeborenen und Kleinkinder (*Kiss*-Syndrom) 541, 542
Piriformiskanal, Engpasssyndrom am Bein 485
Pivot-shift-Test (*McIntosh*; *siehe* Meniskus und Bänder) 237, 238
Plattfuß (Pes planus/Pes planovalgus congenitus) 242, 243
Plegien 52
Plexusirritationen, neuralgische Armschmerzen 389
Plexuspressen (*siehe* Nervenlähmungen) 490, 491, 496, 508–511
Poikilotonie 51
Polyneuropathie 481
Polyradikulitis 481
Postmenopausenosteoporose (*siehe* Osteoporose) 634
Probezüge nach *Sell* (*siehe* Sakroilikalgelenk-Gelenktests) 165
Pronatorkanal/Pronatorkanalsyndrom 505, 506
Pronatorreflex 473
Propriozeption 55
Prostatakarzinom, Kalzium, anorganische Phosphate, Phosphatasen 649
Prothesen 100
Pseudo-*Lasègue* (*siehe Lasègue*) 182, 189
Pseudo-radikulärer Schmerz (*Brügger*) 26, 27
Pseudo-Retrolisthesis (*Dihlmann*) 586
Pseudo-Spondylolisthese (*Junghanns*) 586
Pseudomedianusparese 522
Psoriasis 99
psychogene Motilitätsstörungen, Untersuchung nach *Bronisch* 526
psychogener Tremor 49
Pumpschwengelbewegungen der Rippen 307
Pupillenform und -weite (*siehe* Augenerkrankungen) 352
Pyramidenbahn, Schädigung 475

Sachverzeichnis

Q

QCT (quantitative Computertomografie) 635, 636, 639
Querschnittssyndrom 481

R

Radfahrerlähmung 524
radikulärer Schmerz/radikuläres Syndrom (siehe Schmerz) 26, 496
Radionuklidangiografie 627
Radiusperiostreflex 473, 474
Ratschow-Lagerungsprobe (siehe angiologische Untersuchungen) 561, 562
Raynaud-Syndrom 429, 565
Reboundphänomen, Ataxie-Koordinationstest 529
Reflexe und Kennmuskeln/Reflexprüfung 16, 469–478
- Babinski-Reflex 477, 478
- Bauchdeckenreflexe 473
- Chaddock-Reflex 478
- Definition nach Schade 469
- Eigenreflexe, propriozeptive Regulation von Haltung und Bewegung 469
- Fremdreflexe, exterozeptive (Schutzfunktion; siehe Nozizeption) 469
- Fußsohlenreflex 477
- Gordon-Reflex 477, 478
- Jendrassik-Handgriff 469
- Knipsreflex, Fingerzeichen 475
- Landau-Reflex 533
- Lumbalreflexe 470
- – Adduktorenreflex 470, 471
- – Cremasterreflex 470, 471
- – Patellarsehnenreflex 470, 471
- – Tibialis-posterior-Reflex nach Bronisch 470, 471
- Mayer-Grundgelenkreflex, Finger 476
- Mendel-Bechterew-Reflex 477
- Oppenheim-Reflex 477, 478
- Rossolimo-Reflex 476, 477
- Rückenmarkreflexe 473, 475–478
- – Fingerzeichen 473, 475, 476
- – Zehenzeichen 476–478
- Sakralreflexe 470–472
- – Achillessehnenreflex 470–472
- – Analreflex 470, 472
- – Bulbocavernosusreflex 470, 471
- Segmentdiagnostik durch Kennmuskeln 469
- sensomotorische Entwicklung und Untersuchung von Säuglingen und Kleinkindern (siehe dort) 531–537

- Trömner-Reflex 475
- Vojta-Reflexe (siehe dort) 531–534
- Zervikalreflexe 471–475
- – Bizepssehnenreflex 472–474
- – Daumenreflex 473, 476
- – Fingerreflexorenreflex 474
- – Pronatorreflex 473
- – Radiusperiostreflex 473, 474
- – Skapulohumeralreflex 471, 474
- – Trizepssehnenreflex 473–475
Regulationsstörungen 663, 664
- endogene Faktoren 663, 664
- exogene Faktoren 664
Reiter-Erkrankung, Szintigrafie 627
»resistant movement« (siehe Widerstandstests, siehe Muskeln) 43, 46, 47, 75
Rezeptorenschmerz (siehe Schmerz) 22, 26
Rheografie (siehe angiologische Untersuchungen) 566
Rheumafaktoren 654
rheumatischer Formenkreis 19
Rigor (Muskelsteife) 51, 57

Rippen (siehe Thorax) 18

- Atembewegungen der Rippen/Rippengelenke (siehe Atmung) 278, 305
- Beweglichkeitsprüfung, aktive und passive/Palpation (siehe Rumpfbewegung) 280
- Segmentdiagnostik in Bauchlage 292–296
- – BWS-Segmente (Schmerzrosette an den Dornfortsätzen) 292
- – muskuläre und neurale Triggerpunkte 295
- – Rippenbewegungen und Interkostalräume 295, 296
- – Thorax dorsal, Palpation in Ruhe 292–295
- Segmentdiagnostik in Rückenlage 305–307
- – Palpationskreis Thorax ventral 305, 306
- Segmentdiagnostik in Seitenlage 299–303
- – BWS, Gelenke 300
- – Interkostalräume und Rippenränder 303
- – zervikothorakaler Übergang (C6–Th5) 301, 302
- Segmentdiagnostik im Sitzen 287–289
- – Rippen, Bewegung 287–289
- – sternale und kostale Synchondrosen 280–282
- – Wirbelkörperbewegung 286

- – – zervikothorakaler Übergang 283–287
- Blockierung der Rippen 279–282, 289
- Costae fluctuantes 280, 281, 306
- Eimerhenkelbewegung der Rippen 289, 307
- Gelenke, translatorische Gelenktests (Rippengelenke) 308
- Irritationszonendiagnostik 61–63, 295
- Muskulatur/Muskeltests 308–310
- Palpation
- – in Seitenlage 300–303
- – im Sitzen 280–282
- Pectoralis-minor-Engpass 506
- Pumpenschwengelbewegungen der Rippen 307
- Schlüsselrippe (Greenman) 289
- Sternoklavikulargelenke 305, 308
- Sternokostalgelenke 280, 281, 305
Rollen 29–33
- anguläres Rollgleiten (anguläres Rollen ohne Gleiten) 30–32
Romberg, Ataxie-Koordinationstest (Blindstand nach Romberg) 528

Röntgen/Röntgendiagnostik 17, 43, 509, 567, 573–623, 640

- Analyse des Röntgenbildes 574, 575
- Arthrosen, Arthropathien, Arthritiden, Röntgenstandardsymptome (siehe Arthrosen) 612–623
- Aufnahmepositionen 573, 574
- **BWS** 588
- – Kyphosierung, vermehrte und verminderte 588
- – Rippenbuckel 588
- Differenzialdiagnose der Röntgenzeichen 620–623
- – Haltung und Stellung 620
- – Konturveränderungen 621
- – Struktur (Dichte) 622
- – Veränderungen von Struktur und Dichte des Wirbelkörpers 622
- – Verkalkungen (siehe dort) 622, 623
- Direktradiografie 608, 609
- Dissektionen (Abtrennung von Knochenteilen) 621
- **HWS**
- – im frontalen Strahlengang (seitlich) 594–598
- – Funktionsaufnahmen im frontalen Strahlengang (Ante- und Retroflexion) 595–598
- – Funktionsaufnahmen im sagittalen Strahlengang (Lateralflexion) 591–594

– – Funktionsdiagnostik nach *Arlen* 598–608
– – im sagittalen (a.p.) Strahlengang (nach *Sandberg* und *Gutmann*) 588–594
– Hypermobilitätsnachweis, röntgenologischer 574
– LBH-Region im sagittalen (a.p.) Strahlengang nach *Gutmann* 576–582
– – Hüftgelenke 577, 580
– – Iliosakralgelenke 577–580
– – LWS 577
– – Symphyse 577, 580
– **LWS im frontalen Strahlengang (seitlich) 582–587**
– – Beckenstellung (Assimilations-,Lockerungs- und Überlastungsbecken) 583–585
– – Weichteilveränderungen 587
– – Wirbelform 586, 587
– – Wirbelkonturen 587
– – Wirbelsäulenhaltung, Hypo-/Hyperlordose 584
– – Wirbelstellung 584, 586
– – – Bandscheibenprotrusionen 584
– – – *Güntz*-Zeichen (Streckstellung mehrerer Wirbel) 584
– – Wirbelstruktur 587
– morphologische Diagnostik 610–623
– Regeln für die Röntgenaufnahmetechnik an der Wirbelsäule und den Extremitätengelenken 573, 574
– – Detailaufnahmen 573
– – Ganzaufnahmen 573
– – Spezialprojektionen 573
– spezielle Aufnahmetechniken an der Wirbelsäule 575–623
– Traumen, Röntgenstandardsymptome 610, 611
– – erworbene Wirbelveränderungen 613
– – Formveränderungen 612, 613
– – Fraktur- und Luxationszeichen 610–612
– – Konturänderungen 613
Rossolimo-Reflex 476, 477
Rückenmarkreflexe 473, 475–478
Rückenmarkstörungen 481

S

Sakralreflexe (*siehe* Reflexe) 470–472
– Achillessehnenreflex 470–472
– Analreflex 470, 472
– Bulbocavernosusreflex 470, 471

Sakrokokzygealgelenk (Os coccygis), Palpation 151, 152
Sartorius-Test (*siehe* Hüftmuskeln) 199, 200, 495
Schadé, Reflexdefinition 469
Schenkelhalsfrakturen 634
– Osteodensitometrie (*siehe dort*) 634
Schergriff (medial-laterale Gleitbewegungen, Kniegelenk) 223
Scheuermann-Krankheit 586
Schichtaufnahmen (Tomografie/CT; *siehe* Röntgen, CT) 573
Schiefhals, muskulärer (*siehe* Hals, HWS-Muskulatur) 98, 337, 351, 537–542
– Gesichtsasymmetrien 351
– *Kiss*-Syndrom der Neugeborenen und Kleinkinder (*siehe dort*) 537–542
Schlatter-Osgood-Syndrom (*siehe* Knie) 208, 214
γ-Schleife, Muskeltonus, WS 39, 43
Schleimbeuteluntersuchung, Palpation 10, 13
Schluckbewegungen/Schluckbeschwerden (*siehe* Kiefererkrankungen) 355
Schlüsselringtest nach *Maigne* 154, 159

Schmerz 23–27, 68–71, 479–481

– als Alarmsystem 21
– Algesie (*siehe* Sensibilitätsstörung) 479, 480
– Anamnese/Schmerzanalyse 23–27, 68–71
– Armschmerzen, ausstrahlende, HWS-Untersuchung 315
– Bänderschmerzen 24
– Begleitphänomene 71
– Definition 21
– Dehnungsschmerz (*siehe* Lasègue-Zeichen) 26, 144, 182, 189, 202, 485, 499, 500
– Differenzierung des degenerativen (»osis«) vom entzündlichen (»itis«) Schmerz 70
– Dolor projectus (projezierter neuralgischer Schmerz) 22
– Dolor translatus (übertragener Rezeptorenschmerz) 22
– Erstschmerz 22
– Gefäßschmerzen (*siehe* angiologische Untersuchungen) 25, 26, 554–556
– Gelenkschmerz (*siehe* Gelenke) 23, 25, 26, 35–37
– Hyperalgesie (gesteigerte Schmerzwahrnehmung) 480
– Irritation einer Schmerzbahn 22

– Kopfschmerzverstärkung durch vasomotorische Störungen (*siehe* HWS-Untersuchung) 315
– Kulissendruckschmerz bei Phlebothrombose 249
– Lokalisation 68, 69
– LWS, Palpation, Schmerzrosette 153
– Meralgie (Schmerz in umschriebenen Glieder-und Körperabschnitten) 22
– Merodysästhesien 22
– Muskelschmerzen (*siehe dort*) 24, 50, 105
– Muster- und Schmerzverhalten 23
– myalgischer Schmerz 480
– Nervenschmerzen 14, 22, 25, 26, 480
– neuralgischer Schmerz (Dolor projectus) 22, 25, 480
– neurologische Schmerzpunkte 14
– Nozizeption (*siehe dort*) 21, 57
– Nozizeptoren (*siehe dort*) 22
– Palpation/neurologische Schmerzpunkte 11, 14
– Patellarandschmerzen 213
– Plexusirritationen, neuralgische Armschmerzen 389
– radikulärer Schmerz/radikuläres Syndrom 26, 130, 481, 496
– »referred pain« 22, 480
– Rezeptorenschmerz 22, 26
– Rüttelschmerz, Dornfortsatz 154
– Schmerzcharakter 70
– Schulterschmerzen 307
– Sensibilität/Sensibilitätsstörungen (*siehe dort*) 479–483
– Symphysendruckschmerz 193
– Thoraxwandschmerzen 280
– vegetativer Schmerz 25, 480
– vertebragener Schmerz (*siehe dort*) 26
– Wadenschmerzen 248
– Widerstandstests auf Schmerzhaftigkeit (*siehe dort*) 43, 46
– Wirbelsäule
– – Klopfschmerz von Wirbelkörpern 13
– – tiefe Palpation (Druckschmerzpalpation) 37
– Zeiten (Schmerzzeiten) 69, 70
Schneidekantendistanztest (SKD; *siehe* Kiefergelenkuntersuchung) 357
schnellender Daumen (*siehe* Hand- und Fingergelenke) 440
Schober-Zeichen 104
Schrittlänge/Schrittbreite (*siehe* Gang) 89
Schubladentest (ventral-dorsale Gleitbewegungen; *siehe* Meniskusuntersuchung) 223–226, 234, 235

Sachverzeichnis

Schubtest, kraniokaudaler (siehe Iliosakralgelenk, Gelenktests) 161–165
Schuhe, orthopädische 100

Schultergelenke/Arme 367–387

- Betttmann-Schulterkammsymptom (Hypertonus des Trapezius) 367
- Bewegungen des Schultergelenks, aktive und passive 368–373
- Bursitis subacromialis 371
- »frozen shoulder« 510
- Gelenke, translatorische Gelenktests (Caput humeri) 377–379
- Inspektion 367, 368
- Kapselmuster nach Cyriax 372
- Messung der Beweglichkeit, Normalmaße 80
- Muskulatur/Widerstandstests der Schultergelenks- und Schultergürtelmuskulatur 380–387
- Nerven (siehe dort)
- »painful arc« nach Cyrixax 371
- Palpationskreis Schulter (Verbindung zwischen Humerus und Skapula) 373–377
- Schulterschmerzen 307
- Schultersonografie 629
- Skalenuslücke 504, 505
- Sprengel-Deformität 367, 513
- Untersuchungsschema Schulter (die 10 wichtigsten Bewegungstests) 404, 405

Schultergürtelgelenke (siehe Schultergelenk; siehe HWS/Kopf) 18, 97, 98, 298, 389–405

- Bewegungsprüfung, aktive und passive 389
- Gefäßschmerzen 555
- Gelenke, translatorische Gelenktests 297, 298, 377–379, 397–401
- Inspektion 97, 98, 104
- kostoklavikulärer Raum 506
- Muskulatur/Muskelwiderstandstests, Schultergelenk und Schultergürtel (siehe Schultergelenk) 402, 403
- Nerven (siehe dort)
- – Engpasssyndrome im Bereich des Schultergürtels 503, 504
- Palpationskreis
- – Schultergelenke (Verbindung zwischen Humerus und Skapula; siehe Schultergelenke) 373–377
- – Schultergürtelgelenke in Ruhe und Bewegung 390–397
- Periarthropathia humeroscapularis 510

- Plexusparesen/Plexusirritationen 389, 508, 509
- – Funktionstests, Plexusparesen 508
- – Nervenlähmungen im Bereich des Plexus brachialis 511–513
- – Scapula alata 367, 511, 513, 514
- – Skapulahochstand (Sprengel-Deformität) 367, 513
- skapulokostales Syndrom 510
- Untersuchungsschema Schulter (die 10 wichtigsten Bewegungstests) 404, 405

Schweißsekretion, Defekte 13
Schweißsekretionsstörung 51
Schwurhand (siehe Hand- und Fingergelenke) 427, 522, 523
»seated-flexion«-Test, Vorlaufphänomen, LBH-Region, Palpation, ISG 131
Sehnenpalpation 10, 13
Sehnenverkalkungen, röntgenologische Differenzialdiagnose von Sehnen und Bandansätzen 623
Sensibilität/Sensibilitätsstörungen/Sensibilitätsprüfung 16, 479–483
- Dermatomschema für die segmentale Diagnostik (siehe dort) 482, 483
- Empfindungsstörung, dissoziierte 479
- Oberflächensensibilität 479–481
- Parästhesie 479, 480
- Tiefensensibilität 481
sensomotorische Entwicklungen von Säuglingen und Kleinkindern 531–537
- Greifreflex 535
- Kiss-Syndrom der Neugeborenen und Kleinkinder (siehe dort) 537–542
- Labyrinthreflex, tonischer 535
- Lagereflexe, frühkindlich tonische 531
- Nackenreflexe 535
- physiologische Befunde in den einzelnen Altersstufen 535–537
- Saugreflex 535
- statokinetische Reflexe 531
- Stellreflexe (siehe dort) 531, 535
- Vojta-Reflexe (siehe dort) 531–534
Serumuntersuchungen (siehe Labor, siehe Blutuntersuchungen) 647–650
Sichelfuß (Pes adductus/Metatarsus varus) 243, 244
Sinus tarsi (siehe Fußuntersuchung) 254
Sinusitis 354
Skaleni, Schultergürteluntersuchung 336, 349, 392
Skalenuslücke (Engpasssyndrom am Arm) 504, 505

Skalenussyndrom 505
Skapulohumeralreflex 471, 474
skapulokostales Syndrom 510
Skapulothorakalgelenk (siehe Schulteruntersuchung)
- translatorische Gelenktests 400
Skoliosen/skoliotische Fehlhaltungen (siehe Wirbelsäule) 96, 581
- Röntgenuntersuchung (siehe dort) 581
Slocum-Test (siehe Meniskus und Bänder) 238
Sonografie 628–633
- darstellbare Strukturen am Bewegungsapparat 629
- 3D-Verfahren 631–633
- Indikationstabelle 641
Spastik 51
SPECT-Tomografie 627
»spine«-Test 110–112, 114, 116
spinothalamische Nervenbahnen 55
Spitzfuß (Pes equinus) 243, 244
- kapsulärer 244
- kompensatorischer 244
- muskulärer 244
- ossärer 244
- paretischer 244
Spondylitis 619, 627
- Spondylitiszeichen 619
- Szintigrafie 627
Spondylolisthese 154, 491
Spreizfuß (Pes transversus) 242
Sprengel-Deformität (Skapulahochstand; siehe Schultergürtel) 367, 513
»springing«-Test 152, 155
- LWS, Palpation 155
- Wirbelbogengelenke 155
Spritzenlähmungen 499
Sprunggelenke, oberes und unteres (siehe Fuß- und Zehengelenke) 122, 246, 247, 254, 261, 262, 264, 265
Stabilisationsmuskeln (siehe Muskelgruppen) 40
Stabilität/Gelenkstabilität 56
Standardsymbole zur Befunddokumentation 77
Staphylokokkeninfektionen 653
- Anti-Staphylolysin-Antikörper (ASTA) 653, 654
Statik 55
Steinmann I + II (siehe Meniskus und Bänder) 227, 229, 232
Stellreflexe 531, 535
- Labyrinthstellreflex 535
- Landau-Reflex 535
Stereognosie 481
Stereophotogrammetrie 114

Stereotyp/Stereotypien, motorische (»movement pattern«) 40–43
– Haltungsstereotyp, Becken 125
Sternoklavikulargelenke
– Palpation 305, 308, 390, 395, 396
– translatorische Gelenktests 397–399
Sternokostalgelenke, Palpation (siehe Thorax) 280, 281, 305
Stoffwechselstörungen
– Diabetes mellitus, Stoffwechselplexusparesen 491
– Knochenmetabolismus 648
stomatognathes System 355
Strahlungsbelastungen, Regulationsstörungen 664
»straight-leg-raising«-Tests (siehe Hüfte) 182, 183
– Bonnet-Zeichen 182
– Bragard-Zeichen 182, 499
– Brudzinski-Zeichen 182
– Drehmann-Zeichen 183
– Hoover-Zeichen (Ischias) 182
– Kernig-Zeichen 182
– Lasègue-Test/Lasègue-Zeichen (siehe dort) 26, 144, 182, 202
– Thomsen-Zeichen 182
Strecksehnenruptur (Trommlerlähmung) 522
Streptokokkeninfektionen 653
Strukturanalyse (durch das Untersuchungsprogramm) 3, 21–27
Strümpell-Zeichen am Bein 478
Styloiditis (siehe Hand- und Fingergelenke) 432
Sudeck-Erkrankung 429, 439, 622
– röntgenologische Differenzialdiagnose 622
Supinationsfuß (Pes supinatus) 244
Supinatorkanal, Engpasssyndrom am Arm 504–506
Symphyse 191–193, 577, 578
– Gracilissyndrom 193
– meningeale Reizerscheinungen (Brudzinski II) 193
– Palpation 191, 193
– Röntgenuntersuchung (siehe dort) 577, 580
– – LBH-Region im sagittalen (a.p.) Strahlengang nach Gutmann 576–582
– Symphysendruckschmerz 193
Syndrome (nur Namenbenannte; siehe Morbus)
– Ehlers-Danlos- 210
– Elsberg- 491
– Horner- 54, 352, 543
– Kauda- 491
– Marfan- 210
– Osgood-Schlatter- 208, 214

– Paget-Schroetter- 511
– Parkinson- 351
– Raynaud- 429, 565
Synovialbiopsien (siehe Biopsie) 659
Synovialflüssigkeit (Punktat aus Gelenkergüssen) 657, 658
– Untersuchungen und Befunde 657, 658
Szintigrafie 626–628
– Indikationen 627, 640

T

Tabatiere (»snuff box«)/Tabatieresehnen (siehe Hand- und Fingergelenke) 432–434, 437
Tarsaltunnelsyndrom (siehe Fußuntersuchung) 249, 486, 488, 503
Tarsometatarsalgelenke (siehe Fußuntersuchung) 266–268
Tastpalpation in Ruhe (Palpationskreise) 11, 12
technisch-apparative Zusatzuntersuchungen 4, 17, 19, 48
– Elektrountersuchungen (siehe dort) 17, 43, 548–550
– feingewebliche Untersuchungen (siehe dort) 17, 659, 660
– Laboruntersuchungen (siehe dort) 17, 19, 644–658
– Organuntersuchungen (siehe dort) 18, 661–664
– Röntgenuntersuchung (siehe dort) 17, 43, 509, 567, 573–623
Temperatur/Temperaturreize (Thermästhesie) 479
– Hauttemperatur 13
– Hyperthermästhesie 479
– Thermhypästhesie 479
Tendomyosen 57
Tendovaginitiden (siehe Hand- und Fingergelenke) 25, 427, 430, 432
Tetraparesen 52
Therapie der Erkrankungen des Bewegungsapparates 19, 59, 60, 541, 542, 634
Therapieresistenz 663
– Akupunktur (siehe dort) 663
– bioelektrische Funktionsdiagnostik (BFD) 663
– Herdgeschehen 663
– Regulationsstörungen (siehe dort) 663, 664
Thermästhesie (siehe Temperatur) 479
Thermografie (siehe angiologische Untersuchungen) 567
Thomas-Handgriff (Traktion und Kompression der LWS) 194

Thomsen-Zeichen 182

> **Thorax** (siehe BWS, Rippen, LBH-Region) 18, 277–291, 292–299, 300–303, 304–310

– Atmung (siehe dort) 278–280, 292, 305
– Beweglichkeitsprüfung, aktive und passive/Palpation (siehe Rumpfbewegung) (siehe Rumpfbewegung) 280
– Brustbein, Deformierungen (siehe dort) 277
– Costae fluctuantes 280, 281, 306
– Gelenke, translatorische Gelenktests 290, 291, 296–298, 308
– Inspektion 278–280, 305
– Irritationszonendiagnostik 295
– motorische Läsionen, Testschemen der Lumbal-, Thorakal- und Zervikalsegmente 485
– Muskulatur/Muskeltests, Bauch-, Thorax- und Rippenmuskulatur 278, 283, 299, 306, 308–310
– Nervenengpasssyndrome, obere Thoraxapertur 503, 504
– Rippenblockierung (siehe dort) 279–282, 289
– Rippenformen 277
– Schlüsselrippe (Greenman) 289
– Segmentdiagnostik in Bauchlage 292–296
– Segmentdiagnostik in Rückenlage (siehe Rippenuntersuchung) 305–307
– Segmentdiagnostik in Seitenlage 299–303
– Segmentdiagnostik im Sitzen 283–291
– Thoraxwandschmerzen ohne Atembehinderung 280
– Untersuchungsblock, Thorakalregion 73
– Wirbelblockierung, behinderte In- und Exspiration 279
Thrombophlebitis (siehe venöse Erkrankungen) 553
Thrombozyten 646
Tibialis-anterior-Syndrom 490
Tibialisloge, Engpasssyndrom 490
Tibialis-posterior-Reflex 470, 471
Tibiofibulargelenk, unteres und oberes (Syndesmosis tibiofibularis; siehe Kniegelenk)) 226, 227, 258
Tiefensensibilitätsataxie 527
Tinel-Hoffmann-Zeichen 51
Tinnitus 315
Tonus/Tonusstörungen (siehe Muskulatur) 45, 51
Torsionsdystonie 49

Sachverzeichnis

Tragus, Druckuntersuchung 353
Traumen
- Röntgenstandardsymptome *(siehe dort)* 610, 611
- – Bänderverletzung 610
- – Formveränderungen 612, 613
- – Fraktur- und Luxationszeichen 610–612
- – Konturveränderungen 613
- – Wirbelveränderungen 612, 613
- traumatische Skelettveränderungen, Szintigrafie 627
Tremor 49
Trendelenburg
- Effekt 116
- Nerv (N. glutaeus superior/Hüftabduktor) 497, 498
- Phänomen/-Zeichen 119, 497, 498
- Test *(siehe* angiologische Untersuchungen) 119, 562
Trigeminusäste 353
Trigeminusdruckpunkte 353
Trigeminusparese, motorische 353
Triggerpunkte, Maximalpunkte *(siehe* Muskulatur) 45, 46, 155, 295
Trizepssehnenreflex 473–475
Trommlerlähmung (Strecksehnenruptur) 522
Trömner-Reflex, Fingerzeichen 475
Trousseau-Zeichen 49
Tubercula pubis *(siehe* Symphyse) 191, 193, 577
Tumoren
- Glomustumoren 511
- Knochentumoren und -metastasen, Szintigrafie 627
- Plexuslähmungen 509
- Weichteiltumoren, NMR-Untersuchung 626

U

Ulnarisparese, Krallenhand (C8-Syndrom) 427, 484, 507, 524
Ultraschalluntersuchung *(siehe* Sonografie) 628–633
- Ultraschall-Doppler-Verfahren *(siehe* angiologische Untersuchungen) 566
Unterberger-Tretversuch 331, 529, 531

Untersuchung

- Untersuchungsblock 73–75
- – Muskulatur 43–48, 75
- – neurologischer *(siehe* Nerven) 49–52
- – Reihenfolge der Untersuchungen 8

- Untersuchungsgang
- – programmierter 67–75
- – nach dem 5/5-Schema 4, 5
- Untersuchungspositionen des Patienten 18
- Untersuchungsprogramm 1 ff
- Untersuchungsregionen des Programms, funktionell zusammengehörende 18, 74
- **Untersuchungsschemata** (die 10 wichtigsten Bewegungstests)
- – Ellenbogengelenke 424
- – Hüftgelenk 206
- – Kniegelenk 240
- – Schulter 404, 405
Urinuntersuchung *(siehe* Labor) 651, 652
Usuren, röntgenologische Differenzialdiagnose 621

V

Valleix-Nervendruckpunkte 48
Varikophlebitis *(siehe* venöse Erkrankungen) 553
Varikosen *(siehe* venöse Erkrankungen) 553
vasomotorische Störungen, Kopfschmerzverstärkung *(siehe* HWS) 315
vegetative
- Fasern 663
- Regulationen *(siehe* Neurologie) 16
vegetativer Schmerz *(siehe* Schmerz) 25, 26, 480
Venektasien *(siehe* venöse Erkrankungen) 553
Venenverschlussplethysmografie *(siehe* angiologische Untersuchungen) 567
venöse Erkrankungen 553, 554
- Achselvenenstau, akuter 554
- chronisch venöse Insuffizienz 553
- Druckschmerzpunkte 559, 560
- *Payer*-Venendruckpunkt *(siehe* Fußuntersuchung) 258
- Phlebitis migrans 554
- Phlebothrombose, tiefe 553, 563, 565
- Schmerzpunkte bei Venenerkrankungen 559, 560
- Varikosen 553
- Venektasien 553
- Venenpalpation 558–560
- *Virchow*-Trias 553
- Warnvenen 553
3D-Verfahren *(siehe* Sonografie) 631–633
Verkalkungen, röntgenologische Differenzialdiagnose 622, 623

Verkürzung der Muskulatur 45
vertebragene Schmerzen *(siehe* Schmerz) 26
- Rezeptorenschmerz aus dem Wirbelsegment 26
Vertebralistests 331, 341, 342, 529–531
vertebropulmonales Syndrom 662
vertebroviszerale Wechselbeziehung 661
Vibrationsempfinden 481
Virchow-Trias *(siehe* venöse Erkrankungen) 553
Vitamin-D-Therapie, Osteoporose 637
Vojta-Reflexe 531–534

W

Waaler-Rose-Test, Rheumafaktoren 654
Wachstumsanomalien 94
Warnvenen *(siehe* venöse Erkrankungen) 553
Wartenberg-Zeichen an der Hand 476
Weichteiltumoren, NMR-Untersuchung 626
Widerstandstests (»resistant movements«; *siehe* Muskeln) 9, 43, 46, 47, 75
- Muskelkraftuntersuchung 46, 47
- – isotonische Muskeltests auf Kraft 47
Wirbelbeweglichkeit, normale und pathologische nach *Kimberley* 28
- Nozireaktion (muskulär nozizeptive Symptome) 52
Wirbelblockierung 38, 39, 314
Wirbelbogengelenke, translatorische Gelenktests 38, 39
- Distraktion 38
- Gleitbewegungen 38, 39
Wirbelformen 586, 587
- Formänderungen 612, 613
- Wirbelfraktur- und -luxationszeichen 612
Wyke, Gelenkrezeptorfunktion 53

X

X-Beine 95, 208, 209

Z

Zehengelenke *(siehe* Fuß- und Zehengelenke) 242–273
Zehenstand, Orientierung, Beingelenke 122

Zehenzeichen, Rückenmarkreflexe
476–478
Zehnertest, Fußwurzelgelenke nach
Kaltenborn 258–266
Zeigeversuch, Ataxie-Koordinationstest
527, 528
– *Barany*-Zeigeversuch 529
Zellenzyme 649
zentrale Lähmungen 52
Zervikalreflexe 471–475
– Bizepssehnenreflex 472–474
– Daumenreflex 473, 474
– Fingerflexorenreflex 474
– Pronatorreflex 473
– Radiusperiostreflex 473, 474
– Skapulohumeralreflex 471, 474
– Trizepssehnenreflex 473–475
zervikothorakaler Übergang (C6–Th3),
segmentweise Beweglichkeitsprüfung
– bei der HWS-Untersuchung *(siehe dort)* 283–287, 301, 302
– motorische Läsionen, Testschema der Zervikalsegmente 486
– Plexusparesen im Zervikalbereich 508–511
– bei der Thoraxuntersuchung *(siehe dort)* 283–287, 301, 302
– Zervikalreflexe *(siehe dort)* 471–475
Zuckungen 49
Zungenmuskeln, Funktionsprüfung 353
Zusatzuntersuchungen 468–545
– angiologische Untersuchungen *(siehe dort)* 4, 17, 552–567
– Elektrountersuchungen bei neurologischen Störungen 548–550
– neurologische Untersuchungen *(siehe* Neurologie) 16, 48, 468–545
– technisch-apparative Untersuchungen *(siehe dort)* 4, 17, 19, 48, 573–623
Zwerchfellatmung 278
Zyanose 99
Zystenbildung, röntgenologische Differenzialdiagnose 622

Printing and Binding: Stürtz GmbH, Würzburg